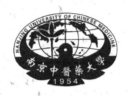

谨以此书献给南京中医药大学六十周年校庆

U0335183

该书系国家中医药管理局"中医药预防保健服务能力提升工程"项目成果之一

该书系南京中医药大学中医养生学科（国家中医药管理局重点学科）建设成果之一

中医养生大成

主 编 ◎ 陈涤平

中国中医药出版社

·北 京·

图书在版编目（CIP）数据

中医养生大成/陈涤平主编 . —北京：中国中医药出版社，
2014.9（2016.1重印）

ISBN 978-7-5132-2000-2

Ⅰ.①中… Ⅱ.①陈… Ⅲ.①养生（中医）—基本知识
Ⅳ.① R212

中国版本图书馆 CIP 数据核字（2014）第 198450 号

中 国 中 医 药 出 版 社 出 版
北京市朝阳区北三环东路 28 号易亨大厦 16 层
邮政编码　100013
传真　010 64405750
北京天宇万达印刷有限公司印刷
各地新华书店经销

*

开本 787×1092　1/16　印张 68.75　字数 1225 千字
2014 年 9 月第 1 版　2016 年 1 月第 2 次印刷
书号　ISBN 978-7-5132-2000-2

*

定价 298.00 元

网址　www.cptcm.com

社长热线　010 64405720
购书热线　010 64065415　010 64065413
微信服务号　zgzyycbs
书店网址　csln.net/qksd/
官方微博　http://e.weibo.com/cptcm

《中医养生大成》
编 委 会

主　编　陈涤平

副主编　顾一煌　吴承艳　李文林　陈四清　郑　亮

编　委（按姓氏笔画排列）

丁　娟　于美玲　马桂琴　王　珏　王　猛　王宇航　王建珠
卢　磊　朱　杰　朱　震　朱世鹏　朱永华　朱晓玲　刘　佳
许慧倩　苏　强　李开平　李守栋　吴云川　吴文婷　沈　洁
沈爱云　张亚萍　张宏如　张建斌　张树剑　陈　昊　陈　勇
陈　霞　陈朝晖　邵　佳　金　洵　郝　峰　胡　引　姜文君
骆　殊　袁锦红　耿元卿　徐　斌　徐慕鸽　陶嘉磊　梅　伟
梅圣亮　程　洁　焦建东　熊　英　颜培玲　潘学才　穆艳云

学术秘书　张宏如

学术顾问　孟景春　谢英彪
主　审　吴勉华　胡　刚

王 序

健康是人全面发展的基础，关系家庭幸福和社会和谐，关系民族昌盛和国家未来。随着我国经济的发展，人民生活水平的提高，疾病谱的变化，老龄化社会的到来，以及大众健康观念的转变，健康意识不断增强，社会和民众对健康服务提出了新的更高的要求。

中医药注重社会、心理、环境等对健康的影响，注重从整体功能上维护健康，注重预防保健养生"治未病"，与调整了的医学目的和转变了的医学模式相一致，显示了独特的优势和生命力，越来越受到现代生命科学和健康医学科学的关注和重视，也受到越来越多国家和地区民众的欢迎和喜爱，显示出广阔的发展空间。

中医养生是中医药独具特色的重要内容，是中华民族的独创，具有深厚的文化底蕴和历史传承。在中医理论指导下，历经长期的实践，逐步形成了中医养生的理论体系和一系列丰富多样的技术方法。在南京中医药大学建校 60 周年之际，陈涤平教授领衔，集中医养生学科的专家编撰了《中医养生大成》一书。该书分为上、中、下三篇，从中医养生基础到中医养生

1

方法技术，再到具体应用，层次清晰，内容丰富，是对目前中医养生理论和方法技术的一次系统总结，突出了创新性，很有参考借鉴意义。

在国家大力发展健康服务业的背景下，希望该书的出版，能为发展中医药健康服务业发挥积极作用。

王国强

2014 年秋月于北京

（王国强，国家卫生和计划生育委员会副主任，国家中医药管理局局长）

周序

养生，古时又称摄生、养性、道生、卫生、保生等。追古溯源，养生一词最早见于《庄子》内篇。"养"即保养、调养、补养之意，"生"就是生存、生长、生命之意。《庄子》云："顺之以天理，行之以五德，应之以自然。然后天理四时，太和万物；四时迭起，万物循生。"是故上古圣人皆法天地自然变化而养生，度百岁乃去也。

中医养生学是祖国医学宝库中的一块瑰宝，是中华民族几千年生命活动实践经验的总结，她以中医理论为指导，根据人类生命发生、发展和变化规律及本质特征，研究增强体质、防病益寿、养护生命、促进身心健康的理论和方法的一门科学。她奠基于中华民族五千年的文明发展史之上，包括预防医学、精神医学、环境医学、社会医学、保健医学、天文气象学等多学科的知识，是以健康长寿为目的的综合学术体系。她以"未病先防，既病防变，瘥后防复"为"上工治未病"的策略与手段，强调人是自然界的一部分，人体要通过积极、主动地调整并保持与自然界的和谐统一，颐养生命，增强体质，预防疾病。

　　南京中医药大学自上世纪 50 年代创立以来，一直重视中医养生学理论体系的建立与完善，不断开展中医养生方法技术的研究与创新，培养了一批又一批中医养生保健人才，硕果累累，享誉业界。六十一甲子，杏林逢盛世，以陈涤平教授为首的中医养生团队，承前启后，继往开来，以中医学理论为指导，聚焦现代人群关注健康的焦点，深入挖掘中医药养生文化、方法技术，集全校师生之力，编撰而成《中医养生大成》，书中详尽介绍古今中医养生理论与经验，条分中医养生方法与技术，缕析不同人群、不同疾病之养生方法，深入浅出，内容丰富，实用性强，相信她必将大力提升中医药在"大健康"时代的发展空间，为实现中华民族健康长寿梦想作出积极而有益的贡献。付梓之前，得以先睹，欣然作序，以贺其成！

周仲瑛

甲午年秋于琢璞斋

（周仲瑛，南京中医药大学教授，全国名老中医，首届国医大师）

朱　序

　　夫人禀天地阴阳而生，乾坤之间，惟人为贵，人之贵者，盖贵于生。人生又实难矣，有生必有灭，无论富贵贫贱，大期既至，无一幸免。然生而有命，命有长短，其中奥妙，皆在人之掌握。君子俟命，顺其适以安其生，法于阴阳、和于术数、节其食饮，形与神俱，故而终其天年；起居无常，图妄作劳，醉以入房，形与神离，故而半百已衰，所谓天道自然，人道自已也。情志有喜怒之调变，寒温有适时之增遣，卧起有四时之早晚，食饮有醇和之常度，筋骨有偃仰之法，劳逸有予夺之要，复微加草木以滋亏缺，养心以保神，神清体活则病却，故经云："恬淡虚无，真气从之；精神内守，病安从来。""上工治未病。"

　　保养之道，载之于编，历历可指，古之圣人，著《内经》《难经》，尔后《养生延命录》《千金方》《遵生八笺》诸篇，皆堪为指南，惜乎其卷帙浩繁，议论玄远，鲜有能尽读者，余以为倘能探掇精华，漱涤五脏，炼精易形，有所宗旨，则为至功。今展读《中医养生大成》一书，内涵丰硕，细品此书，条分缕析，举要咏博，粲然毕载。考历代养生之要旨、探阴阳脏

1

腑之奥秘，目曰基础篇；具起居房室之律，举导引针灸之计，合四时趣情之宜，荐药食同源之法，目曰方法篇；审诸人群、诸疾病之摄养之法，目曰应用篇，如登昆仑而图万山之支，沂黄河而写众流之派，山川入目，无遗也。

　　钟山桃李盛，杏林硕果累，值南中医甲子华诞之际，学者陈涤平教授，聚学校众贤，纂此巨帜，付梓以公之，担养生之重任，播岐黄之薪火，令世人知爱其身而自养之，诚为度世之津梁，其心可谓仁矣！乐而为之序。

九七叟朱良春

时甲午年伏月于南通

（朱良春，南京中医药大学教授，全国名老中医，首届国医大师）

前　言

《素问·上古天真论》指出："上古之人，其知道者，法于阴阳，和于术数，食饮有节，起居有常，不妄作劳，故能形与神俱，而尽终其天年，度百岁乃去。"在漫长的历史进程中，中国人民在生活实践中积累了丰富的养生经验，创立了以中医理论为指导的、多流派、多方法的中医养生学。中医养生是指在中医理论的指导下，以天人合一、道法自然为原则，运用多种中医的传统方法，而进行生命养护，它历史悠久、源远流长。她不仅表现出人们对于美好生活的追求，也反映了人们对于生命的感悟和敬重。

《中医养生大成》集中医养生理论、方法技术、实际应用于一体，便于读者全面系统学习掌握中医养生知识。

上篇为基础篇，详细阐述了中医养生的基本理论。第一章概述了中医养生的基本概念、发展史及其自身特点；第二～六章详细介绍了中医基本理论与中医养生的关系，阐释了包括阴阳五行、气血津液理论、脏腑学说、病因学说、经络理论在内的重要中医理论对中医养生活动的影响，体现了中医养生学以中医基本理论为指导的显著特点；第七～九章介绍了不同学术流派的养生观，包括道家、佛家、儒家各自的养生观点以及它们对中医养生的影响；第十章介绍了中医养生的基本原则，体现了中医基本理论对中医养生的指导；第十一章介绍了中国古代重要文献中养生的观点及方法；第十二章介绍了中医体质学说与中医养生的关系，体现了"辨体论养"的养生原则；第十三章结合现代医学知识介绍了中医养生与健康管理。

中篇为方法篇，在对中医养生方法进行分类的基础上，详细介绍了中医养生相关的方法和技术。第十四章为饮食起居养生，包括饮食养生、四时养生、起居养生、沐浴养生、房室养生、旅游养生等养生方法技术；第十五章为经络腧穴养生，包括推拿养生、刮痧养生、足疗养生、艾灸养生、拔罐养生、贴敷养生、针刺养生等方法技术；第十六章为药物养生，包括药膳养生、中药养生等方法技术；第十七章为功法养生，包括动功养生和静功养生等方法技术；第十八章为精神养生，包括音乐养生、情志养生、志趣养生、色彩养生、香熏养生等方法技术，每种养生方法技术从历史沿革、操作方法、功效作用、适宜人群、禁忌、注意事项及现代研究等方面进行了较为详尽的阐述。

下篇为应用篇，第十九章为不同人群的中医养生应用，有亚健康状态、儿童期、青春期、妇女妊娠期、哺乳期、老年期、脑力劳动者和体力劳动者的养生原则及注意事项；第二十章为常见慢病的中医养生，包含心血管系统、呼吸系统、消化系统、泌尿系统、生殖系统、内分泌系统、免疫系统、骨关节系统及其他常见慢病的养生，每种疾病从诊断、分型到养生调护都进行了较为详细的介绍。

《中医养生大成》采用文字描述结合示意图的方法，向广大读者形象直观地呈现中医养生的核心内容，通俗易懂，便于掌握。同时，书中还部分总结了中医养生方法的现代研究进展，古今并用、中西合璧，体现了中医养生的科学性与完整性。希望通过本书的出版，能让更多的人了解中医养生，在实际生活中宣传和应用中医养生，让博大精深的中医养生在提高全民健康水平的过程中发扬光大。

编　者

2014 年秋月

目 录

上 篇 基础篇

中篇　方法篇

下篇　应用篇

上篇　基础篇

"夫病已成而后药之，乱已成而后治之，譬犹渴而打井，斗而铸锥，不亦晚乎！"

——《素问·四时调神论》

第一章　概　述

第一节　中医养生绪论

自古以来，追求健康与长寿一直是人类最美好的养生愿望之一。中国历代中医学家和养生家经过漫长的实践和探索，总结出一系列与疾病抗衡和延缓衰老的独特方法，创造了一整套民族特色鲜明的养生理论和方法，为后人留下了极其宝贵的财富。

中医养生学历史悠久，理论独特，方法丰富多彩，实践经验卓有成效，东方色彩浓郁，民族风格鲜明。它以中国传统的天、地、人、文、史、哲为根基，以中医理论为基础，融汇了历代养生家、中医学家的经验和研究成果，形成了博大精深的中医养生理论体系，是我国传统文化中的一块瑰宝，也是中医学宝藏中的一颗璀璨明珠。近年来，伴随着社会的进步和时代的需要，中医养生学已成为一门古老而新兴的、充满生机与活力的中医学分支学科。目前，随着医疗卫生工作重心的前移，中医养生学的价值越发凸显。

一、中医养生学的基本概念

中医养生，古人将其称之为摄生、道生、卫生、保生等。养生之养，含有保养、培养、调养、补养、护养之意；养生之生，即指人的生命。养生即指保养人的生命。概而言之，中医养生是人类为了自身更好地生存与发展，根据生命过程的客观规律，有意识进行的一切物质和精神的身心养护活动。这种行为活动应贯穿于出生前、出生后，以及病前（预防）、病中（防变）、病后（防复）的全过程。

中医养生学是在中医理论指导下，探索和研究人类生长发育和寿夭衰老的成因、机制和规律，阐明如何安养身心、增强体质、防治疾病，从而达到良好的生存状态和实现以延年益寿为目的的理论和方法的实用性学科。

养生之说，早在先秦已经出现，如《老子》《庄子》等都有专门关于养生的论述。作为中医学理论体系形成标志的《内经》的问世，更是养生学发展史上的一块里程碑。该书广泛吸取和总结了秦汉以前的养生成就，为中医养生学奠定了理论基础，建立了中医养生学的科学理论体系，对养生学的形成和发展具有重大的推动作用。至此，养生学成为中医学的重要组成部分，其理论、观点和方法归属于中医学理论体系之中。一些中医学的基本观念，如整体观、辨证观、养护正气观、杂合养生观等，以及一些中医学的基本理论，如阴阳五行、藏象、经络、气血津液、精气神等，都在养生学中得到具体应用。同时，中医养生学对某些中医理论的阐发又进一步深化。例如《内经》从整体观出发，认为人与自然相统一、人与社会相统一、人的自身也是统一整体，认识到人类益寿延年与防治疾病的根本大法在于人体与自然、社会的协调，同时强调精神情志、饮食起居、导引运动、环境天时、针灸药物等对养生的重要作用。

《内经》之后，历代出现了大量养生专论，经过不断的经验积累、理论升华和实践总结，中医养生学已成为一门富有中医特色的中医分支学科，具有相对独立的理论体系与丰富的实用方法。其理论体系以中医基本理论为根基，提出了生命观、寿夭观、和谐观、权衡观、健康观等重要观念，确立了正气为本、天人和谐、形神统一、动静结合、知行并重、审因施养、杂合以养、预防为主的基本原则。在这些理论指导下，中医养生学的养生方法丰富多彩，举不胜举，仅气功导引就有"千家妙功"的美誉。这些养生方法不仅对人体无害，而且简便易行，卓有成效。它充分利用了自然和社会环境的诸多因素，全面调动人体自身调节能力，使人与环境和谐统一，是人类却病延年的理想手段。

由于历代养生家的各自实践和体会不同，其养生在静神、动形、固精、调气、食养、药饵等方面各有侧重，因而中医养生学又逐渐分化出不同的学术流派。例如，根据传统文化对养生学的不同影响程度，可分为道家养生、儒家养生、佛家养生和武家养生等。这些不同流派从多角度发扬了养生学理论，丰富了中医养生学内容。

在中医理论指导下，养生学吸取各学派的精华，提出了一系列的养生原则和具体方法，如形神兼养、协调阴阳、顺应自然等原则。饮食养生，要遵循食养、食节、食忌、食禁等原则；药饵养生，要遵循药养、药治、药忌、药禁等原则。传统气功养生的方法繁多，如静功有入静放松功、内养功、强壮功等；动功有太极拳、八段锦、易筋经、五禽戏、大雁功等；动静结合功有鹤翔桩、少林内功一指禅、空劲功、形神桩等。睡眠养生中，正确的睡眠姿态及卧向，失眠的预防与睡眠的禁忌方法；部位养生中，人体皮扶、颜面、牙齿、手足及眼睛的养生方法；房室养生中，有房事原则、方法及禁忌等。诸如此类的方法，不仅深受中国人民喜爱，而且远传世界各地，为世界各国人民的养生事业作出了应有的贡献。这些实用性很强的养生方法，将人类带入自然医学、身心医学、社会医学等领域，以全新的视角形成人类健康养生、延年益寿的新的思维理念。

综上所述，中医养生学真正是一门古老而又充满青春活力、能"普度众生"，引导人们达到长寿境遇的学科。随着时代的发展，中医养生学的理论和方法还将得到进一步充实、改进与提高。展望未来，这门学科无疑将为人类的健康事业作出更大的贡献，将给我们带来健康、幸福和社会的祥和。

二、中医养生学中的诸子思想

养生学与中国传统文化密不可分，春秋战国期间，养生学说就逐渐形成。这与当时诸子蜂起、百家争鸣有着密切关系，其中许多内容本身就是诸子立说的重要组成部分，正如《吕氏春秋·审分》所说："治身与治国，一理之术也。"有关养生诸家，有老子、子华子、文子、庚桑楚、庄子、孔子、管子、荀子、韩非子等。

1. 老子"清静无为"说

老子名李耳，享年一百六十余岁，是一位"修道而养寿"之人，他提倡"贵柔守雌""清静无为"的观点。

老子的重要观点是自然无为，他主张一切事物应顺应其本身的自然规律去发展，不应受外界意志去加以干涉。自然是道德之尊，对于人的行而言，就是"无为"。古人所说"无为"，是指事物生长、发展、衍变的一种规律，既可探索生命奥秘，又可养生延年。后来的"无为"观逐渐演变为处事立命的准则。"静"则是其突出的要旨。所以，"无为"是指不妄作为，顺应自然规律，如此自能无所不为。"无为"的内涵还包括有"好静""无事""无欲"等。老子在《道德经》中提出"致虚极，守静笃"，即"清静为天下正""少私寡欲"的"静神观"，可以反映出他主要的代表思想。有关养生，他提倡"不言药，不言仙，不言白日升青天"，即不依赖药物和神仙，而要靠自身努力；认为人应"见素抱朴，少私寡欲"，"恬淡虚无"，不要以生命和健康去换取物质享受，如《老子》说："五色令人目盲，五音令人耳聋，五味令人口爽，驰骋田猎令人心发狂，难得之货令人行妨，是以圣人为腹不为目，故去彼取此。"说明其不主张厚养其生，反对以外物益生，否则必致灾殃。老子还说"交乐乎天，不以人物利害相接""淡然无为，神气自满，以此为不死之药"，即以平常心对待人和事，将利诱、烦恼、得失置之度外，如此则祸福、夭寿等皆无足扰心，而能身心泰然，不为外物所动，健康长寿。

为了达到健康长寿、长生久视的目的，老子认为必须履行一个"啬"字，即节俭，不浪费之意。老子说："治人事天莫若啬，夫唯啬……可以长久，是谓深根固柢，长生久视之道。"从养生的角度看，这一"啬"字，有爱惜的意思。啬神、啬精、啬气，可令神全、精充、气足，精、气、神乃人之三宝，三者充盛不衰，即能固其本源，安享天年。而要达到这一目标，则离不开自然无为、虚静守一的养生原则。

对待"身"与"物"的关系，老子主张以物养生，而不是以身殉物，同时也不提倡禁欲。他认为应该"甘其食，美其服，安其居，乐其俗"，即是知足常乐、抱朴寡欲的具体反映。对于个人名利得失，老子告诫人们要"知足""知止"，他说："名与身孰亲？身与货孰多？得与亡孰病？是故甚爱必大费，多藏必厚亡。"他认为，如果贪得无厌，反而招致重大损失，相反，"知足不辱，知止不殆，可以长久"。

2. 庄子"养生""全形"说

庄子，名周，战国宋蒙人，曾为漆园吏。其著书十余万言，多为寓言故事形式，想象丰富，名为《庄子》，在哲学和文学上都有较高的影响力。庄子独尊老子，其学说与老子学说一脉相承。在养生方面，主张"循天之理""虚无恬淡"，即遵循自然规律。明代张景岳对虚无恬淡的解释为"恬，安静也；淡，朴素也；虚，湛然无物也；无，盲然莫测也"，即闲静淡泊，没有杂念的意思。庄子认为："夫恬淡寂寞，虚无无为，此天地之平而道德之质也……平易恬淡，则忧患不能入，邪气不能袭，故其德全而神不亏。"

庄子将养生具体分为"养神"和"全形"。养神指摄养精神情志，全形指保全身躯形体。他主张养神以静为主，但静中有动；养形以动为主，但动中求静。动不应妄动，静不应死寂，而要动静结合。庄子还曾记载古时"吹呴呼吸，吐故纳新，熊经鸟伸，为寿而已矣"的养生之法，包括"导气令和"和"引体致柔"之术，即为养神与养形相结合的具体体现。

3. 子华子"贵生"说

子华子，魏国人，春秋时期哲学家，思想接近道家，传有《子华子》三卷。子华子提倡"贵生"，提倡生命流动、生生不息的观点，与华佗的"动以养生"说观点一致。《子华子·北宫意问第九》说："营卫之行，无失厥常，六府化谷，津液布物，故能长久而不敝。流水之不腐，以其游故也；户枢之不蠹，以其运故也。"即能代表其养生以动为主的思想。

子华子主张"六欲皆得其宜"，认为"全生为上，亏生次之，死次之，迫生为下"。他认为在"全生""亏生""迫生"中，保全生命最重要，但同时也强调"全生"是有欲的，主张乐其所乐，但在不得其宜时，则又须忘欲。

4. 孔子"安适自养"说

孔子，名丘，字仲尼，鲁国陬邑（今山东曲阜东南）人，春秋末期思想家、政治家、教育家，儒家思想创始人。孔子学说成为自汉以后两千余年封建文化的正统，影响极大。孔子对殷周时期的鬼神宗教迷信持存疑态度，认为"未知生，焉知死""未能事人，焉能事鬼"；对于养生，孔子主张动静结合，如《孔子家语》载："若夫智士仁人将身有节，动静以义，喜怒以时，无害其性，虽得寿焉，不亦可乎。"

《论语·乡党》中即对饮食卫生提出了具体要求，"食不厌精，脍不厌细。食饐而餲，鱼馁而肉败，不食。色恶，不食。臭恶，不食。失饪，不食。不时，不食"。意为饮食应较精细，食物出现腐臭、异味、不新鲜时都不能吃，没有烧煮过的食物不宜吃，不到进食时间不宜吃等。除此以外，孔子还提出酒肉要适量，食不语，长幼异食等主张，均是和饮食养生相关的具体论述。

在生活起居方面，孔子要求"寝不尸""居不客""寝不语"。"寝不尸"指不仰卧如挺尸状，"居不客"指居家之时不妨轻裘缓带以安适自养，"寝不语"指睡寝时不要言语，否则有碍脏腑。

5. 荀子"修身礼治"说

荀子，名况，时人尊称其号为"卿"，赵国人，战国时期思想家、教育家。韩非和李斯都是荀子的学生。

荀子反对天命鬼神说，提出人定胜天的观念，重视后天环境和教育对人的影响。对于养生，荀子认为当顺其自然，但又要有所节制，如他在《礼论》中说："故礼者，养也。刍豢稻粱，五味调香，所以养口也；椒兰芬苾，所以养鼻也；雕琢刻镂，黼黻文章，所以养目也；钟鼓、管磬、琴瑟、竽笙，所以养耳也；疏房、檖、越席、床笫、几筵，所以养体也。"既要有丰富的物质生活，又应主之以

"礼"，使其有节，这是其论"修身"的主张。他在《修身》中进一步要求以"礼"来主管生活起居、饮食情志，"凡用血气、志意、知虑，由礼则治通，不由礼则勃乱提僈；食饮、衣服、居处动静，由礼则知节，不由礼则触陷生疾"。这里所说的"礼"，代表着当时儒家理想的社会规范和道德规范，也辐射到了养生领域。

6. 韩非子"啬神""少欲"说

韩非，战国末期哲学家，法家的主要代表人物。韩非在其著作《韩非子》中重点谈论了"啬神""少欲""无忧""去甚去泰"等与养生相关的问题。如《韩非子·解老》说："众人用神也躁，躁则多费，多费之谓侈；圣人之用神也静，静则少费，少费之谓啬。"这是对老子"治人事天莫若啬"的详细解释，进一步阐明了养生应当清心寡欲，保全精神的道理。少欲、少忧则可避免病祸，"民少欲则血气治……夫内无痤疽瘅痔之害""忧则疾生……疾婴内则痛，祸薄外则苦，苦痛杂于肠胃之间，则伤人也憯"。过甚过度始终是养生大忌，《韩非子·杨权》指出不能过度追求享乐，"夫香美脆味，厚酒肥肉，甘口而病形；曼理皓齿，说情而损精。故去甚去泰，身乃无害"，即应使生活淡泊平静，有利摄生。

《韩非子·解老》中已经认识到中焦脾胃的状态与人体健康直接相关，"是以圣人不引五色，不淫于声乐……以肠胃为根本"。此观点与后世医家脾胃健运，则斡旋有节，湿浊不生，阴火不播的认识非常接近。韩非子虽属法家，但其养生观点与老子思想显然是一脉相承的。

7. 管子"节欲存精"说

管子，即管敬仲，名夷吾，字仲，颍上（颍水之滨）人，春秋初期政治家。其著作《管子》中有一些关于养生的论述，如他主张"精"是气的基础，《管子·内业》说："精也者，气之精者也。"认为精是气中的更加精华的部分，而且精与气密不可分，是人体生命活力的源泉，故主张存精以养生。《管子·心术》中提出要"虚其欲"以存其精，而存精的具体方法是"爱欲静之，遇乱正之，勿引勿摧，福将自归"，即节欲存精，如此则"精存自生，其外安荣，内脏以为泉源"。

要做到存精，必须心静。《管子·内业》提出"内静外敬……性将大定""心能执敬，道将自定"，说明静的重要性。并主张"明养生以解固"，"固"即侵凌贪得之心，应祛除贪妄，清静怡养。

《管子·内业》中对于饮食之道也有论述，提出"凡食之道，大充伤而形不臧，大摄骨枯而血冱。充摄之间，此谓和成。精之所舍，而知之所生。饥饱之失度，乃为之图。饱则疾动，饥则广思，老则长虑。饱不疾动，气不通于四末"。阐明了食饮要有节，不应暴饮暴食以及饱食后立即运动。

综上所述，春秋至战国时期，诸子蜂起，百家争鸣，在思想文化领域中互相辩争的学术风气盛行，有力地促进了学术文化的发展，与之伴随而产生的养生学说得到繁荣。诸子论养生之道见仁见智，无论是道家、儒家，还是法家，他们在养精神、护形体、节嗜欲、和情志、调饮食等方面的观点基本一致，但各有侧重，而且各自从不同角度阐述了养生的要旨，他们的学说对中医养生学基础的奠定起着重要作用。

三、中医养生学中的代表著作

（一）《吕氏春秋》中的养生思想

《吕氏春秋》是我国先秦时期的重要典籍，对研究先秦历史、文化具有极大价值。关于养生，《吕氏春秋》可谓是当时集大成者，它保存了先秦时期诸家论述养生的丰富资料，在养生学发展史上影响深远。《吕氏春秋》又称《吕览》，由战国末期秦相吕不韦集合门客共同编写，为杂家代表著作，内容以儒、道思想为主，兼及名、法、墨、农和阴阳家，汇合先秦各家学说，在议论中引证了许多有关天文、地理、历数、音律、养生等方面的知识。

1. 以动养形

与老、庄"静以养神"的养生主张相对，吕不韦主张动以养形的观点。《尽数》专论养生，认为"尽数"者，尽其天年也，欲尽天年则要重视养生，而运动可使精气流畅，疾病可除而天年可得。《尽数》中说："流水不腐，户枢不蠹，动也，形气亦然。形不动则精不流，精不流则气郁。郁处头则为肿为风，处耳则为挶为聋，处目则为眵为盲，处鼻则为鼽为窒，处腹则为张为府，处足则为痿为蹶。"文中所言"流水不腐，户枢不蠹"已成为广为流传的名言，若过度安逸，形体静而不动，经络之气窒滞不通，则会疾病丛生。如郁在头部可为肿病、风病，郁于耳部可致失聪重听，郁于目部则目不明而盲，郁于鼻部则涩滞不通，郁于腹部可为胀、为跳动。《达郁》言："精气，欲其行也……病之留，恶之生也，精气郁也。故水郁则为污，树郁则为蠹，草郁则为蕡（枯）。""郁"乃滞而不通之义，其论述疾病发生的关键是"精气郁"，反映了重视动养的学术思想。反对当时人们"出则以夺，入则以辇"，贪图安逸的状况，《吕氏春秋》发出"命之曰招蹶之机"的警言，"招蹶"意为弯曲将倒，为颠覆之端，借此提醒人们要重视四肢形体锻炼。

2. 调节饮食

调节饮食同样是《吕氏春秋》关于养生的重要内容。《尽数》称烈酒为"疾首"，即烈味重酒是致病首要因素。其论饮食之道曰："凡食无疆厚，味无以烈味重酒……食能以时，身必无灾；凡食之道，无饥无饱，是之谓五脏之葆。口必甘味，和精端容，将之以神气，百节虞欢，咸进受气。饮必小咽，端直无戾。"意为不要过食膏粱厚味和烈酒，应按时进食，便能保持健康无灾；饮食之道，贵在不过饥不过饱，如此则五脏平安；进食时应以神气御之，端正姿态，专心进食。相反，若"饮酒而醉，食肉而饱，饱而强食"，则食物非但没有营养作用，反而成为"烂肠之食"，招致病害。此外，还注意到水土不适与疾病发生的关系，如"轻水所多秃与瘿人，重水所多尰与躄人……辛水所多疽与痤人，苦水所多尪与伛人"，惟"甘水所多好与美人"，故应当选择水土甘美之乡居处，这对预防水土相关的疾病有重要意义。

3. 顺应自然

关于情欲问题，《吕氏春秋》认为此乃人之本性。《贵当》说："性者万物之本也，不可长不可短，因其自然而然之，此天地之数也。"《情欲》也说"天生人而使有贪有欲"，无论贵贱愚智，对声色滋味皆"欲之若一"。因此，若过言禁欲，则违反自然之性，是不现实的。《吕氏春秋》把这种对自然之性的违反称为"非性"，是不利于健康的。正确的做法是"顺性"，意为顺乎自然，凡事皆有节制。若不知修节，一味恣情纵欲，必为大患。如《本生》指出："世之富贵者，其于声色滋味也多惑者，日夜求幸，而得之则遁（放纵不禁）焉。遁焉，性恶得不伤。"过度贪求声色之乐，"靡曼皓齿，郑卫之音，务以自乐，命之曰伐性之斧"，可危及生命。《吕氏春秋》指出圣人的全性之道为"今有声于此，耳听之必慊（快也），已听之则使人聋，必弗听。有色于此，目视之必慊，已视之则使人盲，必弗视。有味于此，口食之必慊，已食之则使人瘖，必弗食。是故圣人于声色滋味也，利于性则取之，害于性则舍之，此全性之道也"。所以，利与害的区别，关键在于是否有节。

《吕氏春秋》中还多次论及"贵生"。所谓贵生，就是厚养生命，贵重生命的意思，"由贵生动则得其情矣，不由贵生动则失其情矣。此二者，死生存亡之本也"。

指出应当节制情欲。而"治欲"的方法不在于强制，而在于"胜理"，"胜理以治身则生全，生全则长寿矣"，强调了以理制欲的重要性。

4. 效法天地

《吕氏春秋》中记载了不少关于四时养生的内容。一年有十二纪，即春、夏、秋、冬，各自又分为孟、仲、季三纪。养生须顺应春生、夏长、秋收、冬藏的自然规律。除应了解春、夏、秋、冬每个季节的总体特点外，还应明了每季中阴阳消长的变化，人体才能更好地顺应自然，安然无恙。如《孟夏》言，孟夏值立夏，孟夏盛德在火，夏天与火相应，"是月也，继长增高，毋有坏堕，毋起土功，毋发大众，毋伐大树"，即此时物类继续生长，人类也要与之相应，调和阳气，不得损害阳气。《仲夏》说："是月也，日长至，阴阳争，死生分，君子齐戒，处必掩身。毋躁，止声色，毋或进，薄滋味，毋致和，节嗜欲，定心气，百官静，事毋刑，以定晏阴之所成。"意为炎热的夏天昼长夜短，在最热的时候要避免阳光照射，力求身心宁静，远房帏，饮食宜清淡。《季夏》则云当"无举大事以摇荡其气"，意为夏季将过，阴气渐生，阳气渐退，养生最宜心宁身静，养阴固气。《仲冬》说："是月也，日短至，阴阳争，诸生荡。君子斋戒，处必弇，身欲宁，去声色，禁嗜欲，安形性。事欲静以待阴阳之所定。"说明冬季水冰地坼，天寒地冻，养生尤当节欲保存精气，以合"养藏之道"。而"开春始雷，则蛰虫动矣，时雨降则草木育矣。饮食居处适，则九窍百节千脉皆通利矣"。说明春回大地，万物复苏，饮食起居须作相应调整，以顺应春生之机。所以，养生既要顺应自然变化，又要避免可能造成的伤害。诸如此类，阐明了古人治身，必法天地之道。

此外，《吕氏春秋》中还告诫人们不要过分沉湎于名利得失。《贵生》把"危身弃身以殉物"的行为比作"以随侯之珠弹千仞之雀"，意指得不偿失。并进一步论述了"啬"，提出"古人得道者，生以寿长，声色滋味能久乐之，奚故？论早定也。论早定则知早啬，知早啬则精不竭"。文中"早定"为得道者对于节欲长生之论早有决定，而"啬"有珍爱之意，爱惜精、气、神之意。后世医家，如孙思邈、傅青主等论述养生多受上述诸子影响，围绕着"啬"字而论。

（二）《淮南子》中的养生思想

首先，《淮南子》主张静漠恬淡养性，因为"净清恬愉，人之性也"，所以"人性欲平，嗜欲害之""知人之性，其自养不勃"。为顺应人性，应当"静漠恬淡，所以养性也；和愉虚无，所以养德也。外不滑内则性得其宜，性不动和则德安其位，养性以经世，抱德以终年，可谓能体道矣！若然者，血脉无郁滞，五脏无蔚气，祸福弗能挠滑，非誉弗能尘垢。"

但是，人生活于世，虽人性安静却易为嗜欲所乱，"贪饕多欲之人，漠睰于势利，诱慕于名位，冀以过人之智，植于高世，则精神日以耗而弥远，久淫而不还，形闭中距，则神无由入矣，是以天下时有盲妄自失之患，此膏烛之类也，火逾然而消逾亟"，意为贪婪多欲之人最易耗损精神，易致形神相失之疾。为避免这种后果，唯以高尚的道德修养来克制不正当的贪婪妄念，"是故至人之治也……去其诱慕，除其嗜欲，损其思虑""圣人胜心，众人胜欲，君子行正气，小人行邪气。内便于性，外合于义，循理而动，不系于物者，正气也。推于滋味，淫于声色，发于喜怒，不顾后患者，邪气也。邪与正相伤，欲与性相害，不可两立，一置一废，故圣人损欲而从事于性。目好色，耳好声，口好味，接而说之，不知利害，嗜欲也"。《淮南子》将"胜心"与"胜欲"喻为一正一邪，一胜则一负，晓以利弊，关键在于告诫人们要清静无为，因为"夫精神气志者，静而日充者以壮，躁而日耗者以老"。这里的"静"并非指消极静养，而是心境平和，顺应自然，不妄贪求的意思。正确的做法是应"量腹而食，度形而衣，容身而游，适情而行"。

由于情志平和与否与养生关系密切，所以《淮南子》阐述了调节性情的具体要求以及情志不节对健康的不良影响。"人大怒破阴，大喜坠阳，薄气发喑，惊怖为狂，忧悲焦心，疾乃成积，好憎繁多，祸乃相随"。指出应当调节性情，节制喜怒，做到"心不忧乐，德之至也；通而不变，静之至也；嗜欲不载，虚之至也；无所好憎，平之至也；不与物散，粹之至也""五脏宁，思虑平，筋力劲强，耳目聪明，疏达而不悖……其魂不躁，其神不娆"。

此外，《淮南子》还提出五官孔窍内应脏腑的观点，若"耳目淫于声色之乐，则五脏摇动而不定矣。五脏摇动而不定，则血气滔荡而不休也。血气滔荡而不休，则精神驰骋于外而不守矣。精神驰骋于外而不守，则祸福之至，虽如丘山，无由识之矣"。要使五脏安定，先要清理环境，心境淡泊，不为所动，"使耳目精神玄达而无诱慕，气志虚静恬愉而省嗜欲，五脏定宁充盈而不泄，精神内守形骸而不外越"。

总之，《淮南子》论养生重养神、气、形，而以"神气"最为重要，欲达到养神、养气、养形的目的，必须知晓人性，顺应自然，去除贪念，心境平和，最终达到"治身养性，节寝处，适饮食，和喜怒，便动静，使在己者得而邪气因而不生"的目的。

（三）《内经》中的养生思想

《内经》是我国现存最早的中医学经典，它对秦汉时期的医学成果进行了总结，是中医理论体系得以确立的标志。养生理论是《内经》中重要的组成部分，书中涉及养生内容者就多达 40 余篇，其中《素问·上古天真论》《素问·四气调神大论》等都是讨论养生的专篇。《内经》的养生理论，包含了先秦诸子的养生思想，特别是道家的养生观点，以及各派医家的养生经验，内容丰富且时代特色鲜明，对后世中医养生学说的发展，具有深远影响。

1.《内经》中养生的概念

"养生"一词，在《内经》全书中出现过 3 次。除《素问·四气调神大论》中提到的"养生之道"，其"养生"是指保养春天蓬勃生发之气外，其余两处"养生"的含义基本与现代养生的概念一致。如《灵枢·本神》说："故智者之养生也，必顺四时而适寒暑，和喜怒而安居处，节阴阳而调刚柔，如是则僻邪不至，长生久视。"指出养生包括内外两个方面，对内"和喜怒""节阴阳"，即调和人的精神情志，调节男女阴阳之事，以保养正气；对外"顺四时"，适应四季寒暑变化，以防外邪侵扰。又如《素问·灵兰秘典论》说："凡此十二官者，不得相失也。故主明则下安，以此养生则寿，殁世不殆。"指出人体脏腑功能的协调是决定养生成败的重要因素。此外，这两段文字还体现了养生的作用和目的，如"僻邪不至"是指正气充裕，外邪不侵的防病作用；"长生久视""殁世不殆"，指健康长寿。因此，《内经》中的养生概念可以概括为：养，保养；生，生命。养生即保养生命，使人体内外调和，增进健康，防止疾病，以延年益寿。

2.《内经》中养生的意义

先秦的人们认为人可以长生不老，遂有秦始皇遣徐福至蓬莱仙岛采集长生不老仙草的传说。而《内经》则科学地提出人体的生、长、壮、老、已是不可抗拒的自然规律，不可能出现长生不老。《灵枢·天年》中以十年为一个周期，描述了人一生的生命历程："人生十岁，五脏始定，血气已通，其气在下，故好走；二十岁，血气始盛，肌肉方长，故好趋；三十岁，五脏大定，肌肉坚固，血脉盛满，故好步；四十岁，五脏六腑十二经脉，皆大盛以平定，腠理始疏，荣华颓落，发鬓斑白，平盛不摇，故好坐；五十岁，肝气始衰，肝叶始薄，胆汁始减，目始不明；六十岁，心气始衰，苦忧悲，血气懈惰，故好卧；七十岁，脾气虚，皮肤枯；八十岁，肺气衰，魄离，故言善误；九十岁，肾气焦，四脏经脉空虚；百岁，五脏皆虚，神气皆去，形骸独居而终矣。"并指出人寿命的极限在百岁左右。《素问·上古天真论》也说："形与神俱，而尽终其天年，度百岁乃去。"所谓"天年"，也称"天寿""天数"，即指人的自然寿限。

影响人的自然寿限的因素很多，也较复杂，但不外乎先、后天两大方面。先天即来自父母的遗传因素，《灵枢·天年》所谓"以母为基，以父为楯"。通常来说，先天因素是不可能自己选择的。而后天因素，如环境、气候、饮食起居、精神状态等是完全可以选择和调节的。所以，积极地进行养生，却病延年就有可能，正如《外台秘要》所言："人生寿夭，虽有定分……若能调摄合理，或可致长生。"若自恃禀赋强壮，以酒为浆，以妄为常，纵欲无度，不注重摄养，则会半百而衰，甚至早夭短寿。所以，养生是健康长寿的关键，《素问·四气调神大论》有"道者，圣人行之，愚者佩（背）之"之说，意指聪慧贤明的人懂得养生之道，合理采用各种养生方法，即可长寿；反之，违背养生规律的，则早衰短寿，便为愚笨之人。养生的重要性不言而喻。

3.《内经》中的养生原则

在先秦诸子百家中对《内经》养生理论最有影响的有两家，即阴阳家和道家。阴阳家以战国时期齐国人邹衍为代表，提倡阴阳五行学说，强调顺应四时阴阳变化规律；道家则以老子、庄子为代表，认为"道""精气"是宇宙万事万物的根源，也是人形神得以产生的前提，提倡自然无为，虚静守神。因此，《内经》中的养生原则主要可归纳为两方面，即顺应自然、协调阴阳和保养精、气、神。

（1）顺应自然，协调阴阳

①天地自然是人生存之本

《素问·宝命全形论》说："人以天地之气生，四时之法成。"指出人的生命是以天地之气为物质基础而产生的。而现代科学认为生命的产生有三大要素：即太阳提供的热量，地面的水和空气中的氧气；同时强调，天地之气一定要处于一种规律性的不停变化的动态状况之下，即出现一年四季的变动，生命才能产生和生存。这和"人以天地之气生，四时之法成"不谋而合。对此《灵枢·本神》概括为："天之在我者德也，地之在我者气也，德流气薄而生者也。""德流气薄"指天地之气上下相互交通的一种运动状态。

生命的存在还要靠天地之气提供物质保证，《素问·六节藏象论》说："天食人以五气，地食人以五味。"食，同饲；五气，即寒、暑、燥、湿、风之气；五味，即由地气所生的酸、苦、甘、辛、咸。人的生命离不开天地自然之气,它既是自然界的产物,亦是组成自然界的一个部分,与自然界是一个整体,这便是生命要顺应自然、协调阴阳的基本出发点之一。

《灵枢·岁露》又提出:"人与天地相参也,与日月相应也。"《素问·至真要大论》认为:"天地之大纪,人神之通应。"这种天人之气相互通应的观点,贯穿于古人认识人生命活动的始终。如就人之形体而言,"腰以上为天,腰以下为地"(《灵枢·经水》),"地有高山,人有肩膝;地有深谷,人有腋腘"(《灵枢·邪客》);就人之官窍而言,"天有日月,人有两目;地有九州,人有九窍";就人之脏腑经脉而言,"天有五音,人有五脏;天有六律,人有六腑""地有十二经水,人有十二经脉"。不难看出,《内经》是从天人相应的整体观出发,从自然与人体的密切联系来考察人的生理和病理,这也是顺应自然、协调阴阳养生原则的重要基础之一。

②阴阳协调是人健康之源

"平人"是《内经》对健康人的称谓,《素问·平人气象论》云:"平人者,不病也。"《灵枢·终始》认为"平人"是"形肉血气必相称也"。"相称",即相协、协调之意。《素问·调经论》更明确指出:"阴阳匀平,以充其形,九候若一,命曰平人。"即人的健康长寿之本在于阴阳协调。

"阴阳"初为古代哲学的概念,意指宇宙间万事万物运动变化的内在动力和规律,《内经》则把阴阳概念运用于医学理论中,并用以解释人体的生理和病理现象,治疗疾病必须抓住阴阳这个根本。《素问·阴阳应象大论》即云:"阴阳者,天地之道也,万物之纲纪,变化之父母,生杀之本始,神明之府也,治病必求于本。"虽为治病之本,但也适用于养生。

具体而言,阴阳协调包括两方面内容:一是天地阴阳与人体阴阳的协调统一。《素问·金匮真言论》说:"夫言人之阴阳……故应天之阴阳。"天人阴阳的通应、和谐是天人相应的实质。正常情况下,自然界阴阳变化合理,即"苍天之气清静"(《素问·生气通天论》),人体健康无病;反之,自然界阴阳变化紊乱,则为虚邪贼风,会使人"内闭九窍,外壅肌肉,卫气散解"(《素问·生气通天论》),气伤而折寿。二是人体内部阴阳之气的协调。《素问·生气通天论》有言:"凡阴阳之要,阳密乃固,两者不和,若春无秋,若冬无夏,因而和之,是为圣度。故阳强不能密,阴气乃绝;阴平阳秘,精神乃治;阴阳离决,精气乃绝。"指出人体阴阳调和、平顺,即"阴平阳秘"才是正常生理状况,能维持健康。一旦失调,即为病理状态,甚至因"阴阳离决"而亡。故养生,当以阴阳调和为准则。

③顺应自然和协调阴阳是养生原则的主要内容

《素问·上古天真论》说:"上古之人,其知道者,法于阴阳。"即效法天地四时阴阳变化的规律。因此,知"道"者,应具备有关天地、日月、星辰的知识,做到"上知天文,下知地理,中知人事",掌握规律,生命方可长久。古人发现地理环境与人的长寿有关,《素问·五常政大论》云:"一州之气,生化寿夭不同,其故何也? 岐伯曰:高下之理,地势使然也。崇高则阴气治之,污下者阳气治之。阳胜者则先天,阴胜者则后天,此地理之常,生化之道也……高者其气寿,下者其气夭。地之小大异也,小者小异,大者大异。"指出居住在空气清新、气候寒冷的高山地区的人长寿较多;而居住在空气污浊、气候炎热的低洼地区的人多短寿。五运六气是以天干地支来推测每年岁运和岁气,并借此研究天时气候变化以及天时气候变化对生物影响的学问,从宇宙节律方面探讨气候变化对人体健康和疾病发生的影响。所以,掌握五运六气学说对养生也是十分有意义的。《素问·五常政大论》中的"必先岁气,无伐天和,无盛盛,无虚虚,而遗人夭殃。无致邪,无失正,绝人长命",说的就是这个道理。

第一,春夏养阳,秋冬养阴

"春夏养阳,秋冬养阴"是顺应四时阴阳变化的重要养生原则之一。春夏顺从生长之气以蓄养阳气,秋冬顺从收藏之气以蓄养阴气。"春夏养阳",即养生、养长;"秋冬养阴",即养收、养藏。《内经》中关于四时调形和调神的法则,皆以此为指导思想。明清医家对其养生意义作了重要发挥。如张介宾的《类经·类一》指出:"夫阴根于阳,阳根于阴,阴以阳生,阳以阴长。所以圣人春夏则养阳,以为秋冬之地;秋冬则养阴,以为春夏之地,皆所以从其根也。今人有春夏不能养阳者,每因风凉生冷,伤此阳气,以致秋冬多患疟泻,此阴胜之为病也;有秋冬不能养阴者,每因纵欲过热,伤此阴气,以致春夏多患火证,此阳胜之为病也。善养生者,宜切佩之。"这是从阴阳互根的角度出发,指出春夏养阳是为了秋冬能更好地养阴,秋冬养阴是为春夏养阳奠定基础。张志聪则从阴阳内外虚实出发,指出"春夏之时,阳盛于外而虚于内;秋冬之时,阴盛于外而虚于内。故圣人春夏养阳,秋冬养阴,以从其根而培养也"(《素问集注》)。意即善养生者,春夏培养内虚之阳,秋冬培养内虚之阴。

据此原则,后世医家提出"冬病夏治""夏病冬治"的调理法则。如慢性支气管炎、慢性泄泻属阳气不足者,每至秋冬季节因自然界阳气衰减而症状反复或加重,至来年春夏,阳气来复之时病情又相对稳定。于是采用"冬病夏治"的方法,在夏日借自然界旺盛的阳气之力来温养阳气,改善体内阳虚状态,冬季可减轻症状，甚至治愈。又如小儿过敏性哮喘，也是与秋冬阴寒之气相伴而发的常见病，在三伏天对相应经穴采用温灸，可取得较好的防治效果。这就是顺应春夏之气养生养长，以利秋收冬藏的具体运用。同样，保养秋收冬藏之气，也有利于春夏疾病的防治，故《素问·金匮真言论》说："夫精者，生之本也。故藏于精者，春不病温。"在冬令进补，就是趁冬天精气伏藏之际，补益精气，以使来年春夏生长之气充沛旺盛，苛疾不起。

第二，阴阳之要，阳密乃固

协调阴阳，包括协调天人阴阳和协调人体内在阴阳两个方面。《素问·阴阳应象大论》云："阴在内，阳之守也；阳在外，阴之使也。"《素问·生气通天论》也言："阴者，藏精而起亟也；阳者，卫外而为固也。"说明阴精需不断地供给阳气，阳气才能发挥功能；而阳气需护卫于外，阴精才能固守于内而不致妄泄于外。只有阴精阳气平和协调，人体健康才能得以维持。其中《内经》特别强调了阳气的主导作用，《素问·生气通天论》说："凡阴阳之要，阳密乃固。"只有阳气致密，阳气功能正常，阴精才能固守于内。

《内经》把人体阳气比作自然界的太阳，如《素问·生气通天论》所言："阳气者，若天与日，失其所，则折寿而不彰，故天运当以日光明。"阳气是生命生生不息的保证，一旦阳气受损，则直接导致折寿。所以张介宾在《类经附翼·大宝论》中说："天之大宝，只此一丸红日；人之大宝，只此一息真阳。"强调保护阳气的重要性。如果阳气受损，则百病丛生，对此《内经》中有详细论述。如阳气不足，又感受四季风、寒、暑、湿之邪，会使卫阳之气开合失司，卫外功能失调，终致"四维相代，阳气乃竭"；过度烦劳，阳气张弛不收，使人煎厥；情志过激，阳气逆乱，使人薄厥、偏枯；过食肥甘厚味，阳郁而生内热，致消渴、疔疮诸病。因此，保持阳气清静，从顺而不逆乱，是养生防病的重要原则。《素问·生气通天论》云："苍天之气清净，则志意治。"志意能"御精神，收魂魄，适寒温，和喜怒"。因此，阳气清静是人体生理功能正常发挥的前提，故《内经》把保养阳气作为养生的重点。

《内经》重视阳气的学术思想，不仅在于理论的阐述，更重视实际运用。如《素问·至真要大论》提出"劳者温之""损者温之"，对劳损之证，强调温补，并提出温补的原则为"壮火之气衰，少火之气壮，壮火食气，气食少火，壮火散气，少火生气"（《素问·阴阳应象大论》）。这里的"气"，指人体元气；"壮火"，指药物中的辛温大热之品，如附子、肉桂类；"少火"，指药物中性味温和之品，如人参、黄芪类。说明纯阳之药可使人体元气衰减，温和之品能使人体元气壮盛。在我国古代，自秦始皇嬴政寻求不老仙药起，多少帝王显贵为了长命而服食"仙丹"，而这些"仙丹"中多含金石纯阳刚燥之品，耗损人之阴精，久服、多服不仅无益，反致夭折，便是很好的例证。

总之，阴阳协调是《内经》所强调的养生原则，对人体而言，维持阴精与阳气的协调，是保证健康的基础。而阴阳的协调，关键在于阳气的固秘，因此，重视阳气的养生思想可以说是《内经》养生理论的特色之一。后世医家朱丹溪提出"相火论"，他在《格致余论·相火论》中说："天非此火不能生物，人非此火不能有生。"强调养生要"动而中节"，是对《内经》这一养生思想的进一步发挥。

④虚邪贼风，避之有时

《素问·上古天真论》在概括养生原则时说："虚邪贼风，避之有时，恬淡虚无，真气从之，精神内守，病安从来。"预防疾病外要避邪，内要调神，把避邪防病作为一个重要的养生原则。

"虚邪贼风"，泛指一切源自自然界的致病因子，《素问直解》注："凡四时不正之气，皆谓之虚邪贼风。"包括风、寒、暑、湿、燥、火六淫邪气。古人根据长期的观察和体验，把天地间气候变化概括为风、寒、暑、湿、燥、火六种，即"六气"。六气，是万物生长必要的条件。正常情况下，六气通常不会致病，人对六气变化有一定的适应能力。六淫，是指异常的气候变化。如春天应温暖而反大寒；秋天应凉而反酷热；冬天应寒而反大温；夏天应热而反大凉。另外，短期内气候冷热剧变，一旦人体适应能力相对低下，六淫便乘虚而入，侵犯人体引发疾病。

《内经》发病学的特色在于从邪正双方的抗衡及力量对比来说明疾病的发生与发展。《素问·刺法论》说："正气存内，邪不可干。"指出正气是疾病发生的关键因素。但《内经》在重视正气的同时，同样注重邪气对发病的重要作用，甚至在一定条件下邪气起主导作用。如毒蛇咬伤、霍乱、肝炎、鼠疫等严重的传染病，高温、高压电流、化学毒剂等，均远远超出了正气的承受范围，所以《素问遗篇·刺法论》也强调必须"避其毒气"，要求人们注意保养正气的同时也要避免邪气侵袭。

对于如何避邪，《内经》则提出了"避之有时"的原则，认为六气主时不同，其致病各有特点，且与自然界气候特点类似。如自然界风无时不有，以春天为最，且风向不定，四处游走，常致树动枝摇等。因此，古代医家用"取象比类"的方法总结出风邪致病的特点：风邪为病四时皆有而多见于春季，常侵犯人体上部、外部，出现头痛、恶风，汗出等表证；"风者，善行而数变"(《素问·风论》)，如风疹块的皮肤症状，时隐时现，游走不定；"风者，百病之长"(《素问·风论》)，常是其他外邪的先导，故常以风寒、风热、风湿等并称，如关节肿痛的痹证，多由风夹寒邪、湿邪侵犯人体筋脉关节而致；风性主动，故其致病的症状有明显的摇动性，如眩晕、抽搐、震颤等。其他诸邪致病也都各有特点。

因此，古人认识到四季具有各自的多发病和常见病。如"春气者病在头，夏气者病在脏，秋气者病在肩背，冬气者病在四肢。故春善病鼽衄，仲夏善病胸胁，长夏善病洞泄寒中，秋善病风疟，冬善病痹厥"（《素问·金匮真言论》）。此外，古人还认识到四时邪气有潜伏体内不即时而发的特点，如《素问·阴阳应象大论》所言："冬伤于寒，春必温病；春伤于风，夏生飧泄；夏伤于暑，秋必痎疟；秋伤于湿，冬生咳嗽"。

《内经》提出了适时避邪的养生原则。《灵枢·九宫八风》就有"谨候虚风而避之，故圣人曰避虚邪之道，如避矢石然，邪弗能害，此之谓也"的论述，是说善于养生的人就应谨守养生规律，如同回避流矢飞石的袭击一样，预防虚邪贼风的侵害。《素问·八正神明论》也说："八正者，所以候八风之虚邪，以时至者也。四时者，所以分春秋冬夏之气所在，以时调之也，八正之虚邪而避之勿犯也。""八正"，是指二分（春分、秋分）、二至（夏至、冬至）、四立（立春、立夏、立秋、立冬）八个节气。意即掌握四季八正季节交替变化的规律，从而顺应时序，避免外邪侵害。

总之，"虚邪贼风，避之有时"的养生原则，就是掌握自然规律，顺时避邪的养生学思想，如《素问·四气调神大论》所言："贼风数至，暴雨数起，天地四时不相保，与道相失，则未央绝灭。唯圣人从之，故身无奇病，万物不失，生气不竭。"养生者对此不可轻视。

（2）保养精、气、神

①精是人生命之本

《内经》认为，精是构成人体和维持生命活动的物质基础，《素问·金匮真言论》说："失精者，身之本也。"

精来源于两方面：一是来自父母的生殖之精，即先天之精，《灵枢·本神》言："故生之来谓之精，两精相搏谓之神。"两精，是指父母之精；相搏，即父母精气相合，从而形成胚胎发育的基础，所以《灵枢·经脉》说："人始生，先成精。"另一方面，人出生以后，先天之精要靠后天之精的培育和补充，使生命活动生生不息。而这后天之精主要来源于脾胃所化生的水谷精气和自然界吸入的清气，运化并收藏于五脏，运行周身，发挥其生理功能。如果五脏六腑的精满溢则下藏于肾，即《素问·上古天真论》所云："肾者主水，受五脏六腑之精而藏之。""肾者主水"是指肾具有藏精的功能。肾藏精，精化气，肾精所化之气在《内经》中称为肾气，主宰着人体的生、长、壮、老、已。《素问·上古天真论》说："女子七岁，肾气盛，齿更发长；二七而天癸至，任脉通，太冲脉盛，月事以时下，故有子……七八肝气衰，筋不能动，天癸竭，精少，肾脏衰，形体皆极；八八则齿发去。"人从七八岁开始，肾中精气逐渐旺盛，而出现齿更发长，到了十四岁至十六岁的青春期，肾中精气进一步充盛，产生天癸，于是男子会出现排精，女子出现月经，初步具备生殖能力；而五六十岁后，肾中精气逐渐衰减，生殖机能随之减退乃至消失，形体也日趋衰老，待肾中精气竭尽，人的寿命也就到了尽头。但如果"夭寿过度，气脉常通，肾气有余"的人，则虽年老，但依旧精力充沛，还能保持生殖能力，提示人们保养肾中精气是健康长寿的关键要素之一。

②气是万物之源

春秋战国时期的著名哲学家庄周在《庄子·知北游》中言："通天下一气耳。"认为世界万物都是由气构成的。气以两种状态存在：一种是弥散无形而不断运动的状态；另一种是凝聚而有具体的形态。古人通常把无形状态的称为气，把有形的称为形。人体同样也是由气构成的，《素问·宝命全形论》即言："人以天地之气生，四时之法成。"人体之气同样也有两种状态：凝聚成形者，如人身的脏、腑、精、血、津液等；散而无形者，如人体内的元气、卫气、营气、脏腑之气等。这里所论述的气，主要是指后者，即无形之气。

人体的气来源于三方面：父母的先天精气，脾胃消化吸收的水谷精气和由肺吸入的自然界清气。三者缺一不可，如《灵枢·刺节真邪》所说："真气者，所受于天，与谷气并而充身者也。"其中，《内经》尤其重视脾胃水谷之气。因为人出生后，必须依赖饮食才能维持生命，先天精气也要靠后天之气不断补充才能发挥其生理功能。《素问·平人气象论》说："人以水谷为本，故人绝水谷则死。"可见，气是维持生命活动的最基本物质，人每时每刻都离不开气，人体所有的生理功能，都在气的作用下产生。气的生理功能大致可以分为七种：推动作用、温煦作用、固摄作用、防御作用、气化作用、营养作用和中介作用。

③神是人死生之本

"神"在《内经》中记载有百余处。难能可贵的是，《内经》坚定地拒绝了鬼神观点，《素问·五脏别论》中明确指出："拘于鬼神者，不可与言至德。"是说对于相信鬼神的人，就没有必要与他讨论至高至上的医学道理了。《内经》中的神被赋予了实际的医学意义，而并不是神秘莫测的东西，其具体含义主要分为三类。

第一，指自然界事物运动变化的规律

这与中国古代哲学中神的概念是一致的。古代哲学认为，自然界万事万物都在不断地运动变化着,其规律变化多端,难以把握,就如即使是现代人也无法预知地震一样,所以把它叫做"神",即《周易·系辞上》所言:"阴阳不测谓之神。"《素问·阴阳应象大论》中"阴阳者,天地之道也……神明之府也"的论述,亦说明了同样的道理,这为《内经》的理论提供了唯物的科学依据。

第二,人体生命活力

这是《内经》中神的重要概念,书中常称之为"神气""神机"等。如《灵枢·本神》把父母生殖之精结合而产生的新生命称为神,说明新生命是具备正常健康的生命机能,是十分重要的。一旦神失常,就会导致生理机能的失常。所以,《灵枢·天年》在回答"何者为神"时就指出:"血气已和,营卫已通,五脏已成,神气舍心,魂魄毕具,乃成为人。"同样,如果五脏六腑功能失常,也必然会影响神气,而显现出一个具体的疾病形式。再如《灵枢·大惑论》说:"目者,五脏六腑之精也,营卫魂魄之所常营也,神气之所生也。"指出内脏精气汇聚上注于目是眼睛视物功能的基础,因此,眼睛的神气能反映体内脏腑的情况。《素问·脉要精微论》称之为"视精明"。当然临床上医生诊断有神无神,还必须结合颜面的神色、脉搏的神气等资料综合分析,才能做出正确的诊断。

此外,神的有无对治疗是否有效果亦有重要作用。《灵枢·本神》说:"凡刺之法,先必本于神。"意指针刺等治疗手段是否有效,根本在于神。《素问·汤液醪醴论》认为好的治疗方法却不能取得效果的根本原因是"神不使",即指神机不能发挥作用。《素问·五常政大论》说的"根于中者,命曰神机",就说明了神机的重要性。临床中,疾病都有自愈的倾向,近来有人发现在癌症和艾滋病两种绝症患者中,也有少部分自愈的病例,这实际上就是神机的作用。所以,如何正确利用神机来提高临床疗效,是广大医务工作者面临的重要研究课题之一。

第三,人的精神、思维、意识活动

在《内经》中,神最基本的涵义是"心神",即人的精神意识思维活动,也就是现代大脑的生理功能,后世把心神称为狭义之神。《素问·灵兰秘典论》的"心者君主之官,神明出焉",强调了心神至高无上的"领导"地位,这与现代人把大脑称为"人体的总指挥部"意思是一致的。

首先,心神主持人的思维活动。《灵枢·本神》对此过程作了比较具体的论述,并将其概括为"意""志""思""虑""智",这与心理学中的感知、记忆、思考、想象和判断的意义相似,体现了认识事物是从感性到理性,从低级到高级的思维过程,如果"心神"失常,轻者"善忘",重者可出现思维错乱,甚至老年痴呆等。

其次,心神主持人的意识感觉活动。《内经》将神分为神、魂、魄、意、志

"五神"，并分藏于五脏，如《素问·宣明五气》说："心藏神，肺藏魄，肝藏魂，脾藏意，肾藏志，是谓五脏所藏。"因此，五脏又被称为"五神脏"。"五神"中，魂，多指人的谋虑、智慧。魄，多指人的本能感觉和动作，如痛、痒等感觉。意志，据《灵枢·本脏》所述是一种较高级的意识活动，它不仅可以调节寒温、喜怒，而且能统摄较低层次的精神活动，相当于理智等意识活动。"五神脏"观点的可贵之处在于为临床诊断和治疗心神疾病提供了多种途径，这对提高疗效大有裨益。

再次，心神还主管人体的情志活动。《内经》将人的情志活动分为喜、怒、忧、思、悲、恐、惊七种，后世称为"七情"。七情变化也是人常见的精神活动的一种，属于神的范畴。同样，情志分属五脏，但由心神主管，任何一种情志都要由心而发。《素问·阴阳应象大论》说："人有五脏化五气，以生喜怒悲忧恐。"在正常情况下，情志活动是人常见的心理活动，不会导致疾病，但如情志活动过度，超出生理承受范围就会成为致病因素，损伤五脏。如过喜伤心，过怒伤肝，过悲伤肺，过忧伤脾，过恐伤肾等。后世有名的"范进中举"即属此类。所以正确调节情志活动，也是预防疾病、益寿延年的关键。

④保养精、气、神是人养生之本

精、气、神三者对人体非常重要，在生理和病理上三者都相互影响，相互联系。简单说来，神由精气所生，又调节控制着精气的活动，如《类经》所说："神由精气而生，然所以统驭精气而为运用之主者，则又在吾之心神。"因此，养生时要重视精、气、神，及其三者之间的关系。

《内经》强调保养精、气、神必须适应四时气候的变化。《素问·四气调神大论》对此作了详细的论述，春三月，阳气始升，万物复苏，欣欣向荣，此时顺应天地之间生机勃发之势，晚睡早起，缓步于庭，宽松衣带，发鬓披拂，使心身舒畅，愉悦和平，有助于春天阳气的生发；夏三月，阳气壮盛，万物繁茂，应晚睡早起，不可厌恶夏日的炎热而过于贪凉，保持情志舒畅，精神焕发，有助于阳气的旺盛，并可使旺盛的阳气得到适当宣泄；秋三月，阴气始起，阳气始衰，草木凋零，应早睡早起（较春夏季略晚），保持心神平静，以收敛神气，顺应秋气的特性；冬三月，天寒地冻，阴气盛极，阳气封藏，万物潜藏，应早睡晚起，待阳光出现后再活动，去寒保暖，以保养阳气，情志上愉悦而似有所得，以适应冬日阳气闭藏之性。

因此，精、气、神为人体生命重要的三大要素，三者互根互用，不可偏废，为示其珍贵，前人常将其喻为三宝。明代朱权在《神隐肘后》中说："修养摄生之道……勿要损精、耗气、伤神。此三者，道家谓之全精、全气、全神是也。三者既失，真气耗散，体不坚矣。"道出了精、气、神三宝的真谛。

当今社会，经济高速发展，但同时又伴随着环境恶化、温室效应、臭氧层破坏、厄尔尼诺现象等，使自然界的物候、气候变得复杂而难以预测，再加上生活节奏的加快，工作压力的增加，人们更应注重通过保养自身的精、气、神，才不致短寿早夭。随着现代医学模式从单纯的生物医学模式向生物－心理－社会医学模式的转变，日益重视心理与身体的相互关系，出现了新的医学分支——心身医学，用《内经》的语言来表述就是形神医学。因此，可以预言，《内经》中关于精、气、神的理论必将在未来的医学领域中占有一席之地。

⑤五脏者，中之守也

《素问·脉要精微论》说："五脏者，中之守也……得守者生，失守者死。""中之守"是指五脏主藏精气，且藏而不泻。精气得藏则生，失藏则死，说明五脏守藏精气的功能正常与否是决定人寿夭生死的重要因素。《灵枢·本神》有"肝藏血，血舍魂……""脾藏营，营舍意……""心藏脉，脉舍神……""肺藏气，气舍魄……""肾藏精，精舍志……"的论述，进一步明确了五脏精气守藏是人精、气、神能否正常发挥生理功能的关键

五脏精气守藏，即精气盈满，且流畅而无壅实、呆滞之象，意味着五脏生理功能的正常，其标志为"满而不能实"。精气来源于先天肾气，补充于后天脾胃，因此，为使精气充盈，五脏有藏，应着重脾、肾二脏的调养。而就精气的流畅而言，除取决于精气是否充足外，还取决于腑脏的功能是否协调，经络是否通畅。其养生原则主要体现在以下三方面：

第一，守藏肾精

首先要顺应四时，秘藏肾精。《素问·六节藏象论》言："肾者主蛰，封藏之本，精之处也。"肾精秘藏，就能使神气旺盛，健康无病；反之，肾精外泄，生命的根基就不牢固，邪气就会乘虚而入引发疾病。另一方面，冬令寒冷闭藏的气候特点，也是肾精藏而不泄的重要条件，《素问·四气调神大论》云："冬三月，此为闭藏……逆冬气则少阴不藏。"有人观察了动物寿命与温度的关系，发现法国棘鱼的寿命一般不超过14～18个月，但在北半球较高纬度的棘鱼，需好几年时间才能达到性成熟；又如大西洋龙虾在寒冷海水中，从生长到成熟需要5～8年的时间，但如在室内恒温环境中饲养，两年半时间内就能成熟。可见，温度的高低可以直接影响动物寿命的长短。《素问·金匮真言论》又言："藏于精者，春不病温。"冬天肾精不藏，春天就容易发生温病。1998年春天日本及国内某些地区流行性感冒的大爆发，正好印证了《内经》的古训。

其次要节欲保精。肾精为人之根本，必须加倍固护，不可妄泄。古人认为色欲过度，恣情妄泄，会损害肾所藏精气，不利健康。《素问·生气通天论》说："因而强力，肾气乃伤。"王冰注道："强力入房则精耗，精耗则肾伤。"《素问·上古天真论》也说："醉以入房，以欲竭其精，以耗散其真。"告诫人们，如果沉迷于入房之事，虽然能满足一时之欢，却会耗散人体的真精，使人早衰。古代封建皇帝，妻妾成群，妃子满宫，却大多落下个短命早夭的结果，就是很好的例证。因此，节制性欲是《内经》固肾保精的重要原则和方法。

当然，《内经》所提倡的节欲保精并不等同于禁欲，《素问·上古天真论》就提到"五脏盛"，肾精"乃能泻"，这是由于全身精气充盈满溢所引起的。"溢泻"即指女子月经，男子排精。后世养生家葛洪在此基础上提出了"节宣得宜"的原则，强调"惟有得节宣之和，可以不损"（《抱朴子》），即把情欲的宣泄与节欲保精统一起来。孙思邈在其《千金要方》更从性生活的频率上作了具体的要求："人年二十者，四日一泄；三十者，八日一泄；四十者，十六日一泄；五十者，二十日一泄，六十者，闭精勿泄，若体力犹壮者，一月一泄。"另外《素问·阴阳应象大论》中还提到"七损八益"，据长沙马王堆西汉古墓出土的《养生方》记载，"七损八益"是一种房中养生术，可见《内经》所强调的节欲保精是一种积极的养生原则。

第二，阴之所生，本在五味

《素问·生气通天论》言："阴之所生，本在五味。"指出饮食五味是五脏获得精气补益的重要来源。由饮食五味所化生的精微之气，是人体精、气、神三宝的物质基础，如《素问·六节藏象论》所言："五味入口，藏于肠胃，味有所藏，以养五气，气和而生，津液相成，神乃自生。"

但《素问·生气通天论》同时也指出："阴之五宫，伤在五味。"饮食五味失调，也会损伤五脏精气，如《素问·生气通天论》所言："是故味过于酸，肝气以津，脾气乃绝；味过于咸，大骨气劳，短肌，心气抑；味过于甘，心气喘满，色黑，肾气不衡；味过于苦，脾气不濡，胃气乃厚；味过于辛，筋脉沮弛，精神乃央。"又如《素问·五脏生成》所言："是故多食咸，则脉凝泣而变色；多食苦，则皮槁而毛拔；多食辛，则筋急而爪枯；多食酸，则肉胝胝而唇揭；多食甘，则骨痛而发落，此五味之所伤也"。因此，《内经》认为饮食调养是养生的重要方法，是益寿延年的重要保证，诚如《素问·生气通天论》所言："是故谨和五味，骨正筋柔，气血以流，腠理以密，如是则骨气以精，谨道如法，长有天命。"

人体主要依靠脾胃的受纳腐熟、运化布散的功能将饮食五味转化为五脏精气，《灵枢·五味》中就指出："胃者，五脏六腑之海也，水谷皆入于胃，五脏六腑皆禀气于胃。"而脾胃相表里，脾能为胃行其津液。因此，脾胃功能正常，才是"阴之所生，本在五味"的重要基础。临床上，很多原因都能导致脾胃功能失常，有外感，如外邪由表入里，传至脾胃；有饮食失宜；有劳倦伤脾；有情志失调等。因此，保养脾胃之气，必须采用多种养生方法。

《内经》强调"谨和五味"的饮食调养原则，认为食物的五味和人体五脏有特定的关系。《灵枢·五味》说："五味各走其所喜，谷味酸，先走肝；谷味苦，先走心；谷味甘，先走脾；谷味辛，先走肺；谷味咸，先走肾。"这一论点是后世中药归经及补益五脏食养法的理论依据。五味虽能补益五脏精气，但不可偏嗜，如五味太过，反伤人体五脏，故《素问·至真要大论》又说："久而增气，物化之常也，气增而久，夭之由也。"应该"饮食有节"，不可暴饮暴食，否则就会出现"饮食自倍，肠胃乃伤"（《素问·痹论》）"因而饱食，筋脉横解，肠澼为痔"（《素问·生气通天论》）等。

第三，脏腑功能协调

人体生命活动是以脏腑功能为中心的，《内经》非常注重脏腑功能的协调。《素问·灵兰秘典论》说："凡此十二官者，不得相失也。"正是由于脏腑功能的协同作用，人体的生命活动才得以正常。

《素问·五脏别论》曰："所谓五脏者，藏精气而不泻也……六腑者，传化物而不藏……此受五脏浊气，名曰传化之腑。"可见，脏腑的生理作用特点各异，只有相互协调，才能完成精气与水谷糟粕的化生过程。其中，六腑"受五脏浊气"，将五脏代谢过程中产生的废物（浊气）排出，才能使五脏藏精气的功能得到正常发挥，否则浊气稽留，精、气、神便不能得到正常保养。该篇还提出了"魄门亦为五脏使"的观点。魄门，即肛门，意指肛门的启闭功能要依赖心神的主宰、肝气的条达、脾气的提升、肺气的宣降和肾气的固摄才能正常，而大便排泄正常与否也可影响五脏气机的升降。因此，排便功能可直接影响人体精、气、神的保养，是养生中的重要一环。

所以说，五脏能藏精，六腑能传化物，是人保养精、气、神的前提。当然，脏腑功能协调，尚包括脏与脏功能的协调，腑与腑的功能协调。总之，脏腑功能协调，是《内经》养生学说中的重要内容，对后世中医养生学的形成和发展产生了重要影响。

⑥形神共养，养神为先

神是一切生命活动的主宰，是生命存亡的根本，故《内经》认为养神是养生的前提。正如《素问·宝命全形论》所说："一曰治神，二曰养身。"《素问·刺法论》

亦言："道贵常守，补神固根，精气不散，神守不分……人神不守，非达至真。"《素问·灵兰秘典论》认为心为"君主之官，神明出焉"，是"五脏六腑之大主也，精神之所舍也"（《灵枢·邪客》）。把人的精神意识思维活动的功能归于心，在五脏六腑中，心具有至高无上的地位。如果心神失常则"心动""心动则五脏六腑皆摇"（《灵枢·口问》），而出现《素问·灵兰秘典论》所讲的"主不明则十二官危，便道闭塞而不通，形乃大伤"的病理变化。所以说养神为先，心神得养，则五脏六腑功能正常，精气内守，益寿延年。

《素问·上古天真论》说："恬淡虚无，真气从之，精神内守，病安从来。"王冰注："恬淡虚无，静也。"程履新在《简易方论》中更明确地注道："恬者，内无所蓄；淡者，外无所逐；虚无者，虚极静笃，臻于自然。"可见"恬淡虚无"实质是清静无为，是《内经》提出的养神的原则；这与受当时老庄哲学思想的影响十分有关。如《庄子·刻意》认为："夫恬淡、寂寞、虚无、无为，此天地之本而道德之质也，故曰圣人休焉，休则平易矣，平易则恬淡矣。平易恬淡，则忧患不能入，邪气不能袭，故其德全而神不亏。"就中医养生理论而言，有其积极的意义。这是因为人的神气支配及调控着全身各种生理活动，常处于"动"的状态，易动而不易静，所以，临床常见因神气过用而影响脏腑功能的情况，如《素问·举痛论》中的"怒则气上，喜则气缓，悲则气消，恐则气下，惊则气乱……思则气结"；又如《灵枢·本神》中的"是故怵惕思虑者则伤神，神伤则恐惧流淫而不止，因悲哀动中者，竭绝而失生"。可见神过用的危害非常严重。

《素问·痹论》言："静则神藏，躁则消亡。"静是提倡人应保持心境平和，尽可能减少杂念，即《素问·上古天真论》所谓的"志闲而少欲""以恬愉为务"，能面对现实生活中的各种诱惑，心神不为所动，"适嗜欲于世俗之间"。真正的"恬淡虚无"需要积极调动人的主观能动性，主动调节自己的精神情志，从而达到"形体不敝，精神不散"，长有天命的养生目的。

《内经》在强调养神的重要意义时，认为养神与养形是不能截然分开的。《灵枢·本神》说："故生之来谓之精，两精相搏谓之神。"从广义之神的角度，提出了人的生命神气源于父母精气。人出生以后神气又赖后天水谷精气不断补充，即《灵枢·决气》所言："故神者，水谷之精气也。"在《内经》有关养神的论述中，处处体现了形神合一的养生思想。如在专门讨论神的问题的《灵枢·本神》中即言："故智者之养生也，必顺四时而适寒暑，和喜怒而安居处，节阴阳而调刚柔。如是则僻邪不至，长生久视。"由此，我们便能体会《素问·八正神明论》所言的"故养神者，必知形之肥瘦，荣卫血气之盛衰"的深刻含义了。

四、中医养生学的时代意义

自从 20 世纪 70 年代以来，国内外日益注重对养生学的研究，国外重点在于理论及实验研究，探索衰老形成的原因和机理，包括生物的内在决定因素与生物生存过程中有害积累这两个方面；国内则侧重于对传统理论的整理及探索抗衰老的具体方法。养生的目的是为了健康，而健康的价值在于：健康是财富，是幸福，是资源，是学习力，是生产力，甚至是战斗力。健康不仅属于个人，也属于整个家庭，乃至全社会。追求健康、渴望长寿是人类的共同梦想。养生是现实生活中人们最为关注的话题之一。重视养生，说明现代人对自己的生命质量要求更高，对养生的探索在很大程度上反映了社会文明的进步程度。越是文明发达的社会，人们就越发重视生存之外的精神和物质需求，当今日新月异的科技发展使养生获得了一个前所未有的崭新的发展平台。人可以掌握生命的自然规律，但不能违背这个规律。仅仅认识到生命是可贵的还不够，还必须通过倡导养生，通过科学、文明、健康的生活和行为方式，才能真正达到健康长寿的目的。

（一）疾病谱和医学模式的改变

随着科学技术的发展，生活条件的改善，医疗卫生条件的进步，以及物质生活水平的不断提高，人类疾病谱已从感染性传染性疾病向非传染性非感染性疾病发生演变；人类对疾病的防治也从防治传染病向防治人文、社会及心理疾病发生转移。随着人们生活水平的提高，复杂的生物、社会、心理等综合因素引起的"现代文明病"也随之而来，这就需要建立与现代生活相适应的健康理念。

医学模式是随着社会的发展和科学的进步不断演变和发展的。从远古时代的神灵医学模式到文艺复兴后的生物医学模式，再演变为现在的生物 – 心理 – 社会医学模式。如今这种医学模式的主要任务是预防慢病的发生。而与现在疾病谱、医学模式相适应的养生学就是中医养生学，它的基本思想就是防患于未然，主要采取的方法是增强体质，增进健康，并采用特殊的中医养生措施，对疾病进行早期预防，建立健康的生活理念。

随着时代的不断进步，心理性、社会性疾病发病率急剧增加，疾病谱随之发生改变，现代的人们更需要强调生命质量，注重对生命的保健和养护。中医学在这方面早有系统的论述，并形成了完整的学术思想。当前，全球的疾病和死因结构与以前相比发生了根本性的变化，影响人类健康的主要原因，已由过去的急慢性传染性疾病，逐步转变为慢性非传染性疾病，心脏病、脑血管病、代谢性疾病、恶性肿瘤等成为主要的疾病和死因。而这些疾病与心理因素、环境污染、社会文化、生活行为等密切相关。不良的生活方式如吸烟、过量饮酒、饮食结构不合理等对人类健康的影响越来越明显。因此，改善生活方式成为当前研究的重要课题。人不仅有生物性，还有社会性，社会因素影响人的健康状态。传播中医养生文化，普及健康养生知识，改变不良生活习惯，采用科学的生活方式，将有利于减少"现代文明疾病"的发生。

（二）激烈的社会竞争与"亚健康"

激烈的社会竞争给人类健康带来的问题是"生活方式疾病"。前世界卫生组织总干事岛宏先生曾指出，大约到 2015 年，发达国家和发展中国家人的死因将大致相同，届时生活方式疾病将成为世界头号杀手。世界卫生组织指出，处于亚健康状态的人超过 75%，其中大多数或绝大多数是患富裕病或有富裕病初期症状的人。不科学的生活方式是引起文明病的主要原因，如生活节奏快，运动减少，压力增大，高热量饮食摄入，脂肪过剩，饮酒吸烟等。调查发现，都市化程度越高，这些病的发病率也就越高。

伴随着人类社会文明的进步，生活节奏不断加快，激烈的社会竞争已成为当代人不可回避的问题，它给人们的生活、学习、工作带来了巨大压力，使很多中青年人过早的处于亚健康状态。而中医养生学恰恰可以为此类人群提供健康的养生方法，告诉他们如何静心养性、如何调整睡眠以及如何宣泄情志等。这些方法是目前合理调整及和谐调整的最佳方法。同时，复杂而激烈的社会竞争也要求中医养生方法尽快的生活化、社会化，以便更好地为社会服务。

现在正值社会转型、经济发展的大时代，激烈的社会竞争在不断透支着人们的健康。从少年开始到青年、中年，再到老年，有很多人因不懂科学养生，导致健康被不断透支。有哲人说，以健康为代价的财富积累已成了社会最大的不道德。如何使当代人和下一代人在复杂而激烈的社会竞争中维护自身的健康，已成为当今社会共同关注的课题。

（三）"治未病"与养生普及

中医养生学在其历史长河中，逐渐形成了一套独具特色的理论体系，充分体现出中国传统文化的特点——防重于治，即"治未病"思想。中医养生的最高境界就是"治未病"。《内经》曾言："圣人不治已病治未病，不治已乱治未乱。此之谓也。

夫病已成而后药之，乱已成而后治之，譬犹渴而穿井，斗而铸锥，不亦晚乎！"喻示人们从生命历程开始之时就要注意养生，才能防病于未然。《淮南子》云："良医者，常治无病之病，故无病；圣人者，常治无患之患，故无患也。"唐代大医家孙思邈，则将疾病分为"未病""欲病""已病"三个层次，指出："上医医未病之病，中医医欲病之病，下医医已病之病。"可见，在"未病"的时候就开始防止疾病的发生尤为重要。治未病是中医养生学重要的健康观，是中医学奉献给人类的"人人享有健康"的健康医学模式。

1996 年，WHO 在《迎接 21 世纪挑战》报告中指出："21 世纪的医学，不应继续以疾病为主要研究对象，而应以人类健康作为医学研究的主要方向。"从重治疗向重预防发展；从针对病源的对抗治疗向整体治疗发展；从重视对病灶的改善向重视人体生态环境的改善发展；从群体治疗向个体治疗发展；从生物治疗向心身综合治疗发展；从强调医生作用向重视病人的自我养生作用发展。在医疗服务方面，则是以疾病为中心向以病人为中心发展。这恰好符合中医"治未病"的观念。推动中医养生现代化，普及中医养生学知识是解决以上问题的重要方法。

原卫生部部长陈竺教授指出："用现代生物医学手段，用中医原始和质朴的、讲究整体、注重变化为特色的治未病和辨证施治理念来研究亚健康以及慢性复杂性疾病，是东西方两种认知力量的汇聚，是现代医学向更高境界提升和发展的一种必然性趋势。"针对医疗制度改革问题，强调预防为主，转换医学模式，真正落实"关口前移、重心下沉"的战略思想，只有这样才能走出一条有中国特色的、可持续发展的大健康道路。

中医养生学的基本思想是强身防病，强调固护人体正气，防微杜渐治未病；把握生命和健康的整体观念及辩证思想；重视心理因素，并贯穿始终；把人类、社会和环境三大因素联系起来，去理解和对待人类的健康和疾病。当代医学模式转变后的首要任务是有效降低慢病的发病率，采取的主要措施是从治疗扩大到预防，从生理扩大到心理，从个体扩大到群体，从医院扩大到社会。而当前首先要处理好的是医疗和预防的关系，把整个卫生事业纳入预防轨道，广泛推行"三级预防"。在"三级预防"体系中，一级预防是最积极的预防，是社会预防的主体，是预防的前沿，其基本思想是防患于未然，采取积极有效的措施增进健康，并采取特殊的中医养生方法。

中医养生学的理念与现代科学发展的理念是一致的，中医养生学将在今后人类防病养生事业中占有重要地位。我们拥有 5000 多年的养生文化，而缺乏养生教育则是人类社会发展中的极大缺陷。因此，当前最急迫的工作就是在全社会开展普及性的、系统性的健康养生教育。我们有责任、有义务、有能力在全世界做养生教育的带头人。

第二节 中医养生发展史

一、上古时期

中国养生的起源，可以追溯至上古时期。原始社会，尽管生产力极为低下，人类过着茹毛饮血的生活，但生存作为一种本能，促使人们去探求祛病延年、养生的方法。在穴居时，人类就已经逐渐学会选取在避风、避寒、干燥、位置高的洞穴居住，这就能够避免风寒暑湿邪对人体的侵害，客观上达到防病养生的效果；自燧人氏钻木取火，生食变为熟食，既促进了食物的消化吸收、营养的摄入，又减少了疾病的产生，还可驱寒暖身，从中又衍生出某些简单易行的除病养生方法，如灸、熨、熏等；到了新石器时代，先民已能磨制石器、骨器、砭石、石针等。

上古时期，多种养生方法在先民与大自然的斗争中已经萌芽和形成，在从被动的适应自然到主动改造自然的转变过程中，已经显现出顺应环境以养生和改造环境以养生两大法门。人类正在逐渐地认识自然与生命的关系，尝试着运用自然规律去支配它，从而产生了简单的养生方法。

（一）药物养生

在甲骨文中就已经有了关于疾病的记载，即"神农尝百草"的传说。当时人们食物的来源是植物和肉食，在采食植物当中就会发生中毒，人类也逐渐开始意识到植物可用来治疗疾病，这就是药物的起源，同时也是药物养生的开始，人类养生意识的萌芽。

（二）食物养生

人类早期受到环境的制约和自身能力的限制，食物还非常短缺。但随着火和陶器的发明，人类的饮食发生了质的变化，即从生食到熟食，表明人类的饮食卫生状况已经得到了显著的改善。

（三）针灸养生

在《路史》中有"伏羲尝百草制砭"的记载，说明当时人们已经开始使用砭石来治疗和预防疾病，也就是针灸养生的雏形。火的发明则衍生出了灸等养生的方法。

（四）美容养生

中医美容养生思想的产生源于山顶洞人饰物的出现，史书记载最多的就是洗脸。

（五）运动养生

人们在部落间的战争、日常生活和玩耍游戏中创制了运动养生，其中包括动养和静养，这在后代的医学著作中都有所体现。早期先民开始模仿禽兽动作而舞蹈，这时的舞蹈多是人们对崇拜图腾的一种表达尊敬的方式，尚不能算作是养生的行为。到原始社会中后期，随着生产力水平的提高和人们抽象思维能力的提高，先民开始懂得学习和利用大自然的有利条件，发明了拟声的鸡笛和鹿哨，跳着模拟动物的舞蹈，并有意识地运用走、跑、跳、投等各种运动来健身却病。如在《吕氏春秋》中就记载了相当于原始社会后期的古人，开始用舞蹈来宣导肢体、关节的阴湿邪气。

二、夏商西周及春秋战国时期

这一时期，产生了王位世袭制，神权与王权结合，形成了一套从中央到地方的行政管理制度，进一步巩固了奴隶主的统治。周朝，在卫生防疫方面，设立了天官官职，其下设有凌人或掌冰主管冰室；设立内饔官职，检查监督饮食卫生；地官司徒，在发生天灾疫情时进行巡回救护；秋官司寇，主管环境卫生。官员制度的健全为预防养生事业的发展和健全奠定了政治基础。

经济的发展为人们生活的提供了物质基础，同时为预防养生提供了依据。夏朝时已经进入青铜器时代，青铜器农具的使用促进了农业的发展，农耕主要的粮食作物有粟、黍、麦、稻等，其中酿酒业的出现，对人类的预防养生起到相当大的作用。畜牧业的发展改善了人们的饮食结构，肉食也分成家畜和野生动物，肉食的增多增强了人的体质。

随着文化和文明的发展，人们的思想也有了很大进步，精神得以升华，人们更加明确地认识到精神情志对于健康和预防养生的重要性。商代出现的最早文字记载——甲骨文，奠定了中国文字形声字的基础，同时文学作品的诞生也为文明的传承提供了依据。这一时期，盛行的乐器有大鼓、磬、钟、镛、铃、言、和、竽、缶、乐等。舞蹈则由原始时期的打猎和采摘时的简单动作演变成舞蹈以及模仿禽兽动作而编的舞蹈。舞蹈和音乐上的进步，不仅使人们得到身心上的愉悦，而且对于疾病的预防和养生也同样非常重要。

（一）精神养生

《管子·内业》是最早论述心理卫生的专篇，其将"善心""定心""全心""大心"等作为最理想的心理状态，以此作为内心修养的标准。"凡人之生也必以其欢，忧则失纪，怒则失端，忧悲喜怒，道乃无处，爱欲静之，遇乱正之，勿饮勿催，福将自归"，指出人的生命正常运行，缘于他人的欢乐。《荀子·解蔽》中有"心者，形之君也，而神明之主也"之论，认为人的精神活动是由心来主宰，要注重精神的调养。《孟子·尽心章》中有"养心莫善于寡欲"之说。《韩非子·解老》中强调德、仁、义、礼的重要性，所谓"德者，内也；得者，外也"，认为品德是内在的修为，而得是外在的得失。虽原意为治国之理，但是对于修身养性也具有借鉴意义。《吕氏春秋·尽数》中说："大喜、大怒、大忧、大恐、大哀，五者接神则生害矣。"指出喜、怒、忧、恐、哀这五种情志太过，则会扰乱元神，进而对生命造成危害。

（二）起居养生

《尚书·洪范》中的"五行"总纲，为医学理论奠基；"稽疑"尚鬼，彰显医学地位；"庶征"求顺，崇尚天人相应。

（三）药物养生

《诗经》收录了 80 多种药物，对某些药物的采集、产地、食用效果也有简明的叙述。人们对于中药的喜爱及随身佩戴本义是为了驱邪，但实际起到的是养生作用。《山海经》根据药效分类记录了药物 126 种，明确指出了药物的产地、性能和疗效。

（四）饮食养生

从《周礼》中得知，周代的宫廷医生已有分工，专设"食臣"，负责王公诸侯的饮食养生，书中还专门记载有适宜四时的肉食品种、调味宜忌、饮食与菜肴的搭配、服食方法等许多饮食卫生的内容。《论语》记载："鱼馁而肉败，不食。色恶，不食。臭恶，不食。失饪，不食。不时，不食。"强调食物贵在精细、适时和新鲜卫生，不能食用肉败、色恶、臭恶等变质食物。

（五）美容养生

《山海经》中记载了防治皮肤皲裂的药以及能"服之美人色""服之媚于人"的药。《五十二病方》中载有治疗损容性疾病的方剂，其中美容方剂中以防治瘢痕者最多。

（六）运动养生

《吕氏春秋·尽数》中提出了"流水不腐，户枢不蠹"的思想，其中还列举出不运动所造成的后果，如"精不流"则"气郁"，最后导致"郁处头为肿为风，处耳则为挶为聋"等多种疾病。明确地指出了运动对于人体养生的重要性。

三、秦汉时期

秦汉时期，中国开始进入封建社会，政治制度趋于完善，社会环境稳定，为人们提供了一个健康舒适的生活环境，也为中医养生的发展提供了契机。

这一时期，农业得到了巨大的发展，全社会重农抑商，崇本抑末，农作物种植面积和品种在前朝的基础上得到了扩大。在与外界的经济文化交流中，从西域引入了很多新农作物。丰富的农作物，改变了人们的饮食结构，其中很多食物均可入药，能同时起到养生和治病的作用。

在经济政治大一统的前提下，文化呈现多样性。秦始皇笃信长生不老，为求长生不老丹，派人引进了很多外来草本药物，丰富了我国本草学宝库。这一时期，已经设立有官医和公共卫生设施。秦设有太医令、侍医之职，首次设置了麻风病人之隔离病所。后汉时期，设立了专科医生，如女医、乳医、女侍医。在公共卫生设施方面，有公共水井，注重水的清洁卫生；在洗浴卫生方面，有秦阿房宫供多人同时入浴的浴池，铁制澡盆及个人洗手浴面之器物等，这些都说明这一时期人们已很讲究个人卫生。汉朝人畜已经分离，从而可以减少很多消化道传染病。医疗设施的完善和医疗制度的健全，充分说明秦汉的医疗和养生已经引起人们的高度重视。

（一）精神养生

《中藏经·阴阳大要调神论》从阴阳的角度阐述了养神之法，指出"顺阴者多消灭，顺阳者多生"。刘安在《淮南子·主术训》中云："目妄视则淫，耳妄听则惑，口妄言则乱，夫三关者，不可不慎守也。"《内经》对身心疾病的社会心理致病因素、发病机制、诊断防治等方面都有许多精辟的论述，对心理与生理、个性心理特征、心理因素在疾病发生发展中的地位以及心理治疗等，提出了很多颇有价值的见解，并形成了较完整的理论体系。如《素问·灵兰秘典论》说："心者，君主之官，神明出焉。"《素问·宣明五气》云："心藏神。"《灵枢·邪客》说："心者……精神之所舍也。"

（二）起居养生

《孔子家语》中说："夫寝处不适，饮食不节，逸劳过度者，疾共杀之。"指出作息不规律是发生疾病，甚至危及生命的原因之一。

（三）四时养生

《灵枢·本神》指出："智者之养生也，必顺四时适寒暑。"强调人体应顺应四时变化来加强健康养生锻炼。《金匮要略·脏腑经络先后病脉证并治》中的"若人能养慎，不令邪风干忤经络……病则无由入其腠理"也强调机体要顺应四时之变。

（四）药食养生

刘安所著的《淮南枕中记》中记载了经常服食枸杞汤液可以"老者复少，久服延年，可为真人"。《周易参同契》是研究炼丹的典籍，它将易学思想与养生结合，为气功养生家所推崇。《神农本草经》是现存最早的本草学著作，全书分三卷，载药365种，以三品分类法，将药物分上、中、下三品。其中上品120种，无毒，大多属于滋补强壮之品，可以长久服用以增强身体健康。《金匮要略·脏腑经络先后病脉证并治》中说："凡饮食滋味以养于身，食之有妨，反能为害……若得宜则益体，害则成疾，以此致危。""服食节其冷热、苦酸辛甘。"明确指出了饮食养生的适度原则。颜之推的《颜氏家训》中有服用单味药以养生的记录，如"有单服杏仁、枸杞、黄精、术煎者，得益者甚多"。

（五）运动养生

华佗创立了五禽戏，"人体欲得劳动，但不当使极尔，动摇则谷气得消，血脉流通，病不得生，譬犹户枢不朽是也"。张仲景在《金匮要略》中所说的："四肢才觉重滞，即导引吐纳……勿令九窍闭塞"，即是导引运动养生。

（六）针灸按摩养生

《素问·刺法论》云："故刺法有全神养真之旨，亦法有修真之道，非治疾也。故要修养和神也。"《素问·刺热论》则指出针灸的方法，应该根据脏腑而异。《灵枢·逆顺》云："上工刺其未生者也。"《黄帝岐伯·按摩十卷》更是气功、推拿、点穴、按摩疗法的专著，是中国针灸按摩的理论依据。《金匮要略》云："若人能慎养，不令邪风干忤经络，适中经络，未流传脏腑，即医治之。四肢才觉重滞，即导引、吐纳、针灸、膏摩，勿令九窍闭塞。"同样是应用针灸方法来防治疾病。

（七）房室养生

《合阴阳》记述了房事的方法，提出了十动、十节、十修、八动。《天下志道谈》记载有七损八益、房事有节、十势、十修、八道。

四、晋隋唐时期

唐朝，是中国封建社会的繁盛时期。医学教育有了巨大的变革，中医人才增多，医药学理论与实践全面发展，医药著作大量问世，这些对养生理论的发展提高起着巨大的推动作用。

经济的发展和对外交流的增多则为医学的发展和医药知识的交流及传播提供了条件。隋唐时期，中外经济文化交流出现了前所未有的盛况，使得国外的药材和医药著作传进我国，为中医的预防养生提供了物质和理论基础。

魏晋南北朝时期，频繁的战争促进了南北人口的流动，促进了民族的交流、文化的融合，使中医养生融合了多民族的医学养生思想。隋唐时期，释教与道教盛行，唐代统治阶级提出儒、释、道"三教归一"纲领，并把它作为官方的正统思想。而这"三教"著作中的养生内容也被当时的医家和方士所吸纳，丰富了中医预防养生的内容。

（一）情志养生

葛洪所著的《抱朴子·内篇》《抱朴子·外篇》提出"十二少"，即少思、少念、少笑、少言、少喜、少怒、少乐、少愁、少好、少恶、少事、少机，以保和全真。《抱朴子·养生论》说："多思则神散，多念则心劳，多笑则脏腑上翻，多言则气海虚脱，多喜则膀胱纳客风，多怒则腠理奔血，多乐则心神邪荡，多愁则头鬓焦枯……斯乃伐人之性，甚于斤斧；损人之命，猛于豺狼。"指出了情志太过就会损伤生命。陶弘景著有《养性延命录》，其中教诫篇多为养生理论，强调情志养生的重要性。孙思邈在《备急千金要方》中，专门论述了养性即养生。其中，《养性序第一》，总体概括性地论述了养生的原因、重要性和其他相关事宜；《道林养性第二》，在心态与语言等方面进行了论述。《存神炼气铭》以四言韵语形式，阐述了形体与神气的关系："身为神气之窟宅，若欲存身，先安神气；神气若俱，长生不死；若欲安神，须炼元气；心安神定，身存永年。"《唐孙思邈卫生歌》中提出了许多重要的养生思想，如四季饮食原则、卫生三戒、强调养性等。《孙真人养生铭（保生铭）》提出调适情志，"寿夭休论命，修行本在人"的养生观点。《黄庭内景玉经注》强调《黄庭经》乃"学仙"之要籍，宜常诵之，以调和"三魂"，制炼"七魄"，除去"三尸"，安和"五脏六腑""生华还返婴孩"。胡愔的《黄庭内景五脏六腑补泻图并序》强调自我修持，认为若能克己励志，存神修养，即可使造物者为我所制，不用金丹玉液、琅玕大还，也可收到祛病延年之效。吴筠《神仙可学论》中说："静以安身，和以保神。"即以清静无为处世度日，以平和恬淡保养元神。嵇康在《养生论》中主张形神共养，尤重养神；提出养生应见微知著，防微杜渐，以防患于未然；要求养生须持之以恒，通达明理，并提出了一些具体的养生途径。

（二）起居养生

《抱朴子·内篇·至理》中说："兴居有节。"其意思就是说起居要有规律。《抱朴子·养生论》指出："不欲起晚，不欲多睡……早起不在鸡鸣前，晚起不在鸡鸣后。"提示早上宜按时起床，注意合理的作息制度。陶弘景在《养性延命录·教诫》中说："养性之道，莫久行，久坐，久听……能中和者，比久寿也。"

（三）饮食养生

晋代葛洪的《肘后备急方》中载有"羊肝不可合乌梅及椒食""天门冬忌鲤鱼"，指出了食疗中食物运用的禁忌。南朝养生家陶弘景在《养性延命录·食诫》

中记载了很多食疗养生方法。《抱朴子·养生论》中则介绍了饮食方面的养生方法，指出不饥强食，则脾脏劳损，"应该不渴不饮，若不渴强饮，则胃脏气难受"。唐人十分重视饮食养生，孙思邈的《备急千金要方·食治》中载药用食物 5 种，分果实、蔬菜、谷类、鸟兽 4 门，内容涉及食治、食养、食禁各方面。他晚年所著的《千金翼方》强调饮食在防治疾病、延年益寿方面的重要价值，提出"若能用食平病，释情遣疾者，可谓良工。长年饵老之奇法，极养生之术也。"孟诜的《食疗本草》收录了大量医食两用品，并记载了炮制、贮藏、服用方法及食疗的地区性差异，提出妊妇、产妇应加注意的饮食问题，还吸收民间单验方，创制新的食疗方法。其中记载："茗叶利大肠，去热解，煮取汁，用煮粥，良。又，茶主下气，除好睡，消宿食。"介绍了茶的食疗养生疗效。"茶圣"陆羽在《茶经·茶之源》中云："苦茶久食羽化。"即饮茶可以延年益寿。书中还记载："若热渴、凝闷、脑疼、目涩、四肢烦、百节不舒，聊四五啜，与醍醐、甘露抗衡也。"指出茶具有清热止渴、清心除烦、提神醒脑、轻身明目等功效。而"茶之为用，味至寒，为饮，最宜精行俭德之人"。唐朝诗人周贺的"玉芝观王道士"诗云："四面杉萝合，空堂画老仙，蠹根停雪水，曲角积茶烟。"诗中所说的道士就是一嗜茶修养者。

（四）针灸养生

《古今灵验方》记载十二经脉针灸经穴主治证 665 条。《千金要方》载有在急病的情况下，先用针灸的方法以预防疾病的传入。《千金翼方》卷二十六～二十八专为针灸内容。《小品方》卷十二专载针灸要穴。《范汪方》中有灸法防霍乱，使"人终无死忧"的记载，并首次提出"逆灸"的概念，即用灸法以养生防病的预防性灸疗。《肘后备急方》中有用艾叶熏蒸以预防疾病的记载。《诸病源候论》中艾灸治病的记述就更加详尽，并提到艾灸同样需要辨证论治。《外台秘要》提及人到中年用艾灸足三里能够明目。《黄帝明堂灸经》载有成人及小儿常用要穴的灸治方法和所治疾痛。

（五）美容养生

日本医籍《医心方》中大量引用了梁简文帝萧纲的《如意方》中的美容方剂。南北朝陈延之所撰的《小品方》，受历代医家推崇，书中收载了很多美容方剂，如"治狐臭诸方""治手足腋下股恒湿诸方""治面疱黔黑发秃身臭方""治面黑痣诸方"等。晋朝葛洪的《抱朴子·外篇》中所体现的美学思想，对中医美容具有指导意义。《肘后备急方》卷六，专篇记载了大量的美容方剂，其中"治面疱黔黑发秃身臭心憎鄙丑方"，共载美容方剂 58 首，以治疗损容性疾病的方剂为主。《外台秘要》及《医心方》所引东晋范汪编著的《范汪方》中，载有美容方剂 23 首。晋代刘涓子所撰的《刘涓子鬼遗方》是我国现存较早的外科学专著，书中收载了 8 首美容方剂。姚僧垣的《集验方》十二卷（辑佚本）中共有美容方剂 27 首，包括治疗美容方剂 24 首，美白方 3 首。南北朝宋齐间释门深师所撰的《深师方》（今已佚失），记载了美容方剂 35 首，其中生发、黑发、疗发秃落的方剂 17 首，治疗疮疡、白驳方 7 首。陶弘景编著的《本草经集注》，对《神农本草经》进行了归纳整理，增加了一些美容药物，如天门冬、菟丝子、白蒿、蛇床子、藁本等。他所撰写的《养性延命录》在系统总结前人养生经验的基础上，提出了一整套养生理论和方法，为后世美容养生的研究提供了重要的理论依据和实践借鉴。隋朝巢元方的《诸病源候论》是我国现存最早的病源证候学专著，其中卷二十七毛发病诸候、面体病诸候，卷三十四肢病诸候，卷三十五疮病诸候等集中收载了损容性疾病。隋唐名医甄权的《古今录验方》是唐代初年较有影响的一部大型方书，载录了 38 首美容方剂。原书已佚，其内容散见于后世古籍的引文中。唐代孙思邈所著的《备急千金要方》共载美容方剂 168 首；《千金翼方》记载美容方剂 77 首。王焘所著的《外台秘要》，专列一章论述美容，并详细分类。该著作是晋唐时期现存载录美容方剂最多的医书，具有重要价值。唐朝孟诜的《食疗本草》，对唐代以前的食疗美容做了一次较全面的总结，其中用于美容或具有美容作用的药物就有 47 种。

（六）房室养生

《玄女房中经》中记载王相日每季一日及月宿日每月十天为房中求子之日。白行简的《天地阴阳交会大乐赋》描述了各种情况下的性爱活动。《素女经》中讲述了正确的性观念、性生理、性反应、性过程、性与养生、性与优生等内容。古代性学专著《素女方》，其详细内容载于唐代王焘的《外台秘要》第十七卷中，论述了性的生理、心理、性技巧，还有一些性治疗方面的药方，根据四时季节分别加用不同的药物，配成不同的方剂。《玉房秘诀》强调房中术的重要性，告诫多御女、少射精、性交时要追求"从容安徐"、高潮将来到时如何抑制射精等，并附有两种药方。《洞玄子》强调房中气功导引，认为房室之事要循天地之法，尊阴阳之理，方可养性延龄。《保生月录》中记载了按"八方八节"进服药物，以求延年益寿的养生经验。《抱朴子》中提出"阴阳不交伤也"。陶弘景的《养性延命录》则说"壮而声色有节者，强而寿"。强调节欲保精是抗衰防老的重要一环。孙思邈的《备急千金要方》中有不少关于性技巧的记载，诸如"不欲令气未感动，阳气微弱，即以交合"，不可"强力入房"，要"先与女戏，饮玉浆……使男女感动……乃徐徐出入，情动乃至"等。强调通过和谐的性生活，达到怡情悦性、有益身心的目的。同时指出性生活要适度，"人年二十者，四日一泄；三十者，八日一泄；四十者，十六日一泄；五十者，二十日一泄；六十者，闭精勿泄，若体力犹壮者，一月一泄"。孙氏还收录了不少增强男女性机能、有助于优生优育的方法和方药。

（七）运动养生

许逊《灵剑子》叙"子时至午时炼阳、午时至酉时炼阴之术"，其炼养之法有胎息服气、按摩导引、内视存思、叩齿咽津等。陶弘景《养性延命录》以图文并茂的形式记载了五禽戏的锻炼方法。《养性延命录·服气疗病篇》中记载："纳气有一，吐气有六。纳气一者，谓之吸也；吐气六者，谓吹、呼、唏、呵、嘘、呬，皆出气也……委曲治病。吹以去热，呼以去风，唏以去烦，呵以下气，嘘以散寒，呬以解极。"同时指出："心脏病者，体有冷热，吹呼二气出之；肺脏病者，胸膈胀满，嘘气出之；脾脏病者，体上游风习习，身痒痛闷，唏气出之；肝脏病者，眼疼愁忧不乐，呵气出之。"这些记载成为了"六字诀"养生法的起源。隋代佛教天台宗高僧智颛在其《童蒙止观》中将"六字诀"用于佛学。唐代道教学者胡愔在其《黄庭内景五脏六腑补泄图》中改变了六字与五脏的配合方式，改肺"嘘"为肺"呬"，改心"呼"为心"呵"，改肝"呵"为肝"嘘"，改脾"唏"为脾"呼"，改肾"呬"为肾"吹"，另增胆"嘻"之法。孙思邈在《千金方》中云："养生之道，常欲小劳，但莫大疲及强所不能堪耳。"指出养生之道，在于坚持运动锻炼，但应注意量力而行。还曰："非老人须知服食将息节度，极须知调身按摩，摇动肢节，导引行气。"方中收集了各种气功、导引、按摩等养生锻炼方法。孙氏的《摄养枕中方》为气功摄生著作，其中专论按摩运动、咽液存思、保精行气、守三丹田真一之法。《存神炼气铭》以四言韵语形式，阐述了形体与神气的关系，谓身为神气之窟宅，若欲存身，先安神气；神气若俱，长生不死；若欲安神，须炼元气；心安神定，身存永年。修炼过程分五时七候。施肩吾（栖真子）的《养生辨疑诀》认识到学习研究气功养生法，有益寿延年之效。"先须知其本，知其本则末无不通"。《易筋经》中的十二图内容包括：韦驮献杵第一势、第二势、第三势，摘星换斗势，出爪亮翅势，倒拽九牛尾势，九鬼拔马刀势，三盘落地势，青龙探爪势，卧虎扑食势，打躬势，掉尾势。易筋经之名，有"变易筋骨"之意，其特点在于强调"内壮"。书中的"内壮论"认为"久练内壮，其则有三：一曰守此中道，守中者专于积气也；二曰勿他想……三曰扬其充周"，要求入静内守，积气充身，气随意行，以期内壮外强。

五、宋金元时期

宋金元时期，是国家从统一走向分裂再走向统一的过程，政局动荡，战争不断，天灾和疾病的盛行，使政府高度重视中医，采取各种措施促进中医的发展。政府发布诏令，建立全国性质的行政管理机构和医药养生结构。北宋特别设立了太医局专门管理中医药教育和地方教育。文仕通医、师承授业等中医教育方式在北宋时期盛行并流传至今。金朝首设太医院；到了元朝，太医院已成为最高议事机构，还设立了回回药物局用来管理阿拉伯及少数民族医药，当时所设立的广惠司是中国第一所西医院。医疗机构设施的完善为改善人民的医疗卫生水平做出了巨大的贡献。在这种重视医学的氛围下，人们对于自身的健康和养生更加重视，使中医预防养生得到较大发展。

这一时期是中国古代商品经济发展的一个高峰，尤其是城镇商品经济发展迅速，出现了纸币。经济重心逐步南移，并且在南宋时彻底转移到南方。北宋初起采取的轻徭薄赋政策使得农业、手工业、工业、商业、制药业迅速发展。对外贸易的扩大使得海外的香料和名贵药材大量流入中原，并用于临床和日常养生。经济的繁荣为中医的养生打下了物质基础，也使得更多人从事中医，并且有条件进行中医养生。

此时，自然科学也达到了顶峰，宋代活字印刷术的发明改变了书籍刊印方式，结束了手工抄写的历史。王安石变法促进了生产力，经济的发展为科技的进步奠定了基础。文化高度繁荣，尤其是北宋时期推行的科举制度，促进了文化的发展和进步，大量的文人进入医学领域，医学人员的文化素质提高。政府组织编纂了大量的本草、方剂、针灸等医学著作，其中的大型医学著作在总结前人经验的基础上更加入了当时的医疗卫生成果，为中医的普及和推广打下了基础。宋元时期理学兴起，理学的思想方法，大量地渗透到中医的养生思想当中。运气学说也成为说理的工具，阐发疾病的发生发展时更加注重自然气候的影响，这对于自然情志养生颇有借鉴意义。道教推崇内丹，并与气功结合。到了北宋金元时期，政府对道教的支持政策加快了道教的流传，使得道教的教义和思想方法渗透到了人们的日常生活中，中医思想和道教思想相结合为中医预防养生铺垫了良好的社会和理论背景。佛教虽然在这个时期开始衰落，但是其精神已经融入到儒教的思想之中，源于佛教的金针拔障术在此时就流传广泛。

（一）情志养生

《思堂记》中云："孺子近道，少思寡欲……思甚于欲……思虑之贼人也，微而无间。"指出要达到养生的目的，必须少一些思虑和欲望。《崔公入药镜注解》分大道、玄极、赋命、明理、妙用、人物、寓形、龙虎、正位等五十五章，发挥老子之旨，兼取儒、理、佛法，阐论修身治世及长生久视之道。其说以大道为宗，主张"形者道之室，神者道之机，万物各有太极动静，与道而不离""善任道者存其体，顺其用，摄动复静，返情归性，性虚合真"。又倡忠孝纲常，谓治道不离仁、义、礼、智、信，为人应善忠、善孝，以公心辅人主。《长生指要篇》第一篇以胎息明道，第二篇合全身而一之，第三篇明"三家相见结婴儿"之理，第四篇明身外之时，第五篇明火候，第六篇明以人合天。《延寿第一绅言》中收录养生延寿重要语录217条，强调延寿之道要在修身养性、淡名利、节情欲，多为朱程理学精髓，兼采释老之说。《养生秘录》包括"玉溪子丹房语录""玉虚子宜春心诀""中黄内旨""青霞翁丹经直指""天道歌""金丹问答"六篇。《保生要录》包括养神气门，所论固养神气、调摄保生之术，皆简易可行，便于"崇贵之人"日常养生之用。《养生类纂》强调保精、调气、养神是长寿的根本，认为"精者神之本，气者神之主"，故须"因气养精，因精养神""养其精气神，则性命长生矣"。《圣济经》中的卫生篇从道家理论讲五脏养生方法和人体十二经脉的循行流注，以及精、气、神的相互关系和重要性。《太平御览·方术部·养生》引《老子养生要诀》之说，"多思则神散，多念则心劳"，指出思虑太过的危害。《太平御览·道部·养生》引用《太平经》中的"人无忧，故自寿"，指出人若没有忧虑，自然能够长寿。

（二）起居养生

《上皇帝书》中云："善养生者，慎起居，节饮食，导引关节，吐故纳新。"将注意起居放在养生的第一位。《养生月览》集前人时令养生说，按月编排介绍各种生活宜忌。其内容包括服食、饮酒、制粥、汤浴、房事、疗疾等。卷上述前六月养生法，卷下述后六月养生法。《摄生消息论》介绍四季养生之法，内容包括四时气应、五脏盛衰、起居饮食、温凉适时、房事宜忌、吐纳补泻、药物针灸、自我按摩等。《摄生月令》根据《素问·四气调神大论》四季不同的养生之道，提出按月令的养生方法。将每月的气候、物候和对人体各脏器生理功能的影响，以及相应的摄生方法整理成册。春三月："孟春……君子固密，勿泄真气""仲春，是月也，无厌于日，和其志，勿极寒，勿极热，安静神气，以法生成"。季春，宜"卧起俱早，勿发泄大汗，以养脏气。勿食韭，发痼疾……宜益肝补肾，以顺其对"。夏三月：孟夏"夜卧早起，思无怒，勿泄大汗"。仲夏"勿以极热，勿大汗当风，勿晒、露星宿，皆成恶疾。勿食鸡肉，生痈疽漏疮"。季夏"增咸减甘，以滋肾脏""慎东来风邪，犯之令人手瘫缓、体重、气短、四肢无力"。秋三月：孟秋"早起早卧，与鸡俱兴"。仲秋"安宁志性，收敛神气。宜增酸减辛，以养肝气"。季秋"勿犯朗风，节约生冷"。冬三月：孟冬"勿犯冰冻，温养神气"。仲冬"勿伤冰冻，勿以炎火炙腹背，无食焙肉，宜减咸增苦，以助其神气"。季冬"去冻就温，勿泄皮肤大汗，以助胃气，勿甚温暖，勿犯大雪"。《调燮类编》共四卷，卷一分总纲、乾栋、坤维、时令、寓室五篇；卷二分身体、器用、衣服、宝玩、文苑、秘方六篇；卷三分粒食、清饮、蔬供、荤馔、果品五篇；卷四分花竹、草木、鸟兽、虫鱼、杂著五篇。《养生月录》论述四时养生服药的总原则及代表方药。按照季节，首引《内经·四气调神大论》经文为养生总纲，次述该季易发病症，最后具列该季服用的代表方药。书中所引言简意赅，平实可行，向为养生家、医学家所珍视。《保生要录》论起居、论衣服、论饮食六门，本四时卧起、水浴漱咽、寒温调摄、居处药食等调摄保生之术，皆简易可行，便于"崇贵之人"日常养生之用。作者蒲氏认为养生者形要小劳，无致大疲，而前人所传导引术拘忌太多，名目亦繁，不易实行，故特编创"小劳之术"。《三元延寿参赞书》中云："平旦人气生，日中阳气隆，日西阳气已虚，气门乃闭。是故暮而收拒，无扰筋骨，无见雾露。违此三时，形乃困薄。"

（三）饮食养生

《饮膳正要》是我国迄今保存比较完整的古代营养学专著。《山居四要》第二卷为养生之要，讲述强身健体、祛除百病的方法，卷中汇集前人食疗等方面经验，对饮食宜忌、服药忌食、解饮食毒等内容作了论述。《寿亲养老新书》第一卷为宋陈直撰，本名《养老奉亲书》，分十五篇，二百三十三条，节宜之法甚备。后三卷为元邹铉所续增，前一卷为古今嘉言善行七十二事，后两卷则凡寝兴器服馔粥饮膳药石之宜，更为赅具，而附以妇人小儿食治诸方，凡二百五十六条。《修真秘录》分"食宜""月宜"二篇，主要记载思仙与真人关于四季及十二月适宜食物的讨论问答，以及肉、果、谷、菜诸类食物的宜忌等，大致以顺应四时、调和五味、补益五脏、通治百病为主，每类食物一般都记有其性能及所主治的疾病。《保生要录》集前人养生之精华，并结合作者的实践体会。其中有论饮食、论药食六门，所载饮食滋养调摄保生之术，皆简易可行，便于"崇贵之人"日常养生之用。《养生类纂》分天文、地理、人事、毛兽、鳞介、米谷、果实、菜蔬、草木、服饵等十部。《苏沈良方》针对细辛、枳实等各种"一物多名""一名多物"之草本植物进行考据，还载有日常生活饮食起居的调理宜忌。《洪氏集验方》中收载的琼玉膏，沿用至今。《琐碎录》在"摄养"中指出："莫饮卯时酒，莫餐申时食，避风如避箭，避色如避贼……莫吃空心茶，少餐申后饭。"值得后人学习借鉴。《本心斋食谱》中记述了20味食材的用处和功效。《山家清供》中记载了104种食物的选材和烹饪方法，其中多以素食为主，少用荤菜。《格致余论》"茹淡论"中同样强调戒除荤腥油腻，主张素食。

（四）药物养生

《太平圣惠方》中专门记载了23种药酒的功效。《御药院方》"补虚损门"中记载有一百余种补益的方药，包括每种方的组成、功效及食用禁忌。

（五）针灸养生

《扁鹊心书》中指出灸关元穴能够延年益寿，并把针灸作为养生的首要方法。《针灸资生经》记载灸神阙和气海能够起到养生延年益寿的作用。《医说》中云"若要安，三里莫要干""三里者五脏六腑之沟渠也，常欲宣通，即无风疾"。《寿亲养老新书》中提到按摩涌泉穴能够使人面色红润，身轻体健。

（六）房室养生

《泰定养生主论》指出养生须自婚合、孕育、婴幼、童年开始，养心为要务。《三元延寿参赞书》在第一卷"天元之寿"中，较系统地论述了性生活的原则、方法和禁忌等，提出了"欲不可绝""欲不可早""欲不可纵""欲不可强""欲有所忌""欲有所避"等。

（七）老年养生

《养老奉亲书》是我国最早的老年病学著作，主要论述老年人常见病的防治，内容包括医药、食疗、防病理论等，为老年医学养生专书。《寿亲养老新书》共四卷，自饮食调治至简妙老人备急方，详尽论述老年人饮食养生和预防疾病等内容。《泰定养生主论》强调老年养生以预防为主，其中载有不少养生方，如治脾胃气弱的麻豆散，治健忘失眠的孔子枕中方，益精提神的北平太守八味散等，被后世历代医家所沿用。

（八）美容养生

《太平圣惠方》第四十卷以美容方为主，共列方187首；第四十一卷为须发专方，共列"治发白令黑方""治眉发须不生诸方"等120首；在其他卷中，有治赢瘦、白癜风、针眼、目不明、牙齿黄黑、牙齿脱落、揩齿令白净、口臭、唇疮、热疮、（各种）癣、漆疮、手足皲裂等损美疾病诸方440余首，以及各种补益驻颜方240余首。全书共有美容方剂980余首。《圣济总录》中"面体""髭发"两门，就有处方100首。《太平惠民和剂局方》在"诸虚门"及其他各门中，也散在收载了许多具有增白驻颜、乌发固齿、延年润肤作用的美容方剂。《御药院方》汇集了金元以前大量宫廷美容用方，如御前洗面药、皇后洗面药等。该书还列有180余首牙药，如白牙珍珠散、麝香散等。

（九）运动养生

《山居四要》所谓的"四要"就是摄生、养生、卫生和治生之要。第一卷为摄生之要，讲述适当运动、适当饮食以维持健康的方法。《保生要录》"论肢体门"介绍了导引锻炼的方法。

六、明清时期

明清时期，君主专制集权体制趋于极端。清朝军机处的设立使权力更加集中，封建制度日益衰落。对周边民族的强权统治，造就了多民族统一的国家。这一时期对中医非常重视，主要反映在明代中央设立了太医，各地方普遍建立了中医教育机构，政府组织编纂医籍和铸造针灸铜人。大约从明中期开始就有种痘预防天花，到清朝设立"查痘章京"，重视对天花病的预防工作，官修的史籍收载了大量的中医文献。

这个时期的商品经济发展出现繁荣的现象，但也受到封建制度的制约。经济的发展进步为医疗事业发展打下了坚实的物质基础，但是封建制度的限制也阻碍其发展。

这一时期的对外政策是从开放到闭关。对外贸易的减少，使得国外的许多重要的香料和药材失去了进货的渠道，而这种闭关锁国的政策并没有制约西方医学的传入。

在文化方面，清朝加强文化专制，文化典籍的整理与编纂，保存了大量的珍贵文献。八股取士的科举制度，使文人雅士进入仕途的途径更加狭窄，大量科举考试失意的文人开始弃儒从医，进入中医领域，从而提高了中医药人员的文化素质。中医预防养生的思想和中国文化相融合，体现在许多文人雅士的作品之中。西方文化在各个方面开始传入我国，如西方的算术、历法，"西学东渐"使得中西文化得到交流，开拓了中国人的眼界。

明清时期，政府推崇和鼓励养生活动，对于老年人的养生起到一定的指导作用。从医家到文人都很重视养生，主张动静结合、饮食与药物相结合，另外节欲保精也被医家重视。国外养生知识的传入为养生提供了更多的方法和途径。明清时期政治、经济、文化、外交、民族等都达到了封建社会的顶峰，为中医的医学理论和预防养生提供了物质和文化的基础，使中医养生达到了一定的高度。这个时期的养生方法在继承和发展前人的基础上又有自己的特色，例如老年人的养生，而且养生理论与实际相结合，更加注重实用性。在许多文人的著作中也出现了有关养生医学的内容，说明医学养生已经深入到平民百姓的思想中。明清时期藏象学说发展并被运用到中医的养生思想当中，为预防养生提供了不同的思路。

（一）精神养生

情志精神对中医养生的重要性在当时的医籍文献中都有所体现，首先就是要保持一颗淡然的心态，要戒骄戒欲，顺其自然。《养生四要》中认为："心常清净则神安，神安则七神皆安。以此养生则寿，殁世不殆。"《昨非庵日纂·颐真》中说："欲求长生先戒性。"即要想长生，必须先戒除七情六欲。"人谁能无欲？但始则淡薄；次则念虽起，过而不留；次则虽有念，如嚼蜡而无味；又次则弃念，斯为工夫耳。古箴曰：怕念气，只怕觉迟。"应该对欲念保持一种淡薄的心态。《遵生八笺·延年却病笺》中也说："养生之方，首先节欲。"《医先》中首先强调"上医治未病"；其次主张养生贵养气；论病则着重心脾，其理不离老庄。全书篇幅不长，内容精简扼要。其"一切病在于心。心神安宁，病从何生"道出了思想安宁对机体健康的重要性。《摄生三要》认为聚精、养气、存神为摄生的三大纲要。聚精的要点有五：即寡欲、节劳、息怒、戒酒、慎味。养气起自调息，息调而胎息成，则可延年长寿。而聚精在于养气，养气在于存神。"检尽万卷丹经，总不出此玄机，摄生之要，尽在此矣"。《摄生集览》特别强调了调和阴阳、保养气血等养生原则。如"人生实阴阳之气所聚，若不能调和阴阳之气，则害其生"。又"夫人之生以气血为本，人之病未有不先伤其气血者"。《养生醍醐》认为养生贵在养心神，神得养则五脏六腑皆安。《仙灵卫生歌》记载的是修身养性、养生戒欲类的歌诀，包括《文逸曹仙姑歌》《孙真人卫生歌》《真西山卫生歌》及《神仙可惜歌》等。《药语杂录》收录的养生短语中包括"气收自觉怒平，神敛自觉言简，容人自觉味和，守静自觉天宁""人知怒之害，而不知亦有喜之害；人知毁之患，而不知亦有誉之患；人知损之虑，而不知亦有益之虑；人知退之虞，而不知亦有进之虞。唯淡其喜与誉、益与进之心，则随遇无忧矣"之类的警示语。《病榻寤言》乃陆氏在病中所悟得的养生心得，其要旨在于"惜精气，省思虑；薄名利，淡生死"。《修养须知》强调精气神的保养和节护："若欲长生，神气相注。相注者，即是神气不相离……常减食节欲，使元气内运。元气若壮，即阴气自消。阳壮阴衰，则百病不作，神安体悦，可觊长生矣。"《养生杂录》从精、气、神、形的关系及其与寿命的内在联系进行了阐述。《养生训衍义》以气为论，认为气与宇宙万物和人体的生理病理均有密切的关系。其内容丰富，对于养生从理论到实践均作了系统论述，提出养生本身也是调气，养生即是为了保元气。书中还掺有道家清静无为的思想。《长生秘诀》集结了清以前历代前贤养生名言及自身养生经验。首列心思部，内容包括常存良善念、和悦想、安乐想、康健想，主论精神修养。《长寿谱》分心思、色欲两部分，认为心乃一身之主，人欲长寿，须从此调养，故当常存仁慈心、安静心、正觉心、欢喜心；又指出精、气、神乃人身之宝，精生气，气生神。《举业蓓蕾》虽不是养生专书，但书中提到，人欲创业，当先"养心得窍"，再研习经史百家，方不至事倍功半，并从养生角度详尽地论述了"养心得窍'的道理和方法。《救命针》则从长寿易得、卫生总要、先治心病三方面分论，认为若要延年益寿，当先存心仁厚。《尊生镜》二卷，辑集历代养生家及名人雅士修养身心的论说，以养生理论为主。《修真秘旨》强调形神并重、形神兼炼的养生之法，并且详尽阐述了精、气、神的调摄方法。《养生至论》分养生、养老、慈幼三部分，认为养生在于养心；形体之疾可以药除，而心之情欲非药所能为。该书载述诸家养生言论，分饮食、居处、睡眠、劳作、七情六欲等方面。《养病庸言》针对养病的方法提出了"六务"和"六戒"，"六务"即知（病因何起）、忘（勿记在心）、拒（嗜欲勿肆）、看（置身病外如看他人一般）、耐（忍耐）、调燮（指思欲、饮食、起居诸事项）；"六戒"即味、尤、迎、忽、愤、糟塌。《小炷录》之书名取"小炷焚膏其时久"之意，以示爱惜精、气、神。《摄生真诠》广泛搜集历代医家却病延年的经验，书中载有孙思邈、李东垣、张景岳、李士材、高士宗、徐大椿、章虚谷、俞世贵等74篇医论，还集有查氏的"点香误病"等篇和"先正格言"24则。主张节护精气神，强调虚无恬淡、清静无为而达到延年益寿的目的。《彭祖摄生养性论》主张重视神和气在养生中的作用。《抱朴子养生论》用比喻的手法阐述了气、血、神的重要性。《橘旁杂论》主张养生先养心，在生活中各个方面注意调节情志，从生活的小细节中培养一种养生的习惯。《安老怀幼书四卷》卷二、卷三论述了为人子者，务必平素尊敬侍奉父母舅姑，并详列了老莱子、黄香、陈太丘等数十位孝子侍奉双亲之事，其中某些内容虽涉及封建伦理道德，但也说明孝敬老人在老年养生防病中的重要作用。《士大夫食时五观》内容包括：计功多少，量彼来处；忖己德行，全缺应供；防心离过贪；食是良药，为疗形苦；为成道业，故受此食。篇末强调"食而作观"乃"教之本也"，并告诫士大夫辈当言行一致，以合修身养性之道。这对现代人的品行节操也具有指导价值。《万寿丹书》撰六寿清乐篇，篇目有"安养篇""延龄篇""服食篇""采补篇""玄修篇""清乐篇"，宣传清乐之乐；脏腑篇，论述脏腑对人体之重要性与保护作用。《寿世秘典》认为养生之道，即"慎起居，谨嗜欲，守中实内，长生久视，道无逾此"，并谓"善服药不如善保养"。还引用《五宫编》所言之养生方法："爱养神明，调护气息，慎节起卧，均适寒暄，禁忌食欲，饵饮药物，遂其所禀，不为疾病侵折，是谓善摄生者。"强调"养生者，先养神，次养形，养神莫要于恬淡虚无"，又谓："人之养身，幸而五脏安泰，六腑平和，谨于摄生，饮食有节，起居有常，少思寡欲，恬淡虚无，精神内守，不药之药也。"《养生揽要》共十三卷，一至四卷为修养格言，论述养生之道。《一览延龄》认为养生始于胎教，养生之本在于不伤，若欲不伤，则必须广闻博见、择善而从。

其次，欲望杂念过重不仅不利于养生，更会影响身体的健康。《性命圭旨·卧禅图》用比喻的手法阐述了欲望的危害，如"忿火不惩，必有燎原之患；欲水不窒，岂无溃川之灾"。《古今医统大全·养生余论》中有"除欲养情"之说，即要排除欲念，以减少情绪的波动。《恒言录》中说："恼一恼，老一老；笑一笑，少一少。"指出了不良情绪的危害，以及美好情绪对养生防衰的意义。《寿世保元》中强调"养生莫若养性"。《钱公良测语·由庚》中云："大怒不怒，大喜不喜，可以养心。"指出情志失调，则容易损伤脏腑气血。《退庵随笔·摄生》中亦指出："过怒过哀，足以害生；过喜过乐，亦足以伤生。"《摄生要录》分喜乐、忿怒、悲哀、思虑、忧愁、惊恐、憎爱、视听、疑惑、谈笑、津唾、起居、行立、坐卧、洗沐、栉发、大小府、衣、食、四时、旦暮等题，最重七情调养。其文字简明扼要。《养生四要》从寡欲、慎动、法时、却疾四个方面来论述养生之道和养生之法，并载录历代医家和本人验方，强调"善养生者，当知五失。不知保身一失也，病不早治二失也，治不择医三失也，喜峻药攻四失也，信巫不信医五失也"。对后世有一定影响。《寿世青编》提出清心寡欲、修养性情是"却病良方、延年好法"。书中辑录了《内经》、老子、庄子、孙思邈等各家养生论述。

《参同契疏略》又属道门学理、喻理、功理、功法性修为悟性说理专著，疏注分段细释，文字简洁，揭说其要，然总文人丹道语。由于宗教与中医天然的联系，所以对养生亦有指导作用。《神光经》主论验神光测凶吉，认为神光为一身之主宰、五脏六腑之精英，控制意念，其光自见，并介绍据光色测凶吉及各种情况下的验神光法。《霞外杂俎》专论修身养性，以意念为药，调摄情志，并将修身养性之法概括为九字经。另提出警身纂要十五条、摄生纂要二十八条，作为养生的重要内容。《遵生八笺》卷一至卷二为"清修妙论笺"及养身格言，其宗旨多出于佛道思想。《心圣图说要言》根据北宋理学的理论论述养生法，提倡心理治疗。道家的炼丹之说对于养生也有一定指导价值，如《类修要诀》在序言中指出："慎寒暑，节口腹，养性情，寡嗜欲，而尤修身之要者哉。"其中的《心丹歌》则指出"真丹原来即此心""一味应教静养之""世人苟能依此修，内丹外丹俱不要"，强调精神的重要性。《天仙正理》共分九章探讨内丹修炼的问题，书中强调欲求长久，需性命双修、神气兼炼。论述了由神气相依到合神炼气、炼神还虚的几个段落层次。《心经悟解》乃佛家之心经，主论修性养心，多用梵语，寓意深奥，同时对佛语加以阐释。《颐养诠要四卷》引述儒、释、道三家圣贤典籍有关论著；卷二葆摄篇，引历代名医、养生家有关养生论述。

（二）居家养生

居家养生是从四时气候的变换和居家生活的方方面面介绍养生的方法和注意事项。虽有专著，但大部分都包含在综合性的养生著作之中。《四时宜忌》共分四册。正篇叙述一年十二个月中的生活起居饮食等应注意的事项；附录和续录均详述起居饮食之宜避，何日宜沐浴、种植、酿造、晒衣服，何日忌房事、戒酒、忌远行等。《养生类要》下卷分述四季症状的宜忌合用方法，并且涉及道家之说。《遵生八笺》卷三至卷六为"四时调摄笺"，介绍按时调养的方法；卷十四至卷十六为"燕闲清赏笺"，论述赏鉴清玩器物的情况，并附种植花卉的方法，意在通过闲适消遣、养生玩物等日常生活而达到养生健体的目的。《摄生要语》中载有"一日之忌暮无饱食，一月之忌暮无大醉，终身之忌暮常护气"。并举出养生十要：一曰啬神，二曰爱气，三曰养形，四曰导引，五曰言语，六曰饮食，七曰房室，八曰反俗，九曰医药，十曰禁忍；同时列出最要提防的十点：一欲，二忧愁，三饥渴，四触爱，五睡眠，六怖畏，七疑悔，八瞋恚，九利养虚称，十自高慢人。《类修要诀》强调"慎寒暑"的思想。《心丹歌》中"寒和暑，慎衣服""衣服慎兮虚亦安""行立坐卧皆须慎"等均属于调节起居养生的内容，并告诫要注意劳逸结合，"外役纷纷不可劳，精神有限易年高"。《摄生要义》的"四时篇"主要介绍四季养生法。《温泉小言》专论温泉的作用、治病范围、入浴法及宜忌，认为温泉具有宣通阳气、化导瘀滞、润肤利肠、通经络、活气血和排除一切瘀血、秽浊、邪毒、病气的作用。此书是日本人著的，其传入说明温泉的疗效已被世人所了解和接受。《护生宝镜》载四时调摄、防病治病之法及各种环境下的养生方法，并且叙述不注意养生的危害和可能导致的疾病，还强调要顺应四时，内调五脏，外养四肢。《净发须知》凡上中下三卷，记述当行掌故、传说、祖师、行规以及隐语行话、盘道谣诀。说明这个时期人们对于理发已经十分重视，并且已有专著记载。《卫生学问答》用西医的理论来完善和补充中医的缺陷和不足。在起居方面，重视呼吸清新空气对于养生的作用，并强调散步的功效。《卫生丛录》首论烟、酒、缠足之害和戒烟、放足之利，次列救灾单方、验方一百首。清代张隐庵指出："起居有常，养其神也；不妄作劳，养其精也。夫神气去，形独居，人乃死；能调养其神气，故能与形俱存，而尽终其天年也。"说明起居有常对于调神养气的重要意义。《臞仙神隐》涉及隐居处所、日常生活、吟诗作赋、赏花赏月、琴棋书画、虫鸟花草、家具杂用、饮食调养、果物收藏、酒醋酿制、灭鼠除蝇等，从日常琐碎的生活细节到养性怡情都有详尽的论述。《孙真人摄养论》论述每月的日常起居应该注意的事项。《运化玄枢》以月令为经，以养生、服食、禁忌为纬，详尽讲述每个月份的养生方法和注意事项。《逊志斋集》从坐、立、行、寝、揖、拜、食、饮、言、动、笑、喜、怒、忧、好、恶、取、与、诵、书等方面论述儒家养生的方法。《闲情偶寄》中主张"即使三万六千日尽是追欢取乐时，亦非无限光阴，终有报罢之日"，并叙述了贵人行乐法，富人行乐法，贫贱行乐法，家庭行乐法，道途行乐法，春季行乐法，夏季行乐法，秋季行乐法，冬季行乐法，随时即景就事行乐法。还从日常的睡、坐、行、立、饮、谈、沐浴、听琴观棋、看花听鸟、蓄养禽鱼、浇灌竹木等生活细节来详尽论述养生方法。

（三）饮食养生

《本草纲目》对于药饵与食疗皆有大量阐述，反对服用金石，重视动植物药养生。书中收录了大量增寿延年的药物，多以无毒易食之补益类药为主。《养生肤语》指出："人生食用最宜加谨……多饮酒则气升，多饮茶则气降，多肉食、谷食则气滞，多辛食则气散，多咸食则气坠，多甘食则气积，多酸食则气结，多苦食则气抑。"《类修要诀》云："莫吃空心茶，少食中夜饭，晚餐岂若晨餐，节饮自然健脾，少餐必定神安……饮酒一斛，不如饱餐一粥。指出要"节口腹"，即调节饮食。其后言中的《心丹歌》也提到了"饥与饱，节口腹""口腹节兮穷亦足"。此外，还强调了酒的危害及戒酒的重要性："我负才兮因嗜酒，极能溃胃休沾口…….我今止酒觉气清。"并提出饥饱适度，调节五味，五味不应偏嗜等生活中的注意事项。《安老怀幼书》卷一备载老人饮食调摄之宜，四时摄养之道。《逸游事宜》卷首为"游山约"，介绍外出游览的注意事项、需携物品等，并介绍多种食品的制作饮食方法。其中不少食品加入了药物，如二妙汤中用地黄、枸杞实和蜜，熟水汤加紫苏、沉香、麦门冬、人参、五味子等。《遵生八笺》中的"饮馔服食笺"自卷十一至卷十三，收录了3253种饮食和药方及15种专论，对各种饮食的功能以及烹调方法作了比较详细的论述。《新刻养生食忌》主要阐述食疗禁忌，包括五谷食忌、五味食忌、五果食忌、五菜食忌、六畜食忌、诸禽食忌、虫鱼食忌、孕妇食忌、乳母食忌、小儿食忌、逐月食忌，并附永当戒食、诸果有毒、诸鱼有毒、饮食害人、饮食相反等内容。老年以后，由于脏腑功能的下降，消化吸收机能减退，抗御外邪的能力衰退，故注意饮食的宜忌，尤为重要。本书对于老年饮食调养有一定的指导意义。《厚生训纂》所论食不过多、茶宜热少、饮不欲杂、酒不可过、便不可忍、夏不露卧、睡不当风，以及节制七情、欲不可纵等，皆是却病颐养的经验之谈。《达生录》内容包括饮食玄训、服药食忌、妊娠食忌、乳母食忌，附醉后忌，逐月饮食宜忌，其中饮食玄训中提到"切忌空心茶，饭后酒，黄昏饭""大饥不大食，大渴不大饮"等。食物宜忌里，分类介绍了不同类型食物的食用方法，包括水类、谷类、菜类、果类、禽类、兽类、鱼类、味类。《食色绅言》凡饮食绅言一卷，勉人戒杀。《（新编）养生大要》汇录杂记于诸家书中之食物性善恶及食物养生法内容，共十门，包括谷类、鱼、蔬菜、水果、花草、瓜豆、酒醋、香料、蒸腐等百余种食物的气味性质、于人之善恶及各种不同食用法对人体作用之利弊。《修养须知》注重综合调摄，提出养精、炼气、服食、居止诸法相结合，尤重食疗。《吃茶养生记》主要论述茶的药物性能，甚少提及吃茶方法。本论由两卷构成，上卷是"五脏和合门"，下卷是"遣除鬼魅门"。《长生秘诀》列饮食部，主论饮食、饮茶、饮酒之宜忌，详论饮食"六宜"。《卫生学问答》指出食物以清淡为要，勿多食肥浓煎炒之物；要讲究饮食卫生，不吃腐败食物，进食勿过快、过多、过冷，并赞饮水之益。《节饮集说》主要论述饮酒的危害及节制饮酒的方法。《素食卫生学》论述素食，收载补身之食物及应戒之食物，认为饮食、活动、沐浴、心情愉快，有益于健康长寿，并附世人所存素食七疑及释疑。《救荒本草》收录400多种既可以救穷充饥，又可以治病疗疾的植物，丰富了食物品种，为食疗食养提供了更多选择。《野菜博录》收录可食植物30多种。《食鉴本草》收载食物257种，以果类和瓜菜为最多，比较注重讲究饮食的清淡，各食物条下论述性味、良毒、功效、主治以及附方等。《食物辑要》共八卷，收集 430 味食物药，并分别论其性味、良毒、功效、主治及宜忌等，卷末附有饮食禁忌方面的内容。《上医本草》亦注重口味的清淡，以果、菜之素食品为主，肉类食物相对较少。收载食物 228 种，记述其品种、性味、良毒、主治、宜忌、食用方法及附方等。《万寿丹书》中的"三福服食篇"，收录有关抗老防衰、益寿延龄之食疗、食养方。《食愈方》载食疗方 70 首，从风、寒、暑、湿、燥、气、血、痰、虚、实十个方面分别加以叙述，其中包括粥、酒、饼、汤等食疗的主治和烹饪方法。《闲情偶寄》在"颐养部调饮啜第三"中论述饮食之法：爱食者多食，怕食者少食，太饥勿饱，太饱勿饥，怒时哀时勿食，倦时闷时勿食。《随园食单》从食物的烹饪方法来讲述饮食养生之道。《慈山粥谱》从择米、择水、火候、食候四个方面论述煮粥的要求，并且收录了各家医书中的食疗粥谱，其中上品有 36 种，中品有 27 种，下品有 37 种。《随息居饮食谱》从饮用水、谷食、调和类食材、蔬菜、果实、毛羽类（即肉食类）等方面来论述食材的不同特性以及对人体的功效、食用禁忌等。《居家必用事类全集》中的诸品汤水里记载有 35 种汤水的功效、食材及制作方法。

（四）药物养生

明清时期中药增加，品种繁多，为药物养生提供了物质基础。药物不仅仅用于内服，在外用方面也得到了拓展。由于道教的兴盛，丹药的炼制和服用也颇为盛行，成为这个时期药物养生的一个特色。《普济方》载方 61739 首，其中包括大量的延年益寿方。《养生四要》认为"饮食五味稍薄，则能养人"，且重视脾胃，云："古人制参苓白术散，谓补助脾胃，此药最妙。"《陈虚白规中指南》上卷详述练内丹功法之各个环节；下卷为内丹三要，对玄牝、药物、火候等论述颇详，可为研究内丹术之参考。《天仙正理直论增注》中大论伍柳派内丹之理法修持要诀，还有产药、采药、炼药、炼火、行火、止火以及丹法之要。《勿药须知》从防病、疗心、饮食、起居和静功等多方面阐述疗病之理法。《养生镜》论述痧证机理及各种疾病的刮痧疗法。《（秘传）延寿丹方》中详述菟丝子、何首乌、豨莶草、嫩桑叶、女贞子、忍冬花、川杜仲、怀牛膝、怀生地等九味中药之养生延寿功用、炮制方法及服用禁忌等。《延龄纂要》初卷论述补益肾藏真阴之水与真阳之火，以及补心、肝、脾、肺的方法、用药和验方。《延寿丹方》详述延寿丹中何首乌等十余味药物的采集、炮制、功用及随证加减配伍应用，并记述众人服药后所获白发复黑、神衰复旺、却病延年的功效。《疾病补救录》分服侍、述医、述病、煎药、服药、病室、饮食、药饵、祈祷、调养十部，详述病者求医问药、煎药服药、饮食调养等。《滋补门类》搜集滋补类与杂症方剂82首，其中滋补方47首，多为补肾壮阳、添精益髓、延龄增寿之养生方，包括丸、丹、膏、酒若干种剂型。每方详述药物组成、炮制、功效与服用方法。《登岸捷径》由《登岸捷径》《樵林类语》《金丹四百字疏义挣》《杂录》合刻而成。其中《登岸捷径》为修道炼丹之书；《金丹四百字疏义》为炼丹方法论；《樵林类语》是讲神仙之道及修炼成仙之法。《养生便览》中载录求医问药、养生的知识，并对望、闻、问、切四诊等有比较深入的论述。《卫生易简方》"颐生"中记载26种方，"治人一切虚冷，除百病，生精神，强志意，利耳目，轻身延年"。《扶寿精方》中诸虚门载方37首，其中三子养亲汤、琼玉膏、河车大造丸等都被后人所推崇沿用至今。《寿域神方》中记述了十三条延年益寿的方药，简便易用，且有实效。

（五）针灸养生

《类经图翼》中记载膈盐灸神阙穴不仅能够治疗疾病，还能够延年益寿；灸风门能够使人远离疔疮肿毒。《针灸大成》中介绍："但未中风时，一两月前，或三四个月前，不时足胫上发酸重麻，良久方解，此将中风之候也。便宜急灸三里、绝骨四处，各三壮。后用生葱、薄荷、桃柳叶，四味煎汤淋洗，灸令祛逐风气自疮口出。如春交夏时，夏交秋时，俱宜灸，常令二足有灸疮为妙。"《张氏医通》中记载用夏日贴三伏贴防治哮喘。《医学入门》中的针灸养生内容分布在第一卷。《养生镜》为痧证专书，论述了各种疾病的刮痧方法。

（六）美容养生

《逸游事宜》记载的美容方有安息香方、中安息香、法制沉香、黄龙桂、苍术辟瘟香、万春香等，并载黑发浸油香、治蜈蚣咬、治蛇咬和退油方等经验方。《香奁润色》是闺中养生美容的书籍，专为妇女美饰而写，辑录了大量美容方，美发、白面、玉容、驻颜、白牙、润唇、美手、香身等各种美饰用化妆品方。《本草纲目》对中医美容中药做了一次大总结，其记载的美容中药近300种，功效涉及增白、护肤、祛皱、消斑、去雀斑、乌发、香体、洁齿、悦颜等各个方面。其方法强调内治与外治相结合，将中医美容学发展到一个新的阶段。《外科正宗》中也记载了许多美容诊治方法，如治疗雀斑内服下容散，外敷玉肌散；面部黑子（痣）用灰米膏治疗等。

（七）房室养生

《类修要诀》对"采补"之说持否定态度，认为那是"邪道"。胡文焕认为贪恋于美色对人体是有害的，不利于健康养生，如《孙真人枕上记》中云："大寒与大热，且莫贪色欲。醉饱莫行房，五脏皆翻覆。"《食色绅言》设男女绅言一卷，勉人节欲。《万寿丹书》目有"安养篇""延龄篇""服食篇""采补篇""玄修篇""清乐篇"，其中四福"采补篇"介绍吕祖采补延年秘录与房中养生至要；五福"玄修篇"授气功、炼丹之术，乾坤交媾之法。《陈希夷房术玄机中萃纂要》（又名《房术奇书》）主要论述以性养生而不伤身，达到延年益寿的方法，后附增进性欲，治疗阳痿、性欲低下的五十余首方药，并有《房中炼己捷要》的五字妙诀：存、缩、抽、吸、闭。书中称其为延生之秘旨，归真之根，还原之本，可参天地阴阳之造化。《养生杂纂》主论养精、生育，将此二者作为养生大要。养精方面提出欲不可纵，欲不可强，欲有所忘，欲有所避，既引据详述，又举例印证。《长生秘诀》中"色欲部"，强调欲不可禁戒，但不可不加节制，尤详论寒暑、雷雨、恼怒、醉饱、衰志、疾病之时当戒房事。《养生保命录》载远色篇三十节，主述好色之害、节欲方法及注意事项等。《闲情偶寄》颐养部节色欲第四中主张节色欲，在快乐过情、忧患伤情、饥饱方殷、劳苦初停、新婚乍御、隆冬盛夏几个时期需节欲的原因及方法。《冷庐医话》保生中的养生观点重在节欲保精，并论述房事中的禁忌。《医贯·阴阳论》中认为："人之死由于生，人之病由于欲。"主张清心寡欲以养身心。

（八）运动养生

这个时期的运动养生不仅包括大幅度的运动，还包括微型运动方式。同时明清时期也是一个集大成的时期，中国文化和医学在这种大一统的氛围下得到总结和升华。国外传入文化的影响，除对医学养生的各个领域和方式方法起到负面的冲击作用外，还更加起到了补充扩展的作用，在这种环境下中医著作不仅集历代古籍之大成，还集国内外医学文化的大成。

1. 微型运动

《养生肤语》提出练功要辨别虚、实、寒、热，后人很受启发。书中说："却病一术，有行功一法。虚病宜存想收敛，固秘心志，内守之功夫以补之；实病宜按摩导引，吸努掐摄，外发之功夫以散之；凡热病，宜吐故纳新，口出鼻以凉之；冷病宜存气闭息，用意生火以温之。"《修龄要旨》其中也涉及气功、导引，所记载的歌诀被历代养生大家所传颂，歌诀中包含多种运动养生的方法，例如"叩齿""升观""运睛"等。《太上玉轴气诀》解释太上六字气诀功法的练习时间、方位、姿势、主病及呼吸吐纳与脏腑之关系。《保生心鉴》（附活人心法）全书共列 32 张图，包括五运六气枢要图、六十年纪运图、四时气候图、五天气图、主气图、客气图、脏腑配经络图、经络配四时图等有关运气学说的内容。书中保生之法，重在导引，并详列二十四气导引图像，依月令之顺序，分述每一节气之导引操作和所治病证。《（新镌）卫生真诀》二卷，卷中介绍运气口诀，每一口诀均附手绘插图一幅，列述功法 41 种，并附针灸穴位图、内脏解剖示意图五则；卷末列 46 种病症，每症均冠道家之名，并介绍治疗方药及服法，同时附按摩导引手法、示意图及小诗一首，最后详述十二节动功及五禽戏。《心圣图说要言》（附却病心法）据北宋理学的理论论述养生法、导引疗法，并有坐功图式等。《万病回春》介绍一种以揉腹按摩为主的导引法，除有养生延年的作用外，还可用于治疗很多腹内疾病。由于此法动作柔和，又不需特殊训练，简便易做，故是一种值得提倡的老年养生法。《尊生导养编》介绍有益于健身、防病治病的自我按摩方法，由脐下（丹田）开始，按照头部、胸腹、上肢、背部、下肢的顺序结合经络经穴的位置与主治，依次操作。所用手法主要有搓、揉、搔、捏、握等，基本不谈理论。卷首有穴道图 4 幅。《枕上三字诀》主要论述"塑""锁""梳"的练功方法。塑，是指调身为主，练好静功，要求练功者或坐或卧，全身松弛，避免紧张。锁，是指气息的锻炼要以意念活动为主导，即"以意领气"，做到呼吸柔和、细缓、均匀、深长。梳，是通过运气调息的方法，调理人体的元气。既"塑"且"锁"可使气顺而不逆。《卫生编》三卷，其中下卷有静功六字却病法、调息法、小周天法、胎息指南等七篇，并介绍常见的几种内养静功。《七大健康法》三卷，汇集了当时盛行于日本的七种强身健体方法：二木医学博士腹式呼法、冈田氏静坐法、裸仙人强健法、藤天氏心气调和法、白隐禅师内观法、高野氏抵抗养生法、川合式强健术等，并评述各法之异同长短。《太上养生胎息气经》为道教气功养生著作，论述胎息法基本知识、具体做法、注意事项、临床应用。《胎息经疏》阐发《胎息经》"固守虚无"之旨，指出修真实乃专气抱神，神住气往，无视无听，不识不知，固守以养，如此日久勤行，以致一团纯阳，自然返老还童。《性命圭旨》分元、亨、利、贞四大部分，介绍了涵养本源，救护命宝；安神祖窍，翕聚先天；蛰藏气穴，众妙归根；天人合发，采药归壶；乾坤交媾，去矿留金；灵丹入鼎，长养圣胎；婴儿现形，出离苦海；移神内院，端拱冥心；本体虚空，超出三界等内炼过程及方法。功法强调三乘九转以获得生命的精华。《性命圭旨约说》对于内丹功法从理论到练法由浅入深，论述颇详，且条理清晰，对于研究学习内丹功法有一定参考价值。《修昆仑证验》又将各种按摩手法总括为"揉"，认为以"揉"却"积"为治病养生之大要，并详述"揉"的操作手法及适应证。书末附"晒说"一篇，论述晒法及其功用、适应证等。《洞天秘语》载脏腑配经络图、经络配日时图，并详述四季的调摄、导引法。如春，载肝神图、相肝脏病法、修养肝脏法、肝脏春旺论、六气治肝法、肝脏导引法，以及春季摄生消息论、正月二月三月修养法、坐功、胆神图、胆腑附肝总论、修养胆脏法、相胆病法、胆腑导引法、治胆腑用嘻法等，余亦类之。《延龄纂要》终卷介绍导引功法，并附插图及口诀，如行内静功、导引调息诀、修心吟等。

2. 大型运动

《医学入门》"养生说"记载导引法，其中包含虚损、开关法、开郁法、起脾法、治腰法、治积聚法、治遗精泄泻、治痰壅。《万寿仙书》在下卷有 76 幅图，重点介绍了八段锦坐功捷图、四时坐功却病图、诸仙导引却病图、五禽戏等练功方法与主病。其中所记述的诸仙导引图实为四十几个气功处方，每方均有明确的主治范围，是一部辨证施功以及气功和药物配合运用的专书。此外，还将五禽戏配以插图。《养生类要》上卷载导引诀、卫生歌及炼红铅秋石之法和养生歌诀。《摄生要义》将养生原则概括为"调息、摄性、缓形、节欲"八字。其"导引篇"绘有八段锦坐功图；"按摩篇"包括自我按摩法及全身性养生按摩；"导引篇"则继承了十六段锦法，详细记载了十六组动作。《尊生要旨》中的"导引篇"计有"八段锦图说""通任督脉导引图说""升降阴阳图说""收功图说""随病却治导引图说"等。《脉望》八卷，是重要的气功著作，对现代气功学有很大影响。《万寿丹书》篇目有"安养篇""延龄篇""服食篇""采补篇""玄修篇"和"清乐篇"，其中二福"延龄篇"，载诸仙修炼图势及秘诀。《卫生编》上卷载太极图、坎离图、六关三脉图、内景图等十八篇，叙述养生之道；中卷有内养下手诀、运气法、固精法、定冲法、十二段锦诀、十六段锦诀等七篇，介绍多种导引动功。《养生秘旨》主要辑集古代气功养生歌诀及各种导引、按摩、静功及摄养方法。认为导引行气无药物伤正之弊，标本兼顾，简单易行。还录有《孙真人卫生歌》《长生歌》《养生铭》《却病十法》《八段锦导引法》《运气法》《固齿法》《嗽唾诀》《抚摩诀》《运足诀》《翻江倒海法》《擦涌泉穴令腰足轻快法》等。《二六功课》主论按时导引按摩养生法。将一天时间分为十段，详述每一段时间应行导引、吐纳或按摩之方法，并论其对养生之作用。《寿世青编》（又名《寿世编》）所载"十二段动功"和"小周天法"，为后世养生著作所引用。《修养须知》介绍十六段锦、八段锦、导引、叩齿、运睛、搓涂等具体方法。《勿药元诠》以传统中医基本理论为指南，记述导引、气功、摄养等防病健身的方法和对一些常见疾病的预防。《颐养诠要》卷二修炼篇，载吐纳、导引、胎息、睡功、神仙起居法、内养十二段锦等功法。《卫济余编》主要介绍摄生醒事、保身延年等养生内容，并以大量篇幅阐述营造、人事、备荒、器用、实玩、文房、冠服、饮食、戏术等既有益身心健康，又陶冶情操的养生法。《卫生二要》主要介绍双转辘轳和蹋足引气两种健身练功法。此种功法有健身之益而无行功之苦，较适合老年体弱者。《卫生学问答》对于养生之道兼采中西，并试图用当时新传入的西医知识，来说明和补充中医传统理论。本书还提倡新式体操，简便易行。《心身强健之秘诀》分上、下两篇，上篇主要论述心身关系、强健、疾病及修养等；下篇论述藤田氏修养心身法之由来、原理、目的，以及调身、调心、调息三法，还有注意事项及修炼要点。《仙传四十九方》首载古人养生导引各种功法，次列古今修养家修真养生之医药良方及导引按摩法，末附五禽功法图形及练法。《赤凤髓》卷一收载太上玉轴六字气诀、幻真先生服内元气诀、李真人长生十六字妙诀、胎息秘要歌诀、去病延年六字法、五禽戏图、八段锦导引诀；卷二载四十六式导引图说，各式皆有名称、图势及其练法说明；卷三为华山十二睡功总诀图说。《锦身机要》将锦身之事撰为绝句36首，分属三类。卷上12首以锦其龙，包括踏地龙、摆尾龙等十二式；卷中12首以锦其虎，为跃山虎、出洞虎等十二式；卷下12首以锦其龙虎交媾，亦十二式。后附大道修真捷要选仙指源篇和天地总图、火候图、天地之根等七幅图，以及金液还丹捷径等篇。书中所载为全套与内功相结合的导引法。《养生导引法》分设中风、风痹、心腹痛、霍乱、呕吐、气、痰饮、痨瘵、胁痛、腹痛、脚气、积聚、脾胃、补益、消渴、胀满、眼目、喉舌、口齿、鼻、耳、遗泄、淋、二便不通、疝气、诸痔、老人二十七门，每门均载多种对症导引防治法。《修真捷径导引术》（又名《真仙上乘导引术》）其上卷"渔庄录"已佚；下卷"导引术"，载导引功法18种，详述各功法之具体演练及作用，图文并茂。《养生秘要活人心诀》一卷，述导引法、祛病延年六字法、四季养生歌及一般养生常识。《陆地仙经》其内容或为练功修身之道，或为导引健身之术，或为按摩却病之法，或为养生调摄之说，儒、道、佛三家之学兼而有之，是对"百字导引法"的注释。《寿世传真》所述内容非常丰富，包括按摩导引、四时调摄、饮食宜忌、延年方药等多种养生方法，且皆简便易行而又切合实用，"不出布帛菽粟之谈，尽为日用行习之事"。其中，气功修炼与食疗养生是其所论述的重点内容，而其对日常养生宜忌的总结，乃发前人所未发，也有很高的价值。《太上黄庭经注》上卷论天人相应，以及外练筋骨、内练精气神而得以长生久视之理；下卷黄庭至命理、阴符尽性篇，介绍练功之法，重在五脏修炼，以养气、血、精、神；强调固守元气，使精凝气固，神清心静，以求全生。《服气祛病图说》载秘传气功，称此功行完功成之后，百脉贯顶，气力千钧，骈指可贯牛腹，侧掌可断牛颈。《寿人经》全书分为理脾土诀、理肺金诀、理肾水诀、理肝木诀、理心火诀、坐功诀、长揖诀、导引诀等八章，多属肢体导引法。所收功法简明易学，"久而无间，功效自生"。《调气圭臬图说》述吐纳导引功法十六式，配图 32 幅。所有功式皆以禽鸟之动作命名，如孔雀开屏、鹅行雁步、野鹜翻波、雕鹗盘空、苍鹰厉爪、山鸡舞镜等。其拍打法类似武术中的排打硬功。《卫生要术》载十二段锦，分行外功诀、内功、神仙起居法、易筋经十二势，并附图解。《十二段锦易筋经义》载十二段锦总诀，分行外功诀、易筋经十二图并附功诀、祛病延年法及附图。《易筋经图说》介绍十二段锦、外功、内功、易筋经四种功法。十二段锦及易筋经各配 12 幅图及歌诀，尤详于易筋经功法。外功、内功均以歌诀形式介绍。外功按人体部位分行，共 15 种；内功按五脏分行，为 5 种。《导引图》全书图文并茂，收载 24 种治病养生导引功法，每功一图，其中坐式 9 幅，立式 6 幅，卧式 6 幅，蹲式 2 幅，跪式 1 幅。文字说明该功法的具体治疗作用，所治病证包括内伤、外感、寒热攻伐等 16 种，余为养生导引法。《元和篇》首辑《天隐子》八篇，为行气导引之基；次引诸子要论，阐明元气之本；后载元气诀两篇，示用功之调摄，以为补遗；书末载《易筋经》十二图以及"金丹四百字解"，总括行气导引祛病养生之要。《八段锦坐立功法图诀》介绍八段锦坐功、立功两种功法。坐功共八式，立功除八式外，尚有出手、入手，共十式。娄氏认为坐功重在养心，立功重在练形，一动一静，相辅相成，形神兼练以养生延命。《内功图说》又名内功图编，载有"姿势图"35 帧，包括十二段锦、分行内外功、易筋经、却病延年法等。《健脑术》有"睡眠""深呼吸""运动""饮食""脑之使用""按摩"等十六节。书中叙述睡眠、运动、深呼吸、精神、按摩等对脑的影响，并论合理用脑与健脑的关系。《却病坐运法则》载述用气功导引按摩之法治疗 34 种病，并以图说记载 63 种导引按摩术，同时记述了以运气配合经络，行导引吐纳按摩术的具体方法。附婆罗门导引十二法、五禽法等祛病功法。《颐身集》载有"动功""静功"等练法。详述了"十六段锦""八段锦""延年九转法"等功法并附有图。

（九）小儿养生

《安老怀幼书》卷四为"怀幼书"，是小儿调养专论，备例小儿诸病之方，所列方剂，均为儿科所习用。《万寿仙书》中育儿卷首言胎教、断脐、剃头、喂养、沐浴等要法。对小儿病的诊断，独重望诊，列有观面形图、三关图、五指筋图、手六筋图、手背面图等；小儿病的治疗，重在推拿，而且注重在四肢部位辨证取穴，所用手法计有数十种，且详述其操作、主病。卷末，罗列了小儿常见病的推拿处方。

《养生杂纂》在生育方面从求嗣之要到调经、安胎、便产、婴儿养生等，均分别详论。

（十）老年养生

《卫生要诀》主论老年养生及老年病的防治。卷一载食物相忌58条、药物相恶99例、服药忌食39条，以及饮食五味之补泻、寒热温凉之性的治疗作用；卷二、卷三列百余证例（其中多为老年病），详述治疗方法，所用均居家常有之物；卷四载治病要诀15则及医案。《多能鄙事》较为详尽地记载了老年人的食疗食养方法，并收录30多种药粥配方。《太上玉轴气诀》对于年老之人养生、调摄、用药特点，以及治疗老年病的各种方药论述颇详。《厚生训纂》共六卷，卷六是老人摄养专篇，包括老人之饮食宜忌、起居调理、精神护养、运气存神等，内容详细全面。书中言："年老养生之道，不贵求奇，先当以前贤破幻之诗，洗涤胸中忧结，而名利不苟求，喜怒不妄发，声色不因循，滋味不耽嗜，神虑不邪思，是亦养寿之大道也。"《唐宋卫生歌》认为服用仙丹之类能使人延年益寿者少见，要想养生长寿应该注重按摩、节制饮食等预防措施。书中采用七言歌诀的形式整理诸家的养生方法，对中、老年养生有一定的参考价值。《益龄单》内容包括五脏养生法、精神保养、饮食宜忌、藏精节欲、四季禁食以及养目、洗眼等方法，对于老年摄养有一定的指导意义。《怡情小录》内容为唐宋名人养生论述，多属于诗词之类，主要涉及老年人精神情志、起居等养生问题，提倡"怡神悦目"之事，强调老人不宜过劳，"读书已觉眉棱重，就枕方欢骨节和"，要保证充分的睡眠时间。老年人应重视精神情志调节，去掉私欲，清静无为，知足常乐，"有同道同志之士相与往来，故有以自乐"。摄生调养还应顺应四时气候，与外在环境相协调。《延年益寿论》内容包括：老之故及天然之死，何饮食用何重数能致延年，人与动植物益寿之案，人生免病之法，益寿可用之物等。《安老怀幼书》中载有老年养生方法，如导引、吐纳、按摩、坐车等。《老老恒言》前四卷论述老年日常养生诸法，共34项，内容涉及老年养生各方面；第五卷粥谱，分上、中、下三品，载粥方百种。书中认为养生当以静为主，兼须小劳，并编老人导引之法。

（十一）宗教养生

道教与中国传统医学有共同的思想基础，古之为道者兼通医术，道教与医学之间相互渗透。宗教的思想、药物、运动方式等对于养生颇为重要，其内容已融入其他的养生方法中。《长生诠》卷二至卷四载五十余位道家人物的生平、轶事、道言等，卷五至卷八载百余佛家人物生平、轶事、禅语等。《玄妙镜》属道门、佛宗、儒家养生修为、悟证理法专著。书中以三教之说论道门修为，颇有意境与妙谈处。《太上保真养生论》以道家学说为主，论述修真养性以得长寿之法。

第三节　中医养生特点

一、动静结合

动与静，不可分割。动是绝对的，静是相对的；在绝对的运动中包含相对的静止，在相对的静止中又蕴含着绝对的运动，并以此形成动态平衡。如张景岳在《类经附翼·医易》中所言："天下之万里，出于一动一静。"明末清初哲学家王夫之对此阐发言简意赅："太极动而生阳，动之动也；静而生阴，动之静也……静者静动，非不动也。"中医学吸收了古代哲学动静观的基本思想，并赋予其生命科学的内涵。

首先，动静是生命变化的依据。任何生命体的发展变化，始终处在一个动静相对平衡的自我更新状态中。绝对的动使生命持续，绝对的静则生命终止。即如《素问·六微旨大论》所说："成败倚伏生乎动，动而不已，则变作矣……不生不化，静之期也……出入废则神机化灭，升降息则气立孤危。故非出入，则无以生长壮老已；非升降，则无以生长化收藏。是以升降出入，无器不有。"升降出入运动是宇宙万物自身变化的普遍规律，人体的生命活动是顺应万物的自然之性而处于动静结合的发展变化之中。

其次，相对的动静是人体生理活动表现的两种形式。人体的生理概括而言就是阴精与阳气的相互关系和功能表现，是相对的动静结合。阴精主静，是人体营养的来源；阳气主动，是人体生理机能的体现。具体而言，人体生理的动静皆是相对的，而非绝对。清代张培仁在《妙香室丛话》中说："静之义有二：一则身不过劳，一则心不轻动。"《老老恒言》也认为："动而不妄动，亦静也。"

中医养生学基于这种对动静相依的深刻认识，提出了动静结合的养生法则。一方面注重生命需要运动，倡导以"小劳之术"获得适宜运动的目的；以导引、吐纳、推拿、调气、吞津等传统养生方法以及各种劳动、体育运动等形体之动，促使精气流通，维持气血和调、气机顺畅而百病不生；"出入废则神机化灭"，神机亦要动，勤用脑以锻炼思维的灵敏度，中国传统养生学中的存想就是运动大脑的一种好方法。与此同时，更主张动静相依，重视相对的静养，反对形体过劳，强调"坐不欲至倦，行不欲至劳，频行不已，然宜稍缓"；神宜静养，强调"静则神藏，躁则消亡"。总之，动与静，必须适当结合，二者必须适度，不能出现单方面的太过或不及，即如《周易》所说："动静不失其时，其道光明。"只有动静结合，才能达到形神合一、增强体质的目的。中医养生学解决了"生命在于运动"和"生命在于静止"的观点之争，实现了两者的完美结合

（一）动以练形，静以养神

"动"包括劳动和运动两个方面。形体的动静状态与精气神的生理功能密切相关，《吕氏春秋·尽数》说："流水不腐，户枢不蠹，动也，形气亦然……形不动则精不流，精不流则气郁。"静而少动易导致精气郁滞、气血凝结不畅，久则致患病损寿。《修真秘要》指出："人欲劳于形，百病不能成。"形体的适度运动可使精气流通，气血畅达，增强机体抗御病邪的能力，提高生命活力。适当的动不仅能锻炼肢体、肌肉等外在形体组织，还可增强内在脾胃的健运功能，促进食物的消化及精微的布散。华佗曾指出："动摇则谷气得消，血脉流通，病不得生。"脾胃健旺，气血生化源泉不竭，故健康长寿。人要想完整地完成一项运动需要全身各部分生理机能的协调，还要通过思考和实践掌握其中的要领，当一个人通过努力能很好地完成一项运动时，常会产生满足感和欣慰感，因此，适当的运动还能愉悦心情、增进智慧。中医养生学主张"动以养形"，并总结创造了许多行之有效的运动养生的方法，如劳动、舞蹈、散步、导引、按摩等，通过活动形体来实现调和气血、疏通经络、通利九窍、防病健身的养生目的。现代医学研究也证明，经常运动可促进身体机能的新陈代谢，使各器官充满活力，延缓机体衰老。

"静"是相对于"动"而言的，包括精神上的清静和形体上的相对安静两个方面。《素问·灵兰秘典论》说："主明则下安，以此养生则寿……主不明则十二官危……以此养生则殃。"因此，我国历代养生家十分重视养神与人体健康的关系，认为神气得养，方可健康长寿。如《文子·下德》所说："太上养神，其次养形。神清意平，百节皆宁，养生之本也。肥肌肤，充腹肠，开嗜欲，养生之末也。"《素问·痹论》亦指出："静者神藏，躁者消亡。"由于"神"有任万物而理万机的作用，有易动而不易静的特点，故中医养生学又提出"静以养神"的原则，指出心神总宜清静。正如《医述·医学溯源·养生》所说："欲延生者，心神宜恬静而无躁扰。"传统养生学将"静以养神"称之为守神。《老子》也曾提出："静为躁君。"主张"致虚极，守静笃"，要求尽量排除杂念，减少妄动，以"致虚"与"守静"的

功夫，达到心神空明宁静的境界。《内经》从医学角度提出"恬淡虚无"的养神摄生思想，强调了清静养神和少私寡欲的重要性。后世养生家对"去欲"以养神的认识，无论在理论还是方法上都在不断深化和发展。三国时期的嵇康、唐代的孙思邈、明代的万全等对此都曾有精辟论述。然而，心神之静不是提倡饱食终日，无所用心，而是指精神专一，排除杂念，心无妄用。清代的曹庭栋在总结前人静养心神思想的基础上，指出："心不可无所用，非必如槁木，如死灰，方为养生之道。""静时固戒动，动而不妄动，亦静也。""正常用心"，能"思索生知"，对强神健脑大有益处，强调心动太过，精血俱耗，神气失养而不能内守，可引起脏腑和机体的多种病变。

（二）动静结合，因人而异

《周易》认为："动静不失其时，其道光明。"动与静，一阴一阳，相互依存，不可偏废，不可太过。中医学认为"天下之万理，出于一动一静"。动和静都要适度，太过和不及都可能导致疾病。《素问》指出："久视伤血，久卧伤气，久坐伤肉，久立伤骨，久行伤筋。"动之过度，会损伤机体；但过度安逸，也会导致气机闭阻，气血瘀滞，亦可致病。从《内经》中的"不妄作劳"，到孙思邈的"养性之道，常欲小劳"，都强调动静要适度结合。

日常生活中主要通过适宜劳逸，劳逸结合，以保持动静的适度结合。否则，动之过度，会损耗精气；而过度安逸，又会导致气机闭阻，气血瘀滞。《素问·宣明五气》就指出："久视伤血，久卧伤气，久坐伤肉，久立伤骨，久行伤筋。"宋代程颢、程颐的《二程集·论学》中更为明确地指出："动静节宜，所以养生也。"练功也要做到动静适度。中国传统的一些体育运动，其本质多是外动而内静、动静相互结合。外动即形体运动，内静指精神内守。太极拳、五禽戏、八段锦等导引术和推拿按摩等均应达到"动中求静""以静御动"的要求。而传统的调气、存想、吞津等气功锻炼方法，其性质则多是以静为主、外静而内动。外静指在练功时，不论坐、卧，一般均闭目垂帘，身体静止不动；内动是指在身体静止不动的情况下，或以意行气，或以意动脑，或以意吞唾。这种"外静内动，静中有动"的方式，是通过调控意识、呼吸、思想、唾液吞咽等方法来调整内在脏腑的功能活动，调节免疫机能，从而提高防病能力。

动静适宜是养生的一大法则，养生实践中应根据实际情况，权衡动静适宜的具体量度，灵活运用以达到形神共养的最佳效果。一般而言，首先要保证动静兼修，每个人的养生都要做到心体互用，劳逸结合，不可偏废，这样才能符合生命活动的自然规律，获得运动可以延年及静养可以益寿的效果。根据个人年龄、身体状况、锻炼与环境条件，以及个人的性格爱好等实际情况选择合适的养生项目，制订具体方案，然后持之以恒。体力较强的人可以以动为主，体力较差的人可以适当减少运动，但皆不得疲劳过度；病情较重、体质较弱的人，可以静功为主，适当配合动功，随着体质的增强，逐步增加动功的分量。早晨先静后动，以升发阳气，晚上先动后静，以潜藏神气。春夏宜动，秋冬宜静。

例如：不同年龄及体质的人应选择适合自己的运动方式和运动量。20 岁左右的人可选择有冲击力、强度稍大的有氧运动，如篮球、武术、健身跑、障碍跑等，以促进身体机能全面提高，增强体质；30 岁左右的人，可选择打羽毛球、爬山、滑雪、健美运动等，从而提高运动器官的功能，强化全身肌肉；40 岁的人可选择爬台阶、慢跑、自行车、跳健美操等运动，达到增强下肢肌力和灵活性，减轻体重的功效；50 岁左右的人，可选择游泳、打网球、高尔夫球等，以促进和增强全身肌肉的弹性和骨质密度，改善身体形态，提高心肺功能；60 岁以后的人，要根据自己的自身条件，合理选择那些轻松平缓、较为柔和的运动项目，如打太极拳、跳交谊舞、散步等，以增强身体协调和柔和的功能。运动锻炼贵在"度"，要有科学的指导，如果盲目蛮干，要求过急、过量或安排不当，就会适得其反，损害身体，甚至会发生事故。

二、重视养神

中医学认为，养神可益寿延年。神为一身之主宰，统率五脏六腑。神是人体生命活力和精神活动的总称，对身心健康关系重大，它不仅主导人体的精神活动，也主宰着人体的物质和能量的代谢，调节人体卫外抗邪的生理活动。精神情志的活动和人体内在脏腑的关系十分密切，如《素问·阴阳应象大论》中说："肝在志为怒，心在志为喜，脾在志为思，肺在志为忧，肾在志为恐。"良好适度的情志活动具有调节内在脏腑功能活动的作用，是生理性的，具有积极的作用，并且带有自身保护的性质，甚至可以减少疾病的发生和促进疾病的愈合。《内经》特别强调"神安则延寿，神去则形散"。神安，是指良好适度的情志活动。相反，异常的情志活动则可以导致脏腑的气机失常，久则导致阴阳失调，精血亏损。《灵枢·本神》中说："因悲哀动中者，竭绝而失生；喜乐者，神惮散而不藏；愁忧者，气闭塞而不行；盛怒者，迷惑而不治；恐惧者，神荡惮而不收。"三国时期的名相诸葛亮更有名言："夫治国犹于治身，治身之道，务在养神；治国之道，务在举贤……"举贤能安邦兴国，养神可益寿延年。诸葛亮把治身与治国、养神与举贤相提并论，足见养神之重要。《淮南子·原道训》谓："夫精神气志者，静而日充者以壮，躁而日耗者以老。"《内经》曰："得神者昌，失神者亡。"都强调养神之重要。我国医家在这方面积累了丰富的经验，有着许多精辟的论述。现代医学研究也证实，由精神情志失调而引起的不良情绪可以使人体脏腑功能紊乱，诱发各种生理或心理上的疾病。如不良的精神情绪可以造成失眠、记忆力减退、恶心、食欲下降、消化性溃疡、心脏病、高血压等，甚至还可以大大提高癌症的发生率。由此可见养生贵在养神。

《灵枢·本神》中说："故智者之养生也，必顺四时而适寒暑，和喜怒而安居处，节阴阳而调刚柔，如是则僻邪不至，长生久视。"和喜怒，指的就是调畅情志，保持心境平和。古代养生家们无不强调情志调养的重要性。如喻嘉言就说："志意和，精神定，悔怒不起，魂魄不散，五脏俱宁，邪亦安从奈我何哉。"养神方法主要有如下几种：

（一）调情致

人是有感情的，也是理智的。当感情冲动的时候，要善于控制自己的感情，既不失之太过，又不使其持久，要做能够驾驭自己感情的主人。过喜要收敛与抑制；发怒要疏导与平静；忧愁宜释放与自解；悲伤应转移与娱乐。这方面可遵照《孙真人卫生歌》所言："世人欲知卫生道，喜乐有常嗔怒少，心正意诚思虑除，顺理修身去烦恼。"只有养成处事不急不躁，心平气和，顺其自然，做到内心和谐，就可以"心静神安，福寿永存"。

（二）慎劳神

《寿世青编·养心说》主张："未事不可先迎，遇事不可过忧，既事不可留住，听其自乐，应以自然，任其自去。此养生之法也。"告诫人们要正确对待生活中遇到的各种困难和问题，既不为脱离原则的无端琐事而忧虑焦躁，也不为一时的得失而牵肠挂肚。

（三）不贪得

老子《道德经·四十四章》说："知足不辱，知止不殆，可以长久。""知足""知止"，就是不受利益的引诱，没有过分的奢求，这样做既不是什么耻辱，也不会有什么危害，否则，为了享乐而千方百计追名逐利，贪婪无度，只能是心劳日拙，给自己背上沉重的思想负担，损神折寿。

（四）不患失

每个人由于分工的不同，能力的大小，以及社会的需要，人事的变迁等造成各自的境遇不同，一个人一生的境遇也不可能一成不变。作为社会一分子，对于个人地位的高低，荣誉的大小，报酬的多寡，享受的厚薄，如能泰然处之，怡然自得，则对养神十分有益。有人一旦失去权位，或先富后贫，则终日忧郁，会导致许多疾病，甚至丧生。

（五）寻寄托

《寿亲养老新书》说："凡人平生为性，各有所嗜之事，见即喜之。"龚廷贤在《寿世保元》中亦说："诗书悦心，山林逸性，可以延年。"老年人发展兴趣爱好，是消除孤僻郁闷的良方。琴棋书画、垂钓、旅游等，皆可愉悦身心，乐以忘忧，修身养性，全神延寿。闲暇之时，到大自然中去欣赏那飞瀑流泉、奇峰怪石、绿树修竹、芳草异卉、虫吟鸟鸣……就会使人顿感心爽神怡。良好的心理影响生理，机体各种生命节律与自然相和谐，无形中提高了生命质量、生命活力，因而能益寿延年。

（六）重养性

古代医家及养生家都强调"养生莫若养性"。养性，是指加强道德修养。晋代养生家葛洪指出："若德性不修，但务方术，皆不得长生也。"人们只要重视道德修养，严于律己，宽厚待人，助人为乐，光明磊落，不生妒心，与人为善，心理自然处于愉悦平衡状态，身体机能和谐，内外不为邪气所伤而无病。《内经》也提倡"清心寡欲"，是说要排除一切杂念，使心地清纯如镜，从而康泰延年。

（七）有信心

《素问·经脉别论》中说："勇者，气行则已；怯者，则着而为病。"说明意志坚强有助避免六淫致病，意志脆弱则神怯气虚，易遭外邪侵害。现代生理学研究表明，意志和信念坚强可影响内分泌的变化，改善生理功能，增强抵抗力。所以，碰到曲折和困难时要有信心去克服，即使失败了也要心平气和地对待，不要丧失生活的信心。

（八）乐观开朗

《素问·举痛论》中说："喜则气和志达，营卫通利。"要保持开朗乐观的心态，就要对自己的工作培养兴趣，对金钱和名利不要看得太重，对周围的同志团结友爱，助人为乐；碰到烦恼时，尽快把自己解脱出来。不难发现，大多数长寿的老人都有开朗乐观的心态。

（九）兴趣广泛

孙思邈在《备急千金要方》中说："弹琴瑟，调心神，和性情，节嗜欲。"说明一定的兴趣爱好可以安定心神，调畅情志。音乐、书画等都可以使心正气和，血脉融通，肌肉舒适，情志安逸。国外有人利用绘画治疗精神病患者，培养其控制精神活动的能力。另外，旅游、体育、集邮、摄影等爱好都对健康长寿大有裨益。

当今社会是一个物质文明快速发展的社会，与之相伴的是人类已经进入了一个"情绪负重"的时代，养神越来越显得重要。但同时也要注意到，形体是神的物质基础，在养神的同时不能忽视养形，只有"形神俱养"才是完整的养生之道。

三、重视仁德

自古以来，中医养生家把道德作为立身之本，养生之大事。凡是有作为、有建树的人，也都是一个道德高尚的人。这种人往往会获得健康长寿。孔子最先在《论语·雍也》中提出"仁者寿""大德……必得其寿"的观点。《呻吟语》中进一步明确指出："养德尤养生之第一要也。"《千金要方》也说："夫养性者，欲所习以成性，性自为善，内外百病，皆悉不生，祸乱灾害亦无由所作，此养生之大径也。"清代著名养生家石天基认为："善养生者，当以德行为主，而以调养为佐，二者并行不悖，体自健而寿命自可延长。"

孔子——儒学的创始人，他不仅是一个教育家、思想家、政治家，同时还是一个养生学家。孔子一生中谈论最多的是"仁"，《论语》中谈到仁的地方超过100次。"仁者寿"的思想就出自《论语·雍也》："知（智）者乐水，仁者乐山；知者动，仁者静；知者乐，仁者寿。"其中的仁者、智者都是孔子极为称赞的人。孔子身体力行，用实践证实了自己的理论。据史料记载，春秋时期鲁国人的平均寿命不超过35岁，孔子却享有73岁的高龄，这在当时绝对是长寿了。孔子提出的"仁者寿"千百年来已经成为养生学的重要核心理论。孔子提倡温、良、恭、俭、让的处世态度，要"在邦无怨，在家无怨""君子不忧不惧"；对生活，"不怨天，不尤人"，做到处变不惊，宠辱不惊，使情绪始终保持在稳定的状态之中。汉代董仲舒解释为："仁者之所以多寿者，外无贪而内清静，心平和而不失中正。取天地之美以养其身，是其且多且治。"后世更是把"仁者寿"看作是长寿的代名词。仁者，心地可以无限宽广，潇洒自在。即如孔子所言："君子坦荡荡，小人长戚戚。"从现代医学和心理学角度而言，仁人君子，没做亏心事，无忧无虑，心胸坦荡，自然能健康长寿。小人歹徒，作恶多端，生怕坏事败露，长期背着心理负担，自然难以长寿。所以古人认为"寿夭乃是善恶之气所致。仁则是善气也，所感者亦善，善气所生，安得不寿；鄙则恶气也，所感者亦恶。恶气所生，安得不夭""积善之家，必有余庆；积不善之家，必有余殃"。仁可以使人淡泊名利，有利于长寿。唐代医学大家孙思邈献身医道，医德高尚，高寿 102 岁。他一生不恋功名，清贫淡泊，专研医药，倡导"大医精诚""发大慈恻隐之心，善救含灵之苦"，实为医家长寿的典范。唐代著名高僧石头希迁活到 91 岁无疾而终，他曾为世人献上一剂"心药妙方"："好肚肠一条，慈悲心一片，温柔半两，道理三分，信行要紧，中直一块，孝顺十分，老实一个，阴骘全用，方便不拘多少。"服用方法则为："此药用宽心锅内炒，不要焦，不要燥，去火性三分，于平等盆内研碎，三思为末，六波罗蜜为丸，如菩提子大，每日进三服，不拘时候，用和气汤服下。果能依此服之，无病不瘥。切忌言清行浊，利己损人，肚中毒，笑里刀，两头舌，平地起风波。以上七件，须速戒之。"希迁和尚还解释说："凡欲齐家治国，学道修身，先须服我十味妙药，方可成就……况此不劳主顾，不费药金，不劳煎煮，何不服之？"于平凡的言语道出做人的标准，于幽默之中又富含丰富的哲理。孙思邈也认为："德行不克，纵服玉液金丹未能延寿。"清代石成金还指出："惟善可以延寿命，避夭折。"

可见，仁人之所以能够长寿，是因为他们在道德上有较高的修养，将身有节，动静相宜，喜怒有常，不害其性，内心安宁，意志不乱，气机调和，血行流畅，脏腑阴阳协调，寿命自可延长。

自古德高长寿者甚多。南宋爱国诗人陆游，一生读书破万卷，写诗万余首。在面对金兵入侵，国土沦丧之时，他以"上马击狂胡，下马草写书"的远大志向，反对投降卖国，反映了其豁达的胸怀与乐观的情志。他坚持锻炼养生，一直活到 85 岁。四川有位 113 岁的老中医罗明山，生于清同治年间，现虽年逾百岁，依旧步履稳健，精神饱满。他医德高尚，一生经历曲折，但心胸开阔，胸怀坦荡，不患得患失，乐观处世，对贫苦者，解囊相助，而自己则生活俭朴，粗茶淡饭，加上他能长年坚持养生锻炼，所以享有高寿。

有人统计，古今寿星中，有德者居多。当今我国百岁老人中，大都为人忠厚，心地善良，助人为乐，仁慈厚道，宽以待人，而自己生活都非常俭朴。

现代医学研究证实，善恶对人的寿命确实有显著影响。古人常言"善恶终有报”，这是人们在长期观察中发现的一种人生现象。曾获诺贝尔和平奖的大慈善家特里萨修女，一生中照顾过无数传染病患者，但她本人却从未被感染过，而且享年87岁。巴西医学家巴丁斯对长寿老人进行过长达10年的跟踪调查，结果显示，超过90%的长寿老人都是德高望重者。而美国密西根大学调查研究中心曾对2700多人进行过一次长达14年的跟踪调查，也得出一个结论：一个乐于助人、和他人相处融洽的人，其预期寿命会显著延长；相反心存敌意，损人利己，和他人不能融洽相处的人，其死亡率比正常人要高出1.5倍。美国心血管病专家威廉斯博士从1958年开始对225名医科大学学生进行跟踪调查，发现因心脏病而死亡者，恶人是好人的5倍。更有趣的是，现代行为医学也得出"善有善报，恶有恶报"的研究结论，但这种"报应"并非来自于神灵，而是源自人体自身的一些化学物质。

现代研究表明，人体的神经－内分泌－免疫系统对维持人体的生理稳态起着重要的调节作用，三者均受到高级神经中枢的调控。大量临床实际调查表明，保持良好的心态可以通过高级神经中枢对全身起到良性的调节作用，相反则会对人体健康产生负面影响。正如《内经》所说："心者，五脏六腑之主也。""故悲哀愁忧则心动，心动则五脏六腑皆摇。"

现代生理学的观点认为，思维活动和喜怒哀乐是隶属于最高级的神经中枢——大脑皮质的功能，自主神经系统调控着内脏的运动规律，自主神经较高级的中枢位于下丘脑，而下丘脑要接受大脑皮质的控制。当人们发怒时可致心跳加快、血压上升，也就是情绪的变化可引起自主神经所支配的器官活动亦随之发生变化。如甲状腺、肾上腺等重要的内分泌器官都要受腺垂体所产生激素的调控。腺垂体在调控这些靶器官的同时，还要接受下丘脑的调控；下丘脑又受到其上位中枢尤其是大脑皮质的影响。因此，"悲哀愁忧则心动""心动"必然影响到内分泌和免疫系统的功能。

临床中常见有些患者，一着急上火就会口角起疱，现代医学叫作单纯性疱疹，治愈后往往会再因"上火"而复发。这是因为表面上疱疹虽然治愈，但疱疹病毒并未彻底根除，也不可能彻底根除，而是隐藏在支配口角的三叉神经的半月神经节的神经细胞中，躲过了免疫系统的通缉。当体内抑制病毒的免疫机能低下时，这种病毒便会沿着神经纤维到达它曾作乱过的地方，再次引起疱疹。故每当着急上火时就容易引发本病。说明情绪变化对人体抗病毒的免疫功能是有所影响的。

四、固护正气

正气，是人体一切正常生理机能活动和抗病及自我康复能力的总称。中医养生学非常重视固护人体正气，认为体质的强弱及机体是否出现早衰，主要取决于自身正气是否充足。如果正气充实，脏腑功能协调，经络气血畅通，机体就生化正常，身体健康强壮，精力充沛，可得长寿；反之，若正气不足，则体质虚弱，精神不济，容易未老先衰，寿短夭折。从发病学角度来看，人由年轻到衰老、体质由强变弱、由健康到亚健康甚至疾病，无不是因为内因和外因相互作用所致。在导致疾病的"外因"与"内因"之间，中医主张内因正气居主导地位，而外因则居于次要地位。一般情况下，只要人体正气旺盛，就不易被邪气侵犯，机体不会轻易发生疾病，即使患病，症状也比较轻，治疗和恢复也比较容易。所以《内经》指出："正气存内，邪不可干。"如果人体正气相对不足，抗病能力低下，邪气便可以乘虚而入，侵犯人体而引发疾病，即《内经》所言："邪之所凑，其气必虚。"当然，在某些条件下，邪气也可以成为导致疾病发生的主导因素，因此，在强调固护正气的同时，也主张要积极采取措施，"避其毒气"，以维护人体正气。

对此，中医养生学提出了"固护正气"的养生原则。强调以保养正气为核心，充分发挥人自身的主观能动性，通过对神的主动调摄，养护正气，以提高人体的生命活力，增强适应自然界的能力，从而实现强身健体、防病抗衰、益寿延年等养生目的。养生是人有意识地通过采用各种方法来养护生命的一种主观行为。因此，人首先要能充分认识生命的重要性，知道天地之间存在着诸多影响生命健康的因素，才会有目的地采取各种具体的养生行为。在养生的实践中，一方面要通过自身努力去改造自然，通过创造良好的生存条件来养生；另一方面要通过有意识地养护人体内环境来养生。固护正气的法则，可以从以下几方面来具体实施：

（一）内养正气

《素问·刺法论》云："正气存内，邪不可干。"《素问·评热病论》亦云："邪之所凑，其气必虚。"《灵枢·百病始生》进一步指出："风雨寒热，不得虚邪，不能独伤人。卒然逢疾风暴雨而不病者，盖无虚，故邪不能独伤人。此必因虚邪之风，与其身形，两虚相得乃客其形。"这些论述从正反两个方面阐明了中医正虚发病的观点。

但如何使"正气存内"，达到"邪不可干"的目的，则关系到人体体质的强弱，精神状态的好坏以及生活环境、营养和锻炼等多方面因素。体质虚弱除因疾病引起外，往往与先天禀赋有关。《灵枢·寿夭刚柔》即指出："人之生也，有刚有柔，有弱有强，有短有长，有阴有阳。"虽然说人的禀赋在生理上有其差异性，对人体的发病有一定的影响，但如能加强后天调养，还是可以达到不受邪气侵害的目的。中国历代医家和养生家都十分重视护养人体正气。《厚生训纂·卷之六》对养护正气的原则和方法做了概括："一者少言语养内气；二者戒色欲养精气；三者薄滋味养血气；四者咽津液养脏气；五者莫嗔怒养肝气；六者美饮食养胃气；七者少思虑养心气……"人体诸气得养，则脏腑功能协调，保持机体生化有常，则正气旺盛，人的精力充沛，自然健康长寿；若正气虚弱，则致精神不振，多病早衰。一旦生理活动的动力源泉衰竭，生命运动也就终止了。由此可知，中医养生学所指的正气，实际上是维护健康人体脏腑的正常生理功能和抵御病邪的抗病能力。正气充实，可维持体内阴阳平衡，更好地适应外在环境，有效抵御外来邪气的侵害，防止疾病的发生和早衰的出现，故保养正气是养生的根本要务。

1. 护肾保精，扶助根本

精是生命活动的根本，精气的盛衰直接影响人体机能的高低，关系到衰老的速度，而肾主藏精，故有"人之有肾，如树之有根"的说法。因此，中医养生学认为扶正当首先从肾入手，护肾保精固本可作为养生的基本措施。现代医学研究认为，肾与下丘脑、垂体、肾上腺皮质、甲状腺、性腺、神经系统、免疫系统等都有密切联系。肾虚可导致多方面的功能紊乱，出现病理变化和早衰现象。临床大量报道都表明，纵欲无制，致精血亏损，会造成身体虚弱，引发多种疾病，导致过早的衰老甚至死亡。这说明重视对肾的养护，对于防病、延寿、抗衰老有积极意义。护肾保精的方法，要从节欲保精、导引、按摩、运动养生、食疗、药物调养等多方面入手，通过调补肾之精气，以协调其他脏腑的阴阳平衡。保持肾的精气充沛，有利于元气畅行，能增强身体的调节能力，更好地适应自然。

2. 调养脾胃

中医认为脾胃为"后天之本""气血生化之源"，所以，脾胃强弱也是决定人之寿夭的重要因素。正如《景岳全书·杂证谟》所说："土气为万物之源，胃气为养生之主。胃强则强，胃弱则弱；有胃则生，无胃则死。是以养生家必当以脾胃为先。"《图书编·脏气脏德》亦说："养脾者，养气也；养气者，养生之要也。"可见，脾胃健旺是人体健康长寿的重要基础。

脾胃为水谷之海，人体生理机能活动的物质基础，如营卫、气血、津液、精髓等都是源自于脾胃，只要脾胃健旺，化源充足，脏腑功能强盛就有保障。脾胃同时又是气机升降运动的枢纽，脾胃协调，可促进和调节机体的新陈代谢，保证生命活动正常进行。人之元气是健康之本，脾胃则是元气生化之本。李东垣提倡"人以脾胃中元气为本"，提出脾胃伤则元气损，元气损则人折寿的观点。他在《脾胃论·卷下》中说："真气又名元气，乃先身生之精气也，非胃气不能滋之。"元气不充，则正气虚弱。李东垣又指出："内伤脾胃，百病丛生。"说明脾胃虚弱是百病得以产生的主要原因。因此，调理脾胃、扶正益气也就成为中医养生的重要法则。

现代医学研究表明，调理脾胃能有效提高机体免疫机能，调节对整个机体的生理状态，从而防衰抗老。从治疗学的角度看，调理脾胃的应用范围十分广泛，除了调治消化系统疾病外，对血液循环系统、呼吸系统、神经系统、内分泌系统、泌尿生殖系统以及妇科、五官科等方面的疾患，都有良好的调治效果。可见，脾胃是生命之本，健康之源。中国历代医家和养生家都十分重视对脾胃的养护，而调养脾胃的具体方法极其丰富，如饮食调养、药物调养、情志调摄、针灸按摩、气功吐纳、起居劳逸调养等，皆可达到健运脾胃、补益后天、延年益寿的目的。

调理肾气，在于培补精气，协调阴阳；养护脾胃，在于促进运化，补益元气，二者相辅相成，相得益彰。这是保全身形、预防早衰的重要途径。正如《本草衍义》所言："夫善养生者养内，不善养生者养外。养外者实外，以充快悦泽、贪欲恣情为务，殊不知外实则内虚也；善养内者实内，使脏腑安和，三焦各守其位，饮食常适其宜。"故庄周曰："人之所取可畏者，衽席之上，饮食之间，而不知为之戒者，过也。若能常如是畏谨，疾病何缘而起，寿考焉得不长？贤者造形而悟，愚者临病不知，诚可畏也。"这里的"养内"，即突出强调对精血的调养，重在调补脾肾，此为培补正气的要旨所在。

（二）外避邪气

中医发病学说在强调内在正气起主导作用的同时，也重视外避邪气。如《素问·金匮真言论》言："八风发邪，以为经风，触五脏，邪气发病。"《素问·移精变气论》亦言："失四时之从，逆寒暑之宜，贼风数至，虚邪朝夕，内至五脏骨髓，外伤空窍肌肤。"《素问·玉机真脏论》则提到："邪气胜者，精气衰也。"无论何种邪气入侵，都会或多或少引动正气抗邪，从而扰乱脏腑气血的正常功能，不同程度地耗散人的精气，避邪的目的最终还是为了保护正气，所以《素问·六元正纪大论》说："避虚邪以安其正。"对于一般轻微病邪，能通过保护正气，达到防止疾病发生的目的，但若是较为严重的四时不正之气，甚至疫气，就必须要懂得规避邪气的重要性，掌握避邪的时机。因此，《素问·上古天真论》强调"虚邪贼风，避之有时"。中医养生学认为邪气是疾病损伤正气的触发因素，强调避邪安正，通过避免六淫外侵、七情内伤、饮食劳逸不当、金刃外伤、虫兽灾害等，使正气安和，不受损耗，从而达到养生延年的目的。

五、保精节欲

从中医的理论和实践来看，保精节欲是养生的关键要素之一。因为人之生、长、壮、老、已与肾所藏之精密切相关，而保精的关键就在于节欲。

我国古代的哲学家早就把精看作是生命之源。如《易系辞》云："男女媾精，万物化生。"管子亦云："精存自生，其外安荣，内藏以为泉流，浩然和平以为气渊。渊之不涸，四体乃固；泉之不竭，九窍遂通，乃能穷天地被四海。"《内经》则曰："人始生，先成精，精成而脑髓生、骨为干、脉为营、筋为刚、肉为墙，皮肤坚而毛发长，谷入于胃，脉道已通，血气乃行。"张璐又曰："精不泄，归精于肝而化清血。"认为精是人类繁衍的物质基础，人之形体即由精所生成，精是人体生长发育及各种生命机能活动的物质基础，故《素问·金匮真言论》云："夫精者，生之本也。"肾所藏之精气分为"先天之精"和"后天之精"。先天之精是禀受于父母的生殖之精，是与生俱来的，是形成胚胎发育的原始物质。后天之精是指人出生后摄入的水谷通过脾胃运化而生成的水谷精气，以及脏腑生理活动中由五脏所化生的精气。

中医认为五脏六腑都能化生和贮藏精气，但尤以肾为主。精能化气，肾精所化之气称为肾气，肾气随着男女年龄的递增由逐渐壮盛而致衰退，它是决定人身生、长、壮、老、已的整个自然变化过程的重要因素，对此《内经》曰："女子七岁肾气盛……七七，任脉虚，太冲脉衰少，天癸竭，地道不通……丈夫八岁，肾气实……七八……天癸竭，精少，肾脏衰，八八……天癸尽。"又曰："其年已老而有子者……此其天寿过度，气脉常通，而肾气有余。"说明肾气充盛不衰，实为长寿的基础。

此外，肾还能维持人体水液代谢的协调平衡，在呼吸出纳方面也起着极其重要的作用。又肾主骨、生髓，其荣在发，开窍于耳及二阴，而齿为骨之余，"脑为髓之海""髓海有余，则轻劲多力，自过其度；髓海不足，则脑转耳鸣，胫酸眩冒，目无所见，懈怠安卧"。因此，人体只有肾中精气充足才能呼吸均匀，骨骼坚实，精力充沛，耳目聪明，动作灵活，思维敏捷，牙齿坚固，毛发光泽，生殖功能正常，二便通调，体格健壮。

肾精亏衰是人体衰老的主要原因，精为化生和资助阳气的基本物质，精不足必然会导致人体正常生理功能衰退，多病而寿夭。如《内经》曰："精气夺则虚……

精伤则骨酸痿厥……精脱者，耳聋……精绝，辟积于夏，使人煎厥。"孙思邈曰："凡人精少则病，精尽则死。"张景岳曰："精去则气去，气去则精去。"《中藏经》也云："肾气绝则不尽其天命而死。"虞抟曰："肾元盛则寿延，衰则寿夭。"人体衰老的迟早，寿命的长短均与肾之精气的盛衰密切相关。因此，肾精亏为人体衰老的最基本原因。对此后世医家又结合医疗实践作了进一步的阐述。如叶天士在其医案中曾言："六旬又三，形体虽充，而真气渐衰。""老年久嗽，身动即喘，晨起喉舌干燥，夜则溲溺如淋，此肾液已枯，气散失纳，非病也，衰也。故治喘鲜效，便难于润。""阴精上蒸者寿，阳火下陷者危……老人阴精已惫，五液化成败浊，阻窍不通，欲溺必痛，得泄痛减。"而从临床所见，凡老年人多见之虚劳、咳嗽、胸痹、心悸、眩晕、中风、久泻、癃闭、淋浊、消渴、耳目失聪、噎膈等病证均与精亏肾衰有关。

保精之法，以节欲为关键。《内经》中将节制房事作为养生的重要原则之一，如《素问·上古天真论》中说："今时之人不然也，以酒为浆，以妄为常，醉以入房，以欲竭其精，以耗散其真，不知持满，不时御神，务快其心，逆于生乐，起居无节，故半百而衰也。"张仲景在《金匮要略》中则将"房室、金刃、虫兽所伤"作为导致疾病的三个重要原因之一。傅仁宇在《审视瑶函》中说："贪淫之辈，血少精虚气血亏，每黑暗以昏蒙。"提出节欲对保持视力的重要性。明末绮石先生则提出："在泄而不收者，宜节嗜欲以养筋。"将节欲列为预防虚劳措施之首。所以说，节欲是保精的首要措施。但节欲并非禁欲，控欲之道，贵在节、少、和。具体的节欲方法，主要有如下数种：

（一）心静戒妄想

"心者，君主之官，神明出焉"。心为一身的主宰，心静则一身俱静，心动则五脏六腑皆动摇不定。心静则淫欲不起，心火不致妄动，则相火安宁，精室固秘而不泄。若日读情色书报，夜观淫秽影视，闲道花言秘语，则心火不静而相火妄动，虽未交而淫欲已动，精液暗耗伤身。所以，节欲的关键是收心养心。明代医家张景岳指出，收心养心为固精第一要务，认为"心不断，禁欲无益"。当感情冲动时，古人主张用歌舞、刀剑、文学等娱乐来转移思想。明代养生家高濂主张："欲起心热之际，当思冰山在前……他思他涉，以遏其心，或行走治事以避其险。"此外，还可用"静坐调息""闭目内视"等方法来静其心，这既可培养德行，又能止欲念妄生。

（二）晚婚勿早泄

胎儿禀赋不足与父母有病或色欲过度、早婚、早育、多育有关。如徐春甫曰："男女抱患而孕者……虽孕多堕也，虽产多难也，虽子多病也。"张景岳也曰："多欲而得之男女，浊而夭。"早婚者形体和心智均未至极盛，其生殖系统发育欠完善，过早婚育，既不利于形体心智的进一步发育成熟，更不利于生育出健康的下一代。龚廷贤曰："男子破阳太早，则伤其精；女子破阴太早，则伤其血脉。"孙思邈曰："生产不时，字育太早，或童孺而擅气，或疾病而媾精，精气薄恶，血脉不充。"王充则认为，孕育多少与后代的健康、年寿密切相关。凡"疏而气渥，子坚强；数而气薄，子软弱也""字乳亟数，气薄不能成也，虽成人形体，则易感伤，独先疾病，病独不治"。

（三）婚前婚后勿过泄

古人认为男女色欲过度容易导致精亏肾损、休衰早夭。如《内经》指出："若入房过度，汗出浴水，则伤肾。"孙思邈曰："贪心未止，兼饵补药，倍力行房，不过半年，精髓枯竭，惟向死近。"朱丹溪曰："若以房中为补，杀人多矣。"《宜麟策》则曰："溺于此者，或痿废，或失明，未老先衰，不一而足。"万全指出："男精女血，难成而易败，夫以易败之阴，从之以无穷之欲，败而又败，故男子不待八八，女子不待七七而早衰矣。"曹慈山曰："老年断欲，亦盛衰自然之道，一若犹未也，自然反成勉强，则损之又损，必致损年。"

（四）老年慎施泄

中老年人肾气渐衰，生殖机能已经开始衰弱，须根据身体状况决定是否行房，总体原则应适当减少频次。《寿世保元》说："年高之人，血气既弱，阳事辄盛，必慎而抑之，不可纵心恣意。"孙思邈则明确提出"六十者，闭精勿泄，若体力犹壮者，一月一泄"的节欲方法。

（五）独卧远房帏

提倡独宿是古人作为节制房事的一项重要措施。著名养生家彭祖曾云："上士别床，中士异被；服药百裹，不如独卧。"指分房独卧或分床异被对节欲养生大有益处。因为夫妻分床独卧不仅有利于睡眠和卫生，更重要的是能使人心安神定，耳目不染，易于控制情欲，是婚后节制房事的重要手段之一。特别适宜青壮年情欲易动难制者，或者男女一方有病不宜常过性生活者。当妇女怀孕后，分床独宿对她们的健康和胎儿发育都有益处。可见，古人强调独宿的根本意义是在"节欲"，而不是"禁欲"。

（六）勿滥用兴阳药物

纵欲过度，往往是导致阳痿、早泄等性功能障碍的重要原因，本应"猛省起来，远色断欲"，但一些人却相信壮阳之药，妄服"兴阳之品"而图一时之欢，这无疑是饮鸩止渴，抱薪救火。壮阳之物多辛燥峻烈，过度服用会愈兴其阳，使欲火扇动，真阴备受煎熬，亏虚更甚，并易形成恶性循环。壮阳药犹如一把双刃剑，"性"急者实难把握其用量标准，甚至有的干脆就以纵欲为目的而服"药"，这无疑是会危害健康的。《千金方》认为，那些不顾健康而靠药石"倍力行房"者，轻者未老先衰，重者"精髓枯竭，惟向死近"，告诫"极须慎之"。《养生却病笺》也说："服丹药以快欲，肾水枯燥，心火如焚，五脏干烈，大祸立至。"可见，服用助阳药一定要慎重，以此纵欲为欢更是不足为取。

（七）调节情志，避免劳倦纵情

异常精神活动，如喜、怒、忧、悲、恐等刺激，会使人气血紊乱，若此时行房交合，会妨碍气血运行，有损身体健康。李渔在《节色欲》中说："忧中行乐，较之平时，其耗精损神也加倍也。何也？体虽交而心不交，精未泄而气已泄。"过度疲劳或远行跋涉后，肢体困倦，筋骨软弱，此时亦应忌行房事。因肝主筋，肾主骨，如果不忌房事，会损及肝肾，使筋骨不能及时得到滋润，同时劳倦后行房，也会使五官百骸、精神气血以及骨中之髓、肾内之精都受到损害，身体就会更加衰疲下去。所以古人主张，劳苦之后，至少应"过一餐二餐"或"酣眠一觉"后，方可"赴温柔之乡"。

现代研究已表明：无节制的纵欲排精，不仅排出大量的精液和性激素，还要消耗一定的体力，频繁的射精增加睾丸的负担，促使睾丸萎缩，并大量损失前列腺素和微量元素锌等物质，因而使生命力减退，加速衰老。总之，为了使生命之树长青，要经常注意保精节欲。

六、平衡协调

平衡协调的养生观其含义是随着不断变化的周边生活环境，对自己的生活内容和行为方式等要做出相应的调整。在人生、长、壮、老、已的不同过程中，无论饮食起居的方式、精神情志的状态、学习工作的状况、休闲娱乐的方式、社会交往的形式、甚至自然环境等，都在不断地发生着各种难以预知的变化，每个人具体的生活内容绝不是一成不变的。这就要求我们必须做相应调整，才能随时维护好动态的平衡协调，增强人体自身的协调和适应性。

人生历程其实就是一个阴阳运动的平衡过程，人体本身就是一个阴阳协调平衡的统一体。协调是指人体自身的生理状态与外界环境之间相互和谐的关系；平衡是指人体各系统之间正常生理功能之间的平衡，以及机体与外在世界物质和信息交换过程中的动态平衡。协调平衡就是运用阴阳平衡的规律，协调人体自身及其与外界环境之间的相互关系，以达到内外协调的动态平衡。

协调平衡是生命整体运动过程的核心。中医养生的根本任务就是遵循阴阳平衡的规律，协调机体各方面的生理功能，以达到内外的协调平衡。很多生理和心理方面的疾病，特别是当代一些所谓的"文明病"大都是因为人体自身以及人体与外环境之间平衡失调引起的。因此，保持人体阴阳的协调和平衡就自然成为中医养生学的一个重要特点。

《内经》中提出的"谨察阴阳之所在而调之，以平为期"是中医养生学的一个核心理论，而"和谐"和"中和"亦是中国儒家传统文化的核心思想之一，中医养生学理论注重平衡和协调。人一生的生命历程就是一个阴阳运动的动态平衡过程，人体内的各种代谢活动必须有升有降，有出有入，生理功能和心理活动要互相协调。心理上的疾病可以通过调节脏腑功能来治愈，生理上的疾病也可以通过心理上的调摄来治疗。

整体而言，正确的养生就是要做好"三个和谐统一"，即人与自然之间的和谐统一，人与社会间的和谐统一，人体自身内部的和谐统一。而要做好这三个和谐统一，首先就要营造一个良好的有助于养生的环境，在生活中尽量多接触自然环境，自然环境中的绿色植物与人具有良好的亲和力。

人体内部各个脏腑之间以及人体与外界环境之间的平衡协调，是依赖人体自身的调节机制来实现的。有动必有静，大自然具有充分的自我平衡的能力，如生态环境的稳定自调，就是一种基本的自然规律。人体自我平衡的协调能力也是惊人的。包括生理上的自我平衡和心理上的自我平衡。这种平衡主要通过脏腑功能，气机的升降出入，各个脏腑之间的生、克、乘、侮关系，以及经络中气血的多少来调节实现的，如以脏腑而言，它们之间的平衡协调是通过十二脏之相使来实现的。正如《内经》所言："十二脏之相使……心者，君主之官，神明出焉；肺者，相辅之官，治节出焉；肝者，将军之官，谋虑出焉；胆者，中正之官，决断出焉……凡此十二官者，不得相失也。故主明则下安……主不明则十二官危。"说明脏腑之间具有相互协调、相互制约的自我平衡的协调能力。

人体是由以五脏为中心的五大生理系统所构成的，这五大生理系统的动态平衡则是通过人体气机升、降、出、入的不同运动形式来完成的，也就是人体的气化过程。这是在养生中必须要关注到的。气化主要指人体精、气、血、津液等各自的新陈代谢及其相互转化的运动变化形式。气化的过程，实际上主要包含了人体内各种物质转化和能量转化的过程。根据元气论的观点，机体是由气聚合而成的，其性质属阴；气宣散则产生运动，其性质属阳。气的阴阳两个方面的运动变化就构成了中医学基本的生理学基础。气正常的运动变化过程，就促使机体产生了生、长、化、收、藏有规律的生理变化。气的转化和合理的运行形式就为人体中精的转化、血的生成和循环、津液的生成和输布及排泄、食物的运化、营养的吸收和转化、代谢废物的排泄、筋骨关节的濡润、肌肤的润泽以及人体抗邪防病的能力等提供了生理基础。因此，人体生理功能主要依靠于升、降、出、入的气化过程，气化活动是所有人体生理过程动力的根源。

各种不同类型的气在生理活动中的运动方式是保持气化正常的关键因素。在人体生理活动过程中，有些气需要升，有些气需要降，有些气需要出，有些气需要入。古人经常用升降运动来解释天地之间的相互关系，《内经》即言："清阳为天，浊阴为地；地气上为云，天气下为雨；雨出地气，云出天气。故清阳出上窍，浊阴出下窍；清阳发腠理，浊阴走五脏；清阳实四肢，浊阴归六腑。"这里即以自然界云雨的现象来阐释天地之间的升降转换过程，并又以气的升降来解释人体的气化代谢过程。

气的升降运动主要取决于脏腑的功能特点，每一脏腑对于人体一身之气的升降皆有其特定的作用。气的升和降、出和入，都是对立统一的一组矛盾运动，它们彼此之间相辅相成，共同维持着整个人体的正常生理活动。但从局部来看，并非人体的每一种生理活动都必须具备升降出入四种形式，而是各有所侧重。如肝脾主升，肺胃主降，心火宜降，肾水宜升等。而从机体的整个生理活动来看，则升和降、出和入之间必须保持平衡协调，生理活动才能得到正常的维持。因此，气的升降出入运动，是平衡协调整个人体生理功能活动的重要因素。

（一）脾胃是气机之枢

脾胃的气化运动，对于人体很多的生理代谢过程都是至关重要的，脾胃在这些代谢过程中的很多方面都处于中心地位。脾胃之所以能在生理上发挥中心环节的作用，是因为脾胃乃人体气血生化之源，是所有脏腑获取营养的重要来源；在解剖位置上，脾胃亦处于人体的中心部位，是很多生理活动和人体气机升降运行的中心环节。正常的脾胃功能关系到人体一身之气的升降运动方式，对人体正常生理功能的发挥至关重要。因此，脾胃是人体气机的枢纽。

脾胃二者在生理功能上相辅相成。脾属阴，其气主升清，负责将水谷精微上输于心、肺，以进一步化生气血。胃属阳，其气主降浊，把饮食糜团下输于大、小肠，从而维持消化功能的正常进行。可见，脾胃之气的升降功能对人体气血的形成和中焦之气升降的协调平衡起到关键的调节作用。

（二）肝肺是气机之轮

中医学认为"肝气升于左，肺气降于右"，这里的"左"和"右"不能单纯地理解为解剖学上的方位概念，而是五行学说中的归类方式，即木（肝）应于左，金（肺）应于右。肝居下焦，其气升发向上；肺居上焦，其气肃降下行。肝肺配合，维持了人体上焦和下焦、脏和腑之间气机平衡协调的正常运动形式。清代著名医家叶天士就曾指出，人与天地自然相应，肝升于左，其气上升；肺降于右，其气下降。升降相宜，气行则从容舒畅……肝升气于头和上窍，肺降气于内脏和筋骨。肝肺相合，气血从和畅达，脏腑趋于平和。

（三）心肾是气机之根

心位于上焦，主藏神，其五行属火；肾位于下焦，主藏精，其五行属水。在生理情况下，心火应下降于肾，与肾阳相合温养肾水，维持肾水不寒；肾水则要上济于心，与心阴相应制约心火，保证心火不亢。心火下降和肾水上升保证了水和火、阴和阳、上和下之间的动态平衡。中医学将其称之为"心肾相交"或"水火既济"。就心肾的这种平衡关系而言，其内在机制是什么呢？心属火，与八卦中的离卦相应，火中有水；肾属水，与八卦中的坎卦相应，水中有火。火中有水，故而心气方可下行；水中有火，故而肾水才能上行。若肾阳虚不能使水上行，则会导致水不上济于火；如果心阴虚不能使水下降，则会导致火不下行于水。其结果，则会导致"心肾不交"或"水火不济"。心肾相交是气机升降的根基，因为心肾直接影响着其他脏腑的气机运行。如肝肾同源，肾水不足，则可导致肝阳过度上亢，影响肝肺的气机运行；而脾胃的收纳和运化功能也需要依靠心肾之气的升降协调。

七、方药养生

方药养生是在中医药理论指导下，运用中药来防治疾病、强身健体的一种养生方法，是传统中医养生方法的重要组成部分。千百年来，经过历代医家的不懈努力，逐步形成了独特的理论体系和行之有效的养生方法，为中华民族的繁衍昌盛做出了重大贡献。

方药养生要遵循中医药的基本理论，合理的使用药物才能有助于身体健康，起到预防疾病、延年益寿的效果。如果不问寒热、不辨虚实、不知表里、不论上下，盲目滥用则适得其反。运用方药养生要注意以下原则：

（一）谨慎用药，切忌滥用

可以用于养生的方药很多，且其中有很多属于补益药物，因此生活中有一些人就误以为多用补药就可以起到养生的作用，这是非常错误的观点。通常，补益药物主要适用于年老体虚之人，这些人一般都有生理机能减弱的特点，抗病能力低下，身体虚弱，适当使用补益药物确实可以获一定疗效。但是可以用于养生的方药不仅仅只限于补药，而是要根据每个人的具体情况，当补则补，当泻则泻，如果只是一味蛮补，反而会导致病邪稽留于内，养痈成患。反之，若不顾老人体质虚弱的生理特点，滥用攻下、通导之药，则会诛伐太过，导致更加虚弱，甚至促其早亡。所以，临床中在针对年老体虚的患者运用方药进行养生时，切忌随便滥用补药或攻药，一定谨慎选择。

（二）顺应天时，因时择药

一年有春生、夏长、长夏化、秋收、冬藏的气化规律，与之相应的就出现了春温、夏热、长夏湿、秋燥、冬寒的气候变化规律，而人生活于天地之间，受天地之间气化规律的支配，自然界中的一切运动变化都会直接或间接地影响人体的生理功能和病理变化。如《灵枢·五癃津液别》中所言："天暑衣厚则腠理开，故汗出……天寒则腠理闭，气湿不行，水下留于膀胱，则为溺与气。"说明春夏阳气宣泄，气血趋向于人体肌表，表现为腠理松弛、毛孔开泄、多汗；而秋冬阳气收藏，气血趋向于人体内在，表现为腠理致密、毛孔闭合、少汗多尿。这种正常应时而变的生理现象反映了人体是受时间和气候变化规律影响的。如果外在自然界环境发生反常变化，而人体的调节能力又不能与之相适应，人体内外环境的相对平衡就会遭到破坏，而导致疾病产生。如夏季酷热就多发中暑，冬季严寒则多发伤寒。因此要与自然相适应，谨遵"春夏养阳，秋冬养阴"的养生原则，在选择方药之时，要注意春夏不宜过用辛温发散之品，以免导致开泄太过，耗损气阴；秋冬要慎用寒凉药物，以防耗伤阳气。同时，选择方药养生时，还要注意顺应主时之脏的生理特点，即：肝应春，主生；心应夏，主长；脾应长夏，主化；肺应秋，主收；肾应冬，主藏。

春季气候逐渐温和，万物生机复苏，是四季里多病的时期，容易诱发过敏性鼻炎、过敏性哮喘、流行性感冒等疾病，而且肝病也多在春季复发或加重，另外，肝气过于旺盛会导致脾胃功能受到抑制，故选择方药时应以清润、柔和、平缓为原则，可参考"省酸增甘"以顺肝生发之气的用药法则。同时，也要注意调和脾胃，使五脏六腑之气趋于平稳，从而能有效防止各种春季常见病的发生。

夏季阳气升腾，万物生长最为繁茂，选择方药则应以甘平、甘凉之品为主，不宜过用燥热温补之药，以防止燥热助火伤津；长夏湿热交蒸，特别是南方湿气较重，长夏在五行中与土相应，与中医五脏中的脾相应，而脾性喜燥恶湿，所以长夏多患湿困脾胃之病，出现食欲不振、腹痛、腹泻等症状。此时的方药养生应以清补之品为佳，辅以芳香化湿、助脾运脾之药，以防止湿热困脾。

秋季由热转凉，万物亦由"长"转"收"。自然界阳气渐收，阴气渐长，同时又气候干燥，易伤人体阴液，肺气旺而肝气衰，脾胃易受其影响，故秋季方药养生要以养阴润燥为主，以助人体阳气内收，同时再辅以补养气血之药，忌服温散伤津之品。

冬季阳气内伏，万物生机闭藏，与之相应，人体阳气内藏于肾。选择方药养生时要遵循冬令进补的原则以顺应养藏之势，宜用温润益精之品，以补益肾气。但同时还要注意冬季人体阳盛于内，而阴气则不足于内，不可过服温热之品以免伤阴太过，可适当选择凉润、滋补阴精之品，以使阴阳互生互化。

总之，应时选药必须以适应四季阴阳的变化规律为准则，维持人体五脏生理活动正常，保持与外界环境的协调平衡。著名医家张景岳曾说："春应肝而养生，夏应心而养长，长夏应脾而养化，秋应肺而养收，冬应肾而养藏。"

（三）根据体质，因人择药

因人择药是根据每个人的体质、年龄、性别等生理上的不同特点，有针对性地选择正确的方药进行养生的一种方法。人的禀赋强弱不等、年龄长幼有别、生活环境又有优劣之分、再加上地区间的差异等，决定了不同个体的生理、病理特点是不同的。因此因人择药就显得尤为必要。

1. 体质

人与人之间本身就存在着较大的个体差异，体质的差异其实是个体脏腑阴阳气血盛衰不同的一种具体反映，并会对病理表现产生显著影响。因此，在方药养生方面就应该根据以下不同的体质特点进行辨证用药。

（1）气虚体质：气虚体质的人体力和精力普遍不足，不能耐受劳作，抵御外邪的能力低下，常有少气懒言、疲劳乏力、自汗多汗、容易感冒、舌淡苔白、脉细软弱等表现。在方药养生方面，可适当选用甘温益气之品，如人参、党参、西洋参、太子参、黄芪、白术、黄精等。

（2）血虚体质：血虚体质的人由于阴血不足，常见面色无华，视物不清，口唇、爪甲苍白，头晕眼花，睡眠异常，四肢麻木，女性则月经量少、色淡，舌质淡白，脉细无力等表现。在选择方药养生时宜适当选用甘温补血之品，如熟地、阿胶、何首乌、当归、参三七、红枣等。

（3）阴虚体质：阴虚体质的人常有阴虚不足、阳热偏亢的病机变化。常见形体消瘦、面热潮红、骨蒸潮热、五心烦热、心烦少寐、口干、咽干、舌红少苔、脉细数等表现。在选择方药养生时宜适当选用养阴润燥之品，如麦冬、天冬、南北沙参、玄参、生地、玉竹、石斛、百合等。

（4）阳虚体质：阳虚体质的人常有脏腑虚寒、对寒冷的适应能力低下的病机变化，且阳气不足，主要以心脾肾阳气不足为主，常见畏寒喜暖，手足不温，腰膝冷痛，或胃脘冷痛，大便溏薄，小便清长，舌质淡胖、苔白滑，脉沉迟无力等。在选择方药养生时宜适当选用温阳散寒之品，如鹿茸、肉苁蓉、杜仲、附子、肉桂、干姜、生姜、吴茱萸等。

（5）痰湿体质：痰湿是由于人体内水液代谢异常而产生的。痰湿体质的人多有咳嗽痰多、头昏嗜睡、肠胃不适、身体困重乏力、体型偏胖等表现，且易患慢性支气管炎、支气管哮喘、慢性胃炎、慢性肠炎、肥胖症等疾患。典型患者常伴有舌胖苔腻、脉滑。在选择方药养生时可适当选用燥湿化痰、健脾利湿、芳香化湿等药物来进行调养，如半夏、陈皮、白扁豆、茯苓、车前子、冬瓜皮、藿香、佩兰、薏苡仁等。

（6）瘀血体质：瘀血主要是由于血脉不畅所致，气血不通易产生疼痛的症状，且以刺痛为主，痛处固定不移，夜间疼痛加重为主要特点，常伴随性格抑郁，容易急躁，失眠健忘，面色黧黑，女性月经不调、痛经等，并易导致出血、肿块、中风、冠心病等，其舌质多有瘀点、瘀斑，脉象多细涩。在选择方药养生时可适当选用活血化瘀的药物进行调养，如川芎、丹参、红花、桃仁、当归、益母草、延胡索、鸡血藤、三棱、莪术等，并根据气和血之间的关系酌情配伍补气或理气药，以达到补气活血或理气活血的治疗目的。

2. 年龄

每个人的一生都会经历生、长、壮、老、已的不同阶段，每个阶段又都有不同的生理特点，因此根据不同的生理阶段选择方药进行养生也就显得非常重要。

幼儿脏腑娇嫩，形气未充，精血未盛，脾胃虚弱，耐受力差，容易发病，且传变迅速。在选择方药进行养生时因注意顾护脾胃，处方用药时要注意轻灵，尤其慎用大苦大寒、辛温大热、峻下有毒之品。而且小儿生机旺盛，只要喂养得当，生长发育正常，即使是体质虚弱者也不可乱用补益之品。

老年人脏腑气血等生理功能都逐渐开始衰退，在选择方药养生时要注重养护脾肾，同时兼顾他脏，所用之药药性宜趋于平和，药量不可过重。

3. 性别

男女性别不同，生理上也有其显著差异。女性在生理上有经、孕、胎、产、乳等特点，且女性的感情又相对丰富，容易产生情不自禁的情况，所以，在选择方药进行养生的时候要结合这些特点。如妊娠期女性要慎用通经活血、行气破瘀、辛温燥热、大苦大寒、毒性较大，以及药性猛烈之药，如桃仁、红花、牛膝、大黄、枳实、附子、干姜、木通、冬葵子、瞿麦、巴豆、牵牛、大戟、商陆、麝香、三棱、莪术、水蛭等。

根据体质，因人择药充分体现了中医辨证论治的思想，在实际运用中要求医生一定要注重个体的体质，根据每个人的实际情况进行辨证，分清寒热虚实，辨别脏腑阴阳，合理选用不同的方药，才能取得良好的养生、益寿延年的效果。

（四）辨别虚实，因证选药

辨别虚实，因证选药也是方药养生的重要原则之一。如前所述，人的禀赋不同，体质有强弱之别，因此在选择方药进行养生时一定要注意有的放矢。

久病或长年失养的体虚之人和老年人一般会伴随气虚、血虚、阴虚、阳虚、脾虚、肾虚及脾肾两虚等证型的存在，但临床中通常不会出现非常典型的表现，很多临床症状也不是单独出现，而往往是混杂在一起。因此，在选择方药养生时，需要全面考虑，注意补勿过偏、补勿太过，以免因用药错误而对身体造成伤害。以补益为主要目的的养生方药，其组方必须注意药物之间的配伍，阴阳并举，寒热调和，气血同治。正如张景岳所言："善补阳者，必于阴中求阳，则阳得阴助，而生化无穷；善补阴者，必于阳中求阴，则阴得阳生，而泉源不竭。"又如吴鞠通所言："善治血者，不求之有形之血，而求之无形之气。"

方药养生是年老体弱者养生重要的辅助方法，自然可以补虚为主。然而，也有很多人是体盛而本实者或体盛而邪实者。所谓体盛而本实者，如徐灵胎所言："能长年者，必有独盛之处，阳独盛者，当补其阴……而阳之太盛者，不独当补阴，并宜清火以保其阴；若偶有风寒、痰湿等因，尤当急逐其邪。"当今社会物产极其丰富，生活非常优越，人们往往过于重视进补。然而，因过食膏粱厚味而导致的形体肥胖、气血痰食壅滞已成时下社会中的重要致病隐患。因此，泻实通导之法也是养生中不可忽视的重要原则。早在《中藏经》中即有"其本实者，得宣通之性必延其寿"之论。而体盛邪实者，则需注重祛邪，祛邪的具体方法有汗、吐、下、清、消等，要根据每个人的不同情况采用不同的治法。但同时也要注意，切不可因体盛而过分地攻伐，因为攻伐太过又易伤正气，不但起不到养生、益寿延年的作用，反而会损伤人体正气。因此，在方药养生中运用祛邪法时，应以不伤其正为准则。

（五）扶正祛邪，合理攻补

年老体虚之人大多正气不足，无力抵御外邪，所以容易出现正虚邪实的证候。"虚则补之""实则泻之"，两种治疗原则截然不同，但具体使用时又常常要相互兼顾，需仔细衡量虚实孰轻孰重。若是实多虚少，则应以攻为主，以补为辅；若是虚多实少，则应以补为主，以攻为辅。前人早有攻补兼施之法，但具体运用之时则又有攻多补少、补多攻少、寓泻于补、寓补于泻之不同。

（六）稳中求养，循序渐进

衰老是一个不可阻挡的缓慢而渐进的过程，由于先天禀赋的差异，平时的保养有别，即使是生理年龄相同的人，其所表现出来的外在征象也会有很大差异。因此，衰老又是一个复杂的生命现象。选择方药进行养生可以作为一种辅助的养生方法，对推迟和延缓衰老确有一定实效，但其效果通常不会立竿见影，往往也是一个循序渐进的过程。急于求成非但没有补益的作用，反而会有害处。所以，不宜骤补，宜稳中求养，循序渐进，这也是方药养生中应遵循的又一重要原则。

第二章　阴阳五行学说与中医养生

阴阳五行学说是一种古代哲学理论，属于中国古代唯物论和辩证法范畴，它渗透到天文、地理、气象、历法等各个领域，对我国古代的自然科学有着深远的影响。我国古代医学家将阴阳五行学说运用于医学领域，借以说明人体的生理功能和病理变化，并用以指导临床的诊断、治疗及日常养生活动，成为中医理论体系中的重要组成部分。

第一节　阴阳五行学说

一、阴阳学说

（一）阴阳的基本概念

阴阳是古代哲学的一对范畴，最初的涵义很朴素，是指日光的向背，即向阳的一面为阳，背阳的一面为阴。后来人们发现自然界许多事物和现象都存在着相互对立的两个方面，如天与地、黑与白、寒与热、动与静等，于是就用阴和阳这两个有相对意义的概念来加以说明和解释。

随着知识的积累，古人发现自然界一切事物包括人，不外由阴阳二气构成，于是得出"一阴一阳谓之道"而上升为哲学概念。因此从哲学的角度看，阴阳是对自然界相互关联的某些事物和现象对立双方的概括，阴和阳既可代表两个相互对立的事物，也可代表同一事物内部相互对立的两个方面。

古人还发现凡是相互对立的两个方面，都处于不断的运动变化之中，其运动的形式有对立、消长、依存、转化，并从理论的高度进行总结，这便形成了中国古代独特的哲学理论——阴阳学说。

（二）阴阳学说的基本内容

阴阳学说认为世界上一切事物的发生、发展和变化，都是阴阳两个方面相互作用的结果。其基本内容有以下两大方面：

1. 阴阳的对立与依存

（1）阴阳的对立：阴阳所代表的事物和现象的双方或两个方面是相互矛盾、相互斗争的，这种对立普遍存在于各种事物和现象中。如自然界的天与地，昼与夜，动与静；人体的物质与功能，兴奋与抑制等。在阴阳相互对立的基础上，事物发生一系列的运动变化，最终取得动态中的平衡，即"阴平阳秘"。

（2）阴阳的依存：依存即相互依赖。阴阳所代表的事物或现象的对立双方又是相互依赖的，每一方都以其相对的另一方为自己存在的前提。如自然界的上与下、寒与热、亮与暗等；人体的气与血、功能与物质等。它们相互联系，相互依存，互相渗透，互相孕育，阳中有阴，阴中有阳。正如《医贯·阴阳论》所说："阳根于阴，阴根于阳。无阳则阴无以生，无阴则阳无以化。"

由上可知，阴阳代表着相互关联事物或同一事物内部的两个方面，这两个方面既对立斗争又相互联系、相互依存，因而，阴和阳就可以在一定条件下，向着各自的对立面转化，如寒转为热。如果失却依存关系，虽然一方存在，也不会有发展变化，即"孤阴不生，独阳不长"。因此，阴阳对立依存既是阴阳相互转化的内在根据，也是事物发展变化的条件。

2. 阴阳的消长与转化

（1）阴阳的消长：消即消减，长为增长，两者均指数量上的变化。阴阳的对立依存关系决定了阴阳双方处于不停地运动变化之中，阴阳之间不断地出现此消彼长，此长彼消。具体来说，或阴消阳长，阳消阴长，或阴长阳消，阳长阴消。一般情况下，阴阳消长在一定限度内保持着相对的平衡状态，维持着事物在正常范围内的发展变化。如四时气候，由冬至春再到夏，是由寒转热的过程，亦即自然界阴消阳长的过程；而由夏至秋再到冬，则是由热转寒的过程，亦即自然界阳消阴长的过程。

（2）阴阳的转化：转化，即转换变化，是质的变化。阴阳转化是在阴阳消长基础上，发展到一定阶段出现的"极点"，是有条件的，如寒极生热，热极生寒。在事物的运动变化过程中，阴阳消长是量变过程，阴阳转化则是质变过程。

二、五行学说

（一）五行的基本概念

"五"是指木、火、土、金、水五种物质，"行"即运动变化。五行最初称为"五材"，即木、火、土、金、水是日常生活和生产活动中不可缺少的最基本物质。如木可盖房，作燃料；火可熟食，取暖；土可种植万物；金可制作劳动工具；水是人体的基本元素。后来，进一步引申运用，认为世界上一切事物，都是由木、火、土、金、水这五种物质相结合及运动变化而产生的。最后又认识到五行之间的联系，主要是相生相克的运动变化，并从理论上进行总结，以此来说明和解释整个物质世界的存在和变化，这就形成了中国古代又一独特的哲学理论——五行学说。

（二）五行学说的基本内容

1. 用五行的特性对事物属性进行分类

（1）五行的特性：古人在长期的生产和生活实践中，在对木、火、土、金、水五类物质特性的朴素认识的基础上，逐步形成五行特性的基本概念。如木的特点是伸展、易动，凡具有生长、升发、条达、舒畅等性质和作用的事物，都归类于木；火的特性是炎热、上炎，凡具有温热、升腾性质的事物，都归属于火；土的特性是长养、变化，凡具有生化、承载、受纳性质和作用的事物，都归属于土；金的特性是清肃、收敛，凡具有清洁、肃降、收敛等性质和作用的事物，都归属于金；水的特性是寒润、下行，凡具有寒凉、滋润和向下运行等性质和作用的事物，都归属于水。从以上对五行特性的归纳中可以看出，五行的特性是基于五行而高于五行的。

（2）事物的五行属性：根据五行的抽象特性，对世界上其他事物进行五行分类，从而得知事物不同的五行属性。方法有两种：一是直接归类法，将一切事物的形象分别与五行的抽象特性相比较，与五行中哪一行的特性相类似的，就归类在哪一行。如五方与五行，南方属火，因南方气候炎热与火相似，北方属水，因北方寒冷与水相似，以此类推。二是间接推演法，根据已知的某些事物的五行属性，进一步推演至相关事物，以得知这些事物的五行属性。如肝属木，则与肝相关的事物如目、胆、筋等亦属木。如此便把自然界的一切事物，把人体的各个组织器官都归结到木、火、土、金、水五行系统中。所以五行学说不仅强调客观世界的物质性，而且还揭示了事物与事物之间的联系。

2. 五行的生克乘侮

五行学说并不是静止地、孤立地将事物归属于五行，而是以五行之间的相生、相克规律来说明事物之间的相互联系和相互协调，用相乘、相侮的规律来说明事物之间的协调关系被破坏之后的相互影响。

（1）五行的相生：相生是指事物之间具有相互资生、助长和促进之意。五行相生的次序是木生火、火生土、土生金、金生水、水生木，依次孳生，循环无端。在相生的关系中，任何一行都有"生我"和"我生"两方面的关系，生我者为母，我生者为子，故又称为母子关系。以火为例：生我者为木，故木为火之母；我生者为土，故土为火之子。

（2）五行的相克：相克是指事物之间具有相互制约、克制和抑制之意。五行之间相互制约的关系称为五行相克关系。五行相克的次序是：木克土、土克水、水克火、火克金、金克木。在相克关系中，五行中任何一行都有"克我"和"我克"两方面的关系。克我者为所不胜，我克者为所胜。以火为例：克我者为水，水为火之所不胜；我克者为金，金为火之所胜。

在相生相克的关系中，相生与相克是不可分割的两个方面，是维持一切事物正常发展必不可少的两方面条件，生中有制，制中有生，即所谓生克制化。

（3）五行的相乘：乘，即乘虚侵入。也就是相克太过，超过了正常的制约程度，引起一系列异常的相克现象，从而使事物之间失去正常平衡的协调关系。

（4）五行的相侮：侮，即恃强凌弱。属于反方向的克制，所以也叫"反克"或"反侮"。如金克木是正常的现象，若金气不足或木气偏亢，木就会反过来侮金。

相乘、相侮既有联系又有区别，相乘是按五行的相克次序发生了过强的克制而形成的五行间的生克制化异常；相侮是与五行相克次序发生相反方向的克制现象而形成的五行间的生克制化异常。在发生相乘的同时也发生相侮，在发生相侮的同时也发生相乘。如木气过强时，既可以乘土，又可以侮金；若木气过弱时，既可以受到土的反侮，又可以受到金的乘袭，因而相乘与相侮有着密切的联系，见下图（图2-1）。

```
（所不胜）金        ←       木     →   土（所胜）
          （相侮）   （太过）   （相乘）
（所不胜）金        →       木     ←   土（所胜）
          （相乘）   （不及）   （相侮）
```

图2-1 相乘与相侮关系示意图

除五行相克关系破坏可出现相乘与相侮以外，五行相生关系出现异常时，则可出现母病及子与子病及母的异常表现。

第二节 阴阳五行学说在中医养生中的应用

一、阴阳学说在中医养生中的应用

（一）说明人体健康的生理状态

阴阳学说认为，人体是一个极为复杂的阴阳对立的统一体，人体从内到外充满着阴阳对立统一的现象。人体正常的生命活动就是阴阳两方面保持对立统一的协调关系的结果。人体复杂的生命活动，总体上看是在有物质的基础上产生的功能活动，即"体阴而用阳"。人体的阴阳即物质与功能之间相互依存，没有物质的运动就难以产生生理功能，没有生理功能活动就不可能产生新的物质，在相互依存的过程中产生了彼此的消长转化，即物质与功能之间的相互转化，以维持人体生长、发育、成熟的正常生命过程。人体生理功能的这种阴阳的相对平衡性是人体健康的基础，也是养生活动的指导思想。中医养生便是以阴阳的协调平衡为基础的，也是中医养生最终要达到的目标。换言之，人体只有阴阳平衡，才能健康无病；只有健康无病，才有望延年益寿。

（二）说明人体疾病的病理变化

既然阴阳平衡协调是生理功能正常有序、人体健康无病的标志，那么各种疾病发生、发展与变化的根本原因便是由于各种内外因素导致体内各种阴阳关系失调。阴阳失调是中医学对疾病发生及发展机理的高度概括。阴阳失调的具体表现不外乎阴阳偏盛和阴阳偏衰。阴阳偏胜是指邪气盛，中医认为"邪气盛则实"，故阴阳偏盛为病的性质多为实证；阴阳偏衰是指正气虚弱不足，中医认为"精气夺则虚"，故阴阳偏衰为病的性质多为虚证或虚中夹实。

（三）指导疾病的诊断

中医学认为，疾病的临床表现错综复杂，但都可以用阴和阳加以概括。古人强调"善诊者，察色按脉，先别阴阳"（《素问·阴阳应象大论》）。从诊法来看，通过望、闻、问、切收集的千变万化的临床资料可用阴阳来归属。对多数疾病来说，局部症状往往较全身症状更为突出，这些局部病症是全身脏腑、经络、气血津液等功能失调的一种反应，因而中医养生活动中对局部病变阴阳属性的辨别显得更为重要。因为局部的病变可以让我们见微知著，从而可以采取多种行之有效的养生防病措施，以防微杜渐。从辨证来看，中医把阴阳作为八纲辨证的总纲，凡里、虚、寒属阴，表、热、实属阳。可见在临床辨证中，分清了阴阳，便抓住了疾病的本质，从而起到执简驭繁、纲举目张的作用。

（四）指导疾病的治疗

疾病产生的根本机理是阴阳失调，因此治疗的基本原则就是调整阴阳，即用各种方法恢复人体阴阳的平衡状态是临床治疗疾病的基本指导思想。若是阴阳偏盛的实证，则泻其有余，如阳热偏胜引起的粉刺、酒齄鼻等，就应用寒凉药泻其阳热之邪，即所谓"热者寒之"；阴邪偏胜引起的冻疮等，就应用温热药温阳散寒，即所谓"寒者热之"。若是阴阳偏衰的虚证，则又当根据人体阴阳亏虚的不同而补其不足，如面色萎黄属阴血不足者当滋阴，目胞浮肿属阳虚水湿不化者当温阳化湿等等。若是阴虚不能制阳而致阳亢的虚热证，则不能用寒凉药直折其热，须滋阴壮水，以抑制阳亢火盛；阳虚不能制阴的虚寒证，也不能用辛温发散以散其阴寒，而应用扶阳益火之法，以消退阴盛。正如《素问·阴阳应象大论》所说："谨察阴阳所在而调之，以平为期。"

（五）指导日常养生活动

中医养生学从阴阳对立统一、相互依存的观点出发，认为脏腑、经络、气血津液等等，必须保持相对稳定和协调，才能维持"阴平阳秘"的正常生理状态，从而保证机体的生存。正如恩格斯所说："物体相对静止的可能性，暂时平衡的可能性，是物质分化的根本条件，因而也是生命的根本条件。"为了求得这种"暂时平衡状态"的"生命的根本条件"，保持人体阴阳的协调平衡就成为一条重要的养生法则。无论精神、饮食、起居的调摄，还是自我养生或药物的使用，都离不开阴阳协调平衡、"以平为期"的宗旨。具体主要体现在以下两个方面：

1. 顺应自然界的阴阳变化

世界上的一切事物都在不断地运动变化、新生和消亡。事物之所以能够运动发展变化，根源在于事物本身存在着相互对立统一的阴阳双方。《素问·阴阳应象大论》说："阴阳者，天地之道也，万物之纲纪，变化之父母，生杀之本始，神明之府也。"清楚地表明，无论是自然界，还是我们人类，都必须以阴阳为根本，必须顺应自然界阴阳消长的规律，因为自然界阴阳消长的运动，影响着人体阴阳之气的盛衰。故善摄生者，应"提挈天地，把握阴阳"，能如此，才可"寿敝天地，无有终时"。

2. 调整体内阴阳，保持平衡之态

人体的容貌、形体欲得老而不衰，除了顺应自然界的阴阳变化外，还必须在日常生活中时时注意维护体内阴阳的平衡。因为人体的生命活动，是以体内脏腑阴阳气血为依据的，脏腑阴阳气血平衡，人体才会健康无病，不易衰老。《圣济总录》曾指出："若食味不调，则为损形。阴胜阳病，阳胜阴病；阴阳和调，人乃安康。故曰：安身之本，必资于食。"这是说饮食的阴阳之性应平衡，才不会损伤人体的阴阳，此外如情志、起居等只要遵循阴阳平衡的原则，就能利于健康长寿，容颜难衰，否则便会"半百而衰"。

二、五行学说在中医养生中的应用

（一）说明五脏生理功能及其相互关系

五行学说根据五脏的功能特点，将其分别归属于五行，如肝属于木，心属于火，脾属于土，肺属于金，肾属于水，并以五行的相生相克来说明脏腑组织之间生理上的互相联系和互相影响，如"金水相生""水火既济"等。同时以五行的关系及五脏的功能特点来说明人体健康的生理状态。如肝喜条达而恶抑郁，有疏泄的功能，属木；心之阳气有温煦的功能，属火，肝的疏泄功能正常，则气机调畅，气血和调，心情易于开朗，气和悦色，此为肝资生心（木生火）。五脏之间相互资生、相互制约的关系是人体健康的基础。

（二）说明人体疾病的病理变化

从五行学说可知，五脏之间在生理上存在着相生相克的联系，故病理上便存在着相乘相侮的相互影响。如肝气条达，可以疏泄脾脏的壅郁，以利于脾主运化功能的发挥，是为正常的木克土；若肝失疏泄，肝郁日久，无以制约于脾，则脾运化不健，出现面色黄，面部色斑沉着，并见食纳不振、胸闷等症状，则为木乘土的病理状态，即所谓"肝木乘脾"。

（三）指导疾病的诊断

人体疾病多表现为其皮肤、毛发、形体等外在的、局部的变化，这些外在的、局部的变化从中医学来认识，均与内在脏腑的功能活动失调，尤其是五脏的功能失调有关。临证时通过观察人体皮肤、形体及毛发等局部的症状，便可推断内脏病变的情况，此即所谓"有诸内者，必形诸外"。这其中包括两个主要方面：一是从本脏所主（有关）的色、味、脉来诊断本脏病。如面见黑色多为肾虚，面见黄色多为脾虚，面部青色多为肝病等；二是从他脏所主的色和脉来分析五脏疾病的传变。如脾主运化，可制止肾水泛滥，以保证肾主水功能的正常进行，若脾病面色黄黑，色斑沉着，可知脾病及肾（即土不制水）。

（四）指导疾病的治疗

人体各种疾病均是脏腑功能失调的外在反映。脏腑之间的功能之所以失调，是由于相互资生、相互制约的关系遭到破坏，因此，调整脏腑之间的功能，恢复脏腑之间正常的生克制化关系，便可治疗疾病，并可达到控制疾病传变的目的。如肾藏精以滋养肝之阴血，临床上见到肝阴不足为主的视物模糊，可通过补肾阴以使其目光明亮，这便是在"虚则补其母，实则泻其子"原则指导下，根据肝肾之间母子相生的关系制定的治疗大法——"滋水涵木"。再如因肝气郁结，肝失疏泄，以致食欲不振，面色萎黄，神疲乏力，胸闷喜叹息，可通过健脾益气，疏肝解郁的方法来治疗，以使患者食欲振奋，面色改善，调整精神状态，此即在"抑强扶弱"原则指导下，根据肝脾之间相克关系而制定的治疗大法——"抑木扶土"。

（五）指导日常养生活动

五行学说告诉我们，人体复杂的生命活动是以五脏为主体的脏腑功能活动的综合反映。因此，必须随时调整好五脏的生理功能，才能维护其协调平衡的状态。而五脏的生理平衡最主要的在于它们之间存在着相生和相克的"生克制化"，因此任何养生活动都不能破坏五脏之间这种正常的生理制约关系。如中医认为，情志分属五脏，各有其五行属性，因而情志之间也具有相互制约的关系，利用情志之间的五行相胜关系，通过以情胜情，来调理心神、和畅气机、恢复情志活动的正常状态，最终达到协调五脏、平衡阴阳的目的，这便是五行学说指导养生防病的重要体现。

第三章　气血津液理论与中医养生

第一节　气血津液理论

气、血、津液是构成人体和维持人体生命活动的基本物质。气是人体内活力很强、无形而运动不息的极其细微物质；血是运行于脉管中的红色液态物质；津液是体内一切正常水液的总称。从阴阳的相对属性来区分，气属阳，具有推动和温煦等作用，宜运行不息而不宜郁滞；血和津液为阴，具有滋养和濡润等作用，宜宁静、秘藏而不宜妄泻。

气、血、津液是人体生命活动的基本物质，其运动变化规律体现了生命活动的基本规律。气、血、津液的生成、代谢和输布，均有赖于脏腑经络及组织器官的生理功能活动，而脏腑经络及组织器官的生理活动又须依赖气的推动和温煦作用，以及血和津液的滋养和濡润作用。因此，气、血、津液与脏腑经络及组织器官的生理功能和病理变化有着密切的关系。

气血津液理论主要研究人体基本生命物质的生成、输布规律及其生理功能，从整体角度来研究构成人体和维持人体生命活动的物质基础，揭示人体脏腑经络等生理活动和病理变化的物质基础。

一、气

气的含义有哲学和医学之分。中医学在继承和发展中国古代哲学关于气学说思想的基础上，又结合了古人对人体生命现象的观察和认识，逐步形成了中医学的气学说理论，因此，中医学的气与古代哲学中的气之间有着密切的关联。但古代哲学的气学说是一种宇宙观和方法论，而中医学的气除了方法论的部分外，还包括了客观存在于人体内的、比较具体的气，是在体内不断升降出入运动的一种极其精微的物质，是构成人体和维持人体生命活动的基本物质。因此，它们又有一定的区别，不可完全混为一谈。中医学认为，气运行不息，推动和调控着人体内的新陈代谢，维系着人体的生命进程。气的运动停止，则意味着生命的终止。

（一）气的概念

中医学气概念的形成，一方面受到古代哲学气学说的渗透和影响。古代哲学家认为气是构成世界万物的最基本物质，它是不断运动的，宇宙间一切事物的发生、发展和变化，都是由气的运动变化而产生并调控的。这一思想对形成中医学气的基本概念，以及气的升降出入运动推动和调控人体生命活动等理论的构建，具有重要的方法学意义。另一方面也源于古人对人体生命现象的观察。古人通过对人体自身某些显而易见且至关重要的生命现象的观察，如呼吸时气的出入、活动时随汗而出的蒸蒸热气、饮食物在人体的进出等，逐渐产生了对气的朴素而直观的认识，并且通过气的功能活动和运动体悟到其物质存在的本质，于是在朴素认识逐渐积累的基础上，进行深入的推测、联想、抽象和纯化，逐渐形成了人体之气是人体内能不断流动的细微物质的概念。随着对气的认识的不断深入，对人体之气的来源、功能、运动规律和形式及其与脏腑功能的关系也有了较为系统的认识，从而形成了中医学的气学说理论。

1. 气是构成人体的基本物质

中医学从气是构成世界的最基本的物质基础这一观点出发，认为人是自然界的产物，与其他的宇宙万物一样，也都是天地之气相互交感的产物，是物质世界有规律地运动变化的结果。

古人观察认识到，男女生殖之精的结合便可产生新的生命个体，因此精是形成生命的物质基础。但中医学认为，精、血、津液等均可由气化所产生。因此，气才是构成人体的最基本物质。

2. 气是维持人体生命活动的基本物质

人体生命活动要想得到维持，就需要不断地从自然界摄取营养物质，而人体从自然界摄取的营养物质，又需要经过一系列的气化过程才能转化成机体自身的生命物质，以维持人体的生命活动。同时经过代谢后的废弃产物如汗、二便等也要靠气化作用才能排出体外。

人的精神活动是在人体机能活动的基础上产生出来的更为高级的生理活动。中医学认为，人的精神意识思维活动由心所主，但又分属于五脏，肝藏魂，心藏神，脾藏意，肺藏魄，肾藏志。而五脏精气是人体精神情志活动的物质基础，它也是经过气化的过程而产生的。因此，气是维持人体生命活动的最基本物质。

综上所述，气是存在于人体内的极其细微而又运动不息的生命物质，是生命活动的基本物质基础。人体的生命活动依赖于气的运动变化才能得以维持，"气聚则生，气散则死"。因此，中医学认为气是构成人体和维持人体生命活动的最基本物质。

（二）气的生成

人体一身之气是由先天之气、后天之气及自然界的清气，通过肺、脾胃和肾等脏腑生理功能的综合作用而生成的。

1. 气的主要来源

人体之气主要来源于先天之精所化生的先天之气、水谷精微之气所化生的水谷之气和人体吸入的自然界清气，三者结合，共同形成人体的一身之气，《内经》称之为"人气"。

（1）先天之气：这种先天之气来源于父母的生殖之精。人在尚未出生前，禀受父母的先天之精所化生的先天之气，成为人体一身之气的根本。

（2）后天之气：后天之气包括水谷精微之气和人体吸入的自然界清气。水谷精微之气来源于饮食物，饮食物被人体摄入后，经脾胃的受纳和运化作用，化生为水谷精微，由于其来源于饮食水谷，故而又称为"谷气"，布散全身后成为人体一身之气的主要组成部分。

吸入的自然界清气来源于自然界，但要靠肺的呼吸功能和肾的纳气功能才能进入体内。所吸入的清气参与人体之气的形成，并且人体需要不断地吐故纳新，以促进人体新陈代谢活动，因而它也是生成人体一身之气的重要来源，清气随呼吸运动源源不断地进入体内，不可间断。

2. 相关脏腑功能

从气的来源可以看出，人体之气的生成需要全身多个脏腑组织生理功能活动的综合协调，但其中尤以肺、脾胃和肾的生理功能最为重要。

（1）肺为生气之主：肺主气，司呼吸，对于气的生成具有重要作用。一方面，肺主人体呼吸之气，通过吸入清气、呼出浊气，将自然界的清气源源不断地吸入体内，同时不断地呼出人体代谢所产生的浊气，从而保证了体内之气的生成和代谢。另一方面，肺将吸入的自然界清气与脾所上输的水谷精微之气结合起来，生成人体的宗气。宗气积聚于胸中，走息道而行呼吸，贯心脉以行血气，下蓄丹田以资元气。因此，肺主气的生理功能正常，则清气就可以不断地被吸入体内，参与人体一身之气的生成。反之，若肺主气的功能失常，则清气吸入就会减少，宗气生成不足，导致人体一身之气衰少。

（2）脾胃为生气之源：脾主运化，胃主受纳；脾主升清，胃主降浊，二者纳运相济，升降相因，共同完成对饮食物的消化吸收过程，并将饮食物化生为水谷精微之气，布散全身脏腑经脉，成为人体一身之气的主要来源，所以脾胃又称为生气之源。只要脾胃的功能正常，气血生化就源泉不竭。反之，则水谷精微之气来源亏乏，影响人体一身之气的形成。

（3）肾为生气之根：肾藏人体先天之精气，其在气的生成过程中主要具有两个方面的作用：一方面肾中所藏的先天精气，是气的主要组成成分之一；另一方面，肾中所藏先天精气所化生的元气，是人体生命活动的原动力，激发和促进全身各个脏腑组织的生理功能，进而促进人体之气的生成。

总之，人体一身之气的生成，首先要来源充足，即先天之气、水谷精微之气和自然界清气必须源源不断地参与人体生命之气的生成；二要肺、脾胃、肾等脏腑的功能活动正常，其中尤其以脾胃的功能最为重要。若肾、脾胃和肺等脏腑的生理功能任何环节发生异常或彼此失去协调配合，都会影响气的生成及其功能的正常发挥，导致气虚等病理变化的产生。

（三）气的运动

1. 气机的概念

气机即气的运动。人体一身之气处于不断的运动之中，它流行于人体各个脏腑、组织、器官和经络当中，无处不到，时刻激发和推动人体各个脏腑组织的生理功能活动。气的运动一旦停止，人的生命活动也就随即终止了。

2. 气的运动形式

（1）气运动的基本形式：气的运动虽然有多种形式，但升、降、出、入是其最基本的四种运动形式。升，指气从下向上的运行；降，指气从上向下的运行；出，指气由内向外的运行；入，指气由外向内的运行。如呼吸，呼出浊气即是出，吸入清气即是入，而呼气是由肺向上经喉、鼻向外排出气体，既是出，又是升；吸气是气流向下经鼻、喉而进入肺脏之中，既是入，也是降。

人体气运动的升与降、出与入的运动具有矛盾的对立统一性，广泛存在于人体。虽然具体的某个脏腑局部的生理特点会有所侧重，如肝、脾主升，肺、胃主降等，但从整个机体的生命活动来看，升与降、出与入之间必须维持协调平衡。只有这样，才有人体一身之气的正常运动，各个脏腑的生理功能才能正常发挥。因此，气机协调平衡的升降出入运动是生命活动正常进行的基本保障之一。

（2）脏腑气运动的一般规律：气的升降出入运动，只有通过脏腑经络的生理功能活动才能得以具体体现。人体的脏腑、经络、形体、官窍等，都是气升降出入运动的场所。

由于每个脏腑的位置和生理特点的不同，其运动方式也各不相同。以五脏而言，心肺位在上焦，上者宜降；肝肾位在下焦，下者宜升；脾胃位居中焦，连通上下，为升降调节转输的枢纽。以六腑而言，传化物而不藏是其共有的生理特点，以通为用，以降为顺，在饮食物的消化吸收过程中，有着吸收水谷精微和津液，并参与全身代谢的作用，降是其总体特性，但降中寓升。以脏腑之间的关系而言，如肝主升发、肺主肃降、脾主升清、胃主降浊，肺主出气、肾主纳气，以及心肾相交等，都说明了脏与脏、脏与腑共同处于升降的统一体中。若以某一脏腑而言，其本身也具备升与降的统一，如肺的宣发肃降、小肠的分清泌浊等。总之，脏腑之气升降出入运动，在生理状态下应体现出升已而降，降已而升，升中有降，降中有升及出入平衡的特点和规律。由于人体各脏腑之气的运动协调，所以各脏腑之间气的升降出入运动就具有一个协调的对立统一的特点，从而保证了机体升清降浊，摄取精微，排泄糟粕，维持机体物质代谢和能量转换的动态平衡，共同保证整个机体的新陈代谢，促使生命活动得以正常进行。

（3）气运动的意义：气的升降出入运动，是人体生命活动的前提和基础，可以说没有气的运动，就没有生命活动。如先天精气、水谷精气和吸入的自然界清气，均要经升降出入才能布散全身，发挥其生理作用。而精、血、津液也必须要依赖于气的升降出入运动才能在体内不断地流动，以濡养全身。人体脏腑、经络、形体、官窍等的生理活动同样必须依靠气的运动才能完成，脏腑、经络和形体、官窍之间的相互作用也必须通过气的升降出入运动才得以实现。所以，整个人体的生命活动都离不开气的升降出入运动。同时，人与自然环境之间的联系，也离不开气的升降出入运动，如人之吸入清气，呼出浊气；摄入食物和水液，排出粪便、尿液和汗液等都是气运动的具体体现。

（四）气的生理功能

气既是构成人体的基本物质基础之一，又是推动脏腑功能活动的动力来源，从而起到维持生命活动的作用，所以，气对于人体具有十分重要的作用。人体之气的生理功能可归纳为以下几个方面：

1. 推动作用

气的推动作用，指气具有激发和推动人体生命机能的作用。气是具有很强活力的精微物质，能够激发和推动人体的生长发育，激发和促进脏腑、经络等组织的生理功能活动，推动血液的生成和运行，以及津液的生成、输布和排泄等。如元气具有促进人体的生长、发育，生殖机能和各脏腑组织生理功能活动的作用。血的生成和运行，津液的生成、输布和排泄，涉及多个脏腑的复杂生理过程，但从气对血和津液的作用来看，气既能促进血和津液的生成，中医有气能生血、气能生津的观点；气又具有推动血和津液运行全身的功能，故而又有气能行血、气能行津的观点。

当气的推动功能减弱时，会影响人体的生长、发育，甚至出现生长发育迟缓或生理机能的提前衰退，出现血和津液的生成不足、运行迟缓，以及输布、代谢和排泄的障碍等病理变化。

2. 温煦作用

气的温煦作用，指气有温暖的作用，《难经·二十二难》曰："气主煦之。"气是机体热量的来源，是机体内产生热量的物质基础。其温煦作用是通过激发和推动各脏腑组织器官的生理功能，以及促进机体新陈代谢来实现的。而气可分为阴阳，其中具有温煦作用者，为阳气。具体言之，气的温煦作用是通过阳气的功能而表现出来的。正如《质疑录》所言："人体通体之温者，阳气也。"

就营卫之气而言，卫气属阳，《读医随笔·气血精神论》曰："卫气者，热气也。凡肌肉之所以能温，水谷之所以能化者，卫气之功用也。"我们把维持人体生命活动的阳气称之为少火，《素问·阴阳应象大论》谓之："少火生气。"阳气对人体的生、长、壮、老、已有着至关重要的作用，《素问·生气通天论》有言："阳气者，若天与日，失其所，则折寿而不彰。"《质疑录》亦曰："气为生人少火，立命之本也。"

气的温煦作用对人体而言具有重要的生理意义：人体需要维持恰当的体温，即是依靠阳气的温煦作用来实现的；各脏腑、经络的生理功能活动，只有在气的温煦作用下才能得以正常进行；血和津液等液态物质，也都要在阳气的温煦作用下，才能正常循行。

气虚为阳虚之渐，阳虚为气虚之极。如果气虚并伴有温煦功能的减弱，则会出现畏寒肢冷、脏腑功能衰退、血液和津液的运行迟缓等虚寒性病理变化。

3. 防御作用

人体的防御作用是一个复杂的生理功能，气在这一功能中起着重要的作用。中医学用气的观点来解释疾病的产生，即疾病是"正气"和"邪气"相互作用的结果。多数疾病的发生和发展就是邪气作用于人体之后，人体正气抗邪，正邪相互斗争的过程。

分布于肌表的卫气能护卫人体肌表，抵御外邪入侵。皮肤是人体一身之藩篱，具有屏障保护作用。肺合皮毛，肺具有宣发卫气于肌肤皮毛，从而抵御外邪侵袭的生理作用。邪气侵入机体之后，机体的正气奋起与邪相抗，若是邪气迅即被正气驱除体外，机体则不会发生疾病，或发病轻微。在疾病的后期，邪气已较微弱，并且正气来复，此时正气促使机体进行自我修复，从而病愈康复。

总之，正气旺盛，其防御作用就正常，则邪气不能入侵致病，或发病轻微，即所谓"正气存内，邪不可干"。反之，则易感多病，治亦难愈。

4. 固摄作用

气的固摄作用，是指气对机体血、津液、精液等一系列液态物质的统摄，防止其无故流失的作用。气能统摄血液，维持其在脉中正常运行，防止逸出脉外；气能固摄汗液、尿液、唾液、胃液、肠液等，控制其正常分泌和有规律地适度排泄，防止其过多的无故流失；气能固摄精液，防止其过度溢泻。

若气的固摄作用减弱，则可导致体内液态物质的异常丢失。如气不摄血，可以致各种出血；气不摄津，可致自汗、多尿、小便失禁、流涎、呕吐清水、泄泻滑脱等；气不固精，可致遗精、滑精、早泄等。

气的固摄作用和推动作用之间彼此是相辅相成的关系。一方面，气推动血液的运行和津液的输布、排泄；另一方面，气又固摄着体内液态物质，防止其无故流失。气的这两个方面的作用相互协调，共同控制和调节着体内液态物质的正常运行及排泄，这是维持人体内液态物质正常代谢循环的重要环节。

5. 气化作用

气化，指通过气的运动而产生的各种变化。具体而言，指精、气、血、津液等各自的新陈代谢以及它们之间存在的相互转化。如：气、血、津液的生成，需要将饮食物转化为水谷精微，然后再生成气、血、津液；津液经过人体代谢，又会转化成汗液和尿液排出体外；饮食物经过脏腑的消化吸收后转化为糟粕排出体外等，也是气化作用的具体体现。

如果气化功能失常，则会影响到气、血、津液的新陈代谢，也会影响到汗液、尿液、糟粕等的排泄，从而导致人体各种代谢异常的病变。所以说，气化的过程，实质上是人体内物质代谢的过程，是物质转化和能量转化的过程。

6. 营养作用

气的营养作用，指气能为机体各个脏腑、组织、器官提供营养物质，以维持其正常的生理功能活动。主要体现在以下三个方面：①脾胃运化的水谷精微之气是化生气血的物质基础，而气血又是维持人体生命活动的物质基础；②卫气能够温养人体的肌肉、筋骨、皮肤、腠理等组织；③通过经络之气，起到输送精微物质、濡养全身脏腑组织的作用。

7. 中介作用

气充斥于人体内各个脏腑组织之间，是它们相互之间联系的中介。气是人体内感应传递信息的载体，各种生命活动的信息，可以通过气在体内的升降出入来感应和传递，从而形成了人体各个部位之间的紧密联系。机体所受到的外来的刺激信息感应传递于内脏，内脏的各种信息反映于体表，以及内脏之间各种信息的相互传递，都是以人体内无形之气作为信息的载体来实现的。如脏腑精气的盛衰可以通过气的负载和传导而反映于体表的相应部位；内部脏腑之间可以通过经络或三焦等通道，以气为载体，加强联系，维护彼此间的协调关系。再如针灸、按摩或其他外治方法的刺激，也是通过气的感应而传导作用于内在脏腑，从而达到调节机体生理活动的目的。

气的推动、温煦、防御、固摄、气化、营养和中介作用是相辅相成的，相互之间密切配合，共同维持人体正常的生理活动。其中，阳气发挥着推动、兴奋、温煦等作用，阴气发挥着宁静、抑制、凉润等作用，二者相反相成，对立统一，对于脏腑经络功能的协调平衡和精、血、津液有序的生成及运行输布，均具有重要的生理意义。

（五）气的分类

人体的气，从整体而言，由先天之气、水谷之气和自然之清气，经过肺、脾胃、肾等脏腑的综合作用而生成，并具有推动、温煦、防御、固摄、气化、营养和中介等作用，但由于其主要组成部分、分布部位和功能特点的不同，又可分为元气、宗气、营气、卫气等不同类型。

1.元气

（1）基本含义：元气又名原气、真气，是人体生命活动的原动力，是人体最基本、最重要的气。元气包括元阴、元阳两部分。

这里的元气概念应与古代哲学中的元气概念相区别。中国古代哲学认为，气是构成世界的本原物质，这一观点被两汉时期的"元气论"所同化，形成了所谓的"元气一元论"，即元气是构成天地万物的本原。

（2）生成与分布

①生成：元气根源于肾，由肾中所藏的先天精气化生而来。元气生成之后，又赖后天水谷精微之气的不断培育和充养，其正常的生理作用才能得以维持。因此，可将元气的生成概括为源于先天，而长于后天。元气充盛与否，不仅与来源于父母的先天精气有关，而且还与脾胃运化的后天水谷精微之气有关。若因先天精气不足而导致元气虚弱者，也可以通过后天适当的培育和补充而使元气得以充实。

②分布：元气发源于肾，而以三焦为通路，循行于全身，内而脏腑，外而肌腠，无处不至，作用于机体各个部分，发挥其生理功能。

（3）主要功能：元气是构成人体和维持人体生命活动的最根本的物质基础，是人体生命活动的动力之源，具有以下两个方面的功能：

①推动和调节人体的生长、发育和生殖。机体生、长、壮、老、已的自然规律，与机体中元气的盛衰密切相关。人从幼年开始，肾气与肾精逐渐得到充实，元气亦逐渐充盛，则有齿更发长等生理现象的出现。到了青壮年，肾气与肾精进一步盈满，元气更加充沛，机体也逐渐发育强盛，则出现真牙生、筋骨强健等生理现象，并逐渐具有了生殖能力。待到老年，肾气与肾精逐渐衰退，元气开始不足，形体也就逐渐出现衰老，全身筋骨运动机能下降，齿摇发脱，呈现出衰老之象。由此可见，肾气、肾精与元气是人体生长发育的根本。如果元气衰少，就会影响到人体的生长发育，小儿会出现生长发育障碍，如发育迟缓、筋骨痿软，即所谓"五迟""五软"等病理现象；成年人则出现未老先衰、齿摇发落等病理现象。

②推动和调控各脏腑、经络、形体、官窍的生理活动。元气为人体一身之气的根本，而元阴、元阳又是人体一身阴阳的根本，五脏阴阳皆以元阴、元阳为根本。故元气充足，则脏腑功能强健；若元气虚弱，则脏腑功能低下。

2.宗气

（1）基本含义：宗气又名大气，指积于人体胸中之气，是由肺吸入的自然界清气与脾胃化生的水谷精微之气结合而成。宗气在胸中汇聚之处，又称"上气海"，又称"膻中"。

（2）生成与分布

①生成：宗气以水谷精微之气和自然界的清气为主要组成成分。饮食物经过脾胃的受纳、腐熟、运化，化生为水谷精微之气，水谷精微之气又赖脾的升清作用而转输于肺，与肺吸入的自然界清气结合而化生为宗气。因此，肺的呼吸功能和脾胃的受纳、腐熟及运化功能正常与否，直接影响着宗气的盛衰。

②分布：宗气生成之后积聚于胸中，灌注于心肺之脉。其上行者出于肺，循喉咙而走息道，经肺的作用布散于胸中上气海；其下行者赖肺的肃降作用蓄积于丹田（下气海），并注入足阳明之气街（相当于腹股沟部位），下行于足。

（3）主要功能

①走息道而行呼吸：宗气上走息道，推动肺的呼吸，即"助肺呼吸"。凡语言、声音及呼吸等生理功能，均与宗气有关。故临床上出现语声低微、呼吸衰微、脉软弱无力等，均称作肺气虚弱或宗气不足。

②贯心脉而行气血：宗气贯注于心脉之中，能够促进心脏推动血液运行。凡气血的运行、心脏搏动的力量及节律等均与宗气有关。宗气充盛则脉搏缓和有力，节律一致；反之，则脉来躁急，节律不一，或虚弱无力。如《素问·平人气象论》说："胃之大络，名曰虚里，贯膈络肺，出于左乳下，其动应衣（手），脉宗气也。"虚里穴发于左乳下，相当于心尖搏动的部位，因此，可以依据此处搏动的状况来测知宗气的盛衰。若其搏动正常，表明宗气充盛；若其搏动过于躁急，甚至引衣而动，则表明宗气大虚；若其搏动消失，则是宗气亡绝之象。

由于宗气对呼吸运动及血液的正常运行都具有推动作用，因而可以影响到人体多种生理活动。凡气血运行、肢体活动、耳目视听、言语声音、呼吸及脉搏强弱节律等，都与宗气盛衰有关。

③下资元气：宗气自上而下分布，蓄积于脐下丹田之处，以资养元气。先天精气与宗气相合，则成人体一身之气。人体一身之气的盛衰，主要取决于宗气，而宗

气的生成又取决于脾、肺两脏的功能是否正常，及饮食营养是否充足均衡。因此，一身之气的不足，在先天主要责之于肾，在后天则主要责之于脾肺二脏。

3. 营气

（1）基本含义：营，有营养、营运之意。营气，即指行于脉中而具有营养全身作用的气。因其富有营养，故称为"营气"或"荣气"。营气行于脉中，与血液并行，是形成血液的重要组成部分，二者不可分离，故常"营血"并称。营气与卫气的区别在于，营行脉中，卫行脉外；卫属阳，营属阴，故营气又称为"营阴"。

（2）生成与分布

①生成：营气由脾胃运化的水谷精微中的精纯轻柔部分化生而来。

②分布：营气行于经脉中，与血液并行，运行于人体全身各个部位，内而脏腑，外而皮毛，循环往复，营周不休，发挥其滋润和营养的生理作用。

（3）主要功能

①化生血液：营气和津液是形成血液的两个最重要的组成部分，营气注于脉中，变化而赤，成形成血。

②营养全身：营气循脉管流注于全身，五脏六腑、四肢百骸、皮毛腠理皆可得到营气的滋养。若营气不足，则会引起血虚以及全身脏腑组织因得不到足够营气的滋养而造成其生理功能下降的病理变化。

4. 卫气

（1）基本含义：卫，有护卫、保卫之意。卫气是行于脉外而具有护卫作用的气。卫气相对于营气而言属于阳，故又称"卫阳"。

（2）生成与分布

①生成：卫气来源于脾胃运化的水谷精微中慓疾滑利的部分。卫气和营气虽然都来自于脾胃运化的水谷精微之气，但性质上仍有一定的区别，营气比较轻柔，而卫气比较慓悍。

②分布：卫气，其性刚强，慓悍滑利，不受脉道的约束，行于脉外，外而皮肤，内而脏腑，布散全身。

（3）主要功能：卫气主要有防御、温养和调节的作用。《灵枢·本脏》曰："卫气者，所以温分肉，充皮肤，肥腠理，司开阖者也。"即是对其三个功能的高度概括。

①防御作用：卫气具有防御外邪入侵的作用。卫气借助于肺气的宣发作用，布

散于肌表，发挥着护卫肌表的作用，抵御外来邪气。卫气充盛则肌表固密，不易受到外邪的侵袭；卫气虚弱则常会因为感受外邪而发病。

②温养作用：卫气具有温养全身的作用。内在的脏腑，外在的肌肉皮毛皆要得到卫气的温养，才能发挥各自正常的生理功能。卫气充足，机体能够得到温养，则可以维持人体适当的体温；若卫气不足，则温煦的作用下降，易受到风寒湿等阴邪乘虚侵袭，出现寒性病变；若卫气壅阻于局部，蓄积不散，则可出现阳盛的热性病变。

③调节作用：卫气能够通过调节腠理的开阖，进而调节汗液的排泄。通过调节汗液的适度排泄，以维持机体相对恒定的体温，从而保证机体内环境与外环境之间的协调平衡。当卫气虚弱时，则调控腠理的作用失职，可以出现无汗、多汗或自汗等汗出异常的病理现象。

卫气的这三个功能是相互关联和协调统一的。抵御外邪的入侵与腠理是否正常开阖的关系极为密切。若腠理疏松，汗液自出，则易于遭受外邪侵犯；而腠理紧密，则外邪难以入侵。在调节体温方面，卫气温煦的作用也与腠理的开阖密切相关，只有温煦的升温作用与出汗的降温作用之间不断地协调平衡，人体的体温才能保持正常。如若温煦作用太过，同时汗出不及，则会出现身热无汗；如若温煦作用不及，且汗出过多，则会导致肤冷多汗。

营气与卫气尽管都来源于水谷精微之气，但在性质、分布及功能上仍有一定的区别。在性质上，营气精纯轻柔，属阴，富有营养作用；卫气慓疾滑利，属阳，易于流行。在分布上，营气行于脉中；卫气行于脉外。在功能上，营气参与血的化生，并具有营养全身的功能；卫气有防卫、温养和调控腠理的功能。机体内部的阴阳双方具有协调统一的特性，故营卫调和才能维持人体正常的体温和汗液的排泄，人体才具有旺盛的抗邪能力和脏腑正常的生理活动。若营卫失和，则会出现恶寒发热，无汗或汗多，"昼不精夜不寐"，以及抗病能力低下而易于发生外感病等病理现象。

人体之气，除上述元气、宗气、营气、卫气外，还有脏腑之气和经络之气。脏腑之气和经络之气是人体一身之气的一部分，一身之气分布到某一脏腑或某一经络，即成为某一脏腑或某一经络之气。这些气是构成各脏腑、经络的基本物质基础，还肩负着推动和维持各脏腑、经络生理活动的作用。

另外，在中医学中"气"这个名词还有多种其他含义。如：将体内不正常的水液称作水气；将中药的四种性质称为四气；将致病的六淫称为邪气；将自然界风、寒、暑、湿、燥、火六种正常的气候变化称作六气等。这些"气"的含义都与本章所论述的人体之气在概念上有一定的区别。

二、血

（一）血的概念

血是循行于脉管之中而富有营养作用的红色液态物质，是构成人体和维持人体生命活动的基本物质之一。

脉是血液运行的通道，具有约束血液运行的作用，故又称为"血府"。但在某些原因的作用下，血液在脉中运行迟缓涩滞，瘀滞不行则成为瘀血。若因外伤等原因，血液逸出脉外而不能继续在脉中运行，导致出血，则称为"离经之血"。离经之血若不能及时排出或消散，即可变为瘀血。离经之血及瘀血一旦形成，就失去了血液的正常生理功能，甚至还会对人体造成伤害。

（二）血的生成

血液是以水谷精微之气和人体所藏的精髓为主要物质基础，在脾胃、心肺、肝肾等脏腑的共同生理功能的作用下生成的。

1.血液化生的物质基础

脾胃所运化的水谷精微之气是化生血液的主要物质基础。《灵枢·决气》指出："中焦受气取汁，变化而赤，是谓血。"这里的"气"是指来自于中焦脾胃所化生的精微物质中的营气；而"汁"是指来自于中焦脾胃所运化的精微物质中的津液。二者进入脉中，变化形成红色的液态物质，即为血液。因此，水谷精微是化生血液的主要物质基础，营气和津液是构成血液的两种主要成分。

另外，肾之精气也是化生血液的基本物质。精血之间存在着相互资生和相互转化的关系，即精可以化血，血也可以生精。

2.血液生成与脏腑的关系

（1）脾胃：营气和津液是构成血液的两种主要成分，而此二者都来源于脾胃所运化的水谷精微之气，故称"脾胃是气血生化之源"。脾胃运化功能是否正常以及饮食营养的状况，都会影响血液的化生。若脾胃运化功能强健，饮食物营养充足，则血液生化有源；若脾胃功能虚弱或营养摄入长期不良，均会导致血液化生乏源，从而导致血虚的各种病理变化。

（2）肝肾：肝主疏泄，可以调畅气机，应春季生发之气，有助于脾、肾等脏腑生理功能的正常维持。肾藏精，精生髓，精髓是化生血液的基本物质之一。同时肾精充足，肾气充沛，也可促进脾胃等脏腑的生理功能，有助于血液的化生。因此，肾中精气充足，则血液化生有源；若肾精亏损，或肾不藏精，则会导致血液生成不足。

（3）心肺：心肺的生理功能在血液的生成过程中也担当重要作用。由水谷精微所化生的营气和津液，由脾上输至心肺，与肺吸入的自然界清气相结合，贯注心脉，在心气化赤的作用下，变成红色的血。

可见，血液的产生是在多个脏腑的共同作用下才得以完成的，其中以脾胃的生理功能尤为重要。

（三）血的循行

血行于脉管之中，循环不已，如环无端，流布全身，以及其营养全身的生理功能，需要依靠多个脏腑生理功能的协调，同时又受多种因素的影响。

1. 血液运行与脏腑的关系

（1）心：心主血脉，心气的推动作用是保证血液在脉中正常运行的根本动力。心脏搏动功能正常，中医称之为"心气充沛"。心气充沛，则血液运行的动力十足，血行正常；心气不足，推动血行无力，则出现血液运行迟缓甚或瘀阻的病理变化。因此，心在血液循行中起着主导作用。

（2）肺：肺在血液运行中的作用主要体现在：①肺主人体一身之气，调节全身气机运行，在气的推动作用下，血得以运行全身；②肺朝百脉，主治节，具有辅心行血的作用；③宗气贯心脉而行气血，亦能促进血的运行。

（3）肝：肝在血液运行中的作用主要有：①肝主疏泄，调畅气机，气运行畅通则血运行亦畅通，气滞则血瘀。气机调畅是保证血行畅通的一个重要前提；②肝有藏血和调节血量重新分配的作用，可以根据人体各个部位的生理需要，及时调节循环血量，维持整个人体血流量的平衡；③肝藏血的功能也可以防止血逸出脉外，避免出血的发生。因此，若肝疏泄失职或肝不藏血，则可导致血行不畅，或出血的病理变化。

（4）脾：脾主统血，五脏六腑之血全赖脾气统摄。若脾气健旺，就能统摄血液在脉中运行；脾失健运，统摄失职，则会引起各种出血。

可见，血的正常运行，与心、肺、肝、脾等脏腑的功能密切相关，其中尤以心最为重要。心气的推动、肺的调节、肝的疏泄是维持血正常运行的重要因素；而脾的统摄及肝的藏血功能则是固摄控制血正常运行的重要因素。这两种因素的协调平衡，即心、肝、脾、肺等脏生理功能之间的相互协调，是保证血液正常运行的必要条件。其中任何一个脏的生理功能失调，都会引起血行异常的病变。如，心气不足，则血运无力，可以形成血瘀；脾气虚弱，则统摄无力，可导致多种出血；肝疏泄失职，抑郁不畅可致瘀血，而肝气上逆则可致出血。

2. 影响血运行的因素

（1）气的推动作用：血属阴，主静，血的运行需要气的推动。若气的推动功能减弱，则会导致血运行迟缓。

（2）气的固摄作用：血应行于脉管之中，不可逸出脉外，而这需要依靠气的固摄作用来维持。若气虚统摄失职，则会导致各种出血。但气的推动作用与固摄作用之间又必须保持协调平衡，才能保证血的正常运行。

（3）气的温煦作用：血得温则行，遇寒则凝。气适度的温煦作用，是保证血的寒温适度和正常运行的重要因素。若阳气不足，温煦失职，则血脉凝结阻滞；但气有余便是火，火热又能动血，会迫血妄行，导致出血。

（4）脉：血行脉中，脉又称为"血府"，脉对血的运行有约束作用。如《灵枢·决气》称脉能"壅遏营气，令无所避"。因此，脉道的完好无损与通畅也是保证血液正常运行的重要因素。

（5）血的质量：包括血的清浊、黏稠状态等，都会影响血的运行。若血中痰浊较多，或血液黏稠，皆可致血行瘀滞不畅；若阳邪侵入人体，或内生火热，会发生阳热亢盛的病理变化，进而导致出血；若阴邪侵袭，或寒从中生，则会发生阴寒偏盛的病理变化，导致脉道涩滞不畅，使血行变缓，甚至出现瘀血。

（四）血液的生理功能

1. 濡养滋润全身脏腑组织

血以水谷精微之气为物质基础，内含丰富的营养物质，沿脉管循行于全身，内而脏腑，外而皮肉筋骨，不断地濡养和滋润全身各脏腑组织器官，以维持正常的生理功能，保证人体生命活动正常进行。《难经·二十二难》将血液的这一重要功能概括为"血主濡之"。

血的濡养作用可以从面色、双目、肌肉、皮肤、毛发、肢体运动等方面得到反映。血的濡养作用正常，则面色红润，视物清晰，肌肉丰满，肌肤和毛发有光泽等。当血的濡养作用减弱时，机体除脏腑功能低下外，还可出现面色不华或萎黄、视物昏花、肌肤干燥、毛发焦枯、肢体或肢端麻木、运动不灵活等病理现象。

2. 神志活动的物质基础

人的精神活动也必须要得到血的营养，才能发挥正常。因此，若血液充盈，则精力充沛，神志清晰，感觉灵敏，思维敏捷；若血液亏虚，或血行异常，就可能出现不同程度的精神情志方面的病理表现，如精神疲乏、健忘、失眠、多梦、烦躁、惊悸，甚至神志恍惚、昏迷等。

三、津液

（一）津液的概念

津液，是机体内一切正常水液的总称，包括各脏腑组织官窍内的液体及其正常的分泌物，如胃液、肠液、唾液、关节液、泪、涕及各种组织间液等。津液是构成人体的重要组成部分，也是维持人体生命活动的基本物质之一。

津液可分为津和液两种，他们均源自于脾胃所运化的水谷精微，且彼此之间可以相互转化、补充。在生理和病理上，两者之间的相互影响十分密切，故虽在理论上有津和液的区分，但常常津液并称，并不做严格区分。二者的主要区别在于：从阴阳属性来看，津属阳，液属阴。在生理上，津具有质地较清稀，流动性较大，布散于体表皮肤、肌肉和孔窍，并能渗入血脉内，起滋润作用的特点；液具有质地较浓稠，流动性较小，灌注于骨节、脏腑、脑、髓等，起濡养作用的特点。病理上则有"伤津"和"脱液"之分。

（二）津液的代谢过程

津液的代谢过程，包括津液的生成、输布和排泄，是一个极其复杂的生理过程。这一过程涉及多个脏腑组织的生理功能，包括胃的摄入、脾的转输、肺的宣发肃降、肝的疏泄、肾的主水和小肠的泌别清浊等。

1. 津液的生成

（1）脾胃运化：胃主受纳腐熟，具有"游溢精气"而吸收饮食水谷部分精微的作用。脾主升清，能运化水液精微，并将所运化的水液精微上输心肺，而后输布全身。

（2）小肠主液：小肠泌别清浊，吸收饮食物中大部分的营养物质和水分，再由脾而布散全身，进而再将水液代谢产物输入膀胱，并把糟粕下输于大肠。

（3）大肠主津：大肠接受小肠下注的饮食物残渣和剩余水分后，将其中部分水液进一步吸收，使残渣形成最终的粪便而排出体外。

可见，津液的生成主要与脾、胃、小肠、大肠等脏腑的生理功能有关。胃肠中的水谷精微和水液必须通过脾的运化才能生成为津液并布散全身。若脾气的运化及胃肠的吸收功能不足或失调，都会影响津液的生成，导致津液不足相关病变的产生。

2. 津液的输布

（1）脾气散精：脾主运化水谷精微，通过其转输功能，一方面将津液上输于肺，由肺的宣发和肃降作用，将津液输布至全身脏腑、形体和官窍；另一方面，又可直接将津液向人体四周布散至全身。《素问·玉机真脏论》将脾的这种功能概括为"以灌四傍"。若脾失健运，津液输布代谢障碍，则会导致水液停聚，产生痰饮，或出现水肿、胀满痞塞等病证。

（2）肺主行水：肺主通调水道，为"水之上源"。肺接受由脾上输而来的津液后，一方面通过宣发的作用，将津液向上、向外输布至人体上部和体表；另一方面通过肃降的作用，将津液向下、向内输布至人体下部和内部脏腑，并将脏腑代谢后产生的废弃液体向肾和膀胱输送。若肺气宣发肃降失职，则水液输布失常，津液运行受阻，水液停聚而为痰饮，甚则水泛为肿。

（3）肾主水：肾对津液的输布过程起着主导作用。其机理主要有两个方面：一是肾藏先天精气，肾中精气对整个人体的生理功能起到推动和调控的作用，自然也包括水液的输布代谢。如脾的散精、肺的通调水道，以及小肠的泌别清浊等，都离不开肾中精气的激发和推动。二是肾本身也是参与津液输布代谢的一个重要环节。由脏腑代谢产生的废弃水液，由肺气的肃降作用向下输送到肾和膀胱，经过肾气的蒸腾和气化作用进一步划分清浊，将其中的清者重新吸收，并参与全身的水液代谢，而将其浊者转化为尿液排出。因此，若肾气虚亏，必然影响津液的正常输布、代谢和排泄，出现津液代谢障碍，甚至产生水肿等病理变化。

（4）肝主疏泄：肝主疏泄，能调畅气机，气能行水，气行则津行，肝气的适度疏泄促进了津液的输布和流通。若肝失疏泄，气机郁结，往往就会影响津液的输布，而产生痰饮、水肿以及痰气互结的梅核气、瘿瘤、鼓胀等病证。

（5）三焦决渎：三焦为"决渎之官"，是水液和元气运行的通路。三焦的通利保证了各个脏腑输布津液道路的畅通，津液才得以升降出入，在体内正常地流注布散。若三焦水道不利，会导致水液停聚，进而引发多种病证。

可见，津液在体内的输布主要依靠肾气的蒸腾、脾气的运化、肺气的宣降、肝气的疏泄和三焦的通利作用共同实现的。

3. 津液的排泄

津液的排泄主要通过尿液、汗液、粪便和呼气等方式来完成，因此，与肾、肺的生理功能密切相关。由于尿液是津液排泄的最主要途径，因此肾的生理功能在津液排泄中具有极其重要的作用。

（1）肾司二便，与尿液和粪便的排泄密切相关：通过肾气的蒸腾气化作用，将脏腑代谢后的津液下输到肾，进一步划分为清浊两部分，清者重新吸收布散至全身，浊者则成为尿液并贮存于膀胱，当贮存的尿液达到一定量的时候，就会在肾气的激发推动作用下排出体外。尿液的排泄是人体津液排泄的最主要途径，而在尿液贮存于膀胱的过程中，是不会随时排出的，这又有赖于肾气的固摄作用。所以尿液的生成和排泄均依赖于肾气的蒸腾气化功能。此外，大肠的传导同样也受到肾气气化功能的调节，大肠排出粪便时，会随糟粕带走一些水分，同样也是津液排泄的一条途径。若肾气的蒸腾气化作用失常，则可引起津液排泄障碍，而出现水肿等病变。

（2）肺气宣发，与汗液和呼气的排泄密切相关：肺通过宣发作用将津液外输至体表皮毛，经过代谢，在气的蒸腾激发作用下，形成汗液排出体外。因此，汗液的排出也是津液排泄的另一条重要途径。此外，肺在呼气时也会随之带走一些水液，这也是津液排泄出体外的一个途径。若肺气的生理功能失常，宣发失司，则会导致汗液排泄的异常。

总之，津液的生成、输布和排泄过程，是诸多脏腑功能相互协调、密切配合的结果，其中尤以脾、肺、肾三脏最为重要。肺主宣发肃降和通调水道，脾主运化水湿，肾主水，张介宾将此概括为"其标在肺，其制在脾，其本在肾"。如果脾、肺、肾及其他相关脏腑的功能失调，则会影响津液的生成、输布和排泄，导致津液的生成不足，或消耗过多，或输布与排泄障碍、水液停滞等多种病理改变。

（三）津液的生理功能

1. 滋润濡养脏腑组织

津液是液态物质，有着较强的滋润作用；津液中含有营养物质，又有着丰富的濡养作用。滋润和濡养二种作用相辅相成，难以分割。不过，由于津的质地较清稀，故其滋润作用较明显；而液的质地较浓稠，其濡养作用较明显。布散于体表的津液能滋润皮毛肌肉，渗入体内的津液能濡养脏腑，输注于孔窍的津液能滋润鼻、目、口、耳等官窍，渗注骨、脊、脑的津液能充养骨髓、脊髓、脑髓，流入关节的津液能滋润骨节屈伸等等。若津液不足，失去滋润与濡养的作用，则会使皮毛、肌肉、孔窍、关节、脏腑以及骨髓、脊髓、脑髓的生理活动受到影响，脏腑组织的生理结构也可能遭到破坏。

2. 化生血液

津液入脉，成为血液的重要组成部分。津液在营气的作用下，共同渗注于脉中，化生为血液，以循环全身发挥滋润、濡养作用。

津液还有调节血液浓度的作用。当血液浓度增高时，津液就渗入脉中稀释血液，并补充了血量；当机体的津液亏少时，血中之津液可以从脉中渗出脉外以补充津液。由于这种脉内外的津液互相渗透，故机体就可以根据生理病理变化来调节血液的浓度，保持了正常的血量，起到了滑利血脉的作用。由于津液和血液都是水谷精微所化生，二者之间又可以互相渗透转化，故有"津血同源"之说。

3. 调节人体阴阳

正常情况下，人体阴阳之间处于相对的动态平衡。津液作为阴性的一部分，对调节人体的阴阳平衡起着重要作用。人体会根据体内的生理状况和外界环境的变化，通过津液的自我调节使机体阴阳平衡保持在正常状态，以适应外界的变化。如寒冷时，皮肤汗孔闭合，汗液排出减少，人体津液多下入膀胱，使小便增多；夏暑季节出汗多，则津液减少下行，使小便减少。当体内水液不足时，则通过多饮水以增加体内津液，由此可调节机体阴阳平衡，从而维持人体正常的生命活动。

4. 排泄代谢废物

津液经过代谢后，在排出体外的过程中，能把机体代谢所产生的各种废弃产物带出体外，从而起到排泄废物的作用，避免了代谢所产生的有毒废物在体内蓄积，保证人体正常的生命活动。若这一作用受到损害而发生障碍，就会使代谢产物滞留于体内，产生多种病理变化。

四、气血津液之间的关系

（一）气与血的关系

人体是一个有机的整体，气与血同源于脾胃化生的水谷精微，在生成和输布等方面关系密切。气有推动、激发、固摄等作用，血有营养、滋润等作用。气是血液生成和运行的动力，血是气的化生基础和运行的载体，二者的这种关系可概括为"气为血之帅，血为气之母"。

1. 气为血之帅

（1）气能生血：气能生血有两个方面的含义：一是气化是血液形成的动力。从摄入的饮食物转化为水谷精微，再从水谷精微转化为营气和津液，最后从营气和津液转化成赤色的血液，其中每一个转化的过程都离不开气化的作用。二是营气是形成血的主要成分之一。气充盛则化生血的功能就强，血就充足；气不足则化生血的功能就弱，易于导致血虚病变。气旺则血足，气虚则血亏。临床上治疗血虚病变的时候，常大量配以补气药，其原理即在于此。

（2）气能行血：气能行血，指气是推动血运行的动力根源。一方面气可以直接推动血的运行，如心气、宗气都参与推动血的运行；另一方面气还可促进脏腑的生理功能活动，进而推动血的运行，如元气。故气的正常运行，是保证血液正常运行的重要前提。气行则血行，气滞则血瘀。气若是运行发生紊乱，升降出入失常，就会影响血的正常运行，出现血的妄行。如气逆则血亦随气而逆行于上，气陷则血亦随气下陷等。

因此，临床上在治疗血行失常的病变时，常配合补气、行气、降气、升提等药物，即是气能行血理论的实际应用。

（3）气能摄血：气能摄血指气对血的固摄作用。气的固摄作用使血正常循行于脉管之中而不逸于脉外。气能摄血具体体现在脾能统血的生理功能。脾气充足，统摄功能正常，可保证血行于脉中而不致逸出脉外，从而保证了血的正常运行及其濡养功能的正常发挥。若脾气虚弱，统摄失职，则会导致各种出血病变，临床上称之为"气不摄血"或"脾不统血"。因而治疗这些出血病变的时候，常用健脾补气的方法，补气以摄血。临床中发生大出血的危重证候时，用大剂量补气药物来摄血，即是这一理论的具体体现。

2. 血为气之母

（1）血能生气：血能生气，指气的充盛及其功能发挥离不开血的濡养。气存在于血之中，血在人体各个部位不停地运行，同时不断地为气的生成和功能活动提供营养，以维持气生理功能的正常。故血足则气旺，血虚则气衰。临床中，血虚的病人通常兼有气虚的表现，其道理即在于此。

（2）血能载气：气属阳，主动；血属阴，主静。气必须依附于血或津液才能在人体中得以保存，故血能载气是指气存于血之中，依附于血才不致散失，赖血的运载而运行全身。因此，血虚的病人，也就会出现气虚的表现。而大失血的病人，气亦随之大量脱失，称之为"气随血脱"。

总之，血属阴，气属阳，一阴一阳，相互维系，是人体生命活动正常进行的保证。血气不和，则百病丛生。

（二）气与津液的关系

1. 气对津液的作用

（1）气能生津：津液的生成依赖于气的气化作用，正常的气化是津液得以生成的前提。津液根源于饮食水谷，饮食水谷经脾胃运化、小肠泌清别浊、大肠主津等一系列脏腑生理功能的作用后，其中精微的液体部分被人体吸收，化生津液并输布全身。在津液生成的一系列气化过程中，涉及诸多脏腑之气的作用，尤其是脾胃，起到至关重要的作用。脾胃等脏腑之气充盛，则人体化生津液的力量就强，津液就充足；若脾胃等脏腑之气虚亏，则化生津液的力量减弱，就会导致津液不足的病变产生，此时的治疗往往采取补气生津的方法。

（2）气能行津：气是津液在体内正常输布运行的动力来源，津液的输布、代谢和排泄的生理活动离不开气的推动作用和升降出入的气化运动。"气行则津行，气滞则津停"。津液由脾胃化生之后，经脾、肺、肾及三焦之气的升降出入运动，推动津液输布到全身各处，发挥其正常的生理作用。此后，代谢所产生的废弃液体和人体多余的水分，会转化成汗液、尿液或水气排出体外。津液在体内输布转化及排泄的一系列过程都是以气化为前提才得以完成的。若气虚，气化和推动能力减弱，或气机不畅，气化受阻，皆可引起津液的输布、代谢和排泄的障碍，形成痰饮水湿等病理产物，病理上称之为"气不行水"或"气不化水"。反之，由于某些原因，使津液的输布和排泄受阻时，气的升降出入运动亦随之而不畅，则称作"水停气滞"。这是在临床上常常将行气与利水方法并用以治疗水肿的理论依据。

（3）气能摄津：气的固摄作用可以防止体内津液无故大量流失，气通过对津液排泄的有效控制，维持体内津液量的相对恒定。如卫气掌控汗孔开合，固摄肌腠，防止津液过多外泄；肾气固摄下窍，使膀胱能正常贮存尿液，不致使津液过多排泄等，都是气对于津液的固摄作用的具体体现。若气的固摄功能减弱，则会出现多汗、自汗、多尿、遗尿、小便失禁等诸多病理现象。临床上往往采取补气的方法以控制津液的过度外泄。

2.津液对气的作用

（1）津能生气：由饮食水谷化生的津液，由脾的升清布散，上输于肺，再依赖肺的宣降和通调水道的作用，下输肾和膀胱。津液在输布的过程中对各脏腑起到滋润和濡养的作用，使各个脏腑之气得以正常的化生，并敷布于全身各处的组织、形体、官窍，促进全身正常的生理活动的产生。因此，津液亏乏不足，也会引起气的虚少。

（2）津能载气：津液是气的载体之一。在血脉之外，气升降出入的运行必须依附于津液，才能得以正常进行，否则会使气漂浮消散而无所依附。因此，津液的丢失，必定会导致气的耗损。如暑热病证，不仅耗伤津液，而且会因为气随汗液外泄，而出现少气懒言、体倦乏力的气虚表现。而在大汗、大吐、大泻等津液大量丢失之时，气亦随之大量外脱，称之为"气随津脱"。"吐下之余，定无完气"就是尤在泾对这种病理现象的高度概括。因此，临床在使用汗、吐、下法之时，必须做到有节制，中病即止，勿因使用过度而导致其他变证。

（三）血与津液的关系

血、津液都是液态物质，与气相对而言，其性质均属于阴。在生理上，血和津液二者之间存在着互相转化和互相补充的关系；病理上，二者之间也会互相影响。"津血同源"就是对二者之间这种一荣俱荣、一衰俱衰关系的高度概括。

1. 血对津液的作用

运行于脉中的血，渗出于脉外便转化为具有濡养作用的津液，以濡润脏腑、组织、形体和官窍，还可弥补脉外津液的不足，有助于津液的输布代谢。其中，津液可转化为汗液排泄于外，故又有"血汗同源"之说。若血虚不足，尤其是在失血时，脉中血少，不足以转化为津液，反而需要脉外津液进入脉中加以补充，就会导致津液不足的病变，出现口渴、尿少、皮肤干燥等症状。此时，不能对血虚患者使用发汗的治疗方法，以免进一步加重血虚。故《伤寒论》中有"衄家不可发汗"和"亡血家不可发汗"之诫。

2. 津液对血的作用

津液是生成血液的主要成分之一。首先，由中焦水谷之气化生的津液，在心肺的作用下，进入脉内，与营气相合，转化成为血。其次，布散于肌肉、官窍、腠理等处的津液，也可不断地渗入孙络，对血进行化生和补充。因此，当出现饮食水谷摄入不足，或脾胃功能虚弱，或大汗、大吐、大泻，或严重烧烫伤时，脉外津液会受损不足，此时不仅不能进入脉内以补充化生成血，脉内的津液反而渗出脉外，以补充脉外津液的耗损，因此可导致血的亏损不足，或血过于浓稠、流行不畅的病变。此时不能再用放血或破血的治疗方法，以防血和津液的进一步耗伤。

总之，血与津液都是循行于周身的液态物质，不仅同源于水谷精微之气，而且在运行输布过程中也是相辅相成，互相转化，津可入血，血可生津，二者一损俱损、一荣俱荣，故有"津血同源"之说。在病理上血与津液也相互影响。血病能及津液，津液之病亦能及血；水肿可导致血瘀，瘀血亦可导致水肿。另外，血和津液还可同时发病，如妇女经闭时出现的水肿，外伤瘀血时出水肿等。由于血与津液在病理上常常互相影响而并存，故在治疗上也应注意兼顾。

第二节　气血津液理论在中医养生中的应用

一、气在中医养生中的应用

气对于中医而言有着特别重要的意义，对中医养生亦是如此，从某种意义上说，养生就是养气，疾病则产生于气。如《难经·八难》曰："气者，人之根本也。"《素问·举痛论》曰："百病生于气也。"

中医认为气是构成人体及促发人体生命活动的根源，因此，保证气的充足——培补元气就成为养生的首要任务。张景岳《类经·论活类》言："人之所赖者，唯有此气耳。气聚则生，气散则死。"《类经·运气类》亦言："盖以天地万物皆由气化，气存数亦存，气尽数亦尽，所以生者由乎此，所以死者亦由乎此。此气之不可不宝，能宝其气，则延年之道也。"说明气在人体中的重要功能，在于推动人体的生长、发育，温煦各个脏腑经络等组织器官的生理功能。气所具有的运行血液、输注津液、温煦脏腑、消化食物、吸收营养、濡润筋骨、固摄血液和五液、化生精血、防御病邪、延年益寿等等功能，无一不是在元气的推动下，以不同的性质、形式，运行全身，起着各自独特的生理作用。徐大椿在《医学源流论·元气存亡论》中指出，培补元气为"医家第一活人要义""元气者，视之不见，求之不得，附于气血之内，宰乎气血之先""若元气不伤，虽病甚不死；元气或伤，虽病轻亦死……有先伤元气而病者，此不可活者也"。若元气不足则生命力减弱，精神萎靡，血气乘乱。《素问·评热病论》所谓"邪之所凑，其气必虚"，即指出气的防御作用减弱，全身抗病能力下降，是导致疾病产生的主要因素。

生命活动的始终，即气的流通是生命活动的基本特征。人居"上下之位，气交之中"，人体生命活动离不开升降出入这一规律。正如《素问·六微旨大论》所云："升降出入，无器不有。"人体脏腑经络、气血津液、营卫阴阳，无不有赖于气机升降出入而相互联系。而人体的生命活动，内而消化循环，外而视听言行，无不是脏腑之气升降出入的体现。《吕氏春秋·先己》中说："用其新，弃其陈，腠理遂通，精气日新，邪气尽去，及其天年。"说明"精气日新"才能"邪气尽去"，从而达到恢复健康、却病延年的目的。张仲景在《金匮要略·脏腑经络先后病脉证第一》中也强调："五脏元真通畅，人即安和。"所以，维持气机运行调畅对于养生而言十分重要，也是中医养生的原则之一。否则就会出现气机失调，如《素问·六微旨大论》所言："出入废则神机化灭，升降息则气立孤危，故非出入，则无以生长壮老已；非升降，则无以生长化收藏。升降出入，无器不有。器散则分之，生化息矣。"《丹溪心法·六郁》亦言："气血冲和，万病不生，一有怫郁，诸病生焉。"《吕氏春秋·尽数》则指出："流水不腐，户枢不蠹也。形气亦然，形不动则精不流，精不流则气郁。郁处头则为肿为风，处耳则为挶为聋，处目则为蔑为盲，处鼻则为鼽为窒，处腹则为张为疛，处足则为痿为蹶。"说明"精不流"而"气郁"，可以引起许多病证，气郁在哪一部位，哪一部位就要生病。《素问·调经论》说："五脏之道，皆出于经隧，以行血气，血气不和，百病乃变化而生。"《素问·热论》说："荣卫不行，五脏不通，则死矣。"这些都说明精气郁滞，不但可以引起疾病，甚至可危及生命。

气之运行畅通之所以具有养生的作用，其原理在于：第一加强气化，疏通气机。在气的推动下，上焦气机通畅，则心肺功能强健，正常发挥心主血脉和肺主一身之气的作用，即"上焦如雾"；中焦气机畅达，则脾胃之运化之机畅达，清气得升，浊气得降，即"中焦如沤"；下焦气机调达，则肾阳充沛，能够发挥其温煦脏腑经络，主司水液气化的作用，即"下焦如渎"。三焦之气化通调，则可以协调全身气机升降出入的正常进行。第二平衡阴阳，调和气血：通过气的运行，促进阴阳二气间的平衡，有利于疏通血气，令其条达，而致和平。对于气的养护，具体方法包含以下两个方面：

（一）合理补益

从人体气的产生过程来看，与气相关的主要脏腑有肾、脾、肺三脏，古人根据三脏在气生成过程中的不同作用，将其分别总结为：肾为气之根、脾胃气之源、肺为气之主。

1. 养护肾气

（1）节欲固元：中医学认为，肾中精气是人体生命的活力源泉。古人对节欲存精、固护肾气极为重视，如《素问·上古天真论》主张"不妄作劳"，春秋时期的《左传》倡导"爱欲静之"，明代《图书编》强调"欲固寿命之原，莫先于色欲之戒"。《千金要方·遣林养性第二》曰："若夫人之所以多病，当由不能养性。平康之日，谓言常然，纵情恣欲，心所欲得，则便为之，不拘禁忌，欺罔幽明，无所不作，自言适性，不知过后一一皆为病本。"

（2）补益肾中元气：张景岳云："善补阳者必于阴中求阳，阳得阴助而生化无穷。"常用金匮肾气丸加减。其法理精明，功专力强。唯附桂二药，过于辛热，若久服多有温燥之弊，故常需减量，或换用他药。主火论者赵养葵亦主张阴阳两补，他在《医贯》中说："节斋云：人之一身，阴常不足，阳常有余，况节欲者少，纵欲者多，精血既亏，相火必旺，火旺则阴愈消，而痨瘵咳嗽咯血、吐血等证作矣。故宜常补其阴，使阴与阳齐，则水能济火，而水升火降，斯无病矣。"此外，《世补斋医书》所载补肾延寿丹，《寿亲养老书》中的金髓煎，《千金方》的枸杞煎，《名医验方类编》的不老丹，《中藏经》的延寿酒，以及《卫生方》的固本酒等，也都行之有效。常用药物有：枸杞、山萸肉、菟丝子、生熟地黄、桑葚子、刺五加、巴戟天、肉苁蓉、川续断、核桃仁、杜仲、肉桂、制附片，淫羊藿、紫河车等。其中刺五加、紫河车尤为重要。刺五加有"去风湿，壮筋骨，顺气化痰，添精补髓，益肾壮元"之功效，久服可延年益寿。据传鲁定公、张子产、杨建始、王叔牙等人，长期饮用五加酒，皆延年益寿。李时珍在《本草纲目》中亦有"宁得一把五加，不要金玉满车"之说。《本草经疏》认为，紫河车"乃阴阳补虚之药，有反本还元之功"。《扶寿精方》载："一妇年六十，衰惫日侵，用此味加补血药作丸服即效。自后自制常服，寿至九十，强健如壮。"

（3）导引养元养生：此法是在意念的主导下，通过"调心""调息""调身"三个环节，疏通经络，调和气血，使气归丹田，增强体质，以却病延年。常用导引法有八段锦、太极拳、易筋经等。

2.顾护脾胃

（1）温食：胃为五脏六腑水谷之海，有腐熟之功；脾主运化，运输水谷精微至全身。脾胃功能的正常发挥均需要依赖阳气的温运，阳气即腐熟运化的动力，故脾胃最忌寒凉，寒凉易伤脾胃。如果过食寒凉，伤及脾胃，或食生冷，致寒积于中，阳气被寒邪遏制不得温运，一则腐熟运化无力，二则导致气滞疼痛。因此老年人脾胃养生，一定要忌食生冷，慎用寒凉药物，同时也要避免寒冷袭身。如因外受寒凉或阳虚致胃脘隐痛，腹胀便溏，可煎服生姜、干姜或以生姜在神阙、关元、中脘等穴位进行隔姜灸。平时亦可饮服姜茶以温暖脾胃。水果营养丰富，富含多种维生素，但对老年人而言，冬季不可进食过多寒凉水果，特别是进食后有胃脘部不适者则应该禁食水果。冬季进食水果时，可在进食前先用微波炉适当加热，以外部微温为宜，这样水果既不变质变味，又减少了寒凉之性，是冬季老年人进食水果的一种好办法。

（2）和降：胃为六腑之一，以通为用，以降为顺；脾为五脏之一，以升清为用。脾气的升清和胃气的降浊，二者相辅相成。老年人脾胃功能下降，升降功能减弱，如再加上胃疾，往往容易导致脾气不升，胃气不降，出现胃气上逆，脘腹胀闷不舒，嗳气频频等。为了顺应脾胃清升浊降的生理特点，老年人切忌暴饮暴食，进食速度要适当放缓，进食量以七八分饱为宜，可以少食多餐，且以清淡易消化食物为主，少食油腻煎炸食物。平时适量进食萝卜以顺气、降气。此外，腰带不宜束得过紧，以免影响胃气下降。

（3）润泽：脾胃位于中焦，互为表里。胃喜润恶燥，脾喜燥恶湿。湿困脾土，则脾运失常，胃气不降；燥伤胃阴，则干涸失濡，腐熟无力。因此老年人，宜少食辛辣，以免烧灼胃津，腐熟无力，胃气不降；少食油腻或甜食，若过食肥甘厚味，生湿助热，影响脾的运化，可致津升受阻。老年人平时可多食用山药、百合、枸杞子以润胃养胃；食茯苓、砂仁、苡仁健脾去湿。

3. 调养肺气

（1）调节起居："生命在于运动"，适当的体育运动不仅能强身健体，而且能补益肺气，增加肺活量，提高肺的抗病能力。可根据自己的爱好、体质、条件、环境，选择适当的运动方式，如太极拳、八段锦、五禽戏、现代健身操等，以"形劳而不倦"为度，持之以恒，有规律的锻炼能增强肺气。同时，在运动时可配合呼吸吐纳之法。

吐纳之法就是通过调整呼吸来养生，"口吐浊气，鼻吸清气"，实为呼吸操，是养生的重要方法之一，主要目的在于通过加强肺功能的锻炼，增大肺活量，尤其是肺部功能也能得到锻炼，提高整个肺的呼吸功能；增加血氧含量，净化全身的血液。有节奏的呼吸，有助于心脏功能。同时，使腹部运动活跃，起到按摩内脏的作用；使大脑有充分的氧气供应，提高大脑的功能。因此，孙思邈强调："善摄养者，须知调气方焉，调气方疗万病大患，百日生须眉。"孙思邈之高寿就是吐纳调气养生效果的很好例证。

但在运动锻炼的同时，还应注意避免不良刺激，如烟草、空气污染、油烟、异味等，尤其一些空气污染严重的地区。可去郊外踏青，呼吸新鲜空气，这也是一种养肺的办法。因为郊外的空气中可吸入颗粒少，负氧离子丰富，对肺有保健作用。

（2）通腑气以肃肺："肺与大肠相表里"是中医脏腑学说基本理论之一。《灵枢·经脉》曰："肺合大肠，肠者，传导之府……肺手太阴之脉，起于中焦，下络大肠，还循胃口，上膈属肺……其支者，以腕后直出次指内廉，出其端。"又曰："大肠手阳明之脉，起于大指次指之端……下入缺盆，络肺，下膈，属大肠。"可见肺与大肠是通过经络建立联系的，构成了脏腑阴阳表里两经的络属关系。大肠正常的传化功能，既有赖于肺的宣发肃降，也有助于肺宣发肃降。腑气不通，浊气上逆乘肺，如若再受外邪侵犯，则容易出现咳、痰、喘等肺系症状，正如《灵枢·四时气》曰："腹中常鸣，气上冲胸，喘不能久立，邪在大肠。"这提示我们，尤其是患慢性肺系疾病的患者，日常生活中要多进食富含纤维素食品，养成定时排便的习惯，必要时可适当服用药物以保持大便通畅。通过通腑促进排便泄浊或排气，降低腹压，使膈肌运动幅度增大，改善患者的呼吸功能；通过通腑可排除糟粕及肠道的有害物质，促进机体的新陈代谢，使肺脏正常发挥宣发肃降、通调水道等作用，从而达到"通腑护肺"的目的。

（二）舒畅气机

1. 养神

《灵枢·九针十二原》云："粗守形，上守神。"从养生的角度讲就是首先要放松肌肉，进而达到心灵的放松，本质上就是要守神。换句话说，外在的形式是次要的，内在的精神安宁才是最根本的。《类经·摄生类》指出："神若出，便收来，神返身中气自回，此言守神以养气也。"《素问·灵兰秘典论》云："心者，君主之官也，神明出焉。"又云："主明则下安，以此养生则寿；主不明则十二官危，以此养生则殃。"《灵枢·口问》也指出："心者，五脏六腑之大主也。"人的心理和生理活动都是由心主使的，神由心所发，而心之神又是肾中精气上承所致，神若内守，则心火自降，归于肾元，如是则精神互根，精神互用，精气不衰。凡是劳心耗神的行为均是对人体的损伤，破坏了精神之间的升降互根，耗损的是人体真气。

很多医家的著述中都能体现出养神在中医养生中的重要性，张湛在《养生集·叙》中提到："养生大要，一曰啬神，二曰爱气，三曰养形，四曰导引，五曰言语，六曰饮食，七曰房事，八曰反俗，九曰医药，十曰禁忌。"《本草衍义》云："然保养之义，其理万计，约而言之，其术有三：一养神，二惜气，三堤疾。"均将养神放在养生的第一位。《养生类纂》引用《文子》所言："太上养神，其次养形，神清意平，百节皆宁，养生之本也；肥肌肤，充腹肠，开嗜欲，养生之末也。"《养生类纂》引《云笈七签》云："夫人只知养形，不知养神；不知爱神，只知爱身；不知形者载身之车也，神去则人死，车败则马奔，自然之至理也。"《韩非子》亦言："神不注于外则身全，全之谓得。得者，得身也。"司马迁在《史记·太史公自序》中云："夫神者，生之本；形者，生之具也。神大用则竭，形大劳则毙，形神早衰，欲与天地长久，非所闻也。故人所以生者，神也；神之所托者，形也，神形离别则死，死者不可复生，离者不可复返，故乃圣人重之。"这些都凸显了养生首重养神的思想。养神的方法主要有以下几方面：

（1）清静养神：《素问·上古天真论》中指出："是以志闲而少欲，心安而不惧，形劳而不倦，气从以顺，各从其欲，皆得所愿……所以能年皆度百岁而不衰。"即节制对私欲对名利的奢望，可减轻不必要的思想负担，使人心情舒畅，从而促进身心健康。《医学入门·保养说》中云："主于理，则人欲消亡而心清神悦，不求静而自静也。"明确私欲之害，以理收心。《医钞类编》云："养心则神凝，神凝则气聚，气聚则神全，若日逐攘扰烦，神不守舍，则易衰老。"所谓凝神，即是心神集中专注一点，不散乱，不昏沉。万全在《养生四要·慎动》中对清静养神的意义进行了概括："正养此心，使之常清常静，常为性情之主……故心常清静则神安，神安则七神皆安，以此养生则寿。"只有心里安宁了，才可以长寿。

（2）修德养神：《中庸》云："大德必得其寿。"意指讲道德的人，待人宽厚大度，才能心旷神怡，体态安详得以高寿。唐代孙思邈在《千金要方·卷二十七·养性》中指出："性既自善，内外百病皆悉不生，祸乱灾害亦无由作，此养性之大径也。"明代龚廷贤在《寿世保元》中亦言："积善有功，常存阴德，可以延年。"明代王文禄在《医先》中云："养德、养生无二术。"可见，古代养生家把道德修养视为养生的根本。虽有一定局限性，但其积极的一面对道德修养和养生延年还是有益处的

（3）四气调神：顺应四时气候的变化以调摄精神情志，保持机体内阴阳的相对平衡，达到身体健康和防病的目的。具体而言春三月应"以使志生"，即要保持情志充满生机；夏三月应"使志无怒""若所爱在外"，即保持情志充沛旺盛；秋三月应"使志安宁""无外其志"，即保持情志安逸宁静；冬三月应"使志若伏若匿"，即保持情志安静。

（4）情绪乐观：《素问·举痛论》云："喜则气和志达，营卫通利。"孔子在《论语》中说："发愤忘食，乐以忘忧，不知老之将至云尔。"可见保持乐观的情绪和心态对保证身心健康有很好的作用。

2. 调息

即调整呼吸的方法。如《类经·摄生类》中指出："善养生者守者，此言养气当从呼吸也。"《摄养枕中方》云："善摄养者，须知调气方焉，调气方疗万病大患。"中医认为，当气血处于静止状态，人体的生命活动就不能正常进行，就会发生各种病变。调息的宗旨，就是促使人体的气血运行，将病理状态转变成正常的生理状态。人体气血的运行，是借助呼吸活动来完成的。呼吸中枢对心血管中枢的影响，在医学界经过多年的争论，目前已成为肯定的事实。临床观察，长呼气血管扩张，血压下降；长吸气，血管收缩，血压上升。控制口鼻呼吸，能有效地使人体的气血运行。

现代医学研究发现，人体组织细胞间氧化反应所释放出来的能量，是人体生命活动所需能量的主要来源，这种氧化反应就是人体组织细胞间的内呼吸，而通常的

口鼻呼吸（外呼吸）是人体内有限范围内的呼吸活动，真正能产生巨大能量的呼吸活动是人体内数千亿个细胞间的内呼吸。《方壶外史》中云："息有二焉，曰凡息，曰真息。凡息不停，则真息不动。"凡息指口鼻呼吸，真息指人体的内呼吸。调呼吸的特点，不是加强口鼻呼吸，而是尽量削弱口鼻呼吸，通过削弱口鼻呼吸，达到加强内呼吸的目的，从而祛病延年。

调息时要求从容不迫、轻松自然地控制口鼻呼吸；姿势不限，站、坐、卧、行均可。用鼻呼吸，缓慢吸气后，不要马上呼气，而是处于不呼不吸的闭息状态，当感到憋气时，慢慢地将气呼出，不可一呼即尽，呼尽时再次适当闭息，当闭不住时，再缓慢吸气，周而复始。开始时，闭息时间不可太久，以能忍耐为限，闭息时间应逐步延长。吸气和呼气时不要用力。最好空腹时练习。一般人很容易将呼吸次数从每分钟 16 ~ 18 次（一呼一吸为一次），减少到每分钟 7 ~ 8 次，而绝大多数人通过锻炼后，在短期内可将呼吸次数减少到每分钟 3 ~ 5 次而不感到憋气的内呼吸状态。此时，全身会出现较强的热感，全身微循环显著改善，体质明显增强。

3. 形体锻炼

中国的养生，历来重视形体运动，把运动锻炼看作生命之本和强体之根，通过锻炼形体促进气机畅达。古人有"运动以却病，体活则病离"之说。形体锻炼在强身健体、延年益寿中的作用是非常重要的。华佗曾说："动摇则谷气得消，血脉流通，病不得生。"适当的形体锻炼能够促进气血循环的畅通，增强脏腑功能，加强心脏耐劳，稳定血压，降低血脂，从而有利于动脉粥样硬化的预防和控制，防止冠心病；形体锻炼有助于增加肺活量，提高肺的换气能力，增强机体的卫外功能，更好地适应气候变化，并有助于减少呼吸道疾病的发生；形体锻炼还能增强脾胃的运化功能，改善肝肾功能，增强睡眠，使人精力充沛，筋骨强壮。古今许多名人都谈到运动有益于人体健康。清·曹庭栋在《老老恒言·卷一·散步》中云："饭后食物停胃，必缓行数百步，散其气以输于脾，则磨胃而易腐化。"又曰："散步者，散而不拘之谓，且行且立，须得一种闲暇自如之态。"清·张应昌编的《清诗锋·徐荣支劝民卜》曰："不见闲人精力长，但见劳人筋骨实。"清代梁章钜在《履园丛话·水利》中讲："善养生者必使百节不滞，而后肢体丰腴，元气自足。"蔡元培在《蔡元培全集·运动会的需要》中指出："人的健全，不但靠饮食，尤靠运动。"朱德元帅曾讲："锻炼身体要经常，要坚持，人同机器一样，经常运动才能不生锈。"可见，强身健体是贯穿人一生的一个重要养生措施，贵在坚持和循序渐进，不可偏废。洪昭光教授说过："步行运动坚持下去，可以代替很多保健品。""最好的医生是自己，最好的药物是时间，最好的心情是宁静，最好的运动是步行。"

二、血在中医养生中的应用

中医认为，血是构成人体的重要组成部分，其主要作用是为全身脏腑组织输送营养物质，维持机体的新陈代谢。如《素问·调经论》云："人之所有者，血与气耳。"《景岳全书》云："人有阴阳，即为血气。阳主气，故气全则神旺；阴主血，故血盛则形强。人生所赖，惟斯而已。"人之生生不息，与气血和畅密切相关。气血以经络为载体方能正常运行，即经络有"行气血，营阴阳，决生死，处百病"的功效。《灵枢·平人绝谷》曰："血脉和利，精神乃居。"《素问·生气通天论》云："气血以流，腠理以密，如是则骨气以精。谨道如法，长有天命。"血液在脉中运行不息，流布于全身，环周不休，以营养人体的周身内外上下。如《灵枢·营卫生会》谓："营在脉中，卫在脉外，营周不休，五十而复大会，阴阳相贯，如环无端。"《医经必读》也谓："脉者血脉也，血脉之中气道行焉，五脏六腑以及奇经，各有经脉，气血流而复始，循环无端，百骸之间，莫不贯通。"

至于世人不能终寿的原因，《灵枢·天年》有论："其不能终寿而死者，五脏皆不坚，使道不长，空外以张，喘息暴疾，又卑基墙，薄脉少血，其肉不石，数中风寒，血气虚，脉不通，真邪相攻，乱而相引，故中寿而尽也。"说明人之正常生命的维系，有赖于气血通畅，一旦内虚而中外邪，则"血气虚，脉不通"，导致人的衰老或影响人的正常寿限。《灵枢·天年》以十岁为期进行年龄分期，阐述了生理衰老过程中血气盛衰通滞状态："人生十岁……血气已通……二十岁……血气始盛……三十岁……血脉盛满……四十岁，五脏六腑十三经脉皆大盛似平定……六十岁……血气懈惰。"《素问病机气宜保命集》中记载："五十岁至七十岁……血气凝泣。"可见，血气由盛至衰，由通畅至懈惰乃至凝泣的过程贯穿于人生、长、壮、老的整个生命历程，也提示人在衰老过程中有潜在的血虚和血瘀证。因此，我们在养生时需要关注对血的养护，其总体原则有两条：一是保证血量的充足，防止血虚的发生。二是维持血畅通的状态，防止脉不通的出现。《内经》中关于气血与健康夭寿的论述，成为后世诸多衰老学说的理论根源。

就血的生成而言，《内经》认为，中焦脾胃乃血之化生的主要场所，而脾胃的运化功能在血化生过程中发挥着重要作用，如《灵枢·决气》曰："中焦受气取汁，变化而赤，是谓血。"血的生成主要是在脾的运化作用下形成的，因此，养护脾之运化可以预防血虚的产生。

中医认为，血化生于五谷，五谷为血化生的物质基础。如《素问·邪客》曰："五谷入于胃也，其糟粕、津液、宗气，分为三隧。故宗气积于胸中，出于喉咙，以贯心肺，而行呼吸焉；营气者，泌其津液，注之于脉，化而为血。"亦如《素问·痹论》所曰："营者，水谷之精气也。"食物五味协调，脏气和谐，则气血生化有源。《素问·脏气法时》云："酸走筋，辛走气，苦走血，咸走骨，甘走肉。"若五味偏嗜，则脏气偏盛偏衰，从而影响气血的化生，甚至发生血病。如《素问·生气通天论》中曰："阴之五宫，伤在五味。"《素问·五脏生成》曰："多食咸，则脉凝涩而色变。"

气血运行正常，人就健康长寿；反之，人就早衰病夭。随着年龄的增长，气血日益衰减，人逐渐衰老，如《灵枢·营卫生会》所论述："壮者之气血盛，其肌肉滑，气道通，荣卫之行，不失其常……老者之气血衰，其肌肉枯，气道涩，五脏之气相搏，其营气衰少而卫气内伐……"血瘀气滞的发生率随年龄增长呈正相关。老年机体都有明显的血瘀征象，老年常见病也多与瘀血有关，血瘀是最常见的导致衰老的致病原因。血行不畅，脉道不通的形成不是单一的病理过程，常伴随着其他病理改变而发生。张景岳认为人之气"盛则流畅，少则壅滞，故气血不虚不滞，虚则无有不滞者"。人的一生，伴随着生、长、壮、老、已的生命过程，由于内外因素的影响，气血瘀滞是很常见的现象。危亦林《世医得效方》曰："人之有生，血气顺则周流一身，脉息和而诸疾不作；气血逆，则运动滞涩，脉息乱而百病生。"因此气血瘀滞、脉息逆乱是衰老及相关疾病发生的重要原因。又"肝能斡旋一身之气血阴阳"，故朱丹溪指出："气血冲和，万病不生，一有怫郁，诸病生焉。"人生诸病，皆生于郁。而气郁血瘀常并共并存。唐容川则指出："痰水之壅，由瘀血使然……血积日久，亦能化为痰水。"血瘀与痰浊亦常并见。何梦瑶在《医碥》中更明确指出："气、血、水三者，病常相因。"

至于血瘀对健康的危害，以及如何防治血瘀以养生、益寿延年，先贤们亦有深刻的认识。华佗认为运动能使"血脉流通，病不得生"，并创"五禽戏"以养生延年。王清任在《医林改错》中指出："元气既虚，必不能达于血管，血管无气，必停留而瘀。"又云："血府，血之根本，瘀则殒命。"提示随着人体元气渐虚，日益衰老，血瘀是必然产物，且严重影响着健康和寿命。张子和在《儒门事亲》中言："养生与攻疴本自不同，令人以补剂疗病，宜乎不效……陈莝去而肠胃洁，癥瘕尽而荣卫昌，不补之中有补存焉。"王肯堂在《证治准绳》中说："夫人饮食起居，一失其宜，皆能使血瘀滞不行，故百病由污血者多。"倡养生当以通为补，攻中寓补，赋补以新意。

血运行不畅，即可在体内产生瘀血，瘀血一旦形成则又会导致人体出现一系列的相关病证。在临床中，瘀血可以导致多种疾病产生，如心血管疾病、脑血管疾病、妇科疾病、周围血管疾病等，根据《中国心血管病报告》（2012）统计，我国目前心血管病患者人数为 2.9 亿，每 10 秒钟就有 1 人死于心血管病；2011 年，我国急性心肌梗死患者的住院总费用为 49.9 亿元，颅内出血为 141.6 亿元，脑梗死为 223 亿元。可见针对瘀血致病的早期预防已是刻不容缓。

针对血的具体养生方法可参考如下内容：

一是谨防"久视伤血"。中医认为"目得血而能视"。长时间看书、看报、看电视等，不仅会损伤眼睛的视物功能，还会耗血。一般目视 1 个小时左右，就应适当活动一下，使眼部肌肉得到放松，以缓解疲劳。

二是不可劳心过度。人的血液循环同心有关，大脑的血液靠心脏源源不断供给。若思虑过度，挖空心思，就会耗伤心血。因此老年人，尤其是血虚体质的老年人不可用脑过度。一旦感到大脑疲劳时，就要调节一下，或倾听鸟语，或观赏风景，使人心情愉快，精神振奋，尽快消除大脑疲劳。

三是饮食调养。平时可常食桑葚、荔枝、松子、黑木耳、菠菜、胡萝卜、猪肉、羊肉、牛肝、羊肝、甲鱼、海参等食物，这些食物都有补血养血的作用。而活血的食物有山楂、金橘、慈姑、空心菜等。体质偏寒的可以配合韭菜、洋葱、大蒜、桂皮、生姜等；体质偏热的可以常吃生藕、黑木耳、竹笋、紫皮茄子、油菜、魔芋等。但是，中医认为"血得温则行，遇寒则凝"，所以，性凉的食物不宜进食过量，或者需要配温性食物一起吃。菇类养肝护肝，还能防癌抗癌，很适合瘀血体质者食用。水产类则有螃蟹、海参。瘀血体质的人还可少量饮酒，因为酒有温经活血通络的功效，但要注意量不可多，以免伤肝。酒以红葡萄酒、糯米甜酒为佳，既能活血化瘀，而且对肝脏也不会有严重影响，也适合女性饮用，尤其是平时痛经、经血暗黑、月经血块多、月经推迟者。醋具有软化和保护血管的作用，适合中老年人瘀血体质和有心脑血管疾病倾向者。此外，玫瑰花、茉莉花泡茶喝，有疏肝理气、活血化瘀之功，加些蜂蜜更好。瘀血体质的人不宜吃收涩、寒凉及冰冻的东西。

四是加强精神修养。血虚的人时常精神不振，失眠，健忘，注意力不集中，故应振奋精神。正如吴师机所说："七情之病也，看书解闷，听曲消愁，有胜于服药者矣。"当烦闷不安、情绪不佳时，可以听听音乐，欣赏幽默剧，可使精神振奋，排解忧愁。

五是经常参加体育锻炼。《灵枢·经脉》云："经脉者，所以决生死，处百病，调虚实，不可不通。"中医认为"通则不痛，痛则不通"。据观察，经络不通、气血不调者，其肢体两侧的体温不等或高低悬殊；锻炼后，其值趋向相等或差数明显变小。同时还观测到，当锻炼进展到一定程度，体内气血运行会发生调节性改变。由于血液呈现再分配状态，出现末梢血管扩张，微循环改善，组织血流量增加，局部温度升高等现象。用热像仪观察，锻炼时气到之处，亮度由暗变亮，其亮点并随意念的移动而移动。局部测温发现，锻炼时较锻炼前温度提高 2℃ ~ 4℃。意到气到的部位，其区域性血流量也增加 30% 左右。同时测出血浆内的多巴胺活性降低，嗜酸粒细胞有所增加，红细胞和血红蛋白有所增长，白细胞吞噬作用提高，血浆皮质素分泌量减少一半。这些都表明，传统体育养生锻炼可以调和气血，疏通经络，达到防病治病的功效。

太极拳是集防身、健身、修身及艺术欣赏于一体的中国优秀传统体育项目。拳路整体以浑圆为本，一招一式均由各种圆弧动作构成，其拳理是以"太极"哲理和中医经络学、脏腑学、精气神养生学以及阴阳学为指导，形在"太极"，意在"太极"，故而得名太极拳。练习时要求动静结合，内外合一，形神兼备，浑然一体，体现出"太极"之内涵。太极拳蕴含着中国传统哲学中的养生思想和伦理观念。

常打太极拳可以流通气血，保护心血管系统的健康。现代医学认为，神经-内分泌-免疫调节系统的功能正常，人体生理活动才能正常，而上述调节系统功能的正常，又依赖于血液供应及中医的气血流畅。《灵枢·本脏》说："人之血气精神者，所以奉生而周于性命者也……故能形与神俱，而尽终其天年。"太极拳之所以有助于健康，首先是通过一种特殊的运动形式使全身气血充分通达。练习时要求心静体松，气沉丹田，呼吸自然，行拳时特别强调用意识引导动作，表现在外部是神态鼓荡，姿势复杂多变，隐于内则是神聚气敛，"以心行气"。这种特有的形式可以促进和加强"内气"在体内的运行，从而推动和加速体内气血运转，去浊生新，起到通经络、调阴阳的作用。还要求整个身肢在放长的情况下进行着绞来绞去的缠丝运动，这种运动形式不但使肌肉本身的弹性得到良好的锻炼，而且提高了血液循环的速度，有利于恢复因血行受滞引起的病证。同时对于降低血压也有显著效□。这是因为在肌肉收缩过程中能产生三磷酸和腺苷酸等有扩张血管作用的产物，□于扩大血管沟通的横截面，而且在进行节节贯穿的活动中，肌肉内开放的微血管□也增加了许多倍，因此可使血压降低。据有关资料报道，常年习练太极拳的老□压平均为 134/80mmHg，而普通老人则为 154/82mmHg。此外，太极拳在放松状□下连绵不断、川流不息、节节贯穿的运动形式还可使整个四肢、躯干的关节、肌肉得到活动，在流通气血的同时，加速了静脉淋巴的回流，因而在一定程度上有减轻心脏负担，保持血管弹性，延缓脑血管动脉硬化的作用。对防治中老年人高血脂、冠心病、中风等病证有显著疗效。我国养生专家蔡武承曾做过一项调查，一组打拳老人，练拳前心血管疾病患者占 7 成，练拳两年后全部患者临床均有改善，其中显效者占 64%。

六是药膳结合抗衰防老。《素问·至真要大论》言："气血和平……长有天命。"气血的充盈和调平衡是保持人体健康长寿的必备条件。《重订灵兰要览》说："气与血，犹水也，盛则流畅，少则壅滞。"中老年人气血易虚易瘀，尤应注意补气活血。医家们发现许多益气中药具有良好的抗衰老作用，活血化瘀药可降低血液黏稠度，改善微循环，定期服用益气活血药及相类的药膳，可加速血液循环，保持脏腑功能正常，提高机体抗病能力，达到延缓衰老的目的。常用的补血活血类药膳见附件。

七是注意经络调养。主要的经络和穴位，有任脉的神阙；背部膀胱经的膈俞、肝俞、委中，肝经的太冲、曲泉、期门；胆经的日月、五枢、维道；脾经的血海、三阴交；心包经的内关；大肠经的合谷、曲池。方法有点按穴位、温灸、刮痧、敷贴、照射、推拿等。经常按压刺激神阙、膈俞、肝俞、太冲、三阴交、委中、曲池，有很好的活血通络功效，它们的作用有点类似于当归、益母草、田七、山楂等。如果妇科月经方面有问题，常用的穴位有太冲、五枢、维道、血海、三阴交、合谷。如果有心胸、肝胆慢病，取膈俞、肝俞、内关、期门、日月、曲泉等穴位。

附：常用药膳

补血活血类

1. 补血生血类

（1）首乌枸杞粥：首乌、枸杞各 20g，粳米 60g，红枣 15 枚，红糖适量。煮粥，有养血功效。

（2）猪肝粥：猪肝（其他动物肝脏也可）100～150g，粳米 100g。先将猪肝洗净切碎，与粳米一同入锅，加水 1000g 及葱、姜、油、盐各适量，先用旺火烧开，再转用文火熬煮成稀粥。日服 1 剂，分数次食用。

（3）党参煲红枣：党参 15g，红枣 15 枚，煎汤代茶饮。

（4）麦芽糖煲红枣：麦芽糖 60g，红枣 20 枚，加水适量煮熟分次食用。

（5）杞子红枣煲鸡蛋：枸杞 20g，红枣 8 枚，鸡蛋煮熟后剥壳再煮片刻，吃蛋饮汤。

（6）当归羊肉汤：将山羊肉 400g 切块，黄芪、党参、当归各 25g（纱布袋装），同放砂锅内，加水 1000g，文火煨煮，至羊肉烂时放入生姜 25g 和食盐适量，吃肉喝汤，经常食用。

（7）莲子桂圆汤：莲子、桂圆肉各 30g，红枣 20g，冰糖适量。将莲子泡发后去皮、心洗净后，与桂圆肉、红枣一同放入砂锅中，加水适量煎煮至莲子酥烂，加冰糖调味。睡前饮汤吃莲子、红枣、桂圆肉，每周服用 1～2 次。

2. 活血化瘀类

（1）调元沙律（瘀体方）：紫椰菜 25g，苹果 50g，黑木耳 25g，鲜蘑菇 50g，莲藕 25g，山楂泥 25g，红花泥 25g，盐、沙律酱。将紫椰菜、黑木耳、鲜蘑菇切丁飞水，苹果去皮、去核切丁，莲藕洗净去皮切丁。分别放入盛器内，加盐、山楂泥、红花泥、沙律酱调和即可。功能：活血化瘀、强心、止血、消肉积。

（2）山楂内金粥：山楂片 15g，鸡内金 1 个，粳米 50g。将山楂片文火炒至棕黄色，然后与粳米同煮至烂。鸡内金（鸡的砂囊内壁）用温水洗净，并于 37℃烘箱中烘干，研成细末，倒入煮沸的粥中，即熄炉火，略等片刻即成。功能：化饮食，消肉积、癥瘕（妇女下腹胞中结块）、痰饮（体内水液不得输化，停注体内某部位）、痞满（慢性胃炎、胃神经官能症、胃下垂、消化不良等疾病）、吞酸（胃内酸水上攻口腔、咽嗌，不及吐出而下咽），行结气，化瘀血。注意事项：①鸡内金必须洗净，在 37℃烘箱中烘干，温度不宜过高。绝不能用霉烂之品。②山楂用于降压降脂必须生用，用于化瘀则必须炒焦用。

（3）桃仁酒：桃仁 80g，酒 250g，砂糖 10g。将桃仁先去皮尖，微炒，乘热将桃仁捣烂如膏，渐入酒中，收瓶备用，可于空腹、临睡前服一小杯。功能：破血行瘀，消肿止痛。注意事项：①桃仁酒化瘀力强，终病即止，不能久服。②有出血倾向而血瘀不明显者忌服。③桃仁与粳米同煮为粥，空腹服之，亦佳，效果相同，其化瘀力较酒缓和。④孕妇绝对禁服。

（4）山楂红糖包子：炒山楂 10g，红糖适量。以炒山楂、红糖共研和为馅，做成面粉包子，蒸熟即可。功能：同山楂内金粥。注意事项：同山楂内金粥。但胃酸过高者，不宜用。山楂煎汁、收膏，加红糖少许可做成冲剂或作为饮料亦佳。

（5）活血养颜蟹：河蟹 500g，山楂 8g，黑木耳 2g，藕粉 10g，桃仁 5g，红花 2g，苦杏仁 3g，桂皮 3g，香菇 8g，白果 5g，薤白 2g，白砂糖、醋、葱、姜。将河蟹洗净扎紧，与上述材料（除白砂糖、醋外）一起加适量的水蒸熟煮透即可（上述材料如磨成浆效果更好）。将姜末、白砂糖根据个人喜好加入醋中配蟹吃。功能：

活血化瘀，疗胸闷、心悸，降血脂，养颜美容。注意事项：瘀体宜常吃。有过敏性疾病患者，如过敏性皮炎、痤疮、哮喘病等忌食。

三、津液在中医养生中的应用

津液具有滋润、濡养人体脏腑、组织、官窍，及化生血液、运输体内各种物质的功能，其生成不足，耗损太过和运行异常都会导致人体健康受损。《本草纲目》在第五十二卷中写道："修养家咽津纳气，谓之清水灌灵根；人能终日不唾（即吐口水），则精气常留，颜色不槁。"对保留津液的养生方法及其神奇作用作了简洁明了的介绍和十分肯定的评价。我们应做好津液的日常养生，注意保持体内有适量津液，并维持其正常代谢输布。

津液亏少，不仅机体参与水液代谢的相关脏腑组织功能会出现异常，而且会削弱机体与疾病的抗病能力。如《景岳全书》云："水涸金枯，肺苦于燥，肺燥则痒，痒则咳不能已也。"《金匮翼》云："噎膈之病，有虚有实。实者或痰或血，附着胃脘，与气相搏，翳膜外裹，或复吐出，膈气暂宽，旋复如初；虚者津枯不泽，气少不充，胃脘干瘪，食涩不下。虚则润养，实则疏瀹。"《临证指南医案》也称："肺痿一证，概属津枯液燥。"可见津液匮乏对人体健康是十分不利的。

津液包括各脏腑组织的内在体液及其正常的分泌物，如胃液、肠液、涕、泪、唾等。现代医学研究表明，在这些分泌液中存在着大量不同种类的免疫分子，是机体免疫系统的重要组成部分，如呼吸道和消化道分泌液中的 IgA、IgE、IgG，组织液中的补体等。唾液中不仅含有黏蛋白、球蛋白、氨基酸等有机物，而且含有钠、钾、钙等无机物，至于蕴含其中的淀粉酶，以及酵素和激素，对消化食物、延缓衰老都有很大裨益。唾液只要与食物接触 30 秒就能充分发挥作用，因此，专家建议每口饭最好咀嚼 30 次再咽下，这恰巧与中国传统养生学中要求人在饮食时要"细嚼慢咽"相吻合。唾液除了一般所知的具有帮助吞咽、清洁口腔的作用之外，具有祛病延年的养生功能。而泪液、尿液中则含有大量溶菌酶等，这些物质在机体免疫应答中也发挥着重要作用。津液不仅指正常人体中所含的水分，也包括溶解于其中丰富的精微营养物质。因此，在某种程度上可以认为，存在于体液中的一切免疫分子都是津液的一部分，包括细胞分泌的乙型溶素、细胞因子、神经递质、激素以及参与免疫应答的各种离子等。因此，津液也是免疫系统的重要组成部分。这也就无怪乎中医要将津液视为人体生命活动的三大支柱之一了。

几千年前我们的祖先就了解了津液对人体健康的奥秘，并创造出了不少加强和保持津液的练功方法，即各式各样养阴、生津、吞津的功法。比如近年来较为流行的八段锦功法中，就有这样一套练习方法：微摆撼天柱，赤龙搅水津，漱津三十六，神水满口匀，一口分三咽，龙行虎自奔……意思是用舌头顶住上腭，嘴里含一口水鼓漱三十六次后吞下，这样的动作做三次。在古代功法中这一方法被称为"练津成精"。另一做法则是：晨起排便、漱洗后，在房中坐在椅子上，自然放松肢体，排除心中杂念，闭目，合口，舌从右上牙内侧转向左，再从左下牙内侧转向右，又从右上牙内侧转向左，如此反复转动9圈。然后使上下牙轻叩36次（特别提示，大多数人在叩齿时只是左右侧的大牙相叩，而不注意"叩门牙"，其结果是到古稀之年，往往是门牙先掉了，这是经验之谈）。叩齿后，再用口中津液鼓腮漱口9次，津液会多起来，渐至满口，随之即将津液缓缓咽下。每天上下午都要叩齿咽津液数次，持之以恒，即可收到精盈、气足、神全之效果。

古人称津多指唾液，唾液排在众多津液的首位。多数的养生功法和传统的武术功法要求练功时微闭口唇，舌抵上腭，当嘴里的唾液增加到一定量时，随意念将其缓慢吞下，即搭鹊桥，其意义之一就是刺激唾液腺，使唾液分泌增加。

唐代著名医学家孙思邈曾一再提出：口中津液是金浆，是玉泉，如能终日不唾，常常含咽，定能使人精气常留，容光焕发。他还提供了一种用口中唾液养生的方法：每天清晨，尚未起床时，可用口中津液漱口，待津液渗满嘴中，将其吞下；平时，则可常常轻叩牙齿，令唾液渗出，以便吞服。

日常生活中有许多食物能够起到生津止渴的作用，如：小米、麦粉及各种杂粮和豆制品；牛奶、鸡蛋、瘦肉、鱼肉等；果蔬，特别是苹果、甘蔗、香蕉、葡萄、山楂等。秋分过后，"秋燥"便成了中秋到晚秋的主要气候特征。这个时期宜吃清热生津、养阴润肺的食物，如泥鳅、鲗鱼、白鸭肉、芝麻、核桃、百合、糯米、蜂蜜、牛奶、花生、鲜山药、白木耳、广柑、白果、梨、红枣、莲子、甘蔗等，这些食物都能起到滋阴润肺养血的作用。而早餐则推荐喝粥，有利于和中益胃生津。一般适合秋天喝的粥有百合红枣糯米粥（滋阴养胃）、百合莲子粥（润肺益肾）、百合杏仁粥（祛痰止咳）、鲜生地汁粥（凉血润燥）、扁豆粥（健脾和中）、生姜粥（御寒止呕）、胡桃粥（润肌防燥）、松仁粥（润肺益肠）、菊花粥（明目养神）、山药粥（健脾固肠）等。还可以在医生指导下服用一些帮助人体保护津液的药物，如玄参、麦冬、生地（增液汤），还有芦根、石斛、百合、南沙参、北沙参、玉竹、葛根、西洋参（花旗参）、天花粉、淡竹叶、生地黄、胖大海、罗汉果、青果、知母、白莲子、莲蓬、藕节、水芦根、桔梗等。

第四章 脏腑学说与中医养生

第一节 脏腑学说的基本内容

一、五脏

五脏，即心、肺、脾、肝、肾的合称。五脏的共同生理特点是化生和贮藏精气；五脏又各具生理特性，其职能各有所司，缺一不可。五脏的生理功能皆由心来统一协调，五脏在心的主宰下，密切配合，相互依存又相互制约，共同完成化生和贮藏精气的生理功能，维持人体正常的生命活动。五脏的生理活动与自然环境的变化及精神因素密切相关。

本节主要阐述心、肝、脾、肺、肾五脏的主要生理功能和生理特性。

（一）心

心位于胸腔，两肺之间，膈膜之上，外有心包，形似倒垂的未开莲花。正如《类经图翼·经络》所说："心象尖圆，形如莲蕊。"明代医家李梴在《医学入门》说："心者，一身之主，君主之官。有血肉之心，形如未开莲花，居肺下肝上是也；有神明之心……主宰万事万物，虚灵不昧者是也。"

心在体合脉，其华在面，开窍于舌，在志为喜，在液为汗。手少阴心经与手太阳小肠经相互属络于心与小肠，互为表里。心在五行中属火，为阳中之阳，与自然界夏气相通应。

1. 心的生理功能

心的主要生理功能是主血脉，主藏神。由于心主血和主藏神功能起着主宰人体整个生命活动的作用，故称心为"君主之官。"《灵枢·邪客》说："心者，五脏六腑之大主也，精神之所舍也。"因此，心在五脏中居于首要地位。

（1）主血脉：心主血脉，指心气推动血液在脉管中运行，流注全身，发挥营养和滋润作用。心主血脉包括心主血和心主脉两个方面。

①心主血：即全身的血液都归属于心，心推动血液运行，输送营养物质于全身，以营养五脏六腑。人体的五脏六腑、四肢百骸、肌肉皮毛皆有赖于血液的滋养，才能发挥它们正常的生理功能，以维持生命活动。血液的运行依赖于心脏的搏动才能循环不息，如《素问·五脏生成》所说："诸血者，皆属于心。"心主血的另一含义是心有生血的作用，即所谓"奉心化赤"之说。饮食物经脾胃的消化吸收，化为水谷之精，上输心肺，结合自然之清气，在心阳的温煦蒸腾作用下化为红色的血液。故《素问·阴阳应象大论》说："心生血。"可见，心有总管一身血液运行和生成的作用。

②心主脉：即脉管与心脏紧密相联，是血液运行的通道，它依赖心之精血的濡养而保持舒缩有度，从而使血液在其中运行通畅。心、脉、血三者相互配合，形成一个密闭循环的运行系统。脉为血之府，是容纳血液、运输血液的通道。心脏有规律地搏动，通过经脉把血液输送到各脏腑组织器官，起到营养组织器官的作用，以维持人体的正常生命活动。《诸病源候论》说："心主血，血之行身，通遍经络，循环脏腑。"因血液的运行、脉管的舒缩，皆有赖于心脏的搏动，故说"心主身之血脉"。心、血、脉三者，生理上相互联系、相互为用，病理上相互影响。三者协调工作，才能维持正常的血液循环，将血液源源不断地输送到身体各个部分，发挥其营养作用。三者之中的任何一方发生异常，皆可引致心、血、脉病变的产生。

心脏的搏动主要依赖心气的推动和心阳的温煦，以及心血、心阴的营养和滋润。心的气血阴阳充足，心的搏动就正常，血液才能在脉管中正常运行，营养全身，表现为组织器官的生理功能正常，脉象和缓有力。如心的气血阴阳不足或失调，脉管闭塞不通，舒缩失常，不能正常地输送血液，人体得不到血液滋养，则常见面色苍白、心悸怔忡或心胸憋闷疼痛、唇舌青紫、脉涩结代等症状。

（2）藏神：心藏神，又称心主神明或主神志。神是精神活动的总称，包括思维、意识和情志活动等。心藏神是指心有统帅全身生理活动和人的精神、意识、思维等心理活动的功能。故《素问·灵兰秘典论》说："心者，君主之官也，神明出焉。"

"神"有广义和狭义之分。广义之神，是指整个人体生命活动的表现，也就是对以精、气、津液为物质基础的脏腑功能活动外在表现的高度概括，反映人体生命活动的状况，是人体生命活动的最高主宰。狭义之神是对人的意识、思维、情志等精神活动的总称。人体的五脏六腑、四肢百骸、形体官窍各有不同的功能，但它们都必须在心神的主宰和调节下分工合作，共同完成整体生命活动。心神正常，人体各器官的功能才能互相协调，故称心为"五脏六腑之大主"。《灵枢·本神》中"所以任物者谓之心"，就是说，"心"可以接受外界客观事物的信息并做出反应，进行心理、意识和思维活动，是产生神志活动的场所。

心主神明功能的正常发挥，依赖于心血、心阴的滋养作用，这是精神活动的重要物质基础；其次与心气、心阳相关，心气、心阳对心神有鼓动及振奋作用。心之气血阴阳不足或失调，则心主神明功能异常，轻者可出现心悸、失眠、多梦、健忘，重者甚至出现神昏、谵语、不省人事等症。日常生活中，凝神敛思，保持清净，可以宁心安神，维持心主神明功能的正常。

心主血与主神明两种功能之间是相互联系的。血液是精神活动的物质基础，精神活动能调节和影响血的运行。发生病变后，两者间亦可相互影响。如血虚，血不养心可导致心神不宁；心神不宁可致血行不畅。

2.心的生理特性

心为阳脏，主阳气；心位于胸中，居膈上，五行属火，通于夏气。如《素问·六节藏象论》说："心者……为阳中之太阳。"《素问·金匮真言论》说："阳中之阳，心也。"心阳对脾胃的腐熟运化、水液代谢的调节发挥着至关重要的作用。心阳还能温煦全身，温养五脏六腑，推动血液运行，并能鼓舞人的精神活动，使人精神振奋，思维敏捷。如心之阳气不足，鼓动温煦无力，可导致精神委顿，畏寒肢冷，面色㿠白或晦暗，或因血脉瘀滞、水液代谢障碍而影响其他脏腑气血的运行。

（二）肝

肝位于腹腔，横膈之下，右胁之内。肝的主要生理功能是主疏泄和主藏血。肝的生理特性是主升发，喜条达而恶抑郁，故有"刚脏"之称。《临证指南医案》中提到肝，"体阴而用阳，其性刚，主动主升"。《素问·灵兰秘典论》将肝比作"将军之官"。

肝在体合筋，其华在爪，开窍于目；在志为怒，在液为泪。胆附于肝，足厥阴肝经与足少少阳胆经相互属络于肝与胆，互为表里。肝在五行中属木，为阴中之阳，与自然界春气相通应。

1.肝的主要生理功能

（1）主疏泄：疏即疏通，泄即畅达、升发。肝主疏泄是指肝具有疏通、畅达全身的气机、血液和津液的功能。肝的疏泄功能反映了肝气主升、主动的生理特点，是保持肝及其他脏腑功能协调有序的重要条件。肝的疏泄功能主要表现在以下几个方面。

①调畅全身气机：即指肝气的疏泄作用能使脏腑经络之气运行通畅。气机，即气的升降出入运动。人体各组织器官的生理活动，依赖于气的升降出入运动。由于肝的生理特点是主升、主动，这对于气机的调畅起到了重要的作用。肝的疏泄功能正常，则气机调畅，气血和调，经络通利，周身各脏腑器官的生理功能也正常和调。若肝的疏泄功能失常，则可表现为两种病理变化：一是肝的疏泄功能减退，气机不得畅达而郁滞，肝气郁结，可见肝经循行部位的胀痛不适，常以疏肝理气法以调理之；二是肝的升发太过，肝气上逆，可见头胀头痛、面红目赤等症，甚则导致昏不知人的"气厥"，对此往往采用平肝降逆法以调理。

②促进血液与津液的运行和输布：血液的运行和津液的输布代谢，有赖于气机的调畅。肝能调畅气机，使全身脏腑经络之气的运行畅达有序。气行则血行，故肝的疏泄作用能促进血液的运行，使之畅达而无瘀滞。若气机郁结，则血运不畅，血液瘀滞停积而为瘀血、癥积，或肿块，女子可出现经行不畅、痛经、闭经等病症。气能行津，气行则津布，津液的输布代谢正常，则无聚湿成水生痰化饮之患。若肝气郁结，影响津液的代谢输布时，则可形成水湿、痰饮等病理产物，出现水肿、痰核等病变。

③促进脾胃消化：人体对饮食物的消化吸收，是由脾胃来完成的，而肝的疏泄功能对消化过程起着十分重要的协助作用。脾主升清，胃主降浊，一升一降，共同完成饮食水谷的消化和水谷精微的吸收与转输。肝的疏泄功能正常，气机调畅，则脾胃升降协调，消化功能正常。另一方面，饮食物的消化吸收还要借助于胆汁的分泌和排泄，因为胆汁是参与饮食物消化和吸收的"精汁"，胆汁乃肝之余气所化，其分泌亦受肝疏泄功能的影响。肝的疏泄功能正常，胆汁才能正常地分泌与排泄，则饮食消化吸收正常。因此，肝的疏泄功能失常，往往影响脾胃升降及胆汁的排泄机能，引起饮食的消化吸收障碍。若肝气侵犯脾胃，一则影响脾的升清功能，出现脾气不升的腹胀、腹痛、腹泻等病变；二则可以影响胃的降浊功能，出现浊气不降致脘腹胀满疼痛、呕吐、嗳气等症状。前者称作肝气乘脾，可用疏肝健脾法康复；后者称作肝气犯胃，可以疏肝和胃法调理。若肝失疏泄而影响到胆汁的分泌与排泄

时，还可出现胁痛、黄疸、食欲不振等肝胆不和的症状。

④调畅情志：情志活动是精神活动的一部分，是由外界事物引起的感情和情绪的变化。正常的情志活动必须以气血调和为基本条件。中医学认为，情志活动分属五脏，但由心所主。心之所以有主神志的功能，与心主血脉的功能密切相关。而血的正常运行，又要依赖于气机的调畅，因肝主疏泄，调畅气机，所以肝具有调节情绪（包括情感）的功能。肝的疏泄功能正常，则气机调畅，气血和调，心情舒畅，情志活动正常。反之，如果肝的疏泄功能失常，在情志方面也可出现抑郁和亢奋两种变化。肝气抑郁，则情志不畅、多愁善感、闷闷不乐；若肝气亢奋，肝郁化火，则表现为性情急躁，易于激动。故《质疑录》说："肝为风木之脏，喜调达而恶抑郁。"《素问·脏气法时论》说："肝病者，两胁下痛引少腹，令人善怒。"因此，注意调摄情志，保持心情愉悦，可以保持肝的正常疏泄功能，预防肝因疏泄失常而出现各种临床症状。

⑤通调月经：女性月经的周期、经量等正常与否，与肝的疏泄功能亦有密切的关系。女性的生理特点是以血为用，如行经耗血、妊娠血聚养胎、分娩出血等，均与血液的充盈及运行有着密切的关系。肝疏泄功能正常，气机调畅，则血脉流通，下注胞宫，对维持女性月经、生育等特殊的生理活动起着重要的作用，故古人有"女子以肝为先天"的说法。若肝疏泄功能不及，则月经周期紊乱、经行不畅、痛经，伴见乳房和小腹胀痛等症，甚则闭经、不孕等。中医预防此类病证时，常以疏肝为第一要法。

此外，肝的疏泄功能不仅与女性的生殖功能有关，而且还与男性的排精功能有关。如《格致余论》提到："主闭藏者，肾也；司疏泄者，肝也。"

（2）主藏血：肝藏血，是指肝脏具有贮藏血液、调节血量和防止出血的功能。肝藏血具有两方面的含义：一是肝血可以濡养自身，肝得血养则阴液充足，肝阴足才能制约肝的阳气，防其过亢，以维护肝脏正常的疏泄功能；二是肝可以调节人体各部分血量的分配，特别是对外周血量起着主要的调节作用。人体各部分的血量，是随该部分功能活动的强弱而增减的，并受情绪、外界气候变化的影响。当机体活动剧烈或情绪激动时，机体外周所需血量增加，肝脏就将其贮存的血液向机体外周输布，以供机体各部分的需要；当人们在睡眠休息及情绪稳定时，随着全身活动量的减少，机体外周对血液的需求量也相应减少，相对多余的血液便归藏于肝。故《素问·五脏生成》说："人卧血归于肝。"王冰注释说："肝藏血，心行之，人动则血运于诸经，人静则血归于肝脏，何也？肝主血海故也。"

肝血充足，人体各脏腑组织器官得以濡养，可保持脏腑和组织器官的正常功能。如肝藏血功能失职，肝血虚少时，不能供给人体正常活动的需求，出现头昏、目眩、肢体乏力及妇女月经量少色淡或闭经等症状。还因肝藏血失职，血液妄行易出现吐血、衄血、咯血或月经过多、崩漏等出血征象。

由上可知，肝的疏泄与藏血功能之间有着密切的关系，互制互用而又协调统一。肝主疏泄关系到人体气机的调畅，肝主藏血关系到血液的贮存和调节，故二者的关系就是气血调和的体现。肝所贮藏的血液能根据机体的需要适时适量地运输于诸经或归藏于肝脏，是依赖于肝的正常疏泄功能；而肝内贮藏一定量的血液，因其能制约肝气的升发，防其太过，故又是疏泄功能得以正常发挥的前提。在病理情况下，若肝的疏泄功能减退，肝气郁滞，可导致血瘀证，影响肝的藏血功能；肝阴血不足也可致肝气升泄太过，甚或导致阳亢风动等病变。

2. 肝的生理特性

（1）主升发：肝主升发，主要指肝气的运动特点以"升散""宣发"为主。肝应春气，五行属木，《素问·六节藏象论》说："肝者……通于春气。"肝如同春天的树木，具有充满生机、升发生长的特性。肝的升发作用正常，则疏泄调畅气机、促进消化、调畅情志等功能正常。若肝的升发太过，则易化火、上逆、亢动而导致肝火上炎、肝阳上亢、肝风内动等病理变化，往往可见眩晕、急躁易怒、头胀头痛、震颤等症状。

（2）喜条达而恶抑郁：肝属木而应自然界春生之气，其气温而性喜条达，宜保持柔和、调畅之性。肝之条达与肝的藏血充足、气机畅达、情志舒畅和胆汁的正常排泄等因素密切有关。肝气冲和，才能维持正常疏泄功能，不致遏郁。若肝之阴血不足、肝失疏泄、情志失常等原因均可导致肝失其条达之性而致肝郁。如暴怒等情志刺激可致肝气亢奋，出现面红目赤、头痛头胀、心烦易怒等症，影响肝的疏泄功能。

（三）脾

脾处中焦，居膈之下，与胃以膜相连。脾是人体对饮食物进行消化、吸收，并输布精微的主要脏器，是气血生化的来源。人出生之后，维持机体的生命活动和气血津液的化生均赖于脾对水谷精微的运化，故称脾为"后天之本"。《医宗必读》说："一有此身，必资谷气……而人资之以为生者也，故曰后天之本在脾。"

脾在体合肌肉，主四肢，开窍于口，其华在唇，在志为思，在液为涎。足太阴脾经与足阳明胃经相互属络于脾与胃，互为表里。脾在五行属土，与长夏之气相通应。

1. 脾的主要生理功能

（1）主运化：运，指转输和布散；化，指消化、吸收。脾主运化是指脾具有把饮食水谷转化为水谷精微和津液，并吸收、转输到全身的生理功能。脾主运化的功能，包括运化水谷和运化水液两个方面。

①运化水谷：脾具有消化和吸收食物及转输其精微的功能。食物经胃的受纳腐熟后，进入小肠进一步消化。食物的消化必须经脾气的推动、激发才能正常进行，即脾气的作用推动了消化功能。由胃传入小肠的食糜经脾气的作用而进一步消化后，其精微部分经脾气的气化作用由小肠吸收，再由脾气的升运和转输作用输送到其他四脏，使其发挥正常的生理功能。如《素问·经脉别论》所说："食气入胃，散精于肝……浊气归心，淫精于脉……饮入于胃，游溢精气，上输于脾，脾气散精，上归于肺。"说明饮食物中营养物质的吸收只有靠脾的转输，才能将这些精微物质输送到各脏腑组织器官，而脾的这种生理功能，即《素问·厥论》中所说："脾主为胃行其津液者也。"脾的运化功能正常，则能使水谷化生为精、气、血，脏腑、四肢百骸及筋肉皮毛等组织则能得到充足的营养而进行正常的生理活动。若脾的运化功能减退，称为脾失健运，影响胃和小肠的消化吸收功能而出现腹胀、便溏、食欲不振，以至消瘦、倦怠乏力等。如《脾胃论·脾胃盛衰论》所说："百病皆由脾胃衰而生也。"平日如能顾护脾的运化功能，则可预防消化不良等现象的产生。

②运化水液：脾具有对水液的吸收、转输及调节的功能。脾运化水液的这一功能主要表现为两方面：一是将摄取到人体的水液，经脾气的转输作用上输于心肺，再由肺的宣发肃降作用输布于全身，使"水精四布，五经并行"；二是在水液的代谢过程中起枢纽作用。脾居中焦，为水液升降输布的枢纽，代谢后的水液及某些废物，经过脾转输而至肺、肾，通过肺、肾的气化作用，化为汗、尿等排出体外，以维持人体水液代谢的协调平衡。只有脾运得健，能运化水液的功能正常，才能防止水液在体内不正常的停滞，避免湿、痰、饮等病理产物的产生。如果脾气亏虚，运化水液功能减退，则水液代谢障碍，多余的水液在体内停滞，甚至导致水肿，故《素问·至真要大论》说："诸湿肿满，皆属于脾。"

脾主运化的功能，除了与脾气的推动作用相关外，还与脾阳的温煦作用有关。《医源》说："水谷入胃，全赖脾阳为之运化。故脾有一分之阳，能消一分之水谷；脾有十分之阳，能消十分之水谷。"因此，脾气推动无力，脾阳温煦无力，则脾失健运，可出现腹胀、便溏等消化功能减弱的表现。

脾气的运动特点以上升为主，故有"脾主升清"之说。《医学三字经》说："人纳水谷，脾气化而上升。"脾主升清，是指脾气具有把轻清的精微物质上输于头面、心肺及维持人体脏器位置恒定的生理功能。如脾不升清，则清窍失于水谷精微的滋养，可见面色无华、头目眩晕；清阳不升，水谷并走大肠，则可见腹胀、泄泻等，故《素问·阴阳应象大论》说："清气在下，则生飧泄。"如果脾气虚损，不能升清反而下陷，则不能维持内脏位置的相对恒定，即脾的升托作用减退，导致内脏下垂，出现如胃下垂、子宫脱垂、直肠脱垂等表现。

（2）主统血：统，有统摄、控制的含义。《名医汇粹》说："脾统诸经之血。"脾主统血，是指脾有统摄、控制血液在脉中正常运行而不逸出脉外的功能。脾统摄血液的功能，全赖于气的固摄作用。脾气健旺，运化正常，气血生化有源，就能将周身血液约束、控制在脉管中循行，防止血液逸出脉外。反之，若脾气虚弱，运化失常，气血生化乏源，气的固摄功能势必减弱，从而导致统摄无力而出血，可见尿血、便血、崩漏、皮下紫斑等。

2. 脾的生理特性

（1）为气机升降之枢纽：脾处中焦，居心肺之下，肝肾之上，人体气血、阴阳的升降出入运动，均以脾为中间枢纽。五脏之精，悉运于脾，脾旺则维持"清阳出上窍，浊阴出下窍；清阳发腠理，浊阴走五脏；清阳实四肢，浊阴归六腑"的正常升降运动，使清气上升，浊气下降。正如清·唐容川所说："其气上输心肺，下达肝肾，外灌溉四旁，充溢肌肉，所谓居中央畅四方者如是。"脾胃互相配合，升降相因，则使气血水津布散通利，气机升降得宜。若脾气虚弱，枢机不利，导致脾胃升降紊乱，纳运失常，则见食欲不振、恶心呕吐、脘腹胀闷、大便稀溏等诸多病变。

（2）喜燥恶湿：脾喜燥恶湿的特性与其运化水液的生理功能密切相关。脾气健旺，运化水液功能正常，则无痰饮水湿停聚之患。若脾气虚衰，运化水液的功能障碍，痰饮水湿内生，又困遏脾气，致使脾气不升，脾阳不振；或外在湿邪侵袭人体，湿邪停留，阻滞气机，困遏脾气，致脾气不得上升。由于内湿、外湿皆易困遏脾气，致使脾阳不振，影响正常功能的发挥，可见口黏不渴、胸闷脘痞、身体困乏等症，故脾欲求干燥，即所谓"脾恶湿而喜燥"。燥能胜湿，使湿浊去，恢复脾的正常生理活动。因此，在治疗脾病时，法宜燥湿健脾，药物常用偏于温燥或芳香化湿之品。

（四）肺

肺位于胸腔，左右各一，上连气管，覆盖于心之上，有分叶。肺在脏腑中位置最高，覆盖诸脏，故有"华盖"之称。《灵枢·九针论》说："肺者，五脏六腑之盖也。"因肺与自然界息息相通，易受外邪侵袭，不耐寒热燥湿诸邪之侵，故又有"娇脏"之称。如《顾氏医镜》说："此一脏名曰娇脏，畏寒畏热。"

肺在体合皮，其华在毛，开窍于鼻，在志为忧（悲），在液为涕。手太阴肺经与手阳明大肠经相互属络于肺与大肠，互为表里。肺在五行中属金，与自然界秋气相通应。

肺的主要生理功能是主气司呼吸、主行水、朝百脉、主治节。肺气以宣发肃降为基本运行形式。

1. 肺的主要生理功能

（1）主气司呼吸：肺主气包括主呼吸之气和主一身之气两个方面。

①主呼吸之气：肺是气体交换的场所，亦称"肺司呼吸"。通过肺的呼吸作用，不断吸进清气，排出浊气，吐故纳新，实现人体与外界环境之间的气体交换，保证人体新陈代谢的正常运行，以维持人体的生命活动。

肺主呼吸的功能，主要依赖于肺气的宣发与肃降作用。宣，即宣布、升宣；发，即发越、发散；肃降，即清肃、下降。宣发反映出肺气向上、向外的特点，肃降反映肺气向下、向内的特点。肺气宣发，浊气得以呼出；肺气肃降，清气得以吸入。肺气的宣发与肃降作用协调有序，则呼吸均匀通畅。肺气不宣或肺失肃降都有呼吸异常，出现咳嗽、气喘等表现。

②主一身之气：肺有主持、调节周身之气的作用，一身之气都与肺密切相关。《素问·五脏生成》说："诸气者，皆属于肺。"

肺主一身之气，首先体现于宗气的生成。一身之气主要由先天之气和后天之气构成，宗气属后天之气，由肺吸入的自然界清气与脾胃运化的水谷之精气相结合而生成。宗气生成后，上出喉咙助肺以司呼吸，贯注心脉助心以行气血，故在机体生命活动中占有非常重要的地位。由于自然界之清气是生成宗气的必要条件，依靠肺的呼吸功能来吸入，因而肺的呼吸功能正常与否，影响着宗气的生成，并由此影响着一身之气的盛衰。

肺主一身之气的运行，还体现在对全身气机的调节。所谓气机，泛指气的升降出入运动，人体的气处在不断的运动变化之中，其基本形式就是升降出入，而肺在这里起到了重要的调节作用。肺的呼吸均匀通畅、节律一致、和缓有度，则各脏腑经络之气的升降出入运动才能通畅协调。《医门法律》说："肺气清肃，则周身之气莫不服从而顺行。"

肺的呼吸失常，不仅影响宗气的生成及一身之气的生成，导致一身之气不足，出现呼吸无力、少气不足以息、声低气怯、肢倦乏力等症；并且还影响着一身之气的运行和脏腑经络之气的升降出入，注意肺气的调理养护，则可预防此类症状的产生。

（2）主通调水道：通，即疏通；调，即调节；水道，是水液运行的通道。肺主通调水道，是指肺气的宣发肃降作用可推动和调节全身水液输布，对体内津液的输布和排泄起着疏通和调节作用，亦称作"肺主行水"。通调水道的内涵包括两个方面：一方面通过肺气的宣发以调节汗液的排泄。肺气宣发，将人体的津液布散于皮毛周身；由于肺能布散卫气，主腠理的开合，故一部分代谢后的水液可通过汗孔排出于体外；同时，肺的呼气还可带走一部分水分。另一方面，肺气肃降，可促进水液的下行。肺气肃降，使津液向下布散，并将代谢后的水液经肾的气化作用下输到膀胱，生成尿液排出体外；同时，肺气肃降可推动大肠的传导，通过大便排出一部分水液。由于肺位于人体的上焦，肺的宣发与肃降对水液代谢有重要的疏通调节作用，故有"肺为水之上源"之说。肺宣发肃降的功能失常，可导致水液代谢障碍，出现痰饮、水肿等病理变化。

（3）朝百脉，主治节：所谓肺朝百脉，是指全身的血液都通过经脉流经于肺，并经肺的呼吸进行体内外清浊之气的交换，最后输送到全身。《素问·经脉别论》说："食气入胃，浊气归心，淫精于脉，脉气流经，经气归于肺，肺朝百脉，输精于皮毛。"全身的血脉均统属于心，心气是血液循环运行的基本动力。而血的运行又赖于肺气的敷布和调节，即肺具有助心行血的作用。肺主气司呼吸，通过呼吸调节气机，从而调节血行。同时，肺吸入的自然界清气与脾胃运化而来的水谷之精所化的谷气相结合，生成宗气，而宗气有"贯心脉"以推动血液运行的作用。在生理上，肺气充沛，宗气旺盛，气机调畅，则血运正常；在病理上，肺气壅塞，不能助心行血，则可导致心的血脉运行不畅，甚至血脉瘀滞，出现心悸胸闷、唇黯舌紫等症状；反之，心气虚，心阳不振，心的血脉运行不畅，也能影响肺气的宣通，出现咳嗽、气喘等症状。

肺主治节，是指肺气具有治理调节肺本身和全身气、血、津液的作用。治节，即治理调节之意。肺主治节，出自《素问·灵兰秘典论》："肺者，相傅之官，治节出焉。"相、傅均有辅佐的意思，肺辅佐心而共同调节机体的生命活动。肺主治节的生理作用主要表现在三个方面：一是治理调节呼吸运动和全身的气机。肺司呼吸，通过有节律的一呼一吸运动，维持机体内外正常的气体交换；通过呼吸运动，调节一身之气的升降出入，保持全身气机调畅。二是治理调节血的运行。通过肺朝百脉和气的升降出入运动，辅佐心脏，推动和调节血液的运行。三是治理调节津液代谢。通过肺的宣发与肃降，治理和调节全身水液的输布、运行与排泄。由此可见，肺主治节是对肺主要生理功能的高度概括。

2. 肺的生理特性

（1）为五脏之华盖：肺位胸腔，居上焦，覆盖五脏六腑；且肺通过口鼻与外界相通，外邪侵袭，肺首当其冲。因此，"肺为华盖"是对肺在五脏中的位置最高和具有保护五脏免受外邪侵袭功能的高度概括。

（2）为娇脏，不耐寒热：肺位最高，为清虚而娇嫩之脏，不耐受邪气。外感六淫之邪从皮毛、口鼻而入，常易犯肺而为病；人体内的痰饮，水湿常停积于肺；其他脏腑病变亦常影响到肺脏。故肺体娇嫩，不耐受邪气侵犯，所以无论外感或内伤，均可导致肺部病证。

（3）主宣发与肃降：肺主宣发是指肺气具有向上、向外的运动特性，肺主肃降是指肺气具有向内、向下的作用。肺的宣发肃降功能由肺气的升降运动来实现。

肺气的宣发功能，主要体现在三个方面：一是呼出体内浊气，完成气体交换；二是将脾所转输的津液和部分水谷精微上输头面诸窍，外达全身皮毛肌腠，发挥其滋润营养作用；三是宣发卫气于体表，以温分肉、充皮肤、司开阖，发挥温煦、保卫作用。

肺气的肃降功能，主要体现在以下两个方面：一是吸入自然界之清气并向下布散，由肾来摄纳之，以保持呼吸深度，使体内外气体得以充分交换；二是将津液及部分水谷精微向下向内布散于其他脏腑，代谢后的水液因肺的肃降功能下输于膀胱，成为尿液而排出体外，肠内糟粕亦得以下行排泄。

肺气的宣发和肃降，生理上相互制约、相互为用，共同完成气体交换，维持新陈代谢的正常进行；病理情况下相互影响、同时并见，如外感风寒首先导致肺的宣发功能失常而见鼻塞、恶寒发热等症，同时也可引起肺的肃降功能失常而伴见咳嗽喘息、呼吸困难等症。

（五）肾

肾位于腰部脊柱两侧，左右各一，故《素问·脉要精微论》说："腰者，肾之府。"

肾的生理功能范围较广,主要功能是藏精、主水、主纳气。由于肾藏先天之精,主生殖,为人体生命之源,故称肾为"先天之本"。肾中精气化生肾阴、肾阳,推动、协调和促进全身脏腑阴阳,故又称肾为"五脏阴阳之本"。肾藏精,主蛰,为"封藏之本"。

肾在体为骨,主骨生髓,其华在发,开窍于耳及二阴,在志为恐,在液为唾。足少阴肾经与足太阳膀胱经相互属络于肾与膀胱,互为表里。肾在五行中属水,与自然界冬气相通应。

1. 肾的主要生理功能

(1)藏精,主生长发育和生殖:肾藏精,是指肾具有摄纳、封藏精气的生理功能。

精,是构成人体和维持人体生命活动的基本物质,是生命之源,是脏腑形体官窍功能活动的物质基础。精,就其含义来说,有广义和狭义之分。广义之精,是人体内一切精华物质的总称,包括生殖之精、水谷之精及其衍生物如血液、津液、髓等。狭义之精,是指肾中所藏之精。一般来说,中医学中的精大多是指肾中所藏之精,即肾精。

肾所藏之精,按其来源可分为先天之精和后天之精。先天之精禀受于父母,是构成胚胎发育的原始物质,与生俱来,藏于肾中。正如《灵枢·本神》所说:"生之来,谓之精。"故先天之精,又称"生殖之精";后天之精,又称"水谷之精",来源于经过脾胃运化而生成的水谷精气。后天之精输布于全身脏腑组织器官,则为脏腑之精。各脏腑之精支持其生理功能后的剩余部分由肾所藏,当脏腑所需要时,肾把所藏的精提供给它们,以维持人体的生理活动。因此肾精的构成,是以先天之精为基础,加之部分后天之精,两者合化而成。先天之精和后天之精虽有不同,但二者相互依存,相互为用。先天之精为后天之精奠定了物质基础,但又靠后天之精的不断补充才能发挥其功能;后天之精的化生又必须依靠先天之精的资助。肾的藏精功能正常,就能维持脏腑的功能活动。

人体的生长发育和生殖能力,与肾精及其化生的肾气所发挥的生理作用密切相关。精是构成人体和维持人体生命活动,促进人体生长发育和生殖的最基本物质。肾藏精,精化气,肾精足则肾气充,因而人体生、长、壮、老、已的生命过程以及在生命活动过程中的生殖能力,都取决于肾气的盛衰。

人自出生之后,肾精及肾气逐渐充盛,人体的生长发育也随之逐渐旺盛。当肾中精气到鼎盛时期后，又逐渐走向衰退，人体也随之衰老。人体表现出面色憔悴、头发脱落、牙齿枯槁、驼背、耳聋等现象。因此，肾精及肾气在人体生长发育过程中起着十分重要的作用。若肾精充足，则人的生长、发育正常；反之，若肾中精气不足，就会出现各种相应的病理表现。如在婴幼儿时期可表现为生长发育不良，出现"五迟"（立迟、行迟、齿迟、发迟、语迟）、"五软"（头项软、口软、手软、足软、肌肉软）、"解颅"（囟门迟闭）等；青壮年时期则表现出早衰的征象，出现头发早白、牙齿松动、神疲、动作迟缓等。

人体生殖器官的发育、性机能成熟与维持以及生殖能力，都与肾精及肾气的盛衰密切相关。人体生长发育至青年时期，肾中精气充盛，生殖器官发育成熟，产生"天癸"。天癸，是人体产生的一种精微物质，具有促进人体生殖器官发育成熟和维持性机能的作用。女子产生卵子而月经来潮、男子产生精子而能排精等现象，都说明机体具备了生殖能力。此后，青年向壮年过渡，发育完全成熟。这种性机能和生殖能力维持到中年以后，肾精及肾气开始逐渐衰少，天癸亦随之衰减，以至衰竭。没有了天癸的维持作用，人体的生殖机能逐渐衰退，生殖器官日趋萎缩，最后丧失生殖机能。因此，肾精及肾气关系到人的生殖机能，是人类生育繁衍的基础。

由此可见，人的生长发育与生殖功能与肾气密切相关，如《素问·上古天真论》所说："女子七岁，肾气盛，齿更发长；二七而天癸至，任脉通，太冲脉盛，月事以时下，故有子；三七，肾气平均，故真牙生而长极；四七，筋骨坚，发长极，身体盛壮；五七，阳明脉衰，面始焦，发始堕；六七，三阳脉衰于上，面皆焦，发始白；七七，任脉虚，太冲脉衰少，天癸竭，地道不通，故形坏而无子也。""丈夫八岁，肾气实，发长齿更；二八肾气盛，天癸至，精气溢泻，阴阳和，故能有子；三八，肾气平均，筋骨劲强，故真牙生而长极；四八，筋骨隆盛，肌肉满壮；五八，肾气衰，发堕齿槁；六八，阳气衰竭于上，面焦，发鬓颁白；七八，肝气衰，筋不能动；八八，天癸竭，精少，肾藏衰，形体皆极，则齿发去。"

肾精及肾气具备促进人体生长发育和生殖的作用，故防治某些先天性疾病、生长发育不良，以及养生、防止衰老和优生优育等，皆从肾入手，选择补肾填精的药物或食物，以达到预防早衰、防治疾病或增强体质的目的。

（2）主水：肾主水，是指肾具有调节人体水液输布和排泄的功能，故又有"水脏"之称。《素问·逆调论》说："肾者水脏，主津液。"

人体水液代谢是一个复杂的生理过程，是在肺、脾、肝、大肠、小肠、三焦和膀胱等脏腑的共同参与下完成的，如肺主通调水道、脾主运化水液、肝促进津液输布、三焦为水道等，但肾主水功能是调节水液代谢的中心环节。各脏腑功能必须在自身阴阳协调平衡的状态下才能维持其正常参与水液代谢的作用，而肾阴肾阳是各脏腑阴阳的根本，肾通过对各脏腑阴阳的资助和促进作用，主持和调节着人体水液代谢的各个环节。

在水液代谢过程中，脏腑、形体、官窍代谢后所产生的浊液可通过三焦水道下输于肾。到达肾的浊液，在肾的气化作用下，再分清浊。清者重新吸收后由脾气的转输作用通过三焦水道上升于肺，以保持体内一定的水液量；浊者，则通过肾的气化作用形成尿液，下输膀胱而排出体外。因此，肾的气化作用正常，输于肾的水液才能升清降浊，化生尿液。肾的气化作用对于维持体内水液代谢的平衡起到了重要的作用。

肾的气化作用具体是靠肾气和肾阳来完成的。肾阳的蒸腾和肾气的固摄作用，使水液之清者上升于肺；而肾阳的温化和肾气的推动作用，则使水液之浊者下降，生成尿液，下注膀胱而排出体外。

（3）主纳气：纳，有受纳和摄纳之意。纳气，即吸气。肾主纳气，是指肾有收藏肺所吸入的自然界清气的功能。人体的呼吸功能由肺所主，但肺吸入的清气必须通过肺气的肃降作用下达于肾，由肾摄纳，防止呼吸表浅，保证体内外气体正常交换。故呼吸出入之气，其主在肺，其根在肾。《类证治裁·喘证》即说："肺为气之主，肾为气之根；肺主出气，肾主纳气，阴阳相交，呼吸乃和。"

肾主纳气的功能，是依靠肾气的固摄作用来体现的。肾气充足，摄纳正常，则肺的气道通畅，人体呼吸均匀和调。若肾精亏虚，肾气衰减，摄纳无力，肺吸入之清气不能下纳于肾，则会出现呼吸表浅、或呼多吸少、动则气喘等病理表现，称为"肾不纳气"。

（4）生髓充脑化血：肾藏精与阴，肾的阴精能化生髓。髓包括骨髓、脊髓和脑髓，而脊髓与脑髓相通，三者均由肾中阴精所化。如《素问·五脏生成》说："诸髓者，皆属于脑。"脑为"髓海"，脑髓的虚实与肾精的充足与否有密切联系。肾精不足，脑髓化生减少，髓海空虚，就会出现头痛、眩晕、健忘、反应迟钝等脑功能失常的病变。

血液的生成，除来源于水谷之精气外，还与肾精相关，即肾精也能化生为血液。精与血之间存在相互资生和转化的关系，故有"精血同源"之说。如《诸病源候论》所言："肾藏精，精者，血之所成也。"

2.肾的生理特性

肾主蛰藏。蛰藏喻指潜藏、封藏、闭藏之生理特性，是对肾主藏精功能的高度概括。《素问·六节藏象论》说："肾者，主蛰，封藏之本，精之处也。"肾主蛰藏生理特性表现于肾主藏精、主纳气、主生殖、主二便等功能上。肾主封藏正常则精气盈满，人体生机旺盛；若肾主封藏、固摄失职，则会表现为遗精、遗尿、汗出过度，甚则小便失禁、大便滑脱不禁及女子带下、崩漏、滑胎等症，故又称肾为"封藏之本"。

二、六腑

六腑是胆、胃、小肠、大肠、膀胱、三焦的总称，具有受盛和腐熟水谷，传化和排泄糟粕的功能，即所谓"传化物"。其共同的生理特点是"泻而不藏""实而不满"。正如《素问·五脏别论》所说："六腑者传化物而不藏，故实而不能满也。所以然者，水谷入口，则胃实而肠虚；食下，则肠实而胃虚。"饮食物入口，通过食道入胃，经胃的腐熟，下传于小肠，经小肠的分清别浊。其清者（精微、津液）由脾吸收，转输于四脏，布散于全身；其浊者（糟粕）下传于大肠，经大肠的传导，形成粪便排出体外；脏腑代谢产生的浊液，则经三焦注入肾和膀胱，在肾气的蒸化作用下生成尿液，排出体外。故六腑的功能是以传化水谷、排泄糟粕为主，虚实交替，不能经常充满而不排泄，如胆汁的生成排泄、饮食物的传导、大小便的排泄，无不反映着六腑的这一生理特性，后世医家将此理论概括为"六腑以通为用，以降为顺"。但同时应该指出，"六腑以通为用"的理论，只是针对六腑的功能特点而言，实际上六腑的通降太过与不及，均属于病态。

本节主要阐述胆、胃、小肠、大肠、膀胱、三焦的主要生理功能和生理特性。

（一）胆

胆为六腑之一，又为奇恒之腑。胆与肝相连，位于右胁下，附于肝之短叶间，为中空的囊状器官，内有胆汁。胆与肝由足少阳胆经和足厥阴肝经相互属络，构成表里关系。胆汁，又称"精汁""清汁"，是一种味苦而呈黄绿色的液体，胆亦被称为"中精之腑""中清之腑"。胆的生理功能主要是贮藏、排泄胆汁和主决断。

1.贮藏和排泄胆汁

胆汁来源于肝，如《东宝医鉴》说："肝之余气，汇溢入于胆，聚而成精。"胆汁汇集于胆，经浓缩再由胆排泄于小肠，有助于饮食物的消化。《医医病书》说："胆无出路，借小肠以为出路。"胆汁的生成和排泄功能正常与否，与肝疏泄功能和胆腑的通畅与否有关。若肝的疏泄功能正常，胆腑通畅，则化生、排泄胆汁，协助消化功能正常；若肝的疏泄功能失常，胆腑不通，则胆汁的分泌排泄受阻，影响脾胃的受纳腐熟和运化功能而出现厌食、腹胀、腹泻等；若湿热蕴结肝胆，以致肝失疏泄，胆汁外溢，则发为黄疸，出现目黄、身黄、小便黄等。相对于肝气升发，胆气则以下降为顺，若胆气不利，气机上逆，则可出现口苦、呕吐黄绿苦水等症状。

胆在藏象学说中具有两重性，既属六腑，又属奇恒之腑。在形态上，胆中空有腔，排泄胆汁以协助饮食物消化，并与肝有表里关系，形态特征均同于六腑，故属六腑之一。又因为胆贮藏的胆汁为精气所化，功同五脏，不直接传化饮食物，只排泄胆汁入肠道促进消化，功能异于六腑，故又属奇恒之腑之一。

2. 主决断

胆主决断，是指胆在精神意识思维活动中，具有判断事物、做出决定的作用。《素问·灵兰秘典论》说："胆者，中正之官，决断出焉。"一般来说，胆气豪壮之人，勇于决断；胆气虚怯之人，优柔寡断，在受到不良精神刺激的影响时，则易于出现胆怯易惊、善恐、失眠、多梦等情志异常的病变。因此，胆主决断关系到人的性格特点。

（二）胃

胃，又称胃脘，位于上腹部，上接食管，下通小肠。胃脘分上脘、中脘、下脘三部分：胃的上部及贲门称为上脘，中部胃体部称为中脘，胃的下部和幽门部称为下脘。幽门下通小肠，是饮食物出入胃腑的通道。

胃是机体对饮食物进行消化吸收的重要脏器，主受纳腐熟水谷。贲门上接食道，其主要生理功能是接受、容纳和消化饮食物。胃与脾同居中焦，"以膜相连"构成表里关系。生理特性是主通降、喜润恶燥。

1. 胃的生理功能

（1）主受纳水谷：胃主受纳水谷，是指胃具有接受和容纳饮食水谷的作用。饮食入口，经过食管进入胃中，在胃气的通降作用下，由胃接受和容纳并暂存其中，故胃有"水谷之海"之称。机体气血津液的化生，都依赖于饮食物中的营养物质，故胃又称为"水谷气血之海"。饮食物进入胃后，经初步消化形成食糜，下传入小肠。胃的受纳水谷功能，既是其主腐熟功能的基础，也是饮食物消化吸收的基础。

（2）主腐熟水谷：胃主腐熟水谷，是指胃气将饮食物初步消化并形成食糜的功能。容纳于胃中的饮食物，经过胃气的腐熟作用后，精微物质被吸收，并由脾气转输而营养全身，未被消化的食糜则下传于小肠做进一步消化。食糜传入小肠后，其精微物质上输于脾，在脾的运化和散精作用下，上输心肺，化生气血，供养全身。

胃气的受纳、腐熟水谷功能除与胃阴的滋润作用相关外，主要依赖于胃气的推动作用，胃气主通降，促使饮食物下行，食下则胃空，胃空则能接受饮食，使人产生食欲。因此，胃功能的强弱，可以通过食欲和饮食量反映出来。胃气通降，就能正常受纳饮食，并经消化后形成食糜下传于小肠。胃失通降，则可见胃气不和之胃脘胀痛、食欲下降或胃气上逆之嗳气、呕吐、呃逆等症。

胃气的受纳、腐熟水谷功能与脾气的运化功能密切相关。胃与脾只有相互协调、相互配合，才能将水谷化为精微，化生气血供养全身，维持机体的生命活动。《景岳全书·饮食门》说："胃司受纳，脾司运化，一纳一运，化生精气。"故脾胃亦合称为"后天之本""气血生化之源。"

2. 胃的生理特性

（1）主通降：所谓胃主通降，是指胃气保持通畅下降的运动趋势。胃气的通降作用主要体现于饮食物的消化和糟粕的排泄过程中。饮食物入胃，经胃气的腐熟作用形成食糜，下传小肠进一步消化吸收；食物残渣下移大肠，燥化后形成粪便排出体外。因此，胃气贵在和顺通降，胃气和降则能维持胃肠虚实更替和消化功能正常。胃失通降，则出现纳呆脘闷、胃脘胀满或疼痛、大便秘结等症；若胃气不降反而上逆，则出现嗳气、恶心、呕吐、呃逆等胃气上逆之症。

（2）喜润恶燥：胃主受纳腐熟水谷功能的正常运行，除了依赖胃气的推动和蒸化作用外，还需要胃中津液的濡润滋养。《临证指南医案·脾胃》说："太阴湿土，得阳始运；阳明阳（燥）土，得阴自安。以脾喜刚燥，胃喜柔润也。"指出了"胃喜润恶燥"的特性。胃为阳土，喜润而恶燥，故其病易成燥热之害，胃中津液每多受损。胃阴亏虚临床可见咽干舌燥、纳食减少或胃脘隐痛、嘈杂不舒、形体消瘦、神疲乏力、大便干结、舌质光红或干红少津有裂纹、脉弦细而数或细数无力等症。所以在治疗胃病时，要注意顾护胃中津液，若用苦寒泻下之剂，应中病即止，不可妄施，以免化燥伤阴。

（三）小肠

小肠，位于腹中，是一个较长的管道器官。小肠的上口在幽门处与胃的下口相接，下口在阑门处与大肠的上口相接。小肠是机体对饮食物进行消化，吸收其精微，下传其糟粕的重要脏器。小肠与心由手太阳小肠经与手少阴心经相互属络而构成表里关系。小肠的主要生理功能为受盛化物和泌别清浊。

1.主受盛化物

受盛指接受、贮盛的意思；化物即消化。小肠的受盛化物功能表现于以下两个方面：一是指小肠接受由胃腑下传的食糜而盛纳之，起到容器的作用，即受盛作用；二是指食糜在小肠内必须停留一定的时间，由脾气与小肠的共同作用对其进一步消化，化为精微和糟粕两部分，即化物作用。故《素问·灵兰秘典论》说："小肠，受盛之官，化物出焉。"小肠的受盛化物与脾胃、肝胆关系密切，若脾失健运，胃失和降，肝失疏泄，胆汁分泌、排泄失常，则小肠受盛化物失调，出现腹胀腹痛、泻泄、便溏等病症。

2.主泌别清浊

所谓泌别清浊是指小肠中的食糜在进一步消化的过程中，随之分为水谷精微和食物残渣两部分。清者由小肠吸收，经脾气的转输输布全身；浊者，经胃和小肠之气的作用通过阑门传送到大肠。《类经》说："小肠居胃之下，受盛胃中水谷而分清浊。"

小肠在吸收水谷精微的同时，还吸收了大量的水液，由于小肠参与了人体的水液代谢，故有"小肠主液"之说。小肠主液，对人体小便的形成有重要影响，即形成小便的水液来源于小肠，小肠泌别清浊的生理功能与尿量有关。小肠泌别清浊的功能正常，则水液和糟粕各走其道而二便正常。小肠生理功能失常，如吸收水液过度，则小便量多，大便秘结；如小肠吸收水液不足，则小便短少，大便稀薄，甚则泄泻。

（四）大肠

大肠居腹中，上口在阑门处与小肠相接，其下端连接肛门。大肠是对食物残渣中的水液进行吸收，形成粪便并排出的脏器。大肠与肺由手阳明大肠经与手太阴肺经相互属络而构成表里关系。大肠亦是一个管腔性器官，主要有传化糟粕与主津的生理功能。

1.传化糟粕

所谓传化糟粕是指大肠接受由小肠下传的食物残渣，吸收其中多余的水分，形成粪便。大肠之气的运动将粪便传送至大肠末端，并经肛门有节制地排出体外，故大肠被称作"传道之官"。传，传送；道，同导，引导。传导，是指大肠接受小肠传来的食物残渣，并向下传送，引至肛门排出体外。《素问·灵兰秘典论》说："大肠者，传导之官，变化出焉。"变化，指将食物残渣（糟粕）变化为粪便。若大肠传导糟粕功能失常，则出现排便异常，常见的有大便秘结或泄泻；若湿热蕴结大肠，大肠传导功能失常，还会出现腹痛、里急后重、下利脓血等症。

2. 主津

所谓大肠主津是指大肠接受由小肠下传的食物残渣，将其中的水液吸收，使之形成粪便，即所谓燥化作用。大肠吸收水液，参与体内的水液代谢，所以《脾胃论》称："大肠主津。"大肠主津功能失常，无力吸收水分，或传导太过，水分来不及吸收，则水与糟粕俱下，可出现肠鸣、腹痛、泄泻等症；若大肠实热，消烁津液，或传导过慢，水分吸收过多，大肠津亏，肠道失润，可见大便秘结不通。

（五）膀胱

膀胱位于下腹部、小腹中央，居肾之下、直肠之前，是一个中空的囊状器官。其上有输尿管与肾相连，其下有尿道，开口于前阴。膀胱是贮存和排泄尿液的器官。膀胱与肾由足太阳膀胱经与足少阴肾经相互属络而构成表里关系，故《灵枢·本输》说："肾合膀胱。"膀胱的生理功能是贮存和排泄尿液。

膀胱具有贮尿和排尿的功能，《素问·灵兰秘典论》中说："膀胱者，州都之官，津液藏焉，气化则能出矣。"尿液由津液所化。在津液代谢过程中，津液通过肺、脾、肾等脏的共同作用，布散全身，其代谢后的浊液则下归于肾，经肾气的蒸腾气化作用，升清降浊，浊者下输于膀胱，变成尿液，通过膀胱之气的固摄作用，使尿液暂存于内，亦称为膀胱的"藏津液"功能。当膀胱内的尿液达到一定量，人体即产生便意，及时地将尿液排泄于体外。

膀胱的贮尿和排尿功能，依赖于气的固摄作用与气化作用，膀胱之气又受肾气主宰，故肾气的固摄和气化作用是膀胱贮尿和排尿功能的决定性因素。若肾气和膀胱之气的气化和固摄作用失常，膀胱开合失权，既可出现小便不利或尿闭，又可出现尿频、尿急、遗尿、小便失禁等症；若气化失司，推动无力，则膀胱不利，可见尿少、水肿或尿闭等病症。

（六）三焦

三焦是上焦、中焦、下焦的合称，为六腑之一，如《难经·三十八难》所说："脏唯有五，腑独有六者，何也？然，所以腑有六者，谓三焦也。"由于三焦与五脏无表里配合关系，故有"孤府"之称。对三焦部位的划分，通常以横膈和脐为界线，横膈以上为上焦，横膈至脐为中焦，脐以下为下焦。上焦包括胸部和心、肺，中焦包括上腹部和脾、胃、肝、胆、小肠，下焦包括下腹部和肾、膀胱、大肠等。

三焦与心包由手少阳三焦经和手厥阴心包经相互属络而构成表里关系。三焦的主要生理功能为通行元气和水液，如《难经·三十一难》所说："三焦者，水谷之道路，气之所终始也。"

1. 通行元气

元气是人体生命活动的原动力，根源于肾，由肾脏所藏的先天之精所化生。三焦是气升降出入的道路，总司全身的气机和气化功能，元气通过三焦而布散周身，内而脏腑，外而腠理，从而激发和推动各脏腑组织的功能活动。人体元气，只有通过三焦这一管道系统，才能输布全身。如果元气虚弱，三焦通道运行不畅，就能导致某些部位的气虚现象。

2. 运行水液

三焦是全身水液上下输布运行的通道，为水液运行之道路。《素问·灵兰秘典论》说："三焦者，决渎之官，水道出焉。"所谓"决"，疏通之意；"渎"，沟渠。"决渎"，即疏通沟渠，使之畅通无阻。古代医家用"决渎之官"，来说明三焦具有疏通水道、运行水液的作用，是水液升降出入的道路，属于调节水液代谢的脏腑之一。全身水液的输布和排泄，是由脾、肾等脏的协同作用来完成的，但必须以三焦为通道。如果三焦水道不利，则肺、脾、肾等脏输布调节水液代谢的功能将难以实现，就会出现尿少、水肿、小便不利等病症。

三焦通行元气、总司全身的气机和气化与运行水液的功能密切联系，这是因为气能行水，水能载气的缘故。水液的上下运行全赖气的推动，而气又依附于津液，所以三焦是气升降出入的道路，也必然是津液输布运行的通路，二者相互为用，共同运行于三焦之中。

3. 三焦是对人体某些内脏功能的概括

三焦是一个整体，除了是人体元气和水液的通行管道外，上、中、下焦各有其特定的生理功能特点，《灵枢·营卫生会》形象地将其概括为"上焦如雾，中焦如沤，下焦如渎"。

（1）上焦概括了心肺宣发输布精气的功能：上焦的生理特点是主气的宣发和升散，即宣发卫气，布散水谷精微和津液以营养滋润全身。"上焦如雾"是指由于上焦心肺的宣发布散作用，水谷精微等营养物质如雾露般弥漫，均匀分布、无所不至的状态，喻指心肺输布气血的作用。若外邪侵犯上焦，可见心烦、心悸、胸闷、咳嗽等症。

（2）中焦概括了脾肝的消化吸收功能：中焦具有消化水谷、吸收和输布水谷精微及化生血液的功能。"中焦如沤"是指中焦脾胃腐熟消化水谷和化生转输水谷精微的作用。若邪犯中焦，影响消化吸收功能的正常发挥，常见脘腹胀痛、呕吐、泄泻等症。

（3）下焦概括了肾和膀胱生成和排泄小便的功能：下焦的功能主要是排泄糟粕和尿液，即是指小肠、大肠、肾和膀胱的功能而言。"下焦如渎"喻指肾、膀胱、小肠、大肠等脏腑像沟渠一样排泄二便的状态。若邪犯下焦，常见二便异常的病证。

三、奇恒之腑

奇恒之腑，是脑、髓、骨、脉、胆、女子胞的总称。由于在形态上多为中空与六腑相似，但并不传化水谷，而能贮藏精气，又似脏，故称"奇恒之腑"。《素问·五脏别论》描述为："脑、髓、骨、脉、胆、女子胞，此六者，地气之所生也，皆藏于阴而象于地，故藏而不泻，名曰奇恒之腑。"奇恒之腑中除胆之外，其他皆无脏腑表里配合，但它们并不是孤立的，其功能仍然要依赖五脏的调节。

由于脉、胆已在前面述及，故这里只介绍脑、髓、骨和女子胞。

（一）脑

脑居于颅内，由髓汇聚而成，与脊髓相连，又名"髓海"。脑的主要生理功能是主宰生命活动，主管精神意识和主持感觉运动。

1.主宰生命活动

脑为"元神之府",是生命的枢机,主宰人体的生命活动。脑是人体生命活动的中枢,统领人体的一切生命活动。如人的心跳、呼吸、吞咽等生理活动,均由脑主宰和调节。脑若能主宰全身,脏腑组织得其所主,则各司其职,协调配合,表现为身体健康,生命力旺盛。若脑的功能失常,脏腑组织失其所主,则功能紊乱,生命活动障碍而百病由生。因此脑是人体内的一个重要器官,如受到损伤,可置人于死地。《素问·刺禁论》说:"刺头,中脑户,入脑,立死。"

2.主管精神意识

人的思维意识和情志活动等,都是客观外界事物反映于脑的结果。脑为髓海,也主管人的思维意识和记忆。如李时珍在《本草纲目》中提出"脑为元神之府"的观点,清代《本草备要》中有"人之记性,皆在脑中"的记载,《医林改错》中提到"灵机记性不在心而在脑"。情志活动是人对外界刺激的情绪反应,与人的情感、欲望等心身需求有关,所以脑为精神意识思维活动的枢纽。若脑主精神意识的功能正常,则精神振奋,意识清楚,思维灵敏,记忆力强;反之则出现精神萎靡,意识模糊,思维迟钝,记忆力下降等病证。

3.主持感觉运动

眼、耳、口、鼻、舌等五脏外窍,皆位于头面,与脑相通。人的视、听、言、嗅等功能,皆与脑有密切关系。《医林改错》中云:"两耳通脑,所听之声归脑;两目系如线长于脑,所见之物归脑;鼻通于脑,所闻香臭归于脑。小儿周岁脑渐生,舌能言一二字。"脑主元神,神能驭气,散动觉之气于筋而达百节,令之运动,故脑能统领肢体运动。若髓海充盈,主持感觉运动功能正常,则视物精明,听觉聪灵,嗅觉灵敏,感觉敏锐,语言流畅,肢体运动如常;若髓海不足,主持感觉运动功能失常,则会出现视物不清,听觉失聪,嗅觉不灵,感觉障碍,语言謇涩,运动障碍等病证。

(二)髓

髓贮于骨腔中,以先天之精为基础,并得后天之精的不断充养。髓有骨髓、脊髓和脑髓三类,脊髓与脑髓彼此相通,肾中精气沿督脉上升而贯注于脑。

髓的生理功能主要有:充养脑髓,滋养骨骼,化生血液。

1. 充养脑髓

脑为髓之海，为髓聚之处，脑髓充足可以维持大脑正常的生理功能。脑髓充盈则耳聪目明。若肾精不足，精不生髓，脑髓不足，则可见眩晕耳鸣，智力低下。

2. 滋养骨骼

精能生髓，髓能养骨。肾精充足，骨髓充盈，骨骼得养，则生长发育正常，骨骼强健有力；若肾精亏虚，骨髓不充，骨骼失养，可见腰膝酸软，行走无力，甚至骨质疏松而易骨折。

3. 化生血液

精可生髓，而髓可化血，精与血可以互生。如《张氏医通》所说："气不耗，归精于肾而为精；精不泄，归精于肝而化清血。"故有"精为生血之源"之说。

（三）骨

骨即骨骼。骨质可随人的年龄增长而发生变化，婴幼儿时期大多骨质较软，以后随年龄增长而逐步变硬，至老年则骨质硬而缺乏韧性，易产生骨折。

骨的生理功能主要有三个方面：支持形体和保护脏腑，主司运动和贮藏骨髓。

1. 支持形体和保护脏腑

骨有一定的形态，具有很大的硬度和一定的弹性，故能支持人的形体，维持一定的形态。而骨的结构，如颅腔、胸廓等，能保护内脏，使之不易受到外来伤害。

2. 主司运动

由骨骼组成的关节是肢体等运动的枢纽，骨关节的伸展，筋膜、肌肉的收缩与舒张便形成了肢体运动。骨骼有病，则见肢体运动功能障碍。

3. 贮藏骨髓

《素问·脉要精微论》说："骨者，髓之府。"骨为髓之府，骨髓藏于骨腔之中，并对骨骼具有充养作用。只有骨髓充盈，骨骼得养才能强壮有力；反之，骨骼损伤，不能保护骨髓，也可导致骨髓的病变。

（四）女子胞

女子胞，又称胞宫、子宫、子脏、胞脏，位于小腹中央部，在膀胱之后、直肠之前，呈倒置的梨形，其下口与阴道相连，其上部左右两侧连接左右两侧的输卵管，是女性的内生殖器官。

女子胞的主要生理功能有：主月经和孕育胎儿。

1. 主月经

女子胞为女子月经发生的器官。中医学认为女子到 14 岁左右，肾中精气旺盛，生殖器官发育成熟，冲、任二脉气血充盛，胞宫发生周期性变化，约 1 个月（28天）左右周期性排血一次，即月经来潮，女性则具备了生育能力。这种生理状态一直持续到更年期，49 岁左右，此后肾气渐衰，冲任二脉气血衰少，出现月经紊乱，直至绝经，整个过程是脏腑经脉气血及天癸作用于胞宫的结果。胞宫的功能正常与否直接影响月经的来潮，所以胞宫有主月经的作用。

2. 孕育胎儿

胞宫是女性孕育胎儿的器官。女子在发育成熟后，月经按时来潮，因而有了受孕生殖的能力。受孕之后，月经停止来潮，脏腑经络气血皆下注于冲任，到达胞宫以滋养胎儿，促进胎儿发育，直至成熟而分娩。清代唐宗海在《中西汇通医经精义·下卷》中说："女子之胞，一名子宫，乃孕子之处。"

女子胞主月经和孕育胎儿，是脏腑、天癸、经脉、气血作用于胞宫的正常生理现象，与肾中精气、冲任二脉的功能密切相关。

肾中具有精气阴阳，当充盛到一定程度时，就产生天癸，进一步促进生殖器官的发育并使之成熟。因此，肾中精气的盛衰直接影响天癸的产生与衰竭，对生殖器官的发育和生殖机能具有决定性作用。随着人体的衰老，肾中精气阴阳逐渐衰少，天癸亦随之衰竭，月经停止来潮，故失去了生殖能力。

女子胞与冲、任、督、带及十二经脉均有密切关系，其中以冲、任二脉为最。冲任二脉同起于胞中。冲脉为五脏六腑之海，脏腑经络之气血皆下注冲脉，故又称"冲为血海"。任脉为阴脉之海，蓄积阴血，为妇人妊养之本。因一身之阴血经任脉聚于胞宫，妊养胎儿，故称"任主胞胎"。冲为血海，任主胞胎，十二经脉的气血通过冲、任二脉灌注于胞宫之中，所以胞宫的作用与冲任二脉的关系最为密切，冲、任二脉气血通盛是女子胞主月经、孕育胎儿的生理基础。冲任二脉通利，气血下注胞宫，则月经正常来潮。冲任二脉气血衰少，则可出现月经失调或绝经，并影响生殖机能。因此常将女性生殖功能障碍诊为"冲任失调"，治疗也多以调节冲任为原则。

四、五脏六腑之间的关系

脏腑之间的关系是脏腑学说中整体性联系的主要内容。人体以五脏为中心，以精、气、血、津液为物质基础，通过经络的联络作用，将人体构成一个有机整体。脏腑之间的密切联系，除在形态结构上得到一定体现外，主要是在生理上存在着相互制约、相互依存和相互协同、相互为用的关系。在病理情况下，内脏疾病则可以相互影响。

脏腑之间的关系主要有：脏与脏之间的关系，腑与腑之间的关系，以及脏与腑之间的关系。

（一）五脏间的关系

肝、心、脾、肺、肾五脏虽有各自的生理功能，但五脏之间又密不可分，如《侣山堂类辨·草木不凋论》中说："五脏之气，皆相贯通。"除组织结构上的联系外，更体现在五脏生理功能之间的联系、五脏精气阴阳的相互联系。这种联系，相互资生，相互制约，构成协调同一的状态，维持人体生命活动的正常进行。

1. 心与肺

《素问·五脏生成》说："诸血者皆属于心，诸气者皆属于肺。"心与肺的关系主要就是心主血与肺主气之间的相互依存、相互为用的关系。

心主一身之血，肺主一身之气，两者相互协调，保证气血的正常运行，维持机体脏腑组织的新陈代谢。血液的正常运行，必须依赖于心气的推动，亦有赖于肺气的辅助。肺朝百脉，助心行血，是血液正常运行的必要条件。正常的血液运行，又能维持肺主气功能的正常进行。肺形成宗气以养心，促进心脏推动血行；心血运载宗气以养肺，能维持肺司呼吸的功能。宗气具备贯心脉而司呼吸的生理功能，并加强了血液运行与呼吸吐纳之间的协调平衡。在病理上，若肺气虚弱或肺失宣肃，可影响心的行血功能，易致心血瘀阻；反之，心气不足，心阳不振，血行不畅，也可影响肺的呼吸功能，导致胸闷、咳喘等症。

2. 心与脾

心与脾的关系主要体现在血液生成的相互为用及血液运行的相互协同关系。

（1）血液生成方面：心主血，心血供养于脾以维持其正常的运化功能。水谷精微通过脾的转输升清作用，上输于心肺，化赤为血。脾主运化而为气血生化之源，脾气健旺，化生血液功能旺盛，则心血充盈。若脾失健运，化源不足，或统血无权，均可导致血虚而心失所养。若思虑过度，既耗心血，又伤脾气，亦可形成心脾两虚之证，临床常见眩晕、心悸、失眠、多梦、腹胀、食少、体倦无力、面色无华等症。

（2）血液运行方面：血液在脉中正常运行，有赖于心气的推动以维持运行不息，又依靠脾气的统摄使血行脉中而不逸出于脉外。血液能正常运行而不致妄行，全赖心主行血与脾主统血的协调。若心气不足，行血无力，或脾气虚损，统摄无权，均可导致血行失常的病理状态。

3. 心与肝

心与肝的关系，主要体现在行血与藏血以及精神情志调节两个方面。

（1）血液运行方面：心主血，肝藏血，两者相互配合，共同维持血液的正常运行。正如王冰注《素问·五脏生成》所说："肝藏血，心行之，人动则血运于诸经，人静则血归于肝脏。"心肝协同，血液运行正常。心血充盈，心气旺盛，则血行正常，肝有所藏；肝藏血充足，疏泄有度，随人体动静的不同需求调节血量，也有利于心行血功能的正常进行。

（2）精神情志方面：心藏神，主宰精神、意识、思维及情志活动；肝主疏泄，调畅气机，维持精神情志的舒畅。心肝两脏，相互为用，共同维持正常的精神情志活动。心血充盈，心神正常，有助于肝气疏泄；肝之疏泄有度，情志畅快，亦有利于心主神明。

在病理上，心肝两脏往往相互影响。心血不足与肝血不足常互为因果，可见面色无华、心悸、头昏、爪甲不荣、月经量少色淡等心肝血虚之症。心神不安，可导致肝失疏泄；情志所伤，亦可导致心神不安，心烦、失眠、急躁易怒或抑郁不乐、胁肋疼痛等症可同时并见。

4. 心与肾

心与肾在生理上的联系，主要体现在水火既济、阳气互资、精血互化等相互依存、相互制约的关系。

（1）水火既济：心居上焦属阳，在五行中属火；肾居下焦属阴，在五行中属水。就升降关系而言，在上者宜降，在下者宜升。《素问·六微旨大论》说："升已而降，降者为天；降已而升，升者为地。天气下降，气流于地；地气上升，气腾于天。"心位居上，故心火（阳）必须下降于肾，使肾水不寒；肾位居下，故肾水（阴）必须上济于心，使心火不亢。肾无心阳之温煦则水寒，心无肾阴之滋润则火炽。心与肾之间的水火升降互济，维持了两脏之间生理功能的协调平衡。如由于心火独亢于上不能下降于肾，或肾阴亏虚不能上济于心，就会形成心肾阴阳失于协调平衡的病理表现，称之为"心肾不交"。

（2）阳气互资：心为君火，肾为相火。君火在上，为一身之主宰；相火在下，系阳气之根。命火秘藏，则心阳充足；心阳充盛，则相火亦旺。君火相火，各安其位，则心肾上下交济，所以心与肾的关系也表现为心阳与肾阳的关系。肾阳虚与心阳虚互为影响可导致心肾阳虚、水湿泛滥诸证。

（3）精血互化：精和血都是维持人体生命活动的必要物质，精血之间可以互生互化。心主血，肾藏精，血可以化精。如《医原》所说："谷气归心，奉君火而化赤，赤血得金气敷布，下行入肾化精。"心肾精血之间存在着相互资生、相互转化的关系，为心肾相交奠定了物质基础。

5. 肺与脾

肺与脾的关系，主要体现在气的生成与水液代谢两个方面。

（1）气的生成：肺主气，司呼吸，吸入自然界之清气；脾主运化，为气血生化之源，化生水谷之精气。清气与精气在肺中汇为宗气，通过心脉布散全身。一身之气的盛衰，主要取决于宗气的生成。只有在肺脾两脏的正常协作下，才能保证宗气及一身之气的生成。

（2）水液代谢：水液代谢涉及多个脏腑的生理功能，而肺脾的协同作用是水液代谢中最重要的环节。肺气宣降，通调水道，使水液正常输布与排泄；脾气运化，使水液正常生成与输布。人体的水液，由脾气上输于肺，通过肺的宣发肃降而布散周身及下输肾或膀胱。肺脾两脏协调配合，相互为用，是保证水液正常输布与排泄的重要环节。若脾失健运，水液不化，聚湿生痰，影响及肺，肺失宣降，则致痰饮喘咳之症，故有"脾为生痰之源，肺为贮痰之器"之说。

6. 肺与肝

肺与肝的生理联系，主要体现在人体气机调节方面的协同作用与依存关系。

肺主气，维持一身之气的充足与调节；肝主疏泄，调节全身气机。肺气以肃降为顺，肝气以升发为宜，升降协调，对全身气机的调畅、气血的调和起着重要的调节作用。肺气充足，肃降正常，有利于肝气的升发；肝气疏泄条达，有利于肺气的肃降。可见肝升与肺降，既相互制约，又相互为用。

病理状态下，肝肺病变可相互影响。如肝郁化火，气火上逆，耗伤肺阴，使肺失肃降，可出现面红目赤、急躁易怒、咳嗽、胸痛，甚则咯血等肝火犯肺证，或称"木火刑金"。反之，肺失清肃，燥热内盛，也可伤及肝阴，致肝阳上逆，而出现头痛、易怒、胁肋胀痛等肺病及肝之候。

7. 肺与肾

肺与肾的关系，主要体现在水液代谢和呼吸运动两个方面。

（1）水液代谢：肺主宣发肃降，通调水道，为水之上源；肾主水，为水之下源，主水液代谢。肺气宣发肃降而行水的功能，有赖于肾气的蒸腾气化；肾气所蒸化的水液，有赖于肺气的肃降作用使之下归于肾或膀胱。肺与肾的功能正常，人体的水液代谢才能正常。

（2）呼吸运动：肺主气而司呼吸，肾藏精而主纳气。人体的呼吸运动，虽由肺所主，但亦需肾的纳气功能协助，只有肾的精气充盛，封藏功能正常，肺吸入的清气才能肃降，以维持呼吸的深度。故《景岳全书》说："肺为气之主，肾为气之本。"肺肾协作，共同完成人体的呼吸运动，保证体内外气体的充分交换。肺气久虚肃降失司，与肾气不足摄纳无权，往往互为影响，可出现气短喘促、呼吸表浅、呼多吸少等肾不纳气的病理变化。

此外，肺与肾的关系还表现在脏阴互滋方面。肾阴为一身阴液之根本，肾精充足可滋养肺脏，五行上称"水能润金"；肺气肃降，将水谷精微与津液下行布散，滋养于肾，即"金能生水"。这种阴液相互资生的关系，称为"金水相生"。如肺阴不足，不能滋养肾阴或肾阴不足，不能滋养肺阴，则可表现出两颧潮红、骨蒸潮热、盗汗、干咳、声音嘶哑、腰膝酸软等肺肾阴虚之症。

8. 肝与脾

肝与脾的生理联系，主要体现在消化及血液的运行两个方面。

（1）消化功能：肝主疏泄，调畅气机，促使脾胃升降有序，并疏利胆汁，输于肠道，促进脾胃对饮食物的消化；脾主运化，脾气健旺，运化正常，气血生化有源，肝得血养而使肝气条达，有利于疏泄功能的发挥。所以，肝与脾在消化功能方面配合紧密。

（2）血液运行功能：血的正常运行，虽由心所主持，但与肝、脾有密切的关系。肝主藏血，调节血量；脾主生血，统摄血液。脾气健旺，生血有源，统血有权，使肝有所藏；肝血充足，藏泄有度，血量得以正常调节，气血才能运行无阻。肝脾相互协作，共同维持血液的正常运行。

在病理上，如肝失疏泄，气机郁滞，则会影响脾的运化功能，导致脾失健运；而脾失健运，也会影响肝的疏泄功能，导致肝失疏泄，从而表现出精神抑郁、胸胁胀满、纳呆腹胀、肠鸣泄泻等肝脾不和的病证。

9. 肝与肾

肝肾之间的关系，有"肝肾同源"或"乙癸同源"之称，主要体现在精血同源、藏泄互用以及阴阳相通等方面。

（1）精血同源：肝藏血，肾藏精，精能生血，血能化精，精血可相互转化，故曰精血同源。肝血的化生有赖于肾精的气化，而肾精的充盛，又有赖于肝血的滋养。精血皆由水谷之精化生，依靠水谷精微的不断充养，才能充盛而不衰，故称肝肾同源。肝血不足与肾精亏损多可相互影响，以致出现头昏目眩、耳聋耳鸣、腰膝酸软等肝肾两亏之症。

（2）藏泄互用：肝主疏泄，肾主封藏，二者之间存在着相互为用、相互制约的关系。肝主疏泄可促使肾气开合有度，肾主封藏可防肝气疏泄太过，精气亡失。疏泄与封藏，相反相成，共同调节女子的月经来潮、排卵和男子的排精功能。若功能失调，女子可见月经不调，男子可见遗精、滑泄等症。

（3）阴阳相通：肝肾阴阳间亦存在相互滋养和相互制约的关系。肾阴为一身阴液之本，肾阴可滋养肝阴，使肝阳不致偏亢。若肾阴不足，不能滋养肝阴，阴不制阳，水不涵木，易致肝阳上亢，可见眩晕、中风等病证。

10. 脾与肾

脾主运化，为后天之本；肾主藏精，为先天之本。脾主运化水液，肾主水液。脾肾之间的关系主要体现在先后天的互促互助及水液代谢方面。

（1）先后天互促互助：脾主运化水谷精微，化生气血，为后天之本；肾藏精，是生命之本原，为先天之本。脾的运化水谷，有赖于肾气及肾阴肾阳的资助和促进始能健旺；肾所藏先天之精，亦赖脾气运化的水谷之精及其化生谷气的不断充养方能充盛。后天与先天，相互资生，相互促进。《景岳全书》云："盖人之始生，本乎精血之源；人之既生，由乎水谷之养。非精血无以立形体之基，非水谷无以成形体之壮……是以水谷之海本赖先天为之主，而精血之海又必赖后天为之资。"病理上，脾肾两脏间常可相互影响。如肾阳亏虚不能温煦脾阳，则脾阳虚衰，运化不利，或由于脾阳虚衰，日久及肾，导致肾阳虚衰，最终形成脾肾阳虚。临床表现为腰膝酸软、形寒肢冷、食少便溏、完谷不化，甚则五更泄泻。若脾病日久，运化失职，水谷精微生化乏源，无以滋养先天，则肾精虚衰，人体生长发育迟缓，生殖机能障碍。

（2）水液代谢：脾运化水液功能的正常发挥，须赖肾气的蒸腾气化作用。肾主水液输布代谢，又须赖脾气及脾阳的协助。脾肾两脏相互协同，共司水液代谢的协调平衡。若脾虚失运，水湿内生，经久不愈，可致肾虚水泛；而肾虚蒸化失司，水湿内蕴，也可影响脾的运化功能，最终均可导致尿少浮肿、腹胀便溏、畏寒肢冷、腰膝酸软等脾肾两虚之证。

（二）六腑之间的关系

六腑之间的关系主要体现在对水谷的消化、吸收和排泄过程中的分工协作和有序配合。饮食物由口入胃，经过胃的腐熟，成为食糜，下传至小肠；小肠接受经过初步消化的食糜，进一步消化，并泌别清浊。清者为水谷精微上输心肺以充养全身，水液经三焦下归膀胱，经蒸化作用排泄于外而为尿液；浊者为食物残渣下传大肠，经大肠吸收部分水分后，形成粪便通过肛门排出体外。在上述饮食物的消化、吸收与排泄过程中，还有赖于胆汁的排泄以助消化，及三焦的疏通水道以渗水液的作用。由于六腑传化水谷，需要不断地受纳排空，故有"六腑以通为用"之说。六腑的生理特点是实而不能满，满则病；通而不能滞，滞则害。如《素问·五脏别论》所说："六腑者，传化物而不藏，故实而不能满。"

六腑在病理上也可相互影响。如胆失疏泄，可以影响到胃，出现胁痛、黄疸、恶心呕吐、食欲不振等胆胃同病的症状；若大肠传导失常，肠燥便秘，也可引起胃失和降，胃气上逆，出现嗳气、呕恶等症。

（三）脏与腑之间的关系

脏与腑的关系，即脏腑阴阳表里配合关系。脏属阴而腑属阳，阴主里而阳主表。一脏一腑，一阴一阳，一表一里，相互配合，组成心与小肠、肺与大肠、脾与胃、肝与胆、肾与膀胱等脏腑表里关系，体现了阴阳、表里相应的"脏腑相合"关系。三焦没有相合的脏，故称为"孤腑"。

相合的脏腑间存在着经脉络属关系，即属脏的经脉络于所合之腑，属腑的经脉络于所合之脏，如手太阴肺经属肺络大肠，手阳明大肠经属大肠络肺，肺与大肠构成脏腑表里关系，手太阴经与手阳明经则构成表里经。由此可见，脏腑间有经脉在其间相互联络是脏腑相合的结构基础。

相合脏腑间的生理、病理方面可以相互影响，具体体现在下述五对脏腑关系中。

1. 肝与胆

肝胆同居右胁下，胆附于肝叶之间，两者构成表里相合关系。肝与胆的关系，主要表现在疏泄相关、精神情志等方面。

（1）疏泄相关：肝主疏泄，分泌胆汁；胆附于肝，贮存和排泄胆汁。胆汁来源于肝，贮藏于胆，两者协调合作，使胆汁疏利，帮助脾胃消化食物。肝气疏泄正常，促进胆汁的分泌和排泄；而胆腑通畅与否，亦影响肝气的疏泄。若肝气郁滞，可致胆气不舒，影响胆汁疏利；反之，胆汁瘀阻，也可影响肝之疏泄，使肝郁不畅。最终均可导致肝胆失疏，胆汁排泄不畅，出现胁痛、黄疸、食欲不振等症。

（2）精神情志：肝主疏泄，调畅情志；胆主决断，与人之勇怯相关，而决断又来自肝之谋虑。肝胆相互配合，人的情志活动正常，遇事能做出决断。肝胆之间相互为用，如《类经》所说："胆附于肝，相为表里，肝气虽强，非胆不断，肝胆相济，勇敢乃成。"肝胆病变，常引起精神、情志异常，如可见多疑善虑、胆怯易惊等。

2. 心与小肠

心与小肠通过经脉相互联系，手少阴经属心络小肠，手太阳经属小肠络心。心与小肠在生理上相互依存。心主血脉，将气血输送至小肠，有助于小肠的受盛和化物；小肠主化物，进一步消化食糜，吸收水谷精微和水液，上输心肺，化血以养心脉，使心有所主。

心与小肠在病理上相互影响。心火亢盛，可移热于小肠，引起尿少、尿赤、尿痛等小肠实热的症状；反之，小肠有热，亦可循经脉上熏于心，而见心烦、舌赤、口舌糜烂等症状。

3. 脾与胃

脾与胃同居中焦，以膜相连，足太阴经属脾络胃，足阳明经属胃络脾，两者构成表里配合关系。脾胃同为气血生化之源，后天之本。脾胃之间既存在协同作用，又具有依存的关系，体现为纳运相助、升降相因、燥湿相济等三个方面。

（1）纳运相助：胃主受纳、腐熟水谷，胃纳为脾运提供准备；脾主运化、消化食物，转输精微，脾运进一步为胃纳提供能量。两者密切合作，才能维持饮食物的消化及精微、津液的吸收转输。若脾失健运可致胃纳不振，而胃气失和也可导致脾运失常，最终出现纳少脘痞、腹胀泄泻等脾胃失调之症。

（2）升降相因：脾气宜升，胃气宜降，相反而相成。脾气主升，将水谷精微上输于心肺；胃气主降，将水谷下降于小肠而泌别清浊，糟粕并得以下行。脾胃之气升降相因，保证了饮食纳运功能的正常进行。只有升降协调，消化功能才能正常进行。脾虚气陷可致胃失和降而上逆，而胃失和降亦影响脾气升运功能，产生脘腹坠胀、头晕目眩、泄泻不止、呕吐呃逆等脾胃升降失常之候。

（3）燥湿相济：脾胃在五行中均属土，但脾为阴土、喜燥而恶湿，胃为阳土、喜润而恶燥。脾喜燥恶湿，是指脾主运化水液，易被湿邪所困；胃喜润恶燥，是指胃为水谷之海，易化燥伤津。脾易湿，得胃阳以燥之，使脾不至于湿；胃易燥，得脾阴以制之，使胃不至于燥。脾胃阴阳燥湿相济，则纳运正常。湿困脾运可致胃纳不振，胃阴不足亦可影响脾运功能。脾湿则其气不升，胃燥则其气不降，可见中满痞胀、大便异常等症。

4. 肺与大肠

手太阴经属肺络大肠，手阳明经属大肠络肺，肺与大肠通过经脉的相互络属构成表里关系。肺与大肠的生理联系，主要体现在肺气肃降与大肠传导功能之间的相互为用关系。肺气清肃下降，气机调畅，津液下输，肠道濡润，能促进大肠的传导下行，有利于糟粕的排出；大肠传导正常，腑气通畅，糟粕下行，亦有利于肺气的清肃下降。两者配合协调，从而使肺主呼吸及大肠传导功能均归正常。

肺与大肠在病理上亦可相互影响。肺失于清肃，津液不能下达，可引起腑气不通，肠燥而便秘。若大肠实热，腑气不通，也可影响到肺的宣降，出现胸满咳喘等症状。

5. 肾与膀胱

肾与膀胱通过经脉相互络属，足少阴经属肾络膀胱，足太阳经属膀胱络肾，两者构成表里相合关系。肾与膀胱的关系，主要表现为排泄尿液的相互依存和协同作用。水液经过肾的气化作用，浊者下降，下输膀胱贮留，然后排出体外；而膀胱的贮尿排尿功能，取决于肾气的蒸化及固摄功能。因此，肾与膀胱相互协作，共同完成小便的生成、贮存与排泄。

在病理上，两者亦常相互影响。若肾气虚弱，蒸化无力，或固摄无权，可影响膀胱的贮尿、排尿，而见尿少、尿闭或尿失禁。膀胱湿热，也可影响到肾气，以致出现尿频、尿急、尿痛等症。

第二节　脏腑学说在中医养生中的应用

一、脏腑学说的特点

脏腑学说是以五脏为中心的整体观，主要体现在以五脏为中心的人体自身的整体性及五脏与自然环境的统一性两个方面，是研究人体内各个脏腑的生理功能、病理变化及其相互关系的学说。脏腑理论是中医学基础理论的核心，对于阐明人体的生命活动、病理变化，指导中医养生和临床实践具有重要的意义。

（一）以五脏为中心的人体自身的整体性

脏腑学说认为，人体是一个极其复杂的有机整体，人体各组成部分之间在形态结构上不可分割，在生理功能上互相协调，在病理变化上互相影响。这种人体自身联系体现在以下三个方面：一是脏腑间的联系。如五脏之间、六腑之间、奇恒之腑之间，以及脏与腑之间、脏与奇恒之腑之间功能上的密切配合。其中以五脏为中心，五脏机能的协调共济、相互为用，是维持人体生理平衡的重要保证。六腑的功能从属于五脏，奇恒之腑贮藏的精气也源于五脏。二是五脏与人体其他组织器官的联系。脏腑学说是以五脏为中心，通过经络系统将脏、腑、五体、官窍、四肢百骸等全身组织器官联系成有机整体，通过经脉的联络沟通和气血的流通相互联系。三是五脏的生理活动与精神情志密切相关。人的精神活动同人体整体生理机能的体现，与五脏的生理功能正常与否密切相关，如心藏神、肝藏魂、肺藏魄、脾藏意、肾藏志。人的情志活动与内脏有密切的关系，尤其与五脏的关系更为密切，人体对于外界环境的刺激所引起的情志变化，本由五脏的生理活动所化生，故五志分别由五脏所司，如心在志为喜、肝在志为怒、脾在志为思、肺在志为忧、肾在志为恐。

（二）五脏与自然环境的统一性

人体不仅自身是一个有机整体，而且与自然界保持着统一性。将人体脏腑生理功能与自然环境置于同一体系中，强调内外环境的统一性。

脏腑学说应用五行学说将自然界的五色、五味、五时、五方、五气、五化等与人体五脏密切联系，构成了人体内外环境相应的统一体。五脏对应五时，五脏的阴阳属性与五时之气的阴阳消长相互适应，如肝气通于春、心气通于夏、脾气通于长夏、肺气通于秋、肾气通于冬。五脏之气的虚实强弱与四时气候变化有密切关系，如春季肝气旺、冬季肾气旺，故春季多发肝病、冬季多发肾病。从中医养生的角度来说，应顺应四时，在春季应有利于肝气之疏泄，在冬季应有利于肾精之潜藏，这样就能很好地预防各类疾病的发生。

二、治未病概念的提出

治未病是指采取预防或治疗手段，防止疾病的发生、发展，是中医学的核心理念之一，也是中医养生学的重要理论基础和准则。中医历来重视疾病的预防，《内经》中早已提及"治未病"的概念，如《素问·四气调神大论》中说："是故圣人不治已病治未病，不治已乱治未乱，此之谓也。夫病已成而后药之，乱已成而后治之，譬犹渴而穿井，斗而铸锥，不亦晚乎。"强调了"防重于治"的预防保健思想。

治未病理论已成为中医养生的主导思想和防治疾病的重要原则，体现了中医在养生和治疗疾病方面"防重于治"的特色。理解和掌握这一理论的内涵，对预防和治疗疾病均有切实而重要的指导意义。治未病是中医学的重要策略，是中医理论体系所遵守的"预防为主"战略的最早思想，它包括未病先防、既病防变和病后防复等多方面的内容，要求对疾病注重预防，治疗疾病时要掌握病变发生的趋势，在继发病变未产生之前即采取有效的干预措施，掌握预防、治疗疾病的主动权，达到"治病十全"的"上工之术"。正如朱丹溪在《格致余论》中所说："与其求疗于有病之后，不若摄养于无疾之先；盖疾成而后药者，徒劳而已。是故已病而不治，所以为医家之怯；未病而先治，所以明摄生之理。如是则思患而预防之者，何患之有哉？此圣人不治已病治未病之意也。"

三、应用脏腑理论治未病

治未病是采取预防或治疗手段，防止疾病发生、发展的方法，是中医治则学说的基本法则。治未病包含三种含义：一是防病于未然，强调预防疾病的发生；二是既病之后防其传变，强调早期诊断和早期治疗，及时控制疾病的发展演变；三是防止疾病的复发及治愈后遗症。

（一）未病先防

未病先防即预防疾病发生，这是医学的最高目标。如《素问·四气调神大论》中的"是故圣人不治已病治未病"，《类经》注释"此承前篇而言圣人预防之道"，《灵枢·逆顺肥瘦》中也有："上工刺其未生者也……故曰上工治未病，不治已病。"因此，在日常生活中，应注意以下几方面。

1.顺应四时阴阳变化养生

如《素问·四气调神大论》说："阴阳四时者，万物之终始也，死生之本也，逆之则灾害生，从之则苛疾不起。"季节对脏腑有直接的影响，如肝旺于春、心旺于夏、脾旺于长夏等，顺时调摄，按照自然界四时阴阳变化调适生活起居，保持脏腑之气充盛，防避外邪侵袭，可以预防疾病的产生。

2.注重调摄精神，避免情志过激

情志刺激能扰乱心神，使脏腑气机紊乱，危害人体健康。因此，养生强调精神调摄。《素问·上古天真论》认为："恬淡虚无，真气从之；精神内守，病安从来。"调摄精神，使心静则神安，神安则五脏六腑的气机调畅，精气充盛。故保持乐观情绪，尽量避免不良情志刺激是重要的中医养生法。

3.预防劳逸过度和饮食不节

过度劳累则扰动心神，耗散精气，损伤皮肉筋骨；过度安逸则精神涣散，气血运行不畅，筋骨懈怠弛纵。正常的劳动与体育锻炼能使气血流通，增进食欲，增强体质；必要的休息能消除疲劳，恢复体力和脑力。因此，中医养生须动静结合，劳逸适度，即如《千金要方》所说："常欲小劳，但莫大疲及强所不能堪耳。"饮食水谷既是养生之本，又是致病之源，饮食失节，过饥过饱、五味偏嗜、进食不洁，均能损伤脾胃，导致脾胃的腐熟运化功能失常，从而引发各种疾病，故预防疾病还须把好"病从口入"关。

4.房事有节，保养肾精

历代养生家强调清心寡欲、节制房事以保养肾精。房劳过度可伤肾，肾精耗伤不仅影响人体的生长发育和生殖机能，亦使五脏六腑精气不能充盈，导致五脏虚损，百病由生。徐大椿在《医学源流论·肾藏精论》中指出："精之为物，欲动则生，不动则不生，能自然不动则有益，强制则有害，过用则衰竭，任其自然而无所勉强，保精之法也。"

（二）既病防变

既病防变即对疾病早发现、早诊断、早治疗，防止疾病发展。如《素问·刺热论》云："肝热病者左颊先赤，心热病者颜先赤，脾热病者鼻先赤，肺热病者右颊先赤，肾热病者颐先赤。病虽未发，见赤色者刺之，名曰治未病。"在脏腑学说中，脏腑疾病可通过机体的外部表现而早期反映，因此在机体已受邪但尚处于无症状或症状较少、较轻的阶段时早期识别，并通过一定的防治手段以阻断其发展，从而使疾病状态向健康方向转化，属于疾病早期治疗的范围，正如《素问·八正神明论》所曰"上工救其萌芽"。

《金匮要略·脏腑经络先后病脉证》曰："见肝之病，知肝传脾，当先实脾。"根据五脏之间生理、病理相关原理，从整体出发，预测原发脏的病变发展趋势，采取预防性治疗，防止继发脏病的产生，先安未受邪之地，杜绝疾病发展和传变。同样，五脏间疾病可按生克关系相互影响，脏腑间也因表里关系相互传变，因此在疾病发生后及时采取各种措施，预防病情的蔓延和恶化，促进疾病的痊愈和机体的康复，减轻疾病对健康的伤害，具有重要的预防医学意义。

（三）病后防复

病后防复是指疾病初愈正气尚虚，邪气留恋，机体处于不稳定状态，在机体功能还没有完全恢复之时，要注意调摄，防止疾病复发。病后正气尚未康复，需注意生活调摄，避免劳力、劳心、房劳过度而"劳复"致病。注重病后饮食调养，避免因疾病初愈时胃气薄弱，饥饱失宜或五味偏嗜、过食膏粱甘肥导致郁热内积或脏腑失衡而引起疾病复发。注意病后药物的正确使用，病后患者若用药失当，滥用补益之品，或余邪未清时即过早进食温补腻滞之物，则引起体内阴阳失衡、脏腑气血失调而致疾病反复；亦可因药不补虚而反助邪复炽，或邪气留滞而余热不清。预防之法为病后调补须辨证用药，使药能补正而不助邪，脏腑气血功能恢复正常。此外，情志异常常是引起疾病反复的因素之一，因此大病初愈之际，尚须慎戒情志过激，避免喜怒悲忧太甚而扰动心神，导致脏腑气机逆乱而致病。

总之，运用脏腑学说进行养生的原则是：协调脏腑，畅通经络，调畅气血，综合预防。未病时调摄精神，葆养精气，使脏腑气血充盛，避免疾病的产生；病后及时根据内在脏腑表现于外的病理变化以辨别病变的脏器，或根据脏腑相传的规律推断即将病变的脏腑，及时调理，提前治疗将要发生的疾病，促进疾病的康复；病后调适起居，调节药食，调畅情志以防疾病复发。通过综合措施，真正达到治未病的目的。

第五章 中医病因学说与中医养生

第一节 中医病因学说

病因，即致病因素，又称为病原、病邪、邪气，泛指一切可导致人体阴阳失去平衡状态的因素，诸如六气异常、疠气传染、七情内伤、饮食失宜、劳逸失度、持重努伤、跌仆金刃、外伤及虫兽所伤等，均可成为病因而导致发病。还包括一些疾病中间的产物，如痰饮、瘀血等都是致病因素。

早在《内经》中即有对病因的研究；到了东汉，张机在所著的《金匮要略·脏腑经络先后病脉证》中指出："千般疢难，不越三条：一者，经络受邪入脏腑，为内所因也；二者，四肢九窍，血脉相传，壅塞不通，为外皮肤所中也；三者，房室、金刃、虫兽所伤。"此为病因学说奠定了基础。宋代陈言在《三因极一病证方论》中提出了"三因学说"，即六淫邪气侵犯为外所因，七情所伤为内所因，饮食劳倦、跌仆金刃及虫兽所伤等为不内外因，标志着中医病因学说的形成。

中医病因学说具有思辨的特点，有时并非像西医的病源说那样准确而具体，而只是在整体观念的指导下，以临床表现为依据，通过分析病证的症状、体征来推求病因，为治疗用药提供依据。这种方法称为"辨证求因"，又称"审证求因"，这是中医病因学的主要特点。如根据抽搐，推测体内存在内风，并用镇肝息风法取得治疗效果，反证内风的正确性。

一、外感病因

外感病因，即源自于自然界，多从人体肌表和口鼻入侵，引起外感性疾病的一类致病因素的总称。外感病因主要包括六淫和疠气两大类。

（一）六淫

1.六淫的基本概念

六淫是指风、寒、暑、湿、燥、火六种外感病邪。要想正确理解六淫的含义，首先必须搞清六气的含义及其与六淫的区别。所谓六气，指风、寒、暑、湿、燥、火六种正常自然界气候。这种正常的气候变化，是万物生长的条件，对于人体是无害而有利的。机体在生命活动过程中，通过自身的调节机制产生一定的适应能力，从而使人体的生理活动能够适应六气的变化。所以，正常的六气一般不易使人发病。正常的六气变化是有一定规律和限度的，当气候变化异常并超过一定限度时，如六气发生太过（夏应热而反凉）或不及（冬应寒而反温），或非其时而有其气（如春天当温而反寒，秋季当凉而反热），以及气候变化过于急骤（如暴寒暴热）时，机体便不能与之相适应，就有可能导致疾病的发生。这种情况下的六气，便称为"六淫"。淫，有太过、浸淫之意，泛指反常，因此也可以说六淫是反常的六气。

当然，异常气候变化并非会使所有的人都发病。有的人正气充足，身体健壮，抗病能力强，能适应这种异常的气候变化就不发病；而有的人不能适应这种异常的气候变化就会发生疾病。对于后者来说，这种异常的气候变化就是六淫。反之，气候变化基本正常，也会有人因体质较弱、适应能力低下而得病。此时，对患病机体来说也只能将基本正常的六气变化称作为六淫。

2.六淫致病的共同特点

（1）外感性：六淫之邪多从肌表、口鼻侵犯人体引发病。如风寒易伤于皮肤腠理，温邪多自口鼻而入，故六淫所致疾病又称为外感病。且六淫致病的初起阶段，多以恶寒发热、舌苔薄白、脉浮为主要临床特征，称为表证。表证不除，则多由表及里、由浅入深发生传变。

（2）季节性：六淫致病通常具有明显的季节性。如春季多风邪致病，夏季多暑邪致病，长夏多湿邪致病，冬季多寒邪致病等。

（3）地域性和环境性：六淫致病还常与我们生活、工作的地区和环境密切相关。如西北高原地区多寒病、燥病；东南沿海地区多湿病。久居潮湿环境者多湿病；常在高温环境中作业的人多易患火热燥病等。

（4）相兼性：六淫邪气既可单独侵袭人体发病，又可两种或两种以上的病邪相兼同时侵犯人体而致病，如风热感冒、风寒湿痹、燥热伤肺、寒湿困脾等。六淫邪气相兼致病，大多以依附于风邪或同类相合的方式为特点。

（5）转化性：六淫在一定条件下致病，其证候的病理性质会发生转化。如感受风寒之邪一般表现为风寒表证，但也可能表现为风热表证；在疾病的发展过程中，可以从初起的风寒表证转变为里热证。这些寒证和热证的产生、变化通常与机体的体质有紧密联系。一般来说，阴虚阳盛体质容易化热、化燥，阳虚阴盛体质容易化寒、化湿。此外，六淫侵入机体过久或治疗不当，均会引起六淫致病的病理性质发生改变。必须明确，这里所讲的转化并不是说六淫中的一种邪气变成了另一种邪气，而是指六淫之邪所致证候的病理性质发生转化。

从现代科学角度来看，六淫除包括气候因素外，还包括微生物（细菌、病毒等）、物理、化学等多种致病因素作用于机体所引起的病理反应。

3. 六淫各自的性质和致病特点

（1）风邪

①风邪的概念：自然界中具有轻扬开泄、善动不居特性的外邪，称为风邪。风邪为病称为外风病。风为春季的主气，但一年四季皆可出现，故风邪引起的疾病虽以春季为多，但不仅限于春季，其他季节均可发生。风邪多从皮毛肌腠侵犯人体而产生外风病证，是外感病因中致病广泛、较为重要的致病因素。

②风邪的性质及其致病特点

轻扬开泄，易袭阳位：风邪具有轻扬、升散、向上、向外的特性，故风邪致病常易侵袭人体的上部、肌表、腰背等阳性部位。风邪上扰头面，可见头项强痛、口眼㖞斜等表现。风邪侵袭于肺，肺气不宣，可见鼻塞流涕、咽痒咳嗽等表现。风邪客于肌表，可见恶风、发热等表证。因其性开泄，具有疏通、透泄之性，故风邪侵袭肌表，使腠理开泄，而出现汗出、恶风等症状。

善行数变：善行指风邪具有善动不居、行无定处的性质，故其致病的临床表现有病位游移、行无定处的特点。如风疹、荨麻疹发无定处，此起彼伏；行痹（风痹）的四肢关节游走性疼痛等均是由风邪偏盛所导致的。数变，是指风邪致病具有变化无常和发病急骤的特点。一般而言，风邪合并有其他邪气侵入人体时，其数变之性表现得更加充分。如风温（流行性脑炎）初起时仅见发热、恶寒等表证，但病邪可迅速入里化热而见高热、神昏、惊厥等热闭心包的危重证候。

风性主动：风邪致病具有动摇不定的特点，常表现为眩晕、震颤、四肢抽搐、角弓反张、直视上吊等症状，故称"风胜则动"。又如外感热病中的"热极生风"；

再如临床上金刃外伤又感受风邪而出现的四肢抽搐、角弓反张等症状，也属于风性主动的临床表现。

风为百病之长：风邪是外感病因的先导，寒、湿、燥、热、暑等外邪往往会依附于风邪而侵袭人体，与风邪相合之后，其他外邪也更易侵入人体。如与寒合为风寒之邪，与热合为风热之邪，与湿合为风湿之邪，与暑合为暑风，与燥合为风燥，与火合为风火等。临床上风邪为患较多，又易与六淫诸邪相合而为病，故称风邪为"百病之长""六淫之首"。

（2）寒邪

①寒邪的概念：自然界中具有寒冷、凝结特性的外邪，称为寒邪。寒邪为病，称外寒病。寒为冬季的主气，故冬季寒病多见。但也可见于其他季节，多由于气温骤降，防寒保暖不够，使人体感受寒邪而发病。此外，空调制冷过度、饮食过于寒凉等因素，均可导致因寒而致病。

②寒邪的性质及其致病特点

寒为阴邪，易伤阳气：寒邪属阴，人体阳气属阳，根据阴阳对立的原则，阳气本可以抵制阴寒，但若阴寒偏盛，则阳气不仅不足以驱除寒邪，反而会被阴寒之邪所伤，因此寒邪最易损伤人体阳气。阳气受损，失于温煦，则全身或局部可出现明显的寒象。如寒邪束表，卫阳郁遏，则出现恶寒、发热等临床表现，称之为"伤寒"。若寒邪直中于里，损伤脏腑阳气者，谓之"中寒"。如脾胃受寒，则纳运升降失常，致脘腹冷痛、吐泻清稀，甚至完谷不化；若是肺脾受寒，则宣发肃降失常，运化失职，表现为咳嗽喘促、痰液清稀、形寒怕冷、或水肿；若寒伤脾肾，则温运气化失职，表现为畏寒肢冷、腰脊冷痛、尿清便溏、水肿腹水等；若心肾阳虚，为寒邪所直中，则可见恶寒蜷卧、手足厥冷、下利清谷、精神委顿、脉微细弱等。

寒性凝滞：即寒邪会凝结阻滞气血津液的运行。人体气血津液的运行，依赖于阳气的温煦和推动。若寒邪侵入人体，经脉气血失于阳气温煦，易致气血凝结阻滞，涩滞不通，不通则痛，从而出现各种疼痛的症状。寒邪侵犯的部位不同，症状亦不相同。若寒邪侵犯肌表，致经脉凝滞，则头身肢体关节疼痛（即寒痹，又称痛痹）；若寒邪直中于里，气机阻滞，则胸、脘、腹冷痛或绞痛，且寒邪所致的疼痛多有遇温则减、遇寒则增的特点。

寒性收引：收引，即收缩牵引之意。寒性收引是指寒邪致病具有收引拘急的特性。故寒邪侵犯人体后，可表现为气机收敛、腠理闭塞、经络筋脉收缩而挛急的特点。若寒邪客于经络关节，则筋脉收缩拘急，致拘挛作痛、屈伸不利或冷肤不仁；若寒邪侵袭肌表，则腠理闭塞，毛孔收缩而无汗。

（3）湿邪

①湿邪的概念：自然界中具有水湿之重浊、黏滞、趋下等特性的外邪，称为湿邪。湿邪为病，称为外湿病。湿为长夏主气，长夏乃夏秋之交，此时湿热熏蒸，水气上腾，弥散空中，因而湿气最盛，故一年之中长夏湿病最为多见。此外，涉水淋雨、久居潮湿之所、工作中过多触水等均可致湿邪为患。

湿邪侵袭所致的外湿病与脾虚生湿而引起的内湿病虽成因不同，但在发病中常相互影响。湿邪入侵会影响脾的运化而导致内湿产生；反之，脾虚运化水湿无力而生湿，又易招致外在湿邪的入侵。

②湿邪的性质及其致病特点

湿为阴邪，易阻滞气机，损伤阳气：湿源于水，湿性似水，而水属于阴，故湿为阴邪。湿邪侵犯人体，易于留滞于脏腑经络，使人体气机运行受阻，从而使气机升降失常。如湿邪阻碍胸膈，气机不畅则会导致胸闷等症；若湿邪困阻脾胃，脾胃纳运失职，升降失常，则出现纳谷不香、饮食不思、脘痞腹胀、大便不爽等症；若湿停下焦，气机受阻，气化不利则小便短涩。由于湿为阴邪，阴胜则阳病，故湿邪为害，又易损伤阳气。脾喜燥而恶湿，故湿邪侵犯人体，最易困脾，使脾阳不振，运化无权，水湿停聚，引发泄泻、水肿、小便短少等临床症状。

湿性重浊：重，即沉重、重着。湿邪致病，其临床症状具有沉重的特点。如湿邪袭表，可导致头身困重、四肢酸楚沉重、或头重如裹等症状；如湿滞经络关节，阳气布达受阻，则可见肌肤不仁、关节疼痛重着等（即湿痹，又称为着痹）。所谓"浊"，即秽浊、污浊。湿邪为患，易出现排泄物和分泌物秽浊不清的现象。如湿浊在上，则会有面垢，眼睛分泌物增多；若湿滞大肠，则大便溏泄不爽，甚至下痢脓血黏液；湿浊下注，则出现小便浑浊、妇女黄白带下过多；湿邪浸淫肌肤，则可见疮疡、湿疹、脓水秽浊等。

湿性黏滞：黏，即黏腻；滞，即停滞。所谓黏滞是指湿邪致病具有黏腻停滞的特性。这种特性在临床中主要表现在两个方面：一是症状的黏滞性。湿邪致病，多表现为黏滞不爽，如大便黏腻不爽、小便涩滞不畅，以及分泌物黏浊和舌苔黏腻等。二是病程的缠绵性。因湿性黏滞，胶着难清，故其致病往往起病缓慢，病程较长，反复发作，或缠绵难愈。如湿温所致的发热症状，时起时伏，缠绵不愈，具有明显的病程长、难以速愈的特点。再如湿疹、湿痹（着痹）等，皆因其湿而不易速愈。

湿性趋下，易袭阴位：湿源于水，湿性似水，而水性趋下，所以湿邪具有趋下之势，其致病具有易于损伤人体下部的特点。例如水湿所致的水肿多见于下肢；带下、小便浑浊、泄泻、下痢等症状，亦多由于湿邪下注所致。

（4）暑邪

①暑邪的概念：自然界夏季中具有炎热、升散、兼杂湿邪等特性的外邪称为暑邪。暑乃夏季主气，为火热之气所化。暑邪纯属外邪，独见于夏令，季节特性是六者中最明显的。暑邪致病主要在夏至日之后、立秋日之前的一段时间。炎夏季节，在烈日之下，长时间露天作业，则易感暑邪而发病。暑邪致病，起病缓、病情轻者为"伤暑"；发病急、病情重者为"中暑"。

②暑邪的性质及其致病特点

暑为阳邪，其性炎热：暑邪乃夏季火热之气所化，火热属阳，故暑邪为阳邪。所以暑邪伤人，多表现出一系列阳热症状，如高热、面赤、肌肤灼热、脉象洪大等。心气与夏气相通应，故暑邪易扰乱心神，出现心烦，甚至神志昏迷等临床表现。

暑性升散，易伤津耗气：升散，即上升发散。暑邪易上行，侵犯头目，导致头昏、目眩、面赤等临床表现。暑邪发散，可致腠理开泄而汗出较多。汗出过多，不仅伤津，而且耗气，故常见口渴喜饮、尿赤短少、气短乏力等临床表现。

暑多兼夹湿邪：暑热季节，除气候炎热外，还多雨而潮湿，湿热蒸动，湿气弥漫，故暑邪多兼杂湿邪同时致病，南方地区尤为明显。暑湿致病，临床表现除有发热、烦渴等暑热症状外，常兼见身热不扬、四肢困倦、胸闷呕恶、大便溏泄不爽等湿气困阻症状。

（5）燥邪

①燥邪的概念：自然界中具有干燥、收敛、涩滞等特性的外邪，称为燥邪。燥为秋季主气，其特性为清肃、收敛、干燥，故燥邪虽四季皆有，但主要见于秋季。燥邪伤人，多从口鼻而入，首先易犯肺卫。根据秋季的气候特点，初秋多见温燥，因初秋之时，夏热之气未完全消退，故燥与热合，易成为温燥之邪伤人致病；深秋多见凉燥，因深秋之时，寒凉之气已较为明显，故燥与寒凉相合，易成凉燥之邪伤人致病。

②燥邪的性质及其致病特点

燥性干涩，易损伤津液：燥邪侵犯人体，最易伤及人体津液，而引发各种干燥、涩滞的症状，如口、鼻、咽喉、皮肤及大便干燥，皮肤干涩甚至皲裂。

燥易伤肺：肺主气司呼吸，外合皮毛，开窍于鼻，其性喜清润而恶燥，故为娇脏。燥邪从口鼻而入，肺气受伤，则宣降失常，出现干咳、少痰或痰黏难咳、胸痛喘息等；伤及肺络，则痰中带血。肺气宣降失常，津液耗伤，则可导致大肠失润，传导失职，出现大便干燥等。

（6）火（热）邪

①火（热）邪的概念：自然界中具有炎热、升腾等特性的外邪，称为火（热）邪。火热之邪侵入所致的病证，称为外感火热病证。与火同类的病邪还有温、热，温为热之渐，火为热之极。但临床中温、热、火邪常相提并论或相互包含，如温热之邪、火热之邪等，并不予以严格区分。温病学说中所说的温邪，泛指一切温热邪气。一般而言，热邪多属外感，如风热、暑热、湿热等；火则常自内生，多由脏腑气血阴阳失调所致，如心火、肝火等。此外，风、寒、暑、湿、燥等外邪在一定条件下均可化热化火。

火、温、热外感邪气，侵犯肌表，或内入脏腑，可引发多种病证。

②火（热）邪的性质及其致病特点

火热为阳邪，其性趋上：火热之性燔灼、升腾，故为阳邪。阳邪侵入人体，阴气与之相搏，邪气亢盛则致人体阳气病理性偏亢。"阳胜则热"，故发为实热性病证，临床多见高热、恶热、烦渴、汗出、脉洪数等症。火性趋上，火热之邪易侵害人体上部，故火热病证多发生在人体上部，尤以头面部为多见，如目赤肿痛、咽喉肿痛、口舌生疮糜烂、牙龈肿痛、耳内肿痛或流脓等。

火热易扰心神：火热与心相通应，故火热之邪入于营血，尤易影响心神，轻者心神不宁而心烦、失眠；重者可扰乱心神，出现狂躁不安，或神昏、谵语等症。故《素问·至真要大论》说："诸热瞀瘛，皆属于火……诸躁狂越，皆属于火。"

火热易伤津耗气：火热之邪侵入，热淫于内，一方面迫津外泄，因气随津泄而致津亏气耗；另一方面则直接消灼津液，耗伤人体的阴气，即所谓热盛伤阴。故火热之邪致病，临床表现除热象显著外，往往伴有口渴喜冷饮、咽干舌燥、小便短赤、大便秘结等津伤阴亏之症。阳热太盛，大量伤津耗气，临床可兼见体倦乏力、少气懒言等气虚症状，重则可致全身津气脱失的气脱证。

火热易生风动血："生风"，是指火热之邪侵犯人体，燔灼肝经，耗劫津液，筋脉失养失润，易引起肝风内动的病证。由于此肝风为热甚引起，故又称"热极生风"，临床表现为高热神昏、四肢抽搐、两目上视、角弓反张等。"动血"，指火热入于血脉，易迫血妄行。火热之邪侵犯血脉，轻则加速血行，甚则可灼伤脉络，迫血妄行，引起各种出血证，如吐血、衄血、便血、尿血、皮肤发斑、妇女月经过多、崩漏等。

火邪易致疮痈：火邪入于血分，可聚于局部，腐蚀血肉，发为痈肿疮疡。《灵枢·痈疽》说："大热不止，热胜则肉腐，肉腐则为脓，故名曰痈。"由火毒壅聚所致之痈疡，其临床表现以疮疡局部红肿热痛为特征。

（二）疠气

1.基本概念

疠气，是指一类具有强烈致病性和传染性的外感病邪，又称"疫毒""疫气""异气""戾气""毒气"等。疫，传染之意；疠，毒疠之意。明代吴又可在《瘟疫论·原序》中说："夫瘟疫之为病，非风、非寒、非暑、非湿，乃天地间别有一种异气所感。"疠气不同于六淫邪气，疠气可通过空气、饮食、蚊虫叮咬、虫兽咬伤、皮肤接触、血液或性传播等途径传染而发病。

疠气所致病证，称为疫病，又称瘟病、疫病，或瘟疫病。疠气所致的多种疫病，包括了现代许多传染病和烈性传染病，如鼠疫、霍乱、天花、肠伤寒、白喉、流行性出血热、艾滋病、猩红热、疫毒痢、急性传染性肝炎、腮腺炎等。

2.致病特点

疠气致病，传染性较强，起病急骤，病情多危重，且一气一病，症状相似，临床症状典型，防治不及时则易造成大流行，死亡率高。

（1）传染性强，易于流行：疠气是具有强烈传染性和流行性的一种病邪，可通过多种途径传播。在疠气流行的区域，无论男女老少、体质强弱，凡接触到疠气者，多可发病。疠气可散在发病，也可造成一村、一乡、一县等更大面积的流行，对社会危害较大。

（2）发病急骤，病性危笃：疠气侵犯人体，起病急骤，来势凶猛，变化多端，病情险凶，其严重性远超六淫邪气。病中常迅速出现高热、神昏、动血、生风等危重证候，某些疫病患者甚至朝发夕死，严重者顷刻即亡，预后不良，死亡率很高。

（3）一气一病，病状相似：每一种疠气各有其致病的特异性，性质不同的疠气对致病部位的选择性亦不相同，故形成一气一病的特点。如天花和疟腮，其病因、发病、临床表现、预后等完全不同。但同一种疠气致病，其病因、发病、临床表现则基本相同。如霍乱患者不论是男女老少，其致病原因都是由于饮食不洁，感染霍乱杆菌所致，临床表现大都为起病急，上呕下泻，迅速出现津气脱失等危及生命的症状。

3.影响疠气产生和流行的因素

影响疠气产生和流行的因素是多方面的，主要有气候因素、环境因素、预防措施和社会条件等。

（1）气候因素：自然反常的气候条件，如久旱、酷热、洪涝、湿雾瘴气等异常气候，均会导致疠气的产生，并为疠气的流行创造了条件。

（2）环境因素：环境卫生状况不好，如水源、空气、食物污染等，也都是疠气产生和流行的常见因素。

（3）预防措施：预防措施不力也会造成疫病的产生和流行。疠气虽然具有强烈的传染性，但如果预防措施及时得力，疫病大多是可以预防的。主要措施有预防隔离、预防消毒和预防服药等。

（4）社会因素：社会因素对疠气的产生和流行也有着重要影响，如社会动荡不安、经济萧条衰败、人民颠沛流离、生活非常贫困、工作环境恶劣等。我国一贯注重社会稳定和坚持"预防为主"的医疗卫生工作方针，使许多疫病得以有效控制或消灭。

二、内伤病因

内伤病因，是指能够直接损伤人体内在脏腑，造成脏腑功能失调、气血津液失常等一系列病理变化的病因，主要包括七情内伤、饮食失宜、劳逸所伤等方面。内伤病因所致的疾病非常广泛，且病情也较复杂。

（一）七情内伤

1. 基本概念

中医将人体正常的情志活动概括为喜、怒、忧、思、悲、恐、惊，称为"七情"。七情是人体生理和心理活动对外界环境刺激的不同心理反应，属生理范畴。七情内伤是指喜、怒、忧、思、悲、恐、惊七种能导致或诱发疾病的情志活动，已成为致病因素，属病理范畴。七情内伤的产生主要有两个方面原因：一是突发强烈或持久不解的情志刺激，这种刺激已经超过了人体生理和心理的适应能力，并导致脏腑功能失调，引起或诱发各种疾病产生；二是人体脏腑阴阳气血比较虚弱，对情志刺激的适应调节能力下降，因而导致或诱发疾病的产生。

2. 情志与脏腑的关系

情志活动由脏腑精气应答外在环境因素的作用所产生，脏腑精气是情志活动产生的内在生理学基础。由于人体是以五脏为中心的有机整体，故情志活动与五脏精气的关系最为密切。《素问·阴阳应象大论》说："人有五脏化五气，以生喜怒悲忧恐。"五脏藏精，精化为气，气的运动应答外界环境而产生情志活动，因而五脏精气可产生相应的情志活动，如《素问·阴阳应象大论》所说："肝在志为怒，心在志为喜，脾在志为思，肺在志为忧，肾在志为恐。"五脏精气的盛衰及其藏泄运动的协调，气血运行的通畅，在情志的变化中发挥着基础性作用。若五脏精气阴阳出现虚实变化及功能紊乱，气血运行失调，则可出现情志的异常变化。如《灵枢·本神》说："肝气虚则恐，实则怒……心气虚则悲，实则笑不休。"《素问·调经论》说："血有余则怒，不足则恐。"

另一方面，外在环境的变化过于强烈、情志过激或持续不解，又可导致脏腑精气阴阳的功能失常，气血运行失调。如大喜大惊伤心，大怒郁怒伤肝，过度思虑伤脾，过度恐惧伤肾等。

在情志活动的产生和变化中，心与肝发挥着更为重要的作用。心藏神而为五脏六腑之大主，主宰和调控着机体的一切生理功能和心理活动。各种情志活动的产生，都是在心神的统帅下，各脏腑精气阴阳协调作用的结果。各种环境因素作用于人体，能影响脏腑精气及其功能的，也可影响心神而产生相应的情志活动。如《类经·疾病类》说："心为五脏六腑之大主，而总统魂魄，并赅志意。故忧动于心则肺应，思动于心则脾应，怒动于心则肝应，恐动于心则肾应，此所以五志惟心所使也。"正常情志活动的产生依赖于五脏精气充盛及气血运行的畅达，而肝主疏泄，调畅气机，促进和调节气血运行，因而在调节情志活动、保持心情舒畅方面，发挥着重要作用。

3. 七情内伤的致病特点

七情内伤属内因，其致病主要是伤及内脏，以情志异常表现为主，多发情志病证，并伴随其他因脏腑功能失调所产生的病证，情志的异常波动常可影响病情变化。

（1）直接伤及内脏：七情内伤是情志的异常。中医认为情志是由脏腑的精、气、血所产生的，所以七情致病主要伤及内在脏腑，而七情内伤首伤心神。因心主藏神，不论何种情志均是由心而发，所以情志异常首先伤及心神，如喜乐过度可使精神失常、大怒可致神识昏迷、惊恐可致神不守舍等。

七情伤及五脏有一定的规律性，如喜、惊伤心，怒伤肝，思伤脾，悲、忧伤肺，恐伤肾，但也并非绝对地一一对应，还可以伤及其他脏腑。根据脏腑的气血阴阳盛衰，一般而言，虚弱的脏腑易受伤为病。

七情伤及五脏，其致病机理主要在于影响脏腑的气机，导致脏腑气机紊乱、升降出入运动失常，脏腑中气血运行异常，进而出现脏腑功能失调，产生各种病证。七情内伤影响脏腑气机的主要特征有：

①怒则气上：怒伤肝，过怒会使肝气疏泄太过，导致肝气逆行于上，进而出现血随气逆，甚至气闭神昏的病变。临床可见面红目赤、头痛头晕、急躁易怒，甚至呕血、吐血、猝然昏仆等。肝气横逆还可侵犯脾胃，见脘腹疼痛、呕吐、腹泻等症状。

②喜则气缓：喜乐太过则伤心，导致心气涣散不收，出现心悸怔忡、少气无力、注意力不能集中等症状；严重的，甚至导致心神失守，出现神志失常、狂乱等病变。

③悲则气消：悲哀太过则伤肺，导致肺气耗伤，肺气不能发挥鼓动振奋的作用，进而导致神气消沉的病变。临床可见少气懒言、短气胸闷、精神萎靡、意志消沉等症状。

④恐则气下：长期恐惧不解或猝然受到恐吓，损伤肾气，会导致气机下陷，肾气不固的病变。临床可见二便失禁、遗精滑泄等症状。

⑤惊则气乱：突然受到惊吓，会导致心气紊乱，出现心神失常的病变，可见心悸不安、惊慌失措、目瞪口呆、失眠易惊，甚至出现神志异常等症状。

⑥思则气结：思虑过度不解，或长期凝神集思，会导致脾胃气机郁结，升降失常，纳运失调的病变。临床可见纳呆、食少、腹胀、大便不调等症状。

⑦忧则气郁：忧愁不解，易致气机郁滞。且忧多与悲、思相合为病，故可伤肺、伤心、伤脾。伤肺可出现胸闷、叹息；伤心则出现忧心忡忡、心胸憋闷；伤脾可出现不思饮食、腹胀、二便不爽等症状。

（2）多发情志病证：情志病，其病名首见于明代张介宾的《类经》，系指发病与情志刺激有关，具有情志异常表现的病证。情志病包括：①因情志刺激而发的病证，如郁证、癫、狂等。②因情志刺激而诱发的病证，如胸痹、真心痛、眩晕（高血压病）等身心疾病。③其他原因所致但具有情志异常表现的病证，如消渴、恶性肿瘤、慢性肝胆疾病等，大都有异常的情志表现，并且其病情也随着情绪变化而有相应的变化。对于情志病证的治疗，心理疏导和情志调摄是必要的治疗手段和方式。

（3）影响病情：七情异常变化会对原有疾病产生不利影响，主要是诱发疾病发作和加重病情两方面。如胸痹、真心痛、眩晕（如高血压病）等身心疾病均可因七情刺激而诱导发作或致使病情加重；恶性肿瘤也可因七情刺激导致病人意志崩溃，病情迅速恶化。

（二）饮食失宜

饮食是人类赖以生存和保持健康的基本条件。正常合理的饮食所化生的水谷精微能够生成气血，营养全身。但饮食一定要得当，只有饮食数量和质量、品种及就餐时间等适当，才能维持人体的正常代谢。饮食失宜，即不合理的饮食，包括饮食不节、饮食不洁和饮食偏嗜等，是内伤的主要致病原因之一。饮食失宜在病理过程中，主要损伤脾胃，又称"饮食内伤"，可导致食积、聚湿、化热、生痰、气血不足等病变。

1. 饮食不节

节，指有节、有规律、有度。良好的饮食行为，就是适量和定时。如过饥过饱，或饥饱无常，或饮食无定时，均可影响健康，导致疾病发生。

（1）过饥：过饥，即饮食摄入不足，水谷精微缺乏，会导致营养不良，气血不足。临床上常可出现面色不华、形体消瘦、心悸气短、全身乏力等症状，同时还可因为正气虚弱，抗病能力低下而继发其他疾病。

（2）过饱：过度进食，超过脾胃的受纳运化能力，则可导致饮食停滞于内，出现脘腹胀满、嗳腐泛酸、厌食、吐泻等食伤脾胃的表现。小儿由于脾胃功能较弱，饮食不能自制，常会因为过度进食，导致食伤脾胃。食滞日久，又可郁而化热，聚湿生痰，久则酿成疳积，出现面黄肌瘦、手足心热、心烦易哭、脘腹胀满等症状。经常饮食过量，不仅会导致消化不良，而且还可影响气血流通，使经脉郁滞，引发痔疮。

（3）饮食无定时：按时有规律地进食，可以保证胃之腐熟、脾之运化有节奏地进行，水谷精微化生有序，可以按照机体不同的生理需求，有条不紊地输布精微于全身。饮食无定时，则常可损伤脾胃，变生他病。此外，在疾病初愈阶段，由于脾胃尚虚，饮食过量或吃不消化食物，常可引起疾病复发，称为"食复"。

2. 饮食偏嗜

人体生长发育和功能活动需要各种不同的营养成分，而各种营养成分又分别存在于不同的饮食物之中，只有饮食种类合理搭配，才能获得充足的营养，以满足生命活动的需要。早在《素问·脏气法时论》中就提出人的膳食结构应以谷类为主，肉类为副，蔬菜为充，水果为助，这样才有益于健康。若偏嗜其一方面，或膳食结构失宜，或饮食过寒过热，或饮食五味有所偏颇，都会导致脏腑功能紊乱，从而发生疾病。

（1）种类偏嗜：《素问·五常政大论》即提到："五谷为养，五果为助，五畜为益，五菜为充。气味合而服之，以补精益气。此五者，有辛、酸、甘、苦、咸，各有所利，或散、或收，或缓、或急，或坚，或软，四时五脏，病随五味所宜也。"说明人的膳食结构应该以谷类为主，果蔬为补充，肉类为辅助，这样才有益于健康。若偏食于某个方面，使膳食结构失衡，就会导致脏腑功能紊乱，从而引发疾病。如瘿瘤（碘缺乏）、佝偻（钙、磷代谢障碍）、夜盲（维生素 A 缺乏）等，皆因偏食导致某些营养物质缺乏而发病。

（2）寒热偏嗜：饮食寒温适中，脾胃才能正常受纳运化。若过于偏嗜寒性或热性食物，均可损伤脾胃导致疾病发生。若过食生冷寒凉，则会损伤脾胃阳气，致寒湿内生，从而发生腹痛、泄泻等。若是偏食辛温燥热，可使胃肠积热，出现口渴、腹满胀痛、便秘等症状，或酿成痔疮等疾病。

（3）五味偏嗜：人之精神气血，皆由五味资生。五味与五脏各有一定的亲和性，如酸先入肝、苦先入心、甘先入脾、辛先入肺、咸先入肾。所以进食五味就需要调和均匀，如果长期偏嗜某种食物，会使该脏腑机能偏盛，久之便会破坏五脏生克平衡的关系，损伤他脏而发生疾病。如《素问·五脏生成》即载："多食咸，则脉凝泣而变色；多食苦，则皮槁而毛拔；多食辛，则筋急而爪枯；多食酸，则肉胝皱而唇揭；多食甘，则骨痛而发落，此五味之所伤也。"意指过食酸味食物，会导致肝盛而脾虚，可出现皮肉变厚变皱、口唇干裂掀起等表现；过食咸味食物，会导致肾盛乘心，可出现胸闷气短、面色无华、血脉瘀滞等表现；过食甘味食物，会导致脾盛而乘肾，可出现面色黧黑、胸闷气喘、腰膝酸痛、脱发等表现；过食苦味食物，会导致心盛而乘肺，可出现皮肤干燥、汗毛脱落等表现；过食辛味食物，会导致肺盛而乘肝，可出现爪甲干枯不荣、筋脉拘急不利等表现。偏嗜肥甘厚味，则会内生痰热，阻滞气血运行，造成的病证较为多见，如胸痹、肥胖、痈肿疮疡等。

（4）偏嗜饮酒：偏嗜饮酒是指长期、过量饮酒。酒为水谷之精，适量饮酒，可宣通血脉，舒经活络，促进气血运行，但是饮酒无度则有害。酒性湿热，偏嗜饮酒可损伤脾胃，内生湿热，产生一系列病证，临床常见脘腹胀满、胃纳减退、口苦口腻、舌苔厚腻等。

3.饮食不洁

饮食不洁是指食用不清洁、不卫生或腐败变质、有毒的食物。饮食不洁，常可引起多种胃肠道疾病，出现腹痛、吐泻、痢疾等；或引起多种肠道寄生虫疾病，如蛔虫病、蛲虫病、绦虫病等，临床表现为腹痛、嗜食异物、面黄肌瘦等；若蛔虫进入胆道，还可出现上腹部剧痛、时发时止、吐蛔、四肢厥冷的蛔厥证。若进食腐败变质有毒食物，则可导致食物中毒，常出现腹痛、吐泻等症状，重者甚至导致昏迷或死亡。除此之外，尚有化学毒物，如农药污染或在食品加工中使用了对人体有害的化学物质的食品，若误食亦会使人中毒。

（三）劳逸失度

劳动与休息的合理调节，也是保证人体健康的必要条件。如果劳逸失度，过于劳累或过于安逸，都不利于健康，甚至导致疾病。因此，劳逸失度也是内伤病的主要致病因素之一。

1. 过劳

过劳，指过度劳累，包括劳力过度、劳神过度和房劳过度三个方面。

（1）劳力过度：劳力过度，又称"形劳"，指体力劳动负担过重，劳伤形体而积劳成疾；或者是病后体虚，勉强劳作而致病。体力劳动者长期从事重体力劳动，运动员长期进行超强度运动训练，上班族不断加班以完成过重的工作任务等，违反生理规律的劳动均可耗气伤形，积劳成疾。劳力过度的致病特点主要表现在两个方面：一是耗气，损伤内在脏腑的功能，导致脏气虚少。由于肺为气之主，脾为生气之源，故劳力太过尤易耗脾肺之气，常见少气懒言、体乏神疲、喘息汗出等。二是伤形。体力劳动主要是筋骨、关节、肌肉的运动，如果长时间用力过度，则易致形体组织损伤，久则积劳成疾。

（2）劳神过度：劳神过度，又称"心劳"，指脑力劳动而言。长期过度的脑力劳动，休息和闲暇时间减少，工作压力过大，精神长期处于紧张状态等易致疾病发生。由于心藏神，脾主思，所以思虑日久，劳神过度，可损伤心脾，耗伤气血，出现心悸、健忘、失眠、多梦等心神失养的症状，以及纳呆、腹胀、便溏等脾运不健的表现，甚则使脏腑功能减弱，正气亏虚，乃至积劳成疾。

（3）房劳过度：房劳过度，又称"肾劳"，指由于房事过度，或手淫恶习，或妇女早孕多育，耗伤人体肾中精气而致病。正常的性生活一般不损伤身体。由于肾藏精，为封藏之本，肾精不宜过度耗泄。若房事过度则会耗伤肾精，致使人体根本动摇，下元亏损，出现腰膝酸软、眩晕耳鸣、精神萎靡，或男子遗精滑泄、性功能减退，甚则阳痿；女性早孕多育，亏耗精血，累及冲任及胞宫，则易致月经失调、带下过多等妇科疾病。

2.过逸

过逸，指过度安逸。适当的休息和正常的睡眠，有利于消除疲劳，恢复体力。但人体每天也需要适当的活动，气血才能流畅，阳气才得以振奋。如果好逸恶劳，长期养尊处优，既不参加体力劳动，又不进行体育锻炼，或对疾病没有正确的认识，一味地卧床休息等，也可导致疾病产生。过逸致病主要表现在三个方面：一是安逸少动，气机不畅。如果长期运动减少，则气机失于畅达，可导致脾胃等脏腑的活动功能下降，出现食少、腹胀、肢困、肌肉软弱或发胖臃肿等表现，久则影响津液、血液的运行，形成痰饮水湿，或气滞血瘀等病变。二是阳气不振，正气虚弱。过度安逸，阳气得不到振奋，会使脏腑功能减退，正气不足，抗病能力下降，即"久卧伤气"，常见动则心悸、气喘汗出，或抗邪无力，易感外邪致病。三是长期用脑过少，加之阳气不振，可致神气衰弱，常见精神萎靡、健忘、反应迟钝等。

三、病理产物性病因

病理产物性病因是在继发于其他疾病的病理过程中所产生的中间产物（致病因素），故又称为继发性病因。在疾病过程中，在已有病因的作用下，导致人体气血津液代谢失调等病理变化，形成病理产物，病理产物一旦形成，又可成为新病证发生的病因。因其具有病理产物和致病因素的双重特点，故又称为病理产物性病因。病理产物性病因可分为痰饮、瘀血两大类。

（一）痰饮

1.基本概念

痰饮有广义、狭义之分。狭义的痰饮，指疾病中咳吐而出的痰涎。广义的痰饮，则指由水液代谢发生障碍后所形成的病理产物及其病理变化和临床表现，其由脏腑功能失调，津液停蓄蕴结而成。

痰饮是人体水液代谢发生障碍所形成的病理产物。一般以较稠浊的称为痰，清稀的称为饮。痰从形质上可分为有形之痰和无形之痰。有形之痰，是指视之可见，闻之有声的痰液，如咳嗽吐痰、喉中痰鸣等，或指触之有形的痰核。无形之痰，是指无形质可见，只见其征象，通过其发病特点和临床症状分析才能确定者，如眩晕、癫狂等。饮则流动性较大，可留积于人体脏器组织的间隙或疏松部位，并因其所停留的部位不同而表现各异。如《金匮要略·痰饮咳嗽病脉证治》中就有"痰饮""悬饮""溢饮""支饮"等不同名称。

2.痰饮的形成

痰和饮都是人体水液代谢障碍所形成的病理产物，因此，凡是能够影响人体气化功能的因素，均可导致痰饮的产生。外感六淫、内伤七情、饮食劳倦等因素，皆可导致脾、肺、肾、肝和三焦等脏腑气化功能失常，水液代谢输布障碍，水津内停而形成痰饮。具体而言，脾主运化，脾气虚弱，或脾胃失和，运化无权，水津失布，则聚而为痰饮。肺主一身之气，通调水道，若肺失宣降，治节无权，则津液停聚，化为痰饮，故有"脾为生痰之源，肺为贮痰之器"之说。肾寄元阴元阳，主司水液代谢，若肾阳不足，气化不利，则水液内停，亦可生为痰饮。三焦为水液运行之通道，膀胱为州都之官，若气化不利，可致水液排泄障碍，聚水成饮，饮凝成痰。肝失疏泄，肝气郁滞，升降运动受阻，气不行水，也可造成水液停蓄，化为痰饮。心阳不振，胸阳痹阻，湿浊聚积；或心气不足，运血无力，血瘀津停，亦可形成痰饮。

3.痰饮的致病特点

痰饮形成之后，作为致病因素可致更为复杂的病理变化，可随气流窜全身，外而经络、肌肤、筋骨，内而脏腑、全身各处，无处不到，从而产生各种不同的病变。《杂病源流犀烛·痰饮源流》说："其为物则流动不测，故其为害，上至颠顶，下至涌泉，随气升降，周身内外皆到，五脏六腑俱有。"概括而言，痰饮致病特点有以下几个方面。

（1）阻滞气血运行：痰饮为有形之邪，可随气流行，或停滞于经脉，或留滞于脏腑，阻滞气机，妨碍血行。若痰饮流注于经络，则致经络气机阻滞，气血运行不畅，出现肢体麻木、屈伸不利，甚至半身不遂，或形成瘰疬痰核、阴疽流注等。若痰饮留滞于脏腑，使脏腑气机升降失常，出现胸闷气喘、咳嗽吐痰等；痰饮停胃则见恶心呕吐等；痰浊痹阻心脉可见胸闷、心痛等。

（2）影响水液代谢：痰饮本为水液代谢失常的病理产物，但形成之后，便作为一种致病因素作用于机体，进一步影响肺、脾、肾等脏腑的功能，导致水液代谢障碍更为严重。如寒饮阻肺，肺失宣降，可致水道不通，津液停聚；痰湿阻脾，可致水湿不化，化生新的痰饮；饮停于下，阻遏肾阳，可致气化无力，水液排泄障碍等。

（3）易于蒙蔽心神：痰浊内扰，易蒙蔽清窍。痰随气逆，上蒙清窍，扰乱神明，使心神活动失常，出现头晕目眩、头重、精神不振等表现；痰迷心窍，出现胸闷、心悸，或神昏谵妄；痰浊上犯，与风、火相合，蒙蔽心窍，扰乱神明，可致癫、狂、痫等。

（4）致病广泛，变幻多端：痰饮之为病，可随气机升降流行，内至五脏六腑，外至四肢百骸，均可因痰饮阻滞而发病。如痰浊阻滞清阳之窍，可见头晕、头重；痰阻咽喉，可见梅核气；若阻于胸膈，可见胸闷、气短，甚则心胸剧痛；痰浊在肺，可见喘咳、吐痰；痰阻于心，可见胸闷、心悸、怔忡；痰迷心窍，可见神昏、痴呆；痰火扰心，可发为癫狂；痰停于胃，可见恶心呕吐、胃脘痞满；痰在经络筋骨，可致瘰疬痰核、肢体麻木，或半身不遂，或成阴疽流注；痰停于局部，可见肿胀、结块等。总之，痰饮在不同的部位表现出不同的症状，变化多端，故有"怪病多痰""百病多由痰作祟"之说。

（5）病势缠绵，病程较长：痰饮与湿邪相类，具有黏滞的特性，致病缠绵，病程较长，难以速愈。例如咳喘、痰核、瘰疬、瘿瘤、癫痫等，多反复发作，难以断根。

（6）多见滑腻舌苔：痰饮内停，变化多端，可见各种各样的症状，但就舌苔而论，则相对固定，一般多见腻苔或滑苔。

（二）瘀血

1. 基本概念

瘀血是指体内气血运行失调，血液停滞而形成的病理产物，与心、肝、脾、肺等脏腑功能有关，包括体内瘀积的离经之血，以及因血液运行不畅，停滞于经脉或脏腑组织内的血液。瘀血又称"恶血""蓄血""败血""污血""死血"等。"瘀血"与"血瘀"的概念有所不同。血瘀是指血液运行不畅的病理状态，属于病机学概念；瘀血则是能继发新病变的病理产物，属于病因学概念。

2. 瘀血的形成

（1）外伤致瘀：各种外伤，如跌打损伤、金刃所伤、手术创伤等，致使脉管破损而出血，成为离经之血；或其他原因，如脾不统血、肝不藏血而致出血，以及妇女经行不畅、流产等，导致所出之血未能排出体外或及时消散，留积于体内则成瘀血。

（2）气滞致瘀：气行则血行，气滞则血瘀。若情志郁结，气机不畅，或痰饮等积滞体内，阻遏脉络，都会造成血液运行不畅，进而导致血液在体内某些部位瘀积不行，形成瘀血。

（3）气虚致瘀：气为血之帅，气行则血行。若气虚则运血无力，血流缓慢而致瘀；或由于气失摄纳，不能统摄血液，致血溢于脉外，未能及时消散或排出体外，亦可生瘀。

（4）血寒致瘀：血得温则行，得寒则凝。若外感寒邪，或阴寒内盛，血脉挛缩，则血液凝涩而运行不畅，导致血液在体内某些部位瘀积不散，形成瘀血。《医林改错·积块》说："血受寒则凝结成块"。

（5）血热致瘀：血热互结，煎灼血中津液，使血液黏稠，运行不畅；或热灼脉络，迫血妄行，血不循经而出血，积于体内某些部位，形成瘀血。《医林改错·积块》说："血受热则煎熬成块。"

（6）津亏致瘀：外感热邪，灼伤津液，迫使津液外泄；或汗、吐、下太过导致津液大量丢失，使血液浓缩，血行滞缓，而致瘀血。

（7）痰浊致瘀：痰饮水湿之邪内停，阻滞气机，气行不畅，血行亦不畅，则血液瘀阻体内而成瘀血。

3. 瘀血的致病特点

瘀血形成之后，停于体内，不仅不能发挥血液正常的生理功能，而且作为继发性病因，对人体产生诸多不利影响，导致新的病证产生。

（1）易于阻滞气机：血为气之母，血能载气，因而瘀血一旦形成，必然进一步导致气机郁滞不畅，所谓"血瘀必兼气滞"。而气为血之帅，气机郁滞，又可进一步引起局部或全身的血液运行不畅，导致血瘀气滞、气滞血瘀的恶性循环。如外伤局部，破损血脉，血出致瘀，可致受伤部位气机郁滞，出现局部青紫、肿胀、疼痛等表现。

（2）瘀阻经脉：瘀血形成之后，无论其瘀滞于脉内，还是留积于脉外，均可影响心、肝、脉等脏腑组织的功能，导致局部或全身的血液运行失常。如瘀血阻滞于心，心脉痹阻，气血运行不畅，可致胸痹心痛；瘀血留滞于肝脏，可致肝脏脉络阻滞，气血运行障碍，故有"恶血归肝"之说；瘀血阻滞于脉道，损伤脉络，血逸脉外，可致出血色紫暗有块等；瘀血阻滞经脉，气血运行不利，形体官窍因脉络瘀阻，可见口唇、爪甲青紫，皮肤瘀斑，舌有瘀点、瘀斑，脉涩不畅等。

（3）病位固定：瘀血作为一种有形的病理产物，一旦停留于体内某一部位，则难以一时消散，且瘀血不会像痰饮那样随气机升降移行，故其致病具有病位相对固定的特征，如局部刺痛固定不移、或癥积肿块日久不消等。

（4）影响新血生成：瘀血日久不散，就会严重地影响气血的运行，势必影响脏腑功能，影响新血的生成，因而有"瘀血不去，新血不生"的说法。故久瘀之人，常可表现出肌肤甲错、毛发不荣等失濡失养的临床特征。

（5）伤及脏腑，病证繁多：瘀血停滞于脏腑，常引起脏腑组织功能障碍。如瘀阻于心，血行不畅则胸闷心痛；瘀阻于肺，则宣降失调，或致脉络破损，可见胸痛、气促、咯血；瘀阻于肝，气机郁滞，血海不畅，经脉瘀滞，可见胁痛、癥积肿块；瘀阻胞宫，经行不畅，可见痛经、闭经、经色紫暗有块；瘀阻于肢体肌肤，可见肿痛青紫；瘀阻于脑，脑络不通，可致突然昏倒、不省人事，或留有严重的后遗症，如痴呆、语言謇涩等。

4. 瘀血的临床特征

瘀血致病，大致有如下临床特征：

（1）疼痛：一般表现为刺痛，痛处固定不移、拒按，且夜间痛势尤甚。

（2）肿块：肿块部位大多固定不移。若在体表，则可见局部青紫、肿胀隆起、所谓血肿；若在体腔内，则扪之质硬、坚固难移，所谓癥积。

（3）出血：部分瘀血为病者可见出血之象，通常出血量少而不畅，血色紫暗，或夹有瘀血块。

（4）色紫暗：一是面色紫暗、口唇及爪甲青紫等；二是舌质紫暗，或舌有瘀斑、瘀点等。

此外，还可表现出肌肤甲错及脉象上的某些异常，如涩脉或结代脉等。若病程较长，或有外伤、出血、胎产、手术史等患者，虽无明显瘀血征象，也可考虑有瘀血存在。

（三）外伤

外伤，主要指机械暴力等外力所致伤损，包括跌打损伤、持重努伤、挤轧伤、撞击伤、金刃伤、烧烫伤、冻伤、虫兽咬伤等。广义的外伤还包括雷击、溺水、自缢等。

外伤致病，多有明确的外伤史。一般来说，轻者可为皮肉损伤，血行不畅，出现疼痛、出血、瘀斑、血肿等；重则损伤筋骨、内脏，表现为关节脱臼、骨折、大出血、虚脱、中毒，甚至危及生命。根据损伤性质外伤可分为外力损伤、烧烫伤、冻伤及虫兽所伤等类型。

1. 外力损伤

外力损伤，指因机械暴力所引起的创伤，包括跌仆、坠落、撞击、压轧、负重、努责、金刃等所伤。这种损伤，可使肌肉、血脉破损而见局部青紫、肿痛或出血；也可致筋肉撕裂、关节脱臼、骨折；严重者可以皮开肉绽，损及内脏，甚或损伤严重，出血过多，危及生命。

2. 烧烫伤

烧烫伤，主要是火毒为患，包括火焰、沸水、热油、蒸汽、雷电等高温灼伤形体。轻者灼伤皮肤而见局部灼热、红肿、疼痛或起水泡；重者焦灸肌肉筋骨而见患部如皮革样，或呈蜡白、焦黄，甚至炭化样改变。若大面积烧烫伤，可致火毒内攻脏腑而神识昏迷，或大量伤津耗液而致亡阴亡阳。

3. 冻伤

冻伤，是低温所造成的全身或局部的损伤。冻伤的程度与温度和受冻时间、部位等直接相关，温度越低，受冻时间越长，则冻伤程度越严重。局部性冻伤，多发生在手、足、耳、鼻及面颊等裸露和末端部位。初起，因寒性凝滞收引，局部可见肌肤苍白、冷麻、作痛；继而肿胀青紫，痒痛或起水泡，甚至溃烂；日久则组织坏死而难愈。全身性冻伤，多为外界阴寒太甚，御寒条件太差，致使阳气严重受损，失其温煦作用，而出现寒战、体温骤降、面色苍白、唇舌及指甲青紫、感觉麻木、反应迟钝，甚则呼吸微弱、脉微欲绝，进入昏迷状态，如不及时救治，可因阳绝而亡。

4. 虫兽所伤

虫兽所伤，主要指猛兽、毒蛇、病犬、蝎、蜂、蚂蚁等虫兽咬伤或蜇伤。猛兽所伤，轻者局部皮肉损伤、出血、肿痛，重者可伤及内脏，或失血过多而致死亡。病犬咬伤，局部皮肉损伤、出血、肿痛，经一定时间潜伏后，可发为狂犬病，出现烦躁、惊慌、恐水、恐风、抽搐等表现，甚至死亡。蜂、蝎、蚁、蜈蚣等毒虫蜇伤时，一般表现为局部肿痛，有时出现全身中毒症状，如头晕、心悸、恶心、呕吐、昏迷等。

毒蛇咬伤，其毒汁通过毒牙侵入人体而发病。银环蛇、金环蛇和海蛇等咬伤导致风毒（神经毒素），伤口表现以麻木为主，无明显红肿热痛，轻者伴有头晕头痛、出汗胸闷、四肢无力，重者则出现昏迷、瞳孔散大、视物模糊、语言不清、流涎、牙关紧闭、吞咽困难、呼吸减弱或停止等全身症状。蝰蛇、尖吻蝮蛇（五步蛇）、青竹蛇和烙铁头蛇等咬伤导致火毒（血循毒），伤口红肿灼热疼痛，起水泡，甚至发黑，日久形成溃疡；全身可见寒战发热、肌肉痛、皮下或内脏出血、尿血、便血、吐血，继则出现黄疸和贫血等，严重者可因中毒死亡。蝮蛇、眼镜蛇、大眼镜蛇等咬伤导致风火毒（混合毒），临床表现为风毒和火毒的症状，中毒症状严重者，可迅速导致死亡。

第二节　中医病因学说在中医养生中的应用

一、六淫理论在中医养生中的应用

四时不正之气对人体的危害颇大，即使是身体强壮者，有时也难幸免，所以对于外感的六淫邪气尤其要注意"避之有时"，诚如《吕氏春秋·尽数》中所云："毕数之务，在乎去害……大寒、大热、大燥、大湿、大风、大霖（久雨）、大雾，七者动精则生害矣。故凡养生，莫若知本，知本则疾无由至矣。"《内经》也指出，只要采取适当的预防措施就可以规避六淫致病的危害，如《素问·上古天真论》云："虚邪贼风，避之有时。"《灵枢·九宫八风》云："谨候虚风而避之，故圣人曰避虚邪之道，如避矢石然，邪弗能害。"这都说明了避邪的重要性。王冰则更把避邪与养生联系起来，他提出"欲养其正，避彼虚邪"。《吕氏春秋·尽数》亦云："天生阴阳、寒暑、燥湿，四时之化，万物之变，莫不为利，莫不为害。圣人察阴阳之宜，辨万物之利以便生，故精神安乎形，而年寿得长焉。"所谓"虚邪贼风"，是指自然界各种有害人体的因素，因其从外侵袭人体，故统称为外邪，包括严寒、酷暑等四时不正之气、疫疠之气等有害因素。规避六淫邪气，是指躲避自然界有害人体健康的因素，使之不能影响人体的机能稳定，保护人体对外邪的抵抗力，从而达到强身防病，健康长寿的一种养生方法。

（一）避风邪

风是人们能直观感觉到的一种自然现象，为六气之一，其在正常情况下对人是无害的，而且能促进自然界万物的生长和运动。如《灵枢·九宫八风》所云："风从所居之乡来者为实风，主生，长养万物。"但当自然界风气偏胜，或在不应当出现的时令出现，或恰逢正气虚弱之体，则风就作为一种重要的致病因素侵袭人体，引起多种疾病。《素问·移精变气论》说："贼风数至，虚邪朝夕，内至五脏骨髓，外伤空窍肌肤。"不当之风，亦常为其他外感病的先导。

风邪以轻扬开泄、善动不居为特性，为六淫之首，百病之长，致病极为广泛。因此，对风邪的防范最为重要。

一年中春季风邪最盛，立春之后的气温刚刚开始回升，正所谓春风料峭，乍暖还寒。此时天地之间阳气渐生，而阴寒未尽，往往冷热变化幅度较大，昼夜温差明显，最易感受外邪，再加上风邪本身轻扬开泄的特性，使此时风邪的致病性大大增加，故有"春天冻人不冻水"之俗语。对此，中医强调春季要注意防寒保暖，特别是小孩、老人和体弱多病的人更要注意保暖，民间逐渐形成了重视"春捂"的春季养生之道。如《老老恒言》曰："春冻未泮，下体宁过于暖，上体无妨略减，所以养阳之生气。棉衣不可顿加减，少暖又须暂脱。"在民间亦有"二月休把棉衣撤，三月还有梨花雪"及"吃了端午粽，再把棉衣送"等俗语。因为，春天人体阳气升发，使腠理变得疏松，对风寒邪气的抵御能力有所减弱，如果过早地脱去棉衣，风寒邪气就会乘虚而入，导致疾病，如流行性感冒、急性支气管炎、肺炎等上呼吸道疾病。因此，早春之时不要匆忙换衣，要根据天气的变化，逐渐减少。被褥也不应马上减薄，以符合春季规避外邪的养生之道。此外，经常按摩风池、风府、翳风等穴位，也有助于预防外来风邪的侵害。然而，毕竟风邪不仅见于春季，一年四季皆可出现，所以在其他时期也要注意防范。

中医非常强调人体正气在发病中的作用，《灵枢·百病始生》指出："虚邪不能独伤人。"《素问·生气通天论》则说："清静则肉腠闭拒，虽有大风苛毒，弗之能害。"风邪性开泄，人赖腠理固闭以拒之，所以养生时要促使正气卫外，使腠理坚固。

除了防范外风之外，我们还要注意防止内风的产生。根据天人相应的理论，自然界的风邪是由于天地间阴阳转化剧烈所致，故而人体当中的风邪也当是由于阴阳失衡所致。因此，预防内风的关键就在于顺调阴阳，恢复其自身的动态平衡，此方法可参考四时养生的内容。

（二）避寒邪

寒邪是以寒冷、凝结为特性的外邪，多见于冬季，所以冬季防寒最为重要。但一年中其他时间也可出现气温偏低现象，同样需要注意防寒。

1. 防内寒

人体主要依赖自身阳气与寒邪抗衡，所以防寒最为重要的就是养护好自身阳气。中医认为，脾为气血生化之源，亦为阳气之源；肾为人体阳气之根，对阳气的养护又以脾肾之阳最为重要。可通过进食适当的药物或食物来温补脾肾，驱除寒邪。如谷类中的高粱、糯米及其制品；蔬菜中的铁棍山药、芡实（鸡头米）、薏苡仁、扁豆、黄芽菜、芥菜、香菜、辣椒、韭菜、南瓜、蒜苗、大蒜、大葱、生姜等；动物性食物中的羊肉、狗肉、黄鳝、河虾、海虾、鸽肉等都具有温阳健脾补肾，补气养血的作用，可以帮助脾胃虚弱、胃口较差、手足不温的人防寒。

人体中阳升阴降，阳气易盛于上而虚于下，故阳气不足时最易在下肢表现出来。而现代研究认为，脚为"第二心脏"，所以驱寒可以从脚做起。民间就有"冬天洗脚，丹田温灼""睡前洗脚，胜吃补药"等说法。具体做法：用一盆温水，注意水温要热而不烫，简单泡脚可以加一点盐；也可以用红花10g，艾叶10g，肉桂20g，干姜20g，川牛膝10g，每晚煮水泡脚。药渣用软布包好，放在盆中，其效更好。泡完脚后，还可以在床上做简单的足底按摩：用右手掌心搓左脚足心，以左手掌心搓右脚足心，每次两三分钟；再用手拍打足底，令足底皮肤发红发热。这个方法，既有助于防寒，也有助于睡眠。此外，平时也可以经常按摩几个能增加机体热能的穴位，如肾俞、命门、神阙、气海、关元等。

人体阳气有推动人体生理功能的作用，人体进行的各种活动都是由阳气来驱动完成的，所以保护阳气还要注意平时不可过度耗用，许多疾病都是由于人体过度耗损阳气所致。《素问·生气通天论》曰："阳气者，烦劳则张。"意指人体过度劳损就导致阳气的张弛不收，不利于阳气收敛清降，破坏阳气正常的升降循环，所以劳逸结合也是保护阳气的重要方法之一，其中合理的睡眠就是养护阳气非常重要的方法。

2. 防外寒

多穿衣物是防外寒最简单、最有效的方法。常言道："穿暖鞋，戴绒帽，一冬不把医生找。"对身体的保暖首先是胸腹部和后背，古人非常聪明地发明了背心这一服装，背心即有护背护心之意；其次是双脚，民间有"寒从脚上起"的俗语，且脚为"第二心脏"，对人体阳气的保护作用显而易见；第三是头部，中医认为"头为诸阳之会"，头部的阳气是人体中最为充足的，头部是最耐寒的部位，但也是人体热量散失最多的地方，保护好了头部，就可以大大降低人体热量的散失，民间就有"冬天戴顶帽，胜加一件小棉袄"的说法。对这三个部位的保护，民间俗称为"抓两头，护中间"，而"热自头上散，寒从脚下起"的谚语则更加精准地表达了头和足在防寒保暖中的意义和重要性。

适当的运动也是祛除寒邪的有效方法。中医认为"动则阳升"，适度运动可以促进机体气血运行，激发人体自身阳气。运动时，应在环境气温相对温和的情况下进行，避免在气温过于寒凉的环境中锻炼；在不同季节可选择不同的时间进行。运动应遵循规律、适度、循序渐进的原则，对中老年人来说，最好的运动方式就是步行和打太极拳。步行时，可遵循"三五七"原则："三"即一天走3000米，走30分钟以上，大约每10分钟走1000步；"五"是指每周活动5次；"七"是指要达到中等运动量，简言之就是要出点汗，但要避免剧烈运动，可以用"年龄＋心跳"的数字来衡量，心率低于170次就是正常的。

（三）避暑邪

暑邪是唯一一个季节性最明显的邪气，具有炎热、升散的特性，仅见于夏季。因此，夏季防暑也就最为重要了。

心与夏季相应，暑邪易扰乱心神，不利于心火的清降，使人心神不安，所以夏季要保持神清气爽，心胸宽阔，精神饱满，如万物生长需要阳光那样，对外界事物保持浓厚的兴趣，培养乐观向上的性格，以利于气机的通泄。切不可恼怒忧郁，而妨碍气机宣通。三国时期思想家嵇康在《养生论》中曾提到："更宜调息静心，常如冰雪在心，炎热亦于吾心少减，不可以热为热，更生热矣。"民间亦有俗语"心静自然凉"之说。夏暑季节，每日可留出一些时间静坐养心，同时可进食一些清心降火的食品，如莲子心泡茶。

夏季气温炎热，此时应尽量避免在炎炎烈日下过度活动，户外工作者尤须做好防暑降温的工作，避免被阳光直射照晒，特别是头颈部。又因暑邪易伤津耗气，故而要注意补充水分，防治体液过度丢失，可用绿豆、西瓜翠衣、荷叶等煎汤代茶饮，或饮用绿茶。在南方，自古就有饮用凉茶的习惯，这些凉茶多由性味清凉平和、毒副作用极小的中药煎煮而成，具有良好的防暑降温、生津止渴的作用。还可直接食用西瓜，中医认为西瓜是"天然白虎汤"，具有很好的清热、生津、利尿、止渴的功效，非常适合夏季食用，但不可过度进食，以防寒凉败伤脾胃。夏季人们常会较多地进食生冷食品，特别是各种冰镇饮料，研究表明，进食冷饮并不能够起到防暑降温的作用，反而会损伤脾胃，引起胃肠道疾病，甚至为秋季埋下病因，所以在选择防暑降温的食品时也需慎重，特别是老人和儿童。

夏季是人体一年中阳气最为旺盛的时期，此时气血运行旺盛，且倾向于体表的肌肉皮肤，此时就要顺应这样的自然规律，于早上或傍晚适当地多做一些户外活动（避开中午的高温），适度出汗以促进体表肌肉皮肤的气血运行。当今空调的使用已经非常普遍，随之而来的就是产生了与其相关的疾病——空调病。人长时间停留于空调房间内，不利于腠理皮毛的开张，会抑制气血向皮肤肌肉运行。研究表明，在空调作用下，冷感觉传至体温调节中枢，指令皮肤血管收缩，汗腺停止分泌，以减少散热，保持体温；又使交感神经兴奋，导致腹腔内血管收缩，胃肠运动减弱，从而出现诸多相应症状。寒冷刺激女性躯体，可影响卵巢功能，使排卵发生障碍，导致月经失调。因此，不可在空调房间内停留过长时间，且空调温度不可过低，否则将不利于人体气血的正常运行。此外，可喝热姜茶以驱散体内的寒气，因生姜可以帮助人体出汗、排毒，并增强自身的免疫力。如果腹部不舒服，可以在生姜茶里加入少量荷叶、藿香、薄荷，这样能够更好地祛除体内的湿气，有助于身体的调养和恢复。还应切记，不可在大汗淋漓的情况下使用空调，否则会造成汗闭，形成内热外寒，寒闭郁热于体内，易致暑湿感冒，对此可选用藿香正气散加以预防。

中医认为，人体腹部是"五脏六腑之宫城，阴阳气血之发源"，而经常吹空调的人，脾胃功能容易受影响，为此，可以通过按揉腹部以增加腹肌和肠平滑肌的血液流量，增加胃肠内壁肌肉张力及淋巴系统功能，使胃肠等脏器的分泌功能活跃，加强对食物的消化、吸收和排泄，改善大小肠的蠕动功能。此外，还可以"搓手搓脚"来调养身体。方法一：先对搓手背50次，再对搓手掌50次，每天早晚各搓一次，可以促进大脑与全身的兴奋枢纽。方法二：左右手掌放在腰部搓50次，可以补肾、固元，防治因吹空调而造成的腰酸背痛。先用左手搓右足底50次，再用右手搓左足底50次，这样可以促进血液的循环，激化和增强内分泌系统机能，加强人体的免疫和抗病能力。

（四）避湿邪

湿邪致病，如今已是四季皆有，不再局限于长夏，也不再是南方专有，北方湿邪致病较往昔明显增多。游泳、涉水、旅游等成为如今受湿邪的重要途径；因恣食冷饮瓜果、肥甘厚味，以及嗜酒而感受湿邪者也较以往增多。调查发现，生活节奏加快，饮食无规律、无节制是产生湿邪的一个重要原因；而性格急躁忧郁者，也容易感受湿邪而致病。由于湿邪致病比较隐匿，其"熏袭于人，多有不觉，非若风寒暑热之暴伤，人便觉也"。所谓不觉，指湿邪致病，常于不知不觉中起病，症状隐匿，不易察觉，而一旦察觉或显露，往往湿邪蓄积已久，因此，对湿邪应防患于未然。

人体对湿邪的防治主要依赖脾阳，养脾即是除湿，而对脾的养护首先要从饮食着手。应避免饮食过量，避免过食肥甘厚味，瓜果生冷，不能嗜酒。具体的饮食方法可参见饮食养生部分。

针对脾喜燥恶湿的特性，《内经》提出了"急食苦以燥之"的调护原则，《内经集注》亦言："脾属阴土，喜燥恶湿，苦乃火味，故宜食苦以燥之。"《本草备要》云："苦能燥能坚。"在《河间六书》中也指出："若湿气在上，以苦吐之；湿气在下，以苦泻之。"说明了苦味能开泄气机、沟通上下，从而祛除湿邪，并恢复脾主运化、升降的功能，使气机调畅，气行则湿化。平时可以在医生指导下适量服用一些苦味祛湿的药物，如苍术、白术、藿香、佩兰等。还可以多进食一些具有健脾祛湿功效的食物，如薏苡仁、怀山药、莲子肉、芡实、小米、鲤鱼、鲫鱼、生姜等。

此外，还可以通过按摩一些穴位或揉腹功达到健脾功效。如按揉足三里，"常按足三里，胜吃老母鸡""要想安，三里常不干"。具体方法如下：将双手的拇指指腹分别放在双下肢的足三里穴上（掌心按住膝盖，中指末端向外一横指处），分别按顺时针、逆时针方向，从轻到重按揉1分钟，具有健脾和胃、安神健脑、导血下行的功效。揉腹功：仰卧在床上，先用右手掌心按在胃脘部，以肚脐为中心沿顺时针方向按摩100遍；再向下移至下丹田（即脐下1.5寸），沿顺时针方向按摩100遍；休息1分钟，再用左手掌心按住肚子，以肚脐及丹田为中心，沿逆时针方向各按摩100遍即可。每天就寝前、早晨起床时各做1次，效果最佳。须注意在过饥或过饱时，不宜进行揉腹功。现代研究也表明，经常按摩腹部可使脾胃及肠部的肌肉强健，促进血液循环，加强胃肠蠕动，使消化液分泌增多，改善消化功能。还可于清晨（以日出为妥）及黄昏时，选择空气清新、环境幽静之公园、校园、郊野小径或自家庭院，各快步走30分钟，持之以恒，可收养脾健胃之功。据最新研究，步行运动有助于脾的运化功能，可增进食欲，使气血流畅，脾胃的消化吸收充分，食物精华提炼充足，并促进排泄。

（五）避燥邪

燥邪伤人以各种干燥症状为主要表现，常见口干咽燥、鼻干唇裂、干咳无痰、两目干涩、皮肤干燥脱屑、毛发干枯、肌肉瘦削、便干尿少等。既可独立成病，亦可出现在温热病、肺痿、血证、虚劳、消渴等多种病证的发生、发展过程中。如今燥邪不再是北方所特有的致病原因，在南方，燥邪一样存在。燥邪已成为日常生活中危害人们健康的常见因素之一，而《内经》中提出的"燥者濡之"则是我们预防燥邪的基本原则。

适量补充水分是防止燥邪伤人的重要方法。一般而言，每天补充水分应不少于2000mL左右，以白开水、矿泉水、清淡茶水为最佳，还可以在茶水中加入适量蜂蜜。早晨人体阳气升发，气化功能旺盛，可在此时适当多饮水，使水在全身得到充分的输布，起到补充人体津液的作用。现代研究表明，早上人体血浓度非常高，容易形成血栓，所以早上起床先喝700mL水，既可起到稀释血液的作用，又能够起到清洗肠道的作用，对养生十分有利。补充水分以少量多次为宜，不可作"牛饮"，否则非但不能补充水分，而且还会在人体内产生痰湿水饮而不利于健康。此外，不必等到口渴明显时才饮水，因为此时对机体已经造成不利影响了。

饮食宜清淡为主，少食上火食物和油炸食品，多吃水果，如西瓜、甜橙、石榴、芒果、柠檬、鲜梨、鲜藕等；多食新鲜蔬菜，如黄瓜、丝瓜、苦瓜、生菜、胡萝卜、芹菜等；少食辛辣刺激食物，如葱、姜、蒜、韭、薤、椒等。对于平时苦于燥邪伤身的人，可以选用食疗，常用方法如下：①雪梨饮：雪梨、蜂蜜适量，雪梨去皮切碎，捣汁饮用，或将其熬膏加蜂蜜服用。预防秋燥的果品中，尤以梨为最佳，其性甘凉，具有润肺、止渴、养阴滋润、化痰、通便之功效。②百合炖雪梨：取百合30g，雪梨1只（去皮切片），同入碗内，放水适量，然后置锅内加盖隔水炖煮，约1小时即可服用。每天早晚各1次，连服3～5天。③川贝炖雪梨：取雪梨1只，洗净，横断切开去核，放入川贝末6g，然后将两半梨合上，用牙签固定，放碗中加水适量，隔水炖30分钟即可，吃梨喝汤。每日1次，连服3～5天。④萝卜鸭梨汁：取白萝卜、鸭梨各适量，洗净去皮，切碎，以清洁布包好绞榨取汁。每取100mL服用，一日3次。⑤银耳炖百合：取银耳5g，漂洗后用冷开水浸泡1小时，撕碎，加百合30g，用适量水炖熟，每晚睡前服用。⑥生地鸭梨粥：取生地30g，鸭梨3个，大米50g。先将生地、鸭梨洗净，加水适量煎煮半小时，除去生地和梨渣。米粥煮熟后，加入生地鸭梨汁拌匀，趁热食用。有润肺、清心、降火之功效，可治肺热燥咳。⑦百合麦冬粥：取鲜百合50g，麦冬30g，杏仁10g（去皮打碎），粳米50g，同煮为稀粥，调白蜜适量温食，一日3次。⑧芝麻核桃粥：黑芝麻、核桃仁、粳米适量，冰糖少许。先把芝麻、核桃仁炒熟，前者研细、后者切碎，备用。粳米加水适量煮粥，粥熟将稠时加入芝麻与核桃仁，再煮片刻即成，用冰糖调味服食。⑨沙参甘蔗粥：沙参30g，新鲜甘蔗500g（去皮榨汁备用）。粳米50g加入沙参煮粥，熟后兑入蔗浆汁50mL，再煮沸1次，调匀即可食用。⑩银耳枸杞玉米糖水：银耳、枸杞、红枣、甜玉米粒、冰糖各适量。银耳泡开后焯水、捞出；银耳、枸杞、红枣先加水、冰糖，煮至银耳软烂，再加玉米粒煮15～20分钟后即可饮用。

口腔干燥，主要因为唾液分泌减少，而中医有"唾为肾之液"之说，认为唾液的盈亏与肾的盛衰息息相关。因此，平时可以常做"漱泉术"。其方法是：每日清晨洗漱完毕，于静室内闭目静坐片刻，先叩齿36下，然后用舌在口中搅动，待唾液满口后分3次咽下，并用意送至丹田，再缓缓将气从口中呼出，呼气时口唇微张，但不要出声，如此反复36遍，稍停片刻，左右两手各握3次。若按此法早晚各做1次，对预防燥邪大有裨益。

老年人大多皮脂腺分泌功能明显减弱，皮肤缺乏滋润，且于秋冬季节比较明显，如果洗澡过多，皮脂被洗掉，会使皮肤更加干燥，而失去滋润的皮肤，其神经末梢受到刺激，导致皮肤瘙痒。因此，秋冬季节，老年人宜少洗澡，且洗澡时不要用碱性大的沐浴液或香皂。

（六）避火邪

引发火邪的因素较多，如气候失常、饮食不调、体质因素、精神刺激、劳倦过度、欲望过多、不良习惯等均可致人"上火"。当人"上火"时，多表现为口舌生疮、口角糜烂、牙龈肿痛、情绪急躁、眼睛红肿、鼻子出血、小便黄、大便秘结等症状。当下社会，由于人们的生活习惯、工作节奏、生活环境等因素，"上火"已经是非常常见的亚健康状态了。因此，如何避免"上火"就成为人们十分关注的健康话题之一。

导致"上火"的根本原因是人体的阴阳失调，而如何预防"上火"可以从以下几个方面着手：

1. 调和饮食

常言道"病从口入"，"上火"自然也不例外，因为饮食不当而"上火"的经历几乎人人都有。中医认为，食物和药物一样，都有寒、热、温、凉四性之分，过食温热食物，容易导致人体内滋生火热之气。即使是一些性味甘平的食物，经过炒、煎、炸等高温烹制后，其性味也发生改变，过食同样会导致"上火"。

大葱、生姜、蒜头、花椒、辣椒、芥末、咖喱等辛辣燥热的食物，多吃会耗损人体津液，导致阴虚生热；油炸食物和肥甘厚味的食品，本可以为人体提供充足的热量，但过多进食后难以消化，致使体内产生食滞，进而积滞化热生火；多数水果性味偏于寒凉，但也有属于热性的水果，如荔枝、龙眼、榴莲等，过多进食同样会引起"上火"，导致牙龈肿痛、面部痤疮、口生溃疡等；酒性湿热，尤其是酒精含量超过30%的酒类，辛辣燥热，多喝亦可助火生热。此外，"上火"之人多喜欢进食寒凉食物，而这又容易导致人体寒热失调，甚至损伤中焦阳气，引起腹泻，一旦脾胃升降失常，则上焦之火难以下行，形成上热下寒之证。在日常生活中，我们也可以通过正确利用食物的寒热偏性，来纠正人体的寒热之偏，以达到清火除热功效。

2. 合理起居

中医提倡人体起居应该顺应自然阴阳升降的规律，所谓"日出而作，日入而息，逍遥于天地之间而心意自得"。《灵枢·大惑论》云："故阳气尽则卧，阴气尽则寤。"其中即蕴含了合理起居，预防的道理。

然而，现在人们的娱乐生活越来越丰富多彩，很多人在应该睡觉的时间，还兴致勃勃地进行着各式各样的夜生活；有些人由于工作和学习的压力，同样无法保证睡眠。《素问·生气通天论》云："阳气者，烦劳则张。"夜半子时为阳气收藏之时，人体的阳气也应顺应这一自然规律，如果持续兴奋，阳气不能正常收藏，反而张弛于外，即会变为有害的火邪，正如《素问·六微旨大论》所言："非其位则邪，当其位则正。"长期熬夜最易导致心火旺盛。

对于那些因工作需要而熬夜"上火"的人，可以采取相应正确的措施来"灭火"，而不可一味地单用寒凉清火。方法一：饮食宜清淡。阴虚火旺之人，宜服用具有生津养阴、清心降火功效的食物，如银耳、灵芝、百合、金针菜、莲子、莲子心、酸枣仁等，食谱有：枣仁地黄粥：酸枣仁20g，生地黄15g，粳米100g，煮粥食用，有滋阴安神之功。桂圆红枣粥：桂圆肉15g，红枣5~10个，粳米100g，煮粥食用，有养血安神之功；柏子仁粥：柏子仁10~15g，蜂蜜适量，粳米100~150g，煮粥食用，有润肠通便、养心安神之功。百合糖水：百合100g，加清水500mL，用文火煮至熟烂后，加糖适量，分两次服食。百合甘苦微寒，能清心安神，治疗心烦不安、失眠多梦。盐莲子心茶：将莲子心30粒用水煎，放入盐，每晚临睡前服用。方法二：耳穴压丸法。选穴：神门、肾、心、脑、皮质下、失眠等穴。材料：质硬、表面光滑的小圆粒（多用王不留行子）、胶布（剪成0.6cm×0.6cm大小数块，备用）。方法：先将王不留行子置于剪好的胶布中央，用75%酒精棉签消毒或擦洗耳郭，然后将胶布对准穴位贴压好，耳穴贴压时要稍加压力。每贴压1次，可在耳穴上放置3~5天，贴压期间，每天自行按压3~5次。

3. 节制情欲

精神情志的刺激，会影响机体阴阳、气血和脏腑生理的平衡，造成气机郁结，气郁日久则从阳而化热，以致火热内生。故中医有"肝火""肝郁化火""七情化火"之说，生活中也常有"气得火冒三丈"的说法。

欲望和火是紧密联系的，若情志活动中的欲望过强，导致生命力反应过度，超出了身体的能力，则是上火的一个主要原因。有专家给出一个等式：欲望－实力＝上火，这个等式左边两项的差越大，上的火就越大。心火有心烦失眠，肝火有急躁易怒，相火有性欲过强，胃火有食欲旺盛，等等。

刘完素在《素问玄机原病式》中言："恐则伤肾而水衰，心火自甚。""将息失宜而心火暴甚，肾水虚衰不能制之，则阴虚阳实而热气怫郁。"朱丹溪则认为："五脏各有火，五志激之，其火随起。"即五志的过度变化可直接激起五脏之火。因此，节制情欲是消除上火的重要方法，具体做法可参考七情养生部分。

值得注意的是，当今社会环境污染、药物滥用、生活节奏加快等，本质上都在损伤着人体的阳气，上火往往只是表面现象。而且现代人生活上贪图安逸，夏有空调，冬有暖气，大享口福，恣意冷饮，熬夜贪玩；工作上恃强烦劳，"压力山大"，不知敛藏充养，体内的阳气岂能充盈有余？阳衰必不可免。清代梁章钜言："今人气体，远不及古人，阴常有余，阳常不足，亦消长之运然也。"也就是说，过去的人可能是"阳常有余，阴常不足"，而现在的人已经是"阴常有余，阳常不足"了。

张景岳在《类经附翼·大宝论》中说："人是小乾坤，得阳则生，失阳则死。阳衰者，即亡阳之渐也；恃强者，即致衰之兆也。"爱惜阳气，首先是不要逞强。年轻人不要自恃身体强壮，在生活、工作中恣意妄为；老年人不要逞强好胜，做力所不能及之事。虽说"动则生阳"，但阳宜密固，不可外泄，外泄必遭斫伤。尤其是前些年流传"请人吃饭，不如请人流汗"，岂知汗为心之液，大汗必亡阳。爱惜阳气还要远离寒邪，现代人夏不离空调，喝的是冷饮，甚至把去火的凉茶当开水喝；因经常上火，苦寒的中药常伴身边。须知现代人上火，多是阳气不能密固而致的假象，已是伤阳之兆，若再加寒邪，斫之又斫，伤阳更甚。《内经》说："阳强不能密，阴气乃绝。"故苦寒之品不可随意使用。

二、戾气理论在中医养生中的应用

《瘟疫论·原病》言："疫者，感天地之疠气……此气之来，无论老少强弱，触之者即病，邪从口鼻而入。"不仅指出了疫疠之病邪的传染性和对人类危害的严重性及发病的相似性，同时也指出了人体感受疫疠病邪的途径——空气传播和饮食传播，从某种意义上也说明了对疫疠病邪重在预防。中医"未病先防"的思想对于预防疫病有着积极的指导作用。所谓"未病先防"，即指采取各种措施，防止人体感受疫邪或感受疫邪后尚处于潜伏状态时即积极采取措施防止发病。具体包括控制传染源、切断传播途径、保护易感人群。《素问·刺法论》中所说："不相染者，正气存内，邪不可干，避其毒气。"即体现了以下这几方面内容。

（一）趋避邪气，控制传染

《内经》称之为"避其毒气"，即避免与疫病邪气相接触。对于健康人群而言，趋避邪气包括：不要接触病邪，避免和患者相接触，不要到疫病流行的地域活动。对于已病患者，则要求控制隔离患者，避免将疫邪传染他人，引起广泛播散流行。古人很早即重视趋避邪气，如《素问·上古天真论》云："虚邪贼风，避之有时。"《论语·乡党》亦言："鱼馁而肉败不食，色恶不食，臭恶不食。"指出已变质腐败的食物不可食用；张仲景在《金匮要略》中也指出了许多食品不可食用，如"猪肉落水浮者""六畜自死"等。即不能食用病死或腐败的肉类；孙思邈在《备急千金要方》中也指出"勿食生肉"等。这些论述都表明，古人十分重视避免邪气的摄入，对于预防经消化道传播的疫病具有重要意义。

何廉臣在《湿温时疫治疗法》中非常重视对疫邪的趋避，提到："房室务祈洒扫，勿被尘污，四壁宜用石灰刷新，或兼用除秽药水浇洒，以杜湿毒之患……垃圾为秽气所乘，不宜任意倾倒，宜倒在桶内，候清道夫挑除。挑后，勿再作践。大街小巷，时常清洁，可免一切疫病……停棺于家，最能遗患，设死者系患传染之症，其害更不堪设想，故丧家宜将棺椁速葬为要。"《松峰说疫》载有："凡凶年饥岁，僵尸遍野，臭气腾空，人受其熏触，已莫能堪，又兼之扶持病疾，敛埋道，则其气之秽，又洋洋而莫可御矣。夫人而日与此二相习，又焉得不病者乎！"说明在发生大灾大疫之时，因为死亡的人数众多，以致身处其中的人们、进入救援的人每天都要和臭气及秽气接触，就算使用药物治疗，也只能使其中一部分人受益，而秽气的肆虐难以压制。书中还提到，可以选取一些药物佩带于身上，以避免被臭气和秽气感染而生疫病。《松峰说疫》中还强调入病家不染需用舌尖顶上颚，努力闭气一口，使气充满毛窍，则不易染邪。其效果虽然比不上戴口罩甚至防毒面具好，但也清楚地说明疫病有经空气传染的风险，亦有预防的方法。

我国自古即有佩戴香囊以辟邪的习俗，虽是一种民俗，但也是一种预防瘟疫的方法。在夏季传染病开始抬头之时，古人为了确保孩子们的健康，用中药制成香囊拴在孩子们的衣襟和肩衣上。香囊常用具有芳香化浊开窍作用的中草药，如苍术、山奈、白芷、菖蒲、麝香、苏合香、冰片、牛黄、川芎、香附、辛夷等，都含有较强的挥发性物质。香囊有长方形、正方形，也有三角形、棱角形、鸡心形、菱形等，上绣有花、草、虫、鸟及罗汉钱等，极为精美，不仅给生活增添了情趣，而且还有清香、驱虫、避瘟、防病的功能，民间因而有"带个香草袋，不怕五虫害"之说。

近年来，对传统香袋配方的研究表明，这种芳香物质通过呼吸道进入人体，可兴奋神经系统，不断刺激机体免疫系统，促进抗体的生成，对多种致病菌有抑制生长的作用，可提高身体的抗病能力。同时，药物气味分子被人体吸收以后，还可以促进消化腺的活力，增加胃液分泌，从而提高了消化酶的活性，增强食欲。让儿童经常将香囊（袋）置于衣兜、枕边，对于流感、白喉、水痘、流行性脑脊髓膜炎、麻疹等传染病均有一定的预防和辅助治疗功能。

（二）培护正气，养生防病

"正气存内，邪不可干"。通过培护正气，使机体正气充盛，可以达到预防疫病的目的。培护正气可从以下几个方面进行：①调摄精神情志，保持宁静、乐观的心态。如《素问·上古天真论》云："恬淡虚无，真气从之；精神内守，病安从来。"②调节饮食起居，保证生活规律。饮食有节，五味调和，起居有常，劳逸适当，就能保持精力充沛，正气充足，身体健康，从而预防疾病。所以《素问·上古天真论》云："其知道者，法于阴阳，和于术数，食饮有节，起居有常，不妄作劳，故能形与神俱，而尽终其天年。"③慎防劳伤。④节制房事，忌纵情欲。⑤加强健身活动，提高对戾气的抵抗能力。

总之，防止疫疬病邪的侵害，要像《素问·上古天真论》中所言："虚邪贼风，避之有时。"防范各种不利于健康的因素产生，不可"以酒为浆，以妄为常，醉以入房，以欲竭其精，以耗散其真，不知持满，不时御神，务快其心，逆于生乐，起居无节"（《素问·上古天真论》）。亦如《金匮要略·脏腑经络先后病脉证第一》所言："若人能养慎，不令邪风干忤经络……更能无犯王法、禽兽灾伤，房室勿令竭乏，服食节其冷、热、苦、酸、辛、甘，不遗形体有衰，病则无由入其腠理。""若五脏元真通畅，人即安和。"通过以上外防和内养两种措施的结合，可以对疫疬病邪起到一定的预防作用。

（三）预防接种，药物预防

人工接种疫苗是预防疫病的重要方法之一。早在晋代葛洪的《肘后方》中就记述了以狂犬脑敷治狂犬咬伤的方法，其"以毒攻毒"的方法实质上是免疫学思想的早期体现。我国宋代就已开始采用人痘接种的方法预防天花，这是世界上最早的预防接种术。18世纪，欧洲多种传染病频发，天花是当时死亡率最高的疾病，人工接种的方法首先传入英国，以后又分别传入朝鲜、日本、俄国、土耳其、法国等国家，对于天花的流行起到了积极的预防作用。

使用药物对可能发生的疫病进行预防也是非常重要的，其方法灵活多样。

1. 熏蒸预防法

将药物加温燃烧烟熏，或煮沸蒸熏。一般适用于以呼吸道为传播途径的疫病预防。如在流行性感冒、病毒性肺炎等上呼吸道传染性疾病流行期间，用食醋按每立方米2～10mL加清水一倍，在居室内煮沸蒸熏1小时，可起到预防作用。又如将苍术、艾叶在室内燃烧烟熏，可用于腮腺炎、水痘、猩红热、流感等传染性疾病的预防。

2. 滴喷预防法

将药物滴入鼻孔，或喷入咽部。一般用于上呼吸道传染性疾病的预防。如在流行性感冒、流行性脑脊髓膜炎等流行期间，将食醋用冷开水稀释后滴鼻，可起到预防作用；用白芷3g，冰片1.5g，防风3g共研细末，取少量吹入鼻孔，或放在口罩内慢慢吸入，也有预防作用。又如在白喉流行时期，用锡类散喷入咽喉部，有一定预防作用。

3. 服药预防法

用一味或多味中药煎服，或制丸剂、散剂内服。如预防流行感冒、病毒性肺炎等可用银花、连翘、野菊花、七叶一枝花、桑叶、淡竹叶、薄荷等；预防流行性脑脊髓膜炎可选用大蒜、银花、连翘、野菊花、蒲公英、贯众、鲜鬼针草等；预防流行性乙型脑炎可选用大青叶、板蓝根、青黛、马勃、牛筋草等；预防肠伤寒可选用黄连、黄柏等；预防猩红热可选用黄芩、忍冬藤等；预防麻疹可选用紫草、丝瓜子、连翘、牛蒡子、贯众等；预防传染性肝炎可选用板蓝根、糯稻根、茵陈、柴胡、金钱草等；预防痢疾可选用马齿苋、黄连、白头翁、大蒜、食醋等。但需注意，一定要在医生指导下选择药物。

除了药物外，在某些疫病流行期间，有针对性地食用一些食物，同样有助于减少被感染或发病的机会，且这种方法简便易行。如食用大蒜，或用马齿苋加大蒜煎服，可预防痢疾及其他一些消化道的传染性疾病。在流行性脑脊髓膜炎流行时期，每日食用大蒜 5g 左右，同样有一定的预防作用。在秋末冬初、气候干燥时期，如有白喉流行，可食用甘蔗汁、胡萝卜汤等加以预防。

（四）利用五运六气学说指导疫病预防

五运六气学说是中国古代研究天时气候的变化规律，以及天时气候变化对生物影响的一门学说，是中医学的重要组成部分。它以"天人相应"为指导思想，通过天干地支—阴阳五行—气候变化—疫情灾害这条主干及其相互间的联系，预测气候变化对疫情灾害的影响，从而指导人们采取相应的防范治疗措施。医生可根据时令季节的反常变化，事先采取措施防治因为气候变化而发生的某些疾病，从而达到养身防病的目的。《素问·四气调神大论》曰："夫四时阴阳者，万物之根本也。所以圣人春夏养阳，秋冬养阴，以从其根……逆其根则伐其本，坏其真矣……逆之则灾害生，从之则苛疾不起。"四时阴阳的气候变化，是自然界万物生、长、化、收、藏的根本，如能掌握其正常与反常的变化，而不违背其变化规律则诸疾不生。《素问·五常政大论》曰："必先岁气，无伐天和。"强调治疗疾病，要根据气候变化，因时制宜地选择用药。如《素问·至真要大论》曰："司天之气，风淫所胜，平以辛凉，佐以苦甘，以甘缓之，以酸泻之。"

近些年来，由于运用五运六气学说成功预测了几次重大疫情的发生，据此采取相应的防治措施，取得了良好的效果。因此，古老的五运六气学说又重新被重视起来，在大量的回顾性对照研究中，多数观点认为五运六气学说在预测气候变化对疫情疾病的影响方面是很有道理的。因此，在越来越看重生活质量、注重养生的今天，恰当运用五运六气学说，可以更加合理地安排人们的饮食起居，完善人们的生活作息规律，对预防疾病、养生保健有着积极作用。

三、七情理论在中医养生中的应用

中医认为，情志不调是导致疾病的重要内因之一，情志异常往往会妨碍脏腑气机，影响人体气血的正常运行，破坏人体阴阳平衡，从而影响人体生理机能，出现引发疾病的潜在因素。从中医"治未病"的角度出发，情志养生的意义已经日显重要。

情志养生是在中医理论指导下，根据个体的气质类型和心理状况，综合运用各种调神方法，从自我调摄的角度塑造和维持一个积极向上、健康稳定的心理状态，以完善人格，适应环境，保持良好的心身状态。我国传统理想的健康心理状态可以归结为一个"和"字。如《灵枢·本神》云："故智者之养生也，必顺四时而适寒暑，和喜怒而安居处，节阴阳而调刚柔。"又如《灵枢·本脏》："志意和则精神专直，魂魄不散，悔怒不起，五脏不受邪也。"人们要保持身体的健康，就需要调和情志，也只有情志调和畅达才不至于引起气血运行失常。

（一）精神内守

在现代社会竞争日益激烈的情况下，更要淡泊名利，清心寡欲，保持平和的心态，预防疾病的发生。如《素问·上古天真论》云："恬淡虚无，真气从之；精神内守，病安从来。是以志闲而少欲，心安而不惧，形劳而不倦，气从以顺，各从其欲，皆得所愿。"《素问·生气通天论》云："清静则肉腠闭拒，虽有大风苛毒，弗之能害。"《素问·痹论》云："静则神藏，躁则消亡。"《素问·至真要大论》云："清静则生化治，动则苛疾起。"这些论述都指出了清静养神能使人的生理功能正常，从而避免疾病的发生。如果能够做到心无杂念，乐观开朗，豁达宽宏，则脏腑和顺，气机调畅，从而"精神专直，魂魄不散，悔怒不起，五脏不受邪矣"。《内经》提倡"行不欲离于世，举不欲观于俗"，虽生活于世人之中，但只要有高尚的思想境界和道德修养，就能够摆脱精神因素的困扰，做到"志闲而少欲，心安而不惧，形劳而不倦，气从以顺……所以年皆度百岁而动作不衰"，达到祛病健康、长寿延年的目的。《内经》及后世医家主张人生要淡泊虚无，并不意味着要世人胸无大志、碌碌平生。恰恰相反，而是要人们排除私欲，不为名利所困扰，孜孜于自己的事业，以期有成，造福社会。诸葛亮在《戒子书》中曰："非淡泊无以明志，非宁静无以致远。"此之谓也。

修身养性是历代医家非常重视的养生方法，唐·孙思邈在《备急千金要方·养性》中曰："夫养性者，欲所习以成性，性自为善，不习无不利也。性既自善，内外百病皆悉不生；祸乱灾害，亦无由作，此养性之大经也。"他一再强调："德行不克，纵服玉液金丹，未能延寿……道德日全，不祈善而有福，不求寿而自延。"修身养性是指道德品质的培养，通过提高道德水准，可以促进人际关系的改善，减少不愉快的纷争，有利于形静心清。正如《医先》所言："存仁，完心也，志定而气从；集义，顺心也，气生而志固。致中和也，勿妄勿助也，疾安由作？故曰养德、养生一也，无二术也。"身得修、性得养，则自然少私寡欲。所谓少私寡欲是指不过分计较钱财，不追求虚名，不好色纵欲，不沉醉于美酒佳肴，不狂妄，不嫉妒别人，避免以纤物扰动心君，含淳朴以保其身，古人称之为"除六害"。反之，若私心过重，嗜欲不止，就会扰神动心，心神躁动。因此，老子特别强调见素抱朴，少私寡欲，他认为"祸莫大于不知足……咎莫大于欲得"，这对后世的养生学产生了深远的影响。

（二）怡情养性

即通过一定的方法改变病人的思想焦点，或改变其周围环境，使其脱离不良的刺激因素，或转移到另外的事物上去。如《素问·移精变气论》言："古之治病，惟其移精变气，可祝由而已。"《备急千金要方》云："弹琴瑟，调心神，和性情，节嗜欲。"吴尚先在《理瀹骈文》序中也提出："七情之病，看花解闷，听曲消愁，有胜于服药者也。"其本质就是转移患者的注意力，从而纠正病人气血紊乱状态，调畅气机，疏通气血，调整脏腑功能，恢复机体健康。在闲暇、业余时间，通过各种情趣高雅，动静相参的娱乐活动，如音乐欣赏、书法绘画、读书赋诗、种花养鸟、下棋垂钓及外出旅游等，以怡养心志，舒畅情怀，可以克服禀赋、年龄以及文化教育背景对情志活动的不良影响，进而达到调节情志的目的，这种方法叫做陶冶法。

在诸多方法中，音乐欣赏及书法绘画对于陶冶情志最为有益。音乐通过其旋律、节奏、节拍、速度、力度、音区、音色、和声、复调、调式以及调性等音乐语言，表现人们的思想感情，反映社会现实。因此，音乐对人的情志活动具有特殊的感染力。例如，古曲《关山月》鼓角横吹，大起大落，可使听者心情振奋，豪气勃发；《胡笳十八拍》悲凉委婉，则会使听者不由得"落泪沾边草，断肠对客归"。早在《内经》时期，我们的祖先就深刻认识到音乐调节情志活动的特殊作用，并将音乐欣赏引入了医学领域。《灵枢·邪客》和《灵枢·五音五味》中就详细记载了五音、五律对人的情志活动及脏腑功能的影响。历代著名医学家也大多精通音律，他们认为音乐"可以通天地而合神明""音乐者，流通血脉，动荡精神，以和正心也"。现代神经心理学证明，音乐能直接影响大脑边缘叶和脑干网状结构，从而影响人的精神活动及自主神经功能，产生镇静、镇痛、调节人体酶及激素分泌以及调节血压与神经兴奋强度的作用。当人们沉醉于优美动听的乐曲声中，会使心情愉快，精神振奋，并能使其他原因引起的心烦意乱、体力消耗及全身不适得到缓解。欣赏音乐有三种层次，即官能欣赏、感情欣赏及理智欣赏。文化程度较低的人大多停留在第一或第二个层次，文化程度较高的人则可以通过对音乐的理解进而感受到作者与作品的时代背景、民族特点、创作个性以及音乐语言，全面领略音乐作品，从而获得完美的艺术享受。据统计，自幼接受音乐训练以及后来成为音乐家和交响乐队指挥的人，大多比较长寿。

书画也是陶冶情志的重要方法之一。写字作画需要形静心清，全神贯注；必须心正气和，意力并用，调整全身的气和力，使其运于手、腕、肘、臂。因此，挥毫运笔时大脑皮质的兴奋和抑制得到平衡，四肢肌肉得到锻炼，内脏器官的功能得到调整，新陈代谢旺盛，全身气血通畅，达到一种所谓的"气功态"。不仅如此，写书法、作画时还可得到艺术享受，如《老老恒言·消遣》中曰："笔墨挥洒，最是乐事。"我国自古以来，勤于书画者大多长寿。

除音乐欣赏及书画之外，禀赋不同、年龄不同、文化教育背景不同的人，还可根据各自不同的情况分别选择适于自己的陶冶情志的方式。例如，火型体质的人性格急躁，可以选择垂钓来磨炼自己，清除心脾燥热；水型体质的人性格孤僻，则可以选择下棋，一方面进行意志锻炼，另一方面也可促进人际关系的和谐，扩大社交领域；若是青少年及文化程度较低的人，可有计划地多读读书，不断充实自我，加强修养；长期从事文字工作的人，可在庭前屋后栽花种草，不断领略大自然的绚丽色彩与浓郁的生命气息，激励自己对生活的热爱与前进的信心。

适度运动不仅可以增强生命活力，还可以很好地转移和改变人的情志，使人精神愉悦。因为运动可以有效地把不良情绪释放出去，调整机体平衡。当情绪苦闷、烦恼，或情绪激动、与别人争吵时，最好的方法就是转移一下注意力，去参加体育锻炼，如打球、散步、爬山等，也可打打太极拳、练练太极剑或做做导引养生功等。传统的体育运动主张动中有静，静中有动，动静结合，能使形神舒畅，心神安合，从而实现阴阳协调平衡。而且习练时有一种浩然之气充满天地之间的感觉，一切不良情绪随之消散。此外，还可参加适当的体力劳动，用肌肉的紧张去消除精神的紧张，在劳动中付出辛勤的汗水，促进血液循环，活跃生命功能，使人心情愉快，精神饱满。

（三）以情制情

以情制情是从人体脏腑、情志与五行配属关系出发，根据五脏主五志对应五行理论，以及五行生克制化规律而制定的以一种情志制约另一种情志的情志治疗原则，以达到淡化、消除不良情绪刺激，恢复机体健康的目的。历代医家一致认为，情志之病，必以情治，针药难效。俗话说："心病还要心药医。"因此，以情制情是调节情志的重要方法。具体而言：就是以事物或言行为手段，激起病者某种情志变化，以达到控制其病态情绪，促进身心康复。

1. 五脏情志制约法

这种方法早在《内经》中就有记载。《素问·阴阳应象大论》指出："怒伤肝，悲胜怒……喜伤心，恐胜喜……思伤脾，怒胜思……忧伤肺，喜胜忧……恐伤肾，思胜恐。"并主张"以恬愉为务"来调节人的情志，为以情制情法奠定了理论基础。正如《医方考》所言："情志过极，非药可愈，顺以情胜，《内经》一言，百代宗之，是无形之药也。"金元时期的张子和则进一步提出"以悲制怒，以怆恻苦楚之言感之；以喜治悲，以谑浪戏狎之言娱之；以恐治喜，以恐惧死亡之言怖之；以怒制思，以污辱欺罔之言触之；以思治恐，以虑彼忘此之言夺之。凡此五者，必诡诈谲怪，无所不至，然后可以动人耳目，易人听视。"朱震亨指出："五志之火，因七情而起，郁而成痰，故为癫痫狂妄之证，宜以人事制之，非药石所能疗也，须诊察其由以平之。怒伤于肝者，为狂为痫，以忧胜之，以恐解之；喜伤于心者，为癫为痫，以恐胜之，以怒解之；忧伤于肺者，为痫为癫，以喜胜之，以思解之；思伤于脾者，为痫为癫为狂，以怒胜之，以喜解之；恐伤于肾者，为癫为痫，以思胜之，以忧解之；悲伤于心胞者，为痫，以恐胜之，以怒解之。"这段文字尽管谈的只是癫、狂、痫证，却总结了前人的丰富经验，为具体应用以情制情法树立了典范。后世不少医家对情志的调摄都十分重视，创造了许多行之有效的情志疗法。或逗之以笑，或激之以怒，或惹之以哭，或引之以恐等，因势利导，宣泄积郁之情，畅遂情志。

在调治情志时，要分析其不同的情况，使用不同的情志影响，才能达到其目的。运用"以情胜情"方法时，要注意情志刺激的总强度，超过或压倒致病的情志因素，或是采用突然的强大刺激，或是采用持续不断的强化刺激，总之后者要适当超过前者，否则就难以奏效。同时，一定要注意取得患者家属的配合，并掌握施行情志治疗的时间，对患者本身要不断予以鼓励，对患者的隐私予以保密，争取患者的信任；要在患者有所预感时，再进行正式的情志治疗，而不要在患者毫无思想准备之时，突然地进行；还要掌握病人对情志刺激的敏感程度，以便选择适当方法，避免太过或不及。

2. 阴阳情志制约法

阴阳情志制约法就是运用情志之间阴阳属性的对立制约关系，调节情志，协调阴阳。人类的情志活动是相当复杂的，往往多种情感互相交错，很难明确区分其五脏所主及五行属性，然而情志活动可用阴阳属性来区分，此即现代心理学所称的"情感的两极性"。《素问·举痛论》指出："怒则气上，喜则气缓，悲则气消，恐则气下……惊则气乱……思则气结。"七情引起的气机异常，具有两极倾向的特点。根据阴阳分类，人的多种多样的情感，皆可配合成对，例如喜与悲、喜与怒、怒与恐、惊与思、怒与思、喜乐与忧愁、喜与恶、爱与恨等，前者为阳，后者为阴，性质彼此相反的情志，对人体阴阳气血的影响也正好相反。因而相反的情志之间，可以互相调节控制，使阴阳平衡。喜可胜悲，悲也可胜喜；喜可胜恐，恐也可胜喜；怒可胜恐，恐也可胜怒等。总之，应采用使之产生有针对性情志变化的刺激方法，通过相反的情志变动，以调整人体气机，从而起到协调情志的作用。

以情制情实际上是一种整体气机调整方法，人们只要掌握情志对于气机运行影响的特点，采用相应的方法即可，切不可简单机械、千篇一律、生搬硬套。倘若单纯拘泥于五行相生相克而滥用情志制约法，就有可能增加新的不良情绪刺激。因此，只有掌握以情制情法的精神实质，方法运用得当，才能真正起到心理养生作用。

（四）节制情志

所谓节制情志法就是调和、节制情感，防止七情过极，达到心理平衡。《吕氏春秋》说："欲有精，情有节，圣人修节以止欲，故不过行其情也。"重视精神修养，首先要克制自己的感情，才能维护心理的协调平衡。

1. 遇事戒怒

怒是历代养生家最忌讳的一种情绪，它是情志致病的重要元凶，对人体健康危害极大。怒不仅伤肝，还伤心、伤胃、伤脑等，导致各种脏器功能失调，会引发各种疾病。《千金要方》指出："卫生切要知三戒，大怒、大欲并大醉，三者若还有一焉，须防损失真元气。"《老老恒言·戒怒》亦说："人借气以充身，故平日在乎善养，所忌最是怒。怒气一发，则气逆而不顺，窒而不舒，伤我气，即足以伤我身。"这些论述都把戒怒放在首位，指出了气怒伤身的严重危害性，故戒怒是养生的一个重要方面。

制怒之法，首先是以理制怒，即以理性克服感情上的冲动。在日常工作和生活中，虽遇可怒之事，但想一想其不良后果，即用理智控制自己的过极情绪，使情绪反应"发之于情""止之于理"。其次，可用提醒法制怒。在自己的床头或案头写上"制怒""息怒""遇事戒怒"等，作为生活信条，随时提醒自己，可收到良好效果。还有就是，怒后反省。每次发怒之后，好好反思，吸取教训，并计算一下未发怒的日子，尽量减少发怒次数，逐渐养成遇事不怒的习惯。

2. 宠辱不惊

人世沧桑，诸事纷繁，喜怒哀乐，此起彼伏。老庄提出"宠辱不惊"之处世态度，视宠辱若一，后世遂称得失不动心为宠辱不惊。对于任何重大变故，都要保持稳定的心理状态，不要超过正常的生理限度。现代医学研究表明，情志刺激与免疫功能之间息息相关。任何过强的刺激都可削弱白细胞的战斗力，减弱人体免疫能力，使人体内防御系统的功能低下而致病。为了健康长寿，任何过激情绪都是不可取的。总之，要善于自我谓节情绪，养神治身。对外界事物的刺激，既要有所感受，又要神情安定，七情平和，保持安和的处世态度和稳定的心理状态。

（五）适度宣泄

将胸中的不良情绪宣达、发泄出去，从而尽快恢复正常情志活动，维系愉悦平和的心境。《灵枢·本神》云："悲哀动中者，竭绝而失生。"《颐养诠要》曰："神者伸也，人神好伸而恶抑郁，郁则伤神，为害匪浅。"《丹溪心法》亦云："气血冲和，万病不生，一有怫郁，诸病生焉。"这些记载都说明，情感宜畅达，不可抑郁。当出现情感抑郁时，适度宣泄是非常必要的，可避免疾患产生。宣泄主要依靠自身的力量，但也不排除他人的帮助。

1. 直接发泄

就是直接把心中的不良情绪发泄出去，例如当遇到不幸，悲痛万分时，不妨大哭一场；遭遇挫折，心情压抑时，可以通过急促、强烈、粗犷、无拘无束的喊叫，将内心的郁积发泄出来，从而使精神和心理状态恢复平衡。发泄不良情绪，必须学会选用正当的途径和渠道，绝不可采用不理智的、冲动性的行为方式。否则，非但无益，还会带来新的烦恼，引起更严重的不良情绪。如《养性延寿录》所言："勿久泣神悲戚。"

2. 疏导宣散

出现不良情绪时，借助于别人的疏导，可以把憋在心里的郁闷宣散出来。因此，扩大社会交往，广交朋友，互相尊重，互相帮助，也是解忧消愁和克服不良情绪的有效方法。研究表明，建立良好的人际关系，缩小"人际关系心里距"，是医治心理不健康的良药。

3. 自我暗示

自我暗示是运用积极的自我设想、自我劝说，以树立信心，达到自我情感意志的锻炼，使情绪趋于稳定的方法。经过长期反复多次的自我暗示，可以摒除消极情绪的不良影响，强化积极情绪的作用，使身心愉快，为养生奠定良好基础。

需要强调的是，不论采用哪一种方法，都要注意宣泄适度，适可而止，同时也要注意避免只图个人一时之快，给社会及他人带来不良影响，给自己造成新的烦闷和苦恼。

四、饮食在中医养生中的应用

《汉书·郦食其传》云："民以食为天。"《灵枢·刺节真邪》亦云："真气者，所受于天，与谷气并而充身者也。"可见饮食是人得以生存之关键，对人体健康至关重要。在果蔬谷物充足、鱼肉丰盛的今天，吃得饱已不再是问题了，人们更加关注的是如何吃得健康，使人长寿。在这一点上，中医有着非常独到、有价值的观点。《素问·脏气法时论》曰："五谷为养，五果为助，五畜为益，五菜为充，气味合而服之，以补精益气。此五者，有辛酸甘苦咸，各有所利，或散或收，或缓或急，或坚或软，四时五脏，病随五味所宜也。"唐代著名医家孙思邈在《千金要方》中亦说："不知食宜者，不足以存生也。"贾铭在《饮食须知》中指出："饮食借以养生，而不知物性有相反相忌，丛然杂进，轻则五内不和，重者立兴祸患。"可见饮食不当，对人体健康的危害很大，可以引起多种疾病。中医从"天人相应"的观点研究饮食对人体的各种影响，把食物与人体健康的关系贯穿于生理、病理、药学和诊治等各个方面，形成了一套较为完整的理论，对后世产生了重大的影响。

（一）饮食有节

1. 定量

《素问·上古天真论》云："上古之人，其知道者……食饮有节……故能形与神俱，而终其天年，度百岁乃去。"《素问·痹论》云："饮食自倍，肠胃乃伤。"《难经·四十九难》曰："饮食劳倦则伤脾。"南北朝时期道家著名人物、医药学家陶弘景曾写过这样一首诗："何必餐霞服大药，妄意延年等龟鹤。但于饮食嗜欲中，去其甚者将安乐。"诗人陆游曾将节食的好处凝练成一句诗："多寿只缘餐饭少。"李东垣在《脾胃论》中亦言："夫脾者行胃津液，磨胃中之谷，主五味也，胃既伤则饮食不化，口不知味，四肢倦困，心腹痞满，兀兀欲吐而恶食，或为飧泄，或为肠澼，此胃伤脾亦伤明矣。"可见过量饮食可直接损伤脾胃，甚至缩短寿命。合理饮食应遵循"七分饱"的原则，这一原则适用于各种年龄段的人群。从自身感觉来讲，每顿饭后精力充沛，到下一餐前，有一点饥饿感就好。

现代医学研究也证明了这一观点的正确性。上世纪 30 年代，美国著名营养学家与老年学家、康奈尔大学的克莱德·麦卡教授完成了一项有名的实验：一组小白鼠限制热量摄取，但保证其他营养的摄入；另一组小白鼠自由进食，不加任何限制。结果自由进食组的小白鼠，175 天后骨骼便停止了生长，两年半内全部死亡；而限制饮食的小白鼠 1000 天后骨骼生长仍在继续，并活了 3 ~ 4 年，肿瘤发病率也显著降低。这就是老年医学研究中的"麦卡效应"。美国国立衰老研究院的研究也表明，控制食物摄入量有助于延长寿命。限制食物摄入的猴子的体重和体温都相对偏低，而对疾病的抵抗力却明显增强。实验表明，减少摄入 40% 的食物，就能使某些猴子的寿命延长 30%。有人曾做过实验，让 100 只猴子自由进食，另外 100只猴子只吃七分饱，结果前者过一段时间死了一半，后者长得既苗条又健康，很少生病，10 年时间才死了 12 只。日本有一个著名的长寿村——山梨县岗原，日本学者古守丰莆先生对其进行调查，考察了村里长寿者的饮食生活。他发现少食、粗食原来是长寿的秘诀。少食可使头脑变得明晰，增强记忆力和判断力；少食还能减轻内脏器官负担，使所需睡眠时间变短，同时使人身心清爽，不易疲劳，因为排泄畅通，体内蓄积的毒素很少，故少食的人几乎无一例外地皮肤光洁；少食还可最低限度地减少食品公害对健康的损伤。世界卫生组织老龄委专家花费了近十年时间对不同经济条件下的 25 个国家中的 1250 名百岁以上的老人进行跟踪调查，结果发现70% 以上的老人有节制饮食的习惯，而且不偏食，不暴饮暴食，以摄取清淡和低能量的膳食为主。在研究中还发现，让老年人胃肠道经常保持在微饥饿状态，对大脑、自主神经、内分泌和免疫系统的功能会产生良好的刺激作用，并促使体内的循环得到平衡，从而增强人体抵抗力，更有利延年益寿。

2. 定时

一日之中饮食应注意保持一定的规律。我国传统的习惯是一日早、中、晚三餐，间隔的时间为 4 ~ 6 小时，这与饮食物在胃肠道停留和传递的时间相适应，因此符合养生要求。现代研究表明，在这三个时间段里，人体内的消化功能特别活跃，故一日三餐，定时进膳，对消化吸收特别有利。《灵枢·平人绝谷》说："胃满则肠虚，肠满则胃虚，更虚更满，故气得上下，五脏安定，血脉和利，精神乃居。故神者，水谷之精气也。"指出只有定时进餐，才能使胃、肠维持"更虚更满"的功能活动，使胃肠之气上下通畅，消化、吸收功能正常，有利于营养物质正常的摄取和输布，故苏东坡的"三养"理论中就有"宽胃以养气"。

《千金要方·道林养性第二》中对食饮规律做了很好的总结：①每餐的进餐时间要有规律。每餐之间的时间要合理分配，"是以善养性者，先饥而食，先渴而饮"，不要等到身体饥渴过度了再寻食饮；"夜勿过醉饱食"，尤其不宜吃油腻之物，"一日之忌，暮无饱食"。②每餐进食量要有规律。"食欲数而少，不欲顿而多，则难消也""当欲令如饱中饥，饥中饱耳"，甚至是"宁饥勿饱"，而且"不欲极饥而食，食不可过饱；不欲极渴而饮，饮不可过多"。切忌饥一顿饱一顿，饮食无节。"凡常饮食，每令节俭，若贪味多餐，临盘大饱，食讫，觉腹中胀气，或致暴疾"。③进食后不宜立刻睡卧、运动、洗浴等。"饱食即卧，乃生百病，不消成积聚"。饭后即立刻睡卧、运动、洗浴对消化不利，可静坐半小时，待食物适当消化之后再进行。民间谚语"早饭宜好，午饭宜饱，晚饭宜少"则是对于一日三餐合理安排的精辟概括，反映了一昼夜中人体生理变化的规律。进早餐时是在一夜过后，胃内处于相对空虚状态，故宜进高质量食物，以利于消化、吸收；午饭处于一日之中，宜补充上午的消耗并给下午以储备，故宜食饱；晚饭后一般消耗不大，不久便要入睡，故晚餐宜少，若食多，不易消化，日久容易致病。

3. 寒温适度

寒温适度是指饮食的冷热应该适合人体的温度。对此，孙思邈作过很好的说明："热无灼唇，冷无冰齿。"饮食调养之所以要强调寒温适度，是因为过寒饮食易损胃阳，使胃阳不足；过热饮食则易伤胃阴，致胃阴虚耗。故《灵枢·师传》有"饮食者，热无灼灼，寒无沧沧"之戒。《寿亲养老书》也说："饮食太冷热，皆伤阴阳之和。"

寒温不当，除损伤胃之阴阳外，还能伤及其他脏器，如"形寒，寒饮则伤肺"，故肺有寒饮、哮喘者，切忌生冷。孙思邈在《食治·序论》中说："夫在身所以多疾者，皆由春夏取冷太过，饮食不节故也。又鱼鲙诸腥冷之物多损于人，断之益善。"指出了春季、夏季气候虽偏温热，但亦不能饮食冷物太过，尤其是鱼鲙诸腥，即高蛋白、高脂肪类食物，切忌冷食，否则不易消化，容易引发胃肠道疾病，而年老之人更应多加注意。如《寿亲养老新书》说："老人之食，大抵宜其温热熟软，忌其黏硬生冷。"人到老年，内脏大多衰退，功能活动减弱，对黏硬生冷食物更难消化，故提出忌其黏硬生冷，十分必要。

还应注意的是，"大渴而饮宜温"，切忌冷饮。大渴多在暑天或因劳热过度、出汗过多所致，此时骤进冷饮，往往造成胃肠血管急剧收缩，引起胃肠功能紊乱；且大渴时咽喉的津液也必然缺少，咽部、声带充血，此时突然受冷饮刺激，往往会诱发咽炎、失音，甚至贻患终生。

前面介绍了过食寒凉食物的危害，若多食或久食过热之饮食，亦能致病。如《济生方》说："多食炙煿，过饮热酒，致胸壅滞，热毒之气不得宣泄，咽喉为之病焉。"《医碥》说："酒家多噎膈，饮热酒者尤多。以热伤津液，咽管干涩，食不得入也。"多食热物，多饮热酒，一方面能产生热毒，另一方面又能耗伤津液，从而致生咽喉诸病和噎膈。其中所说的噎膈，与现代研究所表明的，过食热物是食道癌诱发因素之一的观点是一致的。

4. 合理搭配，五味调和

合理健康的饮食应该保证品种的多样性，不可偏食、偏嗜，因为各种食物都有其自身的营养，只有食物的多样性，才能保证膳食的营养平衡，促进健康长寿。

5. 避免过食肥甘厚味

近30年来，国人的饮食结构已经发生了巨大变化，随之也引发了一系列的健康问题。大样本调查研究显示，我国近20年的肥胖人口数量逐年递增，肥胖人口的数量大约是上世纪80年代末的10倍；代谢性疾病的发病率也在不断上升，全世界1/3的糖尿病患者在中国，而食物结构的改变正是产生这些问题的关键因素，其中脂质类食物的摄入超标尤为突出。

传统中医一贯倡导避免过食肥甘厚味。明代养生专书《寿世保元》中说："善养生者养内，不善养生者养外。养内者以活脏腑，调顺血脉，使一身流行冲和，百病不作。养外者恣口腹之欲，极滋味之美，穷饮食之乐，虽肌体充腴，容色悦泽，而酷烈之气内浊脏腑，精神虚矣，安能保全太和。"高濂在《遵生八笺》中提倡饮食应"淡薄滋味"，此处所指"淡薄滋味"有双重含意：其一是指"素淡"，乃相对于"异品珍馐""膏粱厚味"而言，食用过多肥腻的肉类，会造成体内的负担，所谓"厚味脯腊，醉饱肥甘，以致结聚之患"；其二亦指"味淡"，即饮食口味应当力求清淡。对于食物结构的搭配早在《素问·脏器法时论》中就提到："五谷为养，五果为助，五畜为益，五菜为充，气味合而服之，以补精益气。"谷物果蔬应成为人们食物结构中的主体。这与现在WHO推荐的所谓"金字塔"饮食结构不谋而合，即第一层是最重要的粮谷类食物，它构成塔基，应占饮食中的很大比重，每日粮豆类食物摄取量为400～500g，粮食与豆类之比为10:1。第二层是蔬菜和水果，也占据了相当大的比重，每日蔬菜和水果摄入量300～400g，蔬菜与水果之比为8:1。第三层是奶和奶制品，以补充优质蛋白和钙，每日摄取量为200～300g。第四层为动物性食品，主要提供蛋白质、脂肪、B 族维生素和无机盐，禽、肉、鱼、蛋等动物性食品每日摄入量为 100 ～ 200g。塔尖为适量的油、盐、糖。（图 15-1）

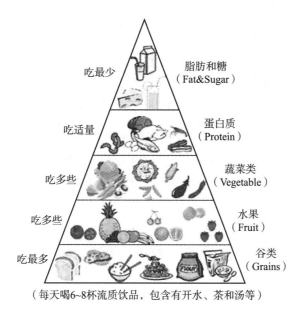

图 15-1　每人每日饮食"金字塔"结构示意图

6. 避免过食瓜果生冷

中医认为多数水果性味寒凉，多食、过食极易伤脾，特别是一些脾胃虚寒、阳虚阴盛体质的人，处在经期的女性以及小孩都属于阳虚脾弱的体质，都不可过多进食瓜果生冷。以上人群如需进食水果时，可选择一些性味平和或偏于温热的水果，如苹果、草莓、龙眼、银杏、荔枝、菠萝、桃、杏、樱桃、木瓜、杨梅等，还可将水果用水加热后再食用。

7. 避免过量饮酒

酒有多种，然其功效大都为"通血脉，温肠胃，御风寒"。酒性温，味辛而甘，温能祛寒，辛能发散，所以酒能疏通经脉、行气和血、蠲痹散结、温阳祛寒；又因酒多为谷物酿造，味甘能补，故还可补益肠胃。自古医家也多喜好用酒，取其善行药势而达于脏腑、四肢百骸之性，《汉书·食货志》中说："酒，百药之长。"现代研究也表明，适量饮酒，可以促进人体血液循环，减少心脑血管疾病的产生。但古今中外都毫无例外地强调饮酒不可过量。《养生要集》曰："酒者，能益人，亦能损人，节其分剂而饮之，宣和百脉，消邪却冷也。若升量转久，饮之失度，体气使弱，精神侵昏。宜慎，无失节度。"可见，饮酒贵在适量，有节制，即使是自家酿制的药酒也不例外。

中医总结长期过量饮酒而致病的特点有如下四条：①辛热伤肺。肺为娇脏，喜润恶燥，酒为辛热之品，久饮耗散肺之气阴，可导致口鼻干燥、毛发不荣。②酒味甘而性热，其性善升，易扰乱神明，可导致记忆力减退、心悸不眠，重者出现幻觉。③酒性湿热，易伤脾胃，可导致纳差、胸膈痞满、倦怠乏力、大便干结、小便短赤。④饮酒日久，损伤五脏。伤及肝胆，致湿热蕴结，胆汁疏泄不利，可发为黄疸；气机不利，肝郁乘脾，脾失健运，水湿内停，可致鼓胀；伤及肾时，则见腰膝酸软，甚则阳痿早泄；伤于其他脏腑，或为消渴、肺痿，或为哮喘、劳嗽，或为内痔、癫痫。酒辛热散气，饮酒日久，能使"血气耗散，气损血涸"。

8. 五味调和

五味，是指辛、甘、苦、酸、咸。有关五味调和的养生作用，早在《内经》中就有论述。如《素问·生气通天论》说："阴之所生，本在五味。"又说："谨和五味，骨正筋柔，气血以流，腠理以密，如是则骨气以精。谨道如法，长有天命。"前者是说明内在五脏精气的生成来源于饮食，后者则说明五味调和所发挥的正常营养作用，并强调若能始终遵循这一方法，便能使人健康，获得应有的寿命。

五味对人体的五脏有其特定的亲和性，故只有五味调和，才能对五脏起到全面的补益作用，从而使五脏之间的功能始终保持相对的平衡协调。正如《素问·至真要大论》所说："五味入胃，各归其所喜，故酸先入肝，苦先入心，甘先入脾，辛先入肺，咸先入肾，久而增气，物化之常也。"明代医方著作《医便》中指出："五味入口，不欲偏多，多则随其脏腑各有所损，故咸多伤心、甘多伤肾、辛多伤肝、苦多伤肺、酸多伤脾。"说明五味对人体生理的影响是不同的，如果偏嗜于某一味则会打破生理上的平衡，引发健康问题。若是处于疾病状态中，则更应注意对五味的选择，如《灵枢·五味》中所载"五宜"的饮食方案："脾病者，宜食粳米饭、牛肉、枣、葵……肝病者，宜食麻、犬肉、李、韭；肺病者，宜食黄黍、鸡肉、桃、葱。"

若不知五味调和的重要而偏食某一味，久之便会导致五脏之间的功能活动失调，所以《素问·生气通天论》又说："阴之五宫，伤在五味。"就是说内在的五脏（五宫），往往由于饮食五味的失当而致病。具体致病的情况，在《素问·五脏生成》中有具体的论述。

中医学十分重视饮食五味对五脏的作用，为了保证营养成分合理，不仅强调

"谨和五味"，更提出"五味所禁"。《素问·宣明五气》将其归纳为："五味所禁，辛走气，气病无多食辛；咸走血，血病无多食咸；苦走骨，骨病无多食苦；甘走肉，肉病无多食甘；酸走筋，筋病无多食酸。是谓五禁，无令多食。"

孙思邈在《千金要方》中指出："故每学淡食，食当熟嚼，使米脂入腹，勿使酒脂入肠。""淡食"乃为长久之道。研究表明，我国居民食盐摄入量的平均值为世界卫生组织建议值的两倍以上（世界卫生组织建议每人每日食盐摄入量以不超过6g为宜）。

饮食宜清淡，但五味又须调和，故只有少用而使其淡。如《吕氏春秋》云："调和之事，必以甘、酸、苦、辛、咸，先后多少，其齐甚微，皆有自起……甘而不浓，酸而不酷，咸而不减，辛而不烈，淡而不薄，肥而不厚。"杨子云的《解嘲文》也说"大味必淡"，曹庭栋的《老老恒言·卷一·饮食》则认为"食宜淡"，说明古人养生注重五味宜淡，提倡饮食少盐，"淡则物之真味真性俱得"；食粥时，宜"但使咸味沾唇，少解其淡可也"。

9. 三因制宜

三因制宜是因人制宜、因时制宜和因地制宜的简称。三因制宜本是治病的原则，但也同样适用于饮食调养，它是选择食物时必须遵循的原则。因为人有体质、年龄、性别、职业的不同，居住的地理环境又有所区别，在一年中还有四时气候的差异。因此，饮食营养的摄取，亦必须根据这些情况，知常达变，就如同治病一样，根据季节以及人的体质、年龄、性别和地理环境等来确定合理的饮食。

（1）因人制宜：因人制宜，是根据人的体质、年龄、性别等不同特点，选择适合的营养食物。人的体质有阴阳、强弱的不同，体质属阴者偏寒，属阳者偏热。故体质属阴者，宜选偏温热的食物；体质属阳者，宜选偏甘凉的食物。人在一生中随着年龄的不同，其生理状况和气血阴阳亦有相应的改变。如小儿生机旺盛，中医学称为"纯阳之体"，但脏腑娇嫩，故肥腻厚味宜少食，由于生活水平的提高和对独生子女的宠爱，不少儿童常常因为过食营养食品，造成营养过剩而导致肥胖，或引起消化不良、食欲不振；中年人生长发育已经成熟，血气比较旺盛，加之工作繁忙，家庭负担较重，故饮食营养的摄取，一般宜荤素并重，使之营养充足，以适应这一时期营养消耗较多的特点；人到老年，组织器官渐渐衰退，气血运行较为缓慢，根据这一生理特点，饮食宜以细碎、软烂、清淡为主。所谓淡食，是指五味不要太过，其中特别要控制咸味，即食盐不能太过。这种素、淡结合的饮食，对人体更有裨益。前人对此曾有诗云："厚味伤人无所知，能甘淡薄是吾师，三千功行从此始，淡食多补信有之。"此外，老年人虽无胃病，亦以少食多餐为宜，以保持脾胃功能的正常。

在性别方面，女性有经、带、胎、产的生理特点。经期前后，食饮宜偏温，以适应血气喜温恶寒的生理特点。带下则属病态，大致有虚有实，虚者宜于温补，实者多用清热化湿，饮食调养亦可。怀孕期，由于胎儿生长的需要，更宜加强食物的营养，但一般宜选清淡性平之品，因通常认为胎时多热，所谓"产前一盆火，饮食不宜暖"；产后气血多虚，加上需要哺乳婴儿，故气血常处于不足，因此，饮食营养宜加血肉有情之品，一般情况下，更宜偏于温补，所谓"产后一块冰，寒物要当心"。

（2）因地制宜：人体常因地理环境的不同、气候的差异而形成生理上的差异。因地制宜，就是根据不同地区地理环境的特点、气候的不同，而选用适宜的营养食物。如《素问·异法方宜论》就指出，若地处卑下者多潮湿，易于湿困脾虚，故饮食菜肴中多调以辛辣之品；若地处高原者多风燥，易于风燥伤肺，故宜多食新鲜蔬菜。《医学源流论》说："人禀天地之气以生，故其气体随地不同。西北之人，气深而厚，凡受风寒，难于透出，宜用疏通重剂；东南之人，气浮而薄，凡遇风寒，易于疏泄，宜用疏通轻剂。"虽然是在讲治疗中要因地因人制宜，但亦同样适用于饮食调养。

（3）因时制宜：因时制宜，是根据时令气候的特点以及四时气候与内在脏器的密切关系，而选用适宜的营养食物。

春季三月，风和日暖，阳气升发，万物复苏，如《素问·四气调神大论》所说："春三月，此谓发陈，天地俱生，万物以荣。"此时人体皮肤腠理渐疏，且春气与肝有密切关系，如《素问·金匮真言论》言："东方青色，入通于肝。"即所谓"春旺于肝"，春季饮食，根据"春气通肝"的生理特点，则宜"省酸增甘，以养脾气"。春季肝旺之时，会影响到脾，若多吃酸味，会使肝的功能偏亢，故春季饮食调养，宜少吃酸味，适当增加辛甘之品；从春季气候由冷转暖，阳气发泄来说，饮食宜清淡温平，应多食时鲜蔬菜，如韭菜。《千金方》里有"二三月宜食韭"之说，认为韭菜味辛甘可以助阳，与春季阳气升发相应。此外，还要注意少食肥肉等高脂肪和辛辣食品。

夏季三月，是一年中最炎热之时，也是万物生长发育最茂盛的季节。《素问·四气调神大论》云："夏三月，此为蕃秀，天地气交，万物华实。"夏季气候与心有密切关系，《素问·金匮真言论》说："南方赤色，入通于心。"从夏气通心，心为火脏，与气候炎热的特点，故宜食清凉解暑之品。但夏日又有阳旺于外，而虚于内的生理特点，如汉代张衡所说："夏至阴气潜内，腹中冷，物入胃，难消化。"故清凉解暑之品，亦要适可而止。夏季可适量进食生姜，其性辛温发散，辛散可助夏季阳气旺盛于体表，性温可暖脾胃，以制内盛之阴。又因夏暑汗出较多，气阴易耗，故亦宜常食益气阴的食品。夏季中的长夏，湿气较重，长夏之气通于脾，故宜食清淡食品，可以化湿，以利脾气之运化。

秋季三月，炎暑渐消，秋风送爽，气候多干燥，万物由生长渐趋凋谢。《素问·四气调神大论》说："秋三月，此谓容平，天气以急，地气以明。"秋季气候与肺有密切关系，《素问·金匮真言论》说："西方白色，入通于肺。"此时的饮食营养，根据外在气候和秋气通肺的特点，都宜注意生津养肺，润燥护肤；同时因秋令气候转凉，故饮食也宜注意温暖，孙思邈在《千金翼方》中指出："秋令间，暖里腹。"

冬季三月，气候由凉爽转为寒冷，自然界万物凋谢，朔风凛冽，《素问·四气调神大论》说："冬三月，此谓闭藏，水冰地坼。"冬季气候与肾有密切关系，《素问·金匮真言论》说："北方黑色，入通于肾。"此时的饮食调养，根据外在气候严寒、易伤人体阳气的特点，宜选温性肉品，以助人体阳气。王冰说："秋冬阴盛，故宜食温热以抑其盛阴。"但另一方面，又要注意到人体内在变化，汉代张衡说过："冬至阳气归内，腹中热，物入胃，易消化。"故服温热之品亦不能太过，否则有耗伤阴精之弊。张志聪说："秋冬阴盛于外而虚于内，故当养其内虚之阴。"因此，只有同时注意这两方面，才不会因过服温热之品而造成营养失衡。民间就有冬日进食萝卜的习俗，萝卜性清凉，作用消食降气，清凉可以防止内热过盛、耗伤内虚之阴；消食降气可促进消化，促使腑气下行，防止因饮食厚味而产生积滞。

10. 顾护脾胃

饮食营养，一定要注意脾胃功能的正常与否。胃为阳土、主腐熟水谷，脾为阴土、主运化水谷，只有脾胃功能正常，才能使摄入的饮食物充分发挥其营养人体的作用。李东垣说："人之真气衰旺，皆在饮食入胃，胃和则谷气上升……元气之充足，皆由脾胃之气无所伤，而后能滋养元气。"很好地说明了脾胃对饮食物消化、吸收以及补益作用上的重要性。

顾护脾胃，概括地说，就是保护脾胃和增强脾胃之气。这应从内、外因素两方面来认识，外在因素是指饮食物，即饮食物必须适合胃气，叶天士曾概括为"食物自适"。也就是说食物的选择，必须适合人的口味，食之胃中舒适，叶天士将此称为"胃喜为补"，反之则称为"胃厌"。一般而言，凡是"胃喜"食物，多属身体急需的营养素，且易于消化吸收。内在因素，就是脾胃功能。若脾胃功能较为薄弱者，则要首先恢复脾胃的功能。若要保持胃气功能的健全，平时饮食要注意"三宜"，即食宜软、食宜温、食宜细嚼慢咽。

食宜软。坚硬之食难以消化，而筋韧的肉食，若不煮烂，更易伤胃。年高胃弱者，食物更宜软烂，方不致停滞碍胃。

食宜暖。冷则易伤胃阳，胃阳伤则致胃痛呕吐，甚则泄利。故《医方集解》说："食凉水瓜果，则病泄利腹痛，夏走炎途，贪凉食冷，则病疟痢。"因此，饮食宜温，生冷宜少，亦是保护胃气的措施之一。

食宜细嚼慢咽。《养病庸言》说："不论粥饭点心，皆宜嚼得极细咽下。"现代医学认为，食物细嚼慢咽，能使唾液大量分泌，从而帮助胃的消化；通过细嚼又可使食物磨碎，减轻胃的负担，有利于胃的消化；缓咽，并能避免吞、呛、噎、呃现象的发生。

要使脾胃功能正常，还须经常保持情志的舒畅，尤应控制忧思郁怒。因脾主思，思虑太过则伤脾，思太过则脾气郁结，常致脾伤不磨，运化失司；肝主怒，郁怒则伤肝，肝旺则克伐脾胃，亦能使脾胃气机不利，而影响脾胃的运化。

饮食营养的摄取，若不重视脾胃功能而只片面地强调补益，非但起不到补益的作用，还会适得其反。因补益的食物，特别是血肉有情之品，如鸡、鸭、鱼、鳖、猪肉、牛肉等，若不顾脾胃的功能如何，而强行食用之，往往不能消化，反而加重了脾胃的负担，妨碍脾胃的功能活动，这样饮食就不能化为精微，或虽化为精微却由于脾虚不能散精，常聚而成痰，甚则变生诸症。如李东垣所言："饮食伤胃，劳倦伤脾，脾胃之气既伤，而元气亦不能充，诸病由是发生。"

11. 注意禁忌

食物搭配合理可以治病养病，亦称之为食养或食疗，而不相宜食物则应禁之，俗称"禁口"或叫"忌口"。《金匮要略·禽兽鱼虫禁忌并治》中说："所食之味，有与病相宜，有与身为害，若得宜则补体，害则成疾。"《本草纲目》云："羊肉大热，热病及天行病、疟疾后，食之必发热致危。"《随息居饮食谱》有"鹅，动风发疮"、鸡"多食生热、动风"、胡椒"动火"、黑大豆"性滞壅气"、荞麦"发痼疾"等记载。清代章杏云的《调疾饮食辨》认为："病人饮食，借以滋养胃气，宣行药力，故饮食得宜，足为药饵之助，失宜则反与药饵为仇。"由于疾病本身的原因，或在治疗期间所用药物的特性，凡生冷、油腻、腥臭、黏滞、酸涩、辛辣、香燥等不易消化或有特殊刺激性的食物，一般都应避免食用。如若食用不当，轻则影响治疗效果，重则加剧病情。

五、劳逸在中医养生中的应用

（一）劳逸养生的意义

中医学认为，人体生命活动的基本形式是气的升降出入。阳升阴降，阳出阴入，并且彼此之间是相互作用的。《素问·六微旨大论》所说"升已而降，降已而升……高下相召，升降相因"，就是对这种升降出入运动形式的概括。如人体五脏中，肺的呼吸功能、心的行血功能、脾的运化功能、肝的疏泄功能、肾的启闭功能，都是气运动的表现。人体吸入自然清气和摄入饮食物，通过脏腑的气机运动，吸收其精微物质，排泄其糟粕废料，不断进行新陈代谢，以维持生命活动。如果气机运行受阻，就会发生疾病，而一旦升降出入运动停止，人的生命活动也就结束了。阴阳相对而言，阳主动，阴主静。张介宾在《类经附翼·医易》中指出："静者动之基，动者静之机……阴阳升降，气之动静也；形气消息，物之动静也；昼夜兴寝，身之动静也。欲详求夫动静，须精察乎阴阳，动极者镇之以静，阴亢者胜之以阳。"动中有静，静中有动，一动一静，相反相成，动静统一。顺其动静，人体就可以健康长寿；逆其动静，则生疾病，甚至死亡。劳即动，逸即静，动是生命的主要方面，静则是为了更好地动。因此，人们既要善于动，也要善于静。劳逸养生的意义，就在于调节这种动静关系，保证机体生理功能正常运行，维持最佳的状态，从而达到以下几个主要目的：

1. 通经脉，调气血

经脉包括经脉与络脉。经脉是主干，人身共有正经十二条，其中阴经六条、阳经六条，另有奇经八条。络脉是其分支，愈分愈细，满布周身上下内外。《灵枢·本脏》说："经脉者，所以行血气而营阴阳，濡筋骨，利关节者也。"经脉就好像交通或通讯网络一样，既运输物资，又传递信息。只要经脉畅通，人体营卫气血就能运行无阻。而运动可以促进营卫气血在经脉中的流动，使全身得到充分的供养，保证生理功能的正常活动，维持健康。气功、针灸、推拿等之所以能够起到养生作用，就是通过促进经络运行营卫气血的效应。如果久坐久卧，过于安逸，则营卫气血运行迟缓，经脉阻滞不畅，会削弱机体的生命活力，容易导致疾病。

2. 养脏腑，强筋骨

人体五脏六腑需要气血津液的滋养，而气血津液的产生又赖于脏腑的功能活动。尤其是五脏，是构成人体的主要器官，主藏精气，为生理活动的中心；主四肢百骸、五官九窍等外部组织。具体而言，包括心主血脉，开窍于舌；肺主皮毛，开窍于鼻；脾主肌肉，开窍于口；肝主筋，开窍于目；肾主骨，开窍于耳。经络则起着运行气血，沟通上下内外的作用，使各脏腑组织相互依赖，相互协调，构成一个有机的整体。人体经常劳动，能促进气血津液输布全身，各组织器官得到濡养，从而使生命活力旺盛，肌肉健壮，筋骨坚强，耳目聪明。反之，则气血津液运行受阻，脏腑失于滋荣，功能减退，如呼吸无力、运化呆滞、生化不足；形体失于锻炼，而使肌肉松弛，筋骨不健，这样便形成一种恶性循环，使整个机体趋于羸弱状态，以致体虚多病，或未老先衰。

3. 积精、养气、全神

如前所述，劳逸养生包括形体与精神两方面。调节劳逸，最终是要达到积精、养气、全神的目的。精、气、神为人身之三宝，它们相互依存、相互为用，一盛俱盛、一衰俱衰。古人对此有很多论述，如陶弘景在《养性延命录·教诫篇》中说："夫神者生之本，形者生之具也。神大用则竭，形大劳则毙。"汪昂在《勿药元诠》中也指出："盖精能生气，气能生神，营卫（营运保卫）一身，莫大乎此。故善养生者，必宝其精，精盈则气盛，气盛则神全，神气坚强，老而益壮，皆本乎精也。"平时注意劳逸结合，能促进精、气、神的相互资生，取得积精生气、养气化神、全神固精的效果，从而使精足、气盛、神旺，达到《素问·上古天真论》中所讲的"形与神俱，而尽终其天年"的养生目的。此外，形体与精神的锻炼，不仅能增强人的体质，使人精力充沛，而且能坚强人的意志，使人精神振奋，积极地工作和生活。

（二）劳逸养生的原则

劳逸养生总的原则是劳逸适度。这里所说的"度"，主要是指运动程度的强弱和运动时间的长短。运动程度过强，时间过长，其相对的一面——逸就会不足。反之，劳动强度太弱，时间太短，逸就会太过。过与不及，都是不利于人体的健康长寿。

运动时，躯体四肢不断地活动，筋骨肌肉不停地伸缩，虽然要消耗一定的精气津血，但通过运动，可以舒筋活络，使气血流畅。当运动达到一定程度时，适当休息，可解除疲劳。这样能加强人体的新陈代谢，使机体具有更强的生命活力。如果运动过度，休息不足，那么精气津血消耗过多，一时难以补偿，如此反复，日久则得不偿失，机体就会逐渐衰弱。

脑力劳动时，思想高度集中，心神积极活动，也要消耗一定的精髓气血，但可以活跃思维，提高智力。当脑力劳动达到一定程度时，适当休息可解除疲劳，使脑髓得到修养和补充，更加有利于提高脑力。如果脑力劳动过度，休息不足，那么精髓气血消耗过多，脑髓难以补充，日久亦必心神受损，智力下降。

劳逸适度，还要根据年龄和体质的不同而灵活掌握。一般来说，青壮年气血旺盛，筋骨强健，正处于发育成长阶段，能耐受较强和较长时间的运动，休息后疲劳亦容易恢复；而老年人气血渐衰，筋骨渐弱，难以胜任过强和过长时间的运动，运动后也需要较长时间的休息才能得以恢复。

《素问·上古天真论》说"不妄作劳"，又说"形劳而不倦"，就是指劳逸要适度。陶弘景在《养性延命录·教诫篇》中说"能从朝至暮，常有所为，使之不息乃快，但觉极当息，息复为之"，使劳与逸交替进行，从而达到适度。体力劳动和脑力劳动都是如此，才能获得劳逸养生的最佳效果。

（三）劳逸养生的方法

劳逸养生的方法，以劳逸适度为原则。人体既不可过劳，也不可过逸。《养性延命录·教诫篇》提出了"十二少"和"十二多"。所谓"十二少"，就是"少思、少念、少欲、少事、少语、少笑、少愁、少乐、少喜、少怒、少好、少恶"。能够做到"十二少"，即是符合养生之道。"十二多"，即"多思、多念、多欲、多事、多语、多笑、多愁、多乐、多喜、多怒、多好、多恶"，则违背养生之道，会缩短人的寿命。归纳起来，其主要内容就是慎体劳、防心劳、戒房劳和勿过逸。前三者要做到劳而不倦，后者要能够逸而勿过，这样才符合劳逸养生的要求。

1. 慎体劳

（1）不做力所不胜或持久不息的运动：人的体质有强弱之分，体力有大小之别，劳动时应量力而行，不要做不能胜任的事。人的精力有一定的限度，不能持久不息地加以耗散，更不能猛力劳作，以防跌仆闪挫、伤筋折骨。尤其老年人精力衰减，筋软骨脆，更不宜做过重、过久的体力运动。运动过度，轻者损伤肌肉筋骨，致腰背酸痛、腰膝软弱、肢体疲乏；重者可以内伤五脏，形成虚劳之候，如肌肉四肢由脾所主，依靠脾运化转输水谷精微以资营养。过劳则消耗气血津液，使脾气受损，脾运不健，食欲不振，营养缺乏，造成肌肉消瘦、四肢无力，甚至萎废不用。筋由肝所主，筋之所以柔和坚韧，能屈能伸，动作有力，全赖肝阴、肝血的滋润。

过于活动，有损肝阴、肝血，筋失滋养，或筋膜松弛、伸而不能屈、缓纵瘫痪，或者筋膜燥急、屈而不能伸、拘挛强直。骨由肾所主，肾精化生骨髓，以充养骨骼。过于劳动，则骨伤髓减，肾精空虚，以致膝酸骨痛、腿软胫弱、行步摇晃，甚至不能站立。腰为肾之府，肾虚则腰脊酸痛，不能转侧。外生殖器亦为肾所主，筋又聚于前阴，肝肾损伤，故又可导致阳痿不举。同时，过度运动，还能耗伤肺脾之气。因为肺主卫，脾生营，营卫之气来源于脾所运化的水谷精微，并在肺气的作用下，输布于全身。劳动则汗出，汗出过多则气随之外泄，久之肺脾气虚、肢体困倦、气短喘息。另一方面，汗出伤津，肌肤失养，皮毛憔悴，肌肉瘦削，营卫之气不足，腠理疏松，防御能力减弱，容易为外邪所侵犯，引发种种疾病。

脏腑为本，形体为标。一时运动过度，肌肉筋骨受损，可引发腰背疼痛、胫膝酸软、疲乏无力等症。其病尚属轻微，一般休息后较易恢复。如果是日积月累，内伤脏腑，气血衰弱，则形成虚损之证。所以说，五劳、六极、七伤等病都与过劳相关。

（2）不做无度或无益健康的娱乐：当今社会，娱乐生活的内容极其丰富，如音乐、歌舞、戏剧、电影、棋牌、书画等等。娱乐可以调节情志，解除疲劳，陶冶情操，怡养性情，是有益于养生的。如就音乐而言，《礼记·乐记》云："凡音之起，由人心生也。人心之动，物使之然也。"《毛诗正义》亦说："以声变乃成音，音和乃成乐。"音乐一方面可以表达人们的思想情感，抒发胸怀；另一方面又可以通过刺激人的感官而产生感染力，影响着人体的生理和心理活动。所以《史记·乐书》说："音乐者，所以动荡血脉，通流精神，而和正心也。"中医学认为，角、徵、宫、商、羽五音，与肝、心、脾、肺、肾五脏是相通应的，即肝音角、心音徵、脾音宫、肺音商、肾音羽。五音具有调节五脏生理功能的作用。五音协调、优美、和谐的音乐，能使人情绪安宁，精神愉快；而明朗昂扬的乐曲，又能激发人的感情，鼓舞人的精神，有助于培养高尚情操。但欣赏音乐，也应有所节制，如果通宵达旦，乐此不疲，是不利于健康的。尤其是一些烦乱嘈杂的音色和不健康的靡靡之音，使人心情烦躁、精神萎靡，更加有害于身心健康。

此外，五色亦与五脏相关。即肝色青、心色赤、脾色黄、肺色白、肾色黑。五色虽分属五脏，但以肝为主，因为肝"开窍于目"。故《灵枢·脉度》说："肝气通于目，肝和则目能辨五色矣。"目之所以能视，是由于得到肝血的滋养和受心神的支配。如《素问·五脏生成》说"肝得血而能视"，《灵枢·大惑论》说"目者，心使也"。外部美丽的世界，姹紫嫣红，百花争艳；绚烂的图画，渲黄染墨，浓淡咸宜，天工人匠，五彩缤纷，通过视觉器官给人以美的享受，确实令人赏心悦目，从而增进健康。但过度使用眼力，轻则双目疲劳，重则导致疾病，如《素问·宣明五气论》说："久视伤血。"《诸病源候论·目暗不明候》载："养生方云：恣乐伤魂魄，通于目，损于肝，则目暗。"所以观赏景物也不宜过久，要适可而止，以避免视觉疲劳。现代研究认为，不同的颜色对人能产生不同的影响，如红色使人兴奋、绿色使人宁静、灰黑色则容易令人感到疲劳等，而刺激性的色彩可以诱发某些精神病。创造一种景色优美宜人的环境，会有益于人体生理和心理的健康，反之则有害于健康。对于那些"不正之色"，如淫秽书画之类，更应加以抵制。如果受其诱惑，而以之为娱乐，就会污染心灵。前人对此也有认识，如《吕氏春秋·贵生》说"耳虽欲声，目虽欲色"，但"害于生则止，在四官者，不欲利于生者则弗为。由此观之，耳目鼻口不得擅行，必有所制"。郑陶斋《中外卫生要旨》又说："凡人起一切事，本由自心；止一切事，亦由自心。如耳不闻非礼之声，声自不扰汝耳；目不视非礼之色，色自不侵汝目。作如是想，自然清净矣。"所以，对有益或无益娱乐活动的选择，其关键在于人的主观认识。

（3）不做过度的言谈嬉笑：语言是表达情感、交流思想的重要工具。人与人之间的交往、亲戚朋友的聚会，都离不开语言的交流。中医认为，语言受心神的控制，喉、舌、口等组织的协调运动是在气的作用下共同完成的。由于语言是由肺气所鼓动的，所以，过度言语必然要消耗肺气，如歌唱家容易患喉炎、音哑等疾病，就是损伤肺气的缘故。《中外卫生要旨》提倡"简言语以养中气"。另一方面，言为心声，语言的美与不美，是一个人心理感情的流露，如果语言轻佻、过分嬉笑戏谑，会造成他人的误会而伤害感情；而污言秽语，则是一个人心灵不健康的表现。

笑是人们精神愉快、心情舒畅的表现，俗语说"笑一笑，十年少"。从生理、心理角度来看，笑是一种很好的运动，能使膈、胸、腹相关肌肉和心、肺、肝等脏器得到锻炼，可以通畅呼吸道，加强血液循环，驱散愁闷、抑郁、烦恼、紧张的情绪，所以笑有益于人体健康。但过分嬉笑，或捧腹大笑，也是不适宜的，如《素问·阴阳应象大论》说"喜伤心"、《素问·举痛论》说"喜则气缓"。故《灵枢·本神》指出："喜乐者，神惮散而不藏。"如大笑之后，常会感到肢体松懈无力，思想不能集中，这就是"气缓""神散"的表现，甚至可能导致癫狂等精神疾患。此外，还有身患某些疾病的人也不能大笑，如高血压病人大笑可引发脑出血；冠心病患者大笑可诱发心绞痛、心肌梗死、心律失常等；有习惯性下颌关节脱位之人，大笑可致其脱臼；孕妇大笑，有引起流产或早产的可能，等等。

2.防心劳

《灵枢·邪客》说："心者，五脏六腑之大主也，精神之所舍也。"精神，是指人的意识、思维活动和一般心理状态，中医学又谓之"神"或"神志"。其包括喜、怒、忧、思、恐五志，再加悲和惊，就叫七情，简称"情志"。它们虽分属于五脏，即喜属心、怒属肝、忧（悲）属肺、思属脾、恐（惊）属肾，但并非绝对。因为某一种情志，既可作用于这一脏，也可作用于另一脏，而心则居于主导的地位。《类经·疾病类》说："心为五脏六腑之主，总统魂魄，兼赅志意。故忧动于心则肺应，思动于心则脾应，怒动于心则肝应，恐动于心则肾应，此所以五志惟心所使也。"因此，五志七情过极，都有可能影响及心，引起心神的过度活动——心劳。

从现代医学来看，中医的"心"在一定程度上包含了脑的部分功能。《灵枢·本神》说"所以任物者谓之心"，就是这个意思。人处于一定的社会之中，来自外在客观世界的种种刺激因素都会引起人的情志活动，这是一种正常的生理现象，一般是不会损害人体健康的。如果遇到突然、强烈或持久的精神刺激时，有可能导致脏腑气机紊乱，血行异常而引起疾病。但究竟会不会发生疾病，还取决于一个人如何对待这些精神刺激。《礼记·中庸》说："喜怒哀乐……发而皆中节，谓之和。"就是说，只要能正确对待和处理这些问题，精神状态仍然可以保持协调和谐。但如果喜怒不节、悲忧过度，情志活动超出人的承受能力时，就会引起疾病。《孟子·尽心》云"养心莫善于寡欲"。简要地说，要做到不贪得、不患失、不动情。

（1）不贪得：衣食住行，是每个人的生活所必需，能过上丰衣足食的生活也是每个人的愿望。但现实生活中，我们不能脱离社会现实，要求过高。各人经济状况不同，生活条件必然存在一定差异，只能"量入为出"来安排生活。老子《道德经·四十四章》中指出："知足不辱，知止不殆，可以长久。""知足""知止"，就是要人们不受利欲的诱惑，不追逐过分的奢求，这既不是什么耻辱，也不会有什么危害。如果为了享乐而千方百计地日夜钻营，其结果只能是心劳力细，给自己背上沉重的思想包袱，损害身心健康。高濂的《遵生八笺·起居安乐笺》中就说："故足之于人，足则无日而不自足，不足则无时而能足也。"所谓"欲无止境"，其意也是指一味追求物质上的享受，那是永远也不会得到满足的。

（2）不患失：社会是由人群组织而成的。每个人在社会中都处于一定的位置，享有一定的荣誉。但由于分工不同、能力大小的差异，以及社会的需要、人事的变迁，人在社会中的地位不可能是一成不变的。作为社会的一分子，如能正确处理个人地位高低、荣誉大小、报酬多少、享受厚薄，则怡然自得，对健康十分有益。陶铸曾说："心底无私天地宽。"孔子则在《论语·阳货》中指出"其未得之也，患得之；既得之，患失之"，这是一种"鄙夫"。这样的人，器量浅小，心胸狭窄，终日忧戚，郁郁寡欢，对生理和心理健康都是非常有害的。《内经》中也指出，有人一且失去权位，或先富后贫，虽然没有被外来之邪所侵犯，但由于"精神内伤"，也会导致许多疾病产生，甚至丧生，这是由于不能正确对待个人利害得失的缘由。当然，我们也不能"去世离俗"，清静无为，而是应该树立起正确的人生观、价值观，具有"先天下之忧而忧，后天下之乐而乐"的高尚品质。

（3）不动情：人是富有感情的，在人与人之间的交往中，难免会不如己意，从而在精神上受到一定刺激。但人又是有理智的，当情感受到波动的时候，就需要用理智来加以克服，冷静对待，既不回避，又能正确处理。这就要求人们具有宽阔的胸怀，保持乐观情绪，否则就会抑郁悲伤，或愤怒忧郁，有损健康。《素问·举痛论》中说："怒则气上，喜则气缓，悲则气消，恐则气下……惊则气乱，思则气结。"事实正是如此，由于情志内伤致疾病，在临床中非常多见。中医学认为，思虑过度可以伤人心神，致心气郁结、胸闷不畅，进一步耗伤心血，血不养心，则发生心悸、怔忡、失眠、多梦；情志抑郁，会使肝失疏泄，气机不舒，以致胁肋疼痛、郁郁寡欢；气郁进一步化火，可致性情急躁、容易发怒，甚至精神失常。忧愁悲思过度，还能影响脾胃消化吸收功能，引发食欲不振、脘腹胀满疼痛；由于营养不良，身体逐渐消瘦，四肢疲乏无力，等等。总之，精神因素所引起的疾病，首先阻碍人体气机的正常运行，然后血液运行不畅而产生瘀血，最终导致气血俱虚；并且因为气滞血瘀，津凝为痰，日久痰、气、瘀互结，形成癥瘕、噎膈等病。现代医学也认为，不但精神疾病直接和精神刺激相关，而且如癌症、高血压病、冠心病、胃肠病以及皮肤病等，也会与精神因素相关。还可由于精神紧张，降低免疫力，容易患传染性疾病。清·曹廷栋的《老老恒言·燕居》提到"心不可无所用，非必如槁木，如死灰，方为养生之道"。也就是能够自我控制调节，不让它成为致病的因素。清·莫枚士《研经言·五志论》更提出："故肝为怒，怒生于恨，成于愤。恨而不已，为怨，为恫，为恚；愤而不已，为奋，为发，为自强。"就是要把消极因素转化为积极因素，这一见解是很有意义的。总之，人非草木，孰能无情？客观事物对于精神的刺激是不可避免的，问题在于能正确对待，善于"养心"，而不使"心劳"，自能保持健康了。

3. 戒房劳

房劳，指房事过度，也就是男女性生活过于频繁。男女性机能成熟、具备生殖能力之后，就会有性生活的需求，这本是一种正常的生理现象。《礼记·礼运》说："饮食男女，人之大欲存焉。"孔子也说："食色，性也。"可见，性生活和饮食一样，是正常生活必备的内容，是生命延续、民族繁衍的大事。然而，它和一切其他日常生活一样，不可太过，应秉持适度的原则。古人对此有很多论述，重点是"欲不可纵"，否则为害匪浅，甚至把纵欲比作"利刃""鸠毒"，如果不慎，则会有"杀身"的危险。故自《内经》以来，历代医家都把房劳作为重要的病因之一。这是中医学的一个突出特点，应该得到重视。这里简要谈谈关于戒房劳的目的、要求和方法。

（1）戒房劳的目的

①保养肾脏精气：肾藏精，主生殖，为先天之本，元阴元阳之气的根源。五脏六腑都依赖于肾中阴阳以滋养和温暖。因此，肾的精气充足与否，关系到人一生生、长、壮、老的整个过程。生、长、壮、老本是自然规律，是不可抗拒的，但人寿命的长短，主要在于是否得到合理养护。先天充足，肾气旺盛，这是健康长寿的一个重要条件，但如果不能很好养护它，而是过度削弱它，就会动摇人身的根本。所以，戒房劳的目的就是保养肾脏的精气。

肾脏所藏的精气，一方面来源于先天，也就是禀赋于父母之精，另一方面也需要后天饮食物的精气以不断补充。饮食营养物质，除供给脏腑功能活动需要外，其余的精气则储藏于肾，因此，肾所藏的精气，包括先天精气和后天精气，并和其他脏腑的精气有着密切关系。肾之精气充盛与否，会影响其他脏腑精气的盛衰，而其他脏腑精气的盛衰，同样会影响到肾之精气的充盛与否。若先天不足，只要后天善于调养，还可得到补偿，使身体健壮，尽享天年。但后天之精易化，而先天之精难生。所以，如果房劳太过，频泄精气，即使后天调养得当，往往也是难以弥补先天精气的匮乏。如此则不但伤肾，亦可伤及其他脏腑。由此可见，节制房事，保养肾之精气，是维护脏腑生理功能，保证身体健康强壮、头脑自然寿命的重要养生原则。

②提高人口素质：《内经》指出，男子十六岁，女子十四岁，肾气开始逐渐充盛，开始出现精液排泄和月经来潮。但男子要到 24～32 岁，女子到 21～28 岁，肾气才能达到最旺盛的阶段。《礼记·内则》即有男子"三十而有室"，女子"二十而嫁"的记载，所以男女结婚的年龄不宜过早，既可以保持肾气的旺盛，又能够维护身体的健康。而且胎儿是父母精血的结晶，只有精血充盈，才能育成坚实的果实。儿童先天充足，后天得到很好的抚养，则会身体强壮、头脑聪明。如果过早结婚，过多生育，则既不利于父母身体，也会影响子女茁壮成长。

（2）戒房劳的要求

①遵循自然阴阳规律：春生夏长，秋收冬藏，这是一年四季阴阳消长的自然规律。春夏为阳，秋冬为阴，人体阴阳要与自然界阴阳的盛衰相同步。春夏时节，阳气旺盛；秋冬时节，阴气旺盛。阴阳既互相依存，又互相制约，必须使其协调，保持相对平衡，才能维护健康。夏季气候炎热，腠理开，精气容易外泄，肾元相对不

足，如果性生活频繁，则更加损伤精气。冬季气候寒冷，腠理紧密，人们应该适应这一自然规律，使阳气得以潜藏，阴精得以内守，如果不节制房事，就会伤阴或伤阳，甚至阴阳俱损。所以前人特别强调：当冬夏季节的养生，尤其要节欲固精，以保养阴阳。唯有这样，也才能使脏腑调和，气血充足，整个机体活力旺盛，而可持久少衰，获臻上寿。

②饥饱疲劳，喜怒失节，不可房事：人在饥饿情况下，脏腑精气相对不足，如果入房再伤肾精，更是损其不足。脾胃是消化吸收食物的主要器官，饱食以后行房事，会妨碍脾胃的运化，甚至耗伤肾气。强力劳动或者远途跋涉之后，身体已经疲乏，筋骨软弱，需要休息，以恢复体力，如果此时进行房事，必伤肝肾，肝肾既损，筋骨得不到滋养，身体就会逐渐衰弱。所谓喜怒失节，是泛指精神活动异常，使人体气机不畅，若再进行房事，更会损伤气血运行，有损身体。如果此时怀孕，或妊娠期间情绪不稳定，还有可能导致胎儿出生后发生某些先天性疾病。例如在孕妇受到精神刺激，胎儿出生后则有可能发生癫痫。现代研究已经表明，母亲和胎儿之间，虽然没有神经联系，但血液中的化学物质却是互通的。母亲的情绪变化会引起某些化学物质的变化，从而影响胎儿。如孕妇处于恐惧愤怒等持续紧张的心理状态之下，会影响胎儿的正常发育，甚至可能导致唇裂、腭裂等先天畸形。

③醉莫入房：一般认为，酒对性兴奋有一定的促进作用，故有"酒是色之媒"的说法。切勿饮酒过量而行房，更不能用酒来激发性欲，否则会带来很多危害。《素问·上古天真论》云："以酒为浆，以妄为常，醉以入房，以欲竭其精，以耗散其真，不知持满，不知御神，务快其心，逆于生乐，起居无节，故半百而衰也。"《千金要方·道林养性》说："醉不可以接房，醉饱交接，小者面黯咳喘，大者伤绝脏脉损命。"《三元延寿参赞书》亦说："大醉入房，气竭肝伤，丈夫则精液衰少，阳痿不起，女子则月事衰微，恶血淹留。"可见，醉酒入房害处无穷。

现代研究认为，古人的这些主张有许多科学价值。醉酒之后有的欲火难禁，行为失控，动作粗暴，礼仪不周，醉态中彼此都会有一些超出双方可容范围的行为，导致房事不和谐，且伤肾耗精，可引起各种病变。临床所见早泄、阳痿、月经不调、消渴等病，常与酒后房事不当有一定关系。长期饮酒过度，还可诱发骨髓炎、食道炎及严重的营养缺乏症等。由于乙醇可损害精细胞和卵细胞，经常饮酒或醉酒入房，不但有害自身，还可殃及后代。妇女酒后受孕或妊娠期饮酒，可使胎儿发育不良，严重者可发生各种畸形。胎儿出生后，出现先天发育不全，智力迟钝、呆傻，健康状况不佳，寿命不长。

④切勿借助药物兴阳取乐：过多性交，损伤肾气，往往会导致滑精早泄，阳举

不能持久或阳痿不举等症。但有的人不仅不知节制，反而为了恣情纵欲，却遍觅助阳、壮阳的药方，以图一时之快，这无异于饮鸩止渴。药物气味各有所偏，用以治病，是补偏救弊，某些滋补药品的主要作用也在于调节阴阳的平衡。纵欲伤肾，精气亏虚，绝非单靠药物所能奏效。尤其是壮阳药物，性偏温燥，如果多服久服，愈助其阳，愈伤其阴，恶性循环，亏虚更甚，终至阴阳俱败，衰竭不治，后悔莫及。《养性延命录·御女损益篇》说的好："服药千裹，不如独卧。"这是有道理的。

⑤清心淡意，不可欲念妄生：节欲的关键，在于能清心淡意。性欲是生理的自然表现，亦是正常需求，勉强抑制，并不是最好的办法。所谓清心淡意，就是要对性生活有一个正确的观念，树立高尚的情操，把精力集中在工作和学习上，当欲念冲动的时候，有意识地转移自己的思想情感。平时不阅读淫秽书籍，不听不健康的音乐。老子在《道德经·三章》中说："不见可欲，使民心不乱。"《素问·上古天真论》云："嗜欲不能劳其目，淫邪不能惑其心。"

⑥不同年龄时期，自我珍重爱惜：青年正是发育成长的关键时期，肾气渐趋旺盛，筋骨肌肉逐步壮实，因而保养肾气、维护身体正常发育，极为重要。因此，青年人必须注意节欲，使肾气充盛，否则耗伤肾精，致身体虚弱，百病丛生，甚至寿命受损。青年又是增长知识的时期，脑为髓海，髓由精生，纵欲伤精，会使髓海空虚，记忆力减退，智力下降。壮年气血旺盛，精力充沛，为了保证身体健康，就必须重视保养肾精，切勿自恃体壮，纵欲无度，自掘根本。人年过四十之后，阴气由旺盛而逐步趋向减弱，至老年精力渐衰，这是自然规律。然而若能珍重爱惜，以养肾精，则完全可以延缓衰老进程，所以老年人节欲尤为必要。南宋时的包恢，年已八十八，身体仍很强健，贾似道问他有什么养生秘诀，包恢答道："老汉全靠吃了五十年独睡丸。"满座大笑。

⑦正确进行有关性知识的教育：中国人在长期的封建社会里，由于受礼教的束缚，把性看作是极其隐晦的事情，成为神秘的禁区。从医学角度来看，这完全是不必要的，甚至是有害的。应该让人们认识它，理解它，正确对待它。古代即有一些医学家，敢于冲破这种封建道德观念，在其著作中对有关性问题进行论述，如前面介绍的《汉书·艺文志》中的"房中"专著，以及陶弘景的《养性延命录》、孙思邈的《千金要方》、高濂的《遵生八笺》、石天基的《养生镜》等都有专门论述，并强调节欲的重要性。这实际上也是一种性知识的教育。有的著作并提出，当子女已届青春期的时候，父母就应该对其进行性教育。如今，我国政府也开始重视这一工作，广泛进行性知识的宣传教育，使人们懂得相关的生理卫生知识，了解身心发展变化的自然规律，这对于健康养生是十分必要的。

4.勿过逸

身心不可过劳，但也不可过逸。疲劳之后，暂时休息加以调节，这种逸是积极的，但如果过逸，就会成为不利于健康的消极因素。自古以来善于养生的人，都劝告人们勿过逸。如葛洪在《抱朴子·极言》中说："是以善摄生者……调利筋骨，有偃仰之方；杜疾闲邪，有吐纳之术。"人体脏腑气血处于不断运动之中，以发挥其生理作用，活动可以促进它的功能；如果过逸，就会降低其活力，导致气血运行迟缓，经脉不畅，脏腑机能减退，四肢倦怠无力，其结果必体弱多病。因此，要增强体质，维持健康，就必须经常进行适量运动，养成良好的习惯。勿过逸主要包括以下两个方面：

（1）要经常活动形体：《吕氏春秋·尽数》说："流水不腐，户枢不蠹，动也。形气亦然。"形体，即指躯干四肢。形体在外，气血在内；形体活动于外，气血流动于内。形体得到气血的荣养，则活动有力；气血由于形体的活动，则运行畅通。手指臂肘常动，则关节灵活，掌握自如；足胫股膝常动，则骨骼坚强，行步矫健。所以在日常生活中，要经常或定时作肢体运动，使肌肉筋骨得到锻炼，气血津液保持畅通，从而新陈代谢得到加强。活动的方法多种多样，如散步、跑步、体操、游泳、太极拳、八段锦以及旅游等，可以因人制宜。如青壮年活动量可以稍大，年老体弱者活动量则宜减少。有人认为体力劳动者，可以不必再进行活动锻炼，其实不然，因为体力劳动者的工作，多是机械地重复肢体某一部分的运动，容易造成该部位的疲劳。而进行全身性的活动，对平时活动不到的部位也起到锻炼的作用，从而防止某些运动障碍疾病的发生。

（2）勿久坐久卧：劳动之后，坐卧片刻，以资休息，这是生理的需要。但不能久坐久卧，否则也易导致疾病。《素问·宣明五气论》说："久卧伤气，久坐伤肉。"肺主气，久卧则呼吸迟缓，肺气不能很好地输布周身，可致气机不畅，血行亦因而受阻。脾主肌肉四肢，久坐则脾气不健，水谷精微难以运化转输，反使肌肉松弛、四肢倦怠、软弱无力。特别是脑力劳动者，经常伏案工作，更应注意不要久坐不动。因为考虑问题时，思想高度集中，时间过久，便会影响气机的运行和血液的流通，容易造成脾胃不健，而致脘痛腹胀（如慢性胃炎、消化道溃疡等）；心血瘀阻，而致胸痹心痛（如冠心病）等。因此，在工作一定时间后，应该适当活动，进行调节。这样，不仅可使肌肉关节得到舒展，肢体感觉轻松；而且也使大脑得到休息，有助于脑的思维，提高工作效率。把脑力劳动与肢体活动结合起来，使精神与肉体之间劳逸得到调节平衡，对于增强体质和健康长寿是很有益的。

第六章　经络腧穴理论与中医养生

第一节　经络腧穴理论

经络腧穴理论，是古人在长期的医疗实践中逐步总结形成，并作为中医基础理论的重要组成部分，是中医学整体观的结构基础，贯穿于中医学的生理、病理、诊断和治疗等各个方面，几千年来一直指导着中医各科的临床实践与养生。经络理论主要是以腧穴的临床应用为依据，阐述人体各部位之间的联系通路；腧穴理论，又是以经络理论为依据，阐明其与脏腑经络的关系，两者是一个不可分割的整体。

一、经络

（一）经络的概念、组成

经络是人体运行气血，协调阴阳，联络脏腑肢节，沟通上下内外的通路。经络是经脉和络脉的总称。经，有路径的含义。经脉贯通上下，沟通内外，是经络系统中的主干。络，有网络的含义。络脉是经脉别出的分支，较经脉细小，纵横交错，遍布全身。

经络系统是由经脉和络脉组成的。其中经脉包括十二经脉和奇经八脉，以及附属于十二经脉的十二经别、十二经筋、十二皮部。络脉有十五络、孙络、浮络。

经络系统将人体的脏腑组织器官、四肢百骸联络成一个有机的整体，并通过经气的活动，调节全身各部位机能，运行气血、协调阴阳，从而使整个机体保持协调和相对平衡。经络学说是阐述人体经络系统的循行分布、生理功能、病理变化及其与脏腑相互关系的一种系统理论。

（二）十二经脉的命名和循行

十二经脉是经络系统的主体，故又称之为"十二正经"或"正经"，是手三阴经（手太阴肺经、手厥阴心包经、手少阴心经）、手三阳经（手阳明大肠经、手少阳三焦经、手太阳小肠经）、足三阳经（足阳明胃经、足少阳胆经、足太阳膀胱经）、足三阴（足太阴脾经、足厥阴肝经、足少阴肾经）的总称。

1.十二经脉的命名

十二经脉是结合手足、阴阳、脏腑三方面进行命名的。因经脉循行于上、下肢的不同，故有手六经、足六经之分。手六经循行于上肢部，足六经循行于下肢部。凡属六脏（五脏加心包）及循行于肢体内侧的经脉为阴经，属六腑及循行于肢体外侧的经脉为阳经。根据阴阳消长变化的规律，阴阳又划分为三阴和三阳。三阴分别为太阴、少阴、厥阴，三阳分别为阳明、太阳、少阳。

2.十二经脉的体表分布

十二经脉左右对称地分布于头面、躯干和四肢，纵贯全身。

（1）四肢部：阴经分布于四肢的内侧，阳经分布于四肢的外侧。按三阴、三阳来分，则太阴、阳明在前，少阴、太阳在后，厥阴、少阳在中。其中足三阴经在足内踝上 8 寸以下为厥阴在前、太阴在中、少阴在后，至内踝上 8 寸以上，太阴交出于厥阴之前。

（2）躯干部：足三阳经分布于躯干的，在外侧：阳明在前，太阳在后，少阳在侧；足三阴经循行于相表里的阳经的内侧。

手六经中，手三阳经都经过肩部上颈项，手三阴经除手厥阴在侧胸有较短的分布外，手太阴和手少阴都由胸内直接出于腋下。

（3）头面部：手足六阳经皆上行头面而联系五官，故有"头为诸阳之会"之说。头面部以阳明经分布为主，头侧部以少阳经分布为主，头后部以太阳经分布为主，但诸手阳经在头面部的分布相互交错、较为复杂。足六阴经多行于头颈的深部而联系喉咙、舌、目系等器官。

3.十二经脉与脏腑器官的联系

十二经脉与脏腑的联系主要表现为"属络"关系，即阴经属脏络腑、阳经属腑络脏。此外,六阴经对其他脏腑还有较广泛的联系,而六阳经则仅有手足太阳经联系到胃和脑外。

十二经脉中,六阴经主要是对体内器官有所联系,六阳经则主要联系头面和五官。

4. 十二经脉的循行走向、循环流注与交接规律

十二经脉循行走向是:手三阴经从胸走手,手三阳经从手走头,足三阳经从头走足,足三阴经从足走腹(胸)。如《灵枢·逆顺肥瘦》所载:"手之三阴从脏走手,手之三阳从手走头,足之三阳从头走足,足之三阴从足走腹。"

十二经脉的交接规律是:阴经与阳经(表里经)在手足衔接;阳经与阳经(指同名经)在头面部衔接;阴经与阴经(即手足三阴经)在胸部衔接。十二经脉的循行流注次序是:手太阴肺经→手阳明大肠经→足阳明胃经→足太阴脾经→手少阴心经→手太阳小肠经→足太阳膀胱经→足少阴肾经→手厥阴心包经→手少阳三焦经→足少阳胆经→足厥阴肝经。

5. 十二经脉的表里关系

十二经脉的表里关系,是指手足三阴三阳的对应关系与脏腑表里的一致性,又称表里相合关系,这是十二经脉之间的一种主要相互关系。十二经脉的表里关系,除了通过经脉本身在四肢末端表里阴阳经的交接、在躯干部与脏腑的属络以外,还通过经别和络脉进一步加强这种联系。

(三)十五络脉

十二经脉和任、督二脉各自别出一络,加上脾之大络,称为十五络脉。十二经的别络均从本经四肢肘膝关节以下的络穴分出,走向其相表里的经脉,即阴经别走于阳经、阳经别走于阴经,加强了表里两经的联系,补充了十二经脉循行的不足。任脉、督脉及脾之大络主要分布在身前、身后、身侧,沟通腹、背和全身经气。

(四)十二经别

十二经别,是别道而行的正经,具有"离、入、出、合"的特点,加强了十二经脉属络脏腑和头面部的表里联系。

（五）十二经筋

十二经筋是十二经脉之气结聚散络于筋肉骨节的体系，经筋具有约束骨骼、屈伸关节、维持人体正常运动功能的作用。

（六）十二皮部

十二皮部是络脉之气在皮肤的散布所在，是十二经脉功能活动反映于体表的部位。

（七）奇经八脉

奇经八脉是任脉、督脉、冲脉、带脉、阴维脉、阳维脉、阴跷脉、阳跷脉的总称。"奇"有异的含义，它们与十二正经不同，在循行分布上除任督二脉外，其余经脉较少有属于自己的分布路线，多纵横交错地借道于十二经脉，"别道奇行"。此外，奇经八脉既不属络脏腑，又无表里关系，也不构成气血循环流注，除任督二脉外，其他六条经脉没有所属的腧穴，故称"奇经"。

奇经八脉中的督脉、任脉、冲脉皆起于胞中，同出于会阴，而分别循行于人体的前后正中线和腹部两侧，故称为"一源三歧"。其他五条经脉除带脉横向循行外，均为纵向循行，纵横交错地循行分布于十二经脉之间。

奇经八脉的作用主要体现在两方面：其一，沟通了十二经脉之间的联系。将部位相近、功能相似的经脉联系起来，达到统摄有关经脉气血、协调阴阳的作用。任脉与六阴经有联系，称为"阴脉之海"，具有调节全身诸阴经经气的作用；督脉与六阳经有联系，称为"阳脉之海"，具有调节全身阳经经气的作用；冲脉又与足阳明、足少阴等经有联系，故有"十二经之海""血海"之称，具有涵盖十二经气血的作用。其二，奇经八脉对十二经气血有蓄积和渗灌的调节作用。当十二经脉气血旺盛时，奇经八脉能加以蓄积；当人体功能活动需要时，奇经八脉又能渗灌供应。若喻十二经脉如江河，奇经八脉则犹如湖泊。

奇经八脉中的任脉和督脉各有其所属的腧穴，故与十二经合称"十四经"。十四经均具有一定的循行路线、病候和所属腧穴，是经络系统中的主要部分。

二、腧穴

（一）腧穴的概念

腧穴是人体脏腑经络气血输注于体表的特殊部位。"腧"与"俞""输"义通，有转输的含义；"穴"具孔隙的含义。腧穴与经络密切相关，腧穴不是孤立于体表的点，而是通过经络系统与体内脏腑组织器官有一定的内在联系，互相疏通。经络腧穴与脏腑相关，内外相应，这样就使腧穴—经络—脏腑间相互联系成通内达外的关系，脏腑病证可以通过经络反映到体表腧穴，针刺体表腧穴也能通过经络作用于脏腑。

腧穴是针灸施术的部位，临床上若要正确运用针灸治疗疾病，就必须要掌握好腧穴的定位、归经、主治等基本知识。

（二）腧穴的分类

根据腧穴的不同特点，通常可将其分为经穴、奇穴、阿是穴三大类。

1.十四经穴

十四经穴是指具有固定的名称和位置，且归属于十二经和任脉、督脉的腧穴。这类腧穴具有主治本经病证的共同作用，归纳于十四经脉系统中，简称"经穴"。十四经穴是腧穴的主要部分。

2.奇穴

奇穴是指既有一定的名称，又有明确的位置，但尚未归入或不便归入十四经系统的腧穴。这类腧穴的主治范围比较单纯，多数对某些病证有特殊疗效，因而未归入十四经系统，故又称"经外奇穴"。经外奇穴的主治作用大多比较简单，但疗效奇特，如四缝穴治疗小儿疳积、外劳宫治疗落枕等，往往能收到理想的治疗效果。

3.阿是穴

阿是穴是指既无固定名称，亦无固定位置，而是以压痛点或病变部位或其他反应点等作为针灸施术部位的一类腧穴，又称"天应穴""不定穴""压痛点"等。

（三）腧穴的主治特点

腧穴的主治特点主要表现在三个方面，即近治作用、远治作用和特殊作用。

1. 近治作用

近治作用是所有腧穴都具有的治疗作用，即各腧穴均可以治疗所在部位及邻近组织、器官的病证，所谓"腧穴所在，主治所在"。头面部和躯干部的腧穴以近治作用为主，如位于眼睛周围的睛明、攒竹、承泣、丝竹空等穴，均可治疗眼病；肩部的肩髃、肩髎等治疗肩关节病变等。

2. 远治作用

十四经穴，尤其是十二经脉位于肘膝关节以下的腧穴，不仅可以治疗所在局部组织、器官的病证，而且还可以治疗经脉循行所联系的远隔部位的脏腑、组织、器官的病变，有些腧穴甚至具有影响全身的治疗作用。今人将这一作用特点归纳为"经脉所过，主治所及"。如合谷穴，不仅可以治疗所在部位的手指麻木、腕关节疼痛，而且还可以治疗经脉循行所及的头面口齿病。再如足三里穴，其位置在小腿部，既可治疗下肢痿痹，这是其近治作用；还可治疗所属经脉属络的胃、脾之脏腑病证，如胃痛、腹胀、腹泻等，这是其远治作用；作为强壮要穴，还具有补益正气、提高机体抗病能力的全身性调整的远治作用。

3. 特殊作用

（1）双向调整作用：又称良性双向调整作用，即针刺同一腧穴可以对不同的机体功能状态起到调整作用。当机体功能亢进时，针刺其穴能泻其盛实的邪气，使亢进的功能趋于正常，因而具有抑制作用；而当机体功能低下时，针刺其穴能补其虚衰的正气，使低下的功能恢复正常，因而具有兴奋作用。例如：心动过速者，针内关可减缓心律；而心动过缓者，刺内关可使心率加快。胃痉挛的患者，刺足三里可解痉止痛；而当胃蠕动减缓表现为胃扩张时，刺足三里又有促进胃蠕动的作用，等等。

（2）相对特异作用：有些腧穴对某些病证具有独特的治疗作用，如大椎退热、至阴纠正胎位等。

（四）腧穴的定位方法

取穴是否准确，直接影响针灸的疗效。常用的腧穴定位方法有以下 4 种：体表解剖标志定位法、骨度分寸定位法、同身寸定位法和简便取穴法。

1. 体表解剖标志定位法

体表解剖标志定位法，是以人体解剖学的各种体表标志为依据来确定腧穴位置的方法，也称自然标志定位法。可分为固定标志和活动标志两种。

（1）固定标志：是指不受人体活动影响而固定不移的标志，即各部由骨节和肌肉所形成的突起或凹陷、五官轮廓、发际、指（趾）甲、乳头、肚脐等。如以腓骨小头为标志，在其前下方凹陷中定阳陵泉、以眉头定攒竹；若以脐为标志，脐中即为神阙、其旁开2寸定天枢等。

（2）活动标志：是指需要采取相应的活动姿势才会出现的标志，即各部的关节、肌肉、肌腱、皮肤随着活动而出现的空隙、凹陷、皱纹等。如在耳屏与下颌关节之间微张口呈凹陷处取听宫，下颌角前上方约一横指当咀嚼时咬肌隆起、按之凹陷处取颊车等。

常用定穴解剖标志的体表定位方法如下：

第2肋：平胸骨角水平，锁骨下可触及的肋骨，即第2肋。

第4肋间隙：男性乳头平第4肋间隙。

第7颈椎棘突：颈后隆起最高且能随头旋转而转动者，为第7颈椎棘突。

第2胸椎棘突：直立，两手下垂时，两肩胛骨上角连线与后正中线的交点。

第3胸椎棘突：直立，两手下垂时，两肩胛冈内侧端连线与后正中线的交点。

第7胸椎棘突：直立，两手下垂时，两肩胛骨下角的水平线与后正中线的交点。

第12胸椎棘突：直立，两手下垂时，横平两肩胛下角与两髂嵴最高点连线的中点。

第4腰椎棘突：两髂嵴最高点连线与后正中线的交点。

第2骶椎：两髂后上棘连线与后正中线的交点。

骶管裂孔：取尾骨上方左右的骶角，与两骶角平齐的后正中线上。

肘横纹：与肱骨内上髁、外上髁连线相平。

腕掌侧远端横纹：与掌侧豌豆骨上缘、桡骨茎突尖下连线相平。

腕背侧远端横纹：与背侧豌豆骨上缘、桡骨茎突尖下连线相平。

2. 骨度折量定位法

骨度折量定位法，是以体表骨节为主要标志折量全身各部的长度和宽度定出分寸，用于腧穴定位的方法，又称"骨度分寸定位法"。（表6-1）

表6-1 "骨度"折量寸表

部位	起止点	折量寸	度量法	说明
头面部	前发际正中至后发际正中	12	直寸	用于确定头部腧穴的纵向距离
	眉间（印堂）至前发际正中	3	直寸	用于确定前或后发际及其头部腧穴的纵向距离
	两额角发际（头维）之间	9	横寸	用于确定头前部腧穴的横向距离
	耳后两乳突（完骨）之间	9	横寸	用于确定头后部腧穴的横向距离
胸腹胁部	胸骨上窝（天突）至剑胸结合中点（歧骨）	9	直寸	用于确定胸部任脉穴的纵向距离
	剑胸结合中点（歧骨）至脐中	8	直寸	用于确定上腹部腧穴的纵向距离
	脐中至耻骨联合上缘（曲骨）	5	直寸	用于确定下腹部腧穴的纵向距离
	两肩胛骨喙突内侧缘之间	12	横寸	用于确定胸部腧穴的横向距离
	两乳头之间	8	横寸	用于确定胸腹部腧穴的横向距离
背腰部	肩胛骨内侧缘至后正中线	3	横寸	用于确定背腰部腧穴的横向距离
上肢部	腋前、后纹头至肘横纹（平尺骨鹰嘴）	9	直寸	用于确定上臂部腧穴的纵向距离
	肘横纹（平尺骨鹰嘴）至腕掌（背）侧远端横纹	12	直寸	用于确定前臂部腧穴的纵向距离
下肢部	耻骨联合上缘至髌底	18	直寸	用于确定大腿部腧穴的纵向距离
	髌底至髌尖	2	直寸	
	髌尖（膝中）至内踝尖	15	直寸	用于确定小腿内侧部腧穴的纵向距离
	胫骨内侧髁下方阴陵泉至内踝尖	13	直寸	用于确定小腿内侧部腧穴的纵向距离
	股骨大转子至腘横纹（平髌尖）	19	直寸	用于确定大腿前外侧部腧穴的纵向距离
	臀沟至腘横纹	14	直寸	用于确定大腿后部腧穴的纵向距离
	腘横纹（平髌尖）至外踝尖	16	直寸	用于确定小腿外侧部腧穴的纵向距离
	内踝尖至足底	3	直寸	用于确定足内侧部腧穴的纵向距离

3. "指寸"定位法

又称"手指同身寸定位法"，是指依据被取穴者本人手指所规定的分寸以量取腧穴的方法。此法主要用于下肢部。在具体取穴时，医者应当在骨度折量定位法的基础上，参照被取穴者自身的手指进行比量，并结合一些简便的活动标志取穴方法，以确定腧穴的标准定位。

（1）中指同身寸：以被取穴者的中指中节桡侧两端纹头（拇指、中指屈曲成环形）之间的距离作为1寸。

（2）拇指同身寸：以被取穴者拇指的指间关节的宽度作为1寸。

（3）横指同身寸（一夫法）：被取穴者四指并拢，以其中指中节横纹为准，其四指的宽度作为 3 寸。

腧穴定位的以上三种方法在应用时需互相结合，即主要采用体表解剖标志定位法、"骨度"折量定位法，而对少量难以完全采用上述两种方法定位的腧穴则配合使用"指寸"定位法。

4. 简便取穴法

在长期临床实践中总结出的简便、快捷取穴方法。如两耳尖直上与头部前后正中线的交点取百会穴。

（五）中医养生常用腧穴（100 穴）

1. 手太阴肺经

共 11 个腧穴。其中尺泽、列缺、太渊、鱼际、少商 5 穴为中医养生常用穴，对胸、肺、气管、喉、鼻病及腧穴局部、经脉所过部位病证有养生作用。养生时均可用手指掐按。

（1）尺泽（LU5）（手太阴经穴）

【定位】肘横纹上，肱二头肌腱桡侧缘凹陷中。（图 6-1）

【养生及治疗作用】咳嗽，气喘，咯血，潮热，咽喉肿痛，胸部胀满，小儿惊风，吐泻，肘臂挛痛。

【操作】直刺 0.5 ~ 0.8 寸；或点刺出血；可灸。

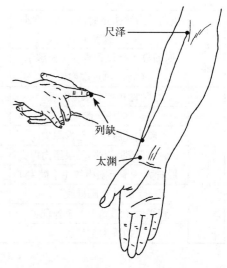

图 6-1　尺泽、列缺、太渊穴示意图

（2）列缺（LU7）（手太阴经穴）

【定位】腕掌侧远端横纹上 1.5 寸，拇短伸肌腱与拇长展肌腱之间的凹陷中。（图 6-1）

【简便取穴法】当肱桡肌与拇长展肌腱之间。两手虎口自然平直交叉，一手食指按在另一手桡骨茎突上，指尖下凹陷中即是此穴。

【养生及治疗作用】咳嗽，气喘，咽喉肿痛，口眼㖞斜，偏正头痛，项强，牙痛，小便异常，腕痛无力。

【操作】向肘部斜刺 0.2～0.3 寸；可灸。

（3）太渊（LU9）（手太阴经穴）

【定位】桡骨茎突与舟状骨之间，拇长展肌腱尺侧凹陷中。即在腕掌侧远端横纹桡侧，桡动脉搏动处。（图 6-1）

【养生及治疗作用】咳嗽，气喘，咯血，胸痛，缺盆中痛，喉痹，腕臂痛，无脉症。

【操作】避开桡动脉，直刺 0.2～0.3 寸；可灸。

（4）鱼际（LU10）（手太阴经穴）

【定位】第 1 掌骨桡侧中点赤白肉际处。（图 6-2）

【养生及治疗作用】咳嗽，咯血，失音，喉痹，咽干，发热，疳积。

【操作】直刺 0.5～0.8 寸；可灸。治小儿疳积，可用割治法。

（5）少商（LU11）（手太阴经穴）

【定位】拇指末节桡侧，指甲根角侧上方 0.1 寸（指寸）。（图 6-3）

【养生及治疗作用】咳嗽，气喘，喉痹，鼻衄，中暑，发热，昏迷，癫狂，指腕挛急。

【操作】浅刺 0.1 寸，或点刺出血；可灸。

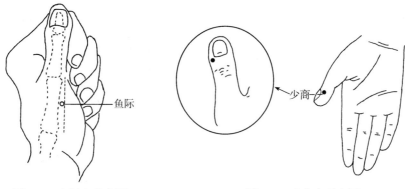

图 6-2　鱼际穴示意图　　　　图 6-3　少商穴示意图

2.手阳明大肠经

共 20 个腧穴。其中合谷、手三里、曲池、肩髃、迎香 5 穴为中医养生常用穴，对头面、五官、咽喉病、热病及腧穴局部、经脉所过部位病证有养生作用。养生时，均可用手指掐按。

（6）合谷（LI4）（手阳明经穴）

【定位】第二掌骨桡侧的中点处。（图6-4）

【简便取穴法】以一手的拇指骨关节横纹，放在另一手拇、食指之间的指蹼缘上，当拇指尖下即是此穴。

【养生及治疗作用】头痛，眩晕，鼻衄，齿痛，面肿，口眼㖞斜，痄腮，指臂痛，上肢不遂，腹痛，便秘，恶寒发热，无汗多汗，瘾疹，滞产，经闭。

【操作】直刺0.5～0.8寸，针刺时手呈半握拳状，孕妇不宜针；可灸。

（7）手三里（LI10）（手阳明经穴）

【定位】在阳溪穴与曲池穴连线上，肘横纹下2寸处。（图6-4）

【养生及治疗作用】手臂无力或麻痛，肘挛不伸，上肢不遂，腹胀，吐泻，齿痛，颊肿。

【操作】直刺0.5～0.8寸；可灸。

（8）曲池（LI11）（手阳明经穴）

【定位】尺泽与肱骨外上髁连线的中点处。（图6-4）

【简便取穴法】屈肘90°，肘横纹外侧端凹陷中；或极度屈肘，肘横纹桡侧端凹陷中。

【养生及治疗作用】热病，咽喉肿痛，齿痛，瘰疬，瘾疹，湿疹，手臂肿痛，上肢不遂，腹痛，吐泻，痢疾，高血压，癫狂。

【操作】直刺0.8～1.2寸；可灸。

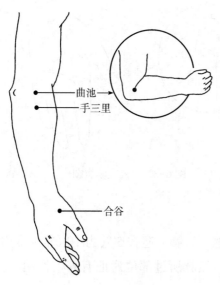

图6-4　合谷、手三里、曲池穴示意图

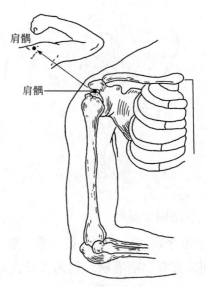

图6-5　肩髃穴示意图

（9）肩髃（LI15）（手阳明经穴）

【定位】肩峰外侧缘前端与肱骨大结节两骨间凹陷中。（图6-5）

【简便取穴法】臂外展，或向前平伸时，当肩峰前下方凹陷处。

【养生及治疗作用】肩臂疼痛，半身不遂，瘾疹，瘰疬，瘿气。

【操作】直刺或向下斜刺0.5～1.2寸；可灸。

（10）迎香（LI20）（手阳明经穴）

【定位】鼻翼外缘中点旁，鼻唇沟中。（图6-6）

【养生及治疗作用】鼻塞，不闻香臭，鼻衄，鼻渊，口眼㖞斜，面痒，面肿，胆道蛔虫症。

【操作】斜刺或平刺0.3～0.5寸；禁灸。

3. 足阳明胃经

共45个腧穴。其中四白、地仓、颊车、下关、天枢、归来、梁丘、犊鼻、足三里、丰隆、解溪、内庭等12穴为中医养生常用穴，对胃肠病、头面、目、鼻、口齿病，神志病及腧穴局部、经脉所过部位病证有养生作用。养生时，均可用手指掐按。其中常灸足三里，可强身健体、延年益寿。

（11）四白（ST2）（足阳明经穴）

【定位】面部眶下孔中。（图6-6）

【养生及治疗作用】目赤痛痒，目翳，眼睑瞤动，口眼㖞斜，面痛、面肌痉挛，眩晕，头痛。

【操作】直刺0.2～0.3寸；不宜灸。

（12）地仓（ST4）（足阳明经穴）

【定位】口角旁约0.4寸，上直对瞳孔。（图6-7）

【养生及治疗作用】唇缓不收，口角歪斜、流涎，齿痛，颊肿，面痛。

【操作】直刺0.2～0.3寸，或向颊车方向平刺0.5～0.7寸；可灸。

（13）颊车（ST6）（足阳明经穴）

【定位】面部，下颌角前上方一横指（中指），当咀嚼咬肌隆起时，按之凹陷处。（图6-7）

【养生及治疗作用】口眼㖞斜，颊肿，齿痛，牙关紧闭。

【操作】直刺0.3～0.4寸，或向地仓方向斜刺0.5～0.7寸；可灸。

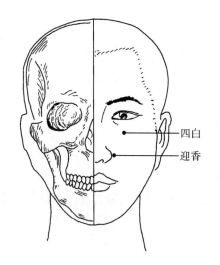

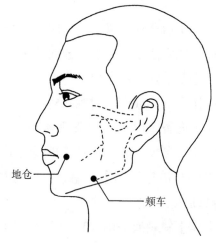

图 6-6　迎香、四白穴示意图　　　　图 6-7　地仓、颊车穴示意图

（14）下关（ST7）（足阳明经穴）

【定位】面部颧弓下缘中央与下颌切迹之间凹陷中。（图 6-8）

【养生及治疗作用】齿痛，牙关开合不利，口眼㖞斜，耳聋，耳鸣，聤耳。

【操作】直刺 0.3～0.5 寸；可灸。

（15）天枢（ST25）（足阳明经穴）

【定位】横平脐中，前正中线旁开 2 寸。（图 6-9）

【养生及治疗作用】绕脐腹痛，腹胀，肠鸣，肠痈，痢疾，泄泻，便秘，癥瘕，痛经，月经不调。

【操作】直刺 0.8～1.2 寸；可灸。

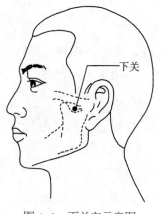

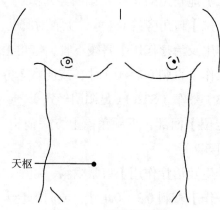

图 6-8　下关穴示意图　　　　　图 6-9　天枢穴示意图

（16）归来（ST29）（足阳明经穴）

【定位】脐中下4寸，前正中线旁开2寸。（图6-10）

【养生及治疗作用】月经不调，经闭，阴挺，白带，少腹疼痛，疝气，茎中痛。

【操作】直刺0.8～1.2寸；可灸。

（17）梁丘（ST34）（足阳明经穴）

【定位】髌底上2寸，股外侧肌与股直肌肌腱之间（当髂前上棘与髌底外侧的连线上）。（图6-11）

【养生及治疗作用】膝肿痛，下肢不遂，胃痛，乳痈。

【操作】直刺0.5～0.8寸；可灸。

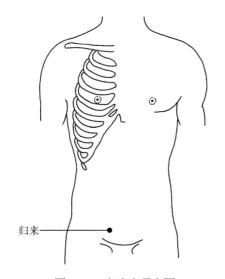

图 6-10 归来穴示意图

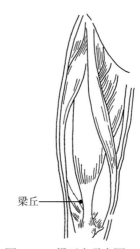

图 6-11 梁丘穴示意图

（18）犊鼻（ST35）（足阳明经穴）

【定位】膝前区，髌韧带外侧凹陷中。（图6-12）

【养生及治疗作用】膝痛，屈伸不利。

【操作】稍向髌韧带内方斜刺0.5～1.2寸；可灸。

（19）足三里（ST36）（足阳明经穴）

【定位】犊鼻下3寸，犊鼻（ST35）与解溪（ST41）连线上。（图6-12）

【养生及治疗作用】膝胫酸痛，下肢不遂，胃痛，呕吐，腹胀，肠鸣，泄泻，便秘，痢疾，水肿，咳喘痰多，乳痈，头晕，耳鸣，心悸，癫狂，中风，疳疾，体虚羸瘦。

【操作】直刺0.5～1.5寸；可灸。

（20）丰隆（ST40）（足阳明经穴）

【定位】小腿外侧，外踝尖上 8 寸，胫骨前肌的外缘（条口外一横指，条口位于犊鼻与解溪连线的中点）。（图 6-12）

【养生及治疗作用】下肢痿痹，痰多，哮喘，咳嗽，胸痛，头痛，眩晕，癫狂，痫证。

【操作】直刺 0.5～1.2 寸；可灸。

（21）解溪（ST41）（足阳明经穴）

【定位】踝关节前面中央凹陷中，当拇长伸肌腱与趾长伸肌腱之间。（图 6-13）

【养生及治疗作用】下肢痿痹，踝部肿痛，头痛，眩晕，腹胀，便秘，癫疾。

【操作】直刺 0.4～0.6 寸；可灸。

（22）内庭（ST44）（足阳明经穴）

【定位】第 2、3 趾间，趾蹼缘后方赤白肉际处。（图 6-13）

【养生及治疗作用】足背肿痛，齿痛，口歪，喉痹，鼻衄，胃痛，腹胀，泄泻，痢疾，热病。

【操作】直刺或斜刺 0.3～0.5 寸；可灸。

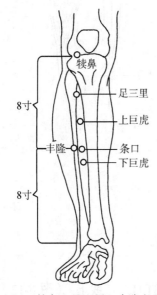

图 6-12　犊鼻、足三里、丰隆穴示意图

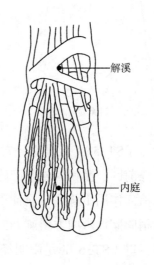

图 6-13　解溪、内庭穴示意图

4. 足太阴脾经

共 21 个腧穴。其中隐白、公孙、三阴交、地机、阴陵泉、血海等 6 穴为中医

养生常用穴，对脾胃病、妇科、前阴病及腧穴局部、经脉所过部位病证有养生作用。养生时，均可用手指掐按。其中三阴交对妇科病的防治作用尤佳。

（23）隐白（SP1）（足太阴经穴）

【定位】足大趾末节内侧，趾甲根角侧后方 0.1 寸（指寸）。（图 6-14）

【养生及治疗作用】月经过多，崩漏，便血，腹胀，呕吐，泄泻，癫狂，多梦，尸厥，惊风。

【操作】浅刺 0.1 寸，或点刺出血；可灸。

（24）公孙（SP4）（足太阴经穴）

【定位】第 1 跖骨底的前下缘赤白肉际处。（图 6-14）

【养生及治疗作用】胃痛，呕吐，饮食不化，肠鸣腹胀，腹痛，痢疾，泄泻，肠风下血。

【操作】直刺 0.5 ~ 0.8 寸；可灸。

（25）三阴交（SP6）（足太阴经穴）

【定位】内踝尖上 3 寸，胫骨内侧缘后际。（图 6-15）

【养生及治疗作用】月经不调，带下，经闭，痛经，阴挺，不孕，滞产，小便不利，遗尿，遗精，阳痿，疝气，失眠，肠鸣腹胀，泄泻，下肢痿痹，脚气。

【操作】直刺 0.5 ~ 1 寸，孕妇不宜针；可灸。

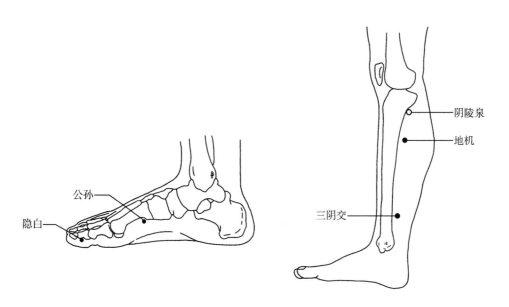

图 6-14　隐白、公孙穴示意图　　　图 6-15　三阴交、地机、阴陵泉穴示意图

（26）地机（SP8）（足太阴经穴）

【定位】阴陵泉下3寸，胫骨内侧缘后际。（图6-15）

【养生及治疗作用】痛经，月经不调，遗精，腹胀，腹痛，泄泻，水肿，小便不利，腿膝麻木、疼痛。

【操作】直刺0.5~0.8寸；可灸。

（27）阴陵泉（SP9）（足太阴经穴）

【定位】胫骨内侧髁下缘与胫骨内侧缘之间的凹陷中。（图6-15）

【养生及治疗作用】膝痛，腹胀，泄泻，黄疸，水肿，小便不利或失禁。

【操作】直刺0.5~0.8寸；可灸。

（28）血海（SP10）（足太阴经穴）

【定位】髌底内侧端上2寸，股内侧肌隆起处。（图6-16）

【养生及治疗作用】月经不调，经闭，崩漏，湿疹，瘾疹，丹毒，股内侧痛。

【操作】直刺0.8~1寸；可灸。

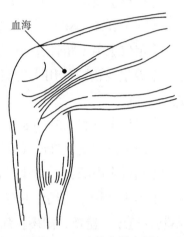

图6-16 血海穴示意图

5. 手少阴心经

共9个腧穴。其中极泉、通里、神门等3穴为中医养生常用穴，对心、胸、神志病及腧穴局部、经脉所过部位病证有养生作用。养生时，均可用手指掐按。

（29）极泉（HT1）（手少阴经穴）

【定位】腋窝中央，腋动脉搏动处。（图6-17）

【养生及治疗作用】心痛，心悸，胁肋疼痛，肘臂冷痛，上肢不遂，瘰疬。

【操作】避开动脉，直刺0.2~0.3寸；可灸。

（30）通里（HT5）（手少阴经穴）

【定位】腕掌侧远端横纹上1寸，尺侧屈腕肌腱的桡侧缘。（图6-18）

【养生及治疗作用】暴喑，舌强不语，心悸怔忡，头痛目眩，腕臂内后侧痛。

【操作】直刺0.3~0.5寸；可灸。

（31）神门（HT7）（手少阴经穴）

【定位】腕掌侧远端横纹尺侧端，尺侧腕屈肌腱的桡侧缘。（图6-18）

【养生及治疗作用】心痛，心烦，心悸怔忡，健忘失眠，胸胁痛，痴呆，癫狂，病证，腕痛。

【操作】直刺 0.3 ~ 0.4 寸；可灸。

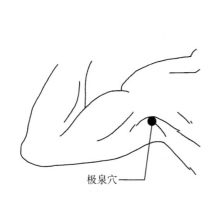

图 6-17　极泉穴示意图　　　　　图 6-18　通里、神门穴示意图

6. 手太阳小肠经

共 19 个腧穴。其中后溪、养老、天宗、听宫等 4 穴为中医养生常用穴，对头、项、耳、目、咽喉病，热病，神志病及腧穴局部、经脉所过部位病证有养生作用。养生时，均可用手指掐按。

（32）后溪（SI3）（手太阳经穴）

【定位】第 5 掌指关节尺侧近端赤白肉际凹陷中。（图 6-19）

【养生及治疗作用】手指及肘臂挛急，头项强痛，腰背痛，耳聋，目赤目翳，咽喉肿痛，疟疾，癫狂，痫证。

【操作】直刺 0.5 ~ 0.8 寸；可灸。

（33）养老（SI6）（手太阳经穴）

【定位】腕背横纹上 1 寸，尺骨头桡侧凹陷中。（图 6-19）

【养生及治疗作用】肩背肘臂痛，急性腰痛，头痛项强，目视不明。

【操作】掌心向胸时，向肘方向斜刺 0.5 ~ 0.8 寸；可灸。

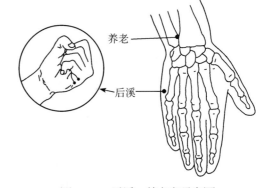

图 6-19　后溪、养老穴示意图

（34）天宗（SI11）（手太阳经穴）

【定位】肩胛冈中点与肩胛骨下角连线的上 1/3 与下 2/3 交点凹陷中。（图 6-20）

【养生及治疗作用】肩胛疼痛，肘臂外后侧痛，气喘，乳痈。

【操作】直刺或斜刺 0.5～0.7 寸；可灸。

（35）听宫（SI19）（手太阳经穴）

【定位】耳屏正中与下颌骨髁状突之间的凹陷中。（图 6-21）

【养生及治疗作用】耳鸣，耳聋，聤耳，齿痛，癫痫。

【操作】微张口，直刺 0.5～1 寸；可灸。

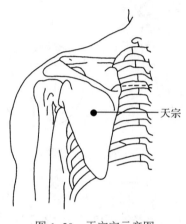

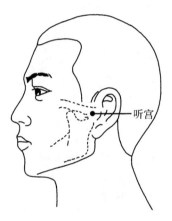

图 6-20　天宗穴示意图　　　　　图 6-21　听宫穴示意图

7. 足太阳膀胱经

共 67 个腧穴。其中睛明、攒竹、天柱、肺俞、心俞、膈俞、肝俞、胆俞、脾俞、胃俞、肾俞、大肠俞、次髎、委中、膏肓、秩边、承山、昆仑、至阴等 19 穴为中医养生常用穴，对头、目、项、背、腰、下肢病、神志病、脏腑及相关组织器官病、腧穴局部、经脉所过部位病证有养生作用，其中膏肓穴养生作用尤佳。养生时，均可用手指掐按。

（36）睛明（BL1）（足太阳经穴）

【定位】目内眦内上方、眶内侧壁凹陷中。（图 6-22）

【养生及治疗作用】目赤肿痛，目眩，流泪，视物不明，近视，夜盲，色盲。

【操作】嘱患者闭目，医者左手将眼球推向外侧固定，针沿眼眶边缘缓缓刺入 0.3～0.5 寸，不宜提插或大幅度捻转；禁灸。

（37）攒竹（BL2）（足太阳经穴）

【定位】眉头凹陷中，额切迹处。（图 6-23）

【养生及治疗作用】目视不明，目赤肿痛，流泪，眼睑眴动，头痛，眉棱骨痛，面瘫。

【操作】治疗眼病，可向下斜刺 0.3～0.5 寸；治疗头痛、面瘫，可平刺透鱼腰；禁灸。

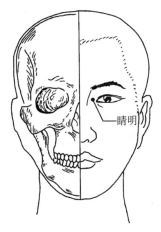

图 6-22　晴明穴示意图

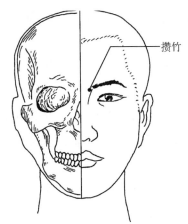

图 6-23　攒竹穴示意图

（38）天柱（BL10）（足太阳经穴）

【定位】横平第 2 颈椎棘突上际，斜方肌外缘凹陷中。（图 6-24）

【养生及治疗作用】项强，头痛，鼻塞，肩背痛，热病，癫狂，痫证。

【操作】直刺 0.5～0.8 寸，不可向内上方深刺；可灸。

（39）肺俞（BL13）（足太阳经穴）

【定位】第 3 胸椎棘突下，后正中线旁开 1.5 寸。（图 6-25）

【养生及治疗作用】咳嗽，气喘，胸满，骨蒸潮热，盗汗。

【操作】斜刺 0.5～0.8 寸；可灸。

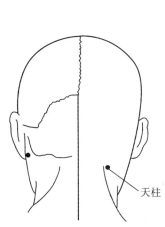

图 6-24　天柱穴示意图

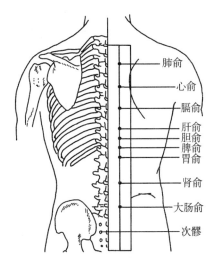

图 6-25　肺俞、心俞、膈俞、肝俞、胆俞、脾俞、胃俞、肾俞、大肠俞、次髎穴示意图

（40）心俞（BL15）（足太阳经穴）

【定位】第5胸椎棘突下，后正中线旁开1.5寸。（图6-25）

【养生及治疗作用】胸痛，心痛，惊悸，咳嗽，盗汗，健忘，失眠，梦遗，癫狂，痫证。

【操作】斜刺0.5～0.8寸；可灸。

（41）膈俞（BL17）（足太阳经穴）

【定位】第7胸椎棘突下，后正中线旁开1.5寸。（图6-25）

【养生及治疗作用】背痛，脊强，胃痛，呕吐，呃逆，气喘，咳嗽，吐血，潮热，盗汗。

【操作】斜刺0.5～0.8寸；可灸。

（42）肝俞（BL18）（足太阳经穴）

【定位】第9胸椎棘突下，后正中线旁开1.5寸。（图6-25）

【养生及治疗作用】脊背痛，胁痛，目赤，目视不明，夜盲，眩晕，吐血，癫狂，痫证。

【操作】斜刺0.5～0.8寸；可灸。

（43）胆俞（BL19）（足太阳经穴）

【定位】第10胸椎棘突下，后正中线旁开1.5寸。（图6-25）

【养生及治疗作用】胁肋疼痛，口苦，咽干，呕吐，饮食不下，黄疸，肺痨，潮热。

【操作】斜刺0.5～0.8寸；可灸。

（44）脾俞（BL20）（足太阳经穴）

【定位】第11胸椎棘突下，后正中线旁开1.5寸。（图6-25）

【养生及治疗作用】背痛，腹胀，呕吐，泄泻，完谷不化，黄疸，水肿。

【操作】直刺0.5～0.8寸；可灸。

（45）胃俞（BL21）（足太阳经穴）

【定位】第12胸椎棘突下，后正中线旁开1.5寸。（图6-25）

【养生及治疗作用】胸胁痛，胃脘痛，反胃，呕吐，肠鸣，完谷不化。

【操作】直刺0.5～0.8寸；可灸。

（46）肾俞（BL23）（足太阳经穴）

【定位】第2腰椎棘突下，后正中线旁开1.5寸。（图6-25）

【养生及治疗作用】腰痛，耳鸣，耳聋，遗精，阳痿，遗尿，小便不利，水肿，月经不调，白带，咳喘少气。

【操作】直刺 0.8 ~ 1 寸；可灸。

（47）大肠俞（BL25）（足太阳经穴）

【定位】第 4 腰椎棘突下，后正中线旁开 1.5 寸。（图 6-25）

【养生及治疗作用】腰痛，腹痛，腹胀，泄泻，便秘，痢疾。

【操作】直刺 0.8 ~ 1 寸；可灸。

（48）次髎（BL32）（足太阳经穴）

【定位】正对第 2 骶后孔中。（图 6-25）

【养生及治疗作用】腰骶痛，下肢痿痹，月经不调，痛经，带下，疝气，遗精，二便不利。

【操作】直刺 1 ~ 1.5 寸；可灸。

（49）委中（BL40）（足太阳经穴）

【定位】腘横纹中点。（图 6-26）

【养生及治疗作用】腘筋挛急，下肢痿痹，腰痛，半身不遂，腹痛，吐泻，遗尿，小便不利，丹毒，疔疮。

【操作】直刺 0.5 ~ 1 寸，或三棱针点刺出血；可灸。

（50）膏肓（BL43）（足太阳经穴）

【定位】第 4 胸椎棘突下，后正中线旁开 3 寸。（图 6-27）

【养生及治疗作用】肺痨，咳嗽，气喘，肩胛背痛，咯血，盗汗，健忘，遗精，完谷不化；有养生强壮作用。

【操作】斜刺 0.5 ~ 0.8 寸；可灸。

（51）秩边（BL54）（足太阳经穴）

【定位】横平第 4 骶后孔，骶正中嵴旁开 3 寸。（图 6-28）

【养生及治疗作用】腰骶痛，便秘，小便不利，下肢痿痹，痔疾。

【操作】直刺 1.5 ~ 3 寸；可灸。

（52）承山（BL57）（足太阳经穴）

【定位】腓肠肌两肌腹与肌腱交角处。（图 6-29）

【养生及治疗作用】腰腿拘急、疼痛，痔疾，便秘，脚气。

【操作】直刺 0.7 ~ 1 寸；可灸。

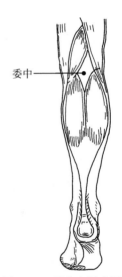

委中

图 6-26　委中穴示意图

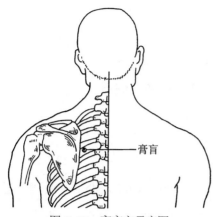

图 6-27 膏肓穴示意图

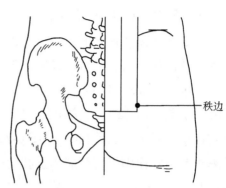

图 6-28 秩边穴示意图

（53）昆仑（BL60）（足太阳经穴）

【定位】外踝尖与跟腱之间的凹陷中。（图 6-30）

【养生及治疗作用】脚跟肿痛，腰骶疼痛，头痛，项强，目眩，鼻衄，惊痫，难产。

【操作】直刺 0.5~1 寸；可灸。

（54）至阴（BL67）（足太阳经穴）

【定位】足小趾末节外侧，趾甲根角侧后方 0.1 寸（指寸）。（图 6-31）

【养生及治疗作用】胎位不正，难产，头痛，目痛，鼻塞，鼻衄。

【操作】浅刺 0.1 寸；可灸。胎位不正用灸法。

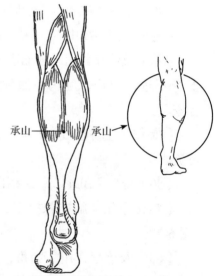

图 6-29 承山穴示意图

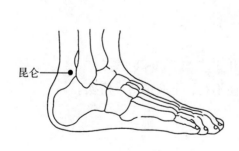

图 6-30 昆仑穴示意图

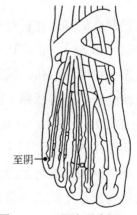

图 6-31 至阴穴示意图

8. 足少阴肾经

共 27 个腧穴。其中涌泉、太溪、照海等 3 穴为中医养生常用穴，对肾、妇科、男科、前阴病、肺病、咽喉病及腧穴局部、经脉所过部位病证有养生作用。养生时，均可用手指掐按。

（55）涌泉（KI1）（足少阴经穴）

【定位】足底，屈足卷趾时足心最凹陷中。（图 6-32）

【简便取穴法】足底二、三趾趾缝纹头端与足跟连线的前 1/3 与后 2/3 交点上。

【养生及治疗作用】下肢瘫痪，头顶痛，头晕，目眩，失眠，咽喉痛，失音，小儿惊风，癫狂，癔症，昏厥，中暑。

【操作】直刺 0.5~0.8 寸；可灸。

（56）太溪（KI3）（足少阴经穴）

【定位】内踝尖与跟腱之间的凹陷中。（图 6-33）

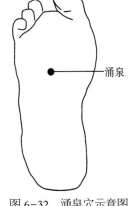

图 6-32 涌泉穴示意图

【养生及治疗作用】内踝肿痛，足跟痛，腰痛，头痛，眩晕，咽喉肿痛，齿痛，耳鸣，耳聋，咳嗽，气喘，月经不调，失眠，遗精，阳痿，小便频数，消渴。

【操作】直刺 0.5~1 寸；可灸。

（57）照海（KI6）（足少阴经穴）

【定位】内踝尖下 1 寸，内踝下缘边际凹陷中。（图 6-34）

【养生及治疗作用】失眠，癫痫，月经不调，痛经，带下，阴挺，小便频数，癃闭，便秘，咽喉干痛，脚气。

【操作】直刺 0.5~0.8 寸；可灸。

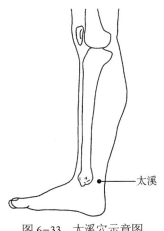

图 6-33 太溪穴示意图

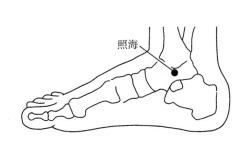

图 6-34 照海穴示意图

9. 手厥阴心包经

共 9 个腧穴。其中内关、中冲等 2 穴为中医养生常用穴，对心、胸、胃、神志病，以及腧穴局部、经脉所过部位病证有养生作用。养生时，均可用手指掐按。

（58）内关（PC6）（手厥阴经穴）

【定位】腕掌侧远端横纹上 1 寸，掌长肌腱与桡侧腕屈肌腱之间。（图 6-35）

【养生及治疗作用】心痛，心悸，胸痛，胃痛，呕吐，呃逆，失眠，头痛，癫狂，痫证，瘿病，热病，肘臂挛痛。

【操作】直刺 0.5～1 寸；可灸。

（59）中冲（PC9）（手厥阴经穴）

【定位】中指末端最高点。（图 6-36）

【养生及治疗作用】心烦，心痛，舌强肿痛，中风昏迷，中暑，热病，掌中热。

【操作】浅刺 0.1 寸，或点刺出血。

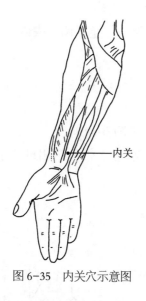

图 6-35　内关穴示意图

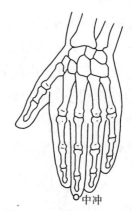

图 6-36　中冲穴示意图

10. 手少阳三焦经

共 23 个腧穴。其中外关、支沟、肩髎、翳风等 4 穴为中医养生常用穴，对侧头、耳、目、胸胁、咽喉病、热病，以及腧穴局部、经脉所过部位病证有养生作用。养生时，均可用手指掐按。

（60）外关（TE5）（手少阳经穴）

【定位】腕背侧远端横纹上 2 寸，尺骨与桡骨间隙中点。（图 6-37）

【养生及治疗作用】手指疼痛，肘臂屈伸不利，肩痛，头痛，目赤肿痛，耳鸣，耳聋，热病，胸胁痛。

【操作】直刺 0.5～1 寸；可灸。

（61）支沟（TE6）（手少阳经穴）

【定位】腕背侧远端横纹上 3 寸，尺骨与桡骨间隙中点。（图 6-38）

【养生及治疗作用】手指震颤，肘臂痛，胁肋痛，暴喑，耳鸣，耳聋，落枕，热病，便秘。

【操作】直刺 0.5～1 寸；可灸。

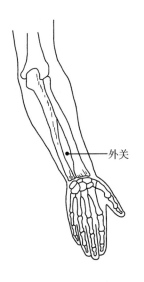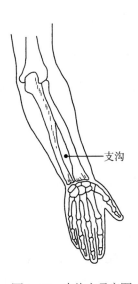

图 6-37　外关穴示意图　　　　　　　图 6-38　支沟穴示意图

（62）肩髎（TEI4）（手少阳经穴）

【定位】肩峰角与肱骨大结节两骨间凹陷中。（图 6-39）

【简便取穴法】臂外展时，于肩峰后下方凹陷处。

【养生及治疗作用】肩臂挛痛不遂。

【操作】直刺 0.8～1.2 寸；可灸。

（63）翳风（TE17）（手少阳经穴）

【定位】耳垂后方，乳突下端前方凹陷中。（图 6-40）

【养生及治疗作用】耳鸣，耳聋，聤耳，口眼喎斜，牙关紧闭，齿痛，瘰疬，颊肿。

【操作】直刺 0.8～1.2 寸；可灸。

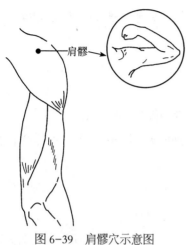

图 6-39　肩髎穴示意图

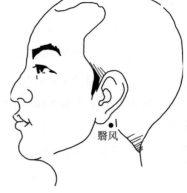

图 6-40　翳风穴示意图

11. 足少阳胆经

共 43 个腧穴。其中阳白、风池、肩井、带脉、环跳、风市、阳陵泉、悬钟、行间等 9 穴为中医养生常用穴，对侧头、目、耳、咽喉病、胆病、神志病、热病，以及腧穴局部、经脉所过部位病证有养生作用。养生时，均可用手指掐按。

（64）阳白（GB14）（足少阳经穴）

【定位】眉上 1 寸，瞳孔直上。（图 6-41）

【养生及治疗作用】头痛，目赤肿痛，目眩，眼睑瞤动，口眼㖞斜。

【操作】平刺 0.3～0.5 寸；可灸。

（65）风池（GB20）（足少阳经穴）

【定位】枕骨之下，胸锁乳突肌上端与斜方肌上端之间的凹陷中（与风府平）。（图 6-42）

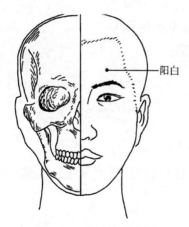

图 6-41　阳白穴示意图

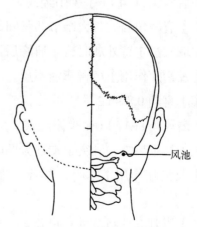

图 6-42　风池穴示意图

【养生及治疗作用】头痛，眩晕，颈项强痛，目赤肿痛，鼻渊，耳鸣，中风，口眼㖞斜，感冒，疟疾，热病。

【操作】针尖微下，向鼻尖斜刺 0.8 ~ 2 寸，或平刺透风府穴。深部中间为延髓，必须严格掌握针刺的角度与深度；可灸。

（66）肩井（GB21）（足少阳经穴）

【定位】第 7 颈椎棘突与肩峰最外侧点连线的中点。（图 6-43）

【养生及治疗作用】肩背痹痛，上肢不遂，颈项强痛，瘰疬，乳痈，乳汁不下，中风，难产。

【操作】直刺 0.5 ~ 0.8 寸，深部正当肺尖，不可深刺；可灸。

（67）带脉（GB26）（足少阳经穴）

【定位】第 11 肋骨游离端垂线与脐水平线的交点上。（图 6-44）

【养生及治疗作用】腹痛，腰胁痛，经闭，月经不调，带下，疝气。

【操作】直刺或斜刺 0.5 ~ 0.8 寸；可灸。

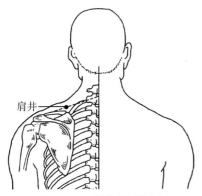

图 6-43　肩井穴示意图

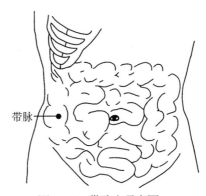

图 6-44　带脉穴示意图

（68）环跳（GB30）（足少阳经穴）

【定位】股骨大转子最凸点与骶管裂孔连线的外 1/3 与内 2/3 交点处。（图 6-45）

【养生及治疗作用】腰胯疼痛，下肢痿痹，半身不遂，遍身风疹。

【操作】直刺 2 ~ 2.5 寸；可灸。

（69）风市（GB31）（足少阳经穴）

【定位】直立垂手，掌心贴于大腿时，中指尖所指凹陷中，髂胫束后缘（稍屈膝，大

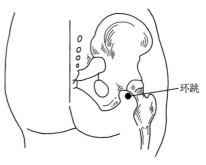

图 6-45　环跳穴示意图

腿稍内收提起，可显露髂胫束）。（图 6-46）

【养生及治疗作用】下肢痿痹、麻木，半身不遂，遍身瘙痒，脚气。

【操作】直刺 1～1.5 寸；可灸。

（70）阳陵泉（GB34）（足少阳经穴）

【定位】腓骨头前下方凹陷中。（图 6-47）

【养生及治疗作用】膝肿痛，下肢痿痹、麻木，胁肋痛，半身不遂，呕吐，黄疸，小儿惊风。

【操作】直刺或斜向下刺 1～1.5 寸；可灸。

（71）悬钟（GB39）（足少阳经穴）

【定位】外踝尖上 3 寸，腓骨前缘。（图 6-47）

【养生及治疗作用】颈项强痛，胸胁疼痛，半身不遂，足胫挛痛，高血压。

【操作】直刺 0.5～0.8 寸；可灸。

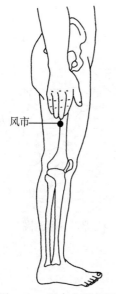

图 6-46　风市穴示意图

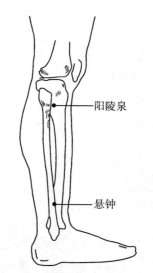

图 6-47　阳陵泉、悬钟穴示意图

（72）行间（LR2）（足厥阴肝经）

【定位】第 1、2 趾之间，趾蹼缘的后方赤白肉际处。（图 6-48）

【养生及治疗作用】足跗肿痛；疝气，痛经，胸胁痛，目赤肿痛，青盲，头痛，眩晕；中风，崩漏，口歪，下肢痿痹。

【操作】直刺 0.5～0.8 寸；可灸。

12. 足厥阴肝经

共 14 个腧穴。其中太冲、期门等 2 穴为中医养生常用穴，对肝病、妇科、男科、前阴病，以及腧穴局部、经脉所过部位病证有养生作用。养生时，均可用手指掐按。

（73）太冲（LR3）（足厥阴肝经）

【定位】第 1、2 跖骨间，跖骨底结合部前方凹陷中，或触及动脉搏动。（图 6-48）

【养生及治疗作用】足跗肿，下肢痿痹；头痛，疝气，月经不调，小儿惊风，胁痛，呕逆，目赤肿痛，眩晕，癃闭，癫痫。

【操作】直刺 0.5～0.8 寸；可灸。

（74）期门（LR14）（足厥阴肝经）

【定位】第 6 肋间隙，前正中线旁开 4 寸。（图 6-49）

【养生及治疗作用】胸胁胀痛，呕吐，呃逆，腹胀，泄泻，咳喘，疟疾，乳痈。

【操作】斜刺 0.5～0.8 寸；可灸。

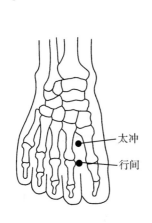 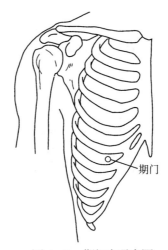

图 6-48　行间、太冲穴示意图　　　图 6-49　期门穴示意图

13. 督脉

共 28 个腧穴。其中腰阳关、命门、身柱、大椎、百会、神庭、水沟、印堂等 8 穴为中医养生常用穴，对腰骶、背、头项病、部分脏腑病、神志病，以及腧穴局部、经脉所过部位病证有养生作用。养生时，均可用手指掐按。

（75）腰阳关（GV3）（督脉）

【定位】第 4 腰椎棘突下凹陷中，后正中线上。（图 6-50）

【养生及治疗作用】腰骶疼痛，下肢痿痹，月经不调，遗精，阳痿。

【操作】直刺 0.5~1 寸；多用灸法。

（76）命门（GV4）（督脉）

【定位】第 2 腰椎棘突下凹陷中，后正中线上。（图 6-50）

【养生及治疗作用】腰酸背痛，遗尿，尿频，泄泻，遗精，阳痿，带下，月经不调。

【操作】直刺 0.5~1 寸；多用灸法。

（77）身柱（GV12）（督脉）

【定位】第 3 胸椎棘突下凹陷中，后正中线上。（图 6-50）

【养生及治疗作用】背脊强痛，咳嗽，气喘，癫狂痫，疟疾。

【操作】向上斜刺 0.5~1 寸；可灸。

（78）大椎（GV14）（督脉）

【定位】第 7 颈椎棘突下凹陷中，后正中线上。（图 6-50）

【养生及治疗作用】热病，疟疾，头痛，颈项强痛，感冒，咳嗽，气喘，骨蒸盗汗，风疹，癫痫。

【操作】斜刺 0.5~1 寸；可灸。

（79）百会（GV20）（督脉）

【定位】前发际正中直上 5 寸。（图 6-51）

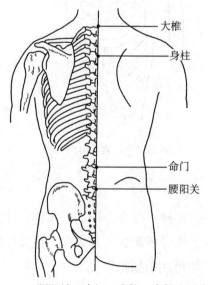

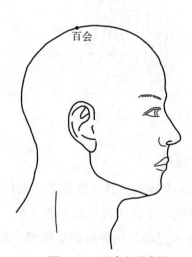

图 6-50　腰阳关、命门、身柱、大椎穴示意图　　　图 6-51　百会穴示意图

【养生及治疗作用】头痛、眩晕，不寐，健忘，中风失语，偏瘫，泄泻，痢疾，脱肛，痔漏，阴挺，尸厥，癫狂痫。

【操作】平刺 0.5～1 寸；可灸。

（80）神庭（GV24）（督脉）

【定位】前发际正中直上 0.5 寸。（图 6-52）

【养生及治疗作用】头痛，眩晕，鼻渊，惊悸，失眠，癫狂痫。

【操作】平刺 0.3～0.8 寸；可灸。

（81）水沟（GV26）（督脉）

【定位】人中沟的上 1/3 与中 1/3 交点处。（图 6-53）

【养生及治疗作用】中风，口歪，面肿，腰背强痛，昏迷，晕厥，癫狂痫。

【操作】向上斜刺 0.3～0.5 寸（或用指甲按切）；不灸。

（82）印堂（GV29）（督脉）

【定位】两眉毛内侧端中间的凹陷中。（图 6-53）

【养生及治疗作用】头痛，头晕，鼻渊，鼻衄，小儿惊风，失眠。

【操作】向下平刺 0.3～0.5 寸，或点刺出血；可灸。

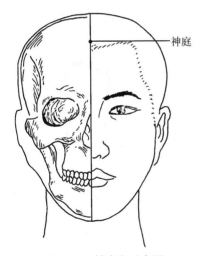

图 6-52 神庭穴示意图

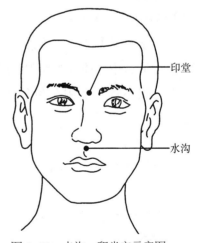

图 6-53 水沟、印堂穴示意图

14. 任脉

共 24 个腧穴。其中中极、关元、气海、神阙、中脘、膻中等 6 穴为中医养生常用穴，对腹、胸颈、头面、部分脏腑病、神志病，以及腧穴局部、经脉所过部位病证有养生作用。养生时，除神阙外，均可用手指掐按。其中常灸关元、气海、神阙，可强身健体、延年益寿。

（83）中极（CV3）（任脉）

【定位】脐中下 4 寸，前正中线上。（图 6-54）

【养生及治疗作用】癃闭，遗尿，崩漏，带下，痛经，遗精，阳痿，阴挺，疝气。

【操作】直刺 0.5～1 寸，针前排尿，孕妇禁针；可灸。

（84）关元（CV4）（任脉）

【定位】脐中下 3 寸，前正中线上。（图 6-54）

【养生及治疗作用】少腹疼痛，呕吐，泄泻，疝气，遗精，阳痿，遗尿，尿闭，尿频，月经不调，痛经，带下，不孕，中风脱证，虚劳冷惫、羸瘦无力等元气虚损病证。

【操作】直刺 0.5～1 寸；多用灸法。孕妇禁针。

（85）气海（CV6）（任脉）

【定位】脐中下 1.5 寸，前正中线上。（图 6-54）

【养生及治疗作用】腹痛，便秘，泄泻，癃闭，遗尿，疝气，阳痿，月经不调，闭经，不孕，阴挺，中风脱证，形体羸瘦、脏气衰惫、乏力等气虚病证。

【操作】直刺 0.5～1 寸；多用灸法。孕妇慎用。

（86）神阙（CV8）

【定位】脐中央。（图 6-54）

【养生及治疗作用】泄泻，腹痛，脱肛，水肿，尸厥，虚脱，中风脱证等元阳暴脱证。

【操作】一般不针，多用艾条灸或艾炷隔盐灸法。

（87）中脘（CV12）（任脉）

【定位】脐中上 4 寸，前正中线上。（图 6-54）

【养生及治疗作用】胃痛，呕吐，呃逆，吞酸，腹胀，肠鸣，泄泻，黄疸，癫痫。

【操作】直刺 0.5～1 寸；可灸。

（88）膻中（CV17）（任脉）

【定位】横平第 4 肋间隙，前正中线上。（图 6-54）

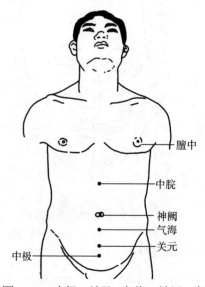

图 6-54　中极、关元、气海、神阙、中脘、膻中穴示意图

【养生及治疗作用】胸闷，胸痛，咳嗽，气喘，心悸，呕吐，噎膈，产妇乳少，乳痈。

【操作】平刺 0.3 ~ 0.5 寸；可灸。

15. 经外奇穴

常用经外奇穴中，四神聪、太阳、耳尖、子宫、定喘、夹脊、腰眼、腰痛点、外劳宫、四缝、胆囊、阑尾等 12 穴为中医养生常用穴，有养生作用。养生时，均可用手指掐按。

（89）四神聪（EX-HN1）（奇穴）

【定位】百会前后左右各旁开 1 寸，共 4 穴。（图 6-55）

【养生及治疗作用】头痛，眩晕，失眠，健忘，偏瘫，癫狂，痫证。

【操作】平刺 0.5 ~ 0.8 寸；可灸。

（90）太阳（EX-HN4）（奇穴）

【定位】眉梢与目外眦之间，向后约一横指的凹陷中。（图 6-56）

【养生及治疗作用】头痛，目赤肿痛，目眩，目涩，口眼㖞斜，牙痛。

【操作】直刺或斜刺 0.3 ~ 0.5 寸，或点刺出血；禁灸。

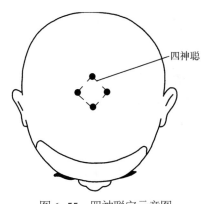

图 6-55　四神聪穴示意图

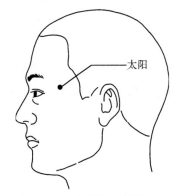

图 6-56　太阳穴示意图

（91）耳尖（EX-HN6）（奇穴）

【定位】在外耳轮的最高点。（图 6-57）

【养生及治疗作用】目赤肿痛，目翳，麦粒肿，喉痹，沙眼。

【操作】直刺 0.1 ~ 0.2 寸，或点刺出血；可灸。

（92）子宫（EX-CA1）（奇穴）

【定位】脐中下 4 寸，前正中线旁开 3 寸。（图 6-58）

【养生及治疗作用】子宫脱垂，痛经，月经不调，不孕，疝气。

【操作】直刺 0.8 ~ 1.2 寸；可灸。

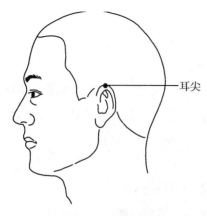

图 6-57　耳尖穴示意图

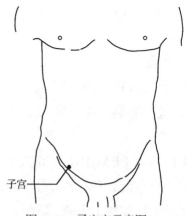

图 6-58　子宫穴示意图

（93）定喘（EX-B1）（奇穴）

【定位】横平第 7 颈椎棘突下，后正中线旁开 0.5 寸。（图 6-59）

【养生及治疗作用】落枕，肩背痛，上肢疼痛不举，哮喘，咳嗽，荨麻疹。

【操作】直刺 0.5～1 寸；可灸。

（94）夹脊（EX-B2）（奇穴）

【定位】第 1 胸椎至第 5 腰椎棘突下两侧，后正中线旁开 0.5 寸，一侧 17 穴。（图 6-59）

【养生及治疗作用】主治范围较广，其中上胸部穴位治疗心肺、上肢疾病，下胸部穴位治疗胃肠疾病，腰部穴位治疗腰、腹及下肢疾病。

【操作】直刺 0.3～0.5 寸，或用梅花针叩刺；可灸。

（95）腰眼（EX-B7）（奇穴）

【定位】横平第 1 腰椎棘突下，后正中线旁开约 3.5 寸凹陷中。（图 6-60）

【养生及治疗作用】腰痛，月经不调，带下，虚劳羸瘦。

【操作】直刺 0.5～1 寸；可灸。

（96）腰痛点（EX-UE7）（奇穴）

【定位】第 2、3 掌骨间及第 4、5 掌骨间，腕背侧远端横纹与掌指关节的中点处，一手 2 穴。（图 6-61）

【养生及治疗作用】急性腰扭伤。

【操作】由两侧向掌中斜刺 0.5～0.8 寸；可灸。

（97）外劳宫（EX-UE8）（奇穴）

【定位】第 2、3 掌骨间，掌指关节后 0.5 寸（指寸）凹陷中。（图 6-61）

【养生及治疗作用】落枕，手臂肿痛，手背红肿，手指麻木。

【操作】直刺 0.5 ~ 0.8；可灸。

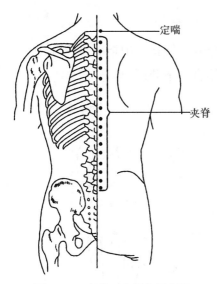
图 6-59　定喘、夹脊穴示意图

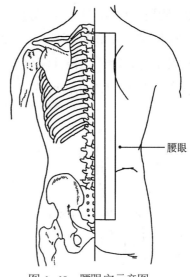
图 6-60　腰眼穴示意图

（98）四缝（EX-UE10）（奇穴）

【定位】第 2 ~ 5 指掌面的近侧指间关节横纹的中央，一手有 4 穴。（图 6-62）

【养生及治疗作用】疳积，消化不良，小儿腹泻，百日咳，咳嗽气喘。

【操作】直刺 0.1 ~ 0.2 寸，挤出少量黄白色透明样黏液或出血。

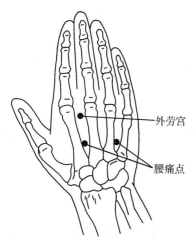
图 6-61　腰痛点、外劳宫穴示意图

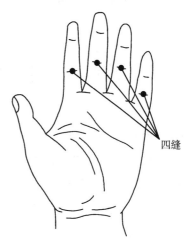
图 6-62　四缝穴示意图

（99）胆囊（EX-LE6）（奇穴）

【定位】腓骨小头直下 2 寸。（图 6-63）

【养生及治疗作用】急慢性胆囊炎、胆石症、胆道蛔虫症，下肢痿痹。

【操作】直刺 1~1.5 寸；可灸。

（100）阑尾（EX-LE7）（奇穴）

【定位】髌韧带外侧凹陷下 5 寸，胫骨前嵴外一横指（中指）。（图 6-64）

【养生及治疗作用】急慢性阑尾炎，消化不良，下肢痿痹。

【操作】直刺 1~1.5 寸；可灸。

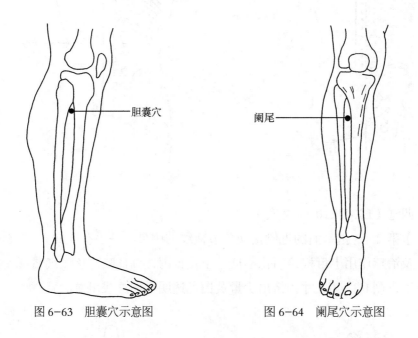

图 6-63　胆囊穴示意图　　　　　　　图 6-64　阑尾穴示意图

第二节　经络腧穴理论在中医养生中的应用

经络腧穴理论，是古人在长期的医疗实践中逐步总结形成，作为中医基础理论的重要组成部分，是中医学整体观的结构基础，贯穿于中医学的生理、病理、诊断和治疗等各个方面，几千年来一直指导着中医各科的临床实践与养生。

针刺、艾灸、拔罐、贴敷、推拿、刮痧等养生方法都是通过刺激人体体表腧穴来激发相关经络，发挥其运行气血、协调阴阳、扶正祛邪、补虚泻实的作用，从而防治疾病、强身健体。同时，太极拳、五禽戏、易筋经、八段锦等传统导引术都是通过调身（即调形，全身各部位的形体动作）来疏经通络，调和各部气血，使人体阴平阳秘，精神乃治，发挥相应的养生作用。

第七章　中医养生与道家养生

春秋战国时期的道家学说，是以老子和庄子为代表的。正如《道德经》中所云"人法地，地法天，天法道，道法自然"，道家认为，宇宙有一个万事万物都必须遵守的法则，这个法则就是"道"，天地万物都是由"道"而衍生，"一生二，二生三，三生万物"。概言之，"道"是指天地万物的本质及其自然循环的规律。自然界万物处于经常的运动变化中，道就是其基本法则。道家认为，人"在天曰命，在人曰性"，人的长寿是由身心健康交互作用而完成的，德行充实者长寿。因此，在生命活动中，道家强调形神并重、性命兼修，身体健康和道德修养兼具的重要性。这种学术思想对中医养生学的形成和发展产生了重要的影响。

第一节　道家养生的基本观点

"是谓深根固柢，长生久视之道"，即人的生命活动只有符合自然规律，才能达到"深根固柢，长生久视"的健康长寿的目的。这是道家养生思想的根本观点。

一、清静无为

清静，在道家养生中指的是心神宁静；无为，指的是不轻举妄动。这是道家养生的重要思想，即"自然无为"。道家认为，天地万物的发生发展，有其必然趋势。道家主张顺其自然，反对人为的干扰和破坏，此乃"天道无为"；而人道也要依乎天理，提倡"清静无为"的处世哲学，要求人们少私寡欲，反对过度追求物质享受，此乃"人道无为"。天道与人道的无为相合使得养生达到了"天人合一"的境界。道家有云，"祸莫大于不知足，咎莫大于欲得""致虚极，守笃静，万物并作，吾以观其复。夫物芸芸，各复其根，归根曰静""水静犹明，而况精神""静而无为……无为则俞俞，俞俞者忧患不能处，年寿长矣"。这种清静无为以养神长寿的思想，对中医养生有很大的影响和促进。

二、返璞归真

道家崇尚返璞归真。《老子》曰："专气致柔，能婴儿乎？""常德不离，复归婴儿。"庄子云："彼且为婴儿，亦与之为婴儿。""纯粹而不杂，静一而不变，淡而无为，动而以天行，此养神之道也。"意思是说，人们内心回复到人生最初的单纯状态，保持婴儿的自然天真、质朴无邪，追求精神上的超脱与自由。老子认为，新生的东西是柔弱的，却富有生命力，而随着新生事物强大了，就会走向衰弱，人体生长到极限就会引起衰老乃至死亡。正如《道德经》所云："坚强者，死之徒；柔弱者，生之徒。"也就是说，人体如果经常处于柔弱的地位，就能避免过早地衰老，并能保持健康。由此可见，老子主张无欲、无为、无知，回复到人生最初的单纯状态，也就是"返璞归真"。

三、形神兼养

《老子》被称为气功养生的宏观论著，其"贵柔"的思想指导了气功养生学的发展。庄子不仅主张清静无为的养神思想，还对养形有深刻的见解，逐渐形成了以导引、吐纳为主要方法的气功养生体系。他认为，"必静必清，无劳汝形，无摇汝精，乃可以长生""吐故纳新，熊经鸟伸，为寿而已矣。此道引之士、养形之人，彭祖寿考者之所好也"。可见，导引最初又称作"道引"，通过调节呼吸与周身之气，模仿熊攀树而悬空、鸟飞翔而伸展的动作来运动形体。道家倡导了中国古代的导引术，并用于健身、防病、治病。

四、以人为贵

老子有云："故道大，天大，地大，人亦大。域中有四大，而人居其一焉。"即人"最为天下贵"。《太平经》云："人居天地之间，人人得壹生，不得重生也。"所以，要珍惜生命。"人最善者，莫若常欲乐生"，"人欲去凶而远害，得长寿者，本当保知自爱自好自亲，以此自养，乃可无凶害也"。庄子曰："善养生者，若牧羊然，视其后者而鞭之。"道家强调人应该服从于自然之"道"，并以此而致力于指导人的生命行为，主张"我命在我，不在乎天"，通过调节、控制自己的思想的行为，达到身体健康及其与天地的和谐。这种通过自我锻炼和养护达到长寿目的的养生观念，与中医养生以自我调摄为主要手段的观念不谋而合。

第二节　道家养生对中医养生的影响

一、精神调摄

1. 静以养神是养生之本

静以养神的思想源于老庄道家学说。老子认为"静为躁君"，主张"致虚极，守静笃。万物并作，吾以观其复。夫物芸芸，各复归其根。归根曰静，静曰复命"。也就是说，人要排除杂念以达到心神宁静的状态。这给后世提出"恬淡虚无"的中医摄生防病思想打下了理论基础。道家认为："故养生莫要于养心。天玄子曰：'养心之大法有六：曰心广、心正、兴平、心安、心静、心定，心广所以容万类也，心正所以诚意念也，心平所以得中和也，心安所以寡怨尤也，心静所以绝攀缘也，心定所以除外累、同大化也。'"凡事皆有根本，养心养神是养生的根本，静养之要在于养心。道家的静以养神法是中医养神的根本、防病治病的良药，是中医养生中精神调摄的第一大法。

人在社会中，各种外界的刺激必然会通过感觉器官作用于人的精神，耳闻目视都会使精神烦劳而心神不宁。为了保持心态平和、思绪宁静，庄子提出"无视无听，抱神以静，形将自正；必静必清，无劳汝形，无摇汝精，乃可以长生；目无所见，耳无所闻，心无所知，汝神将守形，形乃长生"的养神方法，使目清耳静、心静神宁。该方法指导我们在精神紧张、情绪激动、身心疲劳的情况下，需要在安静的环境中休息、睡眠以保养精神。而闭目养神是最简单易行的养神方法，工作之余，随意坐卧，放松身体，微闭双目，摒除杂念，能消除疲劳、安神定志，有益身心健康。

2. 少私寡欲是养神之法

少私是指减少私心杂念，寡欲是指降低对名利和物质的嗜欲。老子认为，"祸莫大于不知足，咎莫大于欲得"，并主张"见素抱朴，少私寡欲"。私心太重，嗜欲不止，欲望太高太多，可使人产生悲伤、苦闷等不良情绪，扰乱心神。心神被扰，导致气机紊乱而生气滞、痰凝、瘀血等病理产物，使人体产生各种病症。如果能减少欲望，节制对私欲和名利的追求，能减少思想负担，使人变得心情舒畅，气血畅通，身心健康。《太上老君养生诀·养生真诀》曰："且夫善摄生者，要先除六害，然后可以保性命延驻百年。何者是也？一者薄名利，二者禁声色，三者廉财货，四者损滋味，五者除佞妄，六者去妒忌。"道家"去六害"养心神的方法对精神养生有重要指导意义。只有减少私心，减轻思想负担，才有利于思想清静。达到无欲无求状态的生命活动是最自然和最健康的。所以，寡思虑以养心神，顺其自然，才能使精神清静安宁、乐观开朗，才能有益于健康和长寿。

二、道家健身术

道家养生思想重视"精气神"，尤其认为气是构成万物的要素，决定其生成与毁灭。正如《庄子·知北游》曰："人之生，气之聚也，聚则为生，散则为死。"因此，道家健身术主张以养气为主，从而提高机体的生命能力。通过"导引""养形"，达到练气以养生的目的。五禽戏、八段锦、六字诀和马王堆出土的《导引图》《胎息经》等都属于代表性的道家健身功法。

1.五禽戏

五禽戏是以模仿禽兽动作达到健身目的的方法，最早见于战国时期。庄子有云："熊经鸟伸，为寿而已。"五禽戏相传出自华佗，是模仿五种禽兽，即虎、鹿、熊、猿、鸟的动作编制而成，以形体运动养生为主，辅以呼吸吐纳与意念配合的导引类养生功法。五禽戏通过意守、调息和动作的协调配合，达到疏通经络、调和气血、活动筋骨、滑利关节的作用。

肢体运动时，形显示于外，但意念贯穿于各个动作中，排除杂念，思想达到"入静"状态；进行静功站桩时，虽然形体处于安静状态，但是必须注意体内的气息运行以及"五禽"意境的转换。这种动与静的有机结合，可起到练养相兼的互补作用。

功法操作：虎戏分虎举与虎扑，鹿戏分鹿抵与鹿奔，熊戏分熊运与熊晃，猿戏分猿提与猿摘，鸟戏分鸟伸与鸟飞。

练功时注意精神专注，全身放松，情绪轻松。这样使得气血通畅，精神振奋，动作不过分僵硬、紧张。呼吸要自然，均匀和缓。吸气时，舌尖轻抵上腭，吸气用鼻，呼气用嘴。各个动作宜自然舒展，不要拘紧。

2. 八段锦

八段锦属于形体活动与呼吸运动相结合的健身功法，是由八组不同的动作组成。将该功法的八组动作及其效应比喻为精美华贵的丝帛、绚丽多彩的锦绣，以显其珍贵，称颂其精练完美的编排和良好的祛病健身作用。八段锦以脏腑的生理、病理分证来安排导引动作，作用在于"动中求静"，肢体的运动与意念的内守合二为一，通过平衡精神情绪，达到防病祛病、延年益寿的目的。

功法操作：预备势，第一式"两手托天理三焦"，第二式"左右开弓似射雕"，第三式"调理脾胃须单举"，第四式"五劳七伤往后瞧"，第五式"摇头摆尾去心火"，第六式"两手攀足固肾腰"，第七式"攒拳怒目增气力"，第八式"背后七颠百病消"，收势。

练习时注意保持自然、平稳的腹式呼吸，精神和形体的放松，意守丹田。全身放松，不可紧张。动作准确，达到动作、呼吸、意念的协调统一，形气神为一体的状态。

3. 六字诀

六字诀最早见于南北朝齐梁时陶弘景所著《养性延命录》中。著名医家陶弘景是道教茅山派代表人物之一。《养性延命录·服气疗病》曰："纳气有一，吐气有六。纳气一者，谓吸也；吐气六者，谓吹、呼、唏、呵、嘘、呬，皆出气也。……委曲治病。吹以去热，呼以去风，唏以去烦，呵以下气，嘘以散寒，呬以解极。""心脏病者，体有冷热，吹呼二气出之；肺脏病者，胸膈胀满，嘘气出之；脾脏病者，体上游风习习，身痒痛闷，唏气出之；肝脏病者，眼疼愁忧不乐，呵气出之。"唐代道教学者在《黄庭内景五脏六腑补泄图》中改变了六字与五脏的配合方式，改肺"嘘"为肺"呬"，改心"呼"为心"呵"，改肝"呵"为肝"嘘"，改脾"唏"为脾"呼"，改肾"呬"为肾"吹"，另增胆"嘻"之法。明代以后，六字诀将吐纳与导引结合起来。

该功法在导引呼吸吐纳的同时，通过特定的发音来引动与调整体内气机的升降出入。以"嘘、呵、呼、呬、吹、嘻"六种不同的特殊发音，分别与人体肝、心、脾、肺、肾、三焦六个脏腑相联系，从而达到调整脏腑气机的作用。

功法操作：预备势，起势，第一式"嘘（xū）字诀"，第二式"呵（hē）字诀",第三式"呼（hū）字诀",第四式"呬（sī）字诀",第五式"吹（chuī）字诀",第六式"嘻（xī）字诀",收势。根据不同的健身及康复目的,采用不同的六字吐音顺序。若以治病为主要目的,应以五行相克的顺序练习,即呵、呬、嘘、呼、吹、嘻;若以养生为主要目的长期习练,则应按五行相生的顺序练习,即嘘、呵、呼、呬、吹、嘻。

练习该功法要注意口型的变化和气息的流动。呼吸吐纳、发音的同时,配合相应的动作导引,发音、呼吸、动作导引协调一致,既练气,又养气,共同达到畅通经络气血、调整脏腑机能的作用。

第八章　中医养生与佛家养生

佛教是世界三大宗教之一，两汉之际传入中国，经过两千多年的不断完善，形成了独特的养生方法，备受历代僧家推崇。

第一节　佛家养生的基本观点

佛教认为，疾病是人生必须经历的"生老病死"四大苦之一。分为两大类，一类是身病，一类是心病。

佛教继承了印度的传统观念，认为地、水、火、风是构成人体的四大要素，四大要素不平衡就会产生身病。如地大过盛，会有肿结沉重、身体枯瘠等101种病；水大过盛，会有痰积胀满、腹痛下痢等101种病；火大过盛，会有煎寒壮热、支节皆痛等101种病；风大过盛，会有虚悬战掉、呕逆气急等101种病。四大要素和谐，疾病自然而愈。这与中医阴平阳秘、阴阳平衡的观点类似。

佛教认为，身病的致病原因主要有以下几种：外感风寒、内伤湿热等引起的四大要素不协调；不良情绪引起生理功能紊乱，如忧愁、焦虑或大悲大喜等；贪、嗔、痴等烦恼导致的不良行为和生活习惯，如过度疲劳、饮食不节或酗酒等。大部分的身病都与错误的行为和思想有关，可以通过修行来预防和治疗。

所谓"心病"，并不是现在所说的精神病或神经病，而是指错误的认识和不健康的精神活动。世间万象皆因缘而起，本质是空是幻，妄起贪爱执著，就会产生各种荼毒身心的烦恼。通过对佛法的闻、思、修，致力于持戒、习定、修慧，才能转烦恼为菩提。

佛经中常赞佛陀有32种大人相、80种随形好，所以，我们在寺院中看到的佛像或菩萨像神情愉悦、慈祥。这反映了佛教对健康的一种最高理念，即身心和谐：生理上，五官端正、健壮；心理上，坚定安详、充满智慧。因此，佛教认为，疾病重在未病先防，从改变不当言行和不良心理做起；对于已生之病，应从身心两方面标本兼治。

佛教是出世的哲学，在修炼目的上追求解脱自在的涅槃境界。其禅那止观等调身调息、调心观想的方法，目的是制心一处，参究佛理，以求开悟，静定生慧，彻见法性，解脱自在。佛教并不刻意追求养生的功效，但佛教养生延年却病的作用却很显著。

不同佛教宗派的养生方法各异。禅宗重参禅或禅定，是将意识专注于一个话头或法境上，一心参究，与道家养生的观想、存思有类似之处，包括修心、修身、居食医药 3 个方面。禅宗经典《坛经》《心经》《金刚经》是禅功心法养生的精髓。密宗养生功法形式最多，如般若定、九节风、大圆满等，治病强身功效显著，但非经师传授，很难掌握要领。净土宗与其他宗派不同，提倡念佛，其依《无量寿经》，不专修静坐，而是意念专一，专念"南无阿弥陀佛"。此外，佛教还有一些修身功法，如达摩易筋经等。这类功法多出于少林，与道家养生的导引术有很深的渊源。

第二节　佛家养生对中医养生的影响

一、修心

（一）佛教"修心"对中医养生的影响

佛教认为，"人性本净"，"万法在自性"。要修心，就必须要放下一切而不离一切。唐代净觉禅师曰："真如妙体，不离生死之中；圣道玄微，还在色身之内。色身清净，寄住烦恼之间；生死性起，权住涅槃之处。故知众生与佛性，本来共同。以水况冰，体何有异？冰由质碍，喻众生之系缚；水性通灵，等佛性之圆净。"净觉禅师要人们像冰释成水一样，挣脱"质"的障碍，求"心净""圆净"，以证佛道。心理平衡和调节对人的健康与长寿至关重要。天灾人祸、人情冷暖、言语冲突等，都可能使人产生怒、喜、忧、思、悲、恐、惊等不良情绪，导致心理失衡，久而久之，就会对人的身心造成伤害。所以，调御自心是人安身立命、延年益寿的关键。佛教认为，一个心身健康的人还应具有高尚的道德情操。要修心，就必须具备良好的品德，即清净心灵、弃恶行善、约束行为、慈悲为怀。可见，佛教修心术总的精神是"四好"，即存好心、说好话、办好事、做好人。这与中医养生八要诀中的"悦情志、戒私欲"有异曲同工之妙。中医养生提倡要淡泊知足，远离不良情绪，胸怀宽阔，培养积极乐观的人生态度，提高心理抗逆能力，增强人体正气，这样才能保证脏腑安泰。

（二）"修心"的养生方法

1."五戒十善"和"六度四摄"

"诸恶莫做"就是要守五戒，"众善奉行"就是要行十善。五戒包括不杀生、不偷盗、不邪淫、不妄语、不饮酒。十善包括不贪而修不净观，不嗔而修慈悲观，不痴而修因缘观，不妄言而说诚实话，不绮语而说正直话，不恶口而说慈爱语，不两舌而说调解语，不杀生而行放生、救生、护生，不偷盗而行施舍，不邪淫而行净行。

六度包括布施、持戒、忍辱、精进、禅定、智慧。四摄是佛家的处世原则，包括四项内容：布施、爱语、利行、同事。布施有两层含义：一是有形的实质帮助，如金钱给予；另一种是无形帮助，如给人宽容和体恤。爱语是待人接物要处处站在关心他人的立场上，换位思考，关怀和感化对方。利行即君子成人之美，是给别人方便或赞美别人以鼓舞信心和士气。同事就是同甘共苦。

2.知足常乐

《佛教遗经》曰："知足之人，岁卧地上，尤为安乐。不知足者，虽处天堂，亦不称意。"知足之人能"失之坦然，得之泰然"。知足之人不管在什么情况下都能够从当下寻找到好的方面继续努力，把握快乐，而不是怨天尤人，也不会毫无节制地追求身外之物。知足的人是最幸福的。

3.行事有度

《法苑珠林》曰："夫人所以不得道者，由于心神昏惑；心神所以昏惑，由于外物扰之。扰之者多，其事略三：一则势利荣名，二则妖妍靡曼，三则甘汁肥浓……成事云，皆三者之枝叶耳。"意思是说，人之所以不能得道，是由于内心昏惑，受外物干扰。使内心昏惑的事物有很多，大致有三类：一是权势、功名，二是美色，三是美酒佳肴。因此，行事要有所节制，保持平常心，使内心清净如水。若不加约束放纵自己，反为其所累，给自己带来祸患。

4. 开阔心胸

心态是一种轻微、持久而弥散的情绪状态。烦恼对人体健康有很大的影响。中医学早有"喜伤心""忧悲伤肺""怒伤肝""思伤脾""惊恐伤肾"的七情学说。现代医学研究证明，愤怒、焦虑等不良情绪会引起高血压、冠心病、支气管哮喘、恶性肿瘤等许多心身疾病。因此，保持心身健康必须经常调节情绪，不管遇到什么事情都要泰然处之，要做到心胸无时无处不"坦荡荡"，"大肚能容天下最难之事"，不可耿耿于怀。佛教信仰及佛家修持的理论和实践都有助于消除烦恼，改善不良心态。

5. 处变不惊

《法句经》中说："恚能自制，如止奔马，是为善御。"愤怒就如狂奔的野马，若不制止，将会带来大祸患。因此，要善于克制怒气，保持内心的平静宁和。养生强调良好的自控能力，要求对现实中的各种逆顺境界都有正确的认知，不受恶语、谣言及负面情绪的影响，保持良好的心理状态，这样才能采取正确的应对措施。

6. 无际禅师"心药方"

唐代的无际禅师曾为世人开出一付著名的"心药方"：

凡欲齐家、治国、学道、修身，先须服我十味妙药，方可成就。何名十味？慈悲心，一片；好肚肠，一条；温柔，半两；道理，三分；信行，要紧；中直，一块；孝顺，十分；老实，一个；阴骘，全用；方便，不拘多少。

此药用宽心锅内炒，不要焦，不要躁；去火性三分，于平等盆内研碎；三思为末，六波罗蜜为丸，如菩提子大。每日进三服，不拘时候，用和气汤送下。果能依此服之，无病不瘥。切忌言清行浊，利己损人，暗中箭，肚中毒，笑里刀，两头蛇，平地起风波。

以上七件，速须戒之。以前十味，若能全用，可以致上福上寿，成佛作祖。若用其四五味者，亦可灭罪延年，消灾免患。各方俱不用，后悔无所补，虽扁鹊卢医，所谓病在膏肓，亦难疗矣；纵祷天地，祝神明，悉徒然哉。况此方不误主雇，不费药金，不劳煎煮，何不服之？偈曰：此方绝妙合天机，不用卢师扁鹊医。普劝善男并信女，急须对治莫狐疑。

7. 养心八珍汤

洪绍光教授推荐"养心八珍汤"，与无际禅师开的"心药方"有异曲同工之妙，更符合当代人的认知和心态。

人的幸福，没有一个绝对的标准，因此，我们要做到心态平衡，养心八珍汤那是真正健康心灵的八珍汤、八味药。

第一味药：慈爱心一片，对世界充满爱心。这个人如果对世界不充满爱心，那这个人做不好人。第二味药：好心肠二寸。一个人对世界充满爱心又善良，肯帮助人。第三味药：正气三分。人都要有正气。第四味药：宽容四钱。宽容比正气要多。第五味药：孝顺常在。我们做老年幸福组调查，影响老年人幸福最主要的因素不是金钱、地位，而是是否有一个孝顺的子女在身边。第六味药：老实适量。人也不能太老实，太老实变傻子也不行，老实须看情况适量掌握。第七味药：奉献不拘。第八味药：回报不求。

把这八味药放在"宽心锅"里炒，文火慢炒，不焦不躁，就是慢慢经常思考，还须放在"公平钵"里研，精磨细研，越细越好，三思为末，淡泊为引，做事要三思而行，还要淡泊宁静，梧桐子大小，和气汤送下，清风明月，早晚分服，可净化心灵，升华人格，宠辱不惊。

"养心八珍汤"有六大功效：第一，诚实做人；第二，认真做事；第三，奉献社会；第四，享受生活；第五，延年益寿；第六，消灾去祸。一个人既要奉献社会，还要学会享受生活。这里的"享受生活"是指人需要有业余爱好，知识面宽一点，业余爱好多一点，心理也就越容易平衡。

二、修身

（一）佛教"修身"对中医养生的影响

修身分内修与外修两个部分，内修就是"坐禅入定"，外修是佛家健身术。从心身相应的观点来看，"禅定"可以保持机体的生理机能活动和心理处于稳定状态，可调节心绪，可作为精神治疗的一种方法。佛家健身术源于"禅定"，活动筋骨、疏通血脉可保证"禅定"的顺利进行，实为佛家气功。中医养生学吸收了佛教"修身"的精华，并进一步充实，强调动静结合、张弛有度，使自身处于动静相对平衡的更新状态中。如五禽戏、八段锦，都是形体与呼吸活动相结合的健身法，通过意识专注，达到收缩、舒张适度。

（二）"修身"的养生方法

1. 内修

"禅定"是大乘六波罗密之一，是佛教中重要的修持方法。自从达摩·悉达多创立佛教以来，禅定就与佛教密不可分了。在中国，禅宗以专修禅定为主，唐代几乎取代其他支派，成为佛学的代名词，并影响到宋明理学。

（1）禅定修习的条件：佛门坐禅，是一种人体元气的调息活动，讲究参悟佛教义理，借助元气调息由静入定，由定而慧，最终修得正果。修习禅定要具有一定物质和精神上的条件，必须做到"备六项""调五事""弃五盖"。

1）备六项

"备六项"是进行禅定修习的基础，包括：①持戒清净：即戒杀生，戒偷盗，戒邪淫，戒妄语。②衣食俱足：指衣食无忧，不为生活发愁。③闲居静处：修习禅定的地方，最好是昼无人、夜无声的安静之处，同时要风景秀丽、气候宜人。④断诸杂务：修习过程中尽可能了结杂务心事，使心净意纯，专心修禅。⑤入欲知足：知足常乐是修禅的最佳心态。⑥近善知识：指亲近有道德有知识的人。

2）调五事

"调五事"包括：①调饮食：饮食上做到不过饥过饱、不食不干净和不宜食之物。②调睡眠：适量而睡，睡醒即起，不可刻意减睡或放纵贪睡。③调身：坐禅前不宜做剧烈运动，保证有充足的体力；坐禅时姿势不可过度紧张，也不可过于松弛。④调息：呼吸"不声不结不粗，出入绵绵，若存若亡，资神安稳，情抱悦豫"，佛教称此种呼吸为"息相"。⑤调心：入定前，心要"不沉不浮"，即坐禅时意念不要飘逸浮动；入定后，心要"不急不宽"。

3）弃五盖

五盖是修禅的障碍，包括：①贪欲盖：如食、色、名利、权位等。②嗔恚盖：如愤恨、恼怒、报复等。③睡眠盖：指萌生的睡欲。④掉悔盖：掉有三种，身掉，想游走玩耍；口掉，谈天说地，歌吟辩论；心掉，杂念丛生。悔有两种，一是知道生"掉"后懊恼不安；二是心理负担沉重而负疚悔罪。⑤疑盖：第一疑己，怀疑自身素质低劣而非修禅之人；第二疑师，怀疑业师无功而不堪教徒；第三疑业，怀疑禅修不行而见异思迁。

（2）禅定修习的时间：在家修习的佛门信徒，修禅时间一般在黎明、中午、下午、日落等时辰，吃饭前后半小时不宜修禅。初习禅修者，时间要短，次数可多；久习禅修者，坐禅以 2 ~ 4 小时为宜。

（3）禅定养生的方法

1）修止

①意守丹田，佛教中称"忧陀那"。丹田位于关元穴位置，即正中线脐下三寸处。《摩诃止观》卷八中说："丹田是气海，能锁吞万病，若止心丹田，则气息调和，故能愈疾。"②意守足。意守足部，气血随意念往下行，阴阳调和，百病不生。《摩诃止观》卷八说："常止心足者，能治一切病。"③意守足三里穴，可医头痛、耳聋、腹痛等。④意守患处。《摩诃止观》卷八说："随诸病处，谛心止之，不出三日，无有异缘，无不得瘥。"⑤意守头顶，治疗身体沉重、痿痹、皮肤痒等收效较快。

2）六字气

六字气法就是用六个字吐纳治病，最早见于道教。《摩诃止观》记载："呵治肝，吹呼治心，嘘治肺，嘻治肾，呬治脾。"六字气治病，呼气时"带想作气，于唇吻吐纳，转侧牙舌，徐详用心"。也就是微动牙齿，缓缓吐纳，但不要真的发音。呵字去烦散痰，不需要随鼻补气，并想象随气吐痰；吹气去冷，要从鼻中补气，吐纳七次；呼字去热，要从鼻中纳清凉之气；嘻字去痛除风，要从鼻中纳气；呬字去乏，要从鼻中纳气。

3）调息

调息可以分成12种。上息，在呼气之时想象气息上行，可治沉重痹痿一类病。下息，吸气之时想象气息下行，专治虚悬之病。焦息，吸气之时想象腹中有如火烧，可治腹胀。满息，吸气之时想象气息遍布全身，专治枯瘠之病。增长息，吸气之时想象吸入生命物质，有助于增强体质。灭坏息，呼气之时想象病随气呼出，可散去诸阴。冷息，想象吸入的是冷气，可治热病。暖息，与冷息相反，想象吸入暖气，治冷病。冲息，呼吸气流刚猛，以治肿毒。持息，尽力屏住呼吸，治疗不安烦躁。补息，想象吸入了有补养功能的外气，治虚乏之病。和息，调和气息，心情安静。

2. 外修

佛家不但重视坐禅修内功，还重视外修。外修人身就是对筋骨的锻炼，进行适度的体育锻炼，如跑步、打拳等，但不可过度疲劳。《摩诃止观》有言："若坐时心地清凉，喜悦安快，是时应坐；若坐时沉昏，则抖擞应行。若行时散动疲困，是时应坐；若行时恍焉虚寂，是时应行。"佛教认为，精、气、神是人体"三宝"，与生命息息相关。而外功紧紧抓住了这三个环节，以意领气，以气行推动血运，内外相和，机体达到"阴平阳秘"的状态。

许多寺院有尚武的风气，在养生上动静结合。敦煌莫高窟中，西魏第 285 窟绘有 14 个菩萨练功像。其中 7 位菩萨禅坐修身，类似静功；另外 7 位菩萨，仿效猴子望月、金鸡独立等动物之态，很像五禽戏，在做外修。《易筋经》就提倡静坐与练武结合。相传达摩为传真经，只身东来，一苇渡江，一路扬经颂法，后落迹于少林寺。达摩留下两卷秘经，一为《洗髓经》，二为《易筋经》。《洗髓经》为内修之典，后世流传不广；《易筋经》为外修之书，留于少林。两本经帖，道本同源，也合称为《易筋洗髓经》。古代相传的易筋经锻炼法有 12 势，即韦驮献杵（三势）、摘星换斗、倒拽九牛尾、出爪亮翅、九鬼拔马刀、三盘落地、青龙探爪、卧虎扑食、打躬势、掉尾势。《易筋经》是一套完整的套路式锻炼功法，练习中可根据自身的健康状况和身体素质，进行全套完整练习，或有选择性地进行单个动作的练习，每天 1～2 次。

三、居食养生

（一）佛教"居食养生"对中医养生的影响

佛教居食遵循的"素食""节食""茶饮"和"戒杀"等体现了科学的饮食养生观，与儒、道相比，其"食为行道，不为益身"的精神理念更加明显，这种理念直接影响着中医养生的理论和实践。佛教"调五味以疗病"的观点与中医食疗理论是一致的。中医历来都有"医食同源"的说法，饮食与防病治病密切相关。同时，还要均衡饮食，做到"五谷为养，五果为助，五畜为益，五叶为充，气味合而服之，以补益精气"。由此可见，"返璞归真"是佛教养生和中医食疗共同的思想精华；两者的最大区别在于，中医可以杂食，但佛教讲究清净，不可用血肉之品来补养自己。

（二）"居食养生"的方法

1. 素食

素食是我国佛教饮食文化的核心内容，是佛教养生的重要部分。所谓素食，即不食荤腥；其中"荤"指葱、蒜、韭菜等 5 种气味强烈的蔬菜，腥指一切动物肉。不食荤主要为了清净身心，不熏扰他人；不食腥则出于佛教的慈悲教义。

（1）佛家素食的种类：佛家素食包括饮料和饭食两大类。饮料指各种浆、羹、水，如蜜浆、果浆、醍醐、净水和茶水等；饭食指米、面、酥酪和肴馔等。研究佛家膳食食谱构成可以发现，佛家基本饮食包括 5 种：①面食、谷类和土豆：这类食品富含纤维、维生素和矿物质，是很好的淀粉来源，为佛家素食的 1/3。②水果与蔬菜：也为素食的 1/3，每日应不少于 5 种。③牛奶和奶制品：此类食品富含钙和蛋白质，可适量摄取。佛家认为，牛羊吃草及五谷，所产的乳汁不含腥味，不属于腥食，也不属于肉食。佛家普遍饮用牛乳，且将乳制品分为乳、酪、生酥、熟酥、醍醐 5 种。④豆类和坚果类：此类食品富含蛋白质和维生素等，可适量摄取。⑤带脂肪和糖类的食品：此类食品少量摄取，包括甜食、饼干及油炸食品等。

（2）素食的益处

1）营养丰富。构建生命的基本物质，如糖类、脂肪、蛋白质、维生素、矿物质等，都可以从不同的素食中获得。糖本来就是从植物中提取的。素食中含有的脂肪酸总共有 13 种之多，而肉类仅为 6 种。且植物性脂肪为非饱和脂肪，可以降低胆固醇，促进胆汁的分泌，避免各类心血管疾病的发生。植物中蛋白质含量也很高，尤其是黄豆，蛋白质含量是猪肉的两倍多，近鸡蛋的 3 倍。红薯富含赖氨酸、β-胡萝卜素和维生素 E。每 100g 红薯的脂肪含量仅为 0.2g，是大米的 1/4，属于低脂肪、低热量食品中的佼佼者。

从 1991 年开始，美国政府就大力提倡新的基本食物组合：全麦谷类＋蔬菜＋种子豆类＋水果。美国农业部也宣布，素食在各种营养方面均达到"国家推荐的饮食标准"。

2）具有抗病能力。素食可防治多种疾病。人体血液呈微碱性，富含钙和钾等矿物质。但当血液呈酸性反应时，人体细胞就会老化，癌细胞就容易扩展。动物性食品容易使血液变酸性，植物性食品含有较多的矿物质，会使血液变成微碱性，有助于身体健康。

如番茄内含的番茄红素，能明显降低患乳腺癌等癌症的几率，是最佳的维生素 C 来源。菠菜富含铁质及维生素 B，能有效防治心血管疾病。一把菠菜几乎没有热量，不会使人肥胖。坚果类能降低血液中的甘油三酯，可预防心脏病。燕麦富含纤维，还能使人产生饱腹感，可减少油腻食品的摄取，也可降低胆固醇、血压。

3）可增进脑力。《大戴礼记》云："食肉者勇敢而悍，食谷者智慧而巧。"大脑细胞能够充分发挥作用，主要是靠麸酸，其次是维生素 B 和氧等必需养分。谷物及豆类中麸酸和维生素 B 含量最丰富，肉类量微。健康食品，尤其是全麦食物能促进大脑化合作用。草莓拥有极丰富的抗氧化剂，能增进脑力。

2. 节食

佛教为了有利于修行，特别要求僧人节制饮食，并制定过午不食戒。古人有"若要长生，肠中常清""长寿之道，在于养生；养生之本，在于饮食；饮食之要，在于节食"的经验之谈；唐代百丈禅师作《丛林二十要则》，也强调"疾病以减食为良药"。

科学研究表明，节食有助延长寿命。世界四大长寿地区人均热量的摄取仅为发达国家的一半。节食小鼠要比随意进食的同类寿命延长约 1/3。研究发现，节食小鼠体内的有益菌群如乳酸菌数量最多，节食能建立最佳的肠道菌群组合。粗茶淡饭，吃七八分饱，有助净化血液、清洁谷道；过度饮食只会加重胃肠道和肾脏负担，最终导致衰老。

3. 沐浴

古代将洗头叫沐，洗身叫浴。《佛说温室洗浴经》详细阐述了人体洗浴方式："人温室洗浴，愿令众生长夜清静，秽垢消除，不遭众患……澡浴之法当用七物除去七病……一者燃火，二者净水，三者澡豆，四者苏膏，五者淳灰，六者杨枝，七者内衣。"这样可得七福："一者四大无病，所生常安；二者所生清净，面目端正；三者身体常香，衣服洁净；四者肌体润泽，威光得大；五者多饶人从，拂拭尘垢；六者口齿香好，方白齐平；七者所生之处，自然衣裳光饰珍宝。"

洗浴的温度和时间一般以自己感觉舒适为佳。如果想通过沐浴来达到镇静的目的，则以在 36℃ ~ 37℃ 的温水中浸浴 5 ~ 10 分钟为宜。洗浴时可加入一些草药来改善血液循环，促进新陈代谢。佛教书籍中记载了一些前代流传下来的温浴疗法：①干萝卜叶或菖蒲叶治畏寒症：将干萝卜叶或菖蒲叶放入浴池中，制成药液后洗浴。②紫苏叶和桃树叶治痱子：将紫苏叶和桃树叶混合后放入水中洗浴。③樟木枝叶治疗风湿病：采集樟树的枝和叶进行药浴，或把全草晒干后使用，均有祛风除湿的功效。④无花果叶治痔疮：用无花果的叶子洗药浴。⑤桃树叶治湿疹：将桃树叶放入浴池中浸泡，然后浴身，可治湿疹。⑥艾蒿叶和茎治腰痛：用艾蒿叶和茎泡入水中洗浴。

4. 睡眠

人一生中有 1/3 的时间在睡眠中度过，好的睡眠是对人体的定期修复和"充电"，是对生命的最佳保养。起居养生是佛教养生中一项重要内容，基本要求包括：

①睡眠宜早，勿过十时；②睡时宜一切不思，视此身如无物；③午时宜小睡或静坐养神；④夏日宜起早，冬日宜起迟。

日有日的规律，月有月的循环，年有年的往复。生物节律与人的健康关系十分密切，人体"生物钟"的运转和大自然节律合拍，才能"以自然之道养自然之身"，这是起居养生中必须遵循的重要一点。如果违背"春生、夏长、秋收、冬藏"的自然变化规律，打破正常的生物节律，就会导致疾病。

5. 饮茶

我国最早种茶树的是西汉时期四川蒙山甘露寺的僧人吴理真，他将七棵茶树植于清峰，被当地人称为仙茶。大唐天宝年间，唐明皇在此建立了御购茶园，产的就是著名的"蒙山顶上茶"。这是佛教与茶的最早记载。我国众多的名茶中，有相当一部分最初是由寺院种植的。如吉祥寺的顾渚山贡茶紫笋、君山白鹤寺的君山银针、杭州龙井寺的龙井、云谷寺的黄山毛峰、四川蒙山智炬寺的蒙顶云雾和徽州松萝庵的松萝茶等。

茶与禅具有相同之处，茶道中蕴含禅意，即"茶禅一味"。唐代诗僧皎然《饮茶歌诮崔石使君》中有"三饮得道"的说法："一饮涤昏昧，情思朗爽满大地；再饮清我神，忽如义雨洒轻尘；三饮便得道，何须苦心破烦恼，此物清高世莫知。"说明茶有帮助修行者集中精神的作用。茶作为一种饮品，其味至清至纯，与禅家清净之心十分契合。

茶能驱除疾病。唐代陆羽《茶经》曰："茶之为用，味至寒，为饮最宜。精行俭德之人，若热渴凝闷，脑疼目涩，四肢烦，百节不舒，聊四五啜，与醍醐、甘露抗衡也。"《茶经》将茶提升到与醍醐、甘露相同的位置，唐代陈藏器《本草拾遗》甚至称茶为"万病之药"。研究发现，茶效基本上是茶多酚在起作用。茶多酚能清除诱发致病因子的过量"氧自由基"，抑制脂质过氧化，起到抗衰老效果，其养生作用远胜于维生素 E。

第九章　中医养生与儒家养生

儒家学说是以孔、孟之道为基础的我国先秦时期最主要的学派之一。儒家学说宣扬仁、义、礼、乐，以"仁爱"为立身核心，以"中庸"为行为准则，以"修身、齐家、治国、平天下"为己任。以积极参与社会为特点，重视现实中的生命，立足于实现儒士的人生价值和社会理想。这种道德伦理观，不仅成为历代封建王朝巩固政治地位的思想武器，而且几乎成为中国传统思想和文化的代名词。孔子是儒家学说的创始人，孔子政治思想的核心是"仁"，行为准则是"礼"，在他所倡导的周礼"六艺"教育中也是以"礼"为主要内容。

孔子作为儒家学说的创始人，首先提出了"智者乐，仁者寿"（《论语·雍也》）的养生思想。其养生思想的核心亦是"仁"，孔子将"仁"说成一种调和矛盾的"中和"思想，他认为养生首先要养德，"大德必得其位，必得其禄，必得其名，必得其寿"（《礼记·中庸》）。历代儒家学者继承和发展了孔子的养生观，把理想的人格追求和不懈的道德修养作为其人生孜孜以求的目标，把修身养心作为实现道德修养和人格自我完善的重要手段和途径。这也是儒家养生学说区别于佛、道二家养生学说的重要特征。

第一节　儒家养生的基本观点

一、修身养心，"仁德"养生

儒家养生思想与道德修养融为一体，提倡善养生者，必须注重道德修养，养生贵在养心，而养心重在养德。儒家养生所要达到的境界，就是变化气质而成就圣贤气象。如《礼记·大学》所言："古之欲明明德于天下者，先治其国；欲治其国者，先齐其家；欲齐其家者，先修其身；欲修其身者，先正其心；欲正其心者，先诚其意；欲诚其意者，先致其知；致知在格物，物格而后知至，知至而后意诚，意诚而后心正，心正而后身修，身修而后家齐，家齐而后国治，国治而后天下平。"这是有关儒家修身思想非常有代表性的理论。这里"格物、致知、诚意、正心、修身、齐家、治国、平天下"逐层递进，环环相扣，其中"格物、致知、诚意、正心"是修身的方法，"齐家、治国、平天下"是修身的目的，修身是承上启下的关键。可见，在这套格物致知、修身齐家治国平天下的理论中，修身是最根本的环节。《礼记·大学》又言："富润屋，德润身。"说明道德修养可以影响人的气质变化，强调了道德修养的重要性。所谓"仁者寿""大德必得其寿"。何谓"仁"？仁即仁爱之心，包括恭、宽、信、敏、惠、智、勇、恕、孝、悌等多方面的内容。只有具备了仁爱之心的人，才能具备"仁"的美德，这样的人才会长寿。何谓"德"？德就是道德品质。《大学》中有"德者，本也；财者，末也"之说。意思是说，如果把人比喻成一棵大树，德就是树之根，而财富是树枝的末梢，认为根深才能叶茂。作为人来说，只有品德高尚的人才能奠定为人的根基，得到社会的认可，有一个良好的社会环境，从而获得健康长寿。所以，儒学认为"仁德"为人之本，既是为人处世之本，亦是获得健康长寿之本。儒学的"仁德"观念，既是儒家自我完善的核心内容，又是修身养心、养生、延年益寿的重要内容。

二、中庸平和，以"礼"养生

"中庸"是孔子创立的哲学的方法论，也是思想行为的准则。《礼记·中庸》明确指出"不偏之谓中，不易之谓庸。中者，天下之正道，庸者，天下之定理"，"喜怒哀乐之未发，谓之中；发而皆中节，谓之和。中也者，天下之大本也；和也者，天下之达道也。致中和，天地位焉，万物育焉"。孔子认为，中庸之德是一种最好的且最平常可行的道德。认为"中和"是宇宙万物赖以生成之根本，也是治国与养生的根本原则。致"中和"，就是要求人们在言行举止、待人处事的时候做到不偏不倚，允执其中，审时度势，灵活变通，既不能太过，也不能不及；并用"礼"作为衡量太过和不及的准则。以"礼"作为准绳，杜绝妄念，克己制欲，用"礼"来约束自己，以行"中庸之道"。为此，孔子还提出了一些具体要求，如《礼记·曲礼》中提出"敖不可长，欲不可从，志不可满，乐不可极"，认为至高无上的道德伦理，也需要有"礼"的控制和约束，这样才能不使自己为物质所奴役，才能抵御外界的一切诱惑。可谓儒家养生的根本方法。

三、内心平静，调心养生

儒家养生还十分注重心理的调摄，主张人们要保持内心的平和和快乐的心境。孔子曰："不怨天，不尤人。"对于生活中遇到的大小事情都要想得开，不可以怨天怨地或埋怨别人，要保持内心的平静，做到"在家无怨，在邦无怨"（《论语·颜渊》），"君子不忧不惧"（《论语·颜渊》）。只有具备了良好的心理修养，才能气血调和，百病不生。孔子就是一个崇尚乐观通达之人，一次子路问孔子："君子亦有忧乎？"孔子曰："无也。君子之修先也，其未得之，则乐其意，既已得之，又乐其治，是以有终身之乐，无一日之忧。小人则不然，其未得之，患弗得之；既得之，又恐失之。是以终身之忧，无一日之乐也。"（《史记·孔子家语》）孔子认为，君子修身养性，在求学的过程中，便专志于求道，时常会有悟处，乐在这其中的意境；而当亲身体会到圣贤教诲之后，又乐于所得到的道德学问，并能在生活中善巧地运用，随意自在。因此，他有终身的快乐，而没有一日的忧愁。不注重道德修养的人却不这样，在没有得到的时候，一直担忧，希望得到；得到了之后，又唯恐失去，提心吊胆。对于一切总是患得患失，因此，一生都生活在担忧恐惧之中，没有一天的自在快乐。《论语·述而》"君子坦荡荡，小人常戚戚"亦直接指出了君子与小人的区别。在实际生活中，孔子进而把"君子泰而不骄，小人骄而不泰"作为处世尺度，还告诫人们"君子病无能焉，不患者之不已知也"（《论语·卫灵公》）。意思是说，一个受人敬仰的君子只会担心自己没有才能，而不会担心别人是否知道自己有多么的了不起，只有保持一颗平常心，才能客观地评价自己，才能去掉许多无端的烦恼。这种坦荡豁达的君子才能内心平和，气血条达，百病不生。在那个"人活七十古来稀"，人均寿命还不到40岁的年代，孔子寿至73岁，与他为人处世心胸坦荡、豁达大度是分不开的。

四、饮食有节，起居有常

儒家注重饮食养生，《论语·乡党》提出"食不厌精，脍不厌细""肉虽多，不使胜食气，惟酒无量，不及乱"。认为食肉不能过量，喝酒要以"不醉"为最好，切不可暴饮暴食。《论语·乡党》还对食物的质量、加工、佐料以及进食时间等方面都提出了具体的要求，如"食饐而餲，鱼馁而肉败，不食。色恶，不食。臭恶，不食。失饪，不食。不时，不食。祭于公，不宿肉，祭肉不出三日，出三日，不食之矣"。说明孔子极其注重饮食卫生，认为食物要精细，烹调要得当，进餐要定时、辨色、调味。"色恶"是指色泽已不再新鲜的食物，"臭恶"是指气味已经开始发生变化的食物，孔子把它们称为"粗菲之物"，不应食用，显示了孔子对食物营养和食品卫生有严格的要求，说明了当时他就已经认识到病从口入这一养生常识。

在起居方面，儒家主张居住宜因陋就简，反对追求奢华。"君子居之，何陋之有？"如果过于讲究居住环境的舒适安逸，会使人意志消沉，变得慵懒，体质也会变差，事业也会荒废。"居无求安"，"上而怀居，不足以为士矣"，告诫人们居处应以舒适、和乐为原则，"子之燕居，申申如也，夭夭如也"（《论语·述而》）。还主张生活要有节奏，"张而不弛，文武旨弗能也；弛而不张，文武弗为也"，认为紧张的工作和放松休息是相辅相成的，应当劳逸结合。在《孔子家语·五仪解》中记载："人有三命而非命也者，人自取之。夫寝处不时，饮食不节，佚劳过度者，疾共杀之。"认为在"天命"以外，人掌握着寿命，而有规律的作息时间，与健康有很大的关系。儒家还针对人体的气血与人体在不同年龄阶段之间的关系，提出了阶段养生，《论语·季氏》曰："少之时，血气未定，戒之在色；及其壮也，血气方刚，戒之在斗；及其老也，血气既衰，戒之在得。"指出了气血在不同的状态会导致不同的性情与行为倾向，故提醒人们在生命的每一个阶段都应注意自己的健康，做到寝处有时、饮食有节、劳逸适度。

五、养备动时，"六艺"养生

儒家还主张以"六艺"（礼、乐、射、御、书、数）来修身养性。"子与人歌而善，必使反之，而后和之"，在《论语》中记载的孔子及其弟子的许多活动中，经常有孔子与弟子们弹琴、鼓瑟、弦歌、击磬等文艺活动情节。孔子认为，好的音乐不仅能使人心悦神和，有益于身体健康，还能陶冶人的情操。对于音乐，孔子提倡多听积极、欢快及品味高雅的音乐，少听消极、悲伤和格调低下的音乐，孔子将"乐而不淫，哀而不伤"（《论语·八佾》）作为音乐欣赏的原则。荀子也特别重视"乐"对于养生的积极作用。他在《荀子·乐论》中提出了"礼乐之统，管乎人心矣"的观点，认为人的喜怒哀乐必然从声音中流露出来，从形体的动作中表现出来。他还创作了《雅》《颂》等音乐来引导和教化人们，足见当时他们对音乐的重视。

儒家的"六艺"养生不仅包括文艺，也包括武艺。认为射、御、舞等武艺的练习也能锻炼人们的意志，培养良好的道德水准，陶冶性情。儒家主动，强调精神振作，积极进取。儒家积极提倡体育运动，同时把体育和德育、智育一样列为培养人才的重要内容。孔子在其六艺教育中，不仅要求学生锻炼身体，他本人也以身作则，积极投身体育锻炼。如"孔子射于矍相之圃，盖观者如堵墙"，指出孔子射箭时，围观者多得都形成一堵墙了，说明他的射箭技艺是非常高超的。孔子还喜欢郊游，"孔子登东山而小鲁，登泰山而小天下"是其真实写照，至今泰山的一座石牌坊上还留有"孔子登临处"的遗迹。他与弟子们登山赋诗，既锻炼了身体，又陶冶了情操。荀子的"养备而动时"的动养思想，更是达到了先秦儒家养生思想的顶峰。荀子在《荀子·天论》中指出："养备而动时，则天不能病。养略而动罕，则天不能使之全。""养备"即养生方法完备，既指营养充足，也指养生有道；"动时"指经常注意运动。也就是说，一个养生有道，又经常注意锻炼身体的人，老天爷也不能使他生病；相反，若养生方法不当，而又缺乏锻炼的人，老天爷也难以使他健全。不注意养生的人，会"寒暑未薄而疾，祅怪（自然灾害）未至而凶"。从医学角度来看，注重形体锻炼的"动养"较之单纯的"静养"要积极的多，其功效也更为显著。所以，荀子"动养"思想的提出，进一步完善了我国古代的养生文化，是我国古代养生思想的精华之一。

第二节　儒家养生对中医养生的影响

中医养生理论的奠基之作《内经》中很少从道德层面论述养生，汉代以后，中医养生学的体系日益扩充，儒学的养生思想开始被养生学家逐渐融入中医养生学术体系，演变成中医养生的基本要求之一。如晋代养生学家葛洪在《抱朴子》中将养生的神仙方术与儒学的纲常名教相结合，强调"欲求仙者，要当以忠孝和顺仁信为本"。认为在养生方法中，德行修养比神仙方术这些具体的修行方法还要重要，是得以长寿的根本条件。魏晋以后的养生学家则把儒家的养德思想和中医养生学完全结合起来，并认为这是人们得以长寿的重要方法之一，甚至认为这是在中医养生体系中居于首位的思想，从而丰富了中医养生学中道德精神层面的内容。可见，儒家的养生观对我国中医养生学的形成和发展具有积极而深远的意义。

一、德全不危

首先，中医养生承袭了儒家重"德"的养生观，提出了"德全不危"的养生思想。《素问·上古天真论》曰："上古之人……所以能年皆度百岁而动作不衰者，以其德全不危也。"主张"恬淡虚无"。这正是吸收了儒家"仁者寿"的思想精髓。何谓"仁"？"樊迟问仁，子曰：爱人。"（《论语·颜渊》）孟子也说："仁者，爱人。"（《孟子·离娄》）可见，儒家的"仁"即人的爱心，或完美的道德修养。只有"仁爱"之人，方能长寿。如今看来，"仁"者之所以能"寿"，是因为具有"仁"的品德的君子在处世上就会胸怀坦荡，不忧不惧，谦虚和乐，泰而不骄。面对任何客观环境，都能通过自身的心理调节保持情绪的平静，尽可能避免因客观因素而影响人的正常生活。而一些见利忘义的小人，整天打个人的小算盘，患得患失，宠辱皆惊，这样必然会有损于自己的寿命。同时，儒家所提倡的"德"，还包含了我们中华民族的传统美德，如"三纲五常""五伦五德"等。所以，我国历代养生家均竭力提倡善养生者必须注重道德修养，养生贵在养心，而养心重在养德。例如，三国时期著名养生家嵇康在《养生论》中就明确指出"修性以保神，安心以全身"的观点，认为"形神相亲，表里俱济"，就能达到健身祛病、延年益寿的目的。汉代大儒董仲舒在《春秋繁露·循天之道》中亦云："故仁人之士之所以多寿者，外无贪而内心静，心平和而不失中正，取天地之美以养其身。"唐代孙思邈在《千金要方·养性序》中亦直言："德行不克，纵服玉液金丹，未能延寿；道德日全，不祈善而有福，不求寿而自延，此养生之大旨也。"这些可谓是对孔子"仁者寿"的诠解和沿袭。

二、阴平阳秘

此外，中医养生学还吸收了儒家的"中和"养生观，认为中和是一切生命整体维持平衡稳定，获得生存延续的必要条件。朱熹在《四书集注·中庸》中指出："中庸者，不偏不倚，无过、不及。"汉代董仲舒在《春秋繁露·循天之道》中云："能以中和养其身者，其寿极命。"可见，中医也认为养生的最佳境界即致"中和"。"中和"的观点，实质上提供了一种自我调节的方法，使自己在各方面，如饮食、起居、情志、劳作、运动、为人处世等方面，既不要太过，也不可不及，而应适度、相宜。中医养生学强调人体的统一性、完整性及其和自然界的相互统一。人体是一个有机的整体，构成人体的各部分在结构上不可分割，在功能上相互协调，在病理上亦相互影响，人作为自然界的一部分，与自然的关系也密不可分，故中医在治疗原则上讲究天人相应，要平衡阴阳、调和气血。中医养生学认为，生命的根本在于阴阳二气的协调与统一，"阴平阳秘，精神乃治"，只有做到"内外调和"，才能"邪不能侵"。平衡阴阳是中医养生的重要原则。阴阳是不可分割的两个方面，互根互用，相互依存。阳气主温煦、推动、兴奋，阳气旺盛，则人体强壮，自能抵御外邪，促进生长，保证健康；阴精是生命活动的物质基础，阴精损耗则致脏腑功能衰退，机体逐渐衰老。因此，平衡阴阳，补其不足，抑其有余，顾护阳气，保养阴精，以求阴平阳秘。古代养生家还提出要达到"天人相应""阴平阳秘"，首先必须顺应四时变化，"春夏养阳，秋冬养阴"；其次，应根据人体的阴阳盛衰情况来进行调养，阴平阳秘，脏腑功能协惆，气血畅达，才能祛病延年。"天人相应""阴平阳秘""气血调和"等都是儒家"中和"养生观的体现。

三、合理膳食

儒家养生提出了许多科学的饮食观念，如"食不厌精，脍不厌细""七不食""三戒"等，强调在饮食上应注重品质、卫生、规律、色香味等，其宗旨都是为了保证饮食的质量，从而发挥食物的营养价值，满足人体的正常需要，从而达到养生的目的。

中医养生观继承和发展了儒家养生中的科学饮食观念，在饮食结构上指出"五谷为养，五果为助，五畜为益，五菜为充，气味和则服之，以补益精气"。强调谷物、豆类是养育人体的主食；水果是平衡饮食中不可缺少的辅助食品；肉类及海产品是人体生长发育、修复组织及增强抗病能力的重要营养物质；蔬菜类食物由于富含纤维素、维生素和多种微量元素等，也是生活中不可缺少的营养补充物质。在饮食习惯上，中医养生家强调"饮食有节""食不要过饱"，反对"以酒为浆"的饮食习惯，还特别指出"食不厌精，脍不厌细，鱼馁而肉败，不食；色恶，不食；臭恶，不食；失饪，不食；不时，不食"。指出饮食要讲究科学化、合理化，定时定量，不过饥过饱，不过冷过热，不暴饮暴食，不酗酒无度，还指出要讲究饮食卫生，不要吃不新鲜的或腐败的食物。关于合理膳食，中医养生家还强调谨和五味："阴之所生，本在五味，阴之五宫，伤在五味。是故味过于酸，肝气以津，脾气乃绝。味过于咸，大骨气劳，短肌，心气抑。味过于甘，心气喘满，色黑，肾气不衡。味过于苦，脾气不濡，胃气乃厚。味过于辛，筋脉沮弛，精神乃央。是故谨和五味，骨正筋柔，气血以流，腠理以密，如是，则骨气以精，谨道如法，长有天命。"各种食物具有各自不同的性味、归经和功效，在调节人体气血阴阳和脏腑功能上有其独特的疗效。若食物与身体相宜，不仅能养生，还可祛病延年。

四、起居有常

在起居养生方面，中医养生家并未沿袭儒家养生的因陋就简，而主要汲取了儒家养生思想中的劳逸适度、规律有常。中医养生学认为，人生活在自然界中，那么起卧休息必须与自然界的阴阳消长的变化规律相适应才能长寿。例如，平旦之时阳气从阴始生，到日中之时阳气最盛，人们应在白昼阳气隆盛之时从事日常活动；黄昏时分则阳气渐消而阴气渐长，故人们到了此时就要停止劳作，回到住所；深夜之时则阴气最为隆盛，故人们到夜晚阳气衰微的时候，就要安卧休息直至天明，这也就是所谓的"日出而作，日入而息"，可以起到保持阴阳平衡协调的作用。又如，一年之中，四时的阴阳消长对人体的影响亦很重要。孙思邈言："善摄生者，卧起有四时之早晚，兴居有至和之常制。"即人们应按照季节的变化和个人的具体情况制定符合生理需要的作息制度，并养成按时作息的习惯，使人体的生理功能保持在平衡稳定的良好状态中。这就是起居有常之真谛。

五、精神修养

在精神修养方面，儒家的调心养生观为后世养生家们一致推崇，因此才有"笑一笑，十年少；愁一愁，白了头"的俗语流传至今。精神心理的调摄在中医养生学体系中亦是颇具影响力的。"人有五脏化五气，以生喜怒悲忧恐"。中医学认为，在一般情况下，正常的七情活动并不会导致疾病，但七情不及或太过都会影响人的正常生理，使脏腑功能紊乱而致病。如孙思邈的《千金要方》所云"多怒则百脉不定"，"多愁则心慑"，"莫忧思，莫大怒，莫悲伤，莫大惧，莫多言，莫大笑"；又如《素问·举痛论》所言"怒则气上，喜则气缓，悲则气消，恐则气下……惊则气乱……思则气结"。可见，情志失调，容易引起人体气机紊乱、脏腑功能失调而致病；而且，在许多疾病的发展过程中，可使病情加重或恶化。例如，临床上心脑血管疾病的急性发作均可由过度的精神刺激或情绪波动而引起。反之，若注意精神修养，就可避免许多疾病的发生，"恬淡虚无，真气从之，精神内守，病安从来"，说的就是这个道理。《千金要方》专列"养性门"，强调精神修养在防治疾病和延年益寿上的重要性，指出："故养性者……于名于利，若存若亡，于非名非利，亦若存若亡，所以没身不殆也。"嵇康《养生论》明确指出："修性以保神，安心以全身，爱憎不栖于情，忧喜不留于意，泊然无感，而体气和平。"《千金翼方·养老大例》

亦明确表示："养老之要，耳无妄听，口无妄言，身无妄动，心无妄念，此皆有益老人也。"故对于人们尤其是老年人来说，思想情绪的调节尤为重要，保持乐观开朗的心境，恬淡虚无，才能使气机调畅，气血调和，阴阳平衡，达到养生的目的。

六、体育锻炼

儒家的动养思想也对后世产生了积极而深远的影响，生命在于运动。中医养生学汲取了儒学的动养思想，认为体育锻炼与长寿有密切的关系。中医养生学提倡"法于阴阳，和于术数"，所谓"和于术数"，即包含了体育锻炼等强身健体之法。汉代名医华佗特别重视体育锻炼，他根据"流水不腐，户枢不蠹"的道理，提出"人体欲得劳动，但不当使极耳。动摇则谷气得消，血脉流通，病不得生。譬犹户枢，终不朽也"的观点，并模仿虎、鹿、熊、猿、鸟等五种动物生动活泼的姿态，创造了著名的"五禽戏"，该法沿用至今，对后世影响极大。其弟子吴普按法施行之，"年九十有余，耳目聪明，齿牙完坚"。此外，中医养生学流传至今的健身气功、八段锦、太极拳、少林内功、易筋经等，都是强身健体的好方法。不仅可以大大提高和改善人体各个系统及组织器官的功能，还能促进新陈代谢，缓解精神压力，祛病延年。老年人更应经常参加这类体育锻炼，对增强体质大有裨益，但要注意量力而行，不要过度。

儒家养生理论以"修身养心"为主要内容，以"仁者寿"为理论导向，以致"中和"为最高境界。将养生思想与道德修养、社会责任融合为一体，达到"修身、齐家、治国、平天下"的目的。不以纯粹的养生为要务，而是关注作为整体的社会中的人的生命存在，注重培养人们养生而不苟生的大无畏精神，是一种"以心为本"的养生体系。儒学养生思想的融入丰富了中医养生学的内容，赋予了中医养生对健康长寿更为全面的思想境界和追求。对我国中医养生学的形成和发展起到了举足轻重的作用。

第十章　中医养生的基本原则

第一节　形神共养

形神合一，又称形与神俱、形神相因，是中医学的生命观，也是中医学"整体观念"的具体表现。所谓形，是指构成人体的基本结构，包括五脏、六腑、皮肉、经络、骨骼等，是维持人体生命活动的物质基础；所谓神，则指人的精神思维活动，包括神志、意识、情感等，是人体生命活动的外在表现，也是维持生命活动的主宰。因此，形神共养，不仅要注意形体的保养，而且还要注意精神的摄生，使形体强健、精力充沛，身体和精神得到协调发展，才能保持健康长寿。形者神之质，神者形之用；形为神之基，神为形之主；无形则神无以生，无神则形不可活；形与神俱，方能尽终天年。《素问·上古天真论》曰："形体不蔽，精神不散。"说明二者之间是相互依存、相互影响、相互制约的关系，是一个密不可分的整体。

一、形为神之基

魏晋时著名养生家嵇康在其《养生论》中曰："形恃神以立，神须形以存。"说明形乃神之基。《内经》的形神观亦强调了这一观点，《素问·上古天真论》曰："形体不蔽，精神不散。"由此可见神以形为基础的重要性，无形则神无以生。战国时期著名思想家荀子在《荀子·天论》中说："天职既立，天功既成，形具而神生，好恶喜怒哀乐藏焉。"主要是说，天作为自然界的代表，通过自身自然规律的演变，产生了我们所能见到的现象，其自然规律即是神的表现。引申到人的身上，我们只有具备了形体，才能产生像自然规律一样的精神活动。《灵枢·本神》亦指出"肝藏血，血舍魂""脾藏营，营舍意""心藏脉，脉舍神""肺藏气，气舍魄""肾藏精，精舍志"，不仅说明了"五脏"是"五神"的物质基础，而且说明了由五脏所主的精、气、营、血、脉及其生理功能与"五神"的动态关系。五脏藏而不泻，化气生神，神内守而情外达，正是五脏与五神密切关系的体现。金元四大家中的朱丹溪亦在《丹溪心法》中强调"神不得形，不能自成"。

《素问·上古天真论》指出，"积精"方可"全神"。顾名思义，神是否健全与精是否充盛有密切关系。中医养生学中常将"精、气、神"视为人体三宝，强调人体的气、血等精微物质是精神活动的物质基础。李东垣在《脾胃论》中指出："气乃神之祖，精乃气之子。气者，精神之根蒂也，大矣哉！积气以成精，积精以全神。"说明精气充足才能神识健全。《灵枢·营卫生会》曰："壮者之气血盛，其肌肉滑，气道通，荣卫之行，不失其常，故昼精而夜暝。老者之气血衰，其肌肉枯，气道涩，五脏之气相搏，其营气衰少而卫气内伐，故昼不精，夜不暝。"由此可见，气血充盛，方可使神内守、安宁；反之则会出现神不守舍、夜不能寐的现象。《灵枢·平人绝谷》说："血脉和利，精神乃居。"《素问·上古天真论》说："形体不蔽，精神不散。"以上这些论述，都强调了人体只有保持气血等精微物质的充足，才能维持旺盛的精神活动。精神思维活动需要大量的气血精微来供应，故临床上认为，劳神太过，则易耗损心血，心血亏虚，则神志不宁，神志不宁，则会出现各种异常的现象。

二、神为形之主

明代医家张景岳有云："神虽由精气化生，但统权精气而为运用之者，又在吾心之神。"可见，神为形主，无神则形不可活。人体的整体统一不仅表现为内部各个脏腑之间密切联系，同时也表现为与外界的自然环境保持着密切的联系，而主宰这一系列联系的根本就是神。《素问·灵兰秘典论》说："凡此十二官者，不得相失也。故主明则下安……主不明则十二官危，使道闭塞而不通，形乃大伤。"在人的一切精神活动中，神起着主宰作用，维持着人体内环境的平衡，也调节人体对外部自然环境的适应能力，缓冲各种外界环境对人体的刺激，从而保持人体与自然之间的平衡。如《灵枢·本神》曰："怵惕思虑者则伤神，神伤则恐惧流淫而不止。因悲哀动中者，竭绝而失生。喜乐者，神惮散而不藏。愁忧者，气闭塞而不行。盛怒者，迷惑而不治。恐惧者，神荡惮而不收。"此外，神在机体卫外抗邪的过程中也起到了重要的作用，如《灵枢·本脏》所说："志意者，所以御精神，收魂魄，适寒温，和喜怒者也。志意和则精神专直，魂魄不散，悔怒不起，五脏不受邪矣。寒温和则六腑化谷，风痹不作，经脉通利，肢节得安矣。"

形作为神的物质基础存在，而又受到神的主宰，构成了形神合一的有机整体。形的生理功能异常可导致神的变化，反之亦然。因此，养形和养神必须兼顾，切不可偏废。《内经》也是基于形神之间相互影响、相互制约的关系特点，提出了形神共养的养生原则。《素问·上古天真论》明确指出："上古之人，其知道者，法于阴阳，和于术数，食饮有节，起居有常，不妄作劳，故能形与神俱，而尽终其天年，度百岁乃去。"这既是中医养生观的基本思想和原则，也是中医整体观念在养生学中的体现。

三、形与神共养

中医养生学的养生方法有很多，但归纳起来，主要是"养神"和"养形"两大部分，即所谓"守神全形"和"保形全神"。《内经》明确提出"形与神俱"的形神共养观。提示我们，养生需兼顾形体和精神两方面，形体的健壮和精神的充沛需相辅相成，方能相得益彰。

长期以来，中医养生学一直受到以老、庄学说为中心的道家思想的影响，故总体而言，中医养生观常以"养神"为第一要义，认为"神明则形安"。先秦时期的道家创始人老子、庄子均以"清静"学说立论，强调"养神"的重要性，如老子在《道德经》中提出"致虚极，守静笃"，"淡然无为，神气自满，以此将为不死药"。庄子在此基础上更是提出了"唯神是守，守而勿失，与神为一""平易恬淡，则忧患不能入，邪气不能袭，故其德全而神不亏"的清静养神的养生长寿之法。魏晋著名养生家嵇康在其《养生论》中提出"修性以保神，安心以全身"的观点，强调以神养形的重要性。作为中医养生学理论立论之基的《内经》，首次从医学角度提出了"形神合一"的观点。《素问·上古天真论》指出："夫上古之圣人之教下也，皆谓之虚邪贼风，避之有时，恬淡虚无，真气从之，精神内守，病安从来。"强调了"精神内守"的观点，认为人欲保持身体健康、精力充沛，除了要避免虚邪贼风等有害刺激对机体的侵袭外，还需保持"恬淡虚无"，从而做到精神内守，即所谓"养神"。此外，还可以通过四气调神、气功练神、戒欲养神、修性怡神等方法，做到顺应天时、调息宁心，培养自己的兴趣爱好，从而起到修心养性的作用。总之，"守神而全形"的养生观即是从"养神"入手，关注身心健康，达到养生的目的。

形体是生命存在的物质基础，是"神"产生的根本，只有形体健全、健康，才能产生主宰生命的精神活动。我们通常所认为的健康是指形体的健康，形体健康则五脏六腑机能正常、经络通畅、气血充沛，自然神清气和。《灵枢·经脉》有这样的论述："人始生，先成精，精成而脑髓生，骨为干，脉为营，筋为刚，肉为培，皮肤坚而毛发长。"描述了人在胎儿时期的发育过程，提示了人最初的形体是由父母之精构成的，也是产生神的物质基础。故"保形"必须重视保养精血。《景岳全书》说："精血即形也，形即精血。"是说人除了禀受先天之精而形成外，后天的顾护调养也非常重要，除了可以通过饮食及药物的调养外，还需做到生活规律、适度运动、劳逸结合等，就可有效地促进新陈代谢，增强体质，避免劳倦过度，促进机体健康。

养神和养形，有着密切的联系，二者不可偏废。"守神全形"和"保形全神"，是在"形神合一"论指导下，对立统一规律在养生学中的运用，其目的是为了达到"形与神俱，而尽终其天年"。

第二节　顺应自然

中医整体观认为，人与自然界具有统一性，是一个有机整体，自然界是人类生存的基础。自然界的各种变化，都可以直接或间接地影响人体的生命活动，使机体产生适应性的反应。当这一变化控制在机体生理反应范围内时，人体可以适应性地接受；当外界变化超越了这一范围，就会产生病理反应。《灵枢·岁露》："人与天地相参与，与日月相应也。"《素问·上古天真论》："虚邪贼风，避之有时。"均强调了要适应自然变化，避免外邪侵袭。顺应自然包括两方面的内容，一是遵循自然界正常的变化规律，二是谨防异常变化造成的影响。

四时、昼夜、天地、地域等的变化，都会对机体产生一定影响，使人体产生生理或病理的反应。在四时的气候变化中，春属木，其气温；夏属火，其气热；长夏属土，其气湿；秋属金，其气燥；冬属水，其气寒。因此，春温、夏热、长夏湿、秋燥、冬寒就是四时变化的一般规律，在这种气候变化下，人就会对应地产生生、长、化、收、藏等一系列的适应性变化。如《灵枢·五癃津液别》中说："天暑衣厚则腠理开，故汗出……天寒则腠理闭，气湿不行，水下流于膀胱，则为溺与气。"这说明，春夏天暖，阳气疏泄向外，带动气血运行趋于体表，故出现皮肤毛孔张开，易于出汗的现象；反之，秋冬天寒，阳气闭阻于内，而使得气血运行趋向于里，出现皮肤毛孔闭合，少汗多尿的现象。此外，这样的变化还会出现在脉象上，表现为"春夏脉多浮大，秋冬脉多沉小"。由于每个季节都有其自身的特点，所以当季节特点太过或不及时，就会使人体产生病理性的变化而发为季节性疾病。《素问·金匮真言论》指出了"春善病鼽衄，仲夏善病胸胁，长夏善病洞泄寒中，秋善病风疟，冬善病痹厥"的季节性发病特点。此外，还有某些慢性宿疾，如痹证、哮喘等，也会在季节更替的时候发作或加重。

在昼夜晨昏的变化中，人体也会产生与之相适应的反应。尽管昼夜的寒温变化幅度并不及四时的变化明显，但也会对人体产生一定的影响。《灵枢·顺气一日分为四时》曰："以一日分为四时，朝则为春，日中为夏，日入为秋，夜半为冬。"一日之内，人体的阳气变化也会随着时辰的不同而变化，如《素问·生气通天论》有云："阳气者，一日而主外，平旦人气生，日中而阳气隆，日西而阳气已虚，气门乃闭。"说明日间阳气多趋向于表，夜间多趋向于里。

地区气候的差异、地理环境及生活习惯的不同，都是影响人体生理活动的因素。南方湿热，人体往往腠理疏松；北方干寒，人体多腠理致密。故易地而处，容易出现水土不服的现象，这就是人体不能适应突然改变的环境所出现的应激反应。一段时间后，人体适应了这一改变，不适症状也会随之消失。因此，顺应四时、昼夜和地域的变化规律，是养生的重要环节。《灵枢·本神》指出："智者之养生也，必顺四时而适寒暑，和喜怒而安居处，节阴阳而调刚柔，如是僻邪不至，长生久视。"中医学认为，顺应自然是建立在天人相应的基础上的，不是被动消极的，而是主动积极的。人类在长期与自然界斗争的过程中，逐渐掌握了自然规律，不仅可以被动地适应自然，更能主动地去改造自然，从而提高了人类的生存能力，避免了疾病的发生。如《素问·移精变气论》"动作以避寒，阴居以避暑"，《千金要方》"栖息之室，必常洁雅，夏则需敞，冬则温密"等，从以上这些论述可以看出，中医养生学已经关注了人类顺应自然、改造自然的能力，发挥了人对自然的主观能动性。故《吕氏春秋·尽数》亦指出："天生阴阳寒暑燥湿，四时之化，万物之变，莫不为利，莫不为害。圣人察阴阳之宜，辨万物之利以便生，故精神安乎形，而寿长焉。"

自然界是人类生命的源泉，人要维持其生命活动，必须顺应自然，适应自然变化的规律。老子云："人法地，地法天，天法道，道法自然。"我们现在所说的道家的养生观，就是顺应自然的养生观念，最早就是由古代哲学家老子提出来的。他在《道德经》中说："故道大，天大，地大，人亦大。域中有四大，而人居其一焉。"在此基础上，《荀子·王制》中又进一步指出："水火有气而无生，草木有生而无知，禽兽有知而无义，人有生有知亦且有义，故最为天下贵也。"人之所以"为天下贵也"，就是因为人"有义"可法于天地，行为有一定准则，这也是人类所特有的。《素问·宝命全形论》亦说："天覆地载，万物悉备，莫贵于人。"《灵枢·玉版》则指出："人者，天地之镇也。"万物之中，只有人类具有主观能动性，可以征服自然。其把《白虎通》所说的"天之为言镇也，居之理下，为人镇也"的观点做了明确的修正，突出了人的主观能动作用。正是这种思想文化环境为养生学提供了认识方法和思想基础。道教经典《太平经》反复论及重命养身、乐生恶死的主张，指出："人居天地之间，人人得壹生，不得重生也。"所以要珍惜生命。"人最善者，莫若常欲乐生"，为此又提出了"自爱自好"的养生说，"人欲去凶而远害，得长寿者，本当保知自爱自好自亲，以此自养，乃可无凶害也"。只有通过自身调养和坚持锻炼，才可以长寿。这是一种积极的养生观念，与那种将生死归结为"天命"的观点相比，充满了可贵的奋斗精神，为中医养生学的发生、发展提供了良好的基础。

道家的很多经典著作中，都提出了以修身养性、延年益寿为第一要旨的思想。正是在这一思想基础上，提出了中国古代养生史上一个响亮的口号——"我命在我不在天"（《抱朴子内篇·黄白》），强调生命之存亡、年寿之长短，不是取决于天命，而是取决于自身。这一口号包含着一种积极主动的人生态度，在养生史上产生过巨大的影响和深远的意义。这种充分发挥人的主观能动性，以主动进取的精神去探索和追求人类的健康长寿，争取把握自身生命自由的思想，促使后世的养生家多方采撷、创造了许多养生方术，如食养、服气、外丹、内丹、房中术等。尽管有时走入歧途，但为探索延年益寿积累了一定经验。

以人为核心的生态观念，有一个鲜明的思想特征。事实上，人不仅可以认识自然，更可以利用、改造、保护自然，建立起更加有利于健康长寿的自然环境，造福于人类。

第三节　平衡阴阳

阴阳的平衡是指阴阳的对立制约、互根互用是处在不断的运动变化之中的。在正常的生理限度内，阴阳间平衡的不断建立和打破贯穿了人体生、长、壮、老、已的整个过程。当平衡不再被打破，也就意味着新陈代谢停止和生命终结。因此，从"平衡"的角度来说，中医学认为，阴阳的消长变化才是机体保持气血充足、精神振奋的不二法则，即所谓"阴平阳秘，精神乃治"。中医养生学认为，只有保持气血阴阳的平衡，才能起到延年益寿的作用。其基本点即在于燮理阴阳，调整阴阳的偏盛偏衰，使其复归于"阴平阳秘"的动态平衡状态。这正如清代医家徐灵胎所说："审其阴阳之偏胜，而损益使平。"可以说，"损益使平"便是养生的关键，即燮理阴阳的具体体现。所谓平衡阴阳，主要有两层意思，一是指保持机体各脏腑器官生理功能之间的动态平衡，二是指保持机体与外界环境之间物质交换的相对平衡。

中医养生学用阴阳学说来概括说明人体生理功能的变化，认为阴阳对立统一存在于脏腑、经络、气血津液等的变化过程中。"阴平阳秘"的生理状态也有赖于机体各部之间的相对稳定和协调，从而保持机体生存。《素问·阴阳应象大论》说："阴胜则阳病，阳胜则阴病；阳胜则热，阴胜则寒。"说明阴阳间的消长平衡是生命存在的根本条件，因此，保持人体的阴阳平衡协调就成为一条重要的养生法则。《医贯砭·阴阳论》有云："阴阳互为其根，阳根于阴，阴根于阳；无阳则阴无以生，五阴则阳无以化。"无论是日常的起居饮食，还是精神活动，保持阴阳的平衡都是基本原则，这是《中庸》"和"的特点的体现，也是人体最佳稳态的表现。

人体的生命过程就是新陈代谢的过程，整个生命过程中的新陈代谢也是通过阴阳平衡来完成的。人体作为一个开放的系统，时刻与外界环境发生物质交换，诸如呼吸的吐故纳新、食物的吸收和排泄，同时，体内各部之间也时刻发生相互协调的变化，如体温的升高和降低、内环境酸碱的变化等，都是由体内外阴阳协调平衡共同完成的。《伤寒论》云："阴阳自和者，必自愈。"自愈是指机体自身存在的一种抵御外邪和抗干扰的能力，相当于现代医学所说的抵抗力，机体可以在环境适度变化的情况下，通过自身的调节系统达到"阴平阳秘"的平衡状态，从而起到防御和治疗疾病的作用。从中医稳态角度来说，"阴阳自和"是阴阳学说对机体内稳态最早的阐释。人体通过阴阳的消长和自然间的物质交换，从周围环境中摄取所需物质，供给人体需要，又将机体代谢的废物排出体外。这一过程维系了人与自然间的协调平衡。将这一理论放大来看，就可以从各事物之间的动态交流揭示机体自我平衡的调控机制，而"阴平阳秘"即是这一机制的最佳状态。这种动态交流，重视的是过程，说明阴阳的消长平衡在人体健康与疾病的恢复过程中起着不可或缺的作用。

人体就是一个阴阳运动协调平衡的统一整体，人生历程就是一个阴阳运动平衡的过程。阴阳平衡是人体健康的必要条件，运用阴阳平衡的规律，协调机体各部之间的功能，使机体达到内外平衡协调就是养生的根本任务。人体是以五脏和六腑为主体，与五志、五神等有机结合的整体，因此，在协调脏腑功能时，不仅要关注脏腑间的平衡，更要注意情志间的平衡。喜、怒、忧、思、悲、恐、惊等情志过激，都可影响脏腑，造成脏腑功能失衡而滋生百病，而疾病又可反馈人的情志，造成恶性循环。因此，必须随时调整机体生理与外界环境的关系，才能维护其协调平衡的状态。

人体的生命活动是有规律的，所谓运则立、动则健，符合生命规律的运动就可以对人体造成有益的影响，违背生命规律的运动则会带来有害的影响。机体新陈代谢效率的高低、正气的强弱、气血精液盈亏、抵抗力的强弱及预后的好坏等，都和机体的运动息息相关。机体正常的活动主要包括两类，一是供给性的运动，二是消耗性的运动。供给性的运动主要是指体内脏腑、气血津液等为生命活动提供物质基础的内在运动；消耗性运动主要是指机体在日常生活中所做的脑力、体力等外在运动的总和。大量生活实践证明，当这种"供销"关系的平衡被打破时，就会出现亚健康、疾病甚至死亡。现代医学研究表明，无规律的生活，会造成人体内环境紊乱，久而久之造成机体各种功能失调，进而引起各种疾病，影响生活质量，甚至造成死亡。可见，任何运动都有各自的限度，这个限度就是《内经》所说的"以平为期"。

第四节　动静结合

一、动和静的辩证关系

动和静是养生观中对立统一的两个方面。在人的生命过程中始终保持着动静和谐的状态，维持着机体的生理活动。王夫之《周易外传》指出："动静互涵，以为万变之宗。"动是指运动、活动；静是指安静、清净。中医学认为，运动的、外向的属于阳，安静的、内守的属于阴，阴阳互根，孤阴不生，独阳不长，故此"动静互涵"是宇宙万物的根本法则。《思问录》谓："太极动而生阳，动之动也；静而生阴，动之静也。""方动即静，方静旋动，静即含动，动不舍静。""静者静动，非不动也。"既说明了"动"与"静"是相反对立的两个方面，又体现了"动静不离"的相互依存的辩证统一关系。正如《周易》中所说"一阴一阳谓之道"，宇宙万物的变化，无不是阴阳对立、动静互涵的运动模式。《素问·阴阳应象大论》说："阴阳者，天地之道也，万物之纲纪，变化之父母，生杀之本始，神明之府也。"正是这种一进一退、相互作用、相反相成的关系，才使得宇宙万物得以生化不息。古代哲学家认为，动静都是相对的，动中有静，静中有动是不可分割的统一整体。故王夫之又在《张子正蒙注》中强调了"流俗滞于物以为实，遂于动而不返，异端虚则丧实，静则废动，皆违性而失其神也"的说法。认为只承认动或者只承认静，将动静割裂的思想是错误的，是违背事物变化本质的。朱熹也明确了这一思想："静者，养动之根，动者所以行其静。"动和静是运动的两个方面，动不等于无静，反之亦然，两者相互为用，才是生命之根本。

二、动静相融的统一观

人体的新陈代谢，概括而言就是自身动静变化的过程，健康的生理活动就是机体动静相对平衡的表现。我们常认为，坐卧为静、走跳为动，其实不然，当我们处于坐卧的相对静态中时，我们的脏腑器官并未停止运动，我们仍然存在呼吸、消化、分泌等活动，甚至做梦也是机体内脏运动的表现。当内部运动达到一定程度时，平衡就会被打破，在日常生活中我们会表现为口渴、饥饿或从梦中醒来等现象。正如《素问·六微旨大论》所言："岐伯曰：成败倚伏生乎动，动而不已，则变作矣。帝曰：有期乎？岐伯曰：不生不化，静之期也。帝曰：不生不化乎？岐伯曰：出入废则神机化灭，升降息则气立孤危。故非出入，则无以生长壮老已；非升降，则无以生长化收藏。"以上论述清晰地展示了动和静的辩证关系，升降出入是宇宙万物的变化规律。《道德经》中有云："人法地，地法天，天法道，道法自然。"说明了人的生理活动是小自然，是顺应自然的过程。故周述官说："人身，阴阳也；阴阳，动静也。动静合一，气血和畅，百病不生，乃得尽其天年。"由此可见，动静相融统一的观念可用来指导我们的生理活动、疾病的诊断治疗、中医养生等方面。

清代柳华阴《金仙证论》曾说："夫静者静其性也。性能虚静，尘念不生，则真机自动。动者非心动，是气之动也。气机既发动，则当以静应之。"就生理而言，人体的营养物质属阴，构成人的形体，体内气的升降出入运动属阳，是人体运动的原动力。《素问·宝命全形论》："人生有形，不离阴阳。"具体到脏腑器官亦是如此，如心属火，主动；肾属水，主静。只有"水火既济""心肾相交"，才能保持正常的生理状态。人体所有的生理活动，如饮食的消化吸收、水液的循环代谢、呼吸的吐故纳新等都是在机体各部动静协调下完成的。因此，我们要保持机体动静平衡才能达到养生的目的；反之，无论是外感还是内生的疾病，都是由于机体内部动静失调产生的。

三、动静结合的养生观

动和静是中国传统养生法则的两个方面。众所周知，"生命在于运动"，适量的运动有助于促进人体新陈代谢，增强体质，延缓衰老。但过量运动又会造成机体的运动性损伤，或者出现过度疲劳的亚健康状态，所以，又有人提出"生命在于静止"的观点。以动静为纲，可将古代养生家分为主静和主动两派，以老、庄为首的道家养生推崇以静养生，强调静以养神。而以《吕氏春秋》为主的一派，主张以动养生，强调动以养形。他们虽各有不同的主张，但从整体思想上看也不否认对立面的存在。如《庄子·在宥》既有"必静必清，无劳汝形，无摇汝精"的主张，也有"吹呴呼吸，吐故纳新，熊经鸟伸"的主张。《吕氏春秋》一方面认为"流水不腐，户枢不蝼，动也，形气亦然"，另一方面也指出"静胜躁"。正是因为古代养生家们既有自己的主张，又有包容百家思想的辩证统一的观念，才使得后来的中医养生学可以动静互涵、相辅相成，达到"动以养形，静以养神，形与神俱，行劳不倦"的养生目的。

（一）静以养神

神是形的主宰，中医认为，神是安静的、内守的，所以需"静以养神"。我国历代医家也非常注重"养神"与健康的关系。《内经》"恬淡虚无"、老子"致虚极，宁静笃"的主张，均提示了养神需排除杂念以达到安静宁神的境界。后世医家如三国时的嵇康、唐代的孙思邈、明代的万全等，又对此理论有了更深入的阐释。至清代的曹庭栋，又辩证地提出了清静养神需与适度用神相结合的养生观，在他的《养生随笔》中提到"心不可无所用，非必如槁木，如死灰，方为养生之道"。强调了安静养神绝非是神无所用，心无所属的状态。只有在动静相宜的指导思想下，既安静养神，又正常思索，不妄动心血才是养生正道。这一观点又使得静以养神的理论上升了一大步。在日常生活中，我们可以通过少私寡欲、调摄情志、顺应四时、常练静功等诸多方法静养情志，同时结合动静相宜的观点，做好养形的基础。

（二）动以养形

动以养形是《内经》中动静互涵养生观的另一重要方面。适度运动可以使气机调畅、气血通利，长时间坐卧则易使人气机郁滞、气血凝结。故《吕氏春秋·达郁》说："形不动则精不流，精不流则气郁。"运动可以促进精气流通，气血畅达，增强抵抗力，提高生活质量等。华佗有云："动摇则谷气得消，血脉流通，病不得生。"可以看出，运动可以促进脾胃运化功能，脾胃乃后天之本、生化之源，故脾胃健旺则气血充足，必可延年益寿。《内经》中除了主张适度锻炼外，还主张"形劳而不倦"，"久立伤骨，久行伤筋，久视伤血"。伤骨、伤筋、伤血是因为长时间的运动，机体气血耗损剧烈，运化不及而出现的匮乏现象，所以，《素问·上古天真论》所谓"不妄作劳"强调了动需有度才是养生之道。现代生活中，人们处于高速的城市生活中，来自各方面的社会压力往往使人只关注忙碌的工作，而忽略了运动的重要性，导致了亚健康状态，这就是因为违背了动静相宜的养生观点。其实，只需每日维持适度的运动，就能起到活络筋骨、行气活血的作用，从而符合动静相宜的要求。

（三）动静适宜

动静相宜、形劳不倦的原则贯穿在养神和养形两个方面。《类经附翼·医易》说："天下之万理，出于一动一静。"我国古代养生家们一直都主张动静适宜，主张动静结合，刚柔并济。实践证明，只有当动和静、劳和逸这些对立的关系协调得当时，才能起到养生的作用。从《内经》中的"不妄劳作"，到孙思邈的"养性之道，常欲小劳"，都强调了这一观点。一些中国传统的体育活动，如太极拳、八段锦、五禽戏等都是"以静制动"的典型代表。明代医家张景岳又在原有基础上，对"形劳而不倦"提出了不同的理解。他认为："形劳而神逸，何倦之有？"意思是说，如果能保持精神安逸，又怎么会感觉疲劳呢？将这一理论放到现代社会中，是否可以这样理解，如果我们可以以高昂的斗志投身于所处的工作中，孜孜不倦，虽形体劳累，但是由所取得的成就带来的快慰感，自然可以消除劳倦之感。

所以，动静相宜是养生的一大法则，人们需根据自身情况，衡量运动的具体量。身体强壮的人可以适度增加运动量，身体虚弱、体力较差的人则可以适度减少。同时，可以结合四季时令的更替、每日时辰的变化灵活地控制运动量，如早晨先静后动，以升发阳气，晚上先动后静，以潜藏神气；春夏宜动，秋冬宜静。

第五节　因人制宜

根据年龄、性别、体质、职业、生活习惯等的不同，有针对性地选择相应的养生方法，叫作"因人制宜"。人类本身存在着较大的个体差异，这种差异不仅存在于种族之间，也存在于个体之间。每个人所处的环境、生活习惯的不同，会造成个体身心、体质的明显不同。这就要求我们在选择养生方法时要做到因人施养、辨证取法，达到延年益寿的目的。

一、年龄

严格意义上来说，人的一生是开始于胚胎时期的。因此，因人制宜地进行养生当从"胎"说起。胎孕养生是指从受孕至分娩这段时间，为促进胎儿智力、身体的良好发育所做的一系列有利于孕妇和胎儿身心健康的养生措施。在这一时期中，胎儿完全禀受母体的脏腑精血而生存。现代医学表明，母亲的情绪变化、营养状况会直接影响胎儿日后的生长发育及性格形成。在孕期，母亲过于紧张或焦虑，胎儿出生后也容易急躁，易怒好哭闹。因此，在胎孕期间当注意胎教。母体应保持心情愉悦、营养充足，此外，还可以通过端心正坐、怡情养性等方法修养自己的品德，培养高尚的情操和美好的心灵。

小儿生机旺盛，但脏腑未充，《小儿药证直诀》谓小儿"五脏六腑，成而未全……全而未壮"，故脏腑娇嫩，容易感受外邪而发病。因此，少儿养生的要点在于精心养护。小儿脾胃脆弱，且饮食不能自节，肺脏娇嫩，易寒易热，一旦发病则病情发展较快。故需父母在养护时格外注意，做到未病先防，既病防变。此外，小儿的心理发育也未臻完善，其精神怯弱，易受惊吓致病，同时，由于情志不稳，可塑性大，易于接受各方面的影响和教育。针对少儿的生理、心理特点，不失时机地采取科学的养生措施，是促进少儿健康成长的重要保证。

青少年时期是人生长发育的高峰时期，在此期间，人的体格快速生长，与成人接近。第二性征也明显发育，生殖系统日趋成熟，各脏腑功能也日益健全和成熟。随着生理方面的迅速发育，心理也随之成熟。青少年代谢旺盛，在饮食调摄方面，必须全面注意营养的合理调配，特别注意蛋白质和热能的补充。此外，这一时期还当注重培养青少年良好的生活习惯和健康的心理素质。青少年在这段时间内心理矛盾明显，常出现幼稚和成熟兼具的复杂现象，叛逆心理明显。在对青少年进行心理疏导时当注意循循善诱，时刻关注心理变化，灌输正确的人生观、价值观，加强青少年的自我修养，普及科学的性知识。

中年时期，机体开始由盛转衰，生理和心理都处于成熟的状态，各方面机能稳定，并随着年龄的增长开始逐渐减退。中年是承上启下的一代，肩负着家庭、社会多方面的责任。容易陷入焦虑、紧张、抑郁等负面情绪中，必然耗伤精气，损害心神，早衰多病。《养性延命录》强调"壮不竞时""精神灭想"，就是要求中年人要畅达乐观，不要为琐事过分劳神。此外，中年人年富力强，为了充当好社会各方面的角色，容易陷入长期"超负荷运转"的恶性循环中，积劳成疾。这就要求人们在保证营养的前提下，要善于科学地安排工作，切忌过劳。

人到老年，生机减退，气血亏虚，各方面机能都出现明显的衰退。其生理特点表现为生理机能自然衰退，机体协调能力及稳定性减弱。《灵枢·天年》早有"六十岁，心气始衰，苦忧悲，血气懈惰，故好卧；七十岁，脾气虚，皮肤枯；八十岁，肺气衰，魄离，故言善误"的说法。老年体虚，多患虚证，或虚实夹杂之证，养护时当注意审慎调食，老年人脾胃消化功能减退，故饮食应当符合营养多样、清淡易消化的标准，当多食温熟软烂的食物。还需调摄起居、谨避风寒、适度锻炼等以维护身心健康。

二、性别

男女性别不同，各有其生理特点。女性有经、带、胎、产等情况，其脏腑经络气血活动与男子有所不同，各时期养生也有所不同。

女性情感丰富，精、血、神、气颇多耗损，极易患病早衰。《千金要方》中说："妇人之别有方者，以其始妊生产崩伤之异故也。"又说："女人嗜欲多于丈夫，感病倍于男子，加以慈恋爱憎嫉妒忧患……所以为病根深，疗之难瘥。故养生之家，特须教子女学习此三卷妇人方，令其精晓。"做好女性的养生，有着特别重要的意义。她们的健康不仅影响自身寿命，还关系到子孙后代的体质和智力发展。为了预防并减少女性疾病的发生，保证女性的健康长寿，除了注意一般的养生外，尚须注重经期、孕期、产褥期、哺乳期及更年期的养生。

第六节　因时制宜

四时气候的变化，对人体的生理功能、病理变化均产生一定的影响。因时制宜，就是按照时令季节的变化规律，运用相应的养生手段保证健康长寿的方法。这种"天人相应，顺应自然"的养生方法，是中医养生学的一大特色。

在四时养生中有"春夏养阳，秋冬养阴"的说法，意思是春夏季节，阳气逐渐生发，万物复苏，是属于生发的季节，人们顺应天时顾护阳气，到了秋冬季节，气候逐渐转凉，是人体阳气收敛，万物收藏的时候，此时人们也当以保养阴精为主而顺应天时。此外，《素问·八正神明论》说："四时者，所以分春秋冬夏之气所在，以时调之也，八正之虚邪而避之勿犯也。"这里所谓的"八正"是指立春、立夏、立秋、立冬、春分、秋分、夏至、冬至八个节气，这八个节气在二十四节气中都处于转折点，也就是各季节中气候变化较为剧烈的时候。人体可以在一定范围内适应气候的变化，保持正常的生理活动，但超过这一限度时就会患病。因此，人们在顺应季节养护正气的同时，更需格外注意避忌外邪。

一、春季养生

《素问·四气调神大论》指出："春三月，此谓发陈。天地俱生，万物以荣。"春三月，是指从立春开始到谷雨的六个节气。春为四时之首，新春伊始，冰雪消融，是万物萌发的季节，自然界生机勃发，一派欣欣向荣的景象。因此，此季节的养生，需要顺应春天万物生发的特点，顾护阳气。春季气温开始升高，阳气运动趋向于表，此时腠理渐松，体表气血供应增多，使人产生困顿之感，所以，人们应该夜卧早起，促进阳气生发，清晨可以做适量的运动，使形体舒展，一则缓解困倦感，二则助阳生发。春季属木，与肝相应，木曰曲直，喜调达，故春季当重视养肝，保持心情的舒畅，戒躁戒怒，常参加户外活动，避免独居室内而产生抑郁感。春季饮食宜食辛香发散之品，不宜食酸收之味。

二、夏季养生

《素问·四气调神大论》指出："夏三月，此谓蕃秀。天地气交，万物华实。"夏三月是从立夏到大暑的六个节气。夏季阳光充足，气温偏高，雨水充沛，是万物竞相生长的季节，所以，此季节的养生应着眼于一个"养"字。夏季的作息，可以适当地晚睡早起，以顺应自然界阳盛阴衰的特点。夏季气温偏高，人体易被"暑气"侵袭，出现中暑的症状，故夏季午后日晒最烈的时候当避免户外活动，亦可小睡片刻，一则可避炎热，二则缓解疲劳。此外，夏季饮食也需以清凉解暑为宜，多食绿豆、西瓜等消暑之品。可以在清晨或傍晚，气温凉爽的时候进行适度运动，但不宜剧烈，避免汗出过多，耗气伤阴。

三、秋季养生

《素问·四气调神大论》指出："秋三月，此谓容平。天气以急，地气以明。"秋三月是从立秋至霜降的六个节气。秋季是万物成熟的季节，此时天气逐渐转寒，是阳气渐收，阴气渐长，由阳向阴转换的关键时期。所以，此季养生当注重一个"收"字。秋季作息，当早卧早起以顺应秋季收的自然特性。秋季气温渐降，草枯叶落，花木凋零，常使人产生凄凉之感，《素问·四气调神大论》指出："使志安宁，以缓秋刑，收敛神气，使秋气平；无外其志，使肺气清，此秋气之应，养收之道也。"说明秋季养生首先要培养乐观情绪。秋季应多食酸收之味；又因秋季天气干燥，不宜辛香发散之品，可多食滋阴润燥之物，如芝麻、蜂蜜、梨等。

四、冬季养生

《素问·四气调神大论》指出："冬三月，此谓闭藏。水冰地坼，无扰乎阳。"冬三月是指从立冬开始至大寒的六个节气，是一年中最寒冷的季节。此季，阳气潜藏，万物凋零，蛰虫深伏，阴气最重。所以，此季养生最重"藏"字，只有在冬季充分地养精蓄锐，才能为来年的生机勃发做好准备。冬季作息，当早卧晚起，冬季具有日短夜长的气候特点，清晨时分，气温较低，阳气不能生发，故过早起床不利于顾护阳气。此冬气之应，养藏之道也。冬季饮食，应遵循"秋冬养阴"的原则，最宜食用滋阴潜阳的高热量高蛋白食物。冬季也是最适宜食补的季节，可多食羊肉、谷类、木耳、鳖等食物以顾护阳气。冬季气候寒冷，故可改为在室内进行适量运动。

第七节 因地制宜

不同地区，由于地理环境、气候条件及生活习惯各异，人的生理活动和病理特点也不尽相同。根据不同地域的环境特点，制定适宜的养生原则，称为因地制宜。不同的地域，地势有高低，气候有寒热湿燥、水土性质的不同，养生的方法也各有所异。传统概念上，我们将地理方位结合五行特点，分为东、西、南、北、中五方。其中，西北方海拔较高，气候干燥与西北属金、属火的五行特点相吻合。而南方地势低洼，平原湖泊较多，气候湿润。因此，两地人们所选养生方法自然不同。

随着人类社会的发展，如今的地域划分标准变得多样化。从社会角度来看，可按照行政、经济、文化等因素划分，也可以从生产方式、生活条件等方面进行划分。就自然地理条件来讲，可笼统分为陆地和水域两大类型。在陆地中，根据其形态特征，又可分为山地、高原、丘陵、平原和盆地5种类型；再从气候的影响范围来看，可分为海洋性气候、山地气候、大陆性和平原气候以及森林气候等；还可根据地球上气温的变化规律，分为亚热带、热带、南北温带和南北寒带等；就我国的地理条件而言，按照温度的不同，从南到北，又有赤道带、热带、亚热带、暖温带、中温带和高寒带等6个温度带和高寒的青藏高原区。我国幅员辽阔，地形复杂，气候多样，不同地区间的气候差异明显，所以，各地的养生方法也当因地制宜，不可一概而论。

一、山区

山区，泛指以山地、丘陵为主的高原地带。此地区，随着海拔的升高，空气中的含氧量下降，昼夜温差较大，紫外线辐射强烈。此处的人们，通常身材高大、体格健壮、皮肤黝黑、性格豪爽、热情大方，这与他们长期生活在这种广阔的环境下，以农牧为主的生活方式有关。起居方面，也因地制宜地创造了他们自己的建筑风格，比如黄土高原冬暖夏凉的窑洞式建筑，藏族的牦牛帐篷及蒙古族牧区的蒙古包等。饮食方面，多以富含蛋白质和热量的牛、羊肉以及各种乳制品为主，可以起到暖中补气、御风寒的作用。《素问·五常政大论》指出："高者其气寿，下者其气夭。"认为居于高者易长寿，事实上也与我国山区长寿者多的情况相符合。这是因为，山区通常风景优美，气候宜人，空气格外清新，呼吸这样的空气可以减少呼吸道疾病的发生，且山区的人出入常需爬坡，保持一定量的运动也是延年益寿的关键。

二、平原和盆地

平原，指陆地上海拔在200m以下，地面宽广、平坦或有轻微起伏的地区。以起伏和缓的特点区别于丘陵，又以较小的高度有异于高原。我国的三大平原为东北、华北和长江中下游平原。盆地为四周高（山地或高原）、中间低（平原或丘陵）的盆状地形。我国著名的四大盆地为四川、塔里木、准噶尔和柴达木盆地。

平原地区地势平缓，多与湖泊、河流等地形相结合，矿产资源丰富，人口密度大。此处的住宅常采用坐北朝南、避风向阳的布局；衣着多采用麻布、丝绸等轻薄透气的织物；饮食结构复杂多样，不可概述。就我国几个盆地而言，以四川盆地为首的川、湘地区嗜食麻辣，这与当地湿润的气候有关，除了可以防寒保暖外，还可以防治当地常见的风湿性腰腿疾病；而在广阔的东北地区则喜食大蒜、芥末等食物，也可以起到冬季辛温暖中的作用。我国湖滨地区多气候湿润宜人，景色秀丽，湖光山色相映生辉，使人心旷神怡、精神振奋，历来也为中外人士所向往，成为养生的良好去处。

三、海滨

深邃、浩瀚的海洋，是生命的发源地，她蕴藏着无穷的宝藏和数不清的海洋生物，与人类的生存和健康有着极其密切的关系。我国有辽阔的海域、漫长的海岸线、众多的港湾和星罗棋布的岛屿，形成蔚为壮观的自然景象，为人们提供了一个不同于内陆高山和平原地区的生活环境。

沿海地区以温和湿润的海洋性气候为主。清新的海陆风环流和充足的日照使得此处的居民通常在长时间的户外活动中接受较多的紫外线辐射，呈现出肤色黝黑，体魄结实、精悍的特点。饮食是以吃"鱼生"和其他半熟或生肉食为主。如港、澳、海南、广东及台湾等地最喜欢将新鲜塘鱼切片，加上姜、葱、芝麻油等佐料搅拌食之。值得注意的是，由于寄生在鱼体内的肝吸虫藏在鱼的血肉中，不煮熟而食，也容易受到寄生虫的侵袭。但是丰富的渔产资源也为人们提供了丰富的蛋白质，温和的气候适宜各种瓜果的生长，既满足口味的需求，也保证了各种营养的供给。海滨气候所具备的特有的综合作用，可协调机体各组织器官的功能，对许多慢性疾患如神经衰弱、支气管炎、哮喘、风湿病、结核病、心血管系统疾患及各种皮肤病都有一定的防治作用。

第十一章 古籍中的养生观

年 代	书 目	作 者	简 介
夏商西周及春秋战国时期	《管子》	管仲及管仲学派。管仲（前719—前645），姬姓，管氏，名夷吾，字仲，谥敬。春秋时期法家代表人物，杰出的政治家、军事家和思想家	记录管仲及管仲学派言行事迹的著作。约成书于战国时代至秦汉时期。内容涉及天文、地理、政治、养生等。具有朴素的唯物主义思想，同时也没有否定鬼神，但认为鬼神是由精气所化生。在养生的理论和方法上有独特的见解。在精神、情志、饮食起居等方面都有建设性的思想，对后世养生有重大的借鉴意义
	《荀子》	荀子（约前313—前238），名况，战国末期赵国（今山西省西南部）人，又称荀卿。著名思想家、文学家、政治家，儒家代表人物之一。对儒家思想有所发展，提倡"性恶论"	先秦重要的哲学著作和散文集。主张节约饮望，形神并养，注重生活起居养生，强调音乐养生的重要性，提出"夫乐者，乐也，人情之所不免也，故人不能无乐"等养生思想
	《孟子》	孟子（前372—前289），名轲，鲁国邹（今山东省邹城市）人。思想家、政治家、教育家，孔子学说的继承者，儒家的重要著作代表人物	"四书"之一。以问对、答辩的方式记载孟子思想、言论和事迹，以及先秦文学、历史、经济和哲学等著作。其在养生方面，清心寡饮、整体观点等
	《韩非子》	韩非（约前281—前233），尊称韩非子或韩子，战国末期韩国（今河南省新郑）人。思想家、哲学家，法家的代表人物	先秦法家集大成的作品。其《解老》《喻老》两篇对老子思想（即《道德经》）加以论注，提出"言君之道，静退以为宝，而以赏罚为要"，又言上乃无为、无事，治国之要

续表

年代	书目	作者	简介
夏商西周及春秋战国时期	《尚书》	佚名	"五经"之一。是我国现存最早的史书，也是我国最古老的皇室文集。内容丰富，包括宗教、哲学、地理、法律、医学等方面。其关于医学和养生的思想主要集中在《尚书·洪范》中，比如提出了"五行""五福""六极"等观点
	《诗经》	佚名	我国最早的一部诗歌总集。约成书于春秋时期，到了汉代被儒家奉为经典。分类有"四始六义"之说。"四始"指《风》《大雅》《小雅》《颂》的4篇列首位的诗。"六义"则指"风、雅、颂、赋、比、兴"。其从饮食、长寿的愿望，以及改变自然，延续下一代的角度阐发了养生的思想
	《山海经》	佚名	富有神话传说的我国最古老的地理书。分为"山经"和"海经"两大部分。从此书中可以窥见古人对于长生的愿望和养生思想的萌芽，并且记载了养生发展的足迹，包括服食植物、动物、矿物，以及药浴、佩戴饰物等
	《论语》	孔子弟子及其再传弟子	儒家重要经典之一。先秦时期一部语录体散文集，主要记载孔子及其弟子的言行，共20篇，内容有孔子谈话，答弟子问及弟子间的相互讨论。内容广阔，包括哲学、道德、政治、教育、时事、生活等方面，是研究孔子生平和思想的主要依据。该书从饮食、运动、心理、起居、性情、医药等方面阐述养生思想
	《五十二病方》	佚名	我国现存最古老的一部医学方书。全书约15000余字，涉及病名100多个，治疗方剂280余首，药物240多种，所记载的病名涉及内、外、妇、儿、五官等各科。书中除外用、内服法外，尚有灸、砭、熨、熏等多种外治法
	《吕氏春秋》	吕不韦（约前290—前235），战国时期卫国濮阳（今河南省濮阳南）人。战国后期著名商人、政治家，在秦为相13年。广招门客以"兼儒墨，合名法"为思想中心，合力编撰《吕氏春秋》。后为先秦杂家代表人物之一	本书包含八览、六论、十二纪，内容驳杂，有儒、道、墨、法、兵、农、纵横、阴阳家等思想。其养生思想主要集中于《吕氏春秋·尽数》，提到精神养生；房事方面主张节欲，反对以性养生；是运动养生方面的先驱；饮食养生主张定时定量等

续表

年代	书目	作者	简　介
秦汉时期	《淮南子》	西汉淮南王刘安及其门客。刘安（前179—前122），西汉沛郡（今属江苏）人。博学善文辞，好鼓琴，才思敏捷，西汉著名的思想家、文学家	本书分内外两篇，"内篇论道、外篇杂说"。全书内容繁多，将道、阴阳、墨、法和一部分儒家思想融合起来，但主要的宗旨倾向于道家。其中的养生理论是从对生命的理解开手的，认为生命由形、气、神三者组成，气是物质，神是主宰。养生以养神为主，注重欲望的兑制，强调不能欲望所蒙蔽
	《内经》	佚名	医经著作，为集汉以前医学之大成者。9卷，81篇。全书以古代朴素唯物论和辩证法为指导思想，有完整理论体系。凡摄生、藏象、经络、病因、病机、病证、诊断、治则、治病、气象、物候、哲学、历算等多种学科。对后世医学之发展有深远影响，历代医家皆将养生奉为至道之宗。对中医养生理论具有重大的指导价值，如强调顺应自然、整体观念、饮食起居、精神养生等多方面的养生理论大多源于此书
	《中藏经》	华佗（？—约203），名旉，字元化，沛国谯（今安徽省亳县）人。东汉末医学家。精通内、外、妇、儿、针灸各科，尤擅外科。创造了"五禽戏"，用以锻炼身体	综合性临床医著。所列病证以内科杂病为主，并介绍治治疗方剂。其养生思想包括顺应自然养生观、形神共养养生观、起居饮食养生观、运动养生观等
	《合阴阳》	佚名	湖南省长沙市马王堆一号汉墓出土，是现已发现最早论述房中之法的专书。全篇用简32枚，内容专述两性生活和房中养生。简中提到的"十动""十修"则提出了男女性交姿态及技巧，同时模仿动物姿态的十种性交动作，同时很注意交过程中的情绪反应。以上都说明了古人如何把男女交合与养生联系起来。对从房事前的准备工作按摩之法"戏道"，到房事活动的全部过程皆以及房事养生的意义，都进行了深刻的阐述
	《天下志道谈》	佚名	长沙马王堆出土，属于房中术类。书中详细论述了七损八益，同时强调了房事有节的思想。此书可与《合阴阳》互相对照，内容相似，但是又有不同之处

续表

年　代	书　目	作　者	简　　　　介
秦汉时期	《金匮要略》	张机（约 215－219），字仲景，东汉南阳郡涅阳县（今河南省邓州市和镇平县一带）人。东汉末年著名医学家，后被尊为"医圣"	我国现存最早的一部治论杂病的专著。不仅论述了杂病的辨证论治，亦记载了不少有关养生的内容，并在整体恒动中的自然观到认识到全方位的康寿养生，提出了康寿养生观，如顺应自然、重视饮食、治未病、保精气、优生安胎等。为后世养生学的发展起到了很大的促进作用
	《淮南枕中记》	刘安（前 179－前 122，西汉沛郡（今属江苏）人。博学善文辞，好鼓琴，才思敏捷，是西汉著名的思想家、文学家	成书于西汉建元元年（前 140）。原书佚，现仅存百余字，对于养生，提到服用枸杞法，认为经常食枸杞汤液可以"老者复少，久服延年，可为真人"
	《周易参同契》	魏伯阳，名翱，字伯阳，号云牙子，会稽上虞（今属浙江）人，出身高门望族。世袭簪缨，但魏伯阳生性好道，不肯仕宦，闲居养性，时人莫知之。是公认的世界上留存著作的最早的炼丹家	现存世界上最早的炼丹著作。全书仅6000字，以韵语写成，系统论述了炼丹的理论和方法。养生方面，该书假借《周易》文辞论述作丹之意，研究如何养性延年、强己益身
	《神农本草经》	佚名	现存最早的中药学专著，约成书于东汉时期。书内记载的药物凡 365 种（植物药 252 种，动物药 67 种，矿物药 46 种），分上品、中品和下品。由于受当时统治者追求长生的直接驱动以及天人合一宇宙自然观的影响，并接受阴阳五行思想的指导，系统总结了当时的药物学成就，其丰富的药物养生内容对后世养生保健有重要影响
	《黄帝岐伯按摩经》	佚名	我国第一部推拿按摩专著，约成书于秦汉时期，已佚。从这部著作可以看出，在秦汉时期推拿按摩体系已经形成
	《颜氏家训》	颜之推（529—595），字介，北齐琅琊临沂（今山东省临沂市）人。南北朝时期文学家，出身于官僚世家，学有家传	我国南北朝时期记述个人经历、思想、学识以告诫子孙的著作。7 卷，共 20 篇。开启后世"家训"的先河，是我国古代家庭教育理论宝库中的一份珍贵遗产。其有关养生的内容主要集中在如下方面：养生要求真务实、勤学常练；养生应趋利避害免祸患，保全生命

续表

年代	书目	作者	简介
秦汉时期	《针灸甲乙经》	皇甫谧（215—282），幼名静，字士安，自号玄晏先生，东汉安定朝那（今甘肃省平凉市灵台县）人。在针灸学史上有很高的学术地位，被誉为"针灸鼻祖"	我国现存最早的一部针灸学专著。进一步发展了《内经》中的腧穴理论，在《内经》所述的130多个穴位基础上，对十四经穴做了全面系统的归纳整理，增加到349个。对推拿疗法也有记述，尤其是小儿推拿的养生方面
	《养生论》	嵇康（224—263），字叔夜，三国时期魏谯郡铚（今安徽省濉溪县临涣镇）人。文学家、思想家，晋乐家。"竹林七贤"之一，与阮籍齐名。崇尚老庄道学，善鼓琴，以弹奏《广陵散》闻名于世	我国古代养生论著中较早的名篇。论述了养生的必要性与重要性，主张形神共养，尤重养神；提出养生应见微知著，防微杜渐，以防患于未然，要求养生须持之以恒，通达明理，并提出了一些具体的养生途径
晋隋	《抱朴子内篇》	葛洪（283—343），字稚川，号抱朴子，丹阳句容（今属江苏）人。东晋著名医学家、炼丹术家，道教理论家	对战国以来，直至汉代的神仙思想和炼丹养生方术所作的系统的总结，为魏晋神仙道教奠定理论基础的道教经典。书中主张"施药于未病之前，不追修于既败之后"，谓欲求保全性命者，又言善养生者，必须"十二少"
唐时期	《千金要方》	孙思邈（约581—682），世称孙真人或孙处士，京兆华原（今陕西省耀县）人。唐代医药学家。少时善谈老庄，通百家说，兼好佛教经典。他本人身体力行，养生有道，百岁以后还耳聪目明，著书立说	综合性临床医著，被誉为我国最早的临床百科全书。其养生思想主要集中在第27卷。强调养生的重要性，注重以德为先，记载的养生方法简单易行，主张养生、预防疾病和养老相结合进行。书中专辟"食疗篇"，是现存最早的营养学专论，其中详细介绍了食疗理论和谷、肉、果、菜等154种食物的养生和防治疾病作用
	《养性延命录》	陶弘景（456—536），字通明，自号华阳隐居，又云胜力菩萨，或云陶胜力，丹阳秣陵（今江苏省南京市）人。南北朝梁代道教思想家、著名医药学家	采摭前人养生要语，加以删弃繁芜，归纳提要而成。本书两卷，各3篇。卷上为教诚、食诚和杂诫等，卷下为服气疗病、导引按摩，御女损益。其中教诚多为养生诫，其余5篇重在养生理法。本书集养生理法之大成，后世养生诸书多宗其说

续表

年代	书目	作者	简介
晋隋唐时期	《存神炼气铭》	孙思邈（约581—682），世称孙真人或孙处士，京兆华原（今陕西省耀县）人。唐代医药学家。少时善谈老庄，通百家医药经典，兼好佛教经典。他本人身体力行，养生有道，百岁以后还耳聪目明，著书立说	大体为四言韵语，论述了形、气、神的关系，分为五时、七候
	《孙真人卫生歌》	孙思邈（约581—682），世称孙真人或孙处士，京兆华原（今陕西省耀县）人。唐代医药学家。少时善谈老庄，通百家医药经典，兼好佛教经典。他本人身体力行，养生有道，百岁以后还耳聪目明，著书立说	孙思邈的重要养生文献，原文中提出了许多重要的养生思想，如四季饮食原则，卫生三戒，强调养性等。这些思想，至今仍有指导意义
	《孙真人养生铭》	孙思邈（约581—682），世称孙真人或孙处士，京兆华原（今陕西省耀县）人。唐代医药学家。少时善谈老庄，通百家医药经典，兼好佛教经典。他本人身体力行，养生有道，百岁以后还耳聪目明，著书立说	五言歌诀，20句，共百字。内容以调适情志为主，亦有自我按摩和饮食疗养，并提出"寿天休论命，修行本在人"的养生观点
	《黄庭内景经》	魏华存（251—334），字贤安。晋代女道士，上清派所尊第一代太师，中国道教四大女神之一	道教上清派的重要经典，也被内丹家奉为内丹修炼的主要经典，属于洞玄部。论述了长生久视之道，以及黄庭三宫，三丹田与养生的密切关系
	《黄庭内景五脏六腑补泻图》	胡愔，道号见素子，太白山（今陕西省太白县）人。唐代女医家，道士	气功养生著作。作者以《黄庭内景经》的六字气诀为练功基础，再参照《千金要方》等诸家养生文献，取《玉轴经》等理论为指导思想，结合自己的实践经验，创编出一套完整的养生方法。书中以五脏六腑为纲，各系一图，下列六字气法、修养法、相病法、治病法、食病法、导引法诸目，方便易行，又能防病强身，故后世流行甚广

续表

年代	书目	作者	简介
晋	《神仙可学论》	吴筠（？—778），字贞节，唐代华州华阴（今陕西省华阴县）人	书中首先提出是否有神仙的问题，认为神仙不死，"理无不存"，既有神仙则神仙可学。说仙有不因修炼而致者，有必待学而后成者，认为学仙道近于仙道的各七种情形，又指出远于仙道的各七种情形，就是"放彼七远，取此七近"。其结论为"神仙可学，病病如此，凡百若子胡不勉之哉！"实为盲扬道教神仙学之作
隋	《肘后备急方》	葛洪（283—343），字稚川，自号抱朴子，丹阳句容（今属镇江）人。东晋著名医学家、炼丹术家，道教理论家亦是预防医学的倡导者	医方著作。主要记述各种急性病症或某些慢病急性发作的治疗方药，针灸、外治等法，并略记个别病的病因，症状等。书中对天花、恙虫病、脚气病以及恙螨等的描述都属于首创，尤其是倡用狂犬脑组织治疗犬病，为是中国免疫思想的萌芽。养生方面，开创简便廉验的实用食疗学，强调药食同源、辨证食治，收有丰富的食疗方法，重视饮食卫生，并设专篇论述饮食禁忌
唐时期	《千金翼方》	孙思邈（约581—682），世称孙真人或孙处士，京兆华原（今陕西省耀县）人。唐代医药学家。少时善谈老庄，兼好佛教经典。他本人身体力行，养生有道，百岁以后还耳聪目明，著书立说	医方著作。系《千金要方》之姊妹篇，体例亦基本相同，其丰富的内容多系孙氏晚年读书心得和临床经验的总结。全书30卷，计189门。其中记载的养生方药、运动方法等内容对后世养生学的发展产生了深远影响
	《食疗本草》	孟诜（612—713），唐代汝州（今河南省汝州）人。著名学者、医学家、食家，被誉为世界食疗学的鼻祖	世界上现存最早的食疗专著，后世多有引用，是一部研究食疗和营养学的重要文献。它不仅总结了唐代以前各种本草著作中属于食物的有关内容，如荞麦、绿豆、菠菜、白苣、胡荽、鲈鱼、石首鱼等，甚至收录了外域传入的食品。书中的食疗理论包括食宜、食忌、食疗等方面，都可运用到日常生活和临床中
	《茶经》	陆羽（733—804），字鸿渐，唐代复州竟陵（今湖北省天门市）人。唐代著名的茶学专家，被誉为"茶仙""茶圣"	我国乃至世界上现存最早、最完整、最全面的介绍茶叶的一部专著，被誉为"茶叶百科全书"。系统地总结了唐代及唐以前有关茶的科学知识和实践经验，对当时社会的种茶者、制茶者、评茶者、饮茶者、修行者等都影响甚大

续表

年代	书目	作者	简介
晋隋唐时期	《范汪方》	范汪（约308—372），字玄平，又称范东阳，雍州刺史鲁之孙，南阳顺阳（今河南省内乡）人。曾任东阳太守。在郡大兴学校，甚有惠政。晚年屏居吴都	本书内容十分广泛，所述内容包括简论、病证、方药、制法、服法、药后反应、禁忌、加减，以及如果不效的再方。病证所在有内、外、皮肤、妇、儿、伤、五官、急症等疾患。另外，还有美容健身，针灸学的内容
	《医心方》	丹波康赖（912—995），系东汉灵帝之后入籍日本的阿留王的八世孙，他医术精湛，被赐姓丹波，累迁针博士、左卫门佐	日本现存最早的医书。汇集了久已失传的中国医药养生典籍200余种之精华，是一部失而复得的中华医药集大成之作。卷27为养生专卷。其中的导引方法简便易行。南述了专门导引起到诸导作用
	《刘涓子鬼遗方》	刘涓子（约370—450），南北朝时江苏京口（今镇江京口区）人。善医学，尤精外科方术	我国早期的外科专书。述其平生治病经验，分述痈疽病因及鉴别。内容重于"金创"外伤疗法及痈疽发背、疥癣及发毛等治方。所用的灸法、薄贴法，针烙纸捻引流内外并治等疗法，均为当时突出的医学成就
	《小品方》	陈延之，南北朝末齐间医家	博采各方之精华，是一部实用性较强的小型方书。此书共12卷，卷跌甚短，却概括了各科治验。卷1至卷6为用药，制药用法及内科诸病证治方，卷7、卷8为妇，卷9为服黄散后诸病，卷10为外、伤科治方，卷11专述本草药性，卷12为针灸要穴
	《集验方》	洪遵（1120—1174），字景严，南宋鄱阳（今江西鄱阳）人。	此书就作者平生所用之确有效验，或虽未及用而传闻可信之方，汇辑成编。共录治痢苇连丸、肉豆蔻散、枯矾散，大文感丹等167方，分列于伤寒、中风、痢、疟、霍乱、虚损等病证中。每方备述药物、剂量、制法、服法，间附简要论述
	《深师方》	深师，南北朝时末齐间医家，僧人，善治气病	内容广泛，涉及内、外、妇、儿、五官等科疾病。在治疗病证方面亦有特色。记述流行病天花的治疗病和治病所用的饮食调护禁忌，如治疗头面部"白驳"的白敛方
	《本草经集注》	陶弘景（456—536），字通明，自号华阳隐居，又号胜力菩萨，或云陶胜力，南北朝丹阳秣陵（今江苏省南京市）人。南朝梁代道教思想家、著名医药学家	本草著作。该书共7卷，载药730种，分玉石、草木、虫兽、果、菜、米食，有名未用7类，这是药物分类的一个进步，但每类之中仍分3品。又创"诸病通用药"，这对临床选择用药，有很大的助益

续表

年代	书目	作者	简介
晋隋唐时期	《如意方》	萧纲（503—551），字世缵，南兰陵（今江苏武进）人。梁武帝第三子，即南朝梁简文帝。梁代文学家	本书具有浓重的宫廷色彩，突出表现在女子的美容、香体、祛斑祛痣、生发美发等方面。可以称为中国美容方面最早的著作之一。在皮肤的护理、体形的保持等方面都有特色的治疗方法
	《诸病源候论》	巢元方，隋代医家。大业（605—616）年间任太医博士，大业六年（610），奉诏主持编撰《诸病源候论》	证候学专著。内容丰富，包括内、外、妇、儿、五官、口齿、骨伤等多科病证，在传染病、寄生虫病、外科手术等方面，有不少精辟论述，对后世医学影响较大。全书共载"养生方"或"导引法"289条，包括213种具体方法。巢元方是集之前医学气功成就之大成者，也是今日"医学气功学"最早的领路人。《诸病源候论》的问世，标志着气功疗法在医学上的应用已进入成熟阶段
	《黄帝明堂灸经》	佚名	灸法专论。为"明堂"及"灸经"分野中具有代表性的早期作品之一。内容首列定穴法、点灸、下火、用火等灸法基本知识，次载正人形、背人形、侧面人形及小儿明堂应验穴图，计45幅，并以图为题，详述循经取穴及其主治。养生方面涉及灸疗防病保健等内容
	《古今录验方》	甄立言（545—?），与兄甄权同以医术享誉当时。长于本草学，又善治寄生虫病	方书。内容包括四季补益和妇人八瘕等证方20首，外感热病、内伤杂病、儿、妇、皮外、五官以及服食、养性、房事、骨伤等证方千余首，十二经脉针灸孔穴主治证665条
	《玄女房中经》	孙思邈（约581—682），世称孙真人或孙处士，京兆华原（今陕西省耀县）人。唐代医药学家。少时善谈老庄，兼好佛教经典，通百家之说，兼好养生有道，他本人身体力行，百岁以后还耳聪目明，著书立说	书中仅载王相日每季日每月10天为房中求子之日
	《天隐子养生书》	司马承祯（639—727），字子微，号白云子，洛州温（河南省温县）人。唐白云子，道士	养生专著。全书有神仙、易简、渐门、斋戒、安处、存想、坐忘、神解等8篇。主张破除世俗加于气功养生中的神秘色彩，渐进地通过存守内视一类功法以养生延年。本书篇幅不长，颇有新意，简明实用

续表

年代	书目	作者	简介
	《天地阴阳交欢大乐赋》	白行简（776—826），字知退，华州下邽（今陕西省渭南市临渭区下邽镇）人。唐代文学家，白居易之弟。著有文集10卷，文辞简易，有其兄风格	本书是一篇当时在文士圈子里流传的游戏笔墨，对性爱活动的描述充满赞美、咏叹之情。在性爱活动，作品文辞浮华艳丽，描述了各种情况下的性爱活动的描述在以下两方面：①在正文和夹注中提到并引用了《素女经》《洞玄子》《交接经》等房中术著作，为房中术文献的年代学问题提供了重要史料；②反映了唐代人（至少是白行简及其文士朋友们）的性观念和性心理，他们对待性的态度是开阴荡荡的
晋隋唐时期	《素女经》	佚名	中国古代性学专著。约5500字，从理论知识和临证论治方面对性医学进行了发挥，尤其在基础理论方面颇有建树。讲述了正确的性观念、性生理、性反应、性过程、性与养生、性与优生等内容
	《素女方》	佚名	中国古代性学专著。该书除了论述了性生理、性心理、性技巧等内容外，还附有一些性治疗方面的药方。这些药方主要针对房事所伤而引起的性功能障碍，具有补益、壮阳等功效。本书首先列举了违反房中禁忌的称为"五癣七伤"的种种病症，即阴汗、阴衰、精清、精少、小便数少、阴径行事不遂。根据春、夏、秋、冬不同季节分别加用不同的药物，配成不同季节可服的方剂，还有四时阳可服，久服则长寿延年，老而更壮阳的补养来药，这也是一种壮阳的药方
	《玉房秘诀》	佚名	房中术著作。成书不晚于隋代。因《医心方》的摘录得以传世。书中借一个名为"冲和子"的人物之口讨论房中术，并引彭祖、巫子都、"青牛道士"、素女等人物的论述，内容包括性交禁忌、好女恶女、还精补脑、七损八益、御女多多益善观点，以及一些药方及其制法、服法
	《洞玄子》	佚名	房中术著作。强调房中气功导引，认为房事交合艺术要循天地之法的全面论述，遵循阴阳之理，方可养生延龄。最大的特点是对古代房事交合艺术这方面的内容，其他古代医书中虽然也有论及，但没有超过《洞玄子》的。《洞玄子》则将具体的交合动作归纳为"九状""六势"，充分说明了房事艺术的丰富和多样。这种研究，可以为帝王、贵族、官僚、豪绅的淫乐服务，也可以增强一般夫妻之间的感情，使夫妻琴瑟相和，生活幸福美满

续表

年代	书目	作者	简介
晋	《保生月录》	韦行规，生平不详。	该书记载东海青童君口授巢居士按八方八节进服药物以求延年益寿的养生经验。书中按《周易》八卦对应八节，八节（立春、夏至、立夏、秋分、立冬、冬至），并列出每节服用的药方，大抵平实可行，可供养生家参考
	《灵剑子》	许逊（239－374），江西南昌人。道教著名人物，净明道、闽山派尊奉的祖师，晋太康元年（280）举孝廉，出任旌阳令，人称许旌阳	气功导引著作。书中以四季配五脏，设计了16个姿势，组合成一套完整的动功功法。每个姿势详述具体练法及功效，简单易行
隋	《童蒙止观》	智顗（538－597），俗姓陈，字德安，荆州华容（今湖北省潜江西南）人。南朝陈、隋时代的一位高僧，世称智者大师，是中国天台宗的开宗祖师	天台宗止观代表作。书分十章，正修、善根发、觉智魔事、治病和证果
唐时期	《摄养枕中方》	孙思邈（约581－682），世称孙真人或孙处士，京兆华原（今陕西省耀县）人。唐代医药学家。少时善谈老庄，兼好佛教经典，通百家说，他本人身体力行，养生有道，百岁以后还耳聪目明，著书立说	道教养生书。全书共5章，自慎章论饮食之道，禁忌章述守庚申、服药禁忌等；导引章讲按摩、咽液等法；行气章讲保精，行气，服饵三大求仙法；守一章讲守三丹田真一之法
	《养生辨疑诀》	施肩吾（780－861），字希圣，号东斋，入道后称栖真子，唐睦州分水县桐庐乡（贤德乡）人。唐宪宗元和十五年（820）进士。是集诗人、道学家、台湾史家于一身的历史人物。第一个民间开拓者人物	气功养生专著。其主旨则在爱气保精，明确指出学道可长生。首先说明精神与形体间的重要关系，其次说明练习气功的具体做法，最后针对当时实际，批评乱服丹药的做法

续表

年　代	书　目	作　者	简　　介
晋隋唐时期	《易筋经》	原题（西竺）达摩祖师撰。自称佛传禅宗第二十八祖，为中国禅宗的始祖，故中国的禅宗尊达摩宗，达摩被尊称为"东土第一代祖师"，达摩禅师，傅大士合称梁代三大士。于中国南朝梁武帝时期航海到广州。梁武帝信佛，达摩至南朝都城建业会梁武帝，面谈不契，遂一苇渡江，北上北魏都城洛阳，后谈及嵩山少林寺，面壁九年，传衣钵于慧可。后出禹门锡游化终身。然而，现代考古资料证明，《易筋经》实为明末天台紫凝道人所创，原系道家导引之术，与佛教实无干系	世传《易筋经》功法有多种，通行的功法经清代潘霨整编，并录于其所撰之《卫生要术》中，即《易筋经十二图》。此图又为王祖源摹刻于其《内功图说》中，另有《易筋经图说》等本。十二图内容包括韦驮献杵第一势、第二势、第三势、摘星换斗势，出爪亮翅势，倒拽九牛尾势，九鬼拔马刀势，三盘落地势，青龙探爪势，卧虎扑食势，打躬势，掉尾势。易筋经之命名，有"变易筋骨"之意。其特点在于强调"内壮"，书中"内壮论"以为"久练内壮......三曰"内壮，其则有三。一曰守此中道，积气充身，气随意行，以期内壮外强，扬其气可。积气充身，要求人静内守，积气充身，气随意行
宋	《思堂记》	苏轼（1037—1101），字子瞻，又字和仲，号东坡居士，北宋眉山（今属四川省眉山市）人。末代重要的文学家，唐宋八大家之一	此为苏轼为思堂所写的一篇记，内容大致为是否应该思虑，并且指出思虑过多的弊端
金元时期	《趷碎录》	温革（1006—1076），字廷斌，江西石城人。兴办起了"柏林讲学堂"及藏书楼"青钱馆"。陈晔，生平不详	作者广泛搜集集前人的精粹语花，特别是有关养生方面的经验，凡属精辟的论述，哪怕是只言片语，都汇集起来，编成本书
	《本心斋疏食谱》	陈达叟，号本心翁，末末人	本书记录当时作者认为鲜美的，无人间烟火气的素食20品，每品都配有16字赞
期	《山家清供》	林洪，字龙发，号可山，南宋泉州（今福建）人。末绍兴间（1137—1162）进士。善诗文书画，对园林、饮食也颇有研究	全书收录以山野所产的蔬菜（豆、菌、笋、野菜等）、水果（梨、橙、栗、杏、李等）、动物（鸡、鸭、羊、鱼、虾、蟹等）为主要原料的食品，记其名称、用料、烹制方法，行文间有涉掌故、诗文等。内容丰富，涉猎广泛

年代	书目	作者	简 介
宋金元时期	《格致余论》	朱震亨（1281—1358），字彦修，义乌（今属浙江）人，世居丹溪，人称"丹溪先生"。元代医学家，为金元四大家之一，"滋阴派"代表人物	中国最早的一部中医医话专著。书中共载医论41篇，着重阐述"阳常有余，阴常不足"的医理。指出物欲是引起相火妄动，造成阴精亏损的根本原因。要求人们节饮食、戒色欲、养心收心，不使相火妄动，从而保持"阴平阳秘"，达到防病养生、延年益寿的目的。他所创用的方剂如大补阴丸、琼玉膏等，迄今仍为临床常用有效方。此外，本书内容还广泛涉及临床内、外、妇、儿各科，对养生学、老年医学等方面都有许多独到见解
	《崔公入药镜注解》	宋代崔希范原撰，元代王道渊注解。崔希范，号至一子，其他未详。王道渊，名金蟾，号混然子，元末明初全真道士，南昌修江（今江西省修水）人	本书对内丹理论和功法作了全面系统的阐述。分大道、玄牝、赋命、理、妙用、人物、万形、龙虎、正位等55章。发挥老子之旨，兼摄儒理佛法，阐论修身治世及长生久视之道。其说以大道为宗，主张道或无极大包天地，虚而无体，故生物以立其体
	《长生指要篇》	林自然，道门养生著述修士，南末人	1卷，7篇。末附《金丹合潮候图》。用散文式的形式阐明了整个炼内丹之过程。且必由此类著作，始终可喻未儒理学之实质。盖道教之修内丹，敬义夹持之修身，诀非虚语
	《延寿第一绅言》	李舜臣，字懋钦，梦虞，号愚老人，末代人	"绅言"，犹如座右铭，备忘录。书中所录养生延寿语录217条，皆属重要者，故名。强调延寿之道在于修身养性、淡名利、节情欲、寡欲以保全精、气、神。所引言论，多为未程理学名家，兼采释老之说。养生要点：防衰宜早，早事节欲，清心寡欲，顺应自然，优生长寿
	《养生秘录》	李公明，生平不详	道教内丹著作。不分卷，共8篇。系汇集《王溪子丹房语录》《口诀》《王溪子宜春心诀》《规中图》《中黄内旨》《金丹问答》等书中有关内丹修炼的内容而成
	《保生要录》	蒲虔贯，末代司仪郎。对养生颇有研究	气功养生著作。全书包括养神气、调肢体、论起居、论衣服、论饮食、论药石，论居处，论食六门。本书所叙述的养生调摄保生之术简易可行。蒲氏认为，养生者形要小劳，无致大疲。特编创"小劳之术"

续表

年代	书　目	作　者	简　介
宋	《养生类纂》	周守忠，字松庵，钱塘（今浙江省杭州市）人。博古通今，儒雅风流，兼通医理，并诸养生	综合性养生著作。全书凡22卷，前3卷为"养生部"，卷4为"天文部"，卷5为"地理部"，卷13之后均为饮食养生。全书征引历代养生典籍130余种，是对南宋以前养生学成就的一次系统整理，资料丰富，切合实用，分门别类，便于检索。书中强调保精、调气、养神是长寿的根本
	《上皇帝书》	苏轼（1037—1101），字子瞻，又字和仲，号东坡居士，北宋眉州眉山（今属四川省眉山市）人。末代重要的文学家，唐宋八大家之一	为苏轼上书进言之文，劝皇帝"结人心，厚风俗，存纪纲"
	《养生月览》	周守忠，字松庵，钱塘（今浙江省杭州市）人。博古通今，儒雅风流，兼通医理，并诸养生	四季养生著作。2卷，凡507条。卷上述前六月养生法，卷下述后六月养生法。集前人时令养生说，按月编排介绍各种宜忌
金元时期	《摄生消息论》	丘处机（1148—1227），字通密，号长春子，登州（今山东省栖霞）人。金元间道士，养生家。其时方士好以不死药惑人，实则反促人速死，故其断言"有卫生之道，无长生之药"，以其善养生，成吉思汗召见于雪山，尊为"神仙"。殁后元世祖褒赠"长春演道主教真人"封号。北京白云观有其遗骨埋葬处	养生学著作。介绍了四季养生之法，将中医学的原理和道家思想相结合，提出四季各脏养生的方法，主张顺应四季特点养生。该书以其符合医理，简单易行，切合实用而而流传甚广
	《摄生月令》	姚称，末为"朝请大夫检校太子左赞善大夫上桂国"	养生学著作。学术思想渊源于《素问·四气调神大论》，禀"用食延生"之宗旨，分别叙述12个月的养生事宜，顺时省嗜
	《调燮类编》	赵希鹄，约1231年前后在世，袁州宜春人。善书画，善鉴赏	内容多涉及日常生活，分为总纲、时令、乾纬、坤维、身体、器用、衣服、玩宝、秘方、粒食、清饮、荤馔、果品、花竹、草木、鸟兽、虫鱼、茶者，从生活中的各个方面讲述养生的注意事项
	《养生月录》	姜蜕，生平不详	养生专著。论述四时养生服药的总原则及代表方药，首引《素问·四气调神大论》经文为养生总纲，次述该季易发病症，最后具体列该季服用的代表方药，平实可行，向为养生家、医学家所珍视

年代	书目	作者	简介
宋金元时期	《三元延寿参赞书》	李鹏飞，元代著名医家兼养生学家。其养生思想融合儒道两家，而以道家为主	综合性的养生学专著。辑录了元以前各代有关养生的文献，共5卷。谓人能自行调摄修养可得上寿，不善调养则短寿，谓"以不损为延年之本""以有补为卫生之经"。关于性生活主张健康有节，日常生活主张保持健康心态，顺应四时变化，在饮食方面主张饮食有节
	《太平御览》	李昉（925－996），字明远，深州饶阳（今河北省饶阳县）五公村人，宋代著名学者	有关养生的部分在《太平御览·方术部·养生》中，共两卷，分列于"道部"卷668与"方术部"卷720。所收养生诸书，前者摘自道家诸书，反映出道家养生学说对编者有较深影响；后者摘自儒家、诸子、博物等书，保存了不少宝贵的古代养生文献
	《饮膳正要》	忽思慧，蒙古族（一说维吾尔族）。元代营养学家。曾于延祐至天历年间（1314—1329）任饮膳太医，主管宫廷饮食卫生、药物补益诸事	本草著作。卷1为三皇圣纪，养生避忌，妊娠食忌，乳母食忌，饮酒避忌，述饮膳宜忌原则。其后列"聚珍异馔"，收各式饮食花色94种，简介其功效、配料及制作法。卷2继列饮膳方，分诸般汤煎（浆、汤、饼、煎、油、茶等56种）、诸水（3种）、神仙服饵（24种），附"四时所宜""五味偏走"、食疗诸病（列羹、粥、汤、酒等61种，附食物利害、食物相反、食物中毒、禽兽变异）。总计列养生治疗疾饮膳方238首。制方简便实用，用料多为寻常易得之物（如多用羊肉），北方少数民族（以蒙古族为主）气息十分浓郁。卷3以食物为单元，计载食味230种，分米谷、兽、禽、鱼、果、菜、料物诸品，简述其性味，良毒，功效主治，宜忌等。此书从营养，治疗角度列述诸多食物性用及膳食烹调技术，切于实用
	《山居四要》	汪汝懋，字以敬，号桐江野客，浮梁县（今江西省景德镇市）人。尝官于定海县凡5年，兼通医。至正年间曾任国史馆编修，后弃官讲学	养生、卫生通论类著作。所谓"四要"讲的是摄生、养生、卫生、治生之要。第1卷为摄生之要，讲述适当运动，适当饮食以维持健康的方法；第2卷为养生之要，讲述强身健体，祛除百病的方法，本卷汇集前人食疗等方面的经验，对饮食宜忌，服药忌食，解救食毒等内容作了论述；第3卷为卫生之要，讲述预防人畜疾病的方法，后附有治六畜病的方若干；第4卷治生之要，是讲农事的；卷5附加13方

续表

年代	书目	作者	简介
	《养老奉亲书》	陈直，元丰（1078—1085）时人。宋代官吏，曾为承奉郎，泰州兴化（今属江苏）县令。	我国最早的老年病学著作。主要论述老年人常见病的防治，为老年医学养生专书。该书对老人的摄养之道、医药之道、食疗之方和防病理论与方法，记述得详尽周到，简便实用
	《寿亲养老新书》	宋代陈直撰，元代邹铉增补。陈直，元丰（1078—1085）时人。宋代官吏，曾为承奉郎，泰州兴化（今属江苏）县令。邹铉，号冰壑，又号敬直老人	老年养生的重要著作。本书系将末·陈直《养老奉亲书》收录为第1卷，并在此基础上续增后3卷。此书专为老年人而编写，凡饮食起居、阴阳顺逆、寒暑燥湿，莫不体究入微，摄养于未病之先，斟酌于既病之后。书中博采务搜，收集了200余首食疗医方
宋金元时期	《修真秘录》	符度仁，一作符度人。末代官吏，曾任南州丰阳（陕西山阳）主簿	分《食宜》《月宜》2篇。主要记载思仙与真人关于四季及12个月适宜食物的讨论问答，以及肉、果、谷、菜诸类食物的宜忌等，每类食物一般都记有其物性及所主治的疾病
	《苏沈良方》	北宋末年佚名。根据沈括与苏轼的相关著作整理编撰而成	本书近似医学随笔的体裁，广泛论述医学各方面问题：卷1为脉说，脏腑，本草及灸法；卷2~5介绍内科杂病及治疗方药；卷6为养生及炼丹；卷7~10论述五官科、外科、儿科、妇科疾病及治疗方药。各种疾病多附以验案，对本草性味、采集、配伍、剂型的论述也很精辟
	《泰定养生主论》	王珪（君章），生平不详	本书是一部医道结合论述养生袪病方法的著作，对养生袪病之法作了较为详尽的叙述，并涉及导引、按摩之法。首以原心为发明之始，次论婚合、孕育、婴幼、童壮、衰老宜摄避忌，以御未然之疾；再论运气、标本、阴阳、虚实、脉病、证治，以为全生去病之道；然后言类方对证，以为规矩之用
	《圣济总录》	赵佶（1082—1135），宋徽宗	此书是征集末时民间及医家所藏秘方，经整理汇编而成。理论方面除引据《内经》等医学经典外，并结合当代各家论说深入阐述。首列运气，叙例，治法及临床各科病证论治等项，以下自诸风门至神仙服饵门共66门，涉及内、外、妇、儿、五官、针灸诸科以及其他杂治，养生之类，并都有论说，词简理明。本书把运气学说信五运六气学说列于全书之首，这与末徽宗崇信五运六气学说信有关

年 代	书 目	作 者	简 介
宋 金 元 时 期	《太平惠民和剂局方》	宋太医局	为宋代太医局所属药局的一种成药处方配本。成药方剂分为诸风、伤寒、一切气、痰饮、诸虚、痼冷、积热、泻痢、眼目疾、咽喉口齿、杂病、疮肿、伤折、妇人诸疾及小儿诸疾共14门，788方。均系收录民间常用的有效中药方剂，记述了其主治，配伍及具体修制法
	《御药院方》	许国桢，字进之，元代绛州曲沃（今山西省曲沃）人。在家庭影响下，青年时代就博通经史，而尤精于医术。后曾与元世祖忽必烈一起出征，是著名的宫廷医家	我国第一部御用药方集。全书共11卷，收方1000余首，包括内、妇、儿、五官、美容等多方面内容。由于该书多收集的多是宋金元三代的宫廷秘方，所以能较全面地反映当时宫廷用药的经验。不少方剂还是一般方书中所没有的，是一部名副其实的宫廷秘方
	《扁鹊心书》	窦材，真定（今河北省正定县）人。宋代医家。学医于"关中老医"，曾任绍兴府州巡检等职	综合性医书。作者以《内经》为医学之根本，故其所论皆本乎《内经》。上卷论经络、灸法等；中卷分述伤寒诸证和杂病，下卷续载内科杂病，兼论外科、妇科、儿科等病证。"神方"一卷介绍其主治和针灸用法。此书以重视经络和针灸疗法为特点
	《针灸资生经》	王执中（1140—1207），字叔权，瑞安人。南宋乾道五年（1169）中进士，曾做过将作丞，将作监等小赐从政郎，后外调京官，历任湖南澧州，湖北峡州学教授	针灸专著。该书在前人经验基础上，明确提出"男左女右手中指第二节内庭两横纹相去为一寸"的同身寸法，一直沿用到现在，是公认的针灸取穴标准。对宋以前的针灸学成就进行了全面系统的总结，对后世针灸学有重要影响
明清时期及近代	《运化玄枢》	朱权（1378—1448），字臞仙，号涵虚子，丹丘先生，自号南极遐龄老人，大明奇士，祖籍濠州钟离（今安徽凤阳）。朱元璋第十七子，自幼体貌魁伟，聪明好学，人称"贤王奇士"。参与过"靖难之役"，卒谥献，世称宁献王	此书从《医方类聚》中录出。以月历为主，详尽讲述了每个季节划分为孟，仲，季等的养生，服食调养和禁忌。内容丰富，实用价值高

续表

年　代	书　目	作　者	简　介
明清时期及近代	《四时宜忌》	瞿佑（1341—1427），字宗吉，号存斋，钱塘（今浙江省杭州市）人。明代文学家	养生著作。不分卷，分正文、附录、续录、又续录、三续录、四续录，共4册。正篇叙述每个月的生活起居饮食等应注意的事项。在附录和续录中，均详述起居饮食之宜避。认为人的活动是和天地自然相关联的
	《逊志斋集》	方孝孺，字希直，又字希古，人称正学先生，宁海（今属浙江）人。自幼警敏，读书日盈寸。长从宋濂门下，知名的人皆出其下。方孝孺把圣贤作为表率，以"明王道"，致太平为己任，热衷于学道修德，期待着有朝一日能恢复周礼	诗文集。卷1开门见山地指出："道元于事，无乎不在古之人。"由于"后世教无其法，学失其本"，致使"学者汩于名势之慕，利禄之诱，内无所养，外无所约，而人之成德者难矣"。故本书内容重在阐述如何修养心性，这可以为"明王道"的道德君子。认为学道之初要"养其志，约其形体"，这可以在日常生活的一言一行，一举一动中加以修炼。列举了坐、立、行、寝、拜、揖、食、饮、动、笑、喜、怒、忧、好、恶、取、与20项与人日常生活密切相关的"当勉之目"为箴，"揭于左右"，其目的是"近而至乎远"，使"其心虚明广大，与天地同体"，从而"参配天地"，几达"圣人之象"
	《类经图翼》	张介宾（1563—1640），字会卿，号景岳，别号通一子，祖籍四川绵竹。明代医学家。在京师从名医金英（梦石）学医，尽得其传。又曾从戎，游于北方，因成就不丰而弃戎归医，悉心钻研，尤其对《灵枢》《素问》有深入研究	医经著作。主要包括运气（卷1、卷2）和针灸（卷3至卷11）两部分。前者为有关五运六气学说的论述和图表，共80余篇，阐释《内经》运气学说最为详彻。后者首论经络腧穴，次载针灸要穴及诸注灸法要穴。发挥《类经》对《内经》有关针灸经穴经方注释之未尽。书中（特别是针灸部分）广泛征引有关资料，有一定参考价值
	《医学入门》	李梴，字建斋，江西南丰人。明代著名儒医。少习儒，负奇才。青年时期因病学医，博览群书，勤于临床，医声甚然	医学全书。此书以《医经小学》为蓝本。正文为歌赋形式，以注为补充阐述。内容有医学略论、医家传略、经络、脏腑、诊法、本草、外感病、内伤病、内科杂病、妇人病、小儿病、外科病、各科用药及急救方等。其中"历代名医姓氏"载明以前名医215人。诊法重视脉诊与望诊，并强调四诊合参的重要性。主张初学者必先会问诊，列举了应询问事项55项。本草2卷，按药性的寒凉温热分为治风、治寒、治湿、治热、治燥、治疮、食治7门，药味分类明晰，简明实用。书中除引录各家学说外，并附己见

续表

年代	书 目	作 者	简 介
明清时期及近代	《闲情偶寄》	李渔（1611—1680），原名仙侣，字谪凡，号天徒，后改名渔，字笠鸿，又号笠翁，清初兰溪（今属浙江）人。清代著名的戏曲创作家和理论家，人称代表方莎士比亚"	中国戏曲理论专著，是我国最早的系统的戏曲论著。包括词曲、演习、声容、居室、器玩、饮馔、种植、颐养等8部，内容较为驳杂，戏曲理论、养生之道、园林建筑尽收其内
	《冷庐医话》	陆以湉（1801—1865），字敬安，号定圃，桐乡（今属浙江）人。清代医家。幼年攻读四书五经，多闻博识，青年即教授生徒，尝于道光年间中举人	医话著作。前2卷论述医德、养生、用药、诊法，评述古今医家及医著。提到的3种养生之术皆与道教养生有密切关系。认为咽气养生虽好，但"咽气不得法，反足为害。惟咽津较易，亦甚有益"。实际上，无论咽津养生还是咽气养生，都是道教经典的养生术内
	《随园食单》	袁枚（1716－1797），字子才，号简斋，晚年自号苍山居士，钱塘（今浙江省杭州市）人。清代诗人，诗论家	以文言文随笔的形式，详细地描摹了乾隆年间江浙地区的饮食状况与烹饪技术，用大量的篇幅详细记述了我国14世纪至18世纪流行的326种南北菜肴饭点，也介绍了当时的美酒名茶。是清代一部非常重要的饮食名著
	《慈山粥谱》	曹庭栋（1700—1785），一作廷栋，字楷人，号六圃，又号慈山居士，浙江嘉善魏塘镇人。清代养生家。天性恬淡，曾被举孝廉而坚辞不就，于经史、考据等皆有所钻研。尤精养生学，并身体力行	此为《老老恒言》第5卷，列粥谱达100方（自创14方，包括米选、水等细节。并日记述粥品分为上、中、下三品
	《随息居饮食谱》	王士雄（1808—1868），字孟英，号梦隐（一作梦影），又号潜斋，别号半痴山人，睡乡散人，随息居隐士、海昌野云氏（又作野云氏），祖籍浙江海宁盐官，迁居钱塘（杭州）。中医温病学家。毕生致力于中医临床和理论研究，对温病学说的发展起了承前启后的作用，尤其对霍乱的辨证和治疗有独到的见解。重视环境卫生，对预防疫病提出了不少有价值的观点	著名的营养学专著。全书共1卷，列食物331种，分水饮、谷食、调和、蔬食、果食、毛羽、鳞介等7类，每类食物多先释名，后阐述其性味、功效、宜忌、单方效方甚或制法，比较产地优劣等。论述清晰，重点突出，语言通俗易懂，是研究中医食疗、养生、祛病延年方法的一本必备参考书

续表

年代	书目	作者	简介
	《居家必用事类全集》	佚名	10卷。载历代名贤格训及居家日用事宜，以十干分集，体例简洁
明	《卫生易简方》	胡濙（1375—1463），字源洁，号洁庵，江苏武进人。明代高官、文学家、医学家	方书。12卷（一作4卷）。书中分为诸风、诸寒、诸暑、诸湿等145类病证，共396方，主张方宜简易，多数方剂药仪一两味且多为易得之品。本书还附有服药总例22条及兽医单方47首
	《扶寿精方》	吴旻，字近山，明代江夏（今属湖北）人	方书。汇辑杂病、伤寒、妇、儿、五官各科见闻验方，分为诸虚、药酒、痰、眼目等29门。选方精要，间有他书所未见。炮制方法亦多详明
清时期及近代	《医贯》	赵献可，字养葵，自号医巫闾子，鄞县（今属浙江）人。好学博览，曾游学陕西、山西等地，精医理而通《易经》，治学推崇薛己，于"命门"说颇有发挥	该书作者十分强调中医"肾间命门说"，认为命门与肾即水与火的关系。他说："命门君主之火，乃水中之火，相依而永不相离也。"并认为养生与治病，如能充分理解此说，不仅能增强体质，而且目对于相关医学问题也就豁然贯通了。其命门学说，以及善用六味丸、八味丸等方治疗诸病的经验，对发掘古方深义，提高临床疗效均有重要的意义，对后世产生了重大影响
	《昨非庵日纂》	郑瑄，字汉奉，号昨非庵居士，闽县（今福州）下渡人。自幼天资聪慧，读书过目不忘	内有一篇《坐忘铭》，云："常默元气不伤，少思慧烛内光，不怒百神和畅，不恼心地清凉，不求无谄无骄，不执可圆可方，不贪便是富贵，不苟何虑祸殃，神闲俱公堂。"此诗通俗易懂，做好了就能百病不生，养生益寿
	《遵生八笺》	高濂，字深甫，号瑞南，浙江钱塘（今浙江省杭州市）人。明代著名戏曲作家、能诗文，兼通医理，更谭养生	全书分八笺。清修妙论笺：摘录前人修身正心养生格言；四时调摄笺：介绍四时脏腑调摄养生方面，起居安乐笺：记述居室建置、怡养器物制作，以及平素安康之要诀，个人卫生起居、饮食等方面；饮馔服食笺：论述食物之制备食用方法，亦论及养生药石之制备服用；燕闲清赏笺：谈论书画、器具之玩赏，花卉树木之种植与观赏；灵秘丹药笺：收集养生却病用药方，方药导引、延年却病；尘外遐举笺：记载历代隐逸之士平100则。书中所述内容繁多，亦有兼杂论述之处
	《抱朴子养生论》	佚名	用比喻的方法阐述养生中气、血、神的作用及具体养生方法

年 代	书 目	作 者	简 介
明 清 时 期 及 近 代	《医先》	王文禄，明嘉靖时在世，自号沂阳生，浙江海盐人	本书系选撷《内经》及《褚氏遗书》等书中有关养生的文字，并抒发作者的见解而成的养生学专著。有关老年病的证治，只谈理论，很少涉及方药。其主要观点：强调治未病，养心，注重心、脾。其理不离老庄。全书篇幅不长，内容简捷要
	《摄生三要》	袁黄，初名表，字坤仪，号了凡，浙江嘉善人，又有资料称其为江苏吴江人	作者认为聚精，养气，存神为摄生的三大纲要，并以此分卷论述。谓"聚精"的要点有五：寡欲，节劳，息怒，戒酒，慎味。"养气"起自调息，息调而胎息成，则可延年长寿。而聚精在于养心，养气在于存神，详述道家各种存神存想的利弊。"检尽万卷丹经，摄生之要，尽在此矣"
	《摄生集览》	胡文焕，字德甫，一字德文，号全庵，一号抱琴居士，祖籍江西婺源，居于浙江仁和。明文学家、藏书家、刻书家，嗜好藏书家。深通音律，善鼓琴	本书提出养生之大要为养神，惜气，提疾三法。并对调阴阳，和气血，养五脏，适寒温，节色欲等与摄生有关的问题作了论述
	《养生醒酮》	李贽（1527—1602），明代官员，思想家、文学家。泰州学派的一代宗师	本书集历代养生言论81篇。内容涉及饮食，七情，四时调摄等。注重养神，认为养生贵在养心神，神得养则五脏六腑皆安
	《仙灵卫生歌》	高濂，字深甫，号瑞南，浙江钱塘（今浙江省杭州市）人。明代著名戏曲作家，能诗作菜，兼通医理，更擅养生	养生著作。本书汇辑先贤修身养性，养生戒欲之歌赋四首，即《文逸曹仙姑歌》《孙真人卫生歌》《真西山卫生歌》及《神仙可惜歌》
	《药语杂录》	董光宏，生平不详	本书辑录了养生短语，寄寓著者以语为药之意
	《病榻遗言》	陆树声（1509—1605），字与吉，号平泉，松江华亭（今属上海）人。明朝官员	痦言，醒后说说的话。《自序》："余卧病榻间，冥心摄息，或警然起念，意有所得，辄言喂嘱，时复假寐，顷焉得痦，遽然起坐，凭儿捉笔，造次疾书。曰虽然语无伦次，其于生死之故，养生之旨，同亦忆中，存之以自观省。曰《痦言》者，以其得之痦寐也。"即作者在病榻之上思考养生存性的道理
	《修养须知》	朱本中，生平不详	养生著作。注重综合养生法，将养精，炼气，服气，居止诸法相结合，尤重食疗，也强调调精、气，神的保养和节护。介绍了十六段锦，八段锦，导引等运动养生的方法

续表

年代	书　目	作　者	简　介
明	《养生杂录》	胡宗鹤，清代人，自称知悟居士	养生著作。引用《庄子》及《素问》，朱子、李东垣、嵇康、孙思邈、丘处机等各家之言，讨论人的精神、情志、起居、饮食等因素对寿命的影响，并提出如何摄生养生的问题。并对精、气、神、形的关系及其与寿命的内在联系进行了阐述
	《养生训衍义》	（日）贝原笃信（益轩、子诚）撰，南拜山衍义	作者以气立论，对气与宇宙万物以及气与人体生理病理变化的关系作了阐述。而且认为养生本身也是调气，养生也是为了保元气。所以，作者也作了较为详尽而有益的论述。此外，本书有一定参考价值。但也并非完美无缺，书中内容对修真时修道家清静无为的思想，又当持分析态度对待
清时期及近代	《长寿谱》	石成金，字天基，号醒庵愚人，江苏扬州人。清代著名养生学家。因自幼羸弱多病而习医，专攻养生之学	养生专著。分为心思部，色欲部。心思部指出心是养生的本源，欲养生，必从保养心思开始。色欲部强调调保养气精养神的重要性，指出"欲保长生，必先远色"
	《举业蓓蕾》	石成金，字天基，号醒庵愚人，江苏扬州人。清代著名养生学家。因自幼羸弱多病而习医，专攻养生之学	认为人欲创业，当先"养心得窍"，再研习经史百家，方不至事倍功半"。并从养生学角度详尽地论述"养心得窍"的道理和方法
	《救命针》	石成金，字天基，号醒庵愚人，江苏扬州人。清代著名养生学家。因自幼羸弱多病而习医，专攻养生之学	本书认为长寿"一在存心仁厚，一在起居保养"。全书分为7个部分：第一部分，长寿易得；第二部分，仁厚；第三部分，保养；第四部分，养生总要；第五部分，先治心病；第六部分，养心、脾、肾、肝、肺，第七部分，快乐随缘
	《尊生镜》	佚名	本书收集历代养生家及名人雅士修养身心的论说，以养生理论为主，不参己见，对艰涩费解之处，偶作批语
	《修真秘旨》	杨凤庭，字瑞虞，号西山	本书分总论，修药论，炼精三法，炼气三法，炼神三法，附六字气诀，养生诸法，强调形神并重，形神兼练的养生之道，诸述精、气、神三者之调摄法
	《养生至论》	毛世洪，字达可，号枫山，浙江仁和县人。医术高明，医德高尚，有求者，不计贫富均应之	养生著作。书分养生，养老，慈幼三部分。认为养生在于养心。书载诸家养生言论，分饮食、居处、睡眠、劳作、七情六欲等方面，叙述养生宜总，并附录食疗养方23首。论述不同年龄段的不同养生方法

年代	书目	作者	简介
明清时期及近代	《养病庸言》	沈嘉澍（1834—1895），字子复，江苏太仓人	本书对于养病的方法提出了"六务"和"六戒"
	《小垞录》	丁爱庐，生平不详	本书为辑录养生诸说之作。书名取"小垞焚膏其时久"之意，以示爱惜精、气、神
	《摄生真诠》	查有钰，字武庵，清代浙江海宁县人	养生著作。本书系广搜集历代医家却病延年的经验，整理归纳，汇编而成。书中载有孙思邈的《治病勿惑》、张景岳品的《择医有眼》、李士材的《医情不等》、高士宗的《医门经论》、徐大椿的《治病绥急》、章虚谷的《任医勿疑》、俞世贵的《勿忽贫病》等74篇医论，其中也集有查氏的《点香误病》等篇和《先正格》24则。主张节护精、气、神，强调虚无恬淡，清静无为而达到延年益寿的目的
	《士大夫食时五观》	黄庭坚（1045—1105），字鲁直，号山谷道人，涪翁，分宁（今江西修水）人。宋代文学家、书法家	本书告诫士大夫当言行一致，以合修身养性之道。所谓食时五观，即指在食时当做五种观戒，以资鉴戒。篇末强调"食而作观"乃"教之本也"
	《寿世秘典》	丁其誉，字蜚公，江苏如皋人。清代医家	养生著作。作者采集汉唐以来风土人情及民间习俗，又集本草诸书中可供饮食之品，分水、谷、菜、果、鳞、介、禽兽、味八部介绍，而成本书。包括月览、调摄、类物、集方四部
	《养生撮要》	孟曰黄，号凤山迂叟	本书系收集古代医家、养生家的观点，摘录《易经》《内经》《千金要方》等有关养生的篇章而成。第1～4卷为修养格言，论述养生之道；第5～13卷则论述却心，保护精神，节欲储精，四时节宜，居处饮食，按摩导引，宜忌杂录及食治良方，附醒世良方，以及七情七伤
	《一览延龄》	黄凯钧（1752—1820），字南熏，号退庵，浙江嘉善人。清代医家	本书强调调精、气、神在养生中的重要性。认为养生之本在于不伤，若欲不伤，则必须广闻博见，择善而从；顺四时饮食，适寒温，勿用强，并戒七情淫募欲，乃养生延年之正

续表

年代	书目	作者	简介
明清时期及近代	《古今医统大全》	徐春甫，字汝元（或作汝源），号思鹤，又号东皋，祁门（今属安徽）人。明代医学家。家世业儒，因多病，乃从师于名医汪宦，通内、妇、儿等科	中医全书。辑录明以前历代医书及经史诸家有关医药资料，分类汇编而成，以"博核赅详"著称于世。卷首载征引书目约280种。其中80余卷详述各科病证的辨证论治。每一病证均载病机、脉候、治法、药方、易简诸方、灸法、导引法。书中除引录古说外，在医理方药上也有所阐发，资料宏富，系统完整。卷99～100为养生余录
	《恒言录》	钱大昕（1728—1804），字晓征，一字辛楣，号竹汀，江苏嘉定（今上海嘉定）人	考证俗语常言的书。共6卷，收词语800余条，分为吉语、人身、交际、常语、单字、叠字、亲属称谓、仕宦、选举、法案、货财、俗仪、居处器用、饮食衣饰、文翰、成语、俗谚等，共19类
	《寿世保元》	龚廷贤（1522—1619），字子才，号云林、悟真子，金溪（今属江西）人。明代著名医学家。善于总结继承家传诊疗实践经验，并虚心向别人学习，博采众家之长，贯通医理	综合性医书。内容涉及脏腑、诊法、治则、药物、方剂、民间单验方、气功、急救、食疗等知识，是一部一度被内府秘而不示的医养奇著。提供了为后世所公认的能收万全之功的补中益气汤、十全大补汤、六味地黄丸三方的配方和使用方法
	《钱公良测语》	钱琦（1467—1542），字公良，一字公良，临江，浙江海盐人	本书共4卷，分别为钱子语、四箴杂、慎言集、玉笑零。提出"大怒不怒，大喜不喜，可以养心"
	《退庵随笔》	梁章钜，字苣中、闳林，号苣邻，晚年自号退庵，祖籍福建长乐，清初迁居福州，自称福州人。曾任江苏布政使，广西巡抚、江苏巡抚等多职	全书22卷，辑录作者治世修身的箴言和对文艺的感悟。在养生方面，强调精神养生五志均不可过极，认为心要常惬，身要常劳
	《摄生要录》	沈仕（1488—1565），字懋学，一字子登，明代仁和（今浙江省杭州市）人	本书内容多从元代李鹏飞《三元延寿参赞书》选录而得。书中最重七情调养，文字简明扼要
	《养生四要》	万全（1495—1580），字密斋，罗田县（今属湖北省）人。出生于医学世家，擅长妇科和儿科	本书从寡欲、慎动、法时、却疾4个方面来论述养生之道和养生之法。该书推荐历代医家和本人验方，载录历代医家和本人验方，对后世有一定影响

续表

年代	书目	作者	简介
明	《参同契疏略》	王文禄（1503—1586），字世廉，明嘉靖间浙江海盐人	养生类著作，又属道门学理、喻理、功理，功法性修为悟性说理专著。全书注分段细释，文字简洁。《参同契》自序及正文分为38段，作概括注疏，使初学者对《参同契》的中心思想及要点有初步认识
	《神光经》	洪楩，字子美，明代钱塘西溪（今属林镇五常）人	本书主论验神光测凶吉，认为神光为一身之主宰，五脏六腑之精英，控制意念，其光自见，并介绍据光色测凶吉，收录各种情况下的验神光法
	《霞外杂俎》	铁脚道人原著，明代敥英（号东谷居士）抄录，洪楩校注	本书专论修身养性，以意念为药，调摄情志，并将修身养性之法概括为九字经。另提出警身纂要十五条，摄生纂要二十八条，作为养生的重要内容
清时期及近代	《心经悟解》	莫煇（1607—?），字丹子，武林（今属浙江省杭州市）人。明末悬壶初入都，医名颇盛	养生类著作。本书系《莫氏锦囊十二种》之一。佛家之《心经》主论修性养心，因其多用梵语，深奥难解，故莫氏逐句详加阐释。本书对于研究佛学修心养性有一定价值
	《养生类要》	吴正伦（1529—1568），字子叙，号春岩子，歙县（今属安徽）人。明代医家	全书分类择要，共两卷，论练功、抖石、男女、饮食、四时调摄养生方法及注意事项。前卷主述养生歌诀，丹药配制，男女起居、广嗣育婴、慈幼调摄、却老延年等，卷述四时调摄之法；后卷载多种疾病调养之法，涉及临床各科
	《颐养诠要》	冯曦，字晴川，号汉炜、守和道人，清康熙年间人	卷一怡神篇、引述篇、释、道三家圣贤典籍有关论著；卷二葆摄篇、引述历代名医、养生家有关养生的论述，要旨为少言语，戒色欲，薄滋味，咽津液、戒恚嗔、淡饮食、少思虑等；卷三修炼篇、载吐纳、导引、胎息、睡功、神仙起居法，内养十二段锦等功法；卷四格言篇，列历代养生格言80余条
	《摄生要语》	邓调元，生平不详	全书收集摄生名言要语20余条，内容广泛，涉及日常生活中各个细节的宜忌，提出"养生十要"和"十提防"
	《温泉小言》	平安原公鼐，号双桂先往。日本江户时代各名医	本书主论温泉的作用，治病范围，入浴法及宜忌。书中详述内、外、妇、儿等科百余种病症的入浴法、入浴部位、疗程等，并详载宜忌。书末附诗歌赞美日本各地温泉

续表

年代	书目	作者	简介
明	《护生宝镜》	田绵准，字伯油，号寒劲子	《援生四书》之一。本书首载养生理论，引用《内经》《仙经》《延命录》《勿药真言》及庄子、纯阳子等的论述，强调了养生的重要性和忽视养生所带来的危害，并且主张居顺应该顺应四时来调养五脏六腑
明	《净发须知》	吴铎（1907—？），字振远，湖北监利新沟镇人	古代理发行业秘籍。凡上、中、下3卷，约13000余字。记述当行掌故，传说、祖师，行规以及隐语行话、盘道谣诀。至清代仍在北京理发业内部广泛传抄
清时期	《卫生学问答》	丁福保（1873—1950），字仲祐，号畴隐居士，又号济阳破衲，江苏无锡人。近代著名医家	全书分上、下两篇，共9章。除简述中西医学源流及基本知识外，还专章介绍饮食、起居、体操、治心诸方面的养生延龄之法
清时期	《卫生丛录》	徐友丞，余姚人。热心公益，创办中药卫生公会，编辑卫生杂志及卫生公报，编印赠送《卫生丛录良方选要》《妇女良方集》《急救良方》《验方集》等	书中首论烟、酒、缠足之害，戒烟、放足之利；次列救灾单方、验方100首
及近代	《臞仙神隐》	朱权（1378—1448），字臞仙，号涵虚子、丹丘先生，自号南极遐龄老人、大明奇士，祖籍濠州钟离（今安徽凤阳）。朱元璋第十七子，自幼体貌魁伟，聪明好学，人称"贤王奇士"，参与过"靖难之役"。卒谥献，世称宁献王	内容包括隐居处所，日常生活及吟诗作赋，扫花赏月等；琴棋书画、虫写花草、家具杂用、饮食调养、果物收藏、酒醋酿制、灭鼠除蝇；占卜、农时、播种接木、治药修镶、牧养性畜、疾病调治等
近代	《太上保真养性论》	佚名	1卷，以道家学说为主，论述修真养性的方法
近代	《彭祖摄生养性论》	佚名	1卷，注重神和气在养生中的重要性，并且论述了摄生与养性的关系

续表

年代	书目	作者	简介
明清时期及近代	《本草纲目》	李时珍（1518—1593），字东璧，晚年自号濒湖山人，蕲州（今湖北省黄冈市蕲春县蕲州镇）人。中国历史上最著名的医学家、药学家和博物学家之一	明代本草集大成之巨著，共载药1892种，新增加的药有374种，分16部62类，按从贱至贵的原则排列，并仿陈藏器《本草拾遗》编纂法，取材不厌详悉。全书采用"纲目"体例：分部为纲，各药列释名、正名、修纲，释名为目；物以类从，目随纲举。各药列正治、气味、主治、发明、附方诸项，医药结合。所引书名、人名，皆注引文之下。考释药理甚精，指出药品"升降在物亦在人"，明确人力可以改变药性。又谓人之脏腑禀赋各有所偏，故认识药性不可以常理概论。平素注重实践，极为精审，纠正药物诸混淆、误合、重出，即其"三七"，今常用中药"三七"，即其考访所得。内容丰富，留存大量动、植、矿物资料，近人视为博物学巨著
	《安老怀幼书》	刘宇，字志，明代河南钧川人。成化壬辰年（1472）进士，官至山西按察副使	本书共4卷。卷4为元大德年间（1297—1307）敬直老人邹铉所撰的《寿亲养老新书》，卷1系南末陈直编集的《养老奉亲书》，凡215条。卷2、卷3、卷4之增辑以及秘传《幼幼集》。卷2、卷3论述为人子要孝敬之事，并详列了老莱子、陈太正等数十位孝子待奉双亲之事，说明孝敬老人在老年养生防病中的重要作用。后两卷备列许多延年益寿之方和数十种简便实用的食疗方。书后对老年养生方法均有所论述。卷4为怀幼专著，是小儿调养所备，备列小儿诸病之方，其所列方剂，均为儿科习用之方剂
	《新刻养生食忌》	胡文焕、字德甫、号全庵，一号抱琴居士，仁和（今属浙江省杭州市）人。明戏曲家、藏书刻书家。精通音律琴鼓，嗜藏书刻书	本书主要阐述食疗禁忌，辅有五谷、五菜、五果、五味、六畜、诸禽、虫鱼、乳母、孕妇、小儿，逐月的食忌。并附承当戒食，诸果有一毒、诸鱼有毒，饮食害人、饮食相反等内容
	《厚生训纂》	周臣，字在山，吴县（今属江苏）人。嘉靖八年进士，知衢州府	内容包括育婴、饮食、起居、御情、处己、睦亲、治家、养老、法语，是其中饮食、起居、御情诸篇，与老年摄养关系最为密切。卷6为"养老"，是老人养生专篇。内容涉及饮食、起居、精神、运气等方面

续表

年代	书目	作者	简介
明	《达生录》	褚胤昌，明代梁溪（今江苏省无锡市）人	本书集合了陶弘景、孙思邈等人的摄生思想，从饮食、起居、嗜好等方面详细论述宜忌、好恶，并载陶氏、孙氏卫生歌及警、诫、训等
	《逸游事宜》	洪楩，字子美，明代钱塘西溪（今属闲林镇五常）人	卷首为"游山约"，其后介绍多种食品的制作饮食方法，后有安息香方、中安息香、法制沉香、黄龙桂、苍术辟瘟香、万寿春等制造薰香的方法，并载照黑发浸油香、治木蛇咬和退油方（美容方）等经验方
	《食色绅言》	龙遵，别号皆春居士。明代官吏	本书为辑录前人成语及佛经、道藏而成。共2卷，饮食绅言1卷，勉人戒杀；男女绅言1卷，勉人节欲
清时期及近代	《（新编）养生大要》	佚名	本书汇录杂记于诸家书中之食物性善及恶之食物养生法内容，共10门，包括谷类、鱼、蔬菜、水果、瓜豆、花草、酒醋、香料、蒸腐等百余种食物的气味性质，于人之善恶及各种不同食用法对人体作用之利弊。书末收载治病简验方27首
	《吃茶养生记》	荣西禅师，全称"明庵荣西"，号"叶上房"，亦称"千光国师"。日本临济宗创始人。备中（今冈山县）吉备津人，俗姓贺阳氏。11岁投本郡安养寺静心门下，14岁剃发出家。荣西从中国带回茶种在日本种植，被后世奉为日本禅宗初祖	以序章开始，本论由两卷构成。上卷是"五脏和合门"，下卷是"遣除鬼魅门"。上卷的理论是从五脏调和的生理角度展开，下卷则是以驱除外部入侵病邪的病理学观点为立论之本。荣西在《吃茶养生记》中所想阐明的是茶对人体生理上的药用效能。明确地揭示出茶传入日本的初期，日本人只重视利用功效，不注重思想性，更无完整的茶道中点茶的规矩和思想体系
	《节饮集说》	简缘老人，生平不详	养生类著作。不分卷。主要论述饮酒的危害及节制饮酒的方法
	《素食卫生学》	安贞，生平不详	养生类著作。不分卷。主张素食，载补身之食物及应戒之食物，认为饮食、活动、沐浴、心情愉快，有益于健康长寿。并附世人所存素食七疑及释疑

续表

年代	书目	作者	简介
明	《救荒本草》	朱橚（?—1425），世称"周定王"，安徽凤阳人。明太祖朱元璋第五子	本书为一部植物图谱，它描述植物形态，展示了我国当时经济植物分类的概况。是我国历史上最早的一部以救荒为宗旨的农学、植物学专著。对植物资源的利用、加工炮制等方面也作了全面的总结。对我国植物学、农学、医药学的发展都有一定影响。记载植物414种，每种都配有精美的木刻插图。全书分上、下两卷，出自历代本草的有138种，新增276种。分类：草类245种，木类80种，米谷类23种，果类46种，按部编目。对食疗养生有所记载
	《野菜博录》	鲍山，明代人，生平不详	明本凡3卷，其中上卷、中卷为草部，下卷为木部。其著录草木435种
清时期及近代	《食鉴本草》	费伯雄（1800—1879），字晋卿，江苏省武进县孟河镇人。生长在世医家庭，家学渊源，先儒后医。悬壶后医业执业人，即以擅长治疗虚劳驰誉江南	本草著作。首论各种食物的功用。主治、宜忌；其次按风、寒、暑、湿、燥、气、血、痰、虚，实10种病因分别论述各种治疗方所需的若干食品
	《食物辑要》	穆世锡，号云谷，明代太仓人	采撷历代医家有关食物本草的精辟论述和珍贵资料，记载了430种食物，共8卷，分别为水、谷、菜、兽、禽、果、鱼、同食，孕妇，服药总忌、月令摄养等方面内容
	《上医本草》	赵南星（1550—1627），字梦白，号侪鹤，别号清都散客，高邑（今河北省高邑县）人。明代散曲作家，明后期著名的政治家，官至吏部尚书，是东林党的首领之一	本草著作。赵氏以食物养生、防病，符合先贤"上工不治已病治未病"之论，而此书专以收食物本草，故以"上医"为书名。作者尝以食物疗法调治自己的疾患获愈，遂收辑《本草纲目》中的养生食品230余种，从品味、性味，主治、宜忌等方面进行叙述，并附有单方
	《普济方》	明代朱橚、滕硕、刘醇等编。朱橚，世称"周定王"（?—1425），明代藩王，明太祖朱元璋第五子	我国古代最大的一部方书，此书博引历代各家方书，兼采笔记杂说及道藏佛书等，汇辑今古医方。包括方脉、药性、运气、伤寒、杂病、妇科、儿科，针灸及本草等多方面内容。据《四库全书总目》统计，凡1960论，2175类，778法，61739方，239图。采撷繁富，编次详析，保存了极为丰富和珍贵的医方资料。其中收载了一些有延年益寿功效的方剂，如神仙饵茯苓延年不老方，认为"服此药百日颜色异，肌肤光泽，延年不老"，另加十精丸，壮元丹，驻颜延年方等

续表

年代	书目	作者	简介
明清时期及近代	《陈虚白规中指南》	洪樵，字子美，明代钱塘西溪（今属闲林镇五常）人	养生类著作。全书主论内丹功法。上卷详述练内丹功法之各个环节，下卷为内丹三要，可为研究内丹术之参考
	《天仙正理直论》	伍守阳（1574—1644），字端阳，自号"冲虚子"，江西南昌县人。龙门派第八代弟子，为明代后期著名内丹家，内丹清修派的集大成者	气功内丹术代表作。前有自序，首为道原浅说篇，饮为直论九章。九章包括先天后天二气、药物、鼎器、火候、筑基、炼药、炼己、伏气、胎息等内丹精要之论
	《勿药须知》	尤乘，字生洲，号无求子，清江苏吴县人。早年习儒，弱冠时拜李中梓为师学医，后遍访良师，得针灸之传	养生类著作。本书从防病、疗心、饮食、起居和静等多方面阐述疗病之理法
	《养生镜》	石成金，字天基，号醒庵愚人，江苏扬州人。清代著名养生学家。因自幼羸弱多病而习学	养生著作。全书分绪论、心思、房事、饮食、起居、医药、杂录 8 篇，阐述养生理论，介绍养生方法。并告诫人们心思宜静，房事宜审，起居务慎，医药则惟其及时，凡此谓尽养生之道
	《延龄纂要》	罗福至，湖南上湘人。清代医生	养生著作。本书初卷论述补益肾藏真阴阳之水与真阳之火，以及补心、肝、脾、肺的方法，用药、方法、验方，同时介绍日常饮食起居及四时调养方法；终卷介绍导引功法，并附插图及口诀
	《延寿丹方》	董香光，生平不详	记载养生延年益寿方 1 首。方中以赤白何首乌、菟丝子、稀莶草、嫩桑叶、女贞实、忍冬花、川杜仲、雄牛膝、怀庆生地等药合四膏子（由旱莲草、金樱子、黑芝麻、桑葚组成），经严格炮制成丸剂，久服可取劾却病养神、乌发延年之功
	《疾病补救录》	杜时彰，生平不详	书中博采群言，分服侍、述医、述病、煎药、服药、病室、饮食、药饵、调养 10 部，详述病者求医问药，煎药服药、饮食调养等内容。书名取"补救医药所不及"之意
	《滋补门类》	佚名	书中载滋补类与杂症方剂 82 首。其中滋补方 47 首，多为补肾壮阳，填精益髓，延龄增寿之养生方，包括丸、丹、膏、酒若干种剂型，每方详述药物组成、炮制，功效与服用方法。杂症方主要治疗内科病证

续表

年代	书目	作者	简介
明清时期及近代	《养生便览》	佚名	养生著作。全书共计6个部分，即医学浅说；药品指南：介绍药房出售之常用中西药品切用与服法；卫生常识：从居室、饮食、运动、休息等方面简述日常保健措施，摘录养生名言，并介绍一种简易体操；时疫预防法：提出数条措施阻断传染以预防流行病；急救解毒法：简介各种卒死解救方法，如解救自缢、溺水等
	《香奁润色》	胡文焕，字德甫，号全庵，一号抱琴居士，仁和（今属浙江省杭州市）人。明戏曲律琴家，藏书刻书家。精通音律琴数，嗜藏书刻书	女性美容及生活知识专书。全书分头发部、面部、癍痣部、唇齿部、乳部、身体部、手足部、阴部、经血部、怪异部、藏贮部共12部，以美发、美容方子为主，同时兼及妇科病的自治，也包括洗涤各种衣物等料理生活所需的常识。是对17世纪以前女性美容及生活知识进行小结的方书
	《外科正宗》	陈实功（1555—1636），字毓仁，号若虚，江苏东海（今南通市）人。中国明代外科学家	外科著作。卷1总论外科疾患的病源，诊断与治疗；卷2至卷4分论外科各科常见疾病100多种，首论病因病理，次叙临床表现，饮食宜忌治法，继之详论治法，并附以典型插图30余幅，描述各种重要痈肿的部位和形状，最后又介绍了炼取药物法。在养生方面，注重病后脾胃的调养，饮食的调养
	《万寿丹书》	龚居中（？—1646），字应园，号如虚子，江西金溪人。明代医家。精医术，擅长内、外、妇、儿诸科	养生著作。作者从居处、饮食、食量、调摄、按摩等方面论述养生之道，认为居处地势和方向、饮食品种、食量时间均与人身健康关系密切，提倡调摄、按摩等健身活动。注意人体精、气、神护养。书中设有专篇论养生药膳与养生却病功法。并有清乐等篇，谓生活于自然山水之中，以读书、欣赏美景为乐，忘却人间烦恼，可以长生不老。所述多养生至理，亦杂有谬误
	《类修要诀》	胡文焕，字德甫，号全庵，一号抱琴居士，仁和（今属浙江省杭州市）人。明戏曲律琴家，藏书刻书家。精通音律琴数，嗜藏书刻书	收集明代以前各家著名的养生歌诀，包括《孙真人卫生歌》《孙思邈人卫生歌》《陶真人卫生歌》《抱朴子逍遥歌》《逍遥子导引诀》《金丹四百字》《百字碑》《金谷歌》《青天歌》《行气胎息》《大道歌》《神仙起居法》等，内容涉及日常起居、调摄、行气胎息、饮食补养、自我按摩、阴阳双修、四季调摄等。《心丹歌》为胡氏自撰，认为人心即是真丹，不必含养心丹而外求心丹，并反对无病服药及采补之术

续表

年代	书目	作者	简介
明清时期及近代	《陈希夷房术玄机中萃纂要》	洪基，字九有，明末安徽新安县人	本书内容包括筑基、铸剑、调神、聚财、结友、择地、择鼎等章节。后附增进性欲，达到延年益寿的方法。主要论述以性养生而不伤身，治疗阴痿、性欲低下的方药50余首，并有《房中炼己捷要》的五字妙诀：养、素、霜、姜、需。书中称其为延年之密旨，归真之密本，还原之本，可参天地阴阳之造化
	《养生杂纂》	佚名	本书主论养精、生育，将此二者作为养生大要。内容多取自老庄以及孙思邈，全元起等的论述，对于研究房事养生及妇儿养生有一定的参考价值
	《长生秘诀》	石成金，字天基，号醒庵愚人，江苏扬州人。清代著名养生学家。因自幼羸弱多病而习医，专攻养生之学	本书为集清以前历代贤养生名言及自身养生经验而成，全书内容包括思邈、色欲部、饮食部、起居部、要旨、一生受用、卫生必读歌
	《养生保命录》	佚名	主要论述房室养生。本书载"远色编"30节，主述好色的危害、节饮食方法及注意事项等
	《养生肤语》	陈继儒（1558—1639），字仲醇，号眉公、麋公。明代文学家、书画家	养生笔记。主要论述了饮食、起居、精神、外出的注意事项
	《修龄要旨》	冷谦，明代洪武初期人，字启敬，道号龙阳子，是一位多才的道士。他通绘画、精音律、精于养生之道，因养生有方，活了150多岁	养生专著，也涉及气功、导引。多以歌诀形式介绍养生、气功要点及具体方法。本书言简意赅，易于领会运用
	《太上玉轴气诀》	洪楩，字子美，明代钱塘西溪（今属闲林镇五常）人	书中解释太上六字气诀，功法的练习时间、方位、姿势、主病及呼吸吐纳与脏腑之关系，并述四时养生，修身养生宜忌，对于年老之人养生，饮食调摄，疾病的治疗有详细的论述
	《保生心鉴》	铁峰居士，明代南沙（今江苏省常熟市）人	1卷，全书共列32图，包括五运六气板要图、四时气候图、交六气时日图、五天气图、主气图、客气图、经络配四时图等有关气运学说的图。重在导引，并详列二十四节气导引图像，依月令之顺序，分述每一节气导引之操作和所治病证。书后，另附有八段锦导引图诀。全书图文并茂，易学易记，可谓学习导引及运气学说的重要书籍

续表

年代	书目	作者	简介
明清时期及近代	《卫生真诀》	罗洪先（1504—1564），字达夫，号念庵，吉水县人。幼年进学，胸有大志。嘉靖八年（1529）中进士第一，授翰林院修撰	书中载录按摩导引法及医药良方，反映道家思想。卷首列清代徐灵胎之《真西山先生卫生歌》《孙真人养生歌》。运气口诀，均附手绘插图一幅，并附针灸穴位图，内脏解剖示意图 5 则，卷末列 46 种病症，每症均冠道家之名，并介绍治疗方药及服药方法。同时，附按摩导引手法，捕图示意及小诗一首，另介绍铅丹方之服法与宜总。最后详述 12 节动功及五禽戏
	《心圣图说要言》（附《却病心法》）	殷宗器，生平不详	书中根据北来理学的理论论述养生法，提倡心理治疗和导引疗法，并有坐功图式等
	《尊生导养编》	张映汉，字云衢。清中期大臣	按摩著作。作者介绍有益于健身，防病治病的自我按摩方法，所用手法主要有搓、揉、擦、捏、握等，基本不谈理论
	《枕上三字诀》	俞樾（1821—1906），字荫甫，号曲园。清末浙江德清人	主要论述"塑""锁""梳"的练功方法
	《卫生编》	魏祖清，字东澜，号九峰山人，丹阳人。清代名医。潜心经史，与学者王武丹，刘师恕交往密切，切磋经史。尤其擅长医学，承家风，行医救人	本书系前人导引气功著作的汇辑本。上卷载太极图，坎离图，内景图等 18 篇，叙述养生之道；中卷有内养下手诀，运气法，固精法，定神法，十二段锦诀等 7 篇，介绍导引动功；下卷有静功六字却病法、调息法、小周天法、胎息指南等 7 篇，介绍常见的儿种内养静功
	《七大健康法》	（日）松尾来编，刘仁航（乐天修养馆主）译	养生类著作。全书汇集当时盛行于日本的 7 种强身健体方法：二木医学博士腹式呼吸法、冈田氏静坐法、藤天氏心气调和法、白隐禅师内观法、裸仙人强健法、高野氏抵抗养生法、川合式强健术等，并评述各法之长短异同
	《太上养生胎息气经》	佚名	道教气功养生著作。论述胎息法基本知识、具体方法、注意事项、临床应用
	《胎息经疏》	王文禄（1503—1586），字世廉，号沂阳生，明嘉靖间浙江海盐人	书中阐发《胎息经》"固守虚无"之旨，指出修真实乃专气抱神，神由气住，无视无听，不识不知，固守以虚，以致一团纯阳，自然返老还童

续表

年代	书目	作者	简介
明清时期及近代	《性命圭旨》	佚名	道教内炼理论著作。分为元、亨、利、贞四大部分。介绍了涵养本源，救护命宝；安神祖窍，翕聚先天；蛰藏气穴，众妙归根；采药归壶；乾坤交妤，去矿留金；灵丹规形，婴儿现形，长养圣胎；移神内院，端拱冥心；本体虚空，超出三界等内炼过程及方法。功法强调三乘九转以获得生命的精华
	《修昆仑证验》	天休子，清代人，生平不详	力倡"哂""揉"二法。将各种按摩手法总括为"揉"，认为以"揉"却"积"为治病养生之大要，并详述"揉"的操作手法及适应证。书末附"哂说"一篇，论述哂法及其功用，适应证等。对于研究古代养生按摩具有一定参考价值
	《洞天秘语》	佚名	本书载脏腑配经络图，经络配日时图，并详述春夏秋冬四季的调摄，导引法
	《万寿仙书》	明代罗洪先著，清代曹若水增辑。罗洪先，字达夫，号念庵，江西吉水人。明代医家，专于养生之道。曹若水，字无极。明末清初医家	气功养生著作。卷1主要收辑历代名人的养生理论及功法要点；卷2主要收辑著名的导引功法，如六字诀、八段锦坐功捷径等；卷3为诸仙导引图，按病证开列导引处方，并附有方药；卷4为延年总论，辑录前人的养生观点而成，似是曹氏所附增
	《摄生要义》	河滨丈人，生平不详	养生专著。该书将养生原则概括为"调德、摄性、缓形、节欲"8字。内容包括存想、调气、按摩、导引、形景、饮食、居住、房中、四时、禁忌等10篇。绘有八段锦功法图，对普及、发展八段锦功法有一定作用
	《尊生要旨》	蒋学成编，许乐善订补。蒋学成，字乐之，号惺初，明代养生学家。许乐善，字修之，生平不详，南直隶松江府华亭（今上海松江）人	全书共11篇，除末篇、房中、四时杂记诸篇外，其余各篇，调气、饮食、居处、房中、导引、按摩、调摄《摄生要义》。其篇目、内容悉据《摄生要义》。将书增补本有"调气篇"之"去病延年六字法""孙真人四季养生歌"，"按摩篇"之"苏氏养生诀""墨子闭气行气法"，"吕公煮海诀"之"形景篇"之"真人起居法"，"杂记篇"之"养生所忌"。尤以"导引图说"增辑内容最有价值，计有"八段锦图说""通任督脉导引图说""收功图说"导引图说，等。所补图谱，皆笔管精绘，为他书所少见

续表

年代	书目	作者	简介
明	《脉望》	赵台鼎，字长玄，自称丹华洞主，明代人，祖籍四川。进士及第后，仕宦为官，曾任直隶永平知府。后弃官归隐，一心修道，颇有心得	气功著作，对现代气功学有很大影响。以为儒、释、道三家性命学说有相通之处，故或见于古籍文献，或出自乡党之言，凡属精辟有助于延年益寿者，皆随笔录之，并附以己见，为养生学之佳作
	《养生秘旨》	佚名	养生学专著。收集古代气功养生歌诀及各种导引、按摩、静功、摄养方法。录有《孙真人卫生歌》《长生歌》《养生铭》《却病十法》《八段锦导引法》《运气法》《固齿法》《喉睡法》《抚摩诀》《运足诀》《翻江倒海法》《擦涌泉穴令腰足轻健法》等。该书功法选辑精到，实用性强，因而流传较广，是一部较有实用价值的导引养生典籍
	《二六功课》	程羽文，号右至道人，明代人	养生类著作。本书主论按时按导引按摩养生法。将一天时间分为十段，详述每一段时间应行导引、吐纳或按摩之方法，并论其对养生之作用
清时期及近代	《寿世青编》	尤乘，字生洲，号无求子，清江苏吴县人。早年习儒，后遍访良师，师学医，弱冠时拜李中梓为师学医，得针灸之传	尤氏博采《内经》、老子、庄子、孙思邈等各家的养生论述，自食食起居，四时调摄至劳逸情志，气功、按摩等均尽属阐发。收载了150余种药物炮制方法，总结了病后的食疗方、饮食宜忌。作者重视养生和预防，提出清心寡欲，修养性情是"却病良方，延年良方"，书中所载的"食疗不愈，然后议药。不特老人小儿相宜，凡颐养及大病厌药者，亦未为不可也"，睡眠要"先睡心，后睡眼"，"发宜多梳，面宜常擦，目宜常运，耳宜常弹，舌宜低腭，齿宜常叩，津宜常咽，背宜常暖，胸宜常护，谷道宜常撮，足宜常搓涌泉（即十六段锦）健身方法，极有价值。针对老年人血气已衰，精神减耗，提出治病"勿骤用针药，急求痊愈"，宜用中和之剂，进食兑养治愈，食疗方中藕蜜膏治病热口渴便秘，理脾糕治脾虚泄泻，马齿苋羹治下痢亦白，莲肉糕治病后脾弱，消化不良，茯苓粥治脾虚泄泻，不溧等，均简便有效
	《勿药元诠》	汪昂（1615—1695），字讱庵，休宁（今属安徽）人。明清同医学家。邑诸生，30余岁后潜心医学及医药书籍整理，虽不以医为业，然所纂医书风行海内	养生著作。本书从防病、疗心、饮食、起居和静功等多方面阐述治病之理法

续表

年代	书目	作者	简介
明	《卫济余编》	王绶堂，清代人，生平不详	主要介绍摄生醒事、保身延年等养生内容，并以大量篇幅阐述营造、人事、备荒、器用、实玩、文房、饮食、戏术等有益身心健康，又陶冶情操的养生法
	《卫生二要》	竹居主人，清代人，生平不详	养生著作。本书主要介绍双转辘轳和踏足引气两种健身练功法。此两种功法有健身之益而无行功之苦，较适合老年体弱者
	《心身强健之秘诀》	（日）藤田灵斋，生平不详	养生著作。分上、下两篇。上篇主要论养心身关系、强健、疾病及修养等；下篇论述藤田氏修养心身法之由来、原理、目的，以及调身、调心、调息三法，注意事项及修炼要点等。书末附各种疾病患者的修炼体会30篇
清时期及近代	《仙传四十九方》	罗洪先（1504—1564），字达夫，号念庵，江西吉水人。明学者	养生类著作。首载古人养生导引各种功法，饮列古今修养家养生之医药良方及导引按摩法，末附五禽功法图形及练法。书中所载方药多经罗氏试效有验，且均系常用易得者
	《赤凤髓》	周履靖，字逸之，初号梅墟，改号螺冠子，晚号梅颠道人，明嘉兴（今浙江嘉兴）人	养生类著作。3卷。卷1收载太上玉轴六字气诀，幻真先生服内元气诀，李真人长生一十六字妙诀，胎息秘要歌诀，去病延年六字法，五禽戏图，八段锦导引诀；卷2载四十六式导引图说，各式皆有名称，图势及其练法说明；卷3为华山十二睡功总决图说
	《锦身机要》	混沌子，姓氏不详。似道家，明代人	将锦身之事撰为绝句36首，分属3类。卷上12首以锦其龙，包括踏地龙，摆尾龙等12式；卷中12首以锦其虎，为跃山虎，出洞虎等12式；卷下12首以锦其龙虎交媾，亦12式。后附大道修真捷要选仙指源篇，天地总图，火候图，天地之根等7幅图谱，及金液还丹捷径丹等篇。所载为全套功与内相结合的导引法
	《养生导引法》	佚名	导引疗法专著。分设中风、风痰、心腹痛、霍乱、呕吐、痰饮、劳瘵、脚气、脾胃、补益、消渴、脉满、口齿、助痛、腹痛、二便不通、疝气、诸痹、老人等27门，每门均载多种对症导引防治法
	《修真捷径导引诀》	佚名	养生类著作。全书图文并茂，载导引功法18种，详述各功法之具体演练及作用，图绘精绝，文字简练，易学易记

续表

年代	书目	作者	简介
明	《养生秘要活人心诀》	洪基，字九有，明代人	养生类著作。4卷。卷1述导引法、祛病延年六法、四季养生歌及一般养生常识；2~4卷载方剂105首，涉及养生、内、外、妇、儿、伤、五官各科，各方皆述主治组成、功用及加减用法
清时期及近代	《陆地仙经》	马齐（1644—1911），姓富察氏，清末满洲镶黄旗人	内容或为练功修身之道，或为按摩却病之术，养生导引述之法。方法叙述详尽，道理阐释明晰，儒道佛三家之学兼而有之，实属难得的珍贵资料。其内容是对"百字导引法"的注释
	《寿世传真》	徐文弼，字勷右，号荜山，又号鸣峰，超庐居士，清代江西丰城人	书中所述内容非常丰富，包括按摩导引、四时调摄、饮食宜忌、延年方药等多种养生方法，且皆为简便易行而又切合实用之法。其中，气功修练与食疗养生是其所论述的重点内容，而其对日常养生宜忌的总结，乃发前人所未发，也有着很高的价值
	《太上黄庭经注》	石和阳，清代人，生平不详	2卷。上卷论天人相应，以及外练筋骨，内练精气神而得以长生长视之理；下卷论述黄庭至命理，阴符尽性篇，介绍练功之法，重在五脏修练，以养气、血、精、神，强调固守元气，使精凝气固，神清心静，气力千钧，辨指可贯牛腹，侧掌可断牛颈
	《服气祛病图说》	佚名	本书记载了一套少林功法，此功行完功成之后，气力千钧
	《寿人经》	汪昂（1615—1695），字讱庵，休宁（今属安徽）人。明清间医学家。邑诸生，30余岁后潜心医学及医药书籍整理。虽不以医为业，然所纂医书风行海内	气功导引专著。全书分为理脾土诀、理肺金诀、理肾水诀、理心火诀、坐功诀、长揖诀、导引诀等8章。所收功法简明易学，"久而无间，功效自生"
	《调气集病图说》	李九华，清代人，生平不详	气功养生类著作。全套功法共46式，配图32幅，前23式以导引配合深呼吸，中4式以导引配合自然呼吸，末19式以自我捶打导气。所有功式均以禽鸟动态命名，其拍打法类似术中武术中的排打与硬功，本于《易筋经》和《拳经》。书中功式多有与《服气祛病图说》相似者

续表

年代	书目	作者	简介
明清时期及近代	《卫生要术》	潘霨，字伟如，号梓园居士，江苏吴县人。清代官吏，历任兵部右侍郎、都察院右副都察使，湖北、江西、贵州巡抚。精于医，治辖干民，以医济民，用药精审，治辑有效	本书内载十二段锦，分行外功诀、内功、神仙起居法。易筋经十二势，并附图解
	《易筋经图说》	潘霨，字伟如，号梓园居士，江苏吴县人。清代官吏，历任兵部右侍郎、都察院右副都察使，湖北、江西、贵州巡抚。精于医，治辖干民，以医济民，用药精审，治辑有效	本书介绍十二段锦、外功、内功、易筋经四种功法。十二段锦及易筋经各配12图及歌诀，尤详于易筋经功法。外功、内功均以歌诀形式介绍。外功按人体部位分行，共18种；内功按五脏分行，为5种
	《导引图》	敬慎山房主人，清代人，生平不详	养生图谱。不分卷。收载24种治病养生导引功法，每功一图，其中坐式9幅、立式6幅、卧式6幅、蹲式2幅、跪式1幅。导引动作图绘制精美，套色刊印。文字说明该功法的具体治疗作用，所治病证包括治疗内伤、外感、寒热攻伐等16种，余为养生导引法
	《元和篇》	因觉生，清代人，生平不详	本书首辑《天隐子》8篇，为行气导引之基；次引诸子要论，以为补遗；书末载《易筋经》12图以及"金丹四百字解"，总括行气导引，祛病养生之要
	《八段锦坐立功法图诀》	娄杰（1850—1907），字受之，清山阴人。清末著名幕僚，绍兴师爷	本书介绍八段锦坐功、立功两种功法。坐功据《遵生八笺》所载"八段锦坐功导引法"校定而成，并采录他说，以备参考。立功共8式，每式均有图文，详加解释。立功部分系娄氏将原立功歌诀润色，并依坐功例增以图说，加以疏注而成。立功除8正式外，尚有出手人手10式。娄氏认为，坐功重在养心，立功重在练形，一动一静，相辅相成，形神兼练以养生延命

续表

年代	书目	作者	简介
明	《内功图说》	潘霨，字伟如，号梓园居士，江苏吴县人。清代官吏，历任兵部右侍郎，都察院右副都察使，江西、湖北、贵州巡抚。精于医，以医济民，广施良药，用药精审，治辄有效	本书载有"姿势图"35幅，包括十二段锦，分行内外功，易筋经，却病延年法等，图文对照，易于摹学
	《却病延年坐运法则》	佚名	本书载前人以气功导引按摩之法治疗34种病症的经验，并以图说记载63种导引按摩治疗疾病的心得体会，同时记述了以运气配合经络、行导引吐纳按摩术的具体方法。书末附婆罗门导引十二法、五禽戏等祛病功法
清时期及近代	《多能鄙事》	刘基（1311—1375），青田（今浙江省青田县）人。对明朝有创业之功	明代初期的类书。该书分为11个部分，收录了日常生活中必备的知识。卷1至卷3与饮食有关，但是其内容多处与元代的《居家必用事类全集》类似，这一点在卷2记述的基本烹任方法中尤为显著。卷4记述了老年人的食疗养生方法
	《唐宋卫生歌》	周履靖，字逸之，初号梅墟，改号螺冠子，晚号梅颠道人，明嘉兴（今浙江嘉兴）人	辑唐代孙思邈的《孙真人卫生歌》和宋代真德秀的《续卫生歌》两篇。本书认为，服灵丹仙果而长寿者世所罕见，应以逍遥按摩、节制饮食等预防措施为主。对中、老年养生有一定的参考价值
	《益龄单》	周履靖，字逸之，初号梅墟，改号螺冠子，晚号梅颠道人，明嘉兴（今属浙江嘉兴）人	本书所辑均为前人的养生经验，内容包括五脏，精神，饮食，生活，节欲，四季禁食以及养目，洗眼等方法，对于老年摄养有一定的指导意义
	《恰情小录》	沈仕（1488—1565），字懋学，又字子登，号青门山人，明仁和（今属浙江省杭州市）人	书中所录多为古代文人雅士的养生诗歌，分睡睡，睡诀，四休，道侣，五事，十供，六馆，居馆待终，老境从容，守志，对酌扩中，卜筑，居闲
	《延年益寿论》	（英）傅兰雅，又译约翰·弗赖尔，英格兰海德镇人。晚清杰出的科技翻译家	本书首论人老之故及及天然之根源，次论致人老死之法，次论何饮食能致延年，次论人与动植物益寿之物，次论益寿可用之物，终论结论。其理论取自医学，而与医学有异，立法近乎卫生，又与卫生不同，大致以免病为宗

上篇　基础篇 | 第十一章　古籍中的养生观

续表

年代	书目	作者	简介
明清时期	《老老恒言》	曹庭栋（1700—1785），一作廷栋，字楷人，号六圃，又号慈山居士，浙江嘉善魏塘镇人。清代恬淡养生家。天性恬淡，曾被举孝廉而坚辞不就。勤奋博学，于经史、考据等皆有所钻研。尤精养生之学，并身体力行	本书前4卷论述老年日常养生诸法，分安寝、晨兴、盥洗、饮食、食物、散步、昼卧、夜卧、省心、见客、出门、防疾、慎药、消道、导引、书室、燕居、坐榻、书儿、杖、衣、帽、带、袜、鞋、床、帐、杂器、卧房、枕、席、被、褥、便器共34项，后撰附人，并分上、中、下3品。载粥方百种，计300余种，且多曹氏经验之谈。又认为，养生当以静为主，如"纵""操"两法以安寐、冬夜伸足卧以暖身等，颇具独到之处。兼须小劳，绝无神仙丹药、奇方异术导引之法。全书内容多切实可行，自然合理 第5卷粥谱系内容涉及老年养生之各方面，书中引证书目遍及经史类集
	《长生诠》	洪应明，字自诚，号还初道人。明代思想家、学者	收集明代以前养生家及其养生语录而成，其中卷1已佚，包括了道家50余人和佛家百余人的生平、轶事、禅语等
	《玄妙镜》	李昌仁，号离尘子。清代医家，精针灸之学	本书属道门、佛宗，儒家养生修为悟证理法专著。书中以三教之说混论道门修为，颇有意境与妙谈处
近代	《孙真人摄养论》	佚名	论述每月的饮食起居及注意事项
	《食愈方》	石成金，字天基，号醒庵愚人，江苏扬州人。清代著名养生学家。因自幼羸弱多病而习医，专攻养生之学	本书载食疗方70首，从风、寒、暑、湿、燥、气、血、痰、虚、实10个方面分别叙述，包括粥、酒、饼、汤等食疗的主治和烹饪方法

第十二章　中医体质学说

中医体质是指在个体生命过程中，在先天禀赋和后天获得的基础上表现出的形态结构、生理功能和心理状态方面综合的、相对稳定的特质。是人类在生长、发育过程中所形成的与自然、社会环境相适应的人体个性特征。体质现象是人类生命活动的一种重要表现形式，与疾病和健康有着密切关系。中医体质学说是以中医理论为指导，研究人体各种类型体质的概念、形成、特征，以及生理、病理特点，并以此来分析其对疾病发生、发展、演变过程的影响，指导对疾病进行诊断、治疗及预防、养生、康复的一门学说。中医体质学说是中医理论的重要组成部分，是中医"以人为本、因人制宜"核心思想的体现，是指导中医临床诊疗、养生的基础理论之一。

第一节　中医体质学说的基本内容

一、中医体质学说形成的历史渊源

中医学对体质的研究阐述，可追溯到两千多年前的《内经》，当时就用"禀质""气质""赋禀""禀赋""气禀""气体"等词来表达体质之义，如《素问·逆调论》说："是人者，素肾气胜。"《素问·厥论》说："此人者质壮。"这是最早提出的有关体质的概念。《内经》不但指出了人在生命过程中可以显示出刚柔、强弱、高低、阴阳、肥瘦等显著的个体差异，并且从不同的角度分别对人的体质作了分类，如在《灵枢·阴阳二十五人》和《灵枢·通天》等篇中就提出了两种体质分类方法，《灵枢·论勇》则对勇与怯两种体质类型的精神面貌、各部特征和内在脏腑功能的关系等进行了论述。又如《灵枢·寿夭刚柔》中说："人之生也，有刚有柔，有弱有强，有短有长，有阴有阳。"从而指出人体的形气有阴阳刚柔的区别。

在《素问·异法方宜论》里还指出东南西北中五方由于地域、环境、气候、居民生活习惯不同，所以形成不同的体质，易患不同的病证等。总之，《内经》系统地阐释了体质的复杂性和多样性，以及形成体质差异的机制，认为是由于脏腑、气血、阴阳等方面的不同所致，并且认为体质与脏腑组织的形态、位置、结构有着密切的关系。在发病学上，认为人体正气的强弱能直接决定发病与否，并在其"形神合一""形与神俱"的思想指导下，在阐述人体体质时，将人的心理活动与生理功能结合起来进行分析，从而形成了较完整而合理的体质学说，奠定了中医体质学说的基础。

继《内经》之后，历代医家也十分重视对个体体质的研究，并密切结合临床实践，通过研究体质的病理倾向性及病理性体质，用体质学说的理论来指导辨证论治、预防及养生。张仲景继承《内经》有关体质学说的理论，在《伤寒杂病论》中，从体质与发病、辨证、治疗用药以及疾病预后关系等方面，作了进一步的阐述，并以人体正气盛衰、脏腑属性为前提，结合实践，创造性地寓体质学说于辨证论治的理论中，使体质理论在临床实践中得到了进一步充实和提高。王叔和的脉学专著《脉经》也十分强调诊脉要注意体质特征，曰："凡诊脉，当视其人大小长短及性气缓急。"唐代孙思邈指出："凡人秉形气有中适，有躁静，各各不同，气脉潮动，亦各随其性韵。"是指分析脉形要参考体质特征，不能仅以脉辨病，而且脉诊也是辨别体质类型的重要方面。宋·陈自明在《妇人大全良方》及南宋无名氏在《小儿卫生总微论方》中，已认识到体质形成于胎儿期。宋·钱乙在《小儿药证直诀》中将小儿的体质特征精辟地概括为"脏腑柔弱，易虚易实，易寒易热"及"成而未全，全而未壮"。宋·陈直在《养老奉亲书》中对老年人的体质特征尤其是心理特征及其机制进行了阐述，提出了对虚弱或偏倾体质的食疗与食养方法。金·刘完素在《素问玄机原病式》中则强调了"脏腑六气病机"，阐述了各型病理体质的形成、内生六气的关系与体质的内在基础。张景岳在《景岳全书》中倡议藏象体质理论，强调了脾肾作为先后天之本对体质的重要性，并将体质理论运用到对外感病、内伤病的辨证论治之中。清代名医叶天士临证非常注意患者的体质类型，他在《外感温热篇》中说："湿邪害人最广，如面色白者，须要顾其阳气……面色苍者，须要顾其津液……在阳旺之躯，胃湿恒多，在阴盛之体，脾湿亦不少，然其化热则一。"强调了临诊治法须顾及体质，认为根据体质类型确立治疗大法是提高临床疗效的重要方法。清·汪宏的《望诊遵经》和王燕昌的《王氏医存》对影响体质形成、定型、演化的外部因素，也有了明确的认识。明清温病学家则从温热病学角度，探讨了体质的分型及临床脉证，以及体质与温病的发生、发展、转归、治疗、用药的关系，使中医体质理论在临床实践中得到了新的发展。

从 20 世纪 70 年代开始，随着对中医理论整理研究的逐步深入，中医体质学说的研究也日益受到了重视，不但有诸多的研究论文，而且相继有多部专著问世，如最具代表性的由王琦等著的《中医体质学说》，系统地对历代医家有关体质的论述进行了挖掘整理，并结合现代的人类学、遗传学、免疫学、医学心理学、流行病学等多学科，从理论、临床、实验等多方面对体质的形成及基本原理、体质差异规律及类型、分类方法、体质构成、特征、分布、体质与病证等内容进行了深入的探讨与研究，取得了可喜的成果。明确了体质的概念，对构成人体的生命物质在结构、功能与代谢上反映出来的必要的可测定的"分析单元"——体质要素，运用了现代医学的实验与检测方法予以确定。现代中医体质学说也结合了现代多学科理念，提出体质反映在生命过程中的某些形态特征和生理特性方面，对自然、社会环境的适应能力和对疾病的抵抗能力方面，以及发病过程中对某些致病因素的易罹性和病理过程中疾病发展的倾向性等方面。形成不同体质的因素有先天、年龄、性别、精神、生活条件及饮食、地理环境、疾病、体育锻炼、社会因素等。体质现象是人类生命现象的一种重要表现形式，它具有个体差异性、群类趋同性（群类性）与相对稳定性和动态可变性等特点。目前，对体质问题的研究，从学科范畴、理论方法与临床运用等方面已初步形成了中医体质学的学科体系，不仅使体质理论理性地纳入到中医学的研究中来，成为中医学理论体系的一个重要组成部分，而且也有力地促进了中医临床学的发展。

二、体质与脏腑、经络、气、血、精、津液的关系

脏腑、经络、形体官窍等组织器官是人体的基本结构，精、气、血、津液等是人体生理活动的基本物质，这些都是体质形成的生理学基础。体质现象的不同表达，也是内在脏腑气血阴阳之偏倾和功能活动的外在反映。

脏腑是构成人体、维持正常生命活动的核心要素。脏腑的形态和功能盛衰是决定体质差异的根本性因素。在先天遗传因素与后天因素相互作用下，人体常表现出某些藏象系统的相对强盛或虚弱的倾向。如《灵枢·本脏》说："五脏者，固有小大、高下、坚脆、端正、偏倾者；六腑亦有小大、长短、厚薄、结直、缓急。""黄色小理者脾小，粗理者脾大。……脾小则脏安，难伤于邪也。……脾脆则善病消瘅、易伤。"可见，脏腑形态的大小坚脆及功能的盛衰等差异，造成了人体的体质差异。

肾为先天之本，先天肾精充足，则出生后体质强健，大多能茁壮健康地发育成长；若先天肾精不足，则生长发育不良，体质虚弱而多病。而且，如《素问·上古天真论》中所说，人体的生长壮老的生命全过程，也是以肾之精气为基本物质或原动力而滋养或激发五脏六腑活动的演变过程，所以，肾的精气盛衰变化的结果，导致了其他脏腑也随之产生盛衰变化，形成了不同年龄阶段的体质差异，从而出现一系列形体和功能的改变。

脾为后天之本、气血生化之源。气、血、精、津液皆来自饮食水谷的化生。脾胃的运化功能、饮食的科学合理等都影响到水谷精微的吸收、转输和气血精津液的生成，因而对体质强弱的影响很大。况且，后天可补先天之不足，如先天禀赋不足，可通过后天水谷补养以弥补，否则纵然有先天的强盛基础，而无后天的不断充养，也会日渐衰弱，体质也日见羸弱。《景岳全书·杂证谟·脾胃》说："盖人之始生，本乎精血之源；人之既生，由乎水谷之养。非精血，无以立形体之基；非水谷，无以成形体之壮。精血之司在命门，水谷之司在脾胃。"可见，肾、脾两脏对人体体质差异性的形成影响很大。

经络内属脏腑，外络肢节，沟通内外、上下、表里，是人体气血运行的通道，各脏腑功能活动有赖于经络的联络、沟通及协调作用。"脏居于内，形见于外"，脏腑精气阴阳的盛衰，都可通过经络的作用，表达出形体的外在征象，从而可判断其体质类型。

气、血、精、津液是人体生命的重要物质基础。《素问·金匮真言论》："夫精者，身之本也。"《素问·调经论》："人之所有者，血与气耳。"气、血、精、津液通过经络的传输作用，输布于人体各脏腑形体官窍，滋养、温煦人体的生命活动。气、血、精、津液的盛衰、盈亏也决定着体质的强弱，影响着体质的类型。《景岳全书·杂证谟·血证》说："人有阴阳，即为血气，阳主气，故气全则神旺，阴主血，故血盛则形强，人生所赖惟斯而已。"《灵枢·通天》说："凡五人者，其态不同，其筋骨气血各不等。"《灵枢·阴阳二十五人》言："二十五人之形，血气之所生，别而以候，从外知内。"如"其肥而泽者，血气有余；肥而不泽者，气有余，血不足；瘦而无泽者，气血俱不足"等。又如津液之亏耗者，可常表现为"瘦削燥红质"；体内水液滞留或代谢迟缓者，则多表现为"形胖腻滞质"。

总之，脏腑、经络的结构变化和功能盛衰、气血精津液的强弱盈亏都是决定人体体质的重要因素。体质将内在脏腑气血阴阳的偏倾盛衰通过形态、功能、心理的差异表现出来。

三、影响体质形成的因素

体质形成的机理是十分复杂的，它是机体内外环境多种复杂因素综合作用的结果，受先天因素和后天因素等多重因素的影响。体质特征差异取决于脏腑经络气血的强弱盛衰，因此，凡是能影响脏腑经络、气血精津液功能活动的因素，均可影响体质。

（一）先天因素

先天因素为先天禀赋，即胎儿在母体中就已经承袭了父母的某些遗传特征。《灵枢·天年》说："人之始生……以母为基，以父为楯。"认为人之始生由父母所赋予，与父母的精、神、气、血密切相关。先天因素即"禀赋"，主要取决于父母，人之始生与父母的精、神、气、血密切相关，构成了自身在体质方面的基础。按现代生物学的解释，遗传是由染色体传给后代的，父母先天的遗传及胎儿在母体内的发育营养状况，决定着后代的强、弱、大、小、肥、瘦等不同的体型与性格。如小儿的五软、五迟、鸡胸等，大多是由于先天不足而影响发育，以致体质异于常人。人类遗传学的研究还发现，人的各种体质如体型、眼型、发型、肤色、眉毛式样、血型、免疫性、对药物的反应、代谢类型乃至智力、寿命等都由遗传决定或与遗传有关。影响先天禀赋的因素包括父母自身的体质强弱、父母血缘关系的远近、父母生育时的年龄、母亲妊娠期疾病、养胎等诸多因素。总之，形体始于父母，体质是从先天禀赋而来，所以，父母的体质特征往往能对后代产生一定影响。中医认为，如父母身体强壮，后代也多强壮；父母体弱，后代也多体弱。

（二）饮食营养因素

《素问·平人气象论》说："人以水谷为本。"饮食是人体后天营养物质的来源，是人体一切生命活动的物质基础。体质因素不仅与先天禀赋有关，而且依赖于后天水谷的滋养。科学、合理的营养和良好的饮食习惯是维护和增强体质的重要因素。但由于人们的生活条件不同，各地的饮食习惯也各有差别，因而可逐渐形成不同的体质。

饥饱不一，是指摄入饮食的量不均衡。饮食营养搭配科学，生活习惯良好，体形多充实，体质强壮。但营养不当，也易致人发病，《素问·至真要大论》指出："久而增气，物化之常也，气增而久，夭之由也。"饮食不足，营养较差，体形多羸瘦，体质偏弱；饱食过度，嗜食肥甘厚味、辛辣醇酒，滋生痰湿，形盛气虚，体质反差，故《素问·生气通天论》说："高粱之变，足生大丁。"《读医随笔》也说："富贵之人，安居厚奉，脏腑经络莫不痰涎胶固，气机凝滞不能流通，故邪气据之而不得去者，非正气之不足，乃正气之不运也。……贫贱之人，黎藿不充，败絮不暖，四时力作，汗液常泄，荣虚卫散，经脉枯槁……故其邪气之不去者，非正气之不运，实正气之不足也。"脏腑之气血阴阳，需五味阴阳和合而生，饮食偏嗜，脏腑气血阴阳偏盛偏衰，可形成有偏倾趋向的体质，而导致脏腑功能失调。正如《素问·生气通天论》所说："味过于酸，肝气以津，脾气乃绝；味过于咸，大骨气劳，短肌，心气抑；味过于甘，心气喘满，色黑，肾气不衡；味过于苦，脾气不濡，胃气乃厚；味过于辛，筋脉沮弛，精神乃央。"如嗜食肥腻，生痰化湿，痰湿内盛，或化热生火，《素问·奇病论》说："肥者令人内热，甘者令人中满。"

由此可见，饮食与人的体质有很大关系。饮食不节，可以损伤脏腑气血阴阳，或生痰湿，或致寒热之偏，皆能使人体质下降。饮食有节，则补益阴阳气血，充实脏腑经络，痰湿不生，阴阳平衡，保持人体正常的新陈代谢，从而使体质增强。

（三）情志因素

情志，是指喜、怒、忧、思、悲、恐、惊等心理活动，是人体对外界客观事物刺激的正常反应。情志活动的产生和维持是以脏腑的精气阴阳为物质基础的功能活动的外在表达，反映了人体对自然、环境变化和社会因素的适应、调节能力。中医强调"形神相因"理论。"形"，即形体、躯体。"神"有广义与狭义之分。广义之"神"是指人体生命活动的外在表现；狭义之"神"是指人的精神意识、思维活动。即人体生理功能与精神活动是密切相关的。精神因素可以直接影响脏腑、阴阳、气血的功能活动。七情的变化，可以影响脏腑精气和功能的变化，进而影响人的体质。《素问·疏五过论》指出："暴乐暴苦，始乐后苦，皆伤精气，精气竭绝形体毁沮。"《淮南子·精神训》也说："人大怒破阴，大喜坠阳，大忧内崩，大怖生狂。"这说明强烈或长期的精神刺激可直接损伤人的脏腑器官，引起机体阴阳气血失调，从而可改变体质。所以，中医体质学说认为，精神舒畅、情志愉悦，则气血调畅，脏腑功能协调，体质强壮。反之，长期强烈的情志刺激，超过了人体的生理调节能力，可致脏腑精气受损或功能紊乱，造成体质的变异，如气郁性体质。国外精神病专家维兰特曾指出："人的精神遭受痛苦，就意味着身体健康遭到至少长达5年的损害。"说明不良的精神刺激不但对健康有害，还会促使某些疾病较早发生、衰老提前到来。气郁体质兼杂变化，如可化火伤阴灼液，又能导致阳热体质或阴虚体质。气滞不畅还可形成血瘀体质。情志变化导致的体质改变，还与某些疾病的发生有特定的关系，如郁怒不解，情绪急躁的"木火质"，易患眩晕、中风等病症；忧愁日久，郁闷寡欢的"肝郁质"，易诱发癌症。因此，保持良好的精神状态，对体质健康十分有益。

（四）地理环境因素

地理环境因素是影响人类体质的又一重要因素。《素问·异法方宜论》指出："故东方之域，天地之所始生也。鱼盐之地，海滨傍水，其民食鱼而嗜咸，皆安其处，美其食。鱼者使人热中，盐者胜血，故其民皆黑色疏理。其病皆为痈疡，其治宜砭石。故砭石者，亦从东方来。西方者，金玉之域，沙石之处，天地之所收引也。其民陵居而多风，水土刚强，其民不衣而褐荐，其民华食而脂肥，故邪不能伤其形体，其病生于内，其治宜毒药。故毒药者亦从西方来。北方者，天地所闭藏之域也。其地高陵居，风寒冰冽，其民乐野处而乳食，脏寒生满病，其治宜灸焫。故灸焫者，亦从北方来。南方者，天地所长养，阳之所盛处也。其地下，水土弱，雾露之所聚也。其民嗜酸而食胕，故其民皆致理而赤色，其病挛痹，其治宜微针。故九针者，亦从南方来。中央者，其地平以湿，天地所以生万物也众。其民食杂而不劳，故其病多痿厥寒热，其治宜导引按蹻。故导引按蹻者，亦从中央出也。故圣人杂合以治，各得其所宜，故治所以异而病皆愈者，得病之情，知治之大体也。"这说明了地方区域的不同，而造成水土性质、气候类型及人们的生活习惯等方面也不同，从而对人的体质的影响也不同，并可形成人在体质上的差异。

现代地质学指出，在地质历史的发展过程中，逐渐形成的地壳表面元素分布不同，并且不同地域的山脉、河流、海洋等造成的环境、气候、物产也不一样，在一定程度上控制和影响着各地区生物（包括人类）和植物的进化，造成了生物、生态明显的地区性差异。我国幅员辽阔，各地的地理条件、气候、物产因素差异很大，这些因素致使不同地区的人群在长期的生活中为适应自然而产生了相应的反应，也造成了体质差异。正如《医学源流论》所说："人禀天地之气以生，故其气体随地不同。西北之人气深而厚……东南之人气浮而薄。"如北方寒冷致人群阳虚体质偏多，南方炎热而使阴虚体质较多。

现代环境污染也对人们的体质产生了巨大的影响，环境的破坏，大气、土壤、水甚至食物的各种污染，都会导致某些疾病。如大气污染，致使各种呼吸道疾病；化工污染诱发各种肿瘤等。人们赖以生存的每一个生态环境已被污染破坏，正在严重地侵蚀着人们的健康，造成了各种疾病，改变着人们的体质。

（五）年龄因素

体质可随着年龄的增长而发生变化，因为人体的结构、机能和代谢是随着年龄而发生改变的。人的个体的生命现象是一个生长壮老已的自然发展变化过程，由于年龄的增长，其内脏功能活动和气血阴阳盛衰是存在差异的，因而形成了不同的体质。就人群而言，各个不同年龄的个体的体质存在差异性；就每一个个体而言，其体质随年龄的变化而变化。

少儿处在生长发育的早期，《灵枢·逆顺肥瘦》又具体指出："婴儿者，其肉脆血少气弱。"钱乙在《小儿药证直诀》中对其体质的特点进行了论述："五脏六腑成而未全……全而未壮，脏腑柔弱，易虚易实，易寒易热。"清代吴鞠通提出小儿为"稚阴稚阳"之体，言"小儿稚阳未充，稚阴未长者也"。这些都概括地说明了小儿体质具有脏腑娇嫩、形气未充、筋骨未坚的生理特点，故发病后传变迅速，但也生机勃勃，易于治愈康复。当代学者将小儿体质分为正常质、阴虚质、阳虚质、痰湿质、气虚质、血虚质和瘀血质7种。也有学者根据小儿身高、体重、营养、发育、面色、头发、舌象、脉象、血红蛋白及生长史、营养史等方面，以中医理论为根据，将小儿体质分类为正常型、脾胃虚弱型、肝肾不足型、肾气不足型和血虚型。

青壮年是人体生长发育的盛极阶段，其形体长成，身体盛壮，脏腑功能旺盛，气血阴阳充实，体质强而少病。正如《灵枢·营卫生会》所说："壮者之气血盛，其肌肉滑，气道通，营卫之行不失其常。"

老年人处于脏腑功能逐渐衰退的阶段，气血阴阳渐虚，体质日趋下降。《灵枢·营卫生会》亦云："老者之气血衰，其肌肉枯，气道涩。"随着年龄的递增，正常型体质越来越少，异常型体质越来越多，并且老年人常以一种体质为主，而又兼夹其他体质，如以阴虚、阳虚或阴阳两虚体质为主，又兼夹痰湿质或瘀滞质。

（六）性别因素

男女性别不同，在遗传性征、身体形态、脏腑结构等方面有差别，其生理功能、心理特征、情感思绪等也有差异，因此，在体质特征上有明显的性别差异。男性多禀阳刚之气，体魄健壮魁梧，脏腑功能较强，性格多外向、喜动、粗犷、心胸开阔；女性多禀阴柔之气，体形小巧苗条，脏腑功能较弱，性格多内向、喜静、情感细腻、多愁善感。男子以肾为先天，以精气为本；女子以肝为先天，以阴血为本。男子多用气，故气常不足；女子多用血，故血常不足，正如《灵枢·五音五味》所言："妇人之生，有余于气，不足于血。"男子病多在气分，多由伤精耗气；

女子病多在血分，多由伤血。此外，由于妇女有经、带、胎、产、乳等特殊生理时期，故有相对应的如月经期、妊娠期和产褥期的体质改变，也容易罹患生理期特殊的疾病。如《金匮要略·妇人产后病脉证治》将产后体质特点总结为"新产血虚多汗出，喜中风，故今病痉；亡血复汗，寒多，故令郁冒；亡津液胃燥，故大便难"。

（七）劳逸因素

过度的劳动和安逸也会影响体质类型的形成和变化。过劳包括劳神过度、劳力过度和房事过度。过逸指完全不参加或很少参加劳动或体育锻炼。劳神过度会耗伤心血，损伤脾气，可出现心悸怔忡、健忘、失眠多梦、食欲不振、腹胀、便溏等症状；劳力过度，体力透支，消耗气血，损伤筋骨，使脏腑之气亏虚，功能减弱，出现精神疲倦、少气无力、四肢困倦、气短懒言、形体消瘦等症状，抗病能力下降；房事过度耗伤肾精，出现精神萎靡、腰膝酸软、眩晕耳鸣、性功能减退，男子遗精、早泄、阳痿，女子性冷淡、不育。可见，过劳可形成虚性体质。过度安逸或缺乏运动，可致肌肉松弛、萎缩，气血流行不畅，脾胃功能减退，日久生湿、化痰、成瘀，而形成痰瘀型体质。正如《素问·宣明五气》所说："五劳所伤，久视伤血，久卧伤气，久坐伤肉，久立伤骨，久行伤筋。"因此，《素问·上古天真论》提出"不妄作劳""形劳而不倦"的观点。孙思邈在《千金要方·道林养性》中也说："养生之道，常欲小劳，但莫疲及强所不能堪耳。"是指既不过劳，也不过逸，做到劳而不倦，有劳有逸，劳逸结合，劳逸适度之义。适度的劳作或体育锻炼，可使筋骨强壮，关节通利，气机舒畅，气血调和，脏腑功能旺盛；适当的休闲，有利于消除疲劳，恢复体力和脑力，维持人体正常的功能活动。合理安排适合自身的劳逸，有利于人体的身心健康，保持良好的体质。

（八）社会因素

社会因素也是会影响体质的一个重要因素。随着科学技术、工业的发展和城市化建设、经济富裕等，人们的生活也发生了质的改变，如生活压力加大、节奏加快、生活事件增多等，都会成为影响人体体质的社会因素。社会因素所含内容很多，主要体现在以下几个方面：社会地位和职业的不同，过于富裕和过于贫穷的经济生活，意识形态的物欲追求和伦理道德的沦丧，战争、流行性和地区疾病、各种污染等。以上这些都是造成人类身体和心理素质下降、体质变化的重要因素。

四、体质的分类

中医对体质的分类，早在《内经》中就提出了运用阴阳五行、五脏五色等多种分类方法，如《灵枢·阴阳二十五人》用五行归属方法分类，运用阴阳五行学说，结合人的肤色、体形、禀性、态度以及对自然界变化的适应能力等方面的特征，归纳出木、土、火、金、水五种不同的体质类型，再根据角、徵、宫、商、羽五音太少，阴阳属性以及手足三阴经的左右上下、气血多少的差异，将上述每一类再分为五类，即五五二十五种体质类型。《灵枢·通天》则用阴阳含量划分法即以阴阳量的多少不同为分类方法，根据人体的阴阳多少，并结合体态、性格特征进行阴阳太少分类，认为人体阴阳有盛阴、多阴少阳、多阳少阴、盛阳、阴阳和平之分，从而将人体分为太阴之人、少阴之人、太阳之人、少阳之人、阴阳和平之人五种类型。《内经》还依据形态与机能特征分类法，以形态结构与生理机能的不同特征为方法对体质作出分类，如《灵枢·本脏》运用中医藏象理论，"视其外应，以知其内藏，则知所病矣"，通过对人体肌肤五色、腠理疏细等的分析，进行五色五脏分类，通过五脏六腑的大小坚脆等人的外形特征进行分析、判断。还有形态与机能特征分类法，《灵枢·逆顺肥瘦》将人体分为肥人、瘦人、肥瘦适中人三型，《灵枢·卫气失常》则将肥胖之人又分为膏型、脂型、肉型，这属于体型肥瘦分类法。心理特征分类法是根据人类的心理特征对体质作出分类，如《灵枢·寿夭刚柔》的刚柔分类法：以性格刚柔来划分人体类型的方法；《灵枢·论勇》的勇怯分类法：以心理特征在勇怯方面的典型差异，划分为勇、怯两种体质类型；《素问·血气形志》的形态苦乐分类法，论述了群体中表现有形志苦乐方面的五种不同的体质类型，即体质的"五形志"特征：形乐志乐型，形苦志乐型，形苦志苦型，形乐志苦型，形数惊恐型五型。以上这些分类法都是从不同的侧面，阐述体质的差异，对疾病的发生、发展以及治疗、养生的影响。从《内经》对体质分类的内容来看，其分类方法是建立在活体观察（包括形态结构、生理功能和心理特征等方面的观察）和对人体的整体考察基础之上的，将人体放在自然、社会环境中去认识、分析、归纳，从而作出分类的。同时，在分类中又密切联系实践应用，提示其临床治疗规律，其思路对今天的研究具有重要的现实意义

自《内经》以来，中医体质学说理论在临床实践中的应用，不断得以丰富和发展。历代医家在论述体质与疾病的发生、发展、转归及辨证治疗关系的同时，还对临床发病中所表现出的不同体质类型作了归纳、总结，分别从不同的角度，应用

不同的方法，对临床常见的体质病理状态及其表现类型作了分类，从而形成了几种中医体质分类方法上的病理学分类法，丰富了中医体质学中的体质类型学说，并使体质类型学说进一步与临床实践结合起来，促进了临床辨证治疗学的发展。明清时期，对临床实践中常见体质类型作出分类的主要医家及所采取的分类方法、划分类型有：明代医家张景岳从禀赋的阴阳、脏气的强弱、饮食的好恶、用药的宜忌、气血的盛衰等方面，将体质划分为阴脏、阳脏、平脏三型的藏象阴阳分类法。至清代陈修园、程芝田又发展了这一分类方法，形成了藏象阴阳体质分类法，丰富了各体质类型与特征。华岫云在叶天士《临证指南医案》基础上，根据叶氏辨证，从形态特征、肌肉的坚结与柔软，以及面色、面型和肤色等方面，将体质划分为阴阳两型的阴阳属性分类法。清代医家章楠以阴阳量的盛旺、虚弱为分类方法，将体质划分为阳旺阴虚、阴阳俱盛、阴盛阳衰、阴阳两弱四种类型的阴阳虚实分类法。清末医家金子久根据个体的形态特征、肤色及嗜好等方面的差异，将虚弱性体质划分为阳虚、阴虚两型的虚弱体质阴阳分类法。近代医家陆晋生依据病邪的从化规律，从病性的湿、燥、寒、热角度，将体质划分为湿热、燥热、寒湿、寒燥四种类型的病性分类法。总之，历代医家对体质现象的分类，是在中医理论指导下，通过长期实践经验的观察、总结而得出来的，其分类的方法和内容贯穿了中医学的基本理论和方法，对体质现象所采用的各种分类方法及所划分的体质类型，源自临床实践又用以指导实践，具有明显的临床应用性特点，促进了中医体质理论的形成和发展，其分类的思想与方法，对今天的体质研究仍具有重要的指导意义和参考价值。但由于各医家对体质类型的临床分类，所采用的方法和标准，均受到了自身的理论和医疗经验的限制，缺乏严格、系统的分类标准，具有局限性，有些方法的分类失之偏颇，在使用范围上受到了限制，有些分类方法则过于简单、笼统，失去了继续发展的价值。

现代对体质的分类研究，一般是从临床角度根据发病群体中的体质变化、表现特征来对体质作出分类的。由于研究者采取的分类方法、观察角度不同，对体质划分的类型、命名的方法也有所不同，有代表性的分类方法有：以王琦教授为代表的七分法。根据中医基本理论，结合临床体质调查，提出了正常质、阳虚质、阴虚质、湿热质、气虚质、痰湿质、瘀血质等七种临床体质分型设计。宠万敏等根据临床实践，结合历代医家对体质的有关论述，也将体质划分为如下七种类型，即正常质、实热质、气滞血瘀质、痰湿质、虚寒体质、气血两虚质、阴虚质。此外，还有四分法、五分法、六分法、九分法、十二分法等。现代研究者对体质类型的分类方法大多融合了《内经》与明清医家的各种分类方法，以人体生命活动的物质基础——阴、阳、气、血、津液的盛、衰、虚、实变化为主，建立在临床观察基础之上，并结合中医学的病因病机理论而提出来的分类方法，从临床应用上来看，比较全面而具体，体现了现代体质病理学、体质分类学的研究水平。

2009 年 4 月，中华中医药学会颁布实施了《中医体质分类与判定标准》。该标准是我国第一部指导和规范中医体质研究及应用的文件，旨在为体质辨识及与中医体质相关疾病的防治、养生、健康管理提供依据，使体质分类科学化、规范化。制定的中医体质 9 种基本类型与特征，取得了普遍共识，易于理解和学习。我们以此标准为基础，总结前人的经验，综合临床实践，详细归纳如下。

（一）平和质（A 型）

总体特征： 阴阳气血调和，以体态适中、面色红润、精力充沛等为主要特征。

形体特征： 体形匀称健壮。

常见表现： 面色、肤色润泽，头发稠密有光泽，目光有神，鼻色明润，嗅觉通利，唇色红润，不易疲劳，精力充沛，耐受寒热，睡眠良好，胃纳佳，二便正常，舌色淡红苔薄白，脉和缓有力。

心理特征： 性格随和开朗。

发病倾向： 平素患病较少。

对外界环境适应能力： 对自然环境和社会环境适应能力强。

（二）气虚质（B 型）

总体特征： 元气不足，以疲乏、气短、自汗等气虚表现为主要特征。

形体特征： 肌肉松软不实。

常见临床症状表现： 平素语音低怯，形体消瘦或偏胖，面色苍白，体倦乏力，精神不振，气短懒言，容易疲乏，常自汗出且动则尤甚，心悸食少，舌淡苔白边有齿痕，脉虚弱。或伴有咳喘无力；或食少腹胀，大便溏泄；或脱肛，子宫脱垂；或心悸怔忡，精神疲惫；或腰膝酸软，小便频多，男子滑精早泄，女子白带清稀等。

心理特征： 性格内向，不喜冒险。

发病倾向： 易患感冒、内脏下垂等病；病后康复缓慢。

对外界环境适应能力： 不耐受风、寒、暑、湿邪。

（三）阳虚质（C 型）

总体特征： 阳气不足，以畏寒怕冷、手足不温等虚寒表现为主要特征。

形体特征：肌肉松软不实。

常见临床症状表现：平素畏冷喜暖，手足不温，形体白胖，面色淡白无华，喜热饮食，精神不振，四肢倦怠，常自汗出，小便清长，大便时稀，舌淡胖嫩，脉沉迟乏力。或可见畏寒蜷卧，四肢厥冷；或腹中绵绵作痛，喜温喜按；或身面浮肿，小便不利；或腰脊冷痛，下利清谷；或阳痿滑精，宫寒不孕；或胸背彻痛，咳喘心悸；或夜尿频多，小便失禁等。

心理特征：性格多沉静、内向。

发病倾向：易患痰饮、肿胀、泄泻等病；感邪易从寒化。

对外界环境适应能力：耐夏不耐冬；易感风、寒、湿邪。

（四）阴虚质（D型）

总体特征：阴液亏少，以口燥咽干、手足心热等虚热表现为主要特征。

形体特征：体形偏瘦。

常见临床症状表现：形体消瘦，手足心热，面色潮红，心中时烦，口燥咽干，或鼻微干，多喜冷饮，大便干燥，溲黄，舌红少津，脉细数。或伴有干咳少痰，潮热盗汗（肺阴虚）；或心悸健忘，失眠多梦（心阴虚）；或腰酸背痛，眩晕耳鸣，男子遗精，女子月经量少（肾阴虚）；或胁痛，视物昏花（肝阴虚）等。

心理特征：性情急躁，外向好动，活泼。

发病倾向：易患虚劳、失精、不寐等病；感邪易从热化。

对外界环境适应能力：耐冬不耐夏；不耐受暑、热、燥邪。

（五）痰湿质（E型）

总体特征：痰湿凝聚，以形体肥胖、腹部肥满、口黏苔腻等痰湿表现为主要特征。

形体特征：体形肥胖，腹部肥满松软。

常见临床症状表现：形体肥胖，面部皮肤油脂较多，多汗且黏，神倦，懒动，嗜睡，身重如裹，胸脘痞闷，咳喘痰多，喜食肥甘甜黏，口黏腻或甜，舌体胖苔腻，脉濡或滑。或食少，恶心呕吐，大便溏泄；或四肢浮肿，按之凹陷，小便不利或浑浊；或头身重困，关节疼痛重着，肌肤麻木不仁；或妇女白带过多等。

心理特征：性格偏温和、稳重，多善于忍耐。

发病倾向：易患消渴、中风、胸痹等病。

对外界环境适应能力：对梅雨季节及湿重环境适应能力差。

（六）湿热质（F型）

总体特征：湿热内蕴，以面垢油光、口苦、苔黄腻等湿热表现为主要特征。

形体特征：形体中等或偏瘦。

常见临床症状表现：面垢油光，易生痤疮，口苦口干，身重困倦，大便黏滞不畅或燥结，小便短黄，男性易阴囊潮湿，女性易带下增多，舌质偏红苔黄腻，脉滑数。

心理特征：容易心烦气躁。

发病倾向：易患疮疖、黄疸、热淋等病。

对外界环境适应能力：对夏末秋初湿热气候，湿重或气温偏高环境较难适应。

（七）血瘀质（G型）

总体特征：血行不畅，以肤色晦暗、舌质紫暗等血瘀表现为主要特征。

形体特征：胖瘦均见。

常见临床症状表现：面色晦滞、肤色晦暗、色素沉着，容易出现瘀斑，眼周暗黑，肌肤甲错，口唇暗淡，舌暗或有瘀点，舌下络脉紫暗或增粗，脉涩或结代。或可见头、胸、胁、少腹或四肢等处刺痛；口唇青紫或有出血倾向、吐血、便黑等；或腹内有癥瘕积块，妇女痛经、经闭、崩漏等。

心理特征：易烦，健忘。

发病倾向：易患癥瘕及痛证、血证等。

对外界环境适应能力：不耐受寒邪。

（八）气郁质（H型）

总体特征：气机郁滞，以神情抑郁、忧虑脆弱等气郁表现为主要特征。

形体特征：形体瘦者为多。

常见临床症状表现：神情抑郁、情感脆弱、烦闷不乐，胸闷不舒，时欲太息，或性情急躁易怒，易于激动，舌淡红，苔薄白，脉弦。或可见胸胁胀痛或窜痛；或乳房、小腹胀痛，月经不调，痛经；或咽中梗阻，如有异物；或颈项瘿瘤；或胃脘胀痛，泛吐酸水，呃逆嗳气；或腹痛肠鸣，大便泄利不爽；或气上冲逆，头痛眩晕，昏仆吐衄等。

心理特征：性格内向不稳定，敏感多虑。

发病倾向：易患脏躁、梅核气、百合病及郁证。

对外界环境适应能力：对精神刺激适应能力较差；不适应阴雨天气。

（九）特禀质（I型）

总体特征：先天失常，以生理缺陷、过敏反应等为主要特征。

形体特征：过敏体质者一般无特殊体征；先天禀赋异常者或有畸形，或有生理缺陷。

常见临床症状表现：过敏体质者常见哮喘、风团、咽痒、鼻塞、喷嚏等；患遗传性疾病者有垂直遗传、先天性、家族性特征；患胎传性疾病者具有母体影响胎儿个体生长发育及相关疾病的特征。

心理特征：随禀质不同情况各异。

发病倾向：过敏体质者易患哮喘、荨麻疹、花粉症及药物过敏等；遗传性疾病如血友病、先天愚型等；胎传性疾病如五迟（立迟、行迟、发迟、齿迟和语迟）、五软（头软、项软、手足软、肌肉软、口软）、解颅、胎惊、胎痫等。

对外界环境适应能力：适应能力差，如过敏体质者对易致过敏的季节适应能力差，易引发宿疾。

中医体质的分类方法，是在临床实践的基础上不断发展和完善的，尚需进一步加以实践验证，并做出新的修正，建立起更加符合临床需要的体质类型。中医体质分型的多样化，是由人类体质构成、群体的多样化决定的，也是体质分类学的特色之一。

第二节　中医体质学说在中医养生中的应用

体质的特殊性是由脏腑之盛衰、气血之盈亏所决定的，反映了机体阴阳运动形式的特殊性。由于体质的特异性、多样性和可变性，导致了个体对疾病的易感倾向、病变性质、疾病过程及其对治疗的反映等方面的明显差异，体质的差异性很大程度上决定着疾病的发生和变化。所以，中医学提出"固护正气""治未病""防患于未然"的养生思想。《素问·四气调神大论》指出："是故圣人不治已病治未病，不治已乱治未乱，此之谓也。夫病已成而后药之，乱已成而后治之，譬犹渴而穿井，斗而铸锥，不亦晚乎。"而"治未病"的学术思想寓有两层意思：一是未病先防，二是既病防变。未病先防，就是在机体未发生疾病之前，就采取预防措施，以防止疾病的发生；既病防变即对已患病者及时治疗，防止恶化。中医学认为，疾病的发生、发展、变化，不外乎邪正两方面。邪气是各种致病因素的总称，是疾病发生的重要条件，正气是人体的机能活动和对病邪的抵抗力，是维护健康的能力。正气的强弱与否是疾病发生的内在原因和根据，在邪正两方中，中医学强调和重视正气在发病中的主导作用，认为"正气存内，邪不可干""邪之所凑，其气必虚"，而正气的强弱，实际上也就是体质的强弱。体质决定了个体的正气强弱，而又对疾病的发生发展起着关键性作用，未病先防的关键也在于增强体质。

中医体质学说认为，正气旺盛者，体质强健，抗病力强；正气虚弱者，体质羸弱，抵抗力差。因此，人体能否感受外邪而发病，主要取决于个体的体质状况。《灵枢·五变》曾以斧斤伐木为喻，作了精辟形象的论述，指出："木之阴阳，尚有坚脆，坚者不入，脆者皮弛，至其交节，而缺斤斧焉。夫一木之中，坚脆不同，坚者则刚，脆者易伤，况其材木之不同，皮之厚薄，汁之多少，而各异耶？夫木之早花先生叶者，遇春霜烈风，则花落而叶萎；久曝大旱，则脆木薄皮者，枝条汁少而叶萎；久阴淫雨，则薄皮多汁者，皮溃而流；卒风暴起，则刚脆之木，枝折杌伤；秋霜疾风，则刚脆之木，根摇而叶落。凡此五者，各有所伤，况于人乎！"《灵枢·论勇》亦认为"有人于此，并行并立，其年之长少等也，衣之厚薄均也，卒然遇烈风暴雨，或病或不病"，其原因即在于体质之强弱，即"黑色而皮厚肉坚，固不伤于四时之风"，薄皮弱肉者，则不胜四时之虚风。说明外感病的发病与体质强弱有关。

内伤杂病的发病亦与体质密切相关。吴谦《医宗金鉴》说："凡此九气（怒、喜、悲、恐、寒、炅、惊、劳、思）以生之病，壮者得之，气行而愈；弱者得之，发为病也。"说明对某些情感刺激机体发病与否，不仅与刺激种类及其量、质有关，更重要的是与体质有关。正如《灵枢·本脏》所说："人之有不可病者，至尽天寿，虽有深忧大恐，怵惕之志，犹不能减也，甚寒大热，不能伤也；其有不离屏蔽室内，又无怵惕之恐，然不免于病。"内伤杂病的发病与否，关键在于个体体质之差异。

但是，体质的"强健"是相对的，即使是中医学所谓的"阴阳和平"体质，也是相对而不是绝对的。能够完全抵抗各种致病因素和调节各种机体紊乱的体质是暂时的，不是永恒的，再好的体质也只是抵抗力、适应及调节能力较强，较少发生疾病而已。所以，根据体质的不同状态，适时调整，这是关键所在。

个体体质的特异性，常导致不同的体质对某些致病因素有易感性，或对某些疾病有易罹性、倾向性。《灵枢·五变》曾指出"肉不坚，腠理疏，则善病风""五脏皆柔弱者，善病消瘅""小骨弱肉者，善病寒热""粗理而肉不坚者，善病痹"。

清·吴德汉在《医理辑要·锦囊觉后编》中说："要知易风为病者，表气素虚；易寒为病者，阳气素弱；易热为病者，阴气素衰；易伤食者，脾胃必亏；易劳伤者，中气必损。"明确指出了体质因素常能决定个体对某种致病因子的易感性。如年高之人五脏精气多虚，体质转弱，易患痰饮、咳喘、眩晕、心悸、消渴等病；而小儿脏腑娇嫩，气血未充，稚阴稚阳之体，常易感受外邪或因饮食所伤而发病；瘦人或阴虚体质者，易罹肺痨、咳嗽诸疾；肥人或痰湿内盛者，则易患眩晕、中风；阳弱阴盛体质者，易患肝郁气滞之证。特别是遗传性疾病、先天性疾病的产生，以及过敏体质的形成，更与个体的体质有重要关联。这些均表明，体质因素在一定程度上决定着对某些疾病的易罹性和倾向性。

明确了体质因素与发病的关系，就要做到"未病先防"，增强体质，预防疾病，通过各种措施调养身体，提高机体抗邪能力。同时，又要重视外因，"虚邪贼风，避之有时"，例如，气虚体质之人，易感风寒，平时可服参、芪之类的药物以益气调体，加强营养、锻炼来强身健体，注意保暖、免受风寒以趋利避害，防止感邪诱发疾病。

体质也影响病机的转化、传变。病邪入侵，罹患疾病，由于个体体质上的差异，机体对病邪侵入后的反应不同，病理性质也就发生不同的变化，因此形成了不同的证候。正如《医宗金鉴》所说："人感受邪气虽一，因其形脏不同，或从寒化，或从虚化，或从实化，故多端不齐也。"章虚谷也说："六气之邪，有阴阳不同，其伤人也，又随人身之阴阳强弱变化而为病。"这种"病之阴阳，因人而变"和"邪气因人而化"的观点，都说明了个体体质的差异性可导致病证的多样性。例如，同样感受风寒之邪，由于个体体质的差异，发病则不同，体质强壮，正气能御邪于肌表者，则出现恶寒发热、身痛、头痛、脉浮紧等表证；阳气素虚，正不胜邪者，则呈现不发热但恶寒、四肢厥冷、下利清谷、精神萎靡、脉沉细的邪陷三阴证。又如，感受同一温热邪气后，若其人阳气素胜，邪热极易化燥伤阴，内传营血，很快会出现高热、神昏、抽搐、发斑、舌绛等热陷心包的证候；反之，若素体阳气不旺，其病变过程就会迥然不同。《灵枢·五变》所说"一时遇风，同时得病，其病各异"，就是指这种现象。中医称之为"质化"，或者"从化"。所谓质化或从化，是指外邪入侵入体发病之后，病证性质随着人体脏腑、气血、阴阳的偏倾盛衰发生演变的现象。当外邪侵入人体发生疾病之后，由于体质的差异，有的保持其发病之时的属性；有的则在疾病发展的某个阶段，其病证的性质与原来的属性完全相反，出现由寒化热、由热化寒、由燥化湿、由湿化热等现象。当邪气的属性与人的体质存在寒与热、燥与湿、阴与阳等根本性对立时，便会出现"从化"现象。因六淫之气，属性各有不同，其伤人亦各有所偏，而人的体质亦多有阴阳、虚实、寒热、燥湿之异。正因为有这些差异，当外邪入侵之后，邪正相争便可产生多种不同的病理反应，出现不同的证候。如同为风寒之邪，阳热体质者得之常从阳化热，而阴寒体质者则易从阴化寒。又如，同为感受湿邪，阳热之体得之，则湿易从阳化热，而为湿热之候；阴寒之体得之，则湿易从阴化寒，而为寒湿之证。体质不同，病机从化方向则不同。

体质因素决定着疾病有好转与恶化的不同转归。患者体质不同，其病变过程也迥然有别，体质较强者，正气能够胜邪，疾病将逐步好转痊愈；体质较弱者，正气不能胜邪，邪气若乘势深入，疾病将变得复杂难疗，预后不佳。在中医学中，传变是言疾病的变化和发展趋势。传变不是一成不变的，一切都因人体质而异。人体有五脏六腑、十二经脉等不同的组织器官，传变的一般规律是病邪向相对虚弱的部位转移，并形成新的疾病状态。这样，不同的体质类型（如脾虚质、肾虚质等），在初病相同的情形下可有不同的传变形式。所以，体质因素在"既病防变"的过程中，起着重要的作用。《金匮要略》提出"见肝之病，知肝传脾"，即肝病可以传脾，故要预先防范，补脾以截断传变。如伤寒之太阳病，患病七日以上而自愈者，正是因为太阳行经之期已尽，正气胜邪之故。如果在邪气盛而身体又具有传变条件的情况下，则疾病可以迅速传变，患伤寒病六七日，身不甚热，但病热不减，患者烦躁，即因正不敌邪，病邪从阳经传阴经。总之，疾病传变与否，虽与邪之盛衰、治疗得当与否有关，但主要还是取决于体质因素。对于温病的传变，历来有顺传阳明、逆传心包的说法。顺传，总是正气未大衰，而能与邪相争的结果；逆传，往往是心阴先不足所致。《临证指南医案》说："六气伤人，因人而化。阴虚者火旺，邪归营分为多；阳虚者湿胜，邪伤气分为多。"温病传变与体质的关系，在小儿和老人表现得尤其明显。因小儿为"稚阴稚阳"之体，而老人则脏腑功能已经衰退，故感受温邪以后，其发展演变也与中青年患者有所不同，特别容易传变为难治之症。

明确了体质在疾病发生、发展和转归过程中的重要作用，就可以针对不同体质的人群制定相应的个性化的中医养生措施，为"治未病"提供方法与途径。偏阳体质易受风、暑、热之邪而耐寒，感受风邪伤肺腑，感受暑热伤肺胃及肝肾之阴。偏阴体质，形寒怕冷，易受寒邪，寒邪入里，伤脾肾之阳气。"胖人多痰湿，善病中风、眩晕；瘦人多火，易痨咳；老人肾衰，多痰饮咳喘"。所以，在个体化养生中，改善体质，提高人体对环境的适应能力，更好地发挥中医"治未病"的优势，从而达到养生、长寿的目的。

明辨了各自的体质状态，可以根据不同的体质情况，而采取相应的中医养生措施，以达到养生的目的。根据 2009 年由中华中医药学会颁布的《中医体质分类与判定标准》制定的中医体质 9 种基本类型，可分别归纳出相应的中医养生管理的具体方法。

一、平和质（A 型）

总体上阴阳气血调和，七情适度，精力充沛，适应能力强。

人类的体质处于动态的变化之中，任何类型的体质都不是固定不变的，而是在人的生命活动过程中不停地发生着变化。平和质也是相对的某一时间内人的体质状态，如果长期受到不良因素刺激，正常功能就会受到影响，体质自然出现偏倾，久之身体就会患病，所以，平和质也需要注意养生。

平和质大多先天禀赋优良，后天水谷充养，性情平和善良。平和体质的人养生原则就是"不伤不扰，顺其自然"，适量运动，劳逸结合，视其寒热虚实，权衡补泻调体。

二、气虚质（B 型）

主要表现为元气不足，以疲乏、气短、自汗等气虚表现为主要特征。

成因：先天不足、后天失养或病后气亏。

脾为"后天之本，生气之源"，"肺是主气之枢"，气虚体质的特点是以脾肺功能虚弱为主，大病久病之后、过度劳累、思虑过度、饮食不节或偏嗜等皆可导致气虚质。

气虚体质养生原则：培补元气，补气健脾。

中药养生：《素问·阴阳应象大论》："形不足者，温之以气；精不足者，补之以味。"这正是气虚质特征及其增补元气的具体调体方法。气虚体质的补益要缓缓而补，不能峻补、蛮补、呆补。峻补是指用大剂量的、药效较猛的补益方药救治气血将脱的危重疾病，比如参附汤、独参汤等。蛮补就是不问寒热虚实是否辨证合法而乱补。呆补就是补益虽对证，但不顾虑脾胃是否耐受，一味进补，其结果往往是导致脾气呆滞，腹胀纳差。须牢记"补脾不如健脾，健脾不如运脾"的要领。代表方有四君子汤、补中益气汤、玉屏风散等；常用药物有党参、白术、茯苓、甘草、黄芪等；用药禁忌：耗散克伐。

饮食养生：气虚体质的人食补宜吃性平偏温、具有补益作用的食品。比如果品类有大枣、葡萄干、苹果、龙眼肉、橙子等；蔬菜类有白扁豆、红薯、怀山药、莲子、白果、芡实、南瓜、包心菜、胡萝卜、土豆、莲藕（生者甘寒，清热凉血；熟者甘温，健脾益气）、香菇、黄豆等；肉食类有鸡肉、猪肚、牛肉、羊肉、鹌鹑等；水产类有淡水鱼、泥鳅、黄鳝等；调味类有麦芽糖、蜂蜜等。饮食宜温，切忌过食寒凉、肥甘厚腻之品，寒凉伤中阳，厚味滞脾气，滋生痰湿，容易在气虚的基础上兼夹痰湿。

精神养生：忌多思过虑，"思则气结"，过度思虑令脾气停滞，气血不足。气虚体质的人应该避免过度思虑、七情郁结。

起居养生：谨避风寒，不要过劳，气虚体质娇弱，不耐受风、寒、暑、湿邪，不能形体过劳，容易水土不服，常遭六淫侵袭，要避免虚邪贼风，保暖御寒，宜居南方，季节交替、剧烈天气变化要及时防范。脾生气血，主肌肉、四肢，适量运动，可使气血流畅，滋养四肢骨骸，促进代谢，有益脾气的生化。缺乏运动，四肢肌肉无力松软，代谢缓慢，气血壅滞，脾气亦受损。但"过劳伤脾"，气虚体质要避免过度运动、劳作，应选择适合自己的运动，如慢跑、散步、太极拳、健身舞蹈、瑜伽、登山等和缓的有氧运动，持之以恒。

三、阳虚质（C型）

主要表现为阳气不足，以畏寒怕冷、手足不温等虚寒表现为主要特征。

成因：先天禀赋不足，元气不充；或后天失调，营养缺乏；劳倦内伤，房事不节；老年阳衰，诸虚及肾。

阳虚体质养生原则：补肾温阳，益火之源。明代医家张景岳说："天之大宝，只此一丸红日；人之大宝，只此一息真阳。"真阳是生命的原动力，可温煦脏腑，气血运行、水湿代谢无不赖以阳气的推动。

中药养生：主要以温补肾阳为主，代表方为金匮肾气丸、右归丸、参茸丸、龟鹿二仙膏、还少丹等；常用药物如鹿茸、鹿角、附子、杜仲、菟丝子、肉桂、补骨脂、益智仁、桑寄生等；用药禁忌：苦寒泻火妄伐伤正。

饮食养生：忌食生冷，多食温热之品。果品类有荔枝、榴莲、樱桃以及龙眼肉、板栗、大枣、核桃、松子等；蔬菜类包含韭菜、辣椒、南瓜、胡萝卜、山药、黄豆芽等；肉食类有羊肉、牛肉、狗肉、鹿肉、鸡肉等，羊肉性温、柔和、补阳、补气又补血；水产类有虾、黄鳝、海参、鲍鱼、淡菜等；调料类有麦芽糖、红茶、花椒、姜、茴香、桂皮等。

精神养生：保持安静，避免消沉。阳虚体质者的性格以安静、沉静、内敛较为常见，应因势利导、顺势而为，不可强行令其兴奋、亢奋、张扬，但也要避免陷入抑郁、忧愁、悲伤中难以自拔。阳虚体质者在遇到情感困扰、环境变化、久坐不动、阴霾天气、秋冬寒冷时也容易抑郁、忧愁、悲伤。应听轻快、活泼、兴奋的音乐，增加光照和形体的活动。

起居养生：注意保暖，增加运动。阳虚体质的人元阳不固，虚阳上扰，容易受惊吓，睡眠差，敏感，容易兴奋但会消沉，心神不稳定等。要非常注意保暖养阳，免伤寒邪。"动能生阳"，增加户外活动，多见阳光，接纳自然的阳气。

四、阴虚质（D 型）

主要表现为阴液亏少，以口燥咽干、手足心热等虚热表现为主要特征。

成因：先天体弱，后天久病、失血、积劳伤阴等。

阴虚体质养生原则：滋补肾阴，壮水制火。

中药养生：肾阴又称元阴，是人生命活动的基本物质。阴虚质重在滋补肾阴，代表方为六味地黄丸、大补阴丸等；常用药物如熟地、山茱萸、山药、丹皮、茯苓、泽泻、桑葚、枸杞子、女贞子等，并根据脏腑归属不同合理选择药物，如肺阴虚用沙参、麦冬、百合等；用药禁忌：苦寒沉降、辛热温散。

饮食养生：药食同源的银耳、燕窝、黑芝麻、冬虫夏草、阿胶、麦冬、玉竹、百合、雪梨均是养阴佳品。适合阴虚体质的还有石榴、葡萄、枸杞子、柠檬、苹果、梨子、香蕉、枇杷、杨桃、桑葚、罗汉果、西瓜、甘蔗、冬瓜、丝瓜、黄瓜、菠菜、生莲藕、银耳、百合等。避免吃辛辣温燥的食物，如花椒、茴香、桂皮、辣椒、葱、姜、蒜、韭菜、荔枝、桂圆、羊肉、狗肉等。宜吃的肉类有猪肉、兔肉、鸭肉、乌鱼、龟肉、蚌肉、牡蛎、海参、小银鱼、鲍鱼、淡菜等。

精神养生：宁静安神。阴虚质者性情急躁，易患虚劳、失精、不寐等病。"神"是人一切生命活动的外在表现，神的活动要消耗阴液。中医认为，静能生水，静能生阴，宜宁静安神。

起居养生：生活工作有节；夏宜清凉，秋要养肺；不宜过汗，避免烈日暴晒等。

五、痰湿质（E 型）

主要表现为痰湿凝聚，以形体肥胖、腹部肥满、口黏苔腻等痰湿表现为主要特征。

成因：先天遗传，后天过食肥甘，或病后水湿停聚，脾虚失司，水谷精微运化障碍，以致湿浊留滞。

痰湿体质养生原则：健脾利湿，化痰泻浊。

中药养生：脾主运化，是生痰之源，"中焦如沤"，脾胃在水湿运化过程中起枢纽的关键性作用。痰湿质者宜健脾利湿化痰，代表方为参苓白术散、三子养亲汤等；常用药物有党参、白术、茯苓、山药、扁豆、薏苡仁、砂仁、白芥子、莱菔子、苏子、陈皮、莲子肉等；用药禁忌：阴柔滋补。

饮食养生：宜清淡少盐，节制饮食，减少进食量，忌饮酒过多、恣食肥甘厚腻。可吃健脾祛湿的食物，如怀山药、薏苡仁、白扁豆、赤小豆、鲫鱼和生姜等。生姜散湿作用特别好，还能够暖脾胃、促进发汗排湿。少吃酸性、寒凉、腻滞和生涩的食物，中医认为"酸甘化阴"，阴就是津液，酸甘食物可助长痰湿，如乌梅等。不宜多食寒凉的食物，如西瓜、雪梨、香蕉等。

精神养生：痰湿质者性格温和、稳重，多善于忍耐，也怕事懒动，所以，要培养自己的兴趣爱好，树立工作、生活的目标，参加一些活泼、积极向上的文体活动，改变过于沉静的性格。

起居养生：痰湿质者对梅雨季节及湿重环境适应能力差，工作、居住环境宜向阳干燥，不宜在水湿低洼之处；要多晒太阳，阳光能够散湿气、振奋阳气；少用空调，衣服宽松；坚持运动，动有汗出，有利散湿；因熬夜易引起脂肪肝，加重痰湿体质，故应合理作息，不要熬夜。

六、湿热质（F型）

主要表现为湿热内蕴，以面垢油光、口苦、苔黄腻等湿热表现为主要特征。

成因：先天禀赋或久居湿地；烟酒嗜好、过食肥腻辛辣；长期的情绪压抑或疾病等。

湿热体质养生原则：分消湿浊，清泄伏火。

中药养生：清热祛湿是治疗大法，代表方为泻黄散、泻青丸、甘露消毒丹等；常用药物有藿香、山栀、石膏、甘草、防风、龙胆草、当归、茵陈、大黄、羌活、苦参、地骨皮、贝母、石斛、茯苓、泽泻、淡竹叶、车前草等；用药禁忌：刚燥温热、甜腻柔润、滋补厚味。

饮食养生：宜清淡素食，少吃甜食、肥腻、辛辣刺激的食物，戒酒。对湿热质较为适宜的食物有绿豆、苦瓜、冬瓜、丝瓜、菜瓜、芹菜、荠菜、芥蓝、竹笋、紫菜、海带、四季豆、赤小豆、山药、西瓜、梨子、马蹄、绿茶、花茶、兔肉、鸭肉、田螺等。不宜食用麦冬、熟地、银耳、燕窝、雪蛤、阿胶、蜂蜜、麦芽糖等滋补药食。忌食油炸、煎炒、烧烤等食物。

精神养生：湿热质者容易心烦气躁、紧张焦虑，因此，应注意静养心神。静能生水清热，有助于肝胆舒畅。要保证睡眠，静养心神；心无杂念，意守丹田，练习深呼吸；多听流畅悠扬舒缓的音乐；练习瑜伽、气功、太极拳或舒展优雅的舞蹈等。

起居养生：湿热质者对夏末秋初湿热气候、湿重或气温偏高环境较难适应。所以，要尽量避免在炎热潮湿的环境中长期工作和居住；衣着宽松，以天然纤维、棉麻、丝绸等质地的衣物为好；注意运动锻炼，舒展筋骨关节。

七、血瘀质（G型）

主要表现为血行不畅，以肤色晦暗、舌质紫暗等血瘀表现为主要特征。

成因：先天遗传，后天损伤，七情不调，起居失度，久病血瘀等。

瘀血体质养生原则：活血祛瘀，疏利通络。

中药养生：活血祛瘀通络是基本大法，代表方有桃红四物汤、大黄䗪虫丸等；常用药物为桃仁、红花、赤芍、当归、川芎、大黄、䗪虫、丹参、红景天、三七等；用药禁忌：固涩收敛。

饮食养生：活血化瘀，忌食寒凉。瘀血体质者可少量喝酒，以红葡萄酒为好；山楂消食化痰，亦可活血，金橘疏肝理气有助活血；温经活血的蔬菜有韭菜、洋葱、大蒜、桂皮、生姜等，性凉活血的有生藕、黑木耳、竹笋、紫皮茄子、芸薹菜、魔芋等；菇类养肝护肝，还能防癌抗癌，也适合瘀血体质；水产类有螃蟹、海参；玫瑰花、茉莉花、藏红花泡茶代饮，有疏肝理气、活血化瘀之功。瘀血体质不宜吃收涩、寒凉、冰冻的食物。

精神养生：瘀血体质者易烦、健忘，多数情志不展。所以，要培养较广泛的兴趣爱好，活跃思维，不使气机郁结；多交朋友，培养开朗、乐观、平和的性格；积极参加社交、文体活动，如唱歌、跳舞、瑜伽、散步、慢跑、爬山等，有利于舒展肝气、活血通络。

起居养生：寒则气收、血涩，瘀血质不耐受寒邪，防寒保暖很重要。多做运动，舒筋活络，有助消散瘀血。

八、气郁质（H型）

主要表现为气机郁滞，以神情抑郁、忧虑脆弱等气郁表现为主要特征。

成因：先天遗传及后天情志所伤、工作压力过大。

气郁体质养生原则：疏肝理气，开郁散结。

中药养生：疏肝理气的代表方为逍遥散、柴胡疏肝散、越鞠丸等，常用药物为柴胡、陈皮、川芎、香附、枳壳、白芍、当归、甘草、薄荷等；肝主藏血、疏泄气机，气郁质要注意养血柔肝，如用当归、白芍、制首乌、阿胶、熟地、桑葚、枸杞子等；用药禁忌：燥热滋补。

饮食养生：宜条达肝气，适补肝血。辛香类的花果蔬菜大多有疏肝作用，如佛手、橘子、柚子、橙子、薄荷、洋葱、丝瓜、香菜、萝卜、槟榔、玫瑰花、茉莉花等；龙眼、红枣、桑葚、枸杞子、葡萄干、蛋黄等可以补肝血；少量饮酒有助解郁活血，但不宜过量。

精神养生：气郁质者性格内向不稳定、敏感多虑、忧郁，所以，要学会发泄，勿太敏感；学习道家养生观念，超凡脱俗，淡然入世，不过度思虑；多听轻松、愉悦的音乐，参加唱歌、跳舞、体育运动等，使自己身心舒展。

起居养生：气郁质者对精神刺激适应能力较差；不适应阴雨天气。适宜旅游，徜徉于自然山水之间，使心旷神怡，气机舒展。要多交一些性格开朗的朋友，改变自己的性情。四季养生以春季为主，舒展形体，活动筋骨。若遇阴雨天气，要调节心态，尽量参加积极乐观的活动。

九、特禀质（I型）

主要表现为先天失常，以生理缺陷、过敏反应等为主要特征。

成因：特禀质者是由于先天性或遗传因素所形成的一种特殊体质状态。如先天性、遗传性的生理缺陷，先天性、遗传性疾病，变态反应性疾病，原发性免疫缺陷等。

特禀体质养生原则：过敏体质者宜益气固表、养血消风。

中药养生：过敏体质者一般无特殊规律，可结合辨证辨病用药。代表方为玉屏风散、消风散、过敏煎等；常用药物为黄芪、白术、防风、蝉衣、乌梅、益母草、紫草、当归、生地黄、黄芩、丹皮等；用药禁忌：诱发过敏的药物。

　　饮食养生：特禀体质者对食物的敏感性因人而异，凡易诱发过敏的食物或促进免疫反应的食物一律禁止食用。

　　精神养生：对自己的特禀体质状态要充分了解，正确掌握应对措施，忽过于紧张，乐观对待。积极锻炼身体，增强体质。

　　起居养生：特禀体质者对外界环境适应能力差，如过敏体质者对易致过敏的季节、环境、气候，甚至温度、尘埃等适应能力差，易引发宿疾。要求对起居养生特别重视，针对能引起自己过敏反应的不利因素，应尽量避免或采取应对措施；生活环境清洁卫生，勤晒衣被；对不利的居住环境要迁居避开。

　　根据中医体质的分类，对不同人群采取不同的中医养生方法，具有深刻的理论内涵，体现了"以人为本""因人制宜"的思想，拓展了中医养生的思维方式，便于掌握理解，具有重大的现实意义和应用价值。

第十三章　中医养生与健康管理

一、健康的概念

世界卫生组织提出："健康不仅仅是没有疾病和不虚弱，而且包括在身体上、心理上、社会适应能力上和思想道德上的完美状态。"因此，健康的标准绝不是单纯指"没有生理缺陷和疾病"，而是包括以下 3 个方面的内容。

身体上的良好状态：①体质强壮，生长发育达到该年龄应有的标准；②饮食、睡眠等生活起居符合科学要求。

心理上的良好状态：①智力正常；②善于协调和控制情绪；③具有较强的意志品质；④人际关系和谐；⑤可以能动地适应和改善现实环境；⑥保持人格的完整和健康；⑦心理行为符合年龄特征。

社会适应的良好状态：在人际交往和各种社会活动中，能够恰如其分地扮演生活中的各种社会角色，注意以法律和道德规范自己的行为。同时，应当重视人类与其所生存的自然环境和社会环境的融洽与协调。

二、健康的标准

根据以上 3 个方面，世界卫生组织曾提出健康的 10 条标准：

（1）有充分的精力，不感到过分紧张和疲劳。

（2）处事乐观，态度积极，乐于承担责任。

（3）善于休息，睡眠良好。

（4）应变能力强，能适应外部环境各种变化。

（5）能抵抗一般感冒和传染病。

（6）体重适当，身材匀称。

（7）眼睛明亮，反应敏捷，眼睑不易发炎。

（8）牙齿清洁，无龋齿，无牙痛；牙龈颜色正常，无出血。

（9）头发光泽，无头屑。

（10）肌肉丰满，皮肤有弹性。

我们的健康状态可以分为3种：第一种是处于疾病状态的患者，约占20%；第二种是没有疾病的健康人，约占10%；第三种是处于健康与疾病之间的亚健康人群，占65%～75%。20世纪80年代，前苏联学者布赫曼提出"亚健康"这一名称，是指人体除了健康状态和疾病状态外，还存在着一种非健康非患病的中间状态，又称"第三状态""灰色状态"。1997年，中国北京"首届亚健康研讨会"上提出，亚健康状态是指无临床特异症状和体征，或出现非特异性主观感觉，而无临床检查证据，但已有潜在发病倾向信息的一种机体结构退化和生理功能减退的体质与心理失衡的状态。

有人认为，亚健康的特点是"我没有病，但我不健康"。"没有病"是医生说的，因为诊断疾病无依据；"不健康"是患者说的，因为他长期感到痛苦的折磨。所以，处于亚健康状态者，不能达到健康的标准，表现为一定时间内的活力降低、功能和适应能力减退的状态，但不符合现代医学有关疾病的临床或亚临床诊断标准。亚健康状态涉及范围主要有以下几方面：①身心上不适应的感觉所反映出来的种种症状，如疲劳、虚弱、情绪改变等，其状况在相当时期内难以改善；②与年龄不适应的组织结构或生理功能减退所致的各种虚弱表现；③微生态失衡状态；④某些疾病的病前生理病理学改变。

三、健康的风险评估

在健康的评估过程中，可利用现有的医学诊断方法，如病史采集、神经精神状况和整体功能的评定、影像与实验室检查等，为是否存在健康隐患的判断奠定基础。

（一）健康的评估程序

第一，进行现代医学的体检与实验室检查；第二，按健康调查表或量表评估；第三，由专业医生判断是否存在健康隐患。

健康的综合评估流程（《亚健康中医临床指南》）如下：

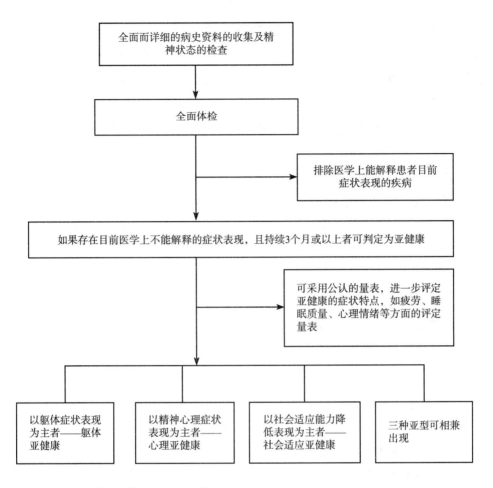

（二）健康状态评估的常用方法

1. 症状评估法

可应用多种量表进行评估，能够较客观地评估人群的亚健康状态。亚健康症候群主要表现在生理、心理以及社会交往方面的症状。这 3 类症状没有特异性，需要观察其出现的频度和严重程度。一般来说，偶尔出现轻微症状且迅速消失仍可见于健康人群；持续出现的严重症状常见于疾病状态；较多出现且持续时间超过 3 个月，经过干预调整可以逐渐缓解、消失，且经医院体检未见明显异常者，可以初步辨识为亚健康状态。亚健康状态的临床症状并无特异性，仅是一个排除性的诊断，必须注意器质性疾病的检查，以防亚健康概念的泛化造成误诊。

2. 常规体检法

目前，在各大医院、体检中心均可进行常规体检。根据年龄、性别、职业、环境、生活习惯、遗传因素等设有各种"体检套餐"可供选择，不外乎通过现代医学常用仪器检测、筛查疾病和高危因素。亚健康状态多以个人主观感受的症状为主，常规体检主要是检查机体的病理状态，即经过必要的辅助检查发现疾病，在排除器质性疾病的同时才可以提示亚健康状态的存在。具体分为一级检查和二级检查两部分。

一级检查指一般的健康体检，内容包括血、尿、粪三大常规，胸部 X 线检查、心电图、腹部 B 超（肝、胆、胰、脾、肾）等。抽血查肝功能、肾功能、血糖、血脂等血液生化指标和乙肝检查项目。

二级检查，即如果上述的初步筛查没有发现病因，临床症状比较明显的可以选择二级检查，如 24 小时动态心电图、24 小时动态血压监测、胃镜、肠镜、脑电图、骨密度、血黏度、性激素、肿瘤相关指标等项目。

3. 体能测试法

常规的体检只能筛查疾病，并不能全面反映体质情况。随着健康观念的转变，人们不仅希望知道机体有没有疾病，更希望了解身体素质的状态。近年来，随着国内外体能测试仪器的出现，使过去仅用于运动科学研究的国民体质抽样调查的设备开始进入医院和体检中心，使体能测试有了比较精确和较好重复性的检测手段。

通过人体成分分析仪、肺活量测试仪、运动心肺测试仪、平衡功能测试仪、等速肌力测试仪、微循环测试仪等项目设备监测体能。内容一般包括：①身体成分分析，如标准体重和身体肌肉、脂肪、水分含量、脂肪比、腰臀围比等；②心肺功能，如血压、静态心率、肺活量、用力时间肺活量、运动时最大心率及最大通气量；③体质测试项目，如肌力、柔韧度、耐力、爆发力、反应时间、平衡功能等；④微循环检测等。

4. 心理测试法

主要通过心理相关量表进行测试，如焦虑、抑郁量表等。

5. 特殊检查法

特殊检查法是指目前社会上流行的一些有关健康检查及评估的方法，这些仪器设备的应用使人体检测从形态学的诊断到功能性的诊断有所创新，但仍然较缺乏循证医学的证据。

（1）超倍生物显微镜系统检测（又称"一滴血"检测）：该仪器是一种医学显微设备，以血液细胞形态学、氧化自由基学说为基础，取一滴末梢血或各种体液分泌物（胸腔积液、腹水、痰液、胃液等），在放大 5 万～9 万倍的高分辨率的显微镜下直接观察组织细胞形态上的微小变化，如各种病原体（衣原体、支原体、球菌、杆菌、真菌、螺旋体、滴虫及某些病毒）及胆固醇结晶、乳糜颗粒、脱落细胞等，即可早期诊断可能存在的人体生理病理变化，快速简便地评估健康状态，为亚健康状态的群体和无临床症状的疾病患者做出病前预测和提示。可用于：①亚健康状态检查，如心脑血管疾病、高脂血症、骨质增生等早期发现；②性病病原体检查及疗效观察；③妇科病诊断普查；④血液细胞形态学观察；⑤血液寄生虫诊断；⑥幽门螺杆菌检查。

（2）量子检测：量子检测是在磁共振（MRI）基础上发展起来的一种数字化检测技术。无痛、方便、快捷，特色是通过检测人体毛发、血液、尿液任一项标本，甚至双手握电极即可直接检测分析机体整体的功能状态，从细胞和分子水平了解人体 5000 多种健康信息，达到早期诊断预防的目的。可用于诊断发病前兆及病状，适合健康普查和疑难病检查，特别是能够及时从亚健康状态中发现早期癌症、糖尿病、心脑血管疾病等各种潜伏期隐患。可识别疾病的病源，适合对高血压、高血脂、高血黏度等多种疾病不明病源的查找和鉴别。

（3）红外热像断层扫描（TTM 检测）：TTM 检测技术是一种近年来发展起来的新的热扫描成像技术。热扫描成像系统的原理是利用红外热辐射扫描器接收人体细胞新陈代谢过程中的红外线辐射信号，经计算机处理、分析，基于特定规律的算法重建出对应于人体所检查部位的细胞相对新陈代谢强度分布图，并加以断层，测量出热辐射源的深度和数值，依据正常与异常组织区域的热辐射差来诊断疾病，为定性诊断疾病提供定量依据。该项检查属于无创性检查，受检者需要赤身面对探测镜头缓慢转动身体 5 分钟，接受热断层扫描，即能在电脑屏幕上显示出人体各脏器组织病变的部位、形状、大小和功能。可用于：①对诊断早期肿瘤具有一定敏感性；②用于各种炎症筛查，如肺炎、脉管炎等；③增生性疾病，如乳腺增生、前列腺增生、颈腰椎骨质增生、甲状腺结节、子宫肌瘤等；④高黏血症；⑤体液中脱落细胞、病原体；⑥前列腺炎；⑦艾滋病；⑧恶性肿瘤筛查。

（4）脉搏波速度（PWV）测试仪：脉搏波速度测试仪是一种电晶体式传感器，通过在体外无创、快捷地检测脉搏波速度，从而了解血管弹性，进行动脉硬化和心血管疾病的风险因子筛查，大动脉弹性检测对于早期检出心血管疾病高危人群的动脉功能损害、筛选高危患者、指导治疗和判断预后具有意义。脉搏波传导速度测量血液从心脏泵出到达手足末端动脉的速度，是测量动脉粥样硬化程度和心血管病风险的指标。

（三）亚健康诊断参考标准

目前，国内外尚无统一的、公认的亚健康诊断参考标准。2005 年，广东省中医药学会亚健康专业委员会制定了亚健康诊断参考标准，内容如下：

（1）已经出现各种不适症状，持续或反复出现3个月或以上，但诊断疾病无依据。

（2）无重要的躯体及精神心理疾病，或原有疾病相关检查指标改变与现有的临床表现无明显内在联系。

（3）尽管患有明确的非重大躯体或精神心理疾病，但病情稳定且无需用药维持。

（4）具有以疲劳为主的各种躯体不适症状（躯体性亚健康）。

（5）具有急躁、焦虑、抑郁、恐惧等心理不适症状（心理性亚健康）。

（6）具有人际交往频率下降、人际关系紧张等社会适应能力下降症状（社会交往性亚健康）。

判断：具备第（1）（2）（3）项可诊断为亚健康状态，加上（4）（5）（6）任一项即可判断亚健康状态的类型。

（四）亚健康的中医证候类型

依据中医学理论，亚健康可有以下的常见中医证候类型（参考《亚健康中医临床指南》）。

（1）肝气郁结证：胸胁满闷，喜太息，周身窜痛不适，时发时止，情绪低落和（或）急躁易怒，咽喉部异物感，月经不调，痛经，舌苔薄白，脉弦。

（2）肝郁脾虚证：胸胁满闷，喜太息，周身窜痛不适，时发时止，情绪低落和（或）急躁易怒，咽喉部异物感，周身倦怠，神疲乏力，食欲不振，脘腹胀满，便溏不爽，或大便秘结，舌淡红或暗，苔白或腻，脉弦细或弦缓。

（3）心脾两虚证：心悸胸闷，气短乏力，自汗，头晕头昏，失眠多梦，食欲不振，脘腹胀满，便溏，舌淡苔白，脉细或弱。

（4）肝肾阴虚证：腰膝酸软，疲乏无力，眩晕耳鸣，失眠多梦，烘热汗出，潮热盗汗，月经不调，遗精早泄，舌红少苔，或有裂纹，脉细数。

（5）肺脾气虚证：胸闷气短，疲乏无力，自汗畏风，易于感冒，食欲不振，腹胀便溏，舌淡苔白，脉细或弱。

（6）脾虚湿阻证：神疲乏力，四肢困重，困倦多寐，食欲不振，腹胀便溏，面色萎黄，舌淡苔白腻，脉沉细或缓。

（7）肝郁化火证：头胀头痛，眩晕耳鸣，胸胁胀满，口苦咽干，失眠多梦，急躁易怒，舌红苔黄，脉弦数。

（8）痰热内扰证：心悸心烦，焦虑不安，失眠多梦，便秘，舌红苔黄腻，脉滑数。

中篇　方法篇

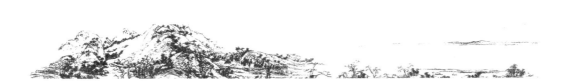

"故智者之养生也，必顺四时而适寒暑，和喜怒而安居处，节阴阳而调刚柔，如是则僻邪不至，长生久视。"

——《灵枢·本神》

第十四章　饮食起居养生

第一节　饮食养生

饮食是一个广泛的概念，既指饮料和食物，又包含与吃喝相关的文化和行为，如烹饪、饮食艺术等。人体通过饮食补给机体赖以生存的营养物质，维持人体正常生长、发育，完成各项生理功能，保证生存。我国自古就有"民以食为天"的说法，也说明了饮食对人体的重要性。与其他养生方法和技术相比，饮食养生更加重要。

中医饮食养生是在中医药理论指导下，研究饮食与增进人体健康的关系，通过合理选择食物，改善饮食习惯，注意饮食宜忌，科学摄取食物，以达到促进健康，预防疾病，益寿延年的目的。经过几千年的发展和探索，中医饮食养生已积累了丰富的经验，形成一门实践性较强、体系完整、具有中医特色的学科，成为传统中医药的一大特色和优势。中医饮食养生以亚健康人群为研究对象，用饮食调理亚健康人群，具有安全无毒副作用，简、便、验、廉、效，以及易为人们认识和接受的特点。尤其对当今高发的慢性代谢性疾病，孕妇、小儿和老年性疾病患者等具有不可替代的作用。即使需以药物疗法为主，也要注意饮食，保证充足的营养支持，同时减轻药物的毒副作用，即"无使之过，伤其正也"，真正做到"食养尽之"。

一、历史沿革

（一）萌芽时期——远古至周朝

饮食养生具有悠久历史，最早可以追溯到蒙昧的上古时代。《淮南子·修务训》载："古者，民茹草饮水，采树木之实，食蠃（螺）蚘（蚌）之肉。"饮食是人

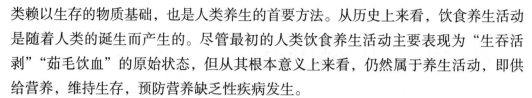

类赖以生存的物质基础，也是人类养生的首要方法。从历史上来看，饮食养生活动是随着人类的诞生而产生的。尽管最初的人类饮食养生活动主要表现为"生吞活剥""茹毛饮血"的原始状态，但从其根本意义上来看，仍然属于养生活动，即供给营养，维持生存，预防营养缺乏性疾病发生。

用火熟食是人类饮食养生历史上一次巨大进步。《礼纬·含文嘉》中记述："燧人氏始钻木取火，炮生为熟，令人无腹疾，有异于禽兽。"上古时代，火的发现和其在烹饪上的利用，是人类进化史的一个里程碑。人类学会利用火加热食物，一方面增进了食欲，促进了食物的消化，提高了食物的生物利用率，另一方面高温加热，杀虫灭菌，减少了胃肠道疾病的发生，增强了人类体质，促进了脑的发育，推动了人类的进化。

据《战国策》载，早在公元前 21 世纪，夏朝仪狄已开始人工造酒，酒的发明是对饮食养生的又一大贡献。古人发现它有"疏经络""通血脉""引药势""御寒气"等效用。同时，酒作为一种溶剂，还可以将药物泡到酒中酿制药酒，借助酒通血脉之功以增强药势，使药力能迅速通达全身，故有"酒为百药之长"之称。甲骨文中有"鬯其酒"之说，即芳香的药酒，说明在远古时期，药酒已经非常流行。药酒的出现，进一步丰富了饮食养生的内容和方法，由于酒对医疗养生的重大贡献，繁体"醫"字从"酉"，即"医"字由酒而来之说。

周代，生产力的发展促进了科学文化的进步，社会分工更加细致，据《周礼·天官》记载，周朝医官已分为四种，即"食医""疾医""疡医""兽医"，食医居诸医之首，专门从事饮食养生，他们根据帝王当时的身体状况，随时调配膳食，运用百馐、百酱、八珍等烹制成色香味形俱佳的佳肴，供帝王食用。他们作为世界上最早的"营养师"载入世界营养学发展史。这个职业的出现，反映当时用食物来防病治病、养生已经非常流行，饮食养生已经发展到了一定水平。这也有利于饮食养生实践经验的交流、积累、整理和提高，无形中推动了中医饮食养生的发展。

（二）奠基时期——秦汉

《内经》成书于战国至秦汉时期，分为《素问》和《灵枢》两部分，各九卷八十一篇，合计一百六十二篇，是我国现存最早的一部医学巨著，在中医学发展史上占有十分重要的地位。它不仅奠定了中医学的理论基础，也为中医饮食养生奠定了理论基础。《内经》对中医饮食养生的贡献，总结为以下几方面：第一，它强调饮食对于生命存在而言高于一切，是人体养生之本，不可或缺，即"人以水谷为本，故人绝水谷则死"。第二，在食物性能的认识上提出了"五味学说"，如《素问·宣明五气》记载"酸入肝，苦入心，甘入脾，辛入肺，咸入肾"的"五味所入"。根据五味所入原则，在用食物调理五脏之病时，要根据"所入"之味选择对应的食物，在《灵枢·五味论》中讲得很清楚："脾病者，宜食秔米饭、牛肉、枣、葵；心病者，宜食麦、羊肉、杏、薤；肾病者，宜食大豆黄卷、猪肉、粟、藿；肝病者，宜食麻、犬肉、李、韭；肺病者，宜食黄黍、鸡肉、桃、葱。"有些情况下还要注意"辛走气，气病无多食辛；咸走血，血病无多食咸；苦走骨，骨病无多食苦；甘走肉，肉病无多食甘；酸走筋，筋病无多食酸，是谓五禁"。第三，在食物消化理论方面提出了"脾胃学说"。如"胃者，水谷之海也"（《素问·五脏别论》），"脾胃者，仓廪之官，五味出焉"（《素问·灵兰秘典论》）等。第四，提出了世界上最早的膳食指南，《素问·脏气法时论》说："五谷为养，五果为助，五畜为益，五菜为充，气味合而服之，以补精益气。"《素问·五常政大论》："谷肉果菜，食养尽之。"这种膳食结构是世界营养学史上最早根据食物的营养作用对食物进行的分类，是我国古代饮食养生领域的一大发现，即使是在今天，对于指导人们平衡膳食仍然具有现实的指导意义。第五，在饮食养生上提出"饮食有节""因时制宜""因地制宜"等，对于饮食过量或者偏食指出："饮食自倍，肠胃乃伤""多食咸，则脉凝泣而色变；多食苦，则皮槁而毛拔；多食辛，则筋急而爪枯；多食酸，则肉胝（即皮厚而皱缩）而唇揭；多食甘，则骨痛而发落；此五味之所伤也。"这些都为中医饮食养生的发展奠定了坚实的理论基础。

　　东汉初期的《神农本草经》是现存最早的一部本草著作，书中多将滋补强身、抗衰延年的食物列为上品，如薏苡仁、胡麻、枸杞、茯苓、大枣、酸枣、莲子、鸡、蜜、藕、百合、萝卜、瓜子、粟米、赤小豆、黍米、葡萄、橘柚、桃仁、杨桃、海蛤、鲤鱼胆、梅实、龙眼、酸酱、海藻、干姜、杏仁、羊蹄等，食物是当时本草著作的重要组成部分，说明当时治病疗疾十分注重药食结合，利用食物来辅助治疗，促进全面康复。

　　医圣张仲景更是擅长将食物用于医方，其中有很多组方流传至今，经久不衰，如桂枝汤、当归生姜羊肉汤、猪肤汤、百合鸡子黄汤、白虎汤等。他还论述了四时食禁、五脏病食禁、配伍禁忌原则，如"春不食肝，夏不食心，正月不食生葱，三月勿食小蒜""肝病禁辛，心病禁咸，脾病禁酸，肺病禁苦，肾病禁甘""猪肉共羊肝和食之令人心闷，羊肉不可共生鱼、酪食之，害人"。此外，他还明确提出饮食卫生的观点："凡肉及肝，落地不着尘土者，不可食之。猪肉落水浮者，不可食。肉中有朱点者，不可食之。秽饭、馁肉、臭鱼，食之皆伤人。果子落地，经宿、虫蚁食之者，人大忌食之。被狗、鼠、蜂、蝇、虫、蚁所咬食物不可食用。"这些有

关饮食禁忌、饮食卫生的观点至今看来也合乎科学道理。

这个时期，除了以上关于饮食养生的内容外，还有大量有关记载散见于其他文献中。如《山海经》中"有鸟焉……可以御疫""何罗之鱼……食之已痈"等。《论语》中的经典饮食论点"食不厌精，脍不厌细""食饐而餲，鱼馁而肉败不食，色恶不食，臭恶不食，失饪不食，不时不食，割不正不食，不得其酱不食"。《管子·形势篇》云："起居时，饮食节，寒暑适，则身利而寿命益；起居不时，饮食不节，寒暑不适，则形累而寿命损。"这种"饮食有节"的养生原则是很实际的。

（三）发展时期——晋唐

这一时期，中医饮食养生得到了较快的发展，在前代初步形成的理论指导下，饮食不仅用于养生，还用于治疗营养缺乏性疾病，积累了丰富的实践经验。魏武帝建立了"食制"，并亲自撰写《四时御食物》，刘休著《食经》，谢讽等著《淮南王食经》，东晋张湛撰《养生要集》等。这一时期影响力较大的为葛洪所著《肘后备急方》，他在书中提到用豆豉、牛乳、羊乳、大豆、松节治疗脚气病；用小蒜治疗霍乱上吐下泄（这已为现代科学试验所验证）；用青蒿治疗"寒热诸疟"，更是葛氏对疟疾治疗的巨大贡献；书中还记载治咳嗽用梨去核捣成汁配合药物同服；下乳用鳖甲炙后为散服，再喝蜜水；治大腹水肿可吃小豆饭、饮小豆汁、鲤鱼；治水病可用青雄鸭煮食饮汁或用小豆与白鸡煮熟食滓、饮汁。卷七中有"食中诸毒方""治防避饮食诸毒方""治卒饮酒大醉诸病方"3个专篇，讲到"白羊不可杂雄鸡""羊肝不可合乌梅及椒食""鳖目凹者不可食""生鱼目赤不可作脍""常山忌葱""天门冬忌鲤鱼"等食物禁忌。此类记述颇详，有重要的研究价值。南北朝陶弘景总结前人本草经验，撰写成《本草经集注》，本书所载药用食物比《神农本草经》大有增加，如大麦、昆布、海藻、猪悬蹄等，并首创将食物按照其治疗功效进行归类，如治伤寒药中收有生姜、葱白等；治大腹水肿药收有海藻、昆布、鲤鱼、小豆、苦瓜等。

唐朝，经济的繁荣带动了饮食养生、饮食文化的发展，有关中医饮食养生的著作在量变的基础上有了质的飞跃。著名医家孙思邈注重以食疗病，饮食有节，养老延年。他所著《千金要方》被后人誉为我国最早的临证实用百科全书，其中记载："食能排邪而安脏腑，悦神爽志，以资血气，若能用食平疴，释情遣疾者，可谓良工，长年饵老之奇法，极养生之术也。"把食疗水平作为评估医生医疗水平的重要条件。"夫为医者，当须先洞晓病源，知其所犯，以食治之，食疗不愈，然后命药。"强调作为医生，应以食疗作为治病的首选方法。

孟诜在《千金要方》的基础上，广搜民间所传、医家所创，总结了唐代以前食疗经验，加以己见，著成《食疗本草》一书，为我国第一部综合性食物本草专著，也是现存最早的一部食疗专著。该书继承了孙思邈研究中医饮食养生的经验和理论，不仅重视食物的营养价值，而且特别重视食物的治疗作用，详细分析了食物的性味、配伍、功效、禁忌等，对食物的加工、烹调皆有阐明，记述了南、北方不同的饮食习惯、妊产妇及小儿饮食宜忌等，内容相当丰富。它的刊行标志着中医饮食养生在当时已经高度发达。

而后南唐陈士良著的《食性本草》进一步对食物和药物进行系统分类，分析四时饮食与调养的方法及其与医疗的重要关系。王焘所撰《外台秘要》中有关食疗的内容非常丰富，如治疗气嗽用杏仁煎方，治疗久咳用久咳不瘥方和疗咳喘唾血方，治疗寒痢用生姜汁加白蜜方或干姜加杂面为烧饼熟食方，治疗赤痢用崔氏黄连丸方，以陈仓米、干姜加黄连为丸，治疗卒下血用赤小豆绞汁饮之法等等。该书在食物疗法的"食禁"方面记述尤详。书中对每一种病，在不少方药之后都谈到了食禁。如治咳嗽方忌生葱、生蒜或海藻、菘菜、咸物等，治疗痔疮时，忌鱼肉、鸡肉、酒等。这些从实践中总结出来的经验是极为宝贵的，大部分内容至今仍为临床常用。昝殷所著《食医心鉴》以食治为主，共列 15 类食方，系统、完备地记载了食物疗法，很有实用价值。唐代的饮食养生已形成专科，并在食物的品种及治疗上大大地拓宽了应用范围，受到当时社会的广泛重视。

（四）兴盛时期——宋元

宋代，从达官显贵到黎民百姓，从御医到民间医生，都非常重视饮食养生。宋徽宗的《圣济经》设有"食颐"专篇。王怀隐主持编写的《太平圣惠方》将食疗养生的作用总结为"病时治病，平时养身"，介绍了不少营养丰富的药粥，如治水肿用黑豆粥、鲍鱼粥，治咳嗽用杏仁粥，治疗中风用豆豉粥，治疗中风心脾热用粱米粥，治疗中风大肠壅滞的薏苡仁粥方等，粥在食疗中成为主流，直到现在仍在临床上广泛使用。宋朝官修方书《圣济总录》在 188、189、190 三卷中列出"食治门"，涉及诸风、伤寒后诸病、虚劳、吐血、消渴、腹痛、妇人血气、妊娠诸病、产后诸病以及耳病、目病等近 29 种病证，约 285 首食疗方，膳食的制作方法在《太平圣惠方》基础上又增加了面、饼、酒、散、饮、汁等种类以适合各种人的口味和需要，而且可以充分发挥作用，如用新桃叶、白面 2 种，以水和匀，薄切为常食煮熟，空心淡食的桃花面方，治疗肠内胀病，大便不通燥结。另外，用苡米饼方治疗虚劳补益，取苡米，熟水淘，捣罗如做米粉法，以枣肉、乳汁拌和，做成如蒸饼大，依法蒸熟，随性食之。食治门所列内容中，分析非常清楚，有病、有症、有法、有方，还有饮食禁忌。如治虚劳补益用苡米饼后记有"夏用粉不得留经宿，恐酸坏"，治大便不通燥结的桃花面方后记有"三五日内，忌热毒炙煿"。

陈直《养老奉亲书》为一部老年养生专著，在诸多养生方法中，特别强调饮食养生，认为"高年之人，真气耗竭，五脏虚弱，全仰饮食以资气血。若生冷无节，饥饱失宜，调停五度，动成疾患"，并提倡"老年人饮食，大抵宜其温热熟软，忌其黏硬生冷"。同时强调以食治病为老人养生之大法，提出"凡老人有患，宜先食治，食治未愈，然后命药，此养老人之大法也"。以动物性食物和脏器作为老年人食养原料，是其特色。书中共收食治方 169 首，并详细介绍了这些食疗方的烹调方法、适用证候及注意事项，有较高的现实指导意义。陈达叟著的《本心斋蔬食谱》，载蔬食二十谱，别具一格；林洪在《山家清供》中载各种食物 102 种，有荤有素，有茶点饮料、糕饼羹菜、粥饭果品等，琳琅满目，丰富多彩，单纯以食物为主进行治病和养生，与前人的药食合用大不相同。

元代，最具代表性的食疗著作当数《饮膳正要》，为宫廷御医忽思慧所著，是一部食、养、医相结合的饮食养生学专著。全书 3 卷，图文并茂，内容十分丰富，体现了实用性、大众性和科学性的特点。其实用性表现为书中载常用食物 203 种，分米谷、兽、禽、鱼、果、菜和料物七类。这些食物都是极易得到的，书中详细记录了每一种食物的性、味、有毒无毒以及效用，特别是果品和菜品较多，如胡桃、枣、柿子、梨、桃、木瓜、葡萄、葱、蒜、冬瓜、黄瓜、萝卜、胡萝卜等。其大众性则反映在非常讲究配膳，采用的食物都是通常易得的，易为广大人民群众所接受。如第二卷的"诸般汤煎""食疗诸病"中的木瓜煎、樱桃煎、金橘煎、香圆煎、枸杞煎、清茶、荔枝膏等。其科学性反映在书中论述的饮食营养、饮食卫生习惯与健康观点和采取的措施与现代饮食营养学阐述的内容是完全一致的。在当时能提出这些观点也是极宝贵的，如提出养生避忌、妊娠食忌、乳母食忌、饮酒避忌、四时所宜、五味偏走等专题。他明确提出："饮食百味要其精粹。审其有补益助养之宜、新陈之宜、温凉寒热之性、五味偏走之病。若滋味偏嗜、新陈不择、制造失度，俱皆致疾。可者行之，不可者忌之，如妊妇不慎行，乳母不忌口，则子受患，若贪爽口而忘避忌，则疾病潜生而中，不悟百年之身，而忘于一时之味，其可惜哉。"关于良好的卫生习惯，他提出："夜不可多食，凡食讫温水漱口，令无齿疾口臭，凡清淡盐刷牙，平日无齿病。"此外，书中阐述的"服药食忌""食物相反""食物利害""食物中毒"等见解，也是非常有指导意义的。吴瑞所著《日用本草》也是一部有价值的食疗专著。所谓日用本草，意即日常生活中所饮食者，全书分米、谷、菜、禽、兽、鱼、虫等8门，共载录食物540多种，对食治方药记述颇多，极有参考价值。娄居中的《食治通说》1卷，计6篇，指出："食治即身治，上工治未病之一术也。"还有《食鉴》4卷，为郑樵所编，也为食疗专著，可惜都已亡佚。金元著名医家李杲极力提倡补养脾胃，强调饮食在脾胃病治疗中的作用；张从正主张用食物补虚，倡导"养生当论食补""精血不足当补之以食"，在其所著《儒门事亲》一书中，记载了一些以食治病的病案，内容也十分有价值。

（五）成熟时期——明清

中医饮食养生学发展到明清时期，较以前又有了明显的提高，特别是在实践经验的整理总结、野生食物资源的开发利用、饮食养生方法的普及等方面都大大超过了前代。经历漫长的发展历史，饮食养生学至此已经非常完善，渐近成熟。这一时期有关饮食养生的代表文献有《食物本草》《随息居饮食谱》《调疾饮食辨》等，此外，关于饮食养生的论述，还散见于其他著作中，如《救荒本草》《遵生八笺》《寿世保元》等。

《食物本草》集明代以前食疗食养之大成。该书作者原题李杲编辑、李时珍参订，现多认为是姚可成编辑，全书共收载食物1679种，可谓空前，是为我国本草发展史上部头最大、内容最全面的食物本草学著作。该书详细介绍了各种饮食物的产地、种类、名特产品、食疗作用及加工方法等，内容十分丰富。此外，对烹饪作用也有介绍，对后世食疗食养的发展有重大意义。

王孟英撰写的《随息居饮食谱》专论食疗，是一部指导食疗的专著。在序中他指出："颐生无元妙，节其饮食而已。食而不知其味，已为素餐，若饱食无教，则近于禽兽。"全书收录食物330种，分为七大类，对每种食物的性能、应用及食疗配方、烹饪方法均有较详细的说明，是非常实用的一部饮食养生著作。

清代章穆所编《调疾饮食辨》，又名《饮食辨录》，是一部采用食物预防和治疗疾病的本草学专著。全书共六卷，分总类（包括水、火、油、代茶等）、谷类（包括饭、粥、酒等）、菜类、果类、鸟兽类、鱼虫类等，收载食物约600余种。作者主张患者的饮食必须与病证相结合，认为如果患者"饮食得宜，足为药饵之助；失宜，则反与药饵为仇"。书中所载各种食物配方皆从治病疗疾的角度出发，援引各家学说，详列食物的适应病证，以满足临床实用需要。并称"书中所录诸方，皆极平稳，且极应验……此乃医家、病家两用之书"。书中全面系统地介绍了各种食疗食物的名物古训、产地、性味、功用、宜忌等，尤其是结合自己丰富的临床经验加以评论的部分，不乏真知灼见，是一部研究价值较高的食物本草学著作。

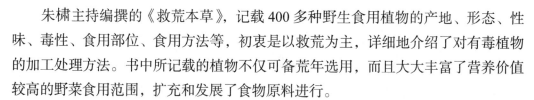

朱橚主持编撰的《救荒本草》，记载 400 多种野生食用植物的产地、形态、性味、毒性、食用部位、食用方法等，初衷是以救荒为主，详细地介绍了对有毒植物的加工处理方法。书中所记载的植物不仅可备荒年选用，而且大大丰富了营养价值较高的野菜食用范围，扩充和发展了食物原料进行。

高濂所作《遵生八笺》是明代一部以"养生"为宗旨，集历代养生学于一体的综合性著作。在我国古代养生著作中具有重要的学术地位。高氏将毕生所集养生方，参以亲身体验编撰成册，以示后人。高氏提到"饮食，活人之本也。是以一身之中，阴阳运用，五行相生，莫不由于饮食"，强调了饮食是人类生存最基础的要求，亦是却病养生、延年益寿之根本。此书从八个不同角度介绍了养生的理论与实践，其中"饮撰服食笺"记载膳食类型共 12 类，品种至少有 557 种，包括汤品类（如青脆梅汤）、熟水类（如稻叶熟水）、粥糜类（如山药粥）、果实粉面类（如藕粉）、脯鲊类（如千里脯/肉鲊）、家蔬类（如配盐瓜菽）、野蔬类（如黄香萱）、醖造类（如桃源酒）、曲类（如白曲）、甜食类（如松子饼方）、法制药品类、升玉露霜法（如神秘服食类）等，类别众多；并在"延年却病笺"中撰写了《饮食当知所损论》专篇，提到饮食具有二重性，一方面饮食可以维持生命，益寿延年，另一方面，如果饮食不当，则会适得其反。

《寿世保元》为明代太医龚廷贤所著，着重阐述了饮食失节的危害性。他指出："谷肉菜果，嗜而欲食之，心自裁制，勿使过焉，则不伤其正矣。或有伤于食者，必先问其人。或因喜食而多食之耶，或因病后宜禁之物而误食之耶。善养生者养内，不善养生者养外。养内者以恬脏腑，调理血脉，使一身流行冲和，百病不作，养外者恣口腹之欲，极滋味之美，穷饮食之味，虽肌体充腴，容色悦泽，而酷烈之气内蚀脏腑，精神虚立，安能保全太和，以臻遐龄。庄子曰：人之可长者，衽席饮食之间而不知为戒，过也。"

吴禄编撰的《食品集》是明嘉靖年间的一部食疗专书。书分上下两卷，包括谷部、果部、菜部、兽部、禽部、虫鱼部及水部，共 7 部。书中附录部分记载了饮食之宜忌，如五脏所补、五脏所伤、五脏所禁、五味所宜、五谷以养五脏以及食物相反、妊娠忌食等各项，可以指导食疗时选用食物。

卢和所著的《食物本草》，主张多食素食蔬菜，少吃肉食，认为这样可以疏通肠胃，无窒滞之患，与现代营养学观念不谋而合。

清代，对于饮食养生的认识也渐趋完臻，这一时期有关食疗的著作甚多。如康熙年间沈李龙所编纂的《食物本草会纂》，可谓广罗群书，书中精选了《千金要方·食治》、孟诜《食疗本草》至清代的食疗内容，全书共 12 卷，自卷 1 至卷 10

将食物分为水部、火部、谷部、菜部、果部上、果部下、鳞部、介部、禽部、兽部等。卷11为"日用家钞"，列有"救荒辟谷简便方""救荒辟谷不饥简便方""山谷救荒煮豆法"等，还有关于食物应忌、服药应忌、妊娠应忌、五味不可偏嗜好等论述，具有重要的指导意义。

随着清代温病学派的形成，对食疗学更加重视，著名的温病学家叶天士、吴鞠通总结的五汁饮、牛乳饮等食疗方在急性热病的治疗中广泛应用。

另外，尚有叶盛繁辑的《古今治验食疗单方》、文晟辑的《本草饮食谱》、陈修园编著的《食物秘书》、袁子才编著的《随园食单》等，均从不同角度丰富了饮食养生学的内容，都有很高的学术价值。

二、操作方法

（一）制作方法

自然界除了某些食物能够被人们直接食用（生食）外，大部分食物需要通过一定的烹饪加工才能食用。食物的烹饪方法很多，不同的烹饪方法对食物的色、香、味、形、效都可产生不同的影响。正如《本草蒙筌》所述："酒制升提，姜制发散。入盐走肾脏，仍仗软坚，用醋注肝经，且资住痛。米泔制，去燥性和中。乳制滋润回枯，助生阴血，蜜制甘缓难化增益元阳。"加工方法得当，则饮食功效加倍。相反，则可对食物的性能产生不利的影响，甚至对人体有害。如现代研究证明畜禽肉类经高温油炸或者熏烤之后，会产生大量的有毒有害物质，长期食用会导致癌症的发生。饮食养生过程中，对食物的烹饪加工必须十分重视。

常用的食物烹饪方法要有蒸、煮、炖、焖、煨、炒、烧、熬、卤等方法。

1.蒸

蒸是将食材加或不加调料，装入碗中上笼屉用蒸汽蒸熟的烹制方法。菜肴具有保持原汁原味、形状完整、鲜嫩爽口的特点。蒸可分为以下几种类型。

（1）清蒸：清蒸是蒸法中最常见的一种。是将选配好的食材放在器皿中，加入调料和少许高汤，置蒸笼内用蒸汽蒸熟的烹制方法。如三七蒸鸡。做法：将鸡肉切块，与三七片一起放入碗内，上加姜、葱、料酒、盐、清汤，上蒸笼蒸约2小时。出笼后，将葱、姜拣去，味精调味即可。

（2）粉蒸：粉蒸是把食材拌好调料后，再裹一层米粉装入碗中，置蒸笼内蒸熟

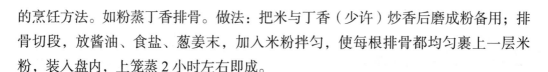

的烹饪方法。如粉蒸丁香排骨。做法：把米与丁香（少许）炒香后磨成粉备用；排骨切段，放酱油、食盐、葱姜末，加入米粉拌匀，使每根排骨都均匀裹上一层米粉，装入盘内，上笼蒸2小时左右即成。

（3）包蒸：包蒸是将食材拌好调料后，用荷叶或大菜叶包好放在碗中，置蒸笼内用蒸汽蒸熟的方法。如荷叶鸡脯。做法：先把鸡肉块、口蘑、火腿、姜、葱等加工好，加入料酒、胡椒、盐、味精、白糖、香油等调味，搅拌均匀。用荷叶把鸡肉等原料包成长条形，装在盘内，上蒸笼蒸2小时左右。出笼后即可食用。

（4）封蒸：封蒸是将食材拌好调料后，装在器皿中，用棉纸封好器皿的口，置蒸笼内用蒸汽蒸制的方法。如虫草蒸鸭。做法：先把鸭加工好，入沸水汆透，捞出用凉水冲洗干净，取适量冬虫夏草塞入鸭腹内，然后将鸭置盆中，加入料酒、葱、姜，浇入清汤适量，用食盐、胡椒面调味，用湿棉纸密封盆口，上笼蒸约2小时，出笼后去棉纸，拣去葱、姜，加味精调味即可。

（5）扣蒸：扣蒸是将食材整齐地码放进特殊容器，置蒸笼内用蒸汽蒸熟的烹调方法。如扣蒸干贝。做法：先将干贝洗净，涨发后去掉硬筋，直排于碗内；干贝内加入葱结、姜块、黄酒适量，加清水浸没，上蒸笼用旺火蒸2小时左右，拣去葱结、姜块，倒出汤汁待用；将萝卜洗净去皮，切成与干贝相同的块，焯水之后均匀地覆盖在干贝上面，再将萝卜与干贝上蒸笼用旺火蒸酥，取出倒扣在盘里，则萝卜垫底、干贝在上。将备用的汤汁倒入炒锅中，加热调味，浇在干贝上即成。此种蒸法做出的菜肴外形整齐美观，促进食欲。

2. 煮

煮是将食材全部放在锅内，加汤汁或清水适量，先用武火煮沸，再文火烧熟的烹调方法。如五香蚕豆。做法：锅内加清水适量，放入已经浸泡好的蚕豆，再将花椒、八角、桂皮、丁香、生姜、盐、味精等放入锅内，置武火烧沸，再用文火烧至汁稠味浓，蚕豆烂熟时即可。

3. 炖

炖是将食材全部下锅，加水适量，置武火上烧沸，撇去浮沫，再置文火上烧1～2小时，直至酥烂的烹制方法。如炖鸡汤。做法：将洗净的鸡剁成块状，冬笋切片，所有原料一起放入砂锅内，加水适量，再放入葱姜、料酒，置武火上烧沸，撇去浮沫，用文火慢炖，至肉熟烂为度。食用时在汤内加少量盐、鸡精即可。为了增强食物的功效，制作中常配伍适量中药材，例如加入党参、白术、茯苓、炙甘草、当归、熟地、川芎、白芍、黄芪、肉桂等一起炖制，补气血的作用则更加明显。

4. 焖

焖是指将锅烧热，加植物油适量，将食材放入，炒成半成品后，再加入葱、姜、花椒、盐等调味品和少量高汤，盖上锅盖，用文火焖熟的烹制方法。如酸笋焖鸭。做法：先将仔鸭切成块，放入热油锅武火煸炒 5 分钟，再加入酸笋片、辣椒等原料炒制 10 分钟左右，入黄酒加水焖至鸭肉熟烂，即可食用。

5. 煨

煨是将质地较老的食材加入调味料和汤汁，用文火或炭火长时间加热至熟烂的烹调方法。如瓦罐鸡汤。做法：炒锅内倒入适量油，烧至八成热时，放入姜片、鸡块油锅爆炒，然后装入瓦罐，再加入洗净的黄花菜、香菇等香料，加清水，大火烧开后改用小火煨制约 3 小时至熟烂，起锅时加入盐、胡椒调味即可食用。

6. 熬

熬是将主料和其他食材初步加工后，放入锅内，加水，适当调味，置武火上烧沸，再用文火烧至汁稠味浓、食物熟烂的烹调方法。如银耳莲子羹。做法：先将银耳用水浸发洗净，和莲子一起放入锅内，加水置武火上烧沸后，移文火上继续熬 3 小时左右，待银耳、莲子熟烂，汤汁黏稠为止。食用时加入冰糖汁。

7. 炒

炒是将食材备好，锅烧热，放入适量食用油，一般先用武火滑锅，待油温升至八成时，放入原料，用手勺不断翻拌，断生即成的烹调方法。如枸杞菠萝鸡片。做法：先在热锅中放入食用油，油温五成时投入鸡片，快速滑炒后倒入漏勺沥油。锅内留少许热油，把葱、姜、蒜末放入煸出香味，放入菠萝片，再放入鸡片，倒入稠汁速炒，最后加枸杞，炒匀即成。

8. 卤

卤是先将食材初加工，放入卤汁中，用中火加热烹制，使其慢慢渗透卤汁直至成熟的烹调方法。此类菜肴特点是口味纯厚，香气浓郁。如丁香鸭。做法：先用丁香、肉桂、草豆蔻加水熬汁，去药渣取汁 3000mL，放入葱、姜，再加入整鸭，全

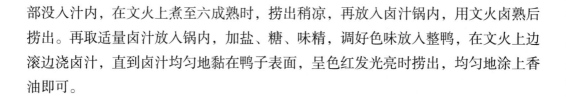

部没入汁内，在文火上煮至六成熟时，捞出稍凉，再放入卤汁锅内，用文火卤熟后捞出。再取适量卤汁放入锅内，加盐、糖、味精，调好色味放入整鸭，在文火上边滚边浇卤汁，直到卤汁均匀地黏在鸭子表面，呈色红发光亮时捞出，均匀地涂上香油即可。

9. 炸

炸是将食材准备好，先在锅内放入大量食用油，待油熟后，将食材入锅内进行加热，用武火烹制炸熟即起锅的烹调方法，制作过程有爆炸声，火候不宜过大，以防过热烧焦。此类菜肴具有外酥里嫩、口感酥脆、香气浓郁的特点。但是油炸过程一般油温较高，可达250℃～300℃，食物中很多营养物质会受到破坏，甚至产生有毒有害成分，于人体健康不利。油炸食物属于高能量食品，含有大量油脂，食入过多易引起肥胖症。在烹饪方法中应尽量少选油炸法。

10. 烧

烧是食物放入热锅内经煸、煎等处理后，进行调味、调色，然后加入汤或清水，用武火烧沸、文火长焖，烧至卤汁稠浓即成的烹调方法。

（二）饮食原则

1. 平衡膳食

早在两千多年前的春秋战国时期，医家们就十分重视膳食的搭配和平衡，如《素问·藏气法时论》曰："五谷为养，五果为助，五畜为益，五菜为充，气味合而服之，以补精益气。"这是人类历史上最早的膳食指南，这与《中国居民膳食指南》对于平衡膳食结构的要求如出一辙，平衡膳食结构强调食物多样化，以谷类为主，粗细搭配，多食蔬菜水果，适当吃鱼禽蛋肉，少吃油脂类高能量食物。中医认为谷类、豆类、蔬菜水果类、畜禽肉类的四气五味、功效作用都有差异，健康膳食应该根据中医理论合理配伍，使之与机体的需要保持平衡，人体才可以获得全面均衡的营养，使其水谷精微充足，气血充盈，脏腑安和，人体精力旺盛。平衡膳食还要求我们避免偏食、挑食的饮食习惯，如果一味偏食，饮食不均衡，必将导致体内某些营养物质缺乏或过剩。在日常生活中，经常可见因为偏食而引发的疾病，如过食辛辣食物，可产生口渴咽干、腹痛、便秘等症状；过食肥甘厚味食物，可引起体内痰湿凝聚，出现神倦乏力、痰多、胸闷等症状。中医学早就认识到这一点，如《素问·五脏生成》指出："多食咸，则脉凝泣而色变；多食苦，则皮槁而毛拔；多食辛，则筋急而爪枯；多食酸，则肉胝而唇揭；多食甘，则骨痛而发落。此五味之所伤也。"说明五味太过，会损伤本脏生理功能，危害健康，滋生疾病。因此，平衡膳食即成为食疗中的一个重要的应用原则。

2. 饮食有节

"饮食有节"的提出，最早见于《素问·上古天真论》："法于阴阳，和于术数，饮食有节，起居有常，不妄作劳，故能形与神俱，而尽终其天年，度百岁乃去。"其核心内容是指人们每日的饮食应有一定的节制，根据各人的实际情况做到定时、定量。如果不加节制，往往会危害身体健康。对此《素问·痹论》指出："饮食自倍，肠胃乃伤。"即食量一旦超出正常的一倍，必然要损伤肠胃的正常功能。孙思邈对此更作了具体说明，他在《千金要方》中说："不欲极饥而食，食不可过饱，不欲极渴而饮，饮不可过多。饮食过多，则结积聚，渴饮过多，则成痰癖。"前者指出饮食的限度，后者说明饮食过多的弊端。又说："凡常饮食，每令节俭。若贪味多餐，临盘大饱，食讫，觉腹中膨脖短气，或致暴疾，乃为霍乱。"说明暴饮暴食者常使胃肠功能失调，而引起上吐下泻的病变。《孙真人卫生歌》云："太饱伤神饥伤胃，太渴伤血多伤气。饥餐渴饮莫太过，免致膨脖损心肺。醉后强饮饱强食，去此二者不生疾。人资饮食以养生，去其甚者自安逸。"节制饮食是养生的基础，戒除了过食过饥才能自得安逸。现代研究表明，营养过剩和营养缺乏都会加速衰老，影响健康和寿命。

饮食定量，要求我们根据各人的实际需要适度饮食，一方面可保持正常的脾胃运化功能，有利于食物的消化，从而提高营养物质的吸收，另一方面可保证无营养缺乏或过剩，减少肥胖、糖尿病、高脂血症、高血压病、冠心病的发病率。过饥，则人体缺乏必需的营养供应，气血生化乏源，全身气血虚弱，脏腑功能减退，临床表现为面色无华、气短懒言、心悸怔忡、失眠健忘、神疲乏力、眩晕、自汗、消瘦等症状；另一方面使人体正气不足，抗病能力减弱，无法抵御病邪入侵而引发多种病证。故《脾胃论》说："脾胃之气既伤，而元气亦不能充，而诸病之所出生也。"另外，长期刻意抑制食欲，还可导致厌食症等较为顽固的心身疾病，不利于养生。过饱，则损害了脾胃的受纳腐熟运化能力，以致脾胃难于消化转输，形成食积内停，临床表现为脘腹胀满、嗳腐吞酸、呕吐、厌食、泄泻等症。其次，食滞日久，则可郁而化热，聚湿生痰，疾病丛生。婴幼儿脾胃功能尚未健全，较成人更易伤食致病。若食滞日久，损伤脾胃，致气血精微不能濡养脏腑，则可酿成疳积，表

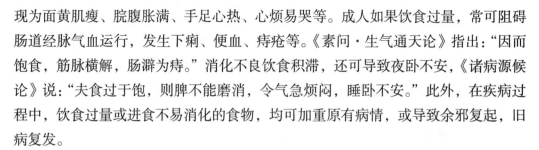

现为面黄肌瘦、脘腹胀满、手足心热、心烦易哭等。成人如果饮食过量，常可阻碍肠道经脉气血运行，发生下痢、便血、痔疮等。《素问·生气通天论》指出："因而饱食，筋脉横解，肠澼为痔。"消化不良饮食积滞，还可导致夜卧不安，《诸病源候论》说："夫食过于饱，则脾不能磨消，令气急烦闷，睡卧不安。"此外，在疾病过程中，饮食过量或进食不易消化的食物，均可加重原有病情，或导致余邪复起，旧病复发。

饮食定时，《吕氏春秋》中有"食能以时，身必无灾"之论，强调进食宜有较为固定的时间。因为饮食物进入人体后，需经过胃的受纳腐熟，脾的运化转输，小肠的分清泌浊及大肠的传导排泄等。这一过程遵循一定的规律，按固定时间有规律地进食，可以保证胃之腐熟、脾之运化有节奏地进行，水谷精微化生有序，按照机体的生理需求，有条不紊地输布全身。如果食不定时，或零食不断，或有意节食，打乱胃肠消化活动的规律，都会使脾胃功能失调，消化能力减弱，食欲逐渐减退，引起食积、腹胀、腹痛、呃逆、呕吐、泄泻等消化系统疾患，于健康不利。故《养生避忌》亦云："善养生者，先饥而食，食勿令饱；先渴而饮，饮勿令过。"我国传统的饮食习惯为一日三餐，每餐间隔时间大约为 4 小时左右，这与饮食物的胃排空时间相适应，符合养生要求。现代研究证明，在这三个时间段，人体内的消化功能特别活跃，故一日三餐，定时进膳，特别有利于食物的消化吸收。《灵枢·平人绝谷》说："胃满则肠虚，肠满则胃虚，更虚更满，故气得上下，五脏安定，血脉和利，精神乃居。"指出只有定时进餐，才能使胃、肠维持"更虚更满"的交替运动，使胃肠之气上下通畅，消化、吸收功能正常，有利于营养物质正常的摄取和输布。苏东坡的"三养"理论中亦有"宽胃以养气"的论点。

一日三餐还要遵循"早饭宜好，午饭宜饱，晚饭宜少"的原则。此原则是以一天中人体生理变化规律作为理论基础。进食早餐时，机体已经过一整夜的消耗，急需补充能量。早饭宜好，正是因为胃肠经一夜休整，处于相对空虚状态，此时宜进易消化吸收的、营养价值高的食物以提供充足的能量和营养，尤以稀、软、烂、温为宜，不宜生、冷、坚硬食物，以免损伤脾胃功能。午饭具有承上启下的作用，既补充上午的消耗，又要为下午的活动做好储备，所以，午饭要吃饱，所谓"饱"是指要保证充足的饮食量，又要防止过饱，以免增加胃肠负担，影响机体的正常活动和健康。晚餐后一般就要进入睡眠时间，活动量小，故不宜多食。若食多，常为致病之因。《诸病源候论》认为，"夫饮食过饱，则脾不能消磨，令人气急烦闷，眠卧不安"，或"心腹坚痛"，或"但欲卧而腹胀"。孙思邈也说："饮食即卧，乃生百病。"所以，晚餐宜少。现代研究发现，按照此规律进食，亦可有效防止肥胖，对于高血压病、高脂血症、糖尿病等慢性代谢性疾病亦有很好的改善和调理作用。

3. 顾护脾胃

中医饮食养生十分重视脾胃对饮食物消化吸收的重要作用。中医学认为，胃主受纳腐熟水谷，脾主运化水谷，饮食物的营养必须依赖脾胃运化才能转化为人体能够利用的水谷精微物质，再与清气化合成为精、气、血、津液，以营养全身，滋养五脏六腑。因此脾胃的功能对于维持正常的生命活动至关重要，是人体利用食物的关键所在。李东垣说："元气之充足，皆由脾胃之气无所伤，而后能滋养元气。"这正说明了脾胃的消化、吸收功能对滋养人体的重要作用。要想通过饮食达到养生、防病延年的效果，必须通过脾胃的受纳和运化功能才能实现。在饮食养生过程中，强健脾胃的生理功能至关重要，正所谓"脾胃为后天之本"。

顾护脾胃，就要保护好脾胃、增强脾胃之气。一方面，对于脾胃功能较薄弱者，首先要恢复脾胃功能，平时经常选择一些具有健脾益胃功效的饮食物来增强脾胃之气。常见的食物有糯米、谷芽、红枣、山楂、茯苓、山药、薏苡仁、白扁豆、陈皮等。另一方面，要根据脾胃特点、喜好，从食物的质地、饮食物温度、进食速度等方面护脾养胃。

（1）胃喜软：胃直接接受外界食物，本身却很娇嫩，进食坚硬之物，如质地较硬的窝头、隔夜的米饭、老芹菜、老竹笋、未煮烂的肉食等，则容易伤胃。老年人生理功能下降，脾胃消化功能也弱，饮食更宜软烂，不致饮食碍胃，消化不良。

（2）胃喜温：从病因学来讲，饮食温度过冷易伤胃阳，胃阳伤则致脘腹疼痛、呕吐，甚至腹泻，久之还可转化为其他疾病。清代医学家汪昂指出："食凉水瓜果，则病泄利腹痛，夏走炎途，贪凉食冷，则病疟痢。"另外《摄生消息论》中说："夏季，虽大热，不宜吃冷淘冰雪，蜜冰凉粉，冷粥，饱腹受寒，必起霍乱。莫食瓜茄生菜，原腹中方受阴气，食此凝滞之物，多结癥块。"所以，饮食宜温，正常情况下食管和肠胃的温度为37.5℃左右，进食此温度的食物，不会刺激肠胃，有利于食物的消化吸收。应尽量减少进生冷食物。

（3）胃喜乐：舒畅愉悦的情志能促进脾胃功能，加快食物的消化吸收。反之，怒而不乐，肝火上炎，肝旺克脾，导致脾胃气机不畅，影响食欲和消化。同时因脾主思，忧思太过则伤脾，脾气郁结，运化失司，则消化不良。因此，在进食过程中，保持乐观的情绪，愉悦的心情，也是不能忽视的顾护脾胃的方法之一。

（4）胃喜鲜：新鲜卫生的食物是肠胃健康的保证。不食腐败变质、有异物、受污染的食物。否则可引起脾胃受损，功能失调，出现腹痛、呕吐或腹泻等。

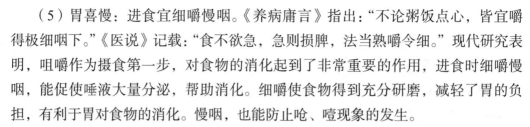

（5）胃喜慢：进食宜细嚼慢咽。《养病庸言》指出："不论粥饭点心，皆宜嚼得极细咽下。"《医说》记载："食不欲急，急则损脾，法当熟嚼令细。"现代研究表明，咀嚼作为摄食第一步，对食物的消化起到了非常重要的作用，进食时细嚼慢咽，能促使唾液大量分泌，帮助消化。细嚼使食物得到充分研磨，减轻了胃的负担，有利于胃对食物的消化。慢咽，也能防止呛、噎现象的发生。

中医饮食养生，必须重视脾胃功能，不能一味的强调进补。如脾胃之气虚弱，消化吸收功能较差，此时大量进补鸡、鸭、鱼、肉等血肉有情之品、滋腻碍胃之物，不仅会加重脾胃的负担，妨碍脾胃功能，而且摄入的水谷精微不能顺利转化为人体可直接利用的津液，常聚而生湿成痰，引起其他疾病，现在很多人饮食无节制，一味的进补，导致慢性代谢性疾病发病率激增。李东垣早就提出："饮食伤胃，劳倦伤脾，脾胃之气既伤，而元气亦不能充，诸病由是发生。"所以中医饮食养生必须重视顾护脾胃。

4.调和五味

中医认为各种食物有不同的味，可分为酸、苦、甘、辛、咸五类，有关五味调和的中医养生作用，早在《内经》中就有很多论述。如《素问·生气通天论》曰："阴之所生，本在五味。"说明内在五脏精气的生成，都源于一天的饮食。遵循"谨和五味"的饮食搭配原则，充分发挥饮食的正常营养作用，便能够使人身体健康，获得应有的寿命。

五味与五脏有其特定的亲和关系，如《素问·至真要大论》所说："五味入胃，各归所喜，故酸先入肝，苦先入心，甘先入脾，辛先入肺，咸先入肾。久而增气，物化之常也。"要使五脏功能始终保持相对平衡、相互协调，调和五味是至关重要的。

虽饮食五味对五脏具有滋养作用，但若过于偏嗜某一味，导致五味失衡、营养失调，就会对身体产生损害。正如《素问·生气通天论》所说："阴之五宫，伤在五味。"说明人体五脏由于饮食五味失和，往往会因功能受损而致病。《素问·生气通天论》："味过于酸，肝气以津，脾气乃绝；味过于咸，大骨气劳，短肌，心气抑；味过于甘，心气喘满，色黑，肾气不衡；味过于苦，脾气不濡，胃气乃厚；味过于辛，筋脉沮弛，精神乃央。"所以，在日常中医饮食养生中，五味调和是最基本的法则。

中医学在利用饮食预防疾病时，更是重视五味对五脏的作用，提出"五味所禁"。《素问·宣明五气》将其总结为："五味所禁，辛走气，气病无多食辛；咸走血，血病无多食咸；苦走骨，骨病无多食苦；甘走肉，肉病无多食甘；酸走筋，筋病无多食酸。是谓五禁，无令多食。"另外《灵枢·五味》也有记载："肝病禁辛，心病禁咸，脾病禁酸，肾病禁甘，肺病禁苦。"在疾病恢复期，重视"五味所禁"，能有效的预防疾病的复发和传变，起到中医养生的作用。

根据"五味所入"原理，可以适当增加某一味食物的摄入，以增强相应脏腑的功能，以达到治疗疾病的目的。这在《素问·脏气法时论》中有相关论述，这些论述对于饮食中医养生都有很好的参考价值。

5. 寒温适度

寒温适度系指饮食的寒热应该适合人体的温度。关于适度的标准，孙思邈对此作过很好说明："热无灼唇，冷无冰齿。"饮食调养之所以要强调寒温适度，因寒饮食易损胃阳，使胃阳不足，热饮食则易伤胃阴，致胃阴虚耗。故《灵枢·师传》有"饮食者，热无灼灼，寒无沧沧"之说。《寿亲养老书》也说："饮食太冷热，皆伤阴阳之和。"

寒温不当，除损伤胃之阴阳外，更能伤及其他脏器，如"形寒，寒饮则伤肺"。故肺有寒饮、哮喘者，切忌生冷。后世医家对寒、温太过而致病者，有很多论述，如孙思邈《食治·序论》说："夫在身所以多疾者，皆由春夏取冷太过，饮食不节故也，又鱼鲙诸腥冷之物，多损于人，断之益善。"这指出春季、夏季气候虽偏温热，但亦不能饮食冷物太过；另外特别指出鱼鲙诸腥，也即高蛋白、高脂肪类食物，切忌冷食，食之则不易消化，最易引发胃肠道疾病，而年老之人，尤需注意。如《寿亲养老新书》说："老人之食，大抵宜其温热熟软，忌其黏硬生冷。"因人到老年，内脏大多衰退，功能活动减弱，故对黏硬生冷食物，消化更加困难，所以提出忌其黏硬生冷，是十分必要的。

尤其应该指出的是大渴切忌冷饮，"大渴而饮宜温"。大渴多在暑天或劳热过度出汗过多所致，此时骤进冷饮，往往造成胃肠血管急剧收缩，引起胃肠功能紊乱；且大渴时咽喉的津液也必然减少，咽部、声带充血，此时突然受冷饮刺激，易引起咽炎、失音，甚至贻患终生。

前面介绍了过食寒凉食物的危害，若多食或久食过热之饮食，亦能发生多种疾病。如《济生方》说："多食炙煿，过饮热漓，致胸壅滞，热毒之气，不得宣泄，咽喉为之病焉。"《医碥》说："酒家多噎膈，饮热酒者尤多。以热伤津，溅咽管干涩，食不得入也。"以上所说，是指出多食热食，多饮热酒，一方面会产生热毒，另一方面又因热伤津液，形成咽喉诸病和噎膈，其中所说噎膈，与现代研究认为过食热食是食道癌诱发因素之一的观点是一致的。

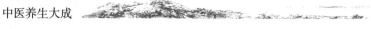

三、功效与作用

（一）精、气、神的来源

《素问·六节藏象论》曰："天食人以五气，地食人以五味……五味入口，藏于肠胃，味有所藏，以养五气，气和而生，津液相成，神乃自生。"意思是说，人体五脏之气、气血津液的生成，神气的健旺，全赖天地间五气、五味的供奉，而五味来源于自然界的食物。中医把每一种食物中所含的营养称为"精微"物质，即"水谷之精""后天之精"。人体吸收"精微"物质后，化生为"气"。气，在古代是人们对自然现象的一种朴素的认识，认为气是构成世界的基本物质，宇宙间的一切事物都是气运动变化而产生的。这种观点用于医学领域，即认为气是构成人体的基本物质，并以气的运动变化来说明人的生命活动。如《素问·宝命全形论》说："人以天地之气生，四时之法成。"还指出"天地合气，命之曰人。"说明人的形体构成也是以"气"为最基本的物质基础，所以《医门法律》中说："气聚则形成，气散则形亡。"人是靠天地之气而生养的。中医学里所谈的气，一是指构成人体和维持人体生命活动的精微物质，如水谷之气、呼吸之气等；二是指脏腑组织的各种不同功能活动，如脏腑之气、经络之气等，而两者又是相互联系的。

人体气的生成，总的说来不外乎三个方面：藏于肾中来自父母的先天之精气、饮食物中经脾胃运化的水谷精微之气和经肺吸入的自然界之清气。因此，气生成的多少，与先天之精气是否充足，饮食营养是否丰富，肺脾肾三脏的功能是否正常有密切关系。其中尤以脾胃的受纳运化功能最为重要，所以称脾胃为"气血生化之源""后天之本"。

先天之精气、后天水谷之气、呼吸的自然界清气，三者共同构成人体的真气，它具有充养周身、维持人体正常生理活动的作用。故《灵枢·刺节真邪》载："真气者，所受于天，与谷气并而充身者也。"气在人体分布的部位不同，功能也有差异，名称亦不相同。如"元气"禀于父母，藏于肾，具有激发和促进人体各脏腑组织功能活动的作用，维持人体正常生长发育。脏腑之气的产生也源于元气。"宗气"是由肺吸入的自然界之清气和经脾胃运化的水谷精气化合而成，积聚于胸中，其功能主要是推动肺的呼吸和心血的运动。"营气"也是由脾胃运化的水谷精微所化生，其分布于脉管之中，主要功能是化生血液，并与血共行于脉络，起到营养全身的作用。"卫气"是人体阳气的一部分，故又称为"卫阳"，也主要由水谷之精气所化生，主要功能是护卫人体，抵御外邪，温煦脏腑，润泽皮毛，开合腠理，调节体温等。

人的生命活动就是一个能量不断消耗，而又不断得到补充的过程，两者应该保持动态平衡。食物是"气"不断得到补充的物质基础，食物供应不足，"气"就会逐渐耗散、消弱。正如《灵枢·五味》所述："天地之精气，其大数常出三入一，故谷不入，半日则气衰，一日则气少矣。"《灵枢·平人绝谷》曰："平人不食饮七日而死者，水谷精气津液皆尽故也。"天之精气即自然界之大气，地之精气指水谷之精气，天地之气不断充养人体，主导着人身之"气"的盛衰，由此可见饮食与人的生命活动的关系密不可分。

（二）预防疾病

所有关于饮食的养生方法其目的都是为了预防疾病、延年益寿。饮食本身就是人体养生重要措施之一，饮食对人体的滋养作用是其他养生方法所不可替代的。合理的饮食可确保机体营养充足，使五脏功能健旺、气血充盛，正如《内经》所言："正气存内，邪不可干。"现代营养学研究证明，人体饮食不均衡，营养缺乏，就会产生营养缺乏性疾病。如缺少碳水化合物和蛋白质就会引起肝功能障碍；缺乏维生素 A 就会引起干眼病、夜盲症；缺乏维生素 B_1 导致脚气病；维生素 C 长时间缺乏引起以毛细血管脆性增加、皮肤出血、内脏出血为特征的坏血病；缺乏某些微量元素，如缺钙会引起佝偻病，缺碘会引起甲状腺肿，缺铁则会引起贫血，缺少锌和铜则会引起生长发育不良等。而通过食物的合理搭配，或有针对性地增加这些营养物质的摄入就可预防和治疗这些疾病。如一千四百多年前唐代孙思邈的《千金要方》中就记载食用动物肝脏预防夜盲症；《本草纲目》记载用海带可治瘿病（即甲状腺肿大）；用谷皮、麦麸预防脚气病；用新鲜的水果和蔬菜预防坏血病等。此外，某些食物含有的特殊成分还对一些疾病有直接的预防作用，如用生姜、葱白、大蒜、豆豉、芫荽等预防感冒；用鲜橄榄、鲜白萝卜煎服预防白喉；用樱桃汁或甜菜汁预防麻疹；用绿豆汤预防中暑；用大蒜预防癌症；用荔枝预防口腔炎、胃炎引起的口臭症；用山楂、乌龙茶、燕麦降血脂，预防动脉硬化；用芦笋、薏苡仁、菱角汤等防癌抗癌等。另外，饮食有节，还可以预防饮食过度引起的肥胖、高血压病、高脂血症、糖尿病等慢性代谢性疾病。这些都是利用饮食来达到预防疾病的目的。

（三）延缓衰老

健康长寿是人类永恒的话题，而饮食是保证健康长寿之本，利用饮食调理达到防老延衰、益寿延年的目的，一直为历代医家所重视。传统中医认为："精生于先天，而养于后天；精闭藏于肾而充养于五脏，精气定则肾气盛，肾气充则体健神旺，此乃延缓衰老、益寿延年的关键。"从中医防老延衰所确立的养生法则来看，多以补益肺、脾、肾为主。同时，中医还主张"药补"不如"食补"，注意饮食的调配，对防老延衰是十分有意义的。对于老年人而言，充分发挥饮食的防老延衰作用尤为重要。故《养老奉亲书》曰："高年之人，真气耗竭，五脏衰弱，全仰饮食以资气血。"清代养生家曹廷栋特别主张老年人食粥，他指出："老年有竞日食粥，不计顿，饥即食，亦能体强健，享大寿。"他编制了百余种粥谱，以粥颐养老人。此外，古代文献记载的具有延缓衰老作用的食物很多，如芝麻、桑葚、核桃、枸杞子、龙眼等，根据现代医学研究，这些食物中大多含有维生素 E、维生素 C、β-胡萝卜素、多不饱和脂肪酸等抗氧化物质，有一定的抗衰延寿作用。经常选用此类食物，有利于人体健康长寿。

四、适宜人群

饮食是活人之道、生存之本。所有人都需要通过正常饮食，从食物中获得对人体有用的各种营养物质以滋养全身，预防营养缺乏症，保持健康，因此，饮食养生广泛适用于各类人群。食物有四气、五味之特性，营养价值也有差异，在日常生活中，应该循序上述饮食原则和方法，合理营养，平衡膳食，方能预防疾病，保持健康，延缓衰老，延年益寿。

五、禁忌

日常食物虽然性味偏性很小，但也和药物一样具有四气五味，用得恰到好处则对身体有利，反之，不仅起不到营养身体的作用，甚至还对人体有害。在饮食中我们一定要注意饮食禁忌，防患于未然。广义的饮食禁忌涉及食物与体质、年龄、病情、地域、季节，以及饮食调配、用法、用量等内容。而狭义的饮食禁忌主要指饮食与病情方面的禁忌。在日常应用中，需注意以下方面。

（一）病中禁忌

患病者的饮食禁忌应根据病证的寒热虚实、阴阳盛衰，结合食物的四气、五味及归经等特性加以确定。早在秦汉时期就有《神农黄帝食禁》《老子禁食经》《神农食忌》等关于饮食禁忌的著作，可惜原著佚失，内容不详。《内经》中也有很多关于不同疾病饮食禁忌的论述，如禁食五味过偏。《素问·热论》指出："病热少愈，食肉则复，多食则遗，此其禁也。"汉代《五十二病方》及《武威医简》也有服药期间饮食宜忌的记载。唐代孙思邈《千金要方》第一卷中即指出："凡诸恶疮痊后，皆百日慎口，不尔，即疮发也。"根据古代文献记载，患病期间所忌食的食物可分为以下几大类：

生冷：冷饮、冷食、大量的生蔬菜、瓜果等，为脾胃虚寒型腹痛腹泻患者所忌。

黏滑：糯米、小麦、大麦等所制的米面食品，为脾虚纳呆、外感初起患者所忌。

油腻：荤油、肥肉、油煎油炸食品等，为脾湿或痰湿患者所忌。

腥膻：部分鱼虾类、海产品、羊肉、鹿肉、小公鸡等，为风热证、痰热证、斑疹疮疡患者所忌。

辛辣：葱、生姜、蒜、花椒、辣椒、酒、韭菜等，为内热证患者所忌。

发物：指一切能引起旧疾复发，新病增重的食物。除上述腥膻、辛辣等食物外，尚有一些特殊的食物，如荞麦、鹅肉、鸡头、鸭头、猪头肉、驴头肉、豆芽、鲜木耳等，为哮喘、动风、皮肤病等患者所忌。另外，必须指出的是麻疹初起可适当食用发物芫荽、豆豉等，以利透发，此属例外情况。

临床上常见的寒、热、虚、实证的饮食禁忌如下：

寒证：忌用寒凉、生冷食物。

热证：忌食温燥伤阴食物。

虚证：阳虚者忌用寒凉；阴虚者忌用温热。一般虚证患者忌食用耗气伤津、黏滞难化的食物。阳虚患者不宜过食生冷瓜果、凉性及性偏寒凉的食物。阴虚患者则不宜吃一切辛辣刺激性食物，如辣椒、花椒、酒、葱、生姜、大蒜之类。由于虚证患者多数有脾胃功能减退、运化功能较差的症状，因此也不宜吃肥甘厚味、油煎、质粗坚硬的食物。

实证：是指邪气盛实而言，如热证、寒证中都有实证，虚证中也有正虚邪实型。饮食禁忌要根据辨证情况确定，配合药物而食才能获良效。常见实证如水肿在药物治疗时忌盐，消渴治疗时忌大量食糖，都是最具针对性的食治措施。

同时还要提醒大家，对病中禁忌也不能绝对化，要具体问题具体分析，如水肿忌盐，但有时绝对禁盐也会引起钠减体倦而致虚损，因正气不足而病情难以好转，故水肿不严重的患者不宜绝对禁盐。又如小儿麻疹患者忌食过度，会致营养不良。这是我们中医养生工作者要注意的。

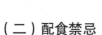

（二）配食禁忌

一般情况下，食物都可以单独使用，有时为了提高食物的作用或者矫味，可将几种食物搭配使用，但有些食物则不宜同烹同食，古代文献记载鳖鱼忌苋菜；蜂蜜忌生葱、莴苣，易引起腹泻；鸭肉不宜与木耳、胡桃、豆豉同食等。这些记载一部分已被证实，还有相当一部分有待进一步研究确认。

（三）孕期、产后饮食禁忌

孕期和产后，母体处于特殊生理时期，饮食调养必不可少。中医认为妊娠期，母体脏腑经络之血注于冲任二脉，以养胎元，多表现为阴虚阳亢状态，此时应避免过食辛辣、腥膻、大热的食物，以免耗伤阴血而影响胎元，可进食甘平、甘凉补益食物。对妊娠恶阻孕妇应避免进食油腻、生冷坚硬、难消化之品，可食用健脾、和胃、理气类食物。妊娠后期，由于胎儿逐渐长大，影响母体气机升降，容易产生气滞现象，故应少食胀气和涩肠类食物，如番薯、芋头、荞麦、高粱等，此时最好少食多餐，饮食宜高营养、易消化。

中医认为"产后必虚"，生产过程大量失血，气血损耗过多，多表现为阴血亏虚。同时产妇还要哺乳，此时需要大量的营养物质。因此，产后饮食应以平补阴阳气血，尤以滋阴养血为主，宜进食甘平、甘温类的粮食、畜肉、禽肉和蛋乳类食品，慎食或忌食辛燥伤阴、寒凉生冷食物、发物等。《饮膳正要》曰："母勿太寒乳之，母勿太热乳之……乳母忌食寒凉发病之物。"《保婴家秘》载："乳子之母当节饮食，慎七情，调六气，养太和。盖母强则子强，母病则子病，故保婴者必先保母，一切酒、面、肥甘、热物、瓜果、生冷寒物皆当禁之。"由此可知，古人对产前产后的饮食是极为重视并严格要求的。

（四）药食禁忌

中医饮食养生的特点是常将食物与中药配合而组成食疗处方，其既不同于一般的药物，又区别于普通的饮食，是取药物之性、食物之味，食借药力，药助食威，二者相辅相成，可增强养生之效果。但有些食物和药物同时食用，反而会降低原有的疗效，甚至会产生毒副作用。古代文献记载，甘草、黄连、桔梗、乌梅忌猪肉；薄荷忌鳖肉；茯苓忌醋、茶；天门冬忌鲤鱼；雀肉忌白术、李子；茶叶、蜂蜜忌土茯苓、威灵仙；服用补益剂忌食莱菔子及大寒大凉食品；服用荆芥后忌食鱼、蟹；羊肉反半夏、菖蒲；鲫鱼反厚朴，忌麦冬、沙参。再如人参甘温补气，不宜与辛凉耗气的萝卜同用；用辛热壮阳的鹿茸治疗时，不宜服食寒凉生冷的水果或蔬菜。这些记载多为古人经验性总结，是否完全正确，我们在应用时应辨证分析，加以参考，不可迷信。长期实践证明，生硬地强调食物一概不能与药物同用是片面的看法。

六、注意事项

（一）注意新鲜卫生

保证食物新鲜、卫生、无毒。不可食用腐败变质或被致病微生物、工业"三废"或农药残留污染过的食物。新鲜卫生的食物可以补充机体所需的营养，其营养物质易被人体消化吸收，对人体有益，可以防止病从口入。《论语·乡党》中即有"鱼馁而肉败，不食；色恶，不食"之论述。《金匮要略》同样强调："秽饭、馁肉、臭色，食之皆伤人。"告诫人们，勿食腐败变质的食物，食之有损人体健康。

（二）进食宜缓

进食宜缓是指进食过程应从容缓和，细嚼慢咽。《吕氏春秋》云："饮必小咽。"《养病庸言》曰："不论粥饭点心，皆宜嚼得极细咽下。"这些都表达了饮食宜缓的思想。现代研究表明："细嚼慢咽"既有利于各种消化液的分泌，有利于食物的消化吸收，又能稳定情绪，避免饮食过快，保护肠胃。急食则食下难化，暴食则会骤然加重肠胃负担，还易引发噎、呛、咳等意外，是应当予以重视的。

（三）食宜专心

《论语·乡党》有云："食不语。"进食时，应该尽量抛开各种琐事的困扰，把注意力集中到进食上来。进食专心致志，不仅可品尝出食物的美味，而且有助于食物消化吸收，更可以有意识地搭配好主食、蔬菜、肉、蛋、豆制品等，做到"平衡膳食"。如若边思考问题，或边看书报，边进食，不专心饮食，便不知其味，也不会激起食欲，纳食不香，自然影响食物消化吸收，不符合饮食养生的要求。古人所说的"食不语"及"食勿大言"，就是要人们在吃饭时莫管它事，专心饮食。说明自古以来，医家们就已经认识到专心进食有利于消化的道理。

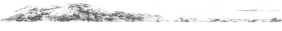

（四）进食宜乐

进食宜乐是指进食时应保持快乐愉悦的心情。传统医学认为，喜为心之志，心在五行属火，脾在五行属土，依据"火生土"的相生原理，进食过程中，轻松快乐的心情可以促进脾土的食物运化功能，有利于食物的消化吸收。

反之，情绪不佳，恼怒伤肝，肝气郁结不畅，肝属木，出现"肝木克脾土"的病理状态，则影响食欲和运化功能。宋朝张君房《云笈七笺》云："人食，慎勿恒怒，勿临食先说不祥之事，勿吞咽急遽，必须调理安详而后食。"现代相关研究表明，愉悦的情绪和放松的心情能增加消化液的分泌，促进食欲，增强消化系统功能，因此，进食时务必保持乐观愉悦的情绪。

（五）饭后摩腹

《千金翼方》云："平日点心饭后，即自以热手摩腹，出门庭行五六十步，消息之。"又说："中食后，还以热手摩腹，行一二百步，缓缓行，勿令气急。"强调进食后摩腹的中医养生方法。此种方法，后世养生专家一直沿用，实践证明它是行之有效的。食后摩腹的具体操作方法是：饭后，将手搓热，放于腹部，以脐部为中心，慢而轻柔地按顺时针方向，环转按摩，逐渐扩展到整个腹部，可连续做二三十次不等。这种方法可促进胃肠蠕动和腹腔内血液循环，有益于增强胃肠功能。食后摩腹是中医饮食养生一种简便易行、行之有效的方法。只要持之以恒，对人体消化吸收，乃至全身健康，均有益处。

（六）饭后散步

进食后，不宜立即卧床休息，否则对消化不利，有损健康。饭后适合做一些舒缓从容的活动，自古就有"饱食勿硬卧""食饱不得急行"的说法。说明饭后不宜不动，也不宜运动过量。食后便卧会使饮食停滞难消化，食后急行又会使血液流于四肢，影响消化吸收。而食后缓慢活动，有利于胃肠蠕动，促进消化，也不至于过度。《摄养枕中方》中说："食止行数百步，大益人。"饭后，闲庭信步，每次以百余步为佳。民间自古就有"饭后百步走，活到九十九"的谚语，足见这种方法流传甚广。

（七）饭后漱口

张仲景《金匮要略》有云："食毕当漱口数过，令牙齿不败口香。"可见，饭后漱口在古代中医饮食养生中早已流传。现代医学认为，进食后，口腔内残留食物残渣，若不及时清除，在口腔细菌作用下，会产生一些不愉快的气味，即"口臭"，产生的酸性代谢产物还会引起龋齿。在口腔卫生保健中，饭后漱口也是一种简便有效的方法。

第二节　四时养生

四时养生，就是按照时令、节气的阴阳变化规律，运用相应的中医养生方法达到健康长寿的目的。人体依靠天地之气提供的物质条件而生存，同时还要适应四时阴阳的变化规律才能发育成长。"春夏养阳，秋冬养阴"是四时养生的基本原则。四时中的立春、立夏、立秋、立冬、春分、秋分、夏至、冬至八个节气是季节气候变化的转折点，体弱多病者在节气交替之时易感到不适，甚至发病。因此，平素应注意节气变化，慎避虚邪。四时养生的操作方法如下。

一、春季养生的方法和技术

春季指从立春到立夏前一天，包括立春、雨水、惊蛰、春分、清明、谷雨等六个节气。《素问·四气调神大论》曰："春三月，此谓发陈，天地俱生，万物以荣。"故春季养生必须掌握春令之气升发舒畅的特点，注意保护体内的阳气，避免耗伤阳气及阻碍阳气的情况发生。这一养生的原则应贯穿于精神、饮食、起居、运动调养和防病养生五个方面。

1. 精神调摄

春属木，与肝相应。肝主疏泄，在志为怒，恶抑郁而喜调达。在精神调摄方面，人们要用积极向上的态度对待任何事，要做到心胸开阔、精神愉快，要热爱大自然，对自然万物多加关爱；而不要使情绪抑郁，要学会运用疏泄法、转移法等把不良情绪通过正当途径转移到另外的事物上去。在春天，适宜通过踏青赏花，登山旅游及歌舞来陶冶性情，使自己的精神情志与春季的大自然相适应，以利春阳生发之机，达到天人相应的目的。

2. 饮食调养

为顺应春季阳气升发和肝主疏泄的需要，春季饮食应适当食用能够温补阳气、

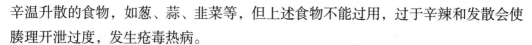

辛温升散的食物，如葱、蒜、韭菜等，但上述食物不能过用，过于辛辣和发散会使腠理开泄过度，发生疮毒热病。

《素问·藏气法时论》曰："肝主春……肝苦急，急食甘以缓之。"肝木太过易克伐脾土，影响脾胃的消化功能。因此，春季宜食用甘味补脾培中，以避免肝木的克伐，常用的食物如大枣、山药等。由于人们在冬季多食肉类等肥甘厚腻之物，易造成胃肠道积热偏盛，故此时应多食新鲜蔬菜如荠菜、菠菜、芹菜、油菜、莴笋等平肝清热通肠。

3. 起居调养

春季人体阳气趋向于表，皮肤腠理逐渐舒展，肌表气血供应增多而肢体反觉困倦，故春季应晚睡早起。晨起披散长发，舒缓形体，在庭院中漫步，以顺应春季生发之气，克服倦懒的状态。春季气候变化较大，人体肌表腠理变得疏松，对外邪的抵抗能力减弱，过早脱去棉衣容易感受风寒之邪，导致呼吸系统疾患发生。因此春季需注意保暖御寒，随气温变化而增减衣服，使身体适应春天气候变化的规律。

4. 运动调养

为了适应春季阳气升发的特点，应加强锻炼。应结合自己的身体条件，到空气清新的地方，如公园、树林等，选择适合自己的运动方式，如散步、打太极拳、做操、放风筝等，使体内阳气升发。年老行动不便者，应在春光明媚之时，在园林亭阁处凭栏远眺，舒畅情志。春天阳光温暖，空气清新，绿树红花，春游也是一项不错的运动，既能锻炼身体，又能陶冶情操。

5. 防病养生

春天天气转暖，致病的微生物易于繁殖，传染病多有发生。因此，要讲卫生，消灭传染源；多开窗户，加强室内空气流通；还要增强养生锻炼，提高机体的免疫能力；易感人群尽量避免到公共场所活动。患有宿疾者，要避免过度劳累，防止外邪入侵导致旧病复发。

二、夏季养生的方法和技术

夏季指从立夏到立秋前一天，包括立夏、小满、芒种、夏至、小暑、大暑六个节气。《素问·四气调神大论》曰："夏三月，此谓蕃秀，天地气交，万物华实。"

意思是说夏季是一年里最热的季节，雨水充沛，万物生长茂盛。夏季同样也是人体新陈代谢的旺盛时期。因此，夏季养生在精神、饮食、起居、运动等各方面的调养都要顺应夏季阳盛于外的特点，并注意养护阳气。

1. 精神调摄

夏属火，与心相应，火热炎上，蒸迫汗液外泄，汗为心之液，故夏季心气最易耗伤，心神易扰。因此，夏季精神调摄，重在调畅情志、保养心神以保证人体机能的协调旺盛。夏季情绪要有节制，切忌急躁发怒，要保持神清气和、快乐欢畅，要培养乐观的情绪，有利于气机的宣畅。如果不注意夏季的精神调摄，会损伤心气，削弱人体适应秋冬气候变化的能力，易患咳嗽等疾病。暑热季节，应到洁净而空敞之处纳凉，并以绘画、书法、音乐、赋棋、钓鱼等娱乐陶冶情操，起到调神健身、移情易性的作用。

2. 饮食调养

夏季气候炎热，暑热当令，出汗较多，饮食以清热解暑、养阴补津为原则，常选用寒凉泻火之品，如西瓜、苦瓜、绿豆等。夏季人体阳气在外，阴气内伏，脾胃的消化功能减弱，暑热湿盛，更易损伤脾胃，导致脾胃运化失司、升降失常，出现纳呆、肢体困倦、大便溏薄等症状。因此，夏季饮食要清淡、易消化、少油腻，适当食用芳香祛湿之品，切忌因贪凉而暴吃生冷瓜果等导致脾胃功能受到影响。夏季微生物易繁殖，是肠道疾病的高发季节，因此要注意饮食卫生，经常清洗、消毒餐具，谨防"病从口入"。

3. 起居调养

夏季作息宜晚睡早起，以顺应夏日昼长的变化。夏季气温高，湿度大，常令人感到烦躁和疲倦，甚至中暑。因此，夏季起居要注意防暑降温。外出时为防止阳光曝晒，要打遮阳伞、戴帽子、戴墨镜以避免过量的紫外线照射。夏日汗多，腠理开泄，如过分贪凉会导致阴暑，故夏季睡觉忌室外露宿、袒胸露腹、穿堂风、通夜扇风，有空调的房间里室内外温差不宜过大。

夏季应适当安排午睡，既可避免暑热炎炎，又能弥补夜间睡眠不足，消除疲劳。夏季服装以轻、薄、柔软为好，要勤洗勤换。酷暑炎热，每天洗温水澡是防暑降温的有效措施，这样不仅能洗掉汗水污垢、清爽皮肤、消暑防病，而且还能降低神经系统的兴奋性、降低肌肉张力、消除疲劳、改善睡眠。

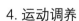

4. 运动调养

夏季天气炎热，最好在清晨或傍晚天气较凉爽的时候运动。运动项目可选择游泳、散步、慢跑、打太极拳、做广播操等，运动量应适度，不要过度疲劳。运动后不要过量、快速进食冷饮，以免导致消化功能紊乱而出现腹痛、腹泻。运动后出汗较多，切勿用冷水冲头洗澡，以免发生风湿痹痛。

5. 防病养生

夏季气温高、空气湿度大，易发生中暑。因此，要注意通风、散热。若出现乏力、头晕、胸闷、恶心等症状时，应将患者立即移至阴凉通风处休息，解开衣服，进行头部冷敷或冷水擦澡，饮用淡盐水或服用十滴水；有高热者，给予物理降温；对症处理未见好转者，应立即送医院救治。

急性胃肠炎亦是夏季常见病之一，要做到饭前便后要洗手，不喝生水，不吃腐烂变质的食物。对于呕吐、腹泻的患者，应及时补液以纠正电解质紊乱。平时宜食用芳香化湿、清解湿热、补肺健脾的食物，以减少脾胃负担。

从小暑到立秋，即我们平常所说的"三伏天"，是一年中阳气最旺盛的时节。对一些每逢冬季发作的慢病，如慢性支气管炎、慢性阻塞性肺疾病、支气管哮喘等属于阳虚证型的，此时是最佳的治疗时机，即"冬病夏治"。治疗时可口服药物，也可选择外用药物，如穴位敷贴，此时药物更容易由皮肤渗入穴位经络，通过经络气血直达病处，激发正气，扶正祛邪，往往收到较好的疗效。

三、秋季养生的方法和技术

秋季指从立秋到立冬前一天，包括立秋、处暑、白露、秋分、寒露、霜降六个节气。《素问·四气调神大论》说："秋三月，此谓容平，天气以急，地气以明。"意思是说秋季由热转寒，阳气渐收，阴气渐长，是万物成熟收获的季节。此时人体的生理活动，随"夏长"到"秋收"而相应改变，因此，秋季养生在精神、饮食、起居、运动等各方面的调养都要顺应"收养"这一原则。

1. 精神调摄

秋内应于肺，肺在志为悲（忧），故肺气虚者，易生悲（忧）情绪。秋季日照逐渐减少，气温逐渐降低，深秋草枯叶落，万物萧条，易使人触景生情，产生凄凉之感和忧郁、悲伤等情绪变化，甚至可发生或加重抑郁症。《素问·四气调神大论》曰："使志安宁，以缓秋刑，收敛神气，使秋气平，无外其志，使肺气清，此秋气之应，养收之道也。"说明保持神志安定是秋天精神调养的具体原则。因此，秋季精神调养，要尽量避免或消除季节变化带来的不良影响。在秋高气爽之日，最好参加户外活动或发展兴趣爱好，通过"移情法"来排解心中的不良情绪，使心情豁然开朗。

2. 饮食调养

在饮食调养方面，酸味收敛补肺，辛味发散泄肺，而秋季宜收不宜散，故饮食要少食葱、姜等辛味之品，适当多食一些酸味果蔬。秋季天气少雨，空气干燥，容易耗伤人体的阴津，使人出现咽痒、咽痛，甚至咳嗽、咯血、便秘、目赤、口舌生疮等一系列症状。因此，饮食宜以养阴润燥为法。平素宜多喝水，多食些滋阴润燥的食物，以防秋燥伤阴，如蜂蜜、百合、芝麻、银耳等，以顺应肺脏的清肃之性；宜少食韭菜、蒜、葱、姜等辛辣、热性食物。秋季瓜果大量上市，食用时应有所节制，避免寒凉性质的水果损伤肠胃。

3. 起居调养

秋季应早卧早起，早卧以顺应阴精之收藏，早起以顺应阳气之舒展，使肺气得以宣肃，避免秋天肃杀之气对人体产生不良的影响。"秋冻"是指虽然天气渐渐转凉，但衣服要逐渐增加，不能捂得太严，避免多穿衣服产生身热汗出而阴津耗伤、阳气外泄。"秋冻"虽然顺应秋季阳气内收的养生需要，增强了耐寒能力，但也要掌握好度，老年人、慢病患者在降温时要注意保暖。

4. 运动调养

秋季天高气爽，是开展各种运动锻炼的好时期。由于自然环境处于"收"的阶段，阴精阳气需要收敛内养，故运动养生也应顺应这一原则，即不要选择运动量大的项目，防止汗液流失、阳气耗伤，可选择慢跑、散步、体操及太极拳等运动。秋高气爽，景色宜人，登山运动也是一种较好的运动方式。

5. 防病养生

秋季也是肠道疾病的多发季节。要做好预防工作，搞好环境卫生，注意饮食卫生，避免使用腐败变质的食物。深秋之后，天气转凉，心脑血管患者的症状开始加重，除按时服药外，还应注意防寒保暖，避免情志刺激。

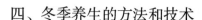

四、冬季养生的方法和技术

冬季指从立冬到立春前一天，包括立冬、小雪、大雪、冬至、小寒、大寒六个节气。《素问·四气调神大论》曰："冬三月，此谓闭藏，水冰地坼，无扰乎阳，早卧晚起，必待日光……去寒就温，无泄皮肤，使气亟夺，此冬气之应，养藏之道也。"冬三月草木凋零、冰冻虫伏，是自然界万物闭藏的季节，人体的阳气也要潜藏于体内。因此，冬季养生的基本原则是避寒就暖、敛阳护阴，以收藏为根本。

1. 精神调摄

《素问·四气调神大论》曰："冬三月……使志若伏若匿，若有私意，若已有得。"为使人们在冬季正常的生理功能不受干扰，首先要保持精神安静自如。精神内守是冬季调养情志的一条重要原则，即人们在冬季要自我调控意识思维活动及心理状态，使之与机体、环境保持平衡协调。此外，在冬季还要预防季节性抑郁状态的发生，多进行户外运动以延长光照时间，调整情绪抑郁、嗜睡肢懒的状态。

2. 饮食调养

冬季饮食调养应遵循"秋冬养阴""无扰乎阳"的原则。冬季万物潜藏，人体的阴精、阳气也趋于潜藏，此时补益阴精、阳气易于吸收，起到扶正固本的作用，故应选用滋阴潜阳、热量较高的食物。冬季外界寒凉且脾胃功能健旺，适宜进食温热食物和血肉有情之品以温阳化热；同时应进食养阴之品，尤其是素体阴亏者，进食如龟肉、鳖肉、鸭肉、银耳等，使阴阳协调平和，生化无穷。根据五味与五脏的关系，冬季饮食宜多食辛味，以达到散寒、行气、活血等作用。老年人、心脑血管病患者、糖尿病患者应注意热量摄入不宜过多，以免升高血脂和血糖加重动脉粥样硬化，导致心脑血管病急性发作。

冬季虽是饮食补养的最好季节，但进补之前应根据自身体质、年龄、性别等情况辨体施食。阳虚之人应多食温阳食品；阳盛者宜适当食用水果、蔬菜，忌牛、羊、酒等辛热之品；阴虚者给予养阴之药食，达到滋阴的目的；气虚者应多食人参、山药、大枣等补气之物；慢病患者亦应根据节令进行调理。

3. 起居调养

冬季起居应注意"养藏"，即早睡以保证充足的睡眠时间，晚起待日出后活动，以免扰动阳气。冬季气候寒冷，起居调养重在防寒保暖，要适时增添衣服、围巾、帽子、手套，对于好生冻疮者应入秋时就按摩局部，并予冷水浴，促进血液循环，提高抗寒能力。此外，慢性呼吸系统疾病、心脑血管疾病易在冬季复发或加重，因此要适当增加衣物，注意防寒保暖，尤其是头面部、末端肢体，外出前宜按摩保暖，以防头面部及四肢末端血管因寒冷刺激而急剧收缩，引起不适症状。老年人冬季出行还要防止因路滑而跌伤致残。

4. 运动调养

冬季新陈代谢下降，机体藏精多于化气，但适度运动可增加身体的抗寒能力，增强对疾病的抵抗力，故要选择合适的运动项目，运动量不宜大。运动时注意防寒保暖，晨起待日出半小时后再外出，避免在大风、冰冻、大雪、雾露天气中运动。

5. 防病养生

冬寒会诱发并加重呼吸系统疾病、心脑血管疾病、关节疾病等，此外，还容易导致颜面、四肢冻伤，故要注意防寒保暖。冬季外界寒冷，室内常门窗紧闭，空气不流通，在密闭的公共场所容易诱发传染性疾病，故应注意精神、饮食、运动养生，还可用中药预防，如贯众、板蓝根等中药对流行性感冒等疾病有防治作用。在阳光充足的天气里，做户外活动能起到壮阳、温通经脉的作用。睡前用热水泡脚，并用力揉搓足心，能御寒保暖、补肾强体、解除疲劳、促进睡眠，尤为冬令养生要点。

第三节 起居养生

中国传统养生强调人与自然界的关系，认为人应顺应自然环境、四时气候的变化，主动调整自我，养成良好的起居习惯，保持与自然界的平衡而达到养生目的。

一、历史沿革

《素问·生气通天论》说："阳气者，一日而主外，平旦人气生，日中而阳气隆，日西而阳气已虚，气门乃闭。是故暮而收拒，无扰筋骨，无见雾露，反此三时，形乃困薄。"意即人体中的阳气与自然界的阳气在一日之中的节律是同步的，因此人要随着自然界阳气的消长而动，日出阳气渐生可起床活动，日落阳气渐衰就要减少活动。《素问·四气调神大论》根据季节变化制定了与之相应的作息制度：春季"夜卧早起，广步于庭"；夏季"夜卧早起，无厌于日"；秋季"早卧早起，与鸡俱兴"；冬季"早卧晚起，必待日光"。人们只有起居有常，才有助于身体健康，减少疾病的发生。《素问·生气通天论》中说："起居如惊，神气乃浮。"孔子在《论语·乡党》中也对日常生活起居提出了健康要求，"寝不尸"是说睡时身体微蜷曲并侧卧，不宜采取仰天挺尸状的姿势；"居不客"是说平时坐姿要舒适，不要像做客时那样盘腿拘谨。孔子还认为"居无求安"，即居住的条件不必过于讲究舒适安逸；"士而怀居，不足以为士矣"，主张生活起居要有规律，劳逸结合。晋代葛洪在养生方面也多有见地，特别是他提出的养生要领："卧起有四时之早晚，兴居有至和之常制，调利筋骨有偃仰之方，杜疾闲邪有吞吐之术，流行营卫有补泻之法，节宣劳逸有与夺之要，忍怒以全阴气，抑喜以养阳气，更是有得之言。"唐·孙思邈的《千金要方》曰："卧不当风"，"避风如避箭"。宋代诗人张耒曰："大抵养生求安乐，亦无深远难知之事，不过起居寝食之间尔。"元代汪汝懋在《山居四要》中提出"夜间不宜说鬼神事"，"食饱不可洗头"，"晦日不可大醉。本命日及风雨雷电、大寒大暑日、月薄蚀庚、申甲子并朔望晦、四时二社、二分二至并忌房事"，"临睡用温盐汤漱口，坚牙益肾。晚饭少，得寿。晚饭后徐步庭下无病"等起居之宜。元·李鹏飞的《三元延寿参赞书》提出："坐卧处有隙风，急避之。尤不宜体虚年老之人。""着冰未泮，衣欲下厚上薄，养阳收阴，继世长生。""春天不可薄衣，伤寒、霍乱，食不消，头痛。""大汗能易衣佳，或急洗亦好。"明·冷谦的《修龄要旨》："平明睡觉，先醒心，后醒眼，两手搓热，熨眼数十遍……先睡眼，后睡心，侧曲而卧，觉直而伸，昼夜起居，乐在其中矣。"明代高濂在《遵生八笺》之"起居安乐笺"卷首曰："知恬逸自足者，为得安乐本；审居室安处者，为得安乐窝；保晨昏怡养者，为得安乐法；闲溪山逸游者，为得安乐欢；识三才避忌者，为得安乐戒；严宾朋交接者，为得安乐助。加之内养得术，丹药效灵，耄耋期颐，坐跻上寿，又何难哉？"可以看作是高氏在起居方面怡情养生的总纲。高濂强调养生必须以安乐为本，心情要保持恬逸自足的状态，居住在良好的环境中，闲时去大自然中游赏山水，懂得各种避忌，谨慎择友，加上平时的养生调养和灵丹妙药的使用，一个人就很容易获得高寿。清代医家张志聪说："起居有常，养其神也；不妄作劳，养其精也。"清代著名养生家曹庭栋《老老恒言》中指出"寒暖饥饱，起居之常，惟常也，往往易于疏纵，自当随时审量。衣可加即加，勿以薄寒而少，耐食可置即置，勿以悦口而少贪"。在起居方面，曹氏详细地介绍了安寝、晨兴、盥洗、散步、燕居、见客、出门、卧房、书室、被褥、鞋帽、手杖、便器等有关方面的养生方法。作者分门别类，事无大小，并结合自己的生活经历，娓娓道来。观其起居养生思想，不过是法天顺地，顺四时、顺昼夜而养，以适应自己的身体。起居养生不外乎要求人们注重生活中的衣食住行、日常琐事，从小事做起，养成习惯，形成规律并一直坚持。如果人们可以做到顺其自然，使人体内环境与外界自然环境统一协调，那么就能达到祛病强身、健康长寿的目的。

二、操作方法

（一）起居有常要求作息规律

《内经》指出"起居有常，不妄作劳"，能"度百岁乃去"。反过来，若"以妄为常"，则"半百而衰"。生活作息与自然界阴阳消长的变化规律相适应，也就有益于健康。一年之中也一样，要根据季节的变化和个人的具体情况制订出符合生理需要的作息制度，并养成按时作息的习惯。"顺四时而适寒暑"，"虚邪贼风，避之有时"。建立科学而有规律的作息制度，选择良好的生活方式，把生活安排得井井有条，是起居养生的基本要求。

（二）起居有常要求顺应四时变化

人与自然相应，作息也应根据四时变化而变化。同时起居的时间性，是与气有关系的。例如每日凌晨是大地阳气回升的时间，5～7点正是阳气最盛的时候，此时起床，外出散步或做些轻微的运动，就自然而然地补充了阳气；睡觉时间一般在晚上11点以前为好，因为11～1点是子时，这个时辰是养肾的时辰，此时睡觉正好补肾。

（三）起居有常要求劳逸结合

起居养生要求劳逸有常有节，主张中和适度，劳逸结合。经常合理地从事一些体力劳动，有利于活动筋骨，通畅气血，强健体魄，增强体质。但劳累过度，可内伤脏腑，成为致病原因。同样，适当休息，也是生命活动的需求，适度安逸，能消除疲劳，调节心身，恢复体力和精力。若过于安逸，同样可以致病。贪逸无度，气机郁滞，人体功能活动就会衰退。

（四）起居有常要求动静相宜

明代著名医家张景岳说："天下之万理，出于一动一静。"我国古代养生家们一直很重视起居养生的动静相宜，主张动静结合，刚柔相济。养生名著《老老恒言》提到"闲暇散步所以养神"，睡前"绕室行千步，始就枕"，即以动求静，有助于快速入睡。这就是起居养生中动静相宜的具体体现。又如，晨起的站桩静养，睡前的摩腹擦足，一静一动，调气敛神。

三、四季起居养生

（一）春季起居养生的作用

"夜卧早起，广步于庭，被发缓形，以使志生"，春季万物复苏，阳气上升发散，肝木当令，通过调节起居时间，以达到形体舒缓，情志调达。

（二）夏季起居养生的作用

《素问·四气调神大论》："夏三月，此谓蕃莠，天地气交，万物华实。"夏季气候炎热，人体新陈代谢旺盛，阳气外发，人体消耗大，容易精神不振疲倦，此时通过调节起居，做到"夜卧早起"，保证正常的生活规律，养太阳之气，保持腠理通畅。

（三）秋季起居养生的作用

《素问·四气调神大论》："秋三月，此谓容平，天气以急，地气以明。"秋季阳消阴长，阳气收敛，阴之肃杀之气日甚，此时肺令当季，通过"早卧早起，与鸡俱兴"，顺应阳气早收，以舒畅肺气，达到养生作用。

（四）冬季起居养生的作用

《素问·四气调神大论》："冬三月，此为闭藏，水冰地坼，无扰乎阳。"冬季万物深伏潜藏，人体阳气亦藏于体内，阴津旺盛，作息应当"早卧晚起，必待日光"，顺应自然界昼短夜长之势，以达到阴平阳秘。

四、适宜人群

适宜气血亏虚等不宜做剧烈锻炼的亚健康人群，尤其是老人、慢性疾病患者、手术后气血不足人群。

五、禁忌

1. 作息不规律，熬夜、晚起。
2. 过度劳累或过度安逸。

第四节　沐浴养生

浴养，即沐浴养生。《说文解字》云：沐，濯发也。浴，洒身也。中国古代，沐是指洗发，浴是指洗身。狭义的沐浴养生是将清水或加入含药物的浴液熏、蒸、擦、抹、洗人体全身或局部，用以疏通经络、调和气血、扶正祛邪、解毒化瘀、强身健体、防治疾病的养生方法。广义的沐浴养生则泛指利用水、中药汤液、日光、空气、泥沙等天然物理介质，来达到防病健身的方法。本篇主要介绍传统中医的浴养方法。

一、历史沿革

中医学认为，沐浴不仅可使皮肤清洁，气血调畅，神志安适，还能防病养生，延年益寿。如《千金翼方》中所说："身数淋浴，务今洁净，则神安道旺也。"《老老恒言》中云："浴后阳气上腾，必洗以宣畅其气。""枸杞煎汤具浴，令人不病不老。"

我国沐浴历史悠久，早在3000多年前的殷商时代，人们已经形成了良好的卫生习惯，对沐浴能洗尘净体，润肤养身已经有了一定认识。据考证其时人们已有洗脸、洗手、洗脚、洗澡等行为，甲骨文中就有"沐浴"的记载。沐，字形像双手掬水沐发状，会意为沐，是洗发之义；浴，字形像人置身于器皿中，并在人的两边加锅内水滴，会意为浴，是洗澡的意思。

到了周代，《周礼》中也有"王之寝中有浴室"的记载。当时，诸侯朝见周天

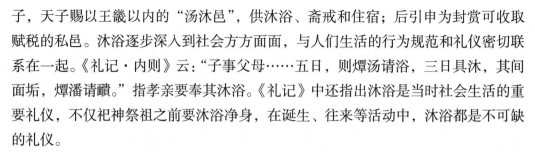

子，天子赐以王畿以内的"汤沐邑"，供沐浴、斋戒和住宿；后引申为封赏可收取赋税的私邑。沐浴逐步深入到社会方方面面，与人们生活的行为规范和礼仪密切联系在一起。《礼记·内则》云："子事父母……五日，则燂汤请浴，三日具沐，其间面垢，燂潘请靧。"指孝亲要奉其沐浴。《礼记》中还指出沐浴是当时社会生活的重要礼仪，不仅祀神祭祖之前要沐浴净身，在诞生、往来等活动中，沐浴都是不可缺的礼仪。

至秦汉，人们逐步固定了三日一沐，五日一浴的习惯。在汉律中有"吏五日得一沐""五日一赐休沐，得以归休沐出谒"，规定官吏五日一休沐（休息和洗沐）的制度。汉代，皇宫中的浴池已十分考究。汉昭帝造"淋池"，长宽1000余步，栽有荷花，红花绿叶，香气袭人。东汉时期，沐浴在民间已成为一种礼仪，每年农历三月都有沐浴节，之后，民间沐浴之风渐盛。南北朝时期有了浴堂，供佛庙僧徒洗浴。北魏杨衒之在《洛阳伽蓝记》中载"城西宝光寺园中有浴堂"。

到宋代，民间已广泛开设浴堂，并成为七十二行中的一种，名"香水行"。到明代，香水行又被称做"混堂"，并且在大中城市盛行。一般以白石条为池，池后有大锅，有孔与池相通，辘轳引水，贮于壁穴，混成冷、温、热三种，亦有老少皆宜的淋浴。清代，民间的公共澡堂就更加普遍。

更为重要的是周代人已经认识到"头有创则沐，身有疡则浴"，把沐浴与治疗疾病相联系，并出现了药浴疗法。屈原在《九歌》中的"浴兰汤兮休芳"即是对当时盛行香汤浴的描述。所谓香汤，特指用中药佩兰煎的药液。其气味芬芳蕴郁，有解暑祛湿、醒神开窍之功效。

此后，《五十二病方》中有了"温熨""药摩""外洗"等外治法的记载，并载有熏浴八方。在防治疾病方面有用雷丸水煮浴治"婴儿病痫"，将韭和酒煮沸以其热气熏蒸来治疗外伤等。《内经》提出了"其有邪者，渍形以为汗"。即针对外来之邪以热水浸渍发汗的方法治疗。此外，还记载了用姜、椒、桂和酒煮，熏洗治疗关节肿痛、屈伸不利之痹证。东汉时期，张仲景《伤寒杂病论》中，记载了多种疾病的外治熏洗法。如治狐惑病"蚀于下部"，用苦参汤沉之；治妇人"阴中蚀疮烂者"，用狼牙汤沉之等。至晋代，药浴逐步成为中医学重要的外治疗法之一。葛洪《肘后备急方》中记载了对不同原因引起的创伤及脓肿，分别采用"酒洗""醋水洗""煮黄柏水洗"等不同的浴洗方法，体现了中医学辨证施治的思想。晋末，出现了我国第一部外科学专著《刘涓子鬼遗方》，较多地运用了外治熏洗之法。《南史·梁本纪下》记载了南朝梁简文帝萧纲对沐浴格外钟爱，还专门撰写了三卷《沐浴经》，大力倡导沐浴，是中国最早的沐浴专著。

　　唐代，孙思邈在《千金要方》中采用药浴治疗全身性疾病、皮肤病、眼科病、妇科病、儿科病等。如用青木香汤浴洗治疗小儿发热；当归汤浴洗外阴部治疗产后阴肿；以药浴洗目治疗目生翳障；以防风散洗手足治疗头风眩目等。其中，以千金洗面药除面部褐斑并增白悦色，桃仁澡豆润泽肌肤，开创了药浴美容美肤的先河。王焘的《外台秘要》记载了较多药浴疗法治疗皮肤科、外科疾病，如痈疮、瘾疹、白屑、丹毒、烫伤、冻疮、手足皲裂等多种疾病。第一部骨科学专著《仙授理伤续断秘方》不仅重视手法复位，而且重视药浴外洗，其所载方大多有浴洗方药。

　　宋代的《太平圣惠方》中共收熏洗方163首，多为经过长期实践，行之有效的药浴方剂，可治疗许多皮肤、内科和眼科疾病。《圣济总录》作为官编方书，其中也收录了大量有效的药浴方，并对药浴机制进行了专门探讨"治外者，由外以通内，膏熨蒸浴粉之类，藉以气达者是也。"又云："渍浴法，所以宣通形表，散发邪气，盖邪之伤人，初在肌表，当以汗解……以浴法治之，乃欲使邪毒外泄故也。"元代的《外科精义》不仅重视药浴溻渍的应用，还提出相关的治疗机制为"夫溻渍疮肿之法，宣通行表，发散邪气，使疮内消也。盖汤有荡涤之功……此谓疏导腠理，通调血脉，使无凝滞也。"《御药院方》是我国现存最早的一部宫廷处方集，除了有治疗各种疾病的浴洗方剂，在美容养颜方面有独到之处。

　　明代的《普济方》是我国历史上收方最多的方书，其中有许多浴洗方剂，用于洗面药的美容浴方就有6个。李时珍的《本草纲目》收载的药浴治法有沐浴、热浴、坐浴等，其治疗范围也有所扩大。《伤科补要》中详细记载的熏蒸疗法，与现代药液蒸浴法几乎相同。

　　清代，随着《急救广生集》《理瀹骈文》等中医药外治专著的出现，中医药浴疗法进入了比较成熟和完善的阶段。吴尚先在《理瀹骈文》问世时提出"外治之理，即内治之理；外治之药，亦即内治之药，所异者法尔。医理药性无二，而则神奇变幻，上可以发泄造化五行之奥蕴，下亦扶危救急，层见叠出不穷。"该书所载的药浴疗法突破了前人的应用范围。详细论述了洗、沐、浴、浸、渍、浇等法，辨证用药贯穿于整个临床药浴过程，理、法、方、药齐备。而《疡科选粹》《疡医大全》《外科大成》等外科专著的问世，进一步充实了和丰富了药浴疗法的内容。

　　延至现代，药浴疗法有了进一步的发展，出现了一大批药浴治疗和养生专著及科普著作，使药浴疗法得到广泛应用与传播。在药浴机制研究方面，有学者结合现代科学技术，对药浴机制从中医和现代医学两个方面进行探讨，并进行了临床研究。

　　除了药浴外，各地民众在生活生产实践中发现采用泉水洗浴能够治病健身。我

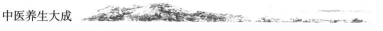

国汉代就有"有疾厉兮，温泉治焉"。一些著名的温泉、矿泉地远近驰名。唐代的华清池就是著名的温泉汤池。明代起蒙古等地牧民就有定期到口内（赤城、宣化一带）洗温泉疗疾的习惯。

其他如蒸汽浴、日光浴、空气浴、泥浆浴等浴养方式在祖国传统医学养生及防治疾病的历史中也多有述及。

二、操作方法

沐浴养生方法种类繁多，其中水浴养生方法包括温水浴、冷水浴、冷热水交替浴、药浴、矿泉浴、海水浴；此外，还有蒸汽浴、日光浴、空气浴、泥浆浴、沙浴、蜡浴、森林浴等。本节选择十类常用浴养操作方法予以简要介绍。

（一）冷水浴

冷水浴是指在水温不超过20℃的水中擦浴、淋浴、浸浴的方法，包括局部冷水浴、擦浴和浸浴三种方式。

1. 冷水浴

冷水浴要循序渐进，应先从冷水洗脸、洗足、擦身，逐渐过渡到冷水淋浴、浸浴。水温开始宜稍高，在30℃左右，渐次降低水温，直至15℃～20℃。洗浴时间开始宜稍短逐渐延长，从1～2分钟延长至4～5分钟。洗后用干毛巾擦身，至皮肤发热微红为度。冷水浴的时间一般以早上为佳，从夏季开始，经过秋季，每日1次，坚持过冬。

2. 局部冷水浴

对于一些体质较差或身体不适的锻炼者，宜先进行局部冷水浴。局部冷水浴可选用敏感性较高的脸部和脚部。洗脸时，宜先按摩脸部，再用湿毛巾擦脸、耳、颈部，直到皮肤发红，再用干毛巾擦去水。冷水洗脚时，用两手不停地搓脚，以促进血液循环。最后再用毛巾擦干即可。

3. 擦浴

先用温水擦湿身体，然后用冷水由四肢沿向心性方向用力擦浴，在擦浴过程中，不断用冷水浸泡毛巾，以全身发红为度，最后用干毛巾擦干。

4. 浸浴

经局部冷水浴和擦浴锻炼一段时间后，若身体状况可以耐受，可进入浸浴阶段。先做一定量的准备活动，再进入冷水浴池中洗浴。浸浴的同时，要用毛巾用力擦全身，时间以 2 分钟为宜。出浴后，用干毛巾擦干身体，以微红为度。

（二）热水浴

热水浴又称高温水浴，是指在水温 40℃ 以上进行的一种洗浴方法，包括淋浴和浸浴两种方式。

1. 淋浴

将水温控制在 39℃ 左右，先淋浴 3～5 分钟，使全身汗出，然后将水温加至 40℃～42℃，先淋浴 5～15 分钟，最后擦干身体即可。

2. 浸浴

将水温控制在 40℃～42℃，将身体慢慢浸入热水中，时间 5～10 分钟，全身汗出，出浴，用毛巾擦身，以微红为度。

（三）冷热水交替浴

冷热水交替浴，是用 40℃ 左右的热水和 15℃ 左右的冷水交替洗浴的一种方法。先用 40℃ 左右的热水浸浴 10 分钟；出浴，用拧干的热毛巾擦身使遍身微红；再用 15℃ 的冷水洗浴 1 分钟，再用 40℃ 的热水洗浴 1 分钟，如此冷热水反复交替洗浴 3～5 次，最后一次浸浴在热水中后，用干毛巾擦干身体，并使皮肤微红。

（四）药浴

药浴是用一定浓度的药液，通过洗浴或浸泡全身，使药浴液中的有效成分不仅直接作用于病变部位，也通过皮肤吸收进入血液循环，到达人体各个组织器官，发挥药物的治疗作用。药浴可分为全身浴和局部浴。其中局部浴可根据接触的方式或部位不同分为头面浴、目浴、手足浴、坐浴、半身浴。药浴液在按养生目的处方配药后可分别通过水煎、水浸、酒浸等方式制成原液，再按比例稀释使用。按温度分为热水药浴（40℃～42℃）、温水药浴（36℃～39℃）和凉水药浴（25℃～33℃），水温接近体温时药浴时间可稍长，一般为 20～30 分钟，水温偏高或偏低时，药浴

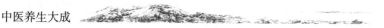

时间均不宜太长，一般为 5～10 分钟。躯干及肢体暴露较多时要控制好室温，一般为 23℃～25℃。使用的器具要提前消毒。

1. 全身浴

将中药浴液倒入已消毒好的盆中，将全身浸入药液，药浴结束后可以用清水冲洗，用干毛巾擦干身体。

2. 头面浴

将药液倒入已消毒好的脸盆中，待浴液温度适宜，再进行沐发、洗头、洗面。

3. 目浴

是将煎剂滤过后熏洗眼部。洗眼时，可用消毒碗具装药液半杯，先俯首，使碗与眼窝缘紧贴，然后仰首，并频频眨眼，也可用消毒纱布或棉球蘸取药液，不断淋洗眼部。

4. 手足浴

根据患病部位的不同，将部分肢体浸泡在药液中，药浴结束后可以用清水冲洗，用干毛巾擦干身体。

5. 坐浴

中药浴液倒入已消毒好的盆中，坐浴于其中，使药液直接浸入肛门或阴部。

6. 半身浴

中药浴液倒入已消毒好的大浴盆中，坐浴于其中，使浴液高度到达脐部。在浸洗的同时，可活动下肢。每次浸泡 30 分钟左右，药浴结束后可以用清水冲洗，用干毛巾擦干身体。

（五）矿泉浴

矿泉浴，是利用天然矿泉水沐浴人体达到养生健身治疗康复的方法。根据矿泉的温度不同可以分为冷泉浴（25℃以下）、温泉浴（26℃～37℃）和热泉浴（38℃～42℃），根据接触的方式或部位不同，可以分为全身浴、局部浴（头面浴、目浴、手足浴、坐浴、半身浴），具体操作同上。

（六）海水浴

海水浴是人在海水中浸浴或用海水淋浴身体体表，以锻炼身体和防治疾病的一种方法。一般在天气晴朗，阳光充足，水温高于20℃以上，风速在每秒4米以下，气温高于海水温度2℃以上时，即可进行海水浴。

根据接触的方式或部位不同，可以分为全身浸浴、局部浸浴、浅水坐浴。全身浸浴又包括游泳式、静止式和仰卧式。

1. 全身浸浴

（1）游泳式：是指将全身浸浴于较深的海水中结合游泳运动进行浴疗的一种方式。熟习游泳者可在较深的海水中结合游泳进行浴疗；不熟习游泳者也可在1.5米左右的水中结合游泳运动进行浴疗。

（2）静止式：是在深1.5米左右的海水中站立，任凭海浪冲击进行浴养的一种方法。

（3）仰卧式：是在0.2~0.5米的海水中仰卧或借助游泳圈仰卧在水面上，并可结合双手或双足活动进行浴疗的一种方法。

2. 半身浸浴法

是将人体腰部以下或膝关节以下浸泡在海水中，同时用海水冲洗上身。

3. 浅水坐浴法

坐在海边浅水中，用海水冲洗、按摩身体各部。

开始进行海水浴时，时间宜短，每次15~20分钟，最长不超过30分钟。每日1次，或隔日1次，以不觉疲劳为宜。

（七）蒸汽浴

蒸汽浴，又称桑拿浴，是利用蒸汽进行洁身、养生、治病的一种沐浴方法。根据浴室内的温度和湿度不同可分为干热蒸汽浴和湿热蒸汽浴。干热蒸汽浴包括芬兰浴和罗马浴；湿热蒸汽浴包括俄罗斯浴和日本浴。

标准蒸汽浴室设施应包括候浴室、更衣室、淋浴室、木质结构的蒸汽浴室、含有冷水池的降温室、休息室等专门设施，有的还设按摩室。蒸汽浴的一般操作方法及步骤如下：

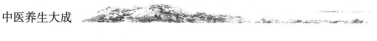

先进行淋浴，并将身体清洗干净，并擦干或以热风吹干全身，之后再进入蒸汽浴室。进入蒸汽浴室后，根据个人的体质及耐受程度，选择不同高度的木栅隔板，在其上躺卧或取坐位，不断变换体位以使周身均匀受热。低层木板区附近空气温度较低，高层木板区空气温度较高。并不断地按摩周身，以促进血液循环，舒筋活络。在蒸汽浴室内停留的时间，以浴者能耐受为准，一般每次10分钟左右。待全身发热后，走出蒸汽浴室，进入降温室，用14℃~25℃的水冲浴全身或在浴池中进行全身浸浴，浸浴时间一般为2~3分钟。也可在室外降温。经过一定时间的降温，在未感到寒冷时，进入淋浴室淋浴，淋浴后擦干身体，休息10分钟。休息后再进入蒸汽浴室进行蒸汽浴。如此反复2~5次。最后，浴者擦干身体，穿好衣服，在休息室休息半小时后方可离去，期间注意补充水、盐和维生素。

（八）日光浴

日光浴是利用日光照射到人体皮肤上产生的理化反应，以达到防治疾病及健身强体的目的疗法，古称晒法。日光浴常和冷水浴、空气浴结合运用。日光浴一般分局部日光浴和全身日光浴两种。局部日光浴是遮盖其他部位，仅对患部进行照射的日光浴，根据部位可分为背部日光浴、面部日光浴、肢体浴等，实施时配合伞或布单遮挡。

1. 局部日光浴

（1）背部日光浴：适用于不宜久晒、曝晒的患者。患者取坐位或卧位，使阳光充分照射背部，以吸收太阳的热量为主，以患者自觉背脊温暖、遍身和畅为度。如阳光强烈，背部觉热时，即可转身或停止，不宜勉强。

（2）面部日光浴：令浴者佩戴墨镜或闭目，面对阳光，当面部自觉发热时，适当配合转身。

（3）肢体浴：浴者暴露局部肢体令阳光直射，局部发热时配合活动肢体，使肢体各部能均匀接受光照。

2. 全身日光浴

是指将全身裸露，沐浴阳光的方法，可取坐位或卧位，要不断变换体位，以使全身各部能均匀接受光照。每个侧面日照的时间，仍以自觉有热感为度。

日光浴结束后可用35℃的温度淋浴，然后静卧休息。一般连续20天左右。

初行日光浴时，每次照射5~10分钟即可，以后每日逐渐增加照射时间，一般一周后增至30分钟，总体以皮肤自觉有热为度。照射时间应根据海拔高度、季节和照射后个体反应来掌握。高原地区及夏季中午的照射时间应缩短。虚弱者时间宜短，强壮者、慢病患者照射时间宜长些。

日光浴一般选择在清洁、平坦、空气清新流通、污染较少、环境安静的向阳地方，野外草地、公园为佳，靠近江、河、湖、海等自然水源的阳光充足之处更好。

（九）空气浴

空气浴是将身体完全裸露、半裸露或部分裸露在新鲜的空气环境中进行锻炼身体和预防疾病的方法。

在气温适宜（一般为20℃左右）的春夏秋季，微风徐和的晴朗早晨（7～8时），选择山村、田野、树林、河边、湖边、海滩等空气洁净清新的环境，浴者先做准备活动使身体发热后，完全裸露、半裸露或部分裸露身体，再散步并配合深呼吸和扩胸运动，也可先散步再立定深呼吸。体力佳者可进行太极拳、五禽戏、八段锦的锻炼。刚开始锻炼的时间宜较短，约15～20分钟，渐渐加长，一般以60分钟为宜，每日1次。

根据气温的高低，将空气浴分为冷空气浴（低于15℃）、凉空气浴（15℃～20℃）和热空气浴（20℃～30℃）。空气浴应从温暖季节的热空气浴开始，逐步向寒冷季节的冷空气浴过渡。

（十）泥浆浴

泥浆浴是利用自然界的泥类物质本身固有的温度，或经人工或日晒加热后，做成泥浆介质，敷涂或浸浴于人体的局部或全身，将其中的热能及有益成分传至人体以健身和治疗疾病的方法。用于泥浆浴的浴泥可分为天然和人工两种。天然浴泥的种类很丰富，包括火山泥、温泉附近的矿泥，海底、河底、峡口、湖底等处的淤泥，淡水湖沼中的腐殖泥，草原和沼泽地中的泥煤等。通常采用湿度在40%～60%、质地柔软细腻、具有一定黏附性的浴泥，一般加热到40℃左右，再用热盐水或矿泉水适度稀释后使用。治疗皮肤疗疮、丹毒、瘾疹所用浴泥的温度一般控制在25℃左右。

将适当温度的泥外敷病变部位、半身或者全身，只露出头部，约8～20分钟。可根据患者疾病和体质选择泥浆浴的类型。

1. 全身泥浆浴

浴者浸入泥中，高度可达胸部乳头处，在前额与心前区放置冷湿布。时间为

15~20分钟。浴中适时补充水和盐分。

2. 局部泥浆浴

浴者将手、前臂、足、小腿等治疗部位浸入泥中进行治疗。局部泥浴的温度，根据疾病的程度和机体的功能状态规定。对体质较好，没有心血管、内分泌以及神经系统障碍的患者浴泥的温度可稍高，但一般不高于45℃。

浴后，用接近体温的温水将泥洗净，擦干身体后卧床安静休息30分钟以上。身体虚弱及治疗部位及范围较大的浴者应延长休息时间。隔1~2日治疗一次，10次为一疗程。

三、功效及作用

1. 冷水浴可加强心血管、神经、呼吸、消化、内分泌等系统的功能，对全身机能均有改善作用。冷水浴能致密肌肤，紧固腠理，能增强人体御寒祛邪和抗病能力，也能使肌肤润泽有弹性。同时，冷水浴能使人精神健旺，增强食欲。

2. 热水浴能兴奋神经，松弛肌肉，加速血液循环，改善组织营养，起到舒筋活血、消除疲劳的作用，对感冒初期、劳损、跌打损伤、慢性关节炎、慢性盆腔炎等各种炎症及部分皮肤疾病均有一定的治疗作用。

3. 冷热水交替浴有利于提高心率，扩张血管，锻炼心脑血管功能，有效预防冠心病、中风等疾病。同时还能促进机体的新陈代谢，有利于排除体内积存的毒素和废物，增强皮肤弹性，有美容美体的作用。

4. 药浴不但能够发挥普通水浴的作用，还能通过药物的作用防治临床各科疾病，尤其是在妇科、皮肤科、肛肠科、五官科应用广泛。在养生方面主要体现在能促进睡眠、降脂减肥、养颜乌发、增强免疫力、润肤止痒、缓解疲劳、促进消化及改善循环等方面。

5. 矿泉浴因所含矿物质成分的不同，防治疾病的作用有所区别，但总体对临床各科疾病均有防治作用。尤其在内分泌、神经、循环、运动各系统疾病及皮肤病的康复养生中应用广泛。部分矿泉浴有延年益寿的作用。

6. 海水中的无机盐和微量元素对过敏性皮炎、日光性皮炎、神经性皮炎、牛皮癣、湿疹、痱子等皮肤病有良好的防治作用。另外，海水浴的浮力和静水压力可以起到按摩、消肿、止痛的作用，同时还能促进血液循环并使血管舒张、调节大脑皮质功能，对心血管、呼吸、消化、肌肉、泌尿、内分泌和免疫系统等均产生影响，起强身健体的作用。

7.蒸汽浴可有效消除疲劳、增强体质，以预防和治疗多种疾病，如感冒、慢性支气管炎、动脉硬化、高血压病、肥胖症、风湿性关节炎、类风湿性关节炎、神经衰弱、胃肠功能紊乱、皮肤瘙痒症、慢性副鼻窦炎等。

8.日光浴可改善钙、磷代谢，防治佝偻病和骨软化症，促进各种结核灶钙化、骨折复位后的愈合及防止牙齿松动；也有杀菌消毒、抗感染，扩张血管、改善血液循环、促进代谢，缓解肌肉痉挛，治疗关节、肌肉、神经痛的作用。

9.空气浴能通过空气的温度、湿度、流通度及日光散射的紫外线、空气负离子对皮肤的理化刺激作用，增强机体的体温调节功能，及对外界气温变化的应激反应能力，增强机体的抗病能力；同时，提高机体的心肺功能、免疫功能、造血功能、消化功能和神经功能，改善机体的亚健康状态。

10.泥浆浴通过泥的温热、机械、化学作用改善人体各个系统的生理功能。主要适用于风湿性和类风湿关节炎、痛风、陈旧性扭伤、挫伤、腰肌劳损、慢性脊椎炎、静脉曲张、周围静脉炎、自主神经功能紊乱、慢性肝胆疾病、慢性胃肠疾病、妇科盆腔慢性炎症以及部分皮肤疾病的防治。

四、适宜人群

沐浴养生适合大部分人群。健康、亚健康人群及各系统疾病患者，都可进行空汽浴和药浴中的温水浴。但冷水浴、热水浴、冷热水交替浴、矿泉浴、海水浴、蒸汽浴、日光浴、泥浆浴仅适用于健康人群和体质较好的慢病患者。年老体弱者要注意水浴的水温、气温、湿度、浴养时间和不良反应。

五、禁忌

1.有心血管、神经、呼吸、消化、内分泌各系统疾病患者，不宜应用冷水浴。心脏病、高血压病、肾病、贫血、风湿病、坐骨神经痛、肺结核、高热等患者，以及病后初愈者均不宜进行冷水浴。

2.心血管、呼吸系统疾病及脑血管疾病、低血糖患者不宜应用热水浴。空腹患者也不宜应用热水浴。

3.脑动脉硬化、高血压病、心功能不全患者及年老体弱者均不宜应用冷热水交替浴。

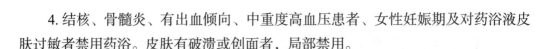

4.结核、骨髓炎、有出血倾向、中重度高血压患者、女性妊娠期及对药浴液皮肤过敏者禁用药浴。皮肤有破溃或创面者，局部禁用。

5.肺结核、急性炎症、发热、有出血倾向、失代偿的心脑肺肾疾病、癫痫、皮肤破溃患者，老年体弱者以及妇女经期和产褥期等，均不宜采用矿泉浴。不同的矿泉还有不同的禁忌。如为发病6个月以内的风湿性关节炎、慢性肝炎、肺结核、冠心病、急性亚急性炎症患者均禁用硫化氢泉。

6.凡身体虚弱、发热、重度高血压病、心功能不全、活动性肺结核、肝炎、肾炎、风湿性关节炎、癫痫、各种精神疾病、脑血管疾病、神经痛、各种出血倾向患者、妇女月经期间、妊娠期均禁用海水浴。

7.感染性疾病、传染性疾病、结核病、心肺功能不全、重度高血压病、冠心病、肝功能失代偿期、关节炎急性发作、皮肤病、糖尿病并发酮症酸中毒、甲状腺功能亢进、癫痫、肾功能衰竭、孕妇、恶性肿瘤、体质虚弱者、有出血倾向者等均应禁止蒸汽浴。

8.活动性肺结核、心功能不全、心动过速、发热、甲状腺功能亢进、有出血倾向的患者，以及妇女经期和产褥期等，应禁止进行日光浴。

9.发热患者、重度虚弱者、严重心肺肾疾病、有出血倾向的患者，以及妇女经期和产褥期等，均不宜做空气浴。

10.发热患者、有出血倾向、高血压病、各种严重心脑肺肾疾病、老年及体弱者以及妇女经期和产褥期等，均不宜采用泥浆浴。

六、注意事项

1.饭后、剧烈活动后不宜立刻进行冷水浴，另外睡前也不宜进行冷水浴。冷水浴前应进行准备活动或做全身按摩，使机体易于适应冷水刺激。

2.饭前饭后不宜应用热水浴。热水浴时间不宜长，尤其是体弱患者应减少洗浴时间和次数。在洗热水浴时，应注意补充水盐。

3.饭前饭后、身体虚弱者不宜进行冷热交替浴。浴后注意保暖。

4.过饥、过饱、醉酒、极度疲劳等状态下不宜进行药浴治疗；浴中应注意补充水分，浴后应注意保暖，避免风寒；浴后不宜进行剧烈运动。低血压、皮肤病、肝肾功能不全及严重心脑血管疾病患者慎用。

5.空腹、酒后、过度疲劳、情绪激动者均应暂停矿泉浴。矿泉浴一开始温度不宜太高或太低，当从37℃左右渐加温或减温。老年体弱患者入浴的动作宜慢。浴中若出现心悸、恶心、头晕等症状，应缓缓坐起，立即出浴，并静卧休息。出浴时，先缓缓坐起，再逐渐站起，离开浴场并立即用干毛巾擦干身体，使皮肤干燥，先穿上少量衣物，稍事休息，并少量饮温水，不宜立即进行大强度的脑力及体力活动。

6. 空腹或饱餐后、过度疲劳、剧烈运动后、情绪激动、严重失眠者均应暂停海水浴。浴前要做轻度准备活动，浴中要量力而行、注意海水过敏及晒伤等不良反应，防止溺水。浴后要适当休息。浴场应备有救护设备、各种抢救药品和器材，以及熟练掌握溺水急救技术的救护和医护人员。

7. 空腹、过度疲劳、情绪激动者均应暂停蒸汽浴。在蒸汽浴前后均应适量补充水分、盐分，防止水电解质紊乱。浴室内温度、湿度的调节以及蒸浴时间均以人体能适应为度，不可过度忍耐。如觉不适应立即降温并平卧休息。浴后要进行适当休息，不可动作过快过猛。

8. 空腹、饱食、过度疲劳、情绪激动者均应暂停日光浴。日光浴不宜在沥青地面上进行，以免沥青蒸汽中毒。日光浴前，最好先做短时间的空气浴，过程中头部要注意遮挡，以免引起头晕、头痛。另外，如有恶心、眩晕、烦热等反应，应立即中止，到阴凉处休息，并适当减量；日光浴后出现疲劳、失眠、食欲不振者，应休息几天，待症状消失后再继续进行。日光浴应遵循循序渐进的原则，由短时间开始，逐渐增加。在日光浴过程中，如果皮肤出汗，或显著变红、灼热疼痛，应停止浴疗；不要在白沙或白墙等光折射强的物体前进行日光浴，以防晒伤。进行日光浴常需做好涂抹防晒霜、佩戴墨镜等防护措施，在过程中要及时补充水和盐。日光浴后宜用凉水擦身。

一年四季均可进行日光浴，一般以上午 8～10 时、下午 2～4 时进行较好，因此时紫外线较充足，且气温也较适宜，但夏季中午及下午高辐射时间段不宜在室外进行日光浴，更不能持续 2 小时以上。气温太低时也不宜日光浴。

9. 空气浴也应循序渐进，开始时，时间宜短，以后逐渐加长；开始时，气温宜高，以后逐渐降低；开始时，宜少穿衣行浴，后局部裸浴或全裸浴。浴前要适当进行准备活动，使身体发热，但不要出汗，然后再脱衣进行空气浴。冬季更应与体力活动结合起来，气温低时，运动量要相应加大。一般气温低于 5℃，就不宜在室外进行空气浴了。空气浴的过程中要注意避受风寒，严格掌握自我感觉，一般情况下以身体可耐受为度。

10. 泥浴前应严格把握适应证。过程中，应严格掌握温度、时间，及时补充水盐，严密观察浴者反应，如有眩晕、头痛、心悸、大汗、恶心、呕吐、局部疼痛增

剧和水肿、或周身不适、体温升高等不良反应，需立即停止治疗。浴后必须平卧休息，并避风寒。

第五节　房室养生

　　房室，是指男女之间的性生活，也称"房事""入房""合阴阳"等。《孟子》中云："食色，性也。"《礼记·礼运》中亦云："饮食男女，人之大欲存焉。"可见性行为既是人类的一种本能，也是人类得以繁衍生息的必要手段，是人类生活的重要内容之一。同时古人亦认识到房事要有一定的节制，过度频繁的性生活也会损害人类健康，《素问·上古天真论》就把"不妄作劳"和"饮食有节""起居有常"视为同等重要，认为房劳与饮食不节、起居失常一样，都可以引起"半百而衰"故房中之事，能杀人，能生人，知能用者，可以养生；不能用之者，立可致死。因此，历代养生学家和医学家一向重视房事的养生研究，并称之为"房室养生术"。

一、历史沿革

　　最早提出房室养生学理论的人，当推春秋时期的老子。《老子》曰："含德之厚，比于赤子……未知牝牡之合而峻作，精之至也；终日号而不嗄，和之至也。知和曰常，知常曰明，益生曰祥，心使气曰强，物壮则老，谓之不道，不道早已。"这段话的大意是：婴儿无知无欲，无畏无惧，此时所含元精最充足，故虽不知道性交之事，而生殖器却常常勃起。婴儿终日号哭而音不嘶哑，也是因为极度地平和无欲从而精气不耗。而贪图性欲就耗费精气，人从成长到壮大，因耗精而衰老，这就不是养生之道。老子在这里精辟地提出了节欲保精是房室养生的根本观点，这一观点揭示了人体生命的实质，成为了几千年来中国房室养生学的理论源泉，后世养生学虽有种种理论、观点和方法，但在惜精节欲这一点上，都以其为宗旨。

　　《吕氏春秋》中有"情欲"的专论，阐述了情欲当节制，过之则伤人的道理，并认为"知早涩精不竭"。

　　《内经》中也记载了许多有关房室养生的问题。如《素问·上古天真论》说："以欲竭其精，以耗散其真……故半百而衰也。"此外，书中还精辟地阐述了一些有关性生理学的知识，如女子二七月经来潮，三七发育成熟，七七则月经断绝，男子二八开始泄精，三八发育成熟，八八性机能衰萎，当然对于"肾气有余"之人，尽管年已百数，仍能生子也。

长沙马王堆三号汉墓出土的竹木简医书中，《养生方》《合阴阳方》《十问》《天下至道谈》等都涉及性养生领域。如《天下至道谈》中的"七损""八益"之说是对我国房室养生学理论的重大贡献。所谓"七损"乃"闭、泄、竭、勿、烦、绝、费"："八益"乃"治气、致沫、知时、蓄气、和沫、积气、持赢、定顷"。而《养生方》中还有性生活体位及姿势的记载，名曰"十节"。

自汉末至隋唐可谓是房室养生的发展和持续时期。此时由于北方各民族的融入、佛教的传入、道教的兴旺，房室养生之学空前发展。汉代张仲景在《金匮要略》中指出"房室勿令竭乏"，也体现了古代房室养生的学术思想。东晋葛洪还提出了"唯有得其节室之和，可以不损"的论点。唐代孙思邈《千金要方》总结了"五侯之官，美女兼千，卿士之家，侍妾数百，昼则以醇酒淋其骨髓，夜则房室输其血气，耳听淫声，目乐邪色"当是少百岁之人的原因，并提出了"苟能节室其宜适，抑扬其通塞者，可以增寿"。

自唐以后，由于受程朱理学宣传封建道德观的影响，对中医房室养生的研究者寥落无几，我国对房室医学的研究直趋衰落，只是在宫廷帝王、贵族大臣中有所秘传。这一时期房室养生的主要特点是针对子嗣优生的研究，诸如"转女为男"，以及如何生男、生女等问题。分析其衰落的原因，一方面，房事仅因子嗣延续和疾病治疗而涉及；另一方面，房事被不断地进行异化、变形，以致失去了其本来的质朴面目，产生了许多变态的性现象，如某些道教方术中的"阴阳双修""采阴补阳"等，丑化了房室养生的目的，为主流学者所不屑。

房室养生是中国传统文化中重要的组成部分。近年随着中医学术振兴，中医养生学和性医学也日益受到重视，中医房室养生学必定能以自身的特色为人类的养生、优生等方面作出贡献。

二、操作方法

男女交合，是阴阳和合之常，阴阳不交则易生疾病，无益人寿；但感情纵欲，每损人寿命，不利健康。元代医学家李鹏飞告诫说："欲不可绝，欲不可早，欲不可纵，欲不可强。"这个准则作为房室养生的准则，至今仍有实用价值。

（一）性前嬉

完美的性生活离不开性生活前的爱抚和嬉戏，爱抚是性和谐、性满足的前提，

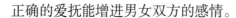

正确的爱抚能增进男女双方的感情。

爱抚的方式是多样的，古人称为"戏道"。《素女经》中说："欲合之道，在于定气、安心、和志，三气皆致至，神明统归。"所谓定气、安心，即在房事前宁心安神，泰然稳持，避免烦躁慌张、忧愤妒忌、愤怒郁闷等情绪。所谓和志，即男女感召，配合默契，情意合同，互相激发。《玉房指要》说："凡御女之道，务欲先徐徐嬉戏使神和意感，良久乃可交接……交接之道，无复他奇，但当从容安徐，以和为贵，玩其丹田，求其口实，深按小摇，以致其气。"大意是讲：经过爱抚，使得两个人情绪和谐，性欲感动而兴奋，爱抚的动作宜从容安详，态度和蔼，轻轻触摸对方脐下三寸的丹田，再相互拥抱、亲吻，吸吮女性口中的津液，唤起对方的兴奋，之后才能进行交合。这相当于现代性医学所说的"性准备""性爱抚"阶段。

中国古代性爱秘术甚为重视这些动作和措施，认为性交前务必先有舒缓轻柔和有序的相互爱抚嬉戏阶段。《合阴阳方》中就认为性前嬉是为了达到"四至"和"五欲"，即：男子阴茎呈现充备、勃起、坚挺、久而发热的四种证候，女子产生面颈红晕发热、乳房隆实、口津润滑、女阴流液、咽干咽唾等五种性欲感动征象。在双方分别达到"四至""五欲"后，再正式性交定能气血舒畅，性爱欲望更易得到满足。这种性交前的"戏道"即不违背人之常情，又可益寿延年。

（二）房事的时间与方向选择

《洞玄子》说："夫妇行房，春季头宜朝东，夏朝南，秋朝西，冬朝北；单日有益，双日有损；从半夜到中午有益，从午时后到半夜前受损。"此论涉及阴阳五行、人体生物钟、医学气候学、天干地支等学科，科学性有待进一步认证。

古人认为晚上行房最为合适，凌晨三时以后不宜再行房，此即所谓的"忌五更之色"，因为此时行房，不利于体力的恢复，进而影响身体健康和当日的工作学习。但国外研究者认为，房事的最佳时间是早晨，此时雄性激素分泌达最高峰，精力最充沛，房事可获得更大乐趣。其实，现代人的生活方式早已不再是"日出而作，日落而归"的传统模式了，故房事的时间需视具体情况而对待，即使安排在午睡的时间也无可厚非，拉上窗帘后，在居室温馨的光照下更利于视觉器官接受异性的刺激，引起性冲动，达到性和谐。

（三）房事的环境

古人认为，房事之地当避大寒大热，大风大雨，此天忌也；醉饱，喜怒，忧愁，恐惧，此人忌也；山川，神祇，社稷，井灶之处，此地忌也。房事当避此三忌，做到天时地利人和而行之。《妇人规》说："寝室交合之所，亦最当知宜忌。"

人类的性行为有别于动物，受复杂的心理活动支配，受社会道德规范的制约，对性环境有一定的要求。夫妻性生活不仅是肉体的接触，而且是一种心灵的沟通。特别是性生活的序曲——性兴奋，可以在一个良好的环境，通过触觉、视觉、听觉、嗅觉来感受性的刺激。如果没有一个良好性生活的环境，必然会造成心理障碍，降低性欲，影响性生活质量，甚至会造成性生活失败。

性生活的环境没有固定的模式和严格的要求，但性交场所幽静是基本条件，如果居室温馨凉爽、光线柔和朦胧则更为理想。若配偶精神振奋、精力充沛、情话绵绵、香水淡雅、内衣悦目，便更能触景生情，激发性欲，促进性兴奋，使性生活高质量完成。由于女性的性欲表现比较含蓄、被动、缓慢，所以比男性更容易受外界的影响，对性环境的要求比男性更高。在不良的环境过性生活的女性，多数不会达到性高潮。因此，为了使性生活和谐，共同达到性满足，必须创造一个良好的性交环境。

（四）体位与方法

性交不仅是一门具体的靠直觉、灵感的生活艺术，从更深刻的意义上说，只有采取合理的体位与方法进行性交，才能更好地体验到性爱的乐趣，从而达到养生的目的。从古代中医性学文献研究来看，男女性交的姿势多达18种，而最为普遍的有4种。每种方式各有利弊，人们可以在实践中选择更理想、更适合于自己身体条件和性感满足的体位与方法，也可以在一次性交过程中由一种体位变换到另一种体位来达到身心愉悦的目的。

常用的性生活体位有以下4种：

1. 男上女下式

女仰卧，男俯卧，这是采取最多的性生活体位，西方社会称之为传教士位。西方社会认为这是最传统的、最符合严格宗教要求的正式性交体位，而其他体位一律斥之为大逆不道。此种体位的优点是符合男女生殖器官的生理构造特点，比较能够顺利地实现男女之间的交合。这种姿势也符合中国古代自然哲学的观念，即阳在上，主动，阴在下，主静。男上位容易发挥男性主动的特性，从而使性交活动由男性主动积极地实施；女在下，要求女性只需相应的配合即可。这种体位对体质柔弱的女性更为适宜。

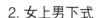

2. 女上男下式

又称女上位。女上位的目的是发挥女方在性生活中的主观能动性，并且在很大程度上可以由女方来控制性活动的进程，特别是对于性欲超常的女性，更富于刺激性的女上式可能更易于使她们得到满足。女上式使子宫下降、阴道口变宽，所以，即使是阴茎短小的男性也能给女性带来强烈的刺激。但本式不利于对阴蒂的直接刺激。当女性的会阴口太靠后方，或身体过于庞大笨重时，或女性缺乏经验时，女上式也会带来插入困难。女上式可以让男方同样感受到强烈的高潮乐趣，且能减少男性体力的付出，有助于延长男性的射精时间。

3. 侧位式

这种方式十分舒适，因为性生活时双方的重量大部分压在床上，互相负重都很轻，不会感到劳累，双方骨盆向各个方向的活动都不大容易受到限制，特别是对于女性，可以自由活动，掌握节奏。侧位式还有利于男方对射精的控制，以及可以用手来刺激女性乳房、阴阜及阴蒂等部位。此式对妊娠期尤为有利，能够有效避免对胎儿的压迫。

4. 后进入式

指男子面向女子的背部，从后面插入的一种体位。除了人之外的所有哺乳动物都只能采用这一种姿势完成性交。此式除了带来变异因素的乐趣之外，多数情况下方便用手来对阴蒂进行直接刺激，同时也对阴道区域造成更紧密的触动和更大的压力。假如双方都很胖，采用后进入式更加适宜。这种方式也适用于妊娠期。缺点是插入不完全，常使双方都感到生理上的紧张，不像面对面时双方能够亲密无间的进行拥抱和爱抚。另外由于阴道入口是由下而上，与阴茎方向相反，后进入式会造成插入困难，但一旦插入对阴道的刺激必定很强烈。

（五）动作要轻柔和缓

《养生方》指出："必徐以久，必微以持，如己不已，女乃大合。"意思是性生活时动作宜徐缓轻柔，互相体贴配合，方使性高潮持续较久，双方都获得极大的性满足。

（六）节欲保精

房事活动虽是人体正常的生理需求，但切不可纵欲无度，尤其是体质虚弱的人和老年人。研究表明，男子在 50 岁左右，睾丸会出现退行性变化而逐步萎缩，此时重量减轻，体积变小，硬度降低，精子的生成功能、雄性激素的合成能力也在逐步降低。女性更年期前后，性器官开始退化，输卵管黏膜皱襞变短变细，子宫内膜萎缩，子宫体积变小，阴道的扩展性能降低、皱襞消失、分泌物减少，外阴的脂肪和弹力组织消失，外阴干燥。性器官的退化和萎缩给老年人的性生活造成了困难，因此性行为应有所节制，而且过度的性生活，可导致人体免疫力下降，加重原有疾病，导致早衰。

因此，性生活应随年龄的增长而适当减少。《医心方》说："年二十，常二日一施；三十，三日一施；四十，四日一施；五十，五日一施；所过六十以去，勿复施泻。"而唐代名医孙思邈则认为："人年二十者，四日一泄；三十者，八日一泄；四十者，十六日一泄；五十者，二十日一泄；年六十者，即毕闭精，勿复再施也。若体力犹壮者，一月一泄。"实际上房事频率不应有统一标准，因人而异各不相同。新婚燕尔房事可较频，婚后数月一般每周 2～3 次，随着年龄增长会逐步减少到 1～2 周 1 次，身体较弱者次数更少。夫妻久别重逢房事频率增加乃人之常情，但应适当节制。总之房事应以不感到疲劳为度。

三、适宜人群

（一）房事生活的开始年龄

房室养生的适宜人群当然是指能够进行性生活的人群，但也不是说有了性生活能力的人就能够进行性生活，这主要是针对少年人而言的。

《褚氏遗书》里记述了这样一件事：建平孝王妃姬很多却无子嗣，孝王又选了尚未成年的民家子女入宫，也未生子。他问褚澄原因何在？褚澄指出，男女结合，一定要男女都发育成熟，必定要男子 30 岁、女子 20 岁以后才可婚育。因为此时男女的阳精和阴血发育完备充实，结婚后才能顺利受孕，且孕育之子禀赋强壮。这个事实说明性生活不能过早，这样不但有损健康，而且还将影响生育。

国外学者在研究优生学时也认识到优生与其父母的年龄有很大关系。他们搜集了两千多名世界各国的天才人物（其中包括科学家、哲学家、艺术家、诗人、学者等）出生时父母的年龄，得出的结论是，当父亲的年龄在 30 岁以上，母亲的年龄在 20 岁以上时，生下的孩子最容易成才。这是因为智力的遗传大多来自父亲，而 30 岁以上的父亲正是智力成熟的时期，年轻的母亲则给婴儿在母腹中的生长发育

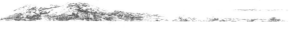

创造了良好的条件。这项研究的发现，正好说明了早在我国古代就提出的"男子必三十而娶，女子必二十而嫁"观点的先进性和科学性。

（二）房事生活的最大年龄

老年夫妇和青年夫妇一样有性欲望和性行为，特别是对于健康状况较好的老年人来说，年龄的增大并不意味着性欲的必然减退和获得性高潮能力的丧失。有些人认为，性纯粹是年轻人的事，这是一种误解。美国杜库大学对年龄 66～71 岁的 200 多名老年男子调查发现，其中对性生活有兴趣的占 70%，有强烈兴趣的占 10%。我国部分城市的调查也证实，60～70 岁老人之间，男性有性需求的占 87%，女性占 48%。

研究表明，适度的性活动可以满足老年人生理和心理上的需求，有利于消除老年人的负性心理。躯体的、社会的因素往往使老年人产生失落感、孤独感、被遗弃感等负性心理，在这种情况下老年人特别希望得到他人所给予的爱和关怀，适度的性生活则在生理和心理上体现了老夫老妻之间的这种爱和关怀，从而有助于驱除负性心理。性生活时呼吸加快、心率增加、血管扩张、心脏泵血能力增加，这对改善血液循环、促进新陈代谢都有一定益处，同时也使肢体、关节、骨盆、肌肉、脊柱等活动增加，得到了锻炼。适度的性生活还有利于增强自信心，增加青春活力。因此我们认为，对老年人性生活的年龄并没有限制，只要身体条件许可，保持适度的性生活，特别是有一定质量的性生活，往往会使老年人从中得到良好的心理感觉，对于提高老年人晚年生活质量及老年人的健康长寿十分重要。

另外，对于老年人欲性交，但阴茎不能勃起时，亦可改用其他的性爱方式，如按摩、拥抱、亲吻、说悄悄话等，要切记性的方式不唯在肉体的接触，而应是多种多样的。

四、禁忌

（一）酒后不宜行房事

不少人认为酒能助兴，常在酒后行房事，这样做不但不利于性生活的和谐，而且还会伤害身体。孙思邈在其《千金要方》一书中指出："醉不可以接房，醉饱交接，小者面黔咳喘，大者伤绝脉脏损命。"酒后入房，房事难以自制，必欲竭其精而后快，致使恣欲无度，肾精耗散过多，对五脏均有损害。现代研究证明，酒中所含的酒精是一种中枢神经系统的抑制剂，过量饮酒能抑制体内雄激素的代谢合成，使睾酮含量降低，兴奋受到干扰，性功能受到抑制。不但如此，长期大量饮酒的男子可出现慢性酒精中毒性睾丸萎缩。

（二）饱食不久不宜行房

饱食后，人体血液相对集中在肠胃等消化系统，此时应适当休息，一方面有利于消化吸收；另一方面，此时大脑、心脏等供血减少，强行房事，则"心有余而力不足"，会导致头昏头晕、心慌等不适，而且食物仍停留在胃中，性交时双方身体的压磨还可能引起胃痛、呕吐等情况。

（三）带病行房须谨慎

房事宜在身体健康无病，精力充沛的情况下进行。患病时行房，不但不利于疾病的康复，而且还会使疾病加重。病后不久或远行始归，人的体力尚未恢复，如果再急于房事就会倍受损害，更不利于健康。《欲有所忌》指出，"远行疲乏入房，为五劳虚损"，"时病未复，犯者舌出数寸死"。《医心方》引《玉房秘诀》语曰："劳倦重担，志气未定，以合阴阳，筋腰苦痛，以是生子必残废。"又曰："大醉之子必痴狂，劳倦之子必夭伤。"

当然，这也不能一概而论。正常和适宜的性生活对于病情轻而且自我感觉良好的中老年心血管疾病患者，并无多大妨碍。有的专家甚至还认为，在病情稳定的情况下适度的性生活能增加患者的夫妻感情，给患者精神上带来舒畅，情绪上保持稳定，有利于病体康复。但由于性生活时交感神经兴奋，肾上腺素分泌增加，血管收缩，会出现血压增高，心率增快，心肌耗氧量增加，心脏负担加重，故次数不能过频，动作不能剧烈，以免发生意外。严重的心血管疾病患者，其心脏功能已失去代偿能力，故应禁止性生活。民间所说的"马上风"，通常就是心血管疾病患者在行房事时发生的意外。

Ⅰ期且无自觉症状的高血压患者可以与正常人一样过性生活。中等程度的高血压患者应当节制性生活，并注意在性生活中尽量放松精神。如果高血压病病情较重，或并发动脉粥样硬化，或近期发生过心脑血管意外者，一般应暂停或禁止性生活。

五、注意事项

（一）注意房事卫生

重视房事前后的清洁卫生有利于双方身体健康。行房前，至少要用温水洗净双

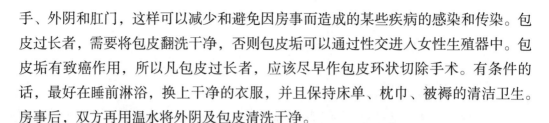

手、外阴和肛门，这样可以减少和避免因房事而造成的某些疾病的感染和传染。包皮过长者，需要将包皮翻洗干净，否则包皮垢可以通过性交进入女性生殖器中。包皮垢有致癌作用，所以凡包皮过长者，应该尽早作包皮环状切除手术。有条件的话，最好在睡前淋浴，换上干净的衣服，并且保持床单、枕巾、被褥的清洁卫生。房事后，双方再用温水将外阴及包皮清洗干净。

除了重视生殖器官的清洁卫生外，还应注意心理上的卫生。在性生活中要保持乐观的情绪，愉快的精神。老年人的性功能是随着年龄的增大而相对减退的，故不必为此而精神紧张、恐惧和烦恼，也不必为性交不射精而苦恼，只要性交在达到一定快感后结束，同样可以得到性满足。老年人在生活上保持清心寡欲、心情开朗、情绪舒畅，适当参加有益于身心的气功、书画、养鸟、种花等活动，保持夫妻间的恩爱关系，可有利于性功能保养，并能延缓衰老，延年益寿。

（二）注意妇女"四期"，节制房事

妇女在月经期、妊娠期、产褥期、哺乳期这四期中，应节制房事。

第一，月经期。月经期子宫内膜生理性剥脱出血，形成新鲜创面，抵抗外界侵袭能力下降，如进行性交，会将阴道、子宫颈部的血性分泌物及各种细菌带入宫腔，诱发子宫内膜炎、输卵管炎、卵巢炎、阴道炎、宫颈炎等。月经期盆腔充血，行房可使月经量增多，经期延长，甚至造成崩漏。经期行房，还可能诱发女性产生抗精子抗体，造成免疫性不孕症。因此，月经期应节制性欲，不要进行房事。

第二，妊娠期。妊娠头三个月内行房，可刺激子宫收缩而引发流产，多次流产则会造成习惯性流产。妊娠后期，胎儿已成熟，性交时压迫腹部，易诱发宫缩，促使早产。若羊水早破，会造成胎儿窒息死亡，并可能影响整个产程，形成滞产、胎盘早剥、宫内出血或产后大出血。因此，为了母婴安全，妊娠初期和末期应禁止性生活，其余妊娠期也要节制性生活，并最好改变男上女下的性交体位，以侧卧为主，性交动作应轻柔，时间不宜过长。

第三，产褥期。产褥期是指妇女分娩后6~8周的时间。由于分娩时大量出血，产程中又用力过度，致使产妇身体极为虚弱，抵抗力下降，需较长时间调养才能恢复正常。产后宫颈口较松，性生活时容易将细菌带入妇女生殖道，诱发感染等，因此产褥期不宜过性生活。

第四，哺乳期。乳汁乃母体气血所化，如乳母体弱多病，性生活过度，则影响乳汁化生，可致乳汁不足，影响婴儿的生长发育。因此，哺乳期要节制性欲，减少性生活次数。另外，有人认为哺乳期不来月经就不会怀孕，因而在哺乳期性生活时

不避孕，这种方法并不安全。研究表明，产后 25 天的哺乳妇女的阴道上皮细胞已修复，卵巢周期亦已恢复，因而可出现卵巢的低潮周期或隐性周期，以致有些人已经怀孕了还不知道，民间称其为"暗胎"。因此，哺乳期进行性生活仍要采取避孕措施。

（三）注意饮食营养

肾为先天之本，脾为后天之本，人体的先天之精需要通过后天的培补才能充盈。而后天的培补，主要是通过脾胃的消化作用来实现的，也就是说通过饮食来摄取人体所必需的能量和营养，因此应及时补充因性交所失去的能量与营养物质，借以恢复体力。饮食中首先应注意补充一些有助于提高身体机能的滋补类食物，如精猪肉、牛肉、骨髓、猪肾、鸡蛋、鸡肉、栗子、大枣、甲鱼、山药、韭菜等，同时还要注意补充能够健脾开胃的食物，以促进脾胃的消化吸收功能，如茯苓、山楂、萝卜等。

中医养生学认为，饮食得当与否对人体的性功能有重要影响。如古人云："嗜食醇酒厚味，酿生湿热，流注下焦，扰动精室，则遗精。嗜食辣肥甘，损伤脾胃，运化失常，湿热下注致阳事不举。"这里的遗精、阳事不举均是饮食物不当所产生的性功能障碍。所以，为了保护性功能的正常，还要注意不要嗜食肥甘厚味及过于辛辣的饮食。

六、现代研究

诸多研究证明，适当的性生活对男女双方的身心健康有积极的影响：

1.适度的性活动可以满足人体生理和心理上的需求，促进人的感知、记忆、想象和思维等活动，对保持身心健康有着十分重要的意义。

2.适度的性生活在生理和心理上体现了夫妻之间的爱和关怀，从而有助于驱除负性心理。

3.适度的性生活可以改善血液循环，促进新陈代谢，同时也使肢体、关节、骨盆、肌肉、脊柱等活动增加，得到了锻炼。

4.适度的性生活有利于增强自信心。

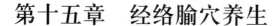

第十五章 经络腧穴养生

第一节 推拿养生

推拿，又称按摩，古称按跷、案抚、折技、导引。推拿一词最早见于明代著名儿科专家万全所著《幼科发挥》（1549 年成书）中，其文曰："一小儿得其搐，予曰不治。彼家请一推拿法者指之，其儿护痛，目瞪口动，一家尽喜。"其后问世的小儿推拿专著纷纷采用。这一名称的演变，反映了手法的发展和变化，使推拿疗法更接近科学合理，是推拿发展史上一个巨大飞跃。推拿是以中医理论为指导，医生运用推拿手法或借助于一定的推拿工具作用于患者体表的特定部位或穴位来治疗疾病的一种治疗方法，属于中医外治法范畴。中医学认为通过手法的作用，可以起到调整阴阳、补虚泻实、活血化瘀、舒筋通络、理筋整复的功效。数千年来，推拿技术为中医养生事业发挥了极其重要的作用。今天在重新认识天然药物疗法和非药物疗法的优越性时，推拿这一传统的不药而愈的治疗方法越来越为人们所重视。

一、历史沿革

推拿，是人类最古老的一种医疗养生技术，可能萌芽于人类的自我防护本能，在漫长的原始文明过程中，人类通过打猎开荒以充口腹，折技垒石以筑巢居，缝革连衣以暖躯体，跋涉劳顿以寻生资，这些活动都可能造成骨骼和软组织损伤，人类本能地会用手按以止血，摩以消肿止痛等方法进行治疗，日积月累，从而总结出一些原始的推拿方法，使之成为人们治疗疾病和养生的常用方法之一。

（一）先秦时期

据文献记载，战国时曾有不少医书流传于世，后因兵乱战火而遗失，因此对这一时期的推拿成就的了解，主要来自于殷商废墟出土的甲骨卜辞和长沙马王堆汉墓医书的记载。在甲骨卜辞中有多条按摩师用推拿治疗疾病的记载，说明当时除祭祀之外，主要治病手段是推拿，推拿比针灸、药物的使用更早。马王堆出土的医书中以《五十二病方》涉及推拿治病最多。该书中的推拿疗法有下列两个显著特点：一是记载了推拿发展史上最早的药摩和膏摩，但处于初创阶段。二是推拿时运用了许多富有特色的工具，最富特色是一种"药巾"，用以治疗某些性功能障碍或进行养生，这应该是推拿养生史上的一大发明。其实推拿最早最原始的工具是砭石。砭石有很多种，不同的砭石其功用也不同，故砭石并非仅用于针刺。推拿工具的使用，使推拿治疗效果更为显著。

（二）秦汉时期

秦汉时期是推拿发展的重要阶段。据《汉书》记载，我国推拿史上第一部推拿专著《黄帝岐伯按摩十卷》与《内经》同时问世。从现存有限的文字记载推测《黄帝岐伯按摩十卷》是以介绍养生为主，将推拿作为主要的养生方法，但这部篇幅长达10卷的推拿学巨著，遗失于战火中，致使我们无法窥视西汉以前推拿学发展的全貌。然而，在《内经》中却记载了大量有关推拿的内容，综观《内经》全书，可以看出，秦汉时期推拿独特的治疗体系已经形成，许多条文是对殷商以来推拿疗法的理论总结。《内经》指出我国推拿发源于中原地区，相当于现今河南洛阳一带。《内经》充分肯定了推拿的治疗作用，认为推拿具有行气活血、散寒止痛、疏经通络、退热宁神等作用，同时提出推拿要注意补泻。其中记载的手法也很丰富，有按、摩、切、扪、循、拊、弹、抓、推、压、屈、伸、摇等方法，这些方法中以按摩二法运用最多，故而当时以按摩称之。《内经》中还认为从事推拿必须要有健康的体魄和强有力的双手，提及练功测试方法。《内经》奠定了中医基本理论，其中的主要内容也都成为推拿学中最重要的指导原则。汉代名医张仲景所著《金匮要略》中，首次将膏摩疗法列为中医养生方法之一。名医华佗倡导"五禽戏"，使导引按摩向仿生学靠拢，为后世提供了一套行之有效的养生方法，也是第一位将膏摩广泛用于临床的医家。至此，推拿自本能按摩行为，经历漫长积累过程，至《黄帝岐伯按摩十卷》和《内经》成书，终于发展成为一门具有独特治疗体系的临床学科，不仅在理论上得到总结和提高，在临床上也更成熟和广泛应用。因此秦汉时期既是推拿独特治疗体系的形成时期，也是推拿发展史上第一个承前启后的鼎盛时期。

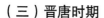

（三）晋唐时期

晋唐时期逐渐重视推拿疗法。隋太医署首次设立按摩博士，唐朝在太医署设立按摩科，将推拿医生分为按摩博士、按摩师和按摩工。按摩博士在按摩师和按摩工的辅助下，教按摩生导引推拿之法，开始了有组织的推拿教学。自我推拿在这一时期得到了广泛的重视，在葛洪《肘后备急方》、孙思邈《千金要方》中都记载了如老子按摩法等许多自我推拿方法。巢元方在《诸病源候论》的每一章节均附有养生导引法，尤其重视摩腹养生之术。自我推拿的广泛开展，说明推拿疗法开始注意发挥患者与疾病作斗争的主观能动性。葛洪十分重视膏摩的运用，是第一位系统论述膏摩，使膏摩证、法、方、药齐备的医家。这一时期推拿治疗范围也逐渐扩大，如《唐六典》说推拿可除风、寒、暑、湿、饥、饱、劳、逸八疾。《外台秘要》说："如初得伤寒一日，若头痛背强，宜摩之佳。"推拿也正是这一时期传入朝鲜、日本、印度、阿拉伯及欧洲。

（四）宋金元时期

这一时期推拿运用范围更加广泛，而且更为注重对手法的分析。《圣济总录》首列"按摩"专论，对按摩疗法进行总结和归纳，是现存最早最完整的推拿专论，首先，作者就按摩的含义及按与摩的区别进行了解释："可按可摩，时兼而用，通谓之按摩。按之弗摩，摩之弗按，按止以手，摩或兼以药，曰按曰摩，适所用也。"其次，作者认为应当将按摩与导引分别开来："世之论按摩，不知析而治之，乃合导引而解之，益见其不思也。"接着，作者对按摩治疗的机制进行了精辟的概括："大抵按摩法，每以开达抑遏为义。开达则壅蔽者以之发散，抑遏则悍者有所归宿。"这一论断，被认为是对按摩机制的精辟概括，多次为后世所引用。而后，作者以《内经》原文为基础，对推拿疗法的应用范围详加阐发，指出在何种情况下，"按之痛止，按之无益，按之痛甚，按之快然"。这一区分，对于推拿疗法的临床运用，有很大的指导意义。《圣济总录》中这篇推拿专论文字虽不长，但就推拿疗法中的几个重要问题分析透彻，结论准确，对推拿疗法的发展作出了重要的理论贡献，对于推拿疗法的临床运用具有很大的指导意义。这一时期的《太平圣惠方》最早记载了膏摩治疗眼病的方法，首次记载了摩腰膏，也是历代医书中记载膏摩方最多的医书。金元四大家之一张从正超越前人，在其著作《儒门事亲》中将按摩列为汗法之一。《世医得效方》中所载肩关节脱位的坐凳架梯法、髋关节脱位的倒吊复位法和脊椎骨折的悬吊复位法等都可以替代拔伸手法，是推拿史上的重大发明，开辟了中国医学史上以器械牵引治疗骨科疾病的新篇章。

（五）明清时期

　　明清时期是推拿发展史上的又一个鼎盛时期。首先，在小儿推拿方面，推拿专著出现了零的突破，小儿推拿专著纷纷面世。收录在《针灸大成》中的四明陈氏《保婴神术》乃现存最早的推拿专著；龚云林的《小儿推拿方脉活婴秘旨全书》（又称《小儿推拿全书》）属单行本流行最早者；周于蕃的《小儿推拿秘诀》描述小儿推拿八法最为精彩；熊应雄的《小儿推拿广意》附录儿科常用方药，被誉为清代最善之本；骆如龙《幼科推拿秘书》最为详细，是小儿推拿之入门捷径，徐谦光的《推拿三字经》朗朗上口；张振鋆的《厘正按摩要术》博采众家之长独创体例，成为一本集光绪十四年之前小儿推拿疗法大成之专著，该书标志着小儿推拿独特治疗体系的形成。成人推拿在这一时期也得到了很大发展，可谓百花齐放，流派纷呈，诸如正骨推拿、点穴推拿、一指禅推拿、内功推拿等流派开始萌芽。因此，明清时期是推拿发展史上一个较为全面发展、总结、创造的时代。

（六）近现代时期

　　民国时期，是推拿发展史上承上启下，形成流派的关键阶段，这些流派包括一指禅推拿、经络脏腑推拿、点穴推拿、腹诊推拿、内功推拿、滚法推拿等流派。这些推拿学术流派的发展多"以师带徒，口授心传"的方式继承和传授，并且有独特的见解。这一时期出版的一些推拿学术著作图文并茂，通俗易通。如1933年出版的黄汉如著《黄氏医话》是目前见到的第一本推拿医话。该书记载了作者数十年间运用推拿治疗疾病的验案和心得，介绍了一指禅推拿的来源和特点。中华人民共和国成立后，推拿学进入了一个全面发展的新时期。这一时期推拿发展的主要成就集中表现在下列五个方面。第一，推拿古籍得到全面的发掘和整理，并出版了大量推拿新著。这一阶段整理再版的推拿古籍除多部小儿推拿专著外，有内部刊物《二指定禅》《一指阳春》等，对古代推拿医籍的发掘作出了贡献。推拿新著有以基础理论与临证知识相结合的通俗著作；有以临证专科形式出现；有以流派和独到经验见长；有专论手法、功法者，也有集大成之类的巨著，如《中国按摩大全》《中国推拿》《中华推拿大成》《推拿大成》等等。综观这些著作，其共同特点是推拿理论的科学性和逻辑性增强，在推拿原理方面有所突破，增加现代研究的佐证，在疾病治疗方面多结合西医学的诊断和解剖知识。第二，推拿实践及临床经验的总结日趋科学化。科学文化的进步，医药卫生事业的发展，使推拿实践也日趋科学化。医疗实践方面丰富经验的积累和现代医学教育使推拿医师整体素质大大提高。如诊断方法上，已不再局限于中医传统四诊，现代医学的X线诊断、超声波检查、肌电图、CT检查、核磁共振等已为广大推拿医师所掌握。在治疗方面，门户之见逐渐消除，推拿医师多掌握了一整套辨证论治的理论，理、法、方、术，择善而从之。第三，推拿教学体系日趋完善。自1956年10月上海卫生学校开办推拿训练班起，推拿教学就从过去师带徒形式走上学院教育的途径。自20世纪70年代末、80年代初，全国各中医院校相继成立推拿专业，完善推拿专业专科、本科、硕士研究生和外国留学生教育体系，为中医推拿培养了大量的高级人才。推拿教学活动在全国各中医院校全面展开，对外交流日益加强，编写了各种不同体例、不同层次的教材。第四，推拿科研发展迅速。从20世纪50年代，推拿科研人员运用现代科学和现代医学知识对推拿作用机制进行了广泛的临床和实验研究。第五，总结和创造出许多新的推拿疗法，如耳穴推拿、足穴推拿、第2掌骨推拿法、运动推拿、推拿麻醉等。总之，现代是推拿史上前所未有的黄金时期，推拿的临床、教学、科研、推拿著作和刊物的出版和推拿队伍的建设和发展，都出现了空前的繁荣。

二、操作方法

（一）基本操作

推拿手法是以手或其他部位，按各种特定的技巧动作，在体表进行操作，用以诊断和防治疾病的方法。其形式有很多种，包括用手指、手掌、腕、肘部的连续活动，以及肢体的其他部位如头顶、脚踩等直接接触患者体表，通过功力而产生治疗作用。推拿手法是一项专门的技能，是中医养生的主要手段。手法操作的质量及熟练程度直接影响疾病的治疗效果。推拿手法的基本要求是持久、有力、均匀、柔和、深透。"持久"，是要求手法操作能持续一定的时间且动作规范不变形；"有力"，是要求手法必须具有恰当的力度，力度的大小应根据患者的体质、病情和治疗部位的不同进行调整，切忌使用拙力、暴力；"均匀"，是要求手法动作有节奏性，速度、压力在一定范围内维持恒定；"柔和"，是要求手法轻柔缓和，不能生硬粗暴；"深透"，是指手法作用达到组织深层，只有符合持久、有力、均匀、柔和要求的手法才能深透。常用的推拿操作手法包括一指禅推法、滚法、揉法、摩法、推法、按法、捏法、拿法、搓法、捻法、拨法、擦法、抹法、掐法、点法、压法、拍法、击法、弹法、振法、抖法、背法、拔伸法、摇法、扳法、按揉法、拿揉法、推摩法等。

1. 一指禅推法

用大拇指指端、罗纹面或偏峰拇指桡侧面着力于经络穴位或部位上，肩肘关节及上肢肌肉放松，通过腕部的连续摆动和拇指关节的屈伸活动，使产生的力持续作用于经络、穴位或部位上，称为一指禅推法。（图 15-1）

术者手握空拳，腕掌悬屈，拇指自然伸直，盖住拳眼，用拇指指端或末节罗纹面自然着实，吸定于施术部位或穴位上。沉肩、垂肘、悬腕，运用前臂主动摆动带动腕部的横向摆动及拇指关节的屈伸活动，使功力轻重交替、持续不断地作用于经络穴位

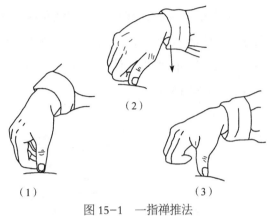

（2）

（1）　　　　　　　　　　　　　　（3）

图 15-1　一指禅推法

上，频率每分钟 120 ~ 160 次，在吸定于体表的基础上，可沿经络或特定的路径缓慢移动，不可滑动或摩擦。

2. 滚法

用第五掌指关节背侧吸附于治疗部位上，以腕关节的屈伸动作与前臂的旋转运动相结合，使小鱼际与手背在治疗部位上做持续不断来回滚动的手法称为滚法。（图 15-2）

术者两脚分开，上身前倾约 30°。肩关节放松，并前屈、外展，使上臂肘部与胸壁相隔约 15cm 左右。肘关节屈曲，约呈 120° ~ 150° 左右。腕关节放松，伸屈幅度要大，手背滚动幅度控制在 120° 左右，腕关节屈约 80° ~ 90°，伸约 30° ~ 40°。第五掌指关节背侧要吸定，小鱼际及手掌背侧要吸附于治疗部位，不可拖动、跳动与滑动。滚法的压力、摆动的幅度和速度均要相对一致，动作要协调而有节律性。手指要自然弯曲，指掌部均应放松，

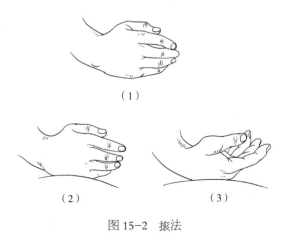

（1）

（2）　　　　　　　　　　　（3）

图 15-2　滚法

指掌不宜过度伸直、紧张，使掌背成平面而影响滚动，也不宜手指用力过度弯曲，而导致腕关节紧张，因此限制了滚动的幅度。

3. 揉法

用手指罗纹面、掌根和手掌大鱼际着力吸定于一定治疗部位或某一穴位上，做轻柔缓和的环旋运动，并带动该处皮下组织一起揉动的方法，称为揉法。用手指罗纹面着力的，称为指揉法；用掌根着力的称为掌根揉法；用大鱼际着力的称为大鱼际揉法。（图 15-3）

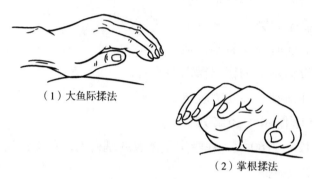

（1）大鱼际揉法

（2）掌根揉法

图 15-3 揉法

（1）大鱼际揉法：术者以手掌大鱼际部着力，肘关节微屈 120°～140°，以肘关节为支点，前臂做主动摆动，带动大鱼际在治疗部位揉动摆动，频率每分钟 120～160 次。

（2）掌根揉法：术者以掌根部分着力，手指自然弯曲，腕关节略背伸，肘关节微屈作为支点，前臂做主动摆动，带动掌根在治疗部位揉动，频率为每分钟 120～160 次。

（3）拇指揉法：以拇指罗纹面着力，其余手指扶持于合适部位，腕关节微屈或伸直，前臂做小幅度摆动，带动拇指在施术部位上做环转运动，频率为每分钟 120～160 次。

（4）中指揉法：以中指罗纹面着力，中指指间关节伸直，掌指关节微屈，以肘关节为支点，前臂做小幅度主动运动，带动中指罗纹面在施术部位做环转运动，频率为每分钟 120～160 次。

以食指或食、中、无名指并拢做指揉法分称为食指揉法和三指揉法，操作要领同中指揉法。

4. 摩法

用手掌掌面或食、中、无名三指相并指面附着于穴位或部位上，腕关节主动做有节律的环形抚摩运动，称为摩法。手指面着力的手法为指摩法，手掌面着力的手法为掌摩法。

（1）掌摩法：术者手指并拢，手掌自然伸直，腕关节微伸，将手掌平放在体表上，以肘关节为支点，前臂做主动运动，带动手掌在体表施术部位做环旋摩擦运动。频率为每分钟100～120次，顺逆时针均可。（图15-4）

（2）指摩法：以食、中、无名、小指末节指面为接触部位，四指并拢，手掌自然伸直，腕关节微屈，以肘关节为支点，前臂做主动运动，带动四指指面在施术部位做环形摩擦运动。频率为每分钟100～120次，顺逆时针均可。

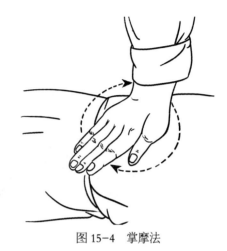

图 15-4　掌摩法

5. 擦法

术者以手掌的大鱼际、掌根或小鱼际着力于施术部位，做直线往返摩擦运动，使摩擦产生的热量透过体表渗透至深层，称为擦法。可分为掌擦法、大鱼际擦法和小鱼际擦法。

（1）掌擦法：术者以手掌掌面紧贴皮肤，腕关节平直，以肩关节为支点，上臂做主动运动，使手掌掌面在体表做直线往返的摩擦运动。频率为每分钟100～120次，多用于胸胁及腹部。（图15-5）

（2）大鱼际擦法：术者以大鱼际着力贴于体表，腕关节平直，以肩关节为支点，上臂做主动运动，使大鱼际在体表做直线往返的摩擦运动。频率为每分钟100～120次，多用于胸腹、腰背和四肢部。（图15-6）

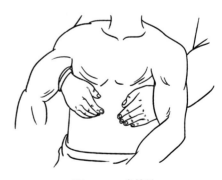

图 15-5　掌擦法

（3）小鱼际擦法：术者以小鱼际着力贴于体表，立掌，腕关节平直，以肩关节为支点，上臂做主动运动，使小鱼际在体表做直线往返的摩擦运动。频率为每分钟100～120次，多用于肩背腰臀及下肢部。（图15-7）

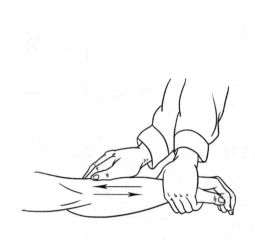

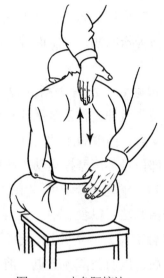

图15-6　大鱼际擦法　　　　　　　图15-7　小鱼际擦法

擦法运行路线宜直、长。直线往返，不可歪斜。擦法操作时向下的压力要保持均匀，以摩擦时不使皮肤起皱褶为度。动作频率也应均匀。术者在操作时呼吸要自然，不能进气。擦法操作时，多在施术部位涂些润滑剂（如冬青膏、麻油之类），既可保护皮肤，又有利于热量深透到体内。

6. 推法

用指掌或其他部位着力于人体一定部位或穴位上，做单方向直线或弧线的移动，称为推法。可分为平推法、直推法、旋推法、分推法、合推法等。

（1）拇指平推法：术者用拇指面着力紧贴体表，其余四指分开助力，肘关节屈伸带动拇指按经络循行或肌纤维平行方向做单方向沉缓推动，连续操作5～15遍。

（2）掌推法：术者用手掌按于体表，以掌根部（或全掌）为着力点，肘关节屈伸带动手掌向一定方向沉缓推动，连续操作5～15遍。（图15-8）

（3）肘推法：术者屈肘，以肘尖（尺骨鹰嘴）部着力于一定部位，沿肌纤维走行方向做直线缓慢推动。（图15-9）

推法操作时候需用一定的压力，且用力要平稳，推进速度要缓慢，要沿直线做单方向运动。

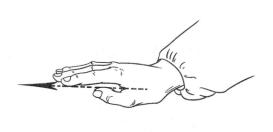

图 15-8　掌推法

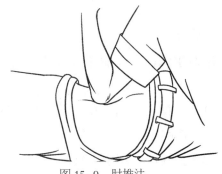

图 15-9　肘推法

7.抹法

以拇指罗纹面贴紧皮肤，沿上下、左右或弧形路径往返推动，称为抹法。分为指抹法和掌抹法两种。（图 15-10）

（1）指抹法：术者用单手或双手拇指罗纹面着力于体表，其余四指扶持助力，拇指略用力，缓慢地做上下、左右或直线或弧线的往返移动。

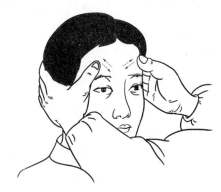

图 15-10　抹法

（2）掌抹法：术者用单手或双手掌面着力于体表，腕关节放松，前臂与上臂协调用力，带动手掌掌面在体表做上下、左右或直线或弧线的往返移动。

抹法操作时，拇指罗纹面或手掌掌面应贴紧体表。抹法用力要均匀，动作要和缓，做到轻而不浮，重而不滞。

8.扫散法

用拇指桡侧和食、中、无名、小指指端在患者颞部沿少阳经自前向后，做来回推擦运动，称为扫散法。是内功推拿流派的主要手法之一。

术者沉肩、垂肘、肘关节屈曲 90°～120°，腕关节放松，一手扶患者头部，一手拇指桡侧面及其余四指指端同时贴于头颞侧部，以肘关节为支点，前臂做主动摆动，带动腕关节摆动，使着力手指向耳后沿少阳经循行路线做快速来回抹动。频率为每分钟 250 次左右。

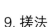

9. 搓法

用双手掌面夹住躯干或肢体一定部位，相对用力交替或往返快速搓动，称为搓法。

（1）搓揉法：用于肩关节。患者取坐位，肩臂放松，自然下垂，术者站于其侧，上身略前倾，双手掌分别夹其肩前后部，相对用力快速搓揉。

（2）搓转法：用于上肢。患者取坐位，肩臂放松，自然下垂，术者站于其侧，上身略前倾，双手掌夹其上肢，自上而下沿上肢移动至腕部，3～5遍。（图15-11）

（3）搓摩法：用于胁肋部。患者坐位，两臂略外展，术者站其身后，以两掌分别夹其两胁肋，自腋下搓摩至腰部数遍。

搓法操作时肘微屈于面前，紧夹住治疗部位做上下搓动，肘关节内角屈成150°～160°。腕关节放松，动作要灵活，两掌协调用力，搓动要快速均匀，移动要缓慢。施力深沉，紧贴治疗部位，动作连续。

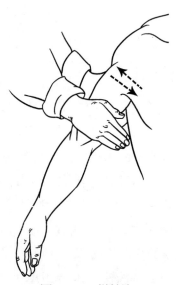

图15-11　搓转法

10. 振法

用手指或掌面按压在人体一定的穴位或部位上，做连续不断的快速振动，称为振法，也称振颤法。分为指振法和掌振法。（图15-12）

患者取坐位或卧位，术者用单手或双手指端或手掌面着力于治疗部位，意念集中于指端或手掌心。前臂和手部的肌肉强烈地做静止性用力，使手臂发出快速而强烈的震颤，并使之通过指端或手掌心传递到机体，在治疗部位内产生舒松和温热感。动作要连贯、持续，频率要快，每分钟要求

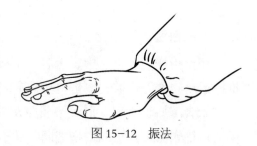

图15-12　振法

300～400次。施术时除前臂和手部肌肉静止性用力外，其他部位均要放松。施术中不可过分用力向下按压，不可屏气。振法需经过较长时间的锻炼，少林内功的练习可有效提高振法的质量。

11. 抖法

以双手或单手握住患肢远端，做小幅度的上下或左右的连续抖动，称为抖法。（图 15-13）

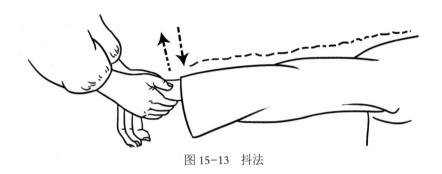

图 15-13　抖法

术者用手握住上肢或下肢的远端（腕部或踝部），将被抖动的肢体抬高一定的角度（上肢在坐位下外展约 60°，下肢在仰卧位下抬离床面约 30°），稍用力牵引状态下，做小幅度的、连续的上下抖动，使患者肢体的软组织产生颤动并传达到肢体近端。

患者被抖动肢体要自然伸直放松，术者呼吸自然，不可屏气。抖动的幅度要小，频率要快。需将患者肢体略微牵拉，使其伸直。术者以前臂的轻微屈伸带动腕关节运动。

12. 按法

用拇指指面或掌面按压一定的部位或穴位，逐渐用力深压，按而留之，称为按法。指面着力的称指按法，用掌着力的称掌按法。

（1）指按法：拇指伸直，用拇指指端或罗纹面按压体表经络穴位上，其余四指张开，扶持在旁相应位置上以助力，单手指力不足时可用另一手拇指重叠按压其上，使拇指指面用力向下按压。（图 15-14）

（2）掌按法：用掌根、鱼际或全掌着力按压体表，单手力量不足时，可用双手掌重叠按压。（图 15-15）

按压方向要垂直，用力要由轻到重，稳而持续，使刺激充分透达到机体组织的深部，然后逐渐减轻压力，遵循轻—重—轻的原则。切忌用迅猛的爆发力，以免产生不良反应。

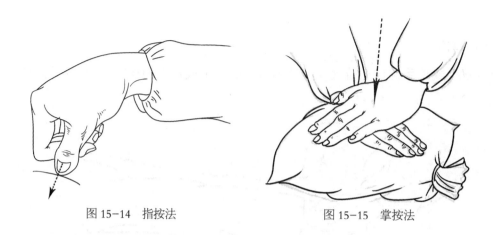

图 15-14 指按法   图 15-15 掌按法

13. 压法

用拇指面、掌面或肘关节鹰嘴突起部着力于体表特定的穴位或部位上，持续用力下按，称为压法。

术者用拇指罗纹面、手掌或屈肘以肘部前臂上段垂直向下按压体表，按压时也可在体表上逐渐滑动。肘部前臂上段按压又称为肘压法（图 15-16）。

14. 点法

用拇指指端屈指第二节关节（拇、食、中指）突起部按压一定部位，并深压揉动，称为点法。（图 15-17）

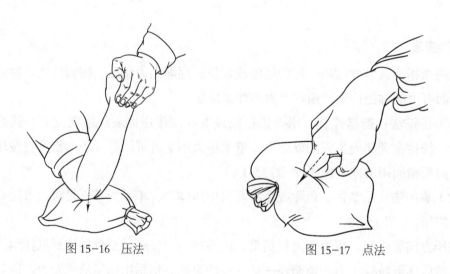

图 15-16 压法   图 15-17 点法

（1）拇指端点法：手握空拳，拇指伸直并紧靠食指中节，用拇指指端点按治疗部位，逐渐垂直用力下压。

（2）屈指点法：术者屈拇指、食指或中指以突起部位（食、中指第 1 指间关节突起部）点按体表的治疗部位，逐渐垂直用力按压。

点压方向要垂直于治疗部位。用力由轻到重，平衡而持续，力量逐渐增加。

15. 捏法

用拇指和其他手指对称用力，挤压施术部位，称为捏法。用于脊柱的捏法称为"捏脊"，多用于小儿推拿。（图 15-18）

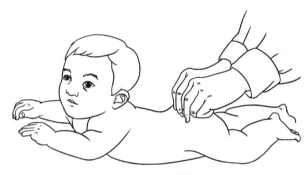

图 15-18　捏法

用拇指与食、中指指面或拇指与其余四指指面夹住施术部位，相对用力挤压，随即放松，重复上述动作并循序移动。

拇指与其余手指用力要对称，均匀柔和，动作连贯，富有节奏。

16. 拿法

用拇指与其他四指相对用力，提捏肢体肌筋，称为拿法。（图 15-19）

术者腕关节放松，以拇指与食、中指或其余手指的罗纹面相对用力夹紧治疗部位，将肌筋提起，并做轻重交替而连续的一紧一松的捏提和捏揉动作。肩、肘、腕关节放松，动作灵活而柔和。手掌空虚，手指伸直，以平坦的指腹着力捏住治疗部位，用力提捏皮肤及皮下软组织。蓄劲于内，贯注于指，做连续性的一松一紧活动。用力缓慢柔和而均匀，由轻到重，再由重到轻，揉捏

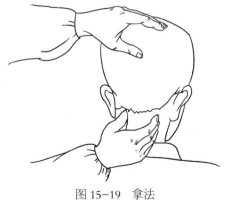

图 15-19　拿法

动作连贯。操作时应避免手指的指间间关节屈曲，形成指端、爪甲抠掐的动作。

17. 捻法

用拇指和食指指面相对夹住施术部位，做对称的揉捏捻动，称为捻法。（图 15-20）

术者用拇指的罗纹面及食指桡侧面相对用力，夹住治疗部位，拇指与食指稍用力做较快速的揉捏捻动，如捻线状。

捻法要动作连贯灵活，柔和有力。捻动的速度稍快，在施术部位上的移动速度宜慢。

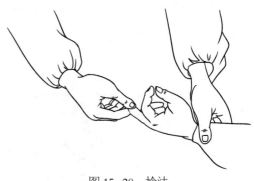

图 15-20　捻法

18. 拨法

以拇指指腹深按于施术部位，做与筋腱、肌肉等组织走行相垂直的来回拨动，称为拨法，又称"弹拨法"。

拇指伸直，以拇指指端或罗纹面着力，其余四指置于相应的位置以助力，拇指于筋肉一侧深按至有酸胀感后，再做与肌纤维或筋腱走行方向垂直的来回拨动，如拨动琴弦样。单手指力不足时，可双手拇指叠加操作。拨法操作时，拇指不能和体表皮肤有相对摩擦移动，应带动皮下肌纤维或筋腱韧带一起拨动。拨法刺激较强，操作后宜用轻柔的揉摩法以舒缓气血。

19. 拍法

用虚掌在体表有节律地拍打，称为拍法。（图 15-21）

术者五指并拢，掌指关节微屈，掌心凹陷呈虚掌，有节奏地拍打治疗部位。击打频率为每分钟 100～120 次。拍法操作时，肩关节宜松沉，腕关节放松，击打要轻快而平稳，手掌着实后即抬起，动作富有节律，拍打次数以皮肤出现微红充血为度。可单手或双手操作，双手操作时两手应交替进行。手掌

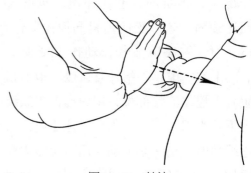

图 15-21　拍法

落在体表上应平实，不能在体表有拖抽动作。

20. 击法

用掌根、掌侧小鱼际、拳背、指尖或桑枝棒等有节奏地击打治疗部位，称为击法。分掌根击法、侧击法、拳击法、指尖击法。

（1）掌根击法：手指自然伸展，腕关节略背伸，以掌根部击打体表。（图 15-22）

（2）侧击法：手指自然伸直，腕关节略背伸，以双手手掌小鱼际部交替击打体表。（图 15-23）

（3）拳击法：术者手握拳，腕关节平直，以拳背平击体表，一般每次击打3～5下。（图 15-24）

（4）指尖击法：以手之五指指端合拢呈梅花状或散开呈爪状轻快敲击治疗部位。（图 15-25）

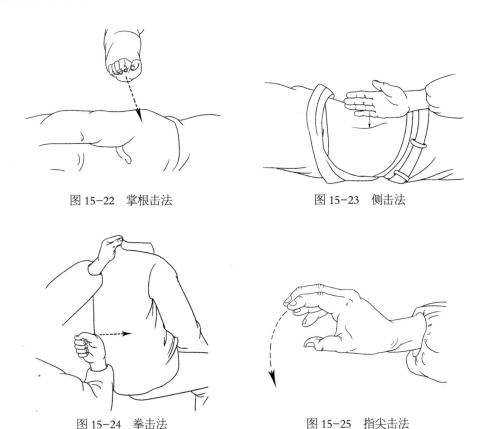

图 15-22　掌根击法　　　　　　　　　图 15-23　侧击法

图 15-24　拳击法　　　　　　　　　图 15-25　指尖击法

击法用劲要快速而短暂，垂直叩击体表，频率均匀有节奏。掌根击法以掌根为着力点，运用前臂的力量击打，手臂挥动的幅度可较大，一般每次击打3～5下。

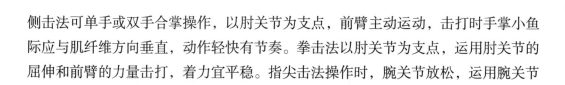

侧击法可单手或双手合掌操作，以肘关节为支点，前臂主动运动，击打时手掌小鱼际应与肌纤维方向垂直，动作轻快有节奏。拳击法以肘关节为支点，运用肘关节的屈伸和前臂的力量击打，着力宜平稳。指尖击法操作时，腕关节放松，运用腕关节的小幅度屈伸，以指端轻击体表，频率快如雨点落下。

21. 弹法

用中指指腹紧压食指背侧，用力快速弹出，连续弹击某一部位或穴位，称为弹法。（图 15-26）

将食指屈曲，以中指罗纹面紧压食指背侧，然后迅速弹出，击打患处，频率为每分钟 120 ~ 160 次。操作要均匀连续，刺激强度以不引起疼痛为度。

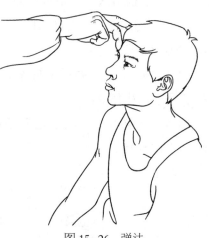

图 15-26　弹法

22. 摇法

在关节或半关节的生理活动范围内做关节或半关节被动运动的手法，称为摇法。摇法是推拿常用手法之一，用于不同部位的摇法有不同的操作方法。

（1）颈部摇法：患者坐位，颈项放松。术者站于侧方，用一手扶住其头后项部，另一手托住下颏，双手以相反方向缓缓地使头做顺逆时针的摇转，各数次。（图 15-27）

（2）肩部摇法：患者坐位。有 2 种操作方式。

①托肘摇肩法：患者肩部放松，屈肘，术者站于侧方，取弓步势，上身略前屈，用一手扶住患者肩胛骨上部，使其固定，另一手托起患肢肘部，做顺时针或逆时针方向运转各数次。（图 15-28）

②大幅度摇肩法：患者上肢自然下垂，术者站于侧方，取丁字步，用一手握住患者腕部，另一手以掌背抵住患者的前臂部，将其上肢上举至160°时，医者将掌背反转用手握住其腕部，而原握住患者腕部的手向下滑移，扶按肩部，此时略作停顿，两手协调用力（按于肩部之手略向前下按压，握腕之手略上提，使肩关节伸展），然后使患肢向后做大幅度运转。反方向环转时，则动作相反。（图 15-29）

（3）肘部摇法：患者坐位或仰卧位，术者一手握患肢肘部，另一手握患肢腕部，做肘关节的环转摇动，顺逆时针各数次。

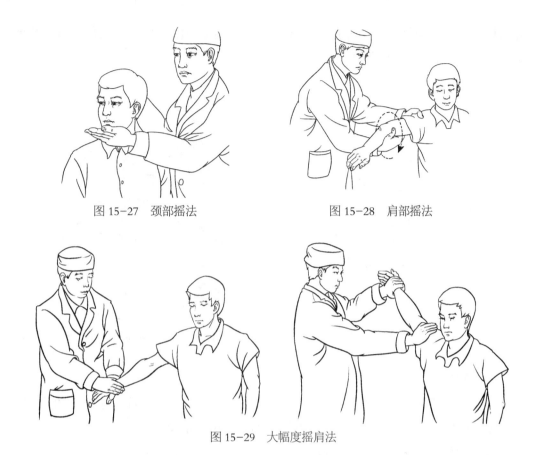

图 15-27　颈部摇法　　　　　　　　图 15-28　肩部摇法

图 15-29　大幅度摇肩法

（4）腕部摇法：术者一手握患肢腕关节上端，另一手握其手掌部，在轻轻拔伸腕关节的基础上，做腕关节的环转摇动，顺逆时针各数次。

（5）腰部摇法：患者仰卧位，屈膝屈髋，术者一手按于两膝部并使之合拢，另一手托起两小腿下端或握两踝部，然后做双下肢环转摇动，带动腰部运动，顺逆时针各数次。

（6）髋部摇法：患者仰卧，患肢屈膝屈髋，健侧下肢伸直，术者站于侧方，用一手扶其膝部，另一手托住足跟，两手协同使其髋关节屈曲 90°，然后两手协调用力，使髋关节做环转运动，顺逆时针各数次。

（7）膝部摇法：患者仰卧，患肢屈膝屈髋，术者一手扶膝部上方固定，另一手握起足踝部环转摇动膝关节，顺逆时针各数次。可边摇边缓慢将膝关节伸直。（图 15-30）

（8）踝部摇法：患者仰卧，患肢自然伸直，医者位于其足后方，用一手握住小腿下端，另一手握住其足背前部环转摇动踝关节，顺逆时针各数次。（图 15-31）

摇法动作要缓和，用力要稳，转动速度宜缓慢均匀。摇转的幅度宜由小渐大，

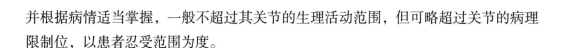

并根据病情适当掌握，一般不超过其关节的生理活动范围，但可略超过关节的病理限制位，以患者忍受范围为度。

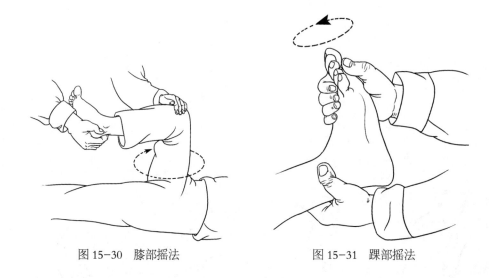

图 15-30　膝部摇法　　　　　　　　　　图 15-31　踝部摇法

23.拔伸法

固定肢体或关节的一端，持续用力牵拉肢体或关节的另一端，使关节的间隙拉开，称为拔伸法，又称"牵引法"。可用于不同的关节部位。

（1）颈部拔伸法：分为掌指托拔伸法、肘托拔伸法和仰卧位拔伸法。

①掌指托颈拔伸法：患者取坐位，术者站其身后，双手拇指抵住患者枕骨后方（风池穴），其余四指及手掌托住其下颌骨处，两前臂分置患者肩部。手臂协调用力，双手上托头颈，前臂下压肩部，缓慢向上拔伸颈部。

②肘部托颈拔伸法：患者取坐位，头部略前倾，术者站其侧后方，一手从患者颈前绕过，用肘弯部托住其下颏部，另一手虎口张开托住其枕部，然后两手同时沿颈椎纵轴向上缓慢做颈部拔伸。

③仰卧位拔伸法：患者取仰卧位，术者坐方凳于其头前端，一手置头颈下扶托枕后部，另一手掌托下颏部，两手协调用力，沿颈椎纵轴方向拔伸。

（2）肩部拔伸法：肩部拔伸法有 2 种操作方式。

①上举拔伸法：患者坐于低凳上，患肢放松，术者站其侧后方，双手握其腕部，缓慢上举至最大限度，然后沿上肢纵轴持续牵引，拔伸肩部。（图 15-32）

②外展拔伸法：患者取坐位，患肢放松，外展 45°～60°，助手立其健侧，双手从腋下抱住患者躯干以固定，术者站其患侧，双手握腕逐渐用力沿上肢纵轴牵拉。

（3）肘部拔伸法：患者取坐位，术者一手固定患肢肘关节近端（或用助手固定），另一手握其前臂远端，两手对抗用力拔伸肘关节。

（4）腕部拔伸法：患者取坐位，术者一手握患肢腕部近端，另一手握其指掌部，对抗用力拔伸腕部。（图 15-33）

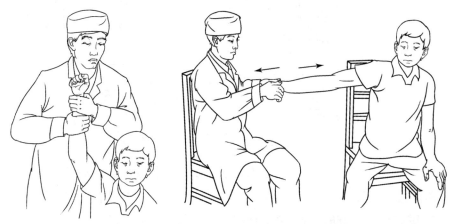

图 15-32　上举拔伸法　　　　　　　　图 15-33　腕部拔伸法

（5）手指拔伸法：术者一手握患指腕部，另一手食、中指屈曲，以食、中指中节夹住患指，对抗用力拔伸。

（6）腰部拔伸法：患者取俯卧位，助手立于床头前，双手抓住其腋下，以固定其身体（或患者双手用力抓住床头），术者站其足后方，双手分别握其两踝，逐渐用力向后持续牵拉。

（7）髋部拔伸法：患者仰卧位，术者立其患侧，助手用双手按其髂前上棘以固定，患肢屈膝屈髋，术者一手扶患膝，另一上肢屈肘以前臂托其腘窝部，同时用胸胁部抵压其小腿，两手臂及躯体协调用力，沿大腿纵轴向上拔伸患者髋关节。

（8）膝部拔伸法：患者俯卧位，患肢屈膝 90°，术者站于患侧，以一侧膝部跪按于患肢大腿后侧下端，双手握其踝部，沿小腿纵轴向上拔伸膝关节。

（9）踝部拔伸法：患者仰卧位，术者一手托握患足跟部，另一手握跖趾部，沿胫骨纵轴牵拉踝部。

拔伸法动作要平稳柔和，力量由小渐大，牵拉到一定程度后，应维持稳定的牵拉力一段时间。掌握好拔伸的角度，牵拉方向应顺应肢体的纵轴线。忌用突发性暴力和违背关节生理活动方向的操作。

24. 背法

将患者背起后对腰椎进行牵引和振动的方法，称为背法。（图 15-34）

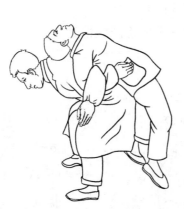
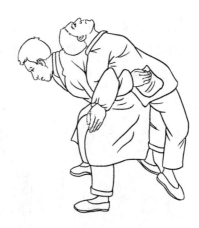

图 15-34　背法

　　术者与患者背靠背站立，用双肘挽住患者的肘弯部，然后弯腰、屈膝、挺臀，将患者背起，使其双脚离地，略使患者身体下滑，使术者臀部对准患者腰骶部。然后术者用臀部左右摆动，待患者肌肉松弛后，做一突发性伸膝、屈髋、挺臀的动作。

　　患者应全身放松，呼吸自然，被术者背起后，头后仰，整个身体靠于术者背部，利用下半身的重量牵伸腰椎。

　　25. 扳法

　　双手向相反方向或同一方向用力扳动关节，使病变关节产生伸展、屈曲或旋转等形式运动的手法，称为扳法。扳法应用于颈、腰及四肢不同部位时，其操作方法各不相同。

　　（1）颈部扳法：颈椎扳法常用 2 种操作方式。

　　①颈部斜扳法：患者取坐位，颈微前屈或中立位，颈项部肌肉放松。术者站于其侧方，一手扶住其头顶，另一手托住下颏，使头做向左或向右旋转，在旋转受限侧感到弹性限制时（有阻力感），略停顿，随即再做一有控制的、小幅度的、迅速而轻巧的扳动，常可听到"咔嗒"复位声响。（图 15-35）

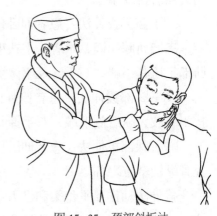

图 15-35　颈部斜扳法

　　②颈椎旋转定位扳法：患者取坐位，颈椎前屈 15°～30°，以向左旋转扳动为例，术者站于其左侧后方，以右手拇指面顶按患椎棘突或横突旁，左手托起下颏，使患者头部在维持固定前屈角度下慢慢向左旋转，至感到有弹性阻力时，略作停

顿，随即向旋转方向做一有控制的、小幅度的、迅速而轻巧的扳动，在扳动的同时，顶按棘突的拇指协调用力向对侧推压，关节整复成功时，常可听到"咔嗒"声响，有时虽无关节复位的"咔嗒"声响，但拇指下可有棘突的"跳动"感。

（2）胸椎扳法：胸椎扳法常用2种操作方式。

①胸椎对抗复位法：患者坐位，双手十指交叉相扣，抱于枕部，术者站其背后，以一足踏于患者座椅，膝部抵住患处胸椎棘突，两手经患者腋下，从前臂和上臂之间穿过，扣握住其前臂下段，术者双手下压患者前臂，两前臂用力上抬，使患者颈椎略前屈，同时将脊柱向上后牵引，略停片刻，术者双手、两臂协同用力，做一有控制的、小幅度的、迅速而轻巧扳动，同时膝部突然前顶，常可闻及关节复位的"咔嗒"声响。
（图15-36）

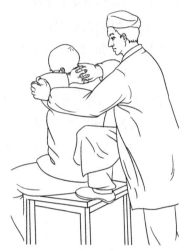

图15-36　胸椎对抗复位法

②胸椎按压复位法：患者俯卧位，术者将双臂交叉，以掌根豌豆骨分置于患椎左右横突上下，令患者深呼吸，待呼吸协调后，于其吸气末适时用肘关节发力，做一有控制的、突发的顿挫按压，常可闻及关节复位的"咔嗒"声响。

（3）腰部扳法：腰椎扳法常用的有3种操作方式。

①腰椎斜扳法：患者侧卧位，健侧下肢在下自然伸直，患肢在上，膝髋关节屈曲，踝关节置于健侧下肢腘窝处。术者面对患者，两肘部（前臂上段）分别置于患者的肩前部及臀部，以相反方向缓缓用力，使腰部扭转到有弹性阻力时，再做一有控制的、小幅度的、迅速的扳动，常可听到"咔嗒"复位声响。（图15-37）

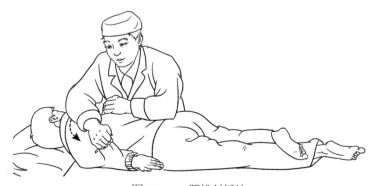

图15-37　腰椎斜扳法

②腰椎旋转定位扳法：以右侧旋扳为例。患者坐位，腰部放松，助手站在患者侧前方，双手固定住患者膝部，术者坐于患者侧后方，用左手的拇指按住偏歪的棘突，右手从患者右腋下穿过扣按其项后部，然后右手掌下压，令患者缓慢前屈，至拇指下感到棘突间隙分开时，维持此前屈角度，右手臂缓慢用力，以患椎棘突为支点，向右侧做脊柱侧屈，然后右旋至弹性限制位，略停顿，术者右手掌下压，肘部用力上抬，同时拇指向对侧推顶棘突，做一有控制的、小幅度的、迅速的扳动，常能听到"咔嗒"复位声响，拇指下也有棘突的跳动感。单人操作时，可令患者骑坐于治疗床头，固定骨盆及下肢。（图 15-38）

③腰部后伸扳法：患者俯卧位，医者站于侧方，用一手按压其腰部，另一手将患侧下肢或双下肢托起至限制位，两手协调相对用力使腰椎后伸，做一有控制的、小幅度的、迅速的向后扳动。（图 15-39）

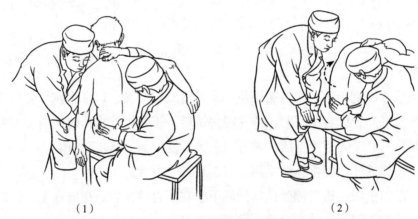

（1）   （2）

图 15-38　腰椎旋转定位扳法

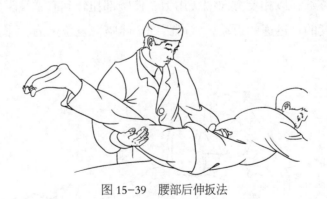

图 15-39　腰部后伸扳法

（4）肩部扳法：肩部扳法按肩关节的运动分为上举、内收、后伸、外展四个方向。

　　①肩上举扳法：患者取坐位，两臂自然下垂，术者立于其后方，以身体固定患者躯干，以一手握住患肢前臂下段自前屈位缓缓上举，至120°～140°时，以另一手握其前臂近腕关节处，两手协调用力，向上逐渐牵引，至有阻力时，做一有控制的、小幅度的、迅速的向上扳拉，随即放松，可重复操作3～5次。（图15-40）

　　②肩内收扳法：患者坐位，将患肢屈肘放于胸前，术者站在患者后面紧靠其背，稳定身体，用自己与患肩同侧的手扶住患肩以固定，另一手托住患肢肘部内收至有阻力时，做一有控制的、小幅度的、迅速的内收扳动，随即放松，可重复操作3～5次。（图15-41）

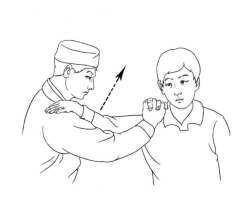
图15-40　肩上举扳法

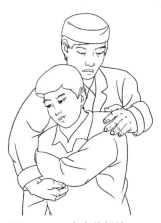
图15-41　肩内收扳法

　　③肩后伸（内旋）扳法：患者坐位，患肢自然下垂。术者站在其侧后方，一手扶住患肩以固定，另一手握住其腕部使上肢后伸并屈肘，手背贴于背部，上拉至有阻力时，再做一突发性、有控制的、小幅度向上拉动，随即放松，可重复操作3～5次。

　　④肩外展扳法：患者坐位，术者略半蹲位站于其患肩的侧方，患者上肢伸直外展，术者一手前臂经患者上臂下，穿过腋窝，经患肩前方同另一手交叉相扣于肩上，按住患肩，以患肩为支点，缓慢立起，同时轻轻摇晃患者上臂，将患肢外展至有阻力时，做一有控制的、小幅度的、迅速的外展扳动，随即放松，可重复操作3～5次。

　　（5）肘部扳法：患者取仰卧，术者一手握住其上臂下端，另一手握住其前臂下端，反复伸屈肘关节，至疼痛限制位时，做一突发性、有控制的、小幅度或屈或伸扳动。

　　（6）腕部扳法：术者一手握住患者前臂下端固定，一手握住手掌拔伸，在此基

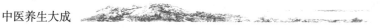

础上，屈伸或侧屈腕关节至疼痛限制位，做一突发性、有控制的、小幅度或伸或屈或侧屈的扳动。

（7）骶髂关节扳法：骶髂关节扳法常用的2种操作方式。

①骶髂关节后伸扳法：患者俯卧位，术者站于健侧，一手掌根按住髂后上棘，另一手托住患侧大腿下端前方，令患侧膝关节屈曲，然后将患侧下肢后伸至弹性限制位，配合患者咳嗽，待肌肉松弛时，做一突发有控制的后伸扳动，扩大下肢后伸幅度3°～5°，同时按髂后上棘的手做一短促的向下按压。

②骶髂关节斜扳法：患者健侧卧位，患侧在上，健侧下肢伸直，略屈髋，患侧下肢屈膝屈髋。术者一手推肩部，使上半身躯干向后旋转，另一手按患者膝部外侧令腰骶向前旋转，当脊柱扭转至弹性限制位后，两手协调用力，做一有控制的、小幅度的、迅速扳动。

（8）膝关节扳法：膝关节扳法常用的2种操作方式。

①伸膝扳法：患者取仰卧位，术者站其侧方，一手扶按患肢膝上方，另一手置于患肢小腿下段后侧，两手相对协调用力，伸膝至有阻力时，做一有控制的、小幅度的、迅速扳动。

②屈膝扳法：患者取俯卧位，术者站其侧方，一手按股后部固定大腿，另一手握患肢踝部，使患肢膝关节屈曲至有阻力时，做一有控制的、小幅度的、迅速扳动。

（9）踝部扳法：患者仰卧，医者用一手托住其足跟，另一手握住跖趾部，两手协调用力，将踝关节屈伸或内、外翻至疼痛限制位，做一突发性、有控制的、小幅度或屈或伸或内外翻扳动。

扳法是一个有控制有限度的被动运动，应顺应关节的生理活动，分阶段进行，即先使关节极度伸展或旋转，在此基础上，再做一个突发性的、稍增大幅度的、有控制的扳动。扳法的发力动作宜轻巧、干脆利落，用力要短暂、迅速，发力要快，时机要准，力度适当，收力及时。扳法的力量应控制恰当，切忌突发暴力扳动。扳动的幅度要根据关节的生理活动范围及病理状况适当掌握，不得超越关节运动的生理功能范围。不强求关节的弹跳声。在颈椎和腰椎应用扳法时，可闻及响声。但由于疾病性质不同，在实际操作中若不能获得这种响声，不要勉强从事，应掌握"到位即有效"的原则，切忌追求关节复位弹响声，以免因使用暴力蛮力，造成不必要的扭伤，带来不良后果。

严格掌握各种扳法的禁忌证，对于有关节骨折、脱位、肿瘤等禁忌存在者，严禁使用扳法。

26. 按揉法

由按法和揉法叠加复合而成的推拿手法，称为按揉法。分为指按揉法和掌按揉法两种。

（1）指按揉法：用单手或双手拇指罗纹面着力，其余手指置于相应的位置以助力，腕关节微悬屈，拇指和前臂主动施力，做有节律的按压揉动。

（2）掌按揉法：以一掌根部着力，其余手指自然伸直，前臂主动摆动，进行有节律的按压揉动。叠掌按揉可增加刺激量，操作时以肩关节为支点，上肢施力，带动手掌做有节律的按压揉动。

27. 拿揉法

在做拿法的同时增加揉动，称为拿揉法。

操作方法同拿法相似，在拿法的基础上增加拇指与其他手指的旋转揉动。拿揉法以拿法为主，揉法为辅。可边拿揉边沿肢体移动，移动的速度不宜过快。

28. 推摩法

在拇指做一指禅推法的同时，其余手指做指摩法的复式手法，称为推摩法。是一指禅推法的衍变手法，常用于胸腹及背部。

以拇指端偏峰侧着力，前臂摆动做一指禅推法，其余四指伸直并拢以指面做摩法。沉肩、垂肘的要领同一指禅推法，悬腕的幅度减小，腕关节微屈，拇指着实，其余四指以指面着力，做指摩法。

29. 运法

用拇指螺纹面或中指螺纹面，由此穴向彼穴或在穴周做弧形或环形推动。因常用指进行推动，故又称指运法，是小儿推拿常用手法。

做运推法时，宜轻不宜重，是指端在皮表进行，不带动皮下组织。运法宜缓不宜急，约每分钟 80～120 次。（图 15-42）

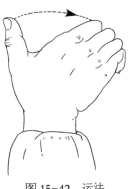

图 15-42　运法

30. 掐法

用拇指指甲或拇、食指指甲按刺穴位，称掐

法。（图 15-43）

手握空拳，拇指伸直，紧贴于食指桡侧缘。用拇指甲垂直用力按压重侧，不得用指抠而掐破皮肤。掐法是强刺激手法之一，常用于点穴操作，为"以指代针"之法，主要用于开窍镇惊息风，治疗惊风抽搐。

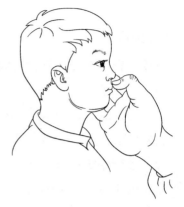

图 15-43　掐

31. 黄蜂入洞

用食、中两指指端在两鼻孔下缘揉动。为小儿推拿复式手法。一般操作 50～100 次。功能开肺窍、通鼻息、发汗解表。临床常用于外感风寒的发热无汗及急慢性鼻炎的鼻塞、呼吸不畅等症状。（图 15-44）

32. 按弦走搓摩

医者在小儿身后，用双掌在儿两腋下胁肋处，自上而下搓摩，又称按弦搓摩，为小儿推拿复式手法。次数为 50～100 次。本法有顺气化痰功效。（图 15-45）

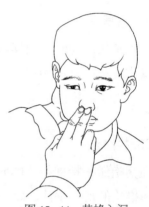

图 15-44　黄蜂入洞

33. 水底捞明月

医者左手拿患儿四指，掌心向上，医者右手滴凉水于患儿内劳宫处，用中指端蘸水由小指根推运，经掌小横纹、坎宫至内劳宫，边推运边吹凉气。为小儿推拿复式手法。一般 50～100 次。此法大寒大凉，功能清热凉血，宁心除烦，临床上主治高热大热。（图 15-46）

34. 打过天河

运内劳后用右手食、中二指指面蘸凉水，由总筋穴起，弹打至洪池（曲泽穴），边弹边打吹凉气，称打过天河，又称打马过河。为小儿推拿复式手法。一般为 10～20 次。性凉大寒，主治一切实热证。（图 15-47）

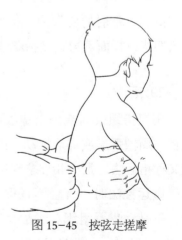

图 15-45　按弦走搓摩

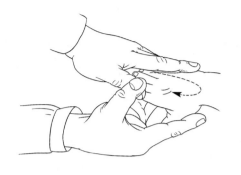

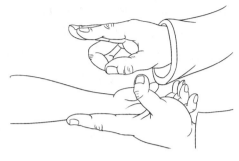

图 15-46　水底捞明月　　　　　　　　　图 15-47　打过天河

（二）推拿治疗的基本原则

手法在应用中，要发挥更好的作用，必须贯彻辨证论治的精神。不同病证施行不同的手法。人有老少，体有强弱，证有虚实，治疗部位有大有小，肌肉有厚有薄，因此，手法的选择和力量的运用都必须与之相适应，过之和不及，都会影响治疗的效果。如果盲目施术，手法生硬，使患者不易接受，必然会直接影响治疗效果，甚至还可产生其他副作用。因此，必须善于从复杂多变的疾病现象中，抓住病变的本质，治病求本；根据邪正斗争所产生的虚实变化，扶正祛邪；按阴阳失调的病理变化，调整阴阳；按脏腑、气血失调的病机，调整脏腑功能，调理气血关系；按发病的不同的时间、地点和不同的患者，因时、因地、因人制宜。

1. 治病求本

治病求本，就是寻找疾病的根本原因，并针对根本原因进行治疗。这是推拿辨证论治的一个基本原则。任何疾病的发生发展，总是通过若干症状显示出来的，而疾病的症状只是现象，并不实时反映疾病的本质，有些甚或是假象，只有透过症状表现，进行深入的综合分析，才能探求疾病的本质，找出病之所起，从而确定相应的治疗方法。坐骨神经痛是推拿临床常见病证之一，但它由多种原因引起，如腰椎间盘突出症、梨状肌综合征、骶髂关节炎、盆腔内肿瘤、髋关节炎、臀部外伤、腰椎管狭窄症、腰椎结核、椎管内肿瘤等，推拿治疗时就不能简单以推拿止痛为方法，而应明确诊断，找出疾病发生的真正原因，做到"治病求本"。

正治与反治也是在推拿临床中治病求本的关键。所谓正治，就是通过分析临床证候，辨明寒热虚实，而分别采用"寒者热之""热者寒之""虚则补之""实则泻之""宛陈则除之"等不同治法。正治法是推拿临床最常用的治疗方法，例如漏肩风，它是以肩关节疼痛和功能障碍为主要症状的常见病证，一般认为该病的发生与

气血不足、外感风寒湿邪及外伤劳损有关，一般采用补气生血、祛风除湿及疏经通络等正治方法治疗，从而改善肩关节血液循环，加快渗出物的吸收，促进病变肌腱及韧带的修复，松解粘连。反治法也是推拿临床不可忽视的治疗方法，它是在一些复杂和严重疾病表现出来的某些证候与病变的性质不符而表现假象时使用的方法。常用的有"塞因塞用""通因通用"法，这些方法都是顺从症状表象而治的，不同于一般的治疗方法，故被称为"反治"或"从治"，但因其所从的症候都是假象，所以实质上还是在治病求本的原则下，针对疾病本质施治的方法。如便秘是指大便秘结不通，排便时间延长，或虽有便意但排出困难，大多由胃肠燥热、气机郁结而引发，故推拿治疗时常采用通利的一指禅推法、掌摩法、掌揉法等手法和肠通便。但临床上有一些便秘患者，表现为大便不畅或秘结，便后汗出、气短、面色少华、四肢不温等症状，应采用健脾和胃，调和气血，从而达到通便的目的。同样，因伤食所致的腹泻，不仅不能用止泻的方法来治疗，反而要用消导通下的方法去其积滞而达到止泻的目的。

"治病求本"并不排斥"标本兼治"和"急则治标"，因为在复杂多变的病证中，常有标本主次的不同，因而在治疗上也就有先后缓急之分。推拿临床经常遇到一些急性痛症，如急性腰痛、牙痛、坐骨神经痛等，这些病证中，疼痛往往是处于首位的因素，而这些疼痛又是由于不同原因引起的，但在治疗时，一般不急于治疗引起病证之"本"，而是使用相应的推拿方法先止痛，待病者疼痛明显减轻，再行四诊和综合辨证治其根本。可以看出，治标只是在应急情况下或是为治本创造必要条件时的权宜之计，而治本仍是治病的根本之图，所以本质上仍服从"治病必求其本"。

2.扶正祛邪

疾病发生的过程，就是正气与邪气互相斗争的过程，正胜于邪则病退，邪强于正则病进。推拿治疗疾病，就是使用一系列推拿手法，扶助正气，祛除邪气，改变正邪双方的力量对比，使正气逐渐增强，邪气逐渐减弱，从而引导疾病向有利于健康的方向转化，所以扶正祛邪也是指导推拿临床治疗的一条基本原则。"虚则补之，实则泻之"这一补虚泻实原则是扶正祛邪在推拿治疗中的具体应用。推拿临床运用扶正祛邪时，应细致观察和分析正邪双方相互消长盛衰的情况，决定扶正与祛邪的先后主次，或以扶正为主，或以祛邪为主，或扶正祛邪并举，或是先扶正后祛邪，或是先祛邪后扶正。在扶正祛邪并举时还应遵从扶正而不留邪，祛邪而不伤正的原则。

3. 调整阴阳

人体是一个阴阳平衡系统，当这种平衡遭到破坏时，即阴阳偏盛或阴阳偏衰代替了正常的阴阳消长时，就会发生疾病。调整阴阳，也是推拿临床治疗的基本原则之一。人体功能低下时应使用频率低、压力轻的补法，功能亢进时应使用频率高、压力重的泻法。

4. 调理脏腑功能

人体是一个有机整体，脏与脏、脏与腑、腑与腑之间在生理上是相互协调、相互促进的，在病理上则相互影响。当某一脏腑发生病变时，会影响别的脏腑功能。故在治疗脏腑病变时，不能单纯考虑一个脏腑，而应注意调整各脏腑之间的关系，才能收到较好的治疗效果。

5. 因时、因地、因人制宜

因时、因地、因人制宜，是指治疗疾病时要根据季节、地区以及人体的体质、年龄等不同而制定相应的治疗方法。因时是指根据不同的时令、季节、每天中不同时刻而采取不同的治疗措施。如冬季多寒，易夹湿邪，加之老年人肝肾素亏，故而关节痹痛常犯，推拿治疗时宜用温热手法治之；而夏季暑热，多夹湿邪，易致脾胃壅塞而发病，推拿治疗时宜用祛暑湿利脾胃手法治之。早晨治疗时手法宜轻忌重，避免导致晕厥；晚间人体为适应睡眠状态，开始调整节律，晚间人体为适应睡眠状态，开始调整节律，推拿治疗时则不宜采用兴奋型手法。地理位置的不同，亦能对推拿治疗产生一定的影响，因为不同的地理环境，能导致不同的群体生活习性，而生活习性的不同又能影响机体各系统的功能。如北方多冷，人们通常喜欢辛辣之品，人体为适应寒冷环境不得不进行积极主动运动，导致北方人体格壮硕，推拿治疗时手法宜深重才能起到治疗效果。而南方温暖，气候平和，饮食稍甜，人体代谢不如北方人旺盛，故体形瘦小，推拿治疗时宜用温和手法处之。因人制宜在推拿临床上尤为重要，因为推拿是用外力作用在体表的，这种作用是直接的，所以应考虑到人体的差异，这些人体差异因素主要体现在年龄、性别、职业、体质、既往史、家族史等方面。如对青壮年来说刺激适中的手法操作力量，对于老年患者和儿童则为重刺激手法。对于有恶性出血倾向和结核病家族史的患者，使用推拿手法时则应由小到大逐渐加力，以防造成不良后果。

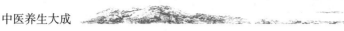

三、功效及作用

推拿是通过手法作用于人体体表的特定部位，以调节机体的生理、病理状况，达到防治疾病的目的。中医学认为推拿通过手法的作用，可以起到调整阴阳、补虚泻实、活血化瘀、舒筋通络、理筋整复的功效。

（一）调整阴阳

《素问·阴阳应象大论》曰："阴阳者，天地之道也，万物之纲纪。"说明人体内部的一切斗争与变化均可以阴阳概括，阴阳失调贯穿一切疾病发生和发展的始终。无论外感病或内伤病，其病理变化的基本规律不外乎阴阳的偏盛或偏衰。推拿就是依靠手法来调节阴阳的偏盛或偏衰，使机体转归于"阴平阳秘"，恢复其正常的生理功能，从而达到治愈疾病的目的。这种阴阳的调节主要是通过经络、气血而起作用的，经络遍布全身，内属脏腑，外络肢节，沟通和联系人体所有的脏腑、器官、孔窍皮毛、筋肉、骨骼等组织，气血在经络中运行，沟通整体，推拿手法作用于局部，在局部通经络、行气血，进而影响脏腑等组织。如对肠蠕动亢进者，在腹部和背部使用适当的手法，可使亢进受到抑制而恢复正常。反之，肠蠕动功能减退者，亦可通过手法促其蠕动。

（二）补虚泻实

人体物质之不足或组织某一功能低下则为虚，邪气有余或组织某一功能亢进则为实，临床实践证明，推拿可通过手法作用于人体某一部位，使人体气血津液，脏腑经络起到相应的变化，补虚泻实，达到治疗的目的。

现代生理研究表明，对某一组织来说，弱刺激能活跃、兴奋其生理功能，强刺激能抑制其生理功能。在临床上，对脾胃虚的患者，治疗时，在脾俞、胃俞、中脘、气海等穴用轻柔的一指禅推法进行较长时间有节律的刺激，可取得较好疗效；胃肠痉挛患者，则在其背部相应的腧穴，用点、按等较强的手法做短时间刺激，痉挛即可缓解。对高血压病的治疗也是如此，由肝阳上亢而致的高血压病，可在桥弓穴用推、按、揉、拿等手法做重刺激，平肝潜阳，从而降低血压；由于痰湿内阻而致的高血压病，则可在腹部及背部脾俞、肾俞用推摩等手法，做较长时间的轻刺激，健脾化湿，从而降低血压。以上例子可以看出，推拿虽不能将物质送入体内，但其本质仍旧是依靠手法在体表进行一定的刺激，促进机体功能或抑制其亢进状态的作用。当然手法的轻重，因各人的体质、接受手法的部位、接受刺激的阈值而异，在临床上则从患者的酸胀感来衡量，产生较强烈的酸胀感的为重手法，轻微的则为轻手法。

（三）活血化瘀

瘀血是因血行失度而使机体某一局部的血液凝聚而形成一种病理产物，而这一产物在机体内又会成为某些疾病的致病因素，推拿可以通过适当的手法消除瘀血。

1. 促进血液流通

推拿手法虽然作用于体外，但手法的压力能传递到血管壁，使血管壁有节律地压瘪、复原，在压瘪时，由于心脏的压力和血管壁的弹性，局部压力急剧增高，快速放松压迫，则血液以瞬时冲击力向远端流去，由于动脉内的压力较高，不易压瘪，而静脉内又有静脉瓣的存在，血液不能逆流，故实际上是驱动微循环内的血液从小动脉流向小静脉。由于血液中物质的交换是在微循环过程中完成的，故推拿对微循环中血液流通的促进意义重大。这是其活血化瘀作用的一个方面。

2. 改善血液流变性

瘀血与血液流变关系密切，血液的黏稠度越高，越不容易流动，血液黏稠度并不是固定不变的，它与血液流动速度有关，血液流速越快，黏稠度越低，流速越慢，黏稠性越高，当流速减低到一定程度时，血液就会聚集、凝固。而推拿通过手法挤压作用，可以提高流速，改善血液的流变。血液成分的改变对血液流变亦会产生一定影响，有研究表明，推拿之后，健康人白细胞总数增加，淋巴细胞比例升高，白细胞的吞噬能力有较大幅度的增强。

3. 降低血流阻力

血流阻力是血液流通的一个重要环节，与小血管管径有密切关系，根据流体力学计算，血管的阻力与管径的四次方成反比，因此，即使血管管径有微小变化，亦可较大幅度地降低血液流通的阻力，推拿手法的直接作用可以松弛血管平滑肌，扩大管径。另外，研究亦表明，通过手法的运用一方面降低交感神经的兴奋性，另一方面促进血液中游离肾上腺素、去甲肾上腺素的分解、排泄，从而促进小动脉管径扩张，而降低血流阻力。

4. 改善心功能

有人选用内关、心俞两穴进行推拿治疗，发现推拿后心率减慢，心肌舒张期延长，血液灌注也随之增多，提高了心肌的氧供，左心室舒张末压降低，左心室收缩功能明显增强。

5. 促进微循环的建立

人体在安静情况下，平均仅有 8% ~ 16% 的毛细血管是开放的。有人对推拿前后进行对比，发现推拿局部毛细血管的开放量增加，据此又进一步进行了动物实验，对家兔跟腱切断再缝合，缝合后行局部推拿治疗，发现推拿局部毛细血管的开放量最高增加到 32%，治疗组跟腱断端有大量小血管生成，形成新的血管网，而对照组动物仅跟腱周围组织中有一些管壁增厚，且塌陷的小血管中还有许多血栓形成，呈瘀血状态。由于有新的血管网建立，推拿组断裂跟腱的修复还较未推拿组快。

（四）舒筋通络

肌肉紧张直至痉挛、局部麻木不仁、疼痛等症状均是软组织损伤和劳损的常见症状。推拿手法具有疏筋通络的功效，可以消除上述症状。

组织损伤后，损伤部位可以发出疼痛刺激，通过人体正常的反射作用，该刺激可以使机体有关组织处于警觉状态，肌肉收缩、紧张直至痉挛是这一状态的表现，其目的是为了减少肢体活动，防止过度运动而牵拉受损处，从而引起疼痛或再损伤。此时如不及时治疗或治疗不彻底，肌肉紧张、痉挛不能得到缓解，痉挛的肌肉压迫穿行于其间的血管，使肌肉的供血量明显减少，而痉挛状态肌肉所需的血量远较松弛状态的肌肉为高，因此，代谢产物大量堆积，引起炎性疼痛，肌肉长期、慢性缺血、缺氧，使损伤组织形成不同程度的结缔组织增生，以至粘连、纤维化或瘢痕化，发出有害刺激，从而加重疼痛和肌肉的紧张、痉挛，形成恶性循环。推拿能打破这一恶性循环，加速损伤组织的修复和恢复。

推拿可通过手法拉长受损的肌肉，使局部组织温度升高，从而消除肌紧张、痉挛。推拿还可起到镇静、镇痛作用，缓解疼痛导致的肌紧张、痉挛，达到舒筋通络的作用。

（五）理筋整复

因各种原因造成的有关组织解剖位置异常的一系列疾病，都可以通过手法外力的直接作用得到纠正，而使筋络顺接，气血运行流畅。基于中医"筋出槽、骨错缝"理论，推拿对关节脱位者，可以通过运动关节类手法使关节回复到正常的解剖位置，如骶髂关节半脱位者，因关节滑膜的嵌顿挤压和局部软组织的牵拉而出现疼痛，可通过斜扳、伸屈髋膝等被动运动，整复解剖位置异常的关节，疼痛亦随之减轻、消失。对软组织错位者，推拿也可以通过手法外力作用使之回复正常。如肌腱滑脱者，在滑脱部位可以摸到条索样隆起，关节活动严重障碍，推拿中可使用弹拨或推扳手法使其回复正常。对关节内软骨板损伤者，常因关节交锁而致使肢体活动困难，推拿可使用适当的手法，解除关节的交锁。总之，推拿可以通过手法的作用进行理筋整复，使各种组织各守其位，经络关节通顺，从而达到治疗作用。

四、适宜人群

推拿是运用多种手法达到防病治病作用，其适用范围广泛，可用于不同年龄人群，通过推拿可以起到防病强身的作用。可以广泛应用于痛证、痹证、外伤和肿胀等局部气机不畅、瘀血阻滞的病证；可应用于各种关节功能障碍、肢体废用萎缩、偏瘫等；也可应用于脏器下垂、高血压病、糖尿病、月经不调等内妇科疾病；手法可以使人舒适愉悦，有助于身心健康，对各种身体和心理疲劳，以及情志不遂的病证有较好的防治效果。因此，推拿可以广泛应用于骨伤、内、外、儿等各科疾病的防治。

内科病证：常见有头痛、失眠、胃脘痛、胃下垂、呃逆、便秘、久泄、支气管哮喘、肺气肿、高血压病、胆绞痛、心绞痛、糖尿病、中风后遗症、风湿性关节炎、阳痿、肥胖症等。

外科病证：胆囊炎、乳痈初期、乳腺增生症、手术后肠粘连、褥疮、面部黄褐斑等。

妇科病证：痛经、闭经、月经不调、子宫下垂、盆腔炎与产后耻骨联合分离症等。

骨伤科病证：由肌肉、关节或神经系统病变所引起的肌肉酸胀、瘫痪、疼痛、麻木、萎缩、关节疼痛或运动障碍等神经系统或骨伤科病证。如各种扭挫伤、慢性劳损、半身不遂、各种神经损伤、椎间盘突出、颈椎病、肩周炎、骨折后遗症以及各种骨质增生性疾患，如颈腰椎骨质增生、跟骨骨刺等。

五官科病证：颞颌关节功能紊乱、声门闭合不全、近视眼、视力疲劳、耳聋耳鸣、慢性咽喉炎与慢性鼻炎等。

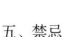

五、禁忌

1. 开放性软组织损伤，禁止在损伤局部进行手法治疗。

2. 各种类型的骨折，其损伤局部禁止使用推拿手法治疗。

3. 出血或有出血倾向的疾病。

4. 由结核菌、化脓菌所引起的运动器官疾病。

5. 危重的脏器疾病及恶性肿瘤患者。

6. 急性传染性疾病，如病毒性肝炎等。

7. 孕妇的下腹部、下腰部以及合谷、三阴交等有特定作用的穴位禁止刺激。

8. 脊髓型颈椎病患者。

9. 严重的高血压病患者。

10. 高热发烧者。

11. 诊断不明确的急性脊柱损伤或伴有脊髓症状者。

12. 皮肤破损、烧伤、烫伤、皮肤病病损部位。

13. 严重的老年性骨质疏松症者。

六、注意事项

推拿操作者不仅要有熟练的手法技能，还要掌握中医基础理论、经络腧穴、现代医学、解剖、生理、病理等基本知识和理论。在推拿操作前，要详细诊察，全面了解患者的病情，明确诊断，排除推拿禁忌证；在操作过程中，首先要选择合理的体位，既要保证有利于推拿手法长时间操作，也要使患者舒适、放松；其次，在操作过程中要随时观察和询问患者的反应，适时调整手法的刺激量，做到"法之所施，使患者不知其苦"。因此，推拿操作需注意以下情况。

1. 较重的急性损伤早期，肿痛严重者一般不宜在局部施以推拿手法治疗，以免加剧局部的内出血，24～72小时后方可在局部进行推拿手法操作。

2. 首次治疗者在治疗后12～24小时局部可能出现皮肤反应，甚至可能有症状一过性加重，2～3天可自行消失，应向患者事先说明，以免引起患者疑虑或紧张。在首次治疗时降低刺激量，以减轻可能的不良反应。

3. 医者接触患者前、后应及时根据规范进行"卫生洗手"。应保持手的温暖，勿带戒指，常修剪指甲，以免损伤患者皮肤。

4.推拿医师态度要和蔼、严肃，谈吐文雅，且富有同情心。对初次接受推拿治疗和精神紧张的患者，应做好解释工作。治疗前应先与患者讲解在手法治疗过程中的注意事项，以及有可能会出现的某些现象或反应，争取患者的信任和配合，消除患者的紧张情绪和不必要的顾虑或疑惑心理。对病情比较严重或神经衰弱者应进行解说和安慰，使患者有恢复健康的信心。

5.在保持推拿诊室清洁安静的环境下，推拿医师还要全神贯注，做到手随意动，功从手出，同时密切观察患者对手法的反应（如面部表情的变化、肌肉的紧张度以及对被动运动的抵抗程度等），询问患者的自我感觉，根据具体情况随时调整手法刺激的方法与强度，以避免增加患者的痛苦和不必要的人为损伤。

6.手法操作要选择适当的体位。对患者而言，宜选择肌肉放松、呼吸自由，能够维持较长时间，又有利于推拿医生手法操作的体位。对术者来说，宜选择一个有利于手法操作、力量发挥的体位，同时也要做到意到、身到、手到，步法随手法相应变化，身体各部能够协调一致。

7.操作者要手法准确。首先，推拿医师应准确掌握每一手法的动作要领，严格按照规范进行操作；其次，在治疗过程中具体运用什么手法，应根据疾病性质、病变部位选择正确的手法，而且应用被动运动类手法，一定要在正常的生理活动范围内和患者能够忍受的情况下进行，最终使手法刺激准确地传导到相应的组织结构和层次，直达病所。

8.左、右两手均能规范、熟练、灵活地操作手法，是专业推拿医师的一项基本功。部分手法则要求推拿医师必须左、右两手相互配合，动作准确、协调，所以左手操作水平的高低直接影响手法技术的发挥。此外，善用左手，便于手法操作，术者左、右两手可交替操作、放松，避免单侧肢体因长时间操作而引起的疲劳不适、慢性劳损等。

9.手法力量要适当。手法操作必须具备一定的力量，达到一定的刺激阈值，才能获得良好的治疗效果。力量太过或不及均会影响疗效，故推拿医师在施用手法时，必须根据患者体质、病证、部位等不同情况灵活增减，施加适当的力量。如新病、急症局部剧痛宜轻柔，久病、痿麻宜深重。力量太过甚或施用蛮力、暴力，有可能加重患者的痛苦或造成医源性损伤，亦不利于推拿医师自身的健康；不及则不会产生良好的治疗作用。

10.手法操作需要有序。手法操作要有一定的顺序，一般自上而下，先左后右，从前到后，由浅入深，循序渐进，并可依具体病情适当调整。局部治疗则按手法操作的主次进行。手法强度的控制要遵循先轻渐重、由重转轻、最后结束手法的原则。

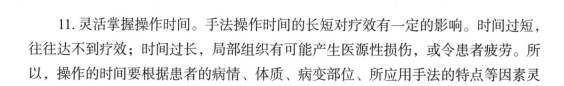

11. 灵活掌握操作时间。手法操作时间的长短对疗效有一定的影响。时间过短，往往达不到疗效；时间过长，局部组织有可能产生医源性损伤，或令患者疲劳。所以，操作的时间要根据患者的病情、体质、病变部位、所应用手法的特点等因素灵活确定。每次治疗一般以 10～20 分钟为宜，对内科、妇科疾病可适当增加。

七、现代研究

（一）推拿手法的规范化研究

推拿从本能动作发展到现在的定式手法，成为一种治疗疾病和养生的规范化治疗手段，是历代推拿医家在不断总结、归纳、提炼和升华中逐步发展起来的。虽然目前对手法有"持久、有力、均匀、柔和、深透"的评价标准总结，但各类手法缺乏客观的衡量标准与规范化的表达，难以对临床医生的规范化操作形成指导。手法的规范化涉及两个方面：一是运动学的特征，包括动作的姿态及关键部位的运动轨迹、频率和幅度等；二是动力学的特征，包括手法施力的大小、方向和作用点等。这两方面联合作用，正确的手法动作才能产生恰当的作用力。推拿是操作者力作用的结果，但推拿作用的对象是人体，因此，推拿手法的操作及改良都必须立足于人体的生物力学、动力学和人体解剖生理结构等特征。因此，目前推拿手法的量化、规范化及标准化研究主要集中于刺激强度、刺激时间、手法频率、手法作用的方向等，其方法主要集中在与推拿有关的力、载荷、位移、能和声响等几个方面。研究的手段从简单的解剖形态学和物理学分析到现代影像学以及复杂的三维有限元分析等，研究手段逐渐多样化。测试手段包括推拿手法测力分析仪、传感器、Ergocheck 检测系统、生物力学材料实验机（MTS）、指压力测量仪和软组织张力测试仪、计算机三维运动分析系统、光弹法、三维有限元模型以及各种分析软件等，如利用笛卡尔坐标系来描述各种推拿手法的作用力情况以及推拿手法的运动学和动力学特征，新型的 Novel 系统可很好地显示手法操作的压力特征，是研究推拿手法较理想的量化依据和测试工具，为推拿手法的直观显示和标准化及量化提供了科学依据。这些研究对进一步理解推拿的作用机理以及改良推拿手法有重要意义。

推拿手法的刺激强度主要取决于手法的力度，也与手法的着力面、受力方式以及操作时间的长短、手法的功力、所治疾病的性质、手法施术部位等手法刺激参数或因素有关。山东中医学院王国才教授等首先设计并研制出 TDL-Ⅰ型推拿手法动态力测定器，为手法的运动生物力学研究提供了必要的手段。1996 年，王国才教授又研制了 FZ-Ⅰ型推拿手法测力分析仪。目前，还研制开发了推拿手法力学信息测录系统、推拿力学信息计算机处理系统、推拿手法测定仪等。

推拿手法测定仪的研制成功使推拿手法从单纯被感知发展到具体可视的不同维度的力学动态波形描述，从而实现了手法操作过程的客观监测和手法质量优劣的客观评价，为探索推拿手法标准化提供了新的研究方法和途径，现已对上海、浙江和山东等地不少推拿名家的手法进行了测试和描记记录，对推拿手法作了初步的较为客观的分析。例如，对丁季峰𢇷法用测试仪记录，其𢇷法曲线特点是手法周期长、频率适中、垂直波振幅高、上升支陡峭、上升角大、波峰尖锐、下降支的回摆波振幅可高达主波（前摆波）的 1/3～1/2。通过记录分析，不仅可以提示被测手法特定形式的动力学参数，而且可以帮助了解产生这种动力形式的手法动作结构，使手法动力学研究从定性向定量化迈进了一大步。此后，建立了推拿力学信息计算机处理系统，并应用该系统对推拿名家手法的力学信息再次进行测量、记录和分析。收集测录了全国 70 多位著名推拿专家的 16 种手法 360 余条，建立了我国第一个"推拿手法力学信息数据库"，对包括𢇷法在内的推拿手法进行了动力学研究，为评价手法规范与否提供了一种客观、量化的研究方法。2003 年，开始利用视频资料细致分析描述𢇷法的操作步骤和施力曲线。随后，利用测力台和测力指套，在体测量了𢇷法的作用力及在手掌上的分布力。利用信号处理、统计分析和小波分析等方法从运动学、信号能量、作用力波形相似性等方面对𢇷法进行了一系列研究。初步测试表明，这套由三维测力平台、测力手套、连接电路和电脑等组成的在体手法测量系统，可准确实时地记录手法操作过程中三维共 6 个自由度内力的大小及相关特征。可为临床医疗、教学及科研提供科学的手法定量手段。运用推拿手法测试仪进行测试发现，𢇷法为一种 6 峰 6 谷的随机周期脉冲信号，专家组前滚与回滚的手法力波谷、波峰均明显且伴峰数较多。提示人手尺寸虽有差别致手法周期有长有短，但都应保证𢇷法的频率。手法力的力幅应与最佳受力层次相对应，峰谷值不宜过高或过低，否则手法力会过猛或太分散使有用功减少，难以做到手法的深透。运用摄像机和推拿手法测定仪实测了推拿专家𢇷法的运动学和力信号。现已建立了含手部及桡骨、尺骨的简化生物力学模型和方程，然后求解手部桡骨和尺骨远端点处的受力情况。结果表明，𢇷法前滚时，手桡骨和尺骨远端点处 X 方向（滚动方向）受力方向不变，出现 2 个峰值，近前滚结束时受力最大；回滚时两处受力大小和方向出现波动。手部桡骨和尺骨远端点处，Y 方向和 Z 方向受力趋势相同，在逐步上升后出现了一个平缓变化的阶段，之后急剧下降。研究所建立的简化生物力学模型可对𢇷法推拿手部受力进行较好的定量学分析。引入 Novel 动态压力分布测量系统

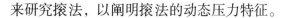

来研究㨰法，以阐明㨰法的动态压力特征。

不同手法其频率范围不同，即使用相同的手法，由于操作者的不同，其对频率的要求也不一样。对手法频率范围的研究需要考虑手法刺激量，有研究显示，频率与手法的刺激量成正比。影响推拿手法频率范围的因素有手法运动的特异性、手法力量的大小、操作者的生理条件及治疗目的和时间等。不同的手法运动各有其特点，表现在动用的肌肉关节多少、操作的方向和部位等方面。如果完整的手法动作需要动用的肌肉关节较多、运动幅度较大，则完成这一动作需要的时间也会较长，频率就会较慢。从运动生物力学的基本规律得知，功率相同时，肌肉收缩速度与肌肉收缩力存反比关系。当肌肉以最大力量收缩时，其收缩速度趋于零；反之，以最大速度收缩时，力量最小。手法操作频率的快慢与肌肉收缩速度呈正比。因此，同一手法在操作频率较快时，产生的力量较小，操作频率较慢时，产生的力量较大。不同的手法操作频率可产生不同的生物学效应，如深度推拿不宜过快。低频振动的手法力度更有利于渗透到较深的组织。同时，这也与软组织这一黏弹性物质的生物力学特性有关。擦法热量的渗透也与频率密切相关。擦法要求使局部达到较高的温度，频率过快，皮肤温度很快升高，深层组织温度却未升高，患者难以接受；频率太慢则热量不易积聚，温度达不到要求。因此，目前手法频率与力量的最佳结合点更多是各临床医师摸索的经验值，并没有统一的标准值。

动力学研究证实，多数推拿手法信号是一种周期性随机振动信号，这种振动信号在单位时间内重复的次数即频率，是手法特征的一个组成部分，在㨰法研究中发现如果不考虑振幅、时间、加速度等因素，人体对 4～8Hz 的振动最敏感，而 2Hz 的振动对人体损伤最小，手法治疗应该减少对患者和自身的损伤。因此，常用手法的频率在 2Hz 左右应该是合理的，即频率在每分钟 120～160 次是符合人体固有频率的。从临床实际观察也可看到，治疗时手法频率并非是特定力量下的最快频率，而是以手法的中等频率来进行操作的。另外在对㨰法各方向的分力进行频率分析之后发现，㨰法施力过程中以低频作用力为主要成分，使被施术者不会感到过度的冲击。低频振动使手法力更易渗透到较深的组织。

利用生物流体力学基本原理观察软组织松解手法对血管中血液运动情况的影响也是目前手法研究的主要内容。有研究把手法频率、血管最大狭窄度和作用力水平渗透系数作为㨰法的重要参数，从而对推拿活血化瘀、舒经通络的机理进行研究。对㨰法动力学参数——力量、频率、时间进行三因素三水平的正交试验。于健康男性左下肢腓肠肌处施以㨰法，手法前后采用彩色超声多普勒诊断系统测量腘动脉血流量。统计发现，㨰法操作中力量、频率、时间之间存在显著的交互作用；

力量 4kg，频率 120 次／分、时间 10 分钟的组合模式提高腘动脉平均血流量增益率的效果最显著，说明这种参数匹配关系是促进血流动力学较佳的参数模型。提示推拿手法作用并非力量越大、操作时间越长，疗效越好。滚法是以在维持一定压力前提下，持续、有节律地刺激体表为特点，力度适中则疗效显著。手法的治疗时间过长，刺激量过大，反而会给患者带来一些负面影响，甚至加重病情。

手法热效应的机理为治疗时间提供了依据。有实验显示，推拿后局部组织开始升温。2 分钟后，表层和深层组织温度明显上升，推拿 5 分钟时，升温基本稳定，推拿 10 分钟时升温较 5 分钟时有明显差异。这为推拿治疗时间提供了一个较为客观的依据。

脊柱推拿是治疗颈腰腿痛的关键疗法之一。手法操作无不涉及生物力学问题，对生物力学的研究有利于进一步提高手法疗效，预防手法不当导致的医源性损伤。手法的生物力学研究多采用尸体的新鲜脊柱标本或在体模拟各种手法进行相关研究。脊柱推拿手法生物力学研究是以颈椎和腰椎的拔伸、旋转和扳法为主。分在体实验、离体实验、数学模型以及三维重建和有限元分析等，分别针对手法作用下的椎间盘、小关节、神经根及神经根管和椎间孔等组织结构进行相应的研究。"咔嗒"声是脊柱推拿手法成功的标志，有研究发现，颈椎旋转手法作用时旋转患侧出现的"咔嗒"声响要明显多于旋转的对侧。端提手法作用节段较多，而定点旋转手法的作用节段较少。研究发现，旋转手法可降低颈椎间盘的蠕变与应力松弛速率，调整颈椎间盘的黏弹性与应力分布，椎间盘蠕变趋向平衡的时间一般为 10～15 分钟并达到饱和。因此，手法可提高颈椎稳定性，理筋手法时间可掌握在 15 分钟左右。旋转手法对椎管内截面积、椎管矢状径、神经根袖等具有较明显的作用。旋转时，对侧神经根袖位移明显，这有助于解除神经根袖处的粘连。旋转时，突出的髓核无明显增大，且随颈椎的旋转而位移，这从另一侧面说明旋转手法的治疗机制可能是使突出的髓核移位，减少对神经根的刺激，从而达到治疗目的。研究显示，斜扳是一种复杂的包括腰椎旋转及前屈和侧弯的运动，是三维六向自由运动的手法，是脊柱几个方向上联合作用的结果。斜扳手法使椎间盘与相邻神经根之间有一相对位移，这可能是其治疗的机制。腰椎斜扳手法中由于小关节突定向位移及对后关节囊、黄韧带的牵拉，使得对侧的神经根管扩大，从而改善受压神经根的内环境。扳法临床应用得当，可解除肌肉的痉挛，并使髓核发生位移，改变神经根和突出物的位置关系；也可调节神经根管容积，松动上、下关节突，松解神经根管和小关节处的粘连，减轻神经根受压或刺激，改善局部循环，有利于症状缓解。腰椎旋转手法使后纵韧带紧张，给突出的髓核一种挤压力，促使其回纳，另外，腰椎旋转手法可以导致椎间盘左右后外侧的压力变化使突出髓核变形变位，腰椎小关节突的反复活动、关节囊的伸缩改变了椎间孔的形态和大小，可松解神经根周围的粘连。椎间孔的截面积在屈曲时增大，背伸时减小。侧屈时，凹侧椎间孔高度、宽度都相应减小，而对侧椎间孔的高度、宽度都增大。有研究模拟踩跷加压时腰部解剖结构的变化情况，分析踩跷对椎间孔及椎管的力学效应。结果显示，应力大小对 L4 ～ L5 双侧椎间孔最大横径变化有显著影响，对侧面和高度影响不显著，对椎管容积有影响。腰椎在前屈 30°时，椎间盘组织的位移应变和应力变化最明显。腰椎牵引力与髓核应力之间变化关系的数学模型研究表明，以体重的 30% ～ 80% 牵引是相对安全的牵引范围。牵引时，突出椎间盘各部，特别是后部受到应力的牵拉而发生应变。根据应力应变关系，若椎间盘所受拉力增加则发生的形变大，椎间隙则增宽，产生负压有利于髓核的回纳。

（二）推拿手法的治疗机制研究

1. 能量的传递和转化学说

手法的种类很多，每一种手法在形态、轨迹、接触面积、作用形式，以及体位的要求和患者的感受性等方面不同。但透过形态多样的手法可以发现，其实最简单、最普遍的共同特征是医生在患者一定的部位上施力。任何手法都离不开力，手法成了力的载体。医生所施之力作用于患者体表，必然使其体表被压缩、被牵张，或产生被动的肢体运动，从而引发接触面上的形变和位移，有形变和位移就是对物体做功，做功就必然伴随着能量的传达和转变。所以，"力—功—能量"是推拿的基本原理轴线。据此，运用力学原理和研究力学的方法来研究手法是现代手法研究的趋势之一。但是推拿手法又不同于单纯的机械力学刺激，应将其归类于现代生物力学范畴。

2. 闸门控制学说

闸门控制理论，最初由 Malzack 和 Wall 于 1965 年提出。该学说认为，在脊髓后角存在疼痛的闸门控制系统。粗感觉神经纤维、细感觉神经纤维投射至神经胶质细胞。神经胶质细胞通过突触前抑制的形式对脊髓感觉神经元发挥抑制作用。SG 对传入纤维末梢的抑制效应因粗纤维的活动而加强，并因细纤维的活动而减弱。细神经纤维兴奋能打开"闸门"，让疼痛信息通过；粗神经纤维兴奋可关闭"闸门"，阻止疼痛信息通过。粗纤维的活动可以抑制细纤维的活动已成为神经生理学的一般原则。按照这一学说，推拿的镇痛原理可能在于手法激发了大量外周粗神经纤维所传导的兴奋信号的传递，关闭了"闸门"，阻止了疼痛信号的经过，从而达到镇痛的目的。这已为大量基础实验和临床实践所证明。

3. 系统内能学说

人体是一个有机的系统，大系统中又包含着许多小系统，每个小系统都需要一定的能量，才能完成它在整个机体和总的生命过程中所担负的特定任务，从而使大系统保持内外上下的统一与平衡，使人体维持正常的生命活动。如果某一小系统的能量失调，就可导致该系统出现病变，而某一小系统发生病变也必然引起该系统能量的异常。而推拿手法本身就是一种机械能，以其所产生的机械波传递、深透到受术者体内，进而转换成能被人体吸收、利用的动能或生理电能等各种能量形式，以补充、激发人体有关的系统内能，从而起到治疗作用。如肌肉痉挛者，通过手法使有关肌肉系统内能得到调整，则肌肉痉挛得到解除；气滞血瘀者，通过手法使气血系统内能增加，加速气血循环，从而起到行气活血的作用，解除了因气滞血瘀引起的各种病证。又如，对胃肠虚弱所致胃肠蠕动功能降低者，通过摩、揉中脘、脐中、气海、关元穴，可明显增强其胃肠功能。

4. 生物信息学说

人是一个生物体，每个人的身上都具备一定的生物信息。近代生理学研究证明，人体的各个脏器都有其特定的生物信息（各脏器的固有频率及生物电等），当脏器发生病变时，有关的生物信息就会发生变化，而脏器生物信息的改变可影响整个系统乃至全身的机能平衡。这一信息学说是推拿治病的理论依据之一。推拿就是在人体体表特定的部位、穴位上视病情而进行各种手法刺激，推拿手法的操作不仅有能量的传递和转化，同时也会发出一定的生物信息，信息传递系统输入到有关脏器，对失常脏器的生物信息加以调整，从而调整病变脏器，以起到改善血压、改变睡眠、增进饮食、通调二便、调控情绪等作用。

（三）推拿临床病谱研究

由王之虹、严隽陶主编的《中国推拿大成》一书，收录了自《内经》时代至新中国成立前各个历史时期具有代表性的古医籍 70 余部，还具体介绍了 1950～1991年底国内正式出版发行的现代推拿著作 188 种。该书对推拿的适应证进行了全面系统的介绍，共列举了 6 大类型 140 种推拿适应证，其中包括伤科疾病 8 类 58 种。

邵铭熙主编《实用推拿学》提及推拿适应病证共 147 种。有研究查阅了历代推拿相关书籍、文献，总结推拿在骨伤科的应用概况，同时检索《中国生物医学文献数据库》（CBM）获取有关肌肉骨骼系统文献资料，运用文献计量学手段总结现代肌肉骨骼系统推拿临床病谱。以 2004～2008 年的文献为例，推拿相关文献占 46.65%，肌肉骨骼系统推拿文献占 41.25%。表明历代医家运用推拿手法治疗骨伤科疾病居多，推拿相关论文以及肌肉骨骼系统推拿文献均呈逐年递增趋势，说明推拿在肌肉骨骼系统疾病治疗方面具有较好优势，值得深入研究。近年来，随着人们对推拿的认识越来越深入，人们开始用推拿治疗越来越多的疾病，临床上已有使用推拿手法治疗内、外、妇、儿以及老年病等疾病的报道，并且在一定程度上取得了良好效果。

（四）推拿对心理和精神方面的影响

推拿通过调节神经系统反射和经络系统而获得临床疗效。轻柔缓和的推拿手法是一种良性物理刺激，如腹部推拿有镇静作用，可放松患者的紧张状态。推拿最迅速、最直接的结果是放松肌肉，达到放松、稳定情绪的作用。研究表明，背部按摩可减轻长期住院中老年患者的焦虑状态。抑郁症儿童接受按摩后，其焦虑感、焦虑行为有所减少，而积极情感则有所增加。按摩能有效改善患者术前和运动员赛前的紧张状态。接受抚触按摩的新生儿情绪较稳定，哭泣时间减少，而睡眠时间增加。抚触可刺激新生儿神经系统的发育，促进其心理健康的发展。

（五）推拿对人体各系统的影响

推拿对神经系统有一定的调节作用。手法刺激可通过反射传导途径来调节中枢神经系统的兴奋和抑制过程。推拿手法可直接或间接刺激神经出现抑制或兴奋作用，通过反射传导通路对相应的组织或器官产生影响。研究表明，轻柔和缓有节律的刺激使交感神经受到抑制，副交感神经兴奋，具有抑制和镇静作用；急速而较重的手法刺激使交感神经兴奋，而使副交感神经抑制。如按压缺盆穴处的交感神经星状结，可使瞳孔扩大、血管舒张、肢体皮肤温度升高；按压下腹部和捏拿大腿内侧，可引起膀胱收缩而排尿等。应用功能磁共振成像观察发现，按揉委中穴可兴奋脑内愉悦回路的核团，从而产生愉悦效应，由此推测可能是推拿改善心境的中枢机制之一。推拿可激发中枢神经环路的联系，促使机体出现运动或肌肉收缩，早期推拿能利用残余的肌肉随意收缩兴奋运动神经细胞，使中枢神经与周围神经保持正常的兴奋或抑制活动过程。

推拿可使毛细血管扩张，促进血液流动，改变血液高凝、高黏、浓聚状态。有研究发现，推桥弓穴对原发性高血压即时降压效果明显，其中，降低收缩压和平均血压较明显，而降低舒张压效果不明显，心率也无明显变化。此外，通过推拿背部腧穴，产生躯体－内脏反射，从而改善心血管功能而降压。

推拿的直接作用力可促使胃肠管腔发生形态改变和运动，调节平滑肌的张力和收缩能力，调节胃肠蠕动，加快（或延缓）胃肠内容物的排泄，可用于治疗不完全性肠梗阻。此外，推拿可促进胆汁排泄，降低胆囊张力，抑制胆囊平滑肌痉挛，有缓解胆绞痛的作用。推拿通过反射使胆囊交感神经兴奋，抑制胆囊收缩，减少胆汁的分泌。同时，按、点胆囊穴可使 Oddi 括约肌松弛，有利于胆汁顺利排出，从而缓解胆绞痛。推拿对消化系统的良性作用可用于治疗小儿厌食症、小儿腹泻和便秘等病证。

推拿可放松肌肉，通过促进血液循环改善肌肉等组织的营养代谢，促进炎症水肿的消退和吸收，因而广泛地用于治疗肌肉、肌腱、筋膜、韧带等软组织损伤。另外，推拿手法可分离、松解粘连，用于治疗软组织损伤后瘢痕组织增生、粘连，各种神经血管束卡压综合征等。有研究表明，非周期性大强度运动训练可造成韧带松弛，推拿可明显防止韧带的松弛。随着年龄的增长，肌肉体积不断减小，肌力逐渐下降，造成人体结构和功能下降。推拿功法易筋经能有效提高老年骨骼肌减少症患者下肢慢性向心运动时伸肌群肌力，并增强膝关节稳定性。有研究证实，推拿可改善颈椎病患者颈部肌肉群收缩力量、做功效率，改善颈部屈肌群和伸肌群的协调能力，从而有利于恢复颈椎病患者颈部经筋的生物力学性能，达到"束骨"和"滑利关节"的效果。

（六）推拿可改善亚健康状态

推拿可以疏通全身经络，使经脉充盈、气血调和，从而调整失衡的脏腑功能，达到平衡阴阳、调理脏腑的目的。推拿还可提高机体的免疫机能，增强机体的抗病能力，加速血液循环，促进代谢产物的清除，从而可改善患者的亚健康状态。如涌泉穴是人体长寿大穴，经常按摩此穴，则肾精充足，耳聪目明，精力充沛，腰膝壮实不软；按摩足三里可健脾壮胃，扩张血管，降低血黏度，促进饮食的消化吸收，提高人体免疫力，消除疲劳，恢复体力。

（七）推拿的养生作用

推拿是常用的养生手段之一，如掌振神阙可使皮肤热感增加，肠鸣音增多，有气流向下腹部流动时效果更加明显，可提高肝、胆、胰脏对血糖的调节功能。掌振百会能有效加强受损脑组织的电生理活动，改善脑部的血液循环；振法能明显改善脑卒中后偏瘫的运动功能及日常生活能力。适当振动能使骨折断端受到机械刺激产生应变，促进骨痂形成。振法对缓解痛经、月经不调、焦虑、女性围绝经期综合征及伴随症状方面都有很大的帮助，尤其对改善女性围绝经期的骨质疏松研究较多。有益的"振动"具有养生功能，如"叩齿"能使牙龈中的血管扩张，牙床局部血液循环得到改善，从而达到固齿效果。又如"捶背"是一种有益健康的"振动疗法"。振腹按摩法为独特脏腑按摩治疗形式，广泛用于临床各科，已发展成为脏腑推拿的一个分支。

推拿手法对人的诸多系统有影响，它的作用机制研究牵涉生理、生化、电生理、生物力学等多方面的学科，因此推拿的科学研究显得十分复杂。目前，关于推拿疗法的研究还存在诸如研究领域重复较多，研究的深度和广度不够，前瞻性研究较少，缺乏统一的推拿手法标准等不足之处。需要加强多学科之间的联系，用目前先进的技术方法与现代诊疗设备来研究中国古老的推拿作用机制，推动推拿学科研究的发展。

第二节　刮痧养生

刮痧是指在中医经络皮部理论的指导下，术者使用特制的器具，在体表进行相应的手法刮拭，出现皮肤潮红，使皮下出现点状或斑状出血点（"痧象"），从而达到养生治病目的的一种外治疗法。刮痧是中医特色的非药物外治技术，多见于民间，尤其多见于我国南方地区。因其对某些病证有立竿见影的疗效，故在民间流传不衰。刮痧疗法多用于治疗中医学及民间所特指的"痧症"，而事实上治疗"痧症"除刮痧法外，还有"焠痧""放痧""拍痧""撮痧""揪痧""拈痧""扭痧""夺痧""提痧""掐痧"和"拨痧"等方法，因而广义的刮痧疗法还包括了徒手操作和刺血等各种治痧方法。

一、历史沿革

刮痧疗法是我国传统的自然疗法之一，刮痧疗法的最初的适应证是痧症。"痧"字最早见于宋代张杲的《医说》，元代危亦林所著《世医得效方》也有"痧症"的记载，明代张凤逵《伤暑全书》首载"绞肠痧"一证。清初"痧病"开始流行，治痧方法也随之完善。"痧症"有广义与狭义之分。狭义的"痧症"是中医学及我国民间所特指的一种疾病，一年四季均可发病，但多发于夏秋季节，多因感受"瘴气"或秽浊之气所致。其主要症状为头痛或头昏脑涨，自觉视物昏花或昏暗，恶心欲吐，厌油，腹胀欲便，或欲吐不吐、欲泻不泻，手足发麻，全身困重，疲乏嗜睡，指甲、口唇青黑等。"痧症"又称痧气或痧胀，民间俗称"发痧"。痧症的临床表现及刮后皮肤所出之出血点常被称为"痧象"。

刮痧疗法与砭石、针灸、热熨、推拿、拔罐、放血等方法源流相近、相互演变而产生。旧石器时代，人们患病时往往会本能地用手或石片抚摩、捶击体表某一部位，有时竟使病痛获得缓解，通过长期的发展与积累，逐步形成了使用砭石治病的方法。砭石是针刺术、刮痧法的萌芽阶段，刮痧疗法可以说是砭石疗法的延续、发展或另一种存在形式。

刮痧疗法的历史记载可以追溯到2000多年前的先秦时代，如《五十二病方·婴儿瘛》中有"婴儿瘛者，目□□然，胁痛，息瘿瘿然，屎不□化而青。取屋荣蔡，薪燔之而□匕焉……以匕周揩搯婴儿瘛所"等描述，即以类似后世刮痧的钱匕刮法治疗小儿惊风，这是刮痧方法的最早记载。书里详细记载了刮痧的方法、工具、技术要领、步骤、医疗效果等技术特征，也说明刮痧在2000多年前已具雏形。此外，刮痧疗法还与《内经》中所载的砭石疗法或刺络疗法有更直接的关系。

刺络疗法亦称刺血法，或称放血疗法，与刮痧疗法关系最为密切，在刮痧法中原本就有刮痧与放痧两大内容，放痧法或亦可称为放血法，这些疗法均源自民间长期经验之总结，都具有简、便、廉、验的共同特质与各自特点。

明代医家张介宾的《景岳全书》中记载了用刮痧治疗急性心腹疼痛、咽喉闭阻的医案："乃择一光滑细口磁碗，别用热汤一盅，入香油一二匙，却将碗口蘸油汤内，令其暖而且滑，乃两手覆执其碗，于病者背心轻轻向下刮之，以渐加重。碗干而寒，则再浸再刮。良久，觉胸中胀滞渐有下行之意，稍见宽舒，始能出声。顷之，忽腹中大响，遂大泻如倾，其痛遂减，幸而得活。"（《景岳全书·杂证谟》）。

清代论述痧病的专著日渐增多，其中比较重要的著作是清·郭志邃编著出版的《痧胀玉衡》，该书完善了痧症辨证论治体系，从痧的病源、流行、表现、分类、刮痧方法、工具以及综合治疗方法等方面做了较为详细的论述，曰："背脊、颈骨上下及胸前胁肋、两背肩臂股痧，用铜钱蘸香油刮之，或用刮舌抿子脚蘸香油刮之。头额、腿上痧，用棉纱线或麻线蘸香油刮之。大小腹软肉内痧，用食盐以手擦之。"（《痧胀玉衡·刮痧法》）。另有清·费山寿《急救痧症全集》记载："苏、扬、杭、绍风俗，患痧者令仆人以指夹其咽喉两旁及项下、胸前作菊花样，谓之提痧。"小儿推拿专著《厘正按摩要术》的作者、清代推拿名家张振鋆还写过一本刮痧著作《痧喉正义》。清代郭鐩的《痧症全书》(《晰微补化全书》)对刮痧疗法作了详细论述。另有叶桂编著的《温热湿痧三种》、陈延香《中暑痧症疗法》、韩凌霄《彻痧要编》、王凯《痧症全书》、沈金鳌《痧症燃犀照》、王士雄《吊脚痧证》《绞肠痧证》、欧阳调律《痧法备旨》、胡风昌《痧症度针》等数十种专著。《养生镜》也是清代关于痧病的专著，作者陆乐山，它详细叙述了痧症形成原因、痧症辨别、脉象、治疗和禁忌。特别是在书中记载了大量的刮痧疗法对于痧症各种证候的治疗方法。

刮痧疗法作为中医传统养生技术，在民间一直广泛流传并应用，近年来还作为中医适宜技术和职业技术工种，制定了相关的技术标准。

二、操作方法

利用铜钱、瓷匙、牛角片、玉石片等器具在人体体表进行刮拭，这是狭义的刮痧疗法。广义的刮痧疗法其方法很多，除刮痧法外，还包括扯痧法、挑痧法、放痧法、焠痧法、掐痧法和拨痧法等。

（一）刮痧工具

古代民间刮痧多用牛角、苎麻、铜钱、瓷碗等，用锋利的瓷碗碎片作为"放痧"工具。目前，最常用的刮痧工具是用水牛角、玉石及砭石经过精心制备的各种刮痧板（图15-48）。因背部体表面积较大，背部刮痧常采用拔火罐用的大玻璃火罐，也可采用瓷调羹、平口钢化玻璃杯。三棱针则常用于挑痧和放痧。

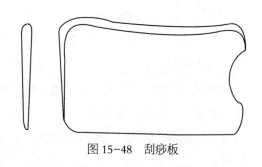

图15-48　刮痧板

（二）刮痧介质

为了避免刮痧或扯痧时造成皮肤破损和增强疗效，刮痧时一般要求在刮拭部位涂上适宜的润滑剂，这些润滑剂称为介质，常用的介质有以下几类。

1. 水剂

夏秋季节可用凉开水，冬春季节宜用热开水。

2. 油剂

茶籽油、麻油及其他植物油，以及石蜡油等都可以用作刮痧介质。目前，市面有特制的专用刮痧油。临床上也可用红花油等。清凉油、风油精、白花油等也可作为刮痧介质使用。

3. 水油混剂

民间刮痧时常选择的介质多是在小碗内盛热水，然后加少许植物油。最早记载于张介宾的《景岳全书·杂证谟》中："择一光滑细口磁碗，别用热汤一盅，入香油一二匙，却将碗口蘸油汤内，令其暖而且滑。"

4. 乳膏剂或凝胶

常用作美容与养生的面部刮痧，该种介质可护肤又有润滑作用。

5. 鸡蛋清

在夏季，民间常用蛋清作为刮痧介质。

（三）施术部位

常在以下部位使用刮痧方法：

（1）头面部常在两眉间及太阳穴处施扯痧术，在百会、四神聪可用刮痧法。

（2）颈项部除喉结外，均可施用扯痧法。

（3）颈椎后正中部位可用刮痧法。

（4）胸胁及腹部可用扯痧法、刮痧法和焠痧法。

（5）四肢部多在四肢屈侧面使用刮痧法。在上肢前臂内侧面及肘部屈侧面，还可用扯痧及挤痧法。

（6）背部常用刮痧法，按脊柱正中线及其两旁共3条线刮拭。

（7）在腋下、腘窝及脚跟部位常用拨痧法，用中指或拇指弹拨上述部位的条索状物，以有放射性麻痛、闪电感为佳。腘窝部还可用放痧法或刮痧法。

（8）十指常用"放痧"法，急痧症常用。施术部位可在十指指尖或指甲正中后方近指甲处。

（四）操作方法

用于治病及养生的刮痧疗法除刮痧法外，还包括扯痧法、挑痧法、放痧法、焠痧法、掐痧法和拨痧法方法，其操作有较大不同。

1. 刮痧法

刮痧法为最常用的一种方法。刮痧部位通常在背部或颈部两侧，根据病情需要，有时也可在颈前喉头两侧，胸部、脊柱两侧、臂弯两侧或膝弯内侧等处。也可按照病情需要，选择适合的部位。

患者取舒适体位，充分暴露被刮部位，清洁消毒局部，使用刮痧板，蘸取刮痧介质，在体表特定部位反复刮动、摩擦。按手法又分为直接刮法和间接刮法。直接刮法是指用热毛巾擦洗被刮部位的皮肤，然后均匀涂上刮痧介质，用刮痧工具直接接触皮肤，在体表的特定部位反复进行刮拭，直到皮下出现痧痕为止。间接刮法是在刮拭部位上放一层薄布类物品，然后再用刮痧工具在布上间接刮拭。间接刮法有保护皮肤的作用，主要用于儿童、高热抽搐者、年老体弱和某些皮肤病患者。

（1）刮痧顺序：刮痧顺序总的原则是先头面后手足，先胸腹后背腰，先上肢后下肢，逐步按顺序刮痧。

（2）刮痧常用体位：为了给施术者创造条件，能够准确选择刮拭部位，让患者感到轻松舒适，并且能达到养生效果，常采用以下体位。

①坐位：多用于对头面部、颈项、肩部、上肢和背部区域的刮拭。常见的头痛、感冒、颈痛、肩痛等刮痧时多选择坐位。

②仰靠坐位：患者背部靠在椅背坐于椅上，暴露颈项前部及胸前部位。这种体位多用于对面部、颈前和胸部、肩部、上肢部位的刮拭。常见的面部美容，或对有咽部不适、慢性支气管炎、气管炎、心脏病者进行颈痛、肩痛和全身养生刮痧时多选择仰靠坐位。

③站位：患者前倾稍弯腰站于床、桌或椅前，双手扶着床、桌边或椅背，使背部、下肢暴露，关节、肌肉舒展，便于操作。此种体位多用于对背部、腰部、臀部和下肢部位的刮拭。常见的背痛、腰痛、腿痛及下肢不适等多选择站位。

④仰卧位：患者面朝上仰卧在床上，暴露面、胸、腹及上肢内侧。仰卧位多用于对面部、胸部、腹部和上肢内侧部位的刮拭，尤其适用于老年人、妇女和全身保养者。常见的面部美容、心肺不适的胸部刮拭，腹泻、腹痛、减肥和全身保养刮痧等多选择仰卧位。

⑤俯卧位：患者面部朝下，俯卧床上，暴露头、颈、背、臀及下肢后侧。俯卧位多用于对头后部、颈后、肩上、背腰、臀部和下肢内、外、后侧的刮拭，尤其适用于全身保养时选用。常见的颈痛、肩痛、背痛、腰痛、疲劳、腿痛、失眠、全身保养或背部刮痧配合拔罐、走罐等多选择俯卧位。

⑥侧卧位：患者侧身卧于床上，暴露侧半身及身体前后。侧卧位多用于对肩部、臀部和下肢外侧的刮拭。常见的肩周疼痛、髋部疼痛以及下肢一侧骨关节疼痛时多选择侧卧位。

（3）刮痧基本手法

①握持刮痧板方法：单手握板，将板放置掌心，一侧由拇指固定，另一侧由食指和中指固定，也可由拇指以外的其余四指固定，利用腕力进行刮拭，刮痧板移动方向与皮肤之间夹角以45°为宜，角度不可太大，也不可使用削铲。（图15-49）

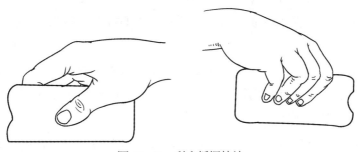

图15-49　刮痧板握持法

②刮痧的强度和时间：手法的轻重、力量的大小、时间的长短、间隔的长短应依据患者的年龄、性别、体质、身体状况以及出痧情况等因素而定。刮痧板接触皮肤时力量应适中，以患者能承受为度，做单方向均匀刮拭，每一角度刮15～30次，每一部位刮拭3～5分钟。针对性刮痧或局部保养刮痧一般操作20～30分钟，全身整体养生刮痧以40～50分钟为宜。个别患者不易出痧，不可强求。出痧者一般3～5天痧退，痧退后方可进行再次刮拭。

（4）常用刮拭手法

①轻刮法：初学者常用手法。刮痧时刮痧板接触皮肤面积大，移动速度慢或下压刮拭力量小。一般受术者无疼痛或其他不适感觉，多用于对儿童、妇女、老年体弱者以及面部的养生刮拭。

②重刮法：是针对骨关节软组织疼痛性病证所采取的手法。在刮痧时刮痧板接触皮肤面积小，移动速度快或下压刮拭力量较大，以患者能承受为度。多适用于对年轻力壮、体质较强或背部脊柱两侧、下肢及骨关节软组织较丰满处的刮痧。

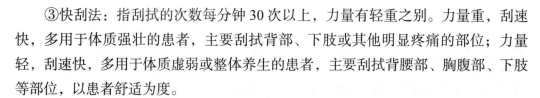

③快刮法：指刮拭的次数每分钟 30 次以上，力量有轻重之别。力量重，刮速快，多用于体质强壮的患者，主要刮拭背部、下肢或其他明显疼痛的部位；力量轻，刮速快，多用于体质虚弱或整体养生的患者，主要刮拭背腰部、胸腹部、下肢等部位，以患者舒适为度。

④慢刮法：指刮拭次数每分钟 30 次以内，力量也有轻重之别。力量重，速度慢，多用于体质强壮的患者，主要刮拭腹部、关节部位和一些明显疼痛的部位；力量轻，速度慢，多用于体质虚弱或面部保养的患者，主要刮拭背腰部正中、胸部、下肢内侧等部位，以不让患者感觉疼痛为度。

⑤直线刮法：也称直板刮法，是一种常用手法，就是利用刮痧板的上下边缘在体表进行直线刮拭。养生刮痧师一般用右手拿住刮痧板，拇指放在刮痧板的一侧，食指和中指或四指放在刮痧板的另一侧，与体表成 45°角，刮痧板较薄一面的 1/3 或 1/2 与皮肤接触，利用腕力下压并向同一方向直线刮拭，要有一定长度。这种手法适用于身体比较平坦部位的经脉和穴位（如背部、胸腹部和四肢部位）进行刮痧。

⑥弧线刮法：指刮拭方向呈弧线形，刮拭后体表出现弧线形的痧痕，操作时刮痧板多循肌肉走行或骨骼结构特点而定。对胸部肋间隙、颈项两侧、肩关节前后和膝关节周围刮痧多用此法。

⑦逆刮法：指刮痧方向与常规的由里向外、由上向下方向相反，即由下向上或由外向里进行刮拭的方法。多用于对下肢静脉曲张、下肢浮肿或按常规方向刮痧效果不理想的部位。逆刮法操作宜轻柔和缓，从近心端开始，逐渐延长至远心端，刮拭方向是由远心端向近心端，目的是促进静脉血液回流，减轻水肿或疼痛。

⑧摩擦法：将刮板的边、角或面与皮肤直接紧贴或隔衣、布进行有规律地旋转移动或直线往返移动的刮拭，以使皮肤产生热感为度并向深部渗透，其左右移动力量大于垂直下压之力。操作时动作轻柔，移动均匀，可快可慢。一个部位操作完成后再进行下一个部位。多用于对麻木、发凉或绵绵隐痛部位刮痧，如肩胛内侧、腰部和腹部。另外，每一部位在刮痧前可使用该法使皮肤有热感后再继续其他操作手法。

⑨梳刮法：使用刮痧板或刮痧梳子从前额发际处及双侧太阳穴处向后发际处做有规律的单方向刮拭，刮痧板或梳子与头皮成 45°角，轻柔和缓，如梳头状，故名梳刮法。梳刮时需力量适中，一般逐渐加力，在穴位或痛点处可适当使用重刮或点压、按揉。此法具有醒神开窍、消除疲劳、防治失眠的作用，患有头痛、疲劳、失眠等病证用该法可以达到良好的效果。

⑩点压法：也叫点穴手法，多用于对穴位或痛点的点压，与按摩法配合使用。刮痧板的厚边角与皮肤成90°角，力量逐渐加重，以耐受为度，保持数秒钟后快速抬起，重复操作5～10次。操作时将肩、肘、腕的力量凝集于刮痧板角，施术要灵活，既要有弹力又要坚实。此法适用于肌肉丰满、刮痧力量不能深达或不宜直接刮拭的部位和骨骼关节凹陷部位，如环跳、委中、犊鼻、水沟以及背部脊柱棘突之间等。它是一种较强刺激手法，具有镇静止痛和解痉作用，多用于实证。

⑪按揉法：是用刮痧板在皮肤经络穴位做点压按揉，向下需有一定压力，点下后做往复或顺逆旋转的手法。操作时刮痧板紧贴皮肤不动，频率较慢，每分钟50～100次。常用于足三里、内关、太冲、涌泉、太阳穴等穴位。

⑫角刮法：使用特制的角形刮痧板或让刮痧板的棱角接触皮肤，并成45°角，自上而下或由里向外刮拭，手法要灵活，不宜生硬，适用于四肢关节、脊柱双侧经筋部位、骨突周围、肩部穴位（如风池、内关、合谷、中府等）。因角刮接触面积相对小，要避免用力过猛而损伤皮肤。

2.撮痧法

根据手法又可分为夹痧法、扯痧法、挤痧法、拍痧法。

（1）夹痧法：又称揪痧法、拧痧法，在民间称之为"揪疙瘩"。是指在患者的受术部位涂上刮痧介质，然后施术者五指屈曲，将中指和食指等弯曲如钩状，蘸刮痧介质后夹揪受术部位皮肤，把皮肤和肌肉夹起然后用力向外滑动回扯后再略松开，被夹持的皮肤和肌肉会从用力的中指和示指间滑脱，一夹一放，反复进行，并连续发出"叭"的声响。在同一部位可连续操作直至被夹起部位出现纵向条状红色或暗红色痧痕。施行本法时不需要任何器具，只需用手指即可。本法适用于皮肤张力较小的头面部、胸胁及腹部、颈项部以及上肢屈侧面等处。揪痧疗法灵活，可根据病情选择施治部位，用于头痛、发热、身体乏力等症，可以自己施术，是一种非常实用的自我疗法。

（2）扯痧法：扯痧法在我国民间流传久远，每当感受暑湿引起痧症或不适时常用此法，是在患者的一定部位或穴位上，以大拇指与食指用力提扯患者皮肤，使受术部位表皮出现紫红色或暗红色的痧点，以达到治疗疾病的方法。操作时让患者取坐位或卧位，充分暴露局部皮肤。施术者用拇指腹和食指第二指节蘸取介质后，扯起一部分皮肤及皮下组织，并向一侧牵拉拧扯，然后急速放开还原。也可用拇、食、中三指的指腹夹扯皮肤，依上述手法连续向一定的方向拧扯，重复往返数次，至局部皮肤发红为止，如病证较重，拉扯的力量可加大，直至皮肤出现红斑。扯痧

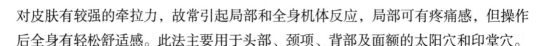

对皮肤有较强的牵拉力，故常引起局部和全身机体反应，局部可有疼痛感，但操作后全身有轻松舒适感。此法主要用于头部、颈项、背部及面额的太阳穴和印堂穴。

（3）挤痧法：操作者用两手或单手大拇指与食指互相挤压皮肤，连续挤出一块块或一小排紫红痧斑的治疗方法，叫做挤痧法。患者坐位或卧位，施术者用两手或单手大拇指在受术部位皮肤做有规律、有秩序的相对向上用力挤捏，直至局部皮肤出现一小块皮下瘀斑的"红点"。"红点"可大可小，一般要求大如"黄豆"，小似"米粒"。本法主要适用于头部的太阳穴和两眉心处，上肢屈侧面也可使用。

（4）拍痧法：操作者用虚掌或指尖拍打患者受术皮肤（一般为痛痒、胀麻的部位），使其出痧。本法具有疏经通络、行气活血的功效，可用于治疗痹痛、麻木。

3. 挑痧法

挑痧法是指操作者用针挑刺受术者体表的一定部位以治疗疾病的方法。挑痧前先局部消毒，然后用左手捏起挑刺部位皮肉，右手持经过消毒处理的三棱针、中缝衣针或注射针头，在挑刺的部位上轻快地刺入并向外挑，每个部位挑3下，同时用双手挤出紫暗色瘀血，反复多次，最后用消毒棉球擦净。本法主要用于治疗暗痧、宿痧、郁痧、闷痧等病证。

4. 放痧法

放痧法又称刺络疗法，是以针刺静脉或点刺穴位出血，以治疗疾病的方法。操作时让患者取舒适体位，充分暴露受术部位。如在静脉放痧时，应先在受术部位近心处用布带或止血带捆紧。然后，局部消毒后针刺放血。在穴位放血时，可根据病情需要，经皮肤消毒后，用三棱针直接点刺。放痧法可分为泻血法和点刺法。与挑痧法基本相似，但刺激性更强，多用于重症急救。

（1）泻血法：消毒被刺部位，左手拇指压其下端，上端用止血带扎紧，右手持消毒的三棱针对准被刺部位静脉，迅速刺入 0.5mm 后出针，使其流出少量血液，以消毒棉球按压针孔。此法适用于肘窝、腘窝及太阳穴等处的浅表静脉。

（2）点刺法：针刺前挤按被刺部位，使血液积聚于此，常规消毒后，左手拇、食、中三指夹紧被刺部位，右手持消毒的三棱针对准被刺部位迅速刺入皮肤 1 ~ 2mm 后出针。轻轻挤压针孔周围，使其少量出血，然后用消毒棉球按压针孔。此法多用于手指或足趾末端穴位或指甲正中后方近指甲处。多用于重症急救。

9. 焠痧法

焠痧法是指操作者用灯心草蘸油点燃后，在患者皮肤表面上的红点处点灼。操作时手法要快，接触患者皮肤后立即离开，可听到清脆的灯火燃烧皮肤的"嚓、嚓、嚓"爆痧声。本法具有温中散寒止痛的作用，适用于寒证，如见腹痛、手足发冷等症状。

（五）中医养生常用刮痧法的操作

1. 头部养生刮痧

（1）全头放松：可以选用如下两种方法之一，也可两种配合使用。

①以百会为中心向周围放射刮拭。

②梳头法，类似常人的梳头动作。

（2）头部侧方刮痧：从太阳穴附近开始，绕耳上，向头侧后部乳突和风池穴方向刮拭，连续刮拭 8～10 次，力量逐渐加重，特别是穴位处，但要以患者能承受为度，刮拭 8～10 次后，再逐渐减力，轻轻刮拭 8～10 次。

（3）头顶部向前刮痧：主要从头顶部的百会穴向前额方向刮拭。一手扶前额，另一手握刮痧板，首先刮拭头顶部正中，连续刮拭 30 次，前 10 次力量轻，中间 10 次力量稍重，后 10 次逐渐减力，宜采用轻刮法；然后刮拭头顶部双侧，刮拭的力量和次数同正中部刮拭。

（4）头顶部向后刮痧：主要是从头顶部的百会穴向头后部至颈项方向刮拭。一手扶按头顶前部，另一手握刮痧板，首先刮拭后头部正中，用轻刮法刮拭 10 次，再用力刮 10 次，最后用轻刮法再刮 10 次，然后刮拭头后部双侧，其刮拭力量和次数同头后部正中。

（5）注意事项

①按照经络基础知识准确选择头部穴位。

②按揉穴位手法宜轻柔、协调，不可局部用力过猛，以免产生疼痛。

③如果用刮痧板棱角刮拭或点按穴位时，患者感觉疼痛，也可用手指点压、按揉穴位。

2. 颈部养生刮痧

患者取坐位，暴露颈肩刮拭部位并用热毛巾擦拭清洁。在颈部涂刮痧介质，并

用刮痧板平面在皮肤上摩擦到有热感。首先将刮痧介质均匀涂于颈部正中线及两侧，用刮痧板平面平贴于颈部的皮肤上，食指、中指、无名指同时着力在刮痧板上，用腕力带动刮痧板在颈部皮肤上做顺时针旋转。动作敏捷、均匀、柔和，力度适中，将颈部的皮肤擦至发红，待有热感后，开始进行颈部养生刮痧。

（1）颈部正中刮痧：用水牛角刮痧板从风府穴向下刮大椎下的陶道穴，从哑门两侧的天柱穴向下刮至风门穴。刮痧板应以45°角平面向下，均匀一致，从轻手法逐渐加力到中度手法，刮10～20次。

（2）颈部双侧刮痧：从双侧的风池穴刮至肩井穴，风池穴和肩井穴采用点压、按揉法。颈部一般采用轻刮法，刮10～20次。

（3）注意事项

①在进行颈部养生操作中，患者坐位时头向前倾，俯卧位时胸前垫枕，使颈部向前伸直。

②颈部刮痧禁用重刮法或一切强刺激性手法，手法需轻柔，动作协调均匀。

③人迎穴是颈动脉压力感受器所在部位，此处避免双侧同时刮或重刮法刮拭。

④颈部刮痧要避开骨骼突出部位，如对颈椎棘突明显突出的患者，要轻刮棘突两侧或点压、按揉棘突之间。

3. 肩部养生刮痧

请患者面朝椅背坐在标准的刮痧椅上，双上肢置于靠背上，低头趴在椅背上，暴露颈肩部的皮肤，并用热毛巾清洁干净。将刮痧介质均匀涂在肩部的经脉腧穴上。用刮痧板平面在涂好油的皮肤上，按照涂油顺序进行均匀快速摩擦按压，以皮肤发红发热，患者有热感为度。

（1）涂油按压

①从后发际正中督脉的风府穴涂至第1胸椎处的陶道穴。

②从后发际两侧凹陷处胆经的风池穴，涂至肩部正中间的肩井穴，再涂向肩前端大肠经的肩髃穴。

③从第三颈椎旁涂到肩胛骨上下缘、肩胛冈直至肩关节后缘。

④肩前部是从锁骨外端涂至腋前缘周围。

（2）刮痧操作

①刮肩上部：从后发际正中的风府穴及两侧凹陷处的风池穴向肩上正中的肩井穴及肩前端的肩髃穴刮拭，每侧刮拭10～20次。

②刮肩后部：从上向下刮拭肩胛内侧，由内向外刮拭肩胛冈上下，多采用直线

轻刮法，然后用弧线刮法刮拭肩关节后缘的腋后线，每一方向刮 10～15 次。

③刮肩前部：肩前采用弧线刮法刮拭腋前线，自上而下刮 10～15 次。

④刮肩外侧：左手握住患者前臂手腕处，使上肢外展 45°，刮拭肩关节外侧的三角肌正中及两侧缘，用重刮法沿直线各刮 5～10 次。

（5）注意事项

①注意肩部不宜采用重刮法。

②应避开颈部大血管及骨骼突起部位，以免造成伤害。

4.背腰部养生刮痧

患者在刮痧床上俯卧，将头面部放入床的透气孔中，全身放松，上肢平放于身体两侧，暴露背腰部的皮肤，并用热毛巾清洁局部。在背腰部涂介质并用轻手法摩擦，以患者感到局部有热感为度。

（1）刮背腰部正中线：从上向下刮拭背腰部正中，采用轻刮法刮拭 5～10 次。身体瘦弱、棘突明显者使用轻手法点压、按揉。

（2）刮背腰部两侧：脊柱旁开 1.5～3 寸区域内，从上向下采用直线重刮法刮拭，每侧刮拭 20～30 次。

（3）注意事项

①背腰部刮痧宜采用重刮法，对身体瘦弱者宜采用轻刮法，脊椎棘突明显突出者，沿棘突两侧点压、按揉华佗夹脊穴。

②急性腰扭伤不宜在疼痛部位刮痧。

③妇女经期慎刮，孕妇腰部禁刮。

5.胸部养生刮痧

患者取仰卧位，暴露胸部的皮肤，上肢自然放于身体两侧，并用热毛巾擦拭清洁。将刮痧介质均匀涂在胸部正中线及其两侧的皮肤上。用刮痧板的平面迅速而均匀地摩擦施术部位皮肤，以患者感到局部有热感为度。

（1）胸部正中刮痧：轻刮法由上向下从天突穴刮至剑突处，一刮拭 10～20 次。注意左手持板者站在患者左侧与患者面部斜对，右手持板者站在患者右侧与患者面部斜对。

（2）胸部左侧刮痧：使刮痧板薄面边缘置于左侧锁骨下缘，采用轻刮法、角刮法由内向外刮拭。每一肋间方向刮 10～20 次，依次逐渐从上向下刮至乳根，跳过乳头部位。

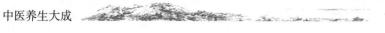

（3）胸部右侧刮痧：使刮痧板薄面边缘置于右侧锁骨下缘，采用轻刮法、角刮法由内向外刮拭。每一肋间方向刮 10～20 次，依次逐渐从上向下刮至乳根，乳头部位同样跳过。

（4）注意事项

①饭后半小时内禁止在腹部刮拭。

②肝硬化、腹水、腹部新近手术及不明原因的急腹痛者禁刮腹部。

③妇女月经期、妊娠期禁刮腹部。

④腹部不宜由内向外刮拭，以免造成局部肌肉松弛。

⑤为了化脂减肥，对腹部减肥者，坚持采用边刮法，尽量刮拭全腹部。

6. 上肢刮痧

患者取仰靠坐位或仰卧位，上肢自然放于身体两侧，暴露上肢的皮肤并用热毛巾擦拭清洁局部。将准备好的刮痧介质均匀涂在上肢内外两侧的皮肤上。用刮痧板平面迅速而均匀地摩擦施术部位皮肤，以患者感到局部有热感为度。

（1）刮外侧三条阳经

①手阳明大肠经：从肩前端的肩髃穴开始，沿上肢外侧前缘过肘部刮至腕部、食指桡侧处，从上向下用轻刮法刮拭 10～20 次。

②手少阳三焦经：从肩后端的肩髎穴开始，沿上肢外侧中间过肘部刮至腕部、无名指尺侧处，从上向下用轻刮法刮拭 10～20 次。

③手太阳小肠经：从后侧肩关节的臑俞穴开始，沿上肢外侧后缘过肘部刮至腕部、小指尺侧处，从上向下用轻刮法刮拭 10～20 次。

（2）刮内侧三条阴经

①手太阴肺经：从锁骨外端中府穴开始，沿上肢内侧前缘过肘部刮至腕部、拇指桡侧处，从上向下用轻刮法刮拭 10～20 次。

②手厥阴心包经：沿上肢内侧中间过肘部刮至腕部、中指端，从上向下用轻手法刮拭 10～20 次。

③手少阴心经：从腋中线处的极泉穴开始，沿上肢内侧外缘过肘部刮至腕部、小指处，从上向下用轻刮法刮拭 10～20 次。

（3）注意事项

①掌握好刮拭的力度、方向，避免损伤关节。

②如遇有关节红肿、积水，局部不宜刮。

③皮肤局部红肿、溃破感染的部位应避开。

④应避开肘关节内侧尺神经、腋窝大血管及骨骼突出处。

7. 下肢刮痧

患者取仰靠坐位，上肢自然放于身体两侧，暴露下肢的皮肤，并用热毛巾擦拭清洁干净。将准备好的刮痧介质均匀涂在下肢内、外和后侧皮肤上。用刮痧板平面迅速而均匀地摩擦要刮的皮肤，以患者感到局部有热感为度。

（1）刮外侧三条阳经

①足阳明胃经：从大腿上端中间近腹股沟处的髀关穴向下刮拭，循膝关节外侧，经足三里、胫骨外侧至第二足趾处。从上向下用重刮法刮拭 15～20 次。

②足少阳胆经：从髋关节外侧的环跳穴向下刮拭，循下肢外侧中间，经风市、阳陵泉至第四足趾处。从上向下用重刮法刮拭 15～20 次。

③足太阳膀胱经：俯卧位，从臀纹线中间的承扶穴向下刮拭，循下肢后侧中间，经殷门、委中、承山至足小趾处。由上向下用重手法刮拭 15～20 次。

（2）刮内侧三条阴经

①刮足太阴脾经：从大腿内侧前缘的箕门穴向下刮拭，经血海、阴陵泉、三阴交至足大趾内侧处。从上向下用重刮法刮拭 15～20 次。

②刮足厥阴肝经：从大腿内侧根部，脾经之后向下刮拭至足大趾外侧处。

③刮足少阴肾经：从腹股沟内侧端，下肢内侧后缘向下刮拭，经膝关节内后侧至足底涌泉穴处。

（六）刮痧操作的基本原则

刮痧养生时需要注意因时、因地、因人制宜，根据疾病的标本缓急以治病求本，注重扶正祛邪，精选适宜部位和方法刮痧等基本原则。

1. 刮痧养生时要三因制宜，需因时、因地、因人制宜。要根据患者的年龄、体质、生活习惯、地域环境、时令气候变化和病证等具体情况采取相应的治疗措施。

2. 分清疾病的标本缓急，以确定是先治其标，还是先治其本，或是标本兼顾。需要根据疾病情况的先后缓急的不同，遵循急则治标和缓则治本的基本原则。

3. 刮痧养生时要注重扶正祛邪。当患者表现为虚弱时，运用刮痧疗法，以轻柔和缓的方法，进行较长时间的刮痧，使正气得到补助；当患者病情表现为实盛时，运用刮痧疗法，以强烈有力的手法进行较短时间的刮摩，使邪气得以祛除，缓解病情。

4. 要精选适宜的刮痧方法和治疗部位。由于疾病不同，表现的症状相差甚远，

所以要根据疾病表现，通过中医辨证，而施以相应的主刮或配刮治疗，或主刮的主要部位而配上次刮部位（或称次要经穴部位）进行治疗。

三、功效及作用

刮痧具有疏经通络、活血化瘀、改善微循环，排毒解毒、促进新陈代谢，补益气血、提高人体免疫力，调整骨关节的结构和功能等作用。

刮痧通过调节肌肉的收缩和舒张使肌肉组织间压力得到调节，进而促进刮拭组织周围的血液循环，从而起到活血化瘀、疏经通络，促进新陈代谢的作用。

另外，由于刮痧可使局部组织达到高充血状态，使血管受到刺激而扩张，导致血流增快，使其吞噬作用及搬运力量加强，加速排除体内废物、毒素，净化血液，组织细胞得到营养，增强全身抵抗力。

因此，刮痧对疼痛性疾病、骨关节退行性疾病和神经、血管性疾病等疾病的康复具有良好作用；能够预防老年人慢性疾病的发展并有促进恢复的功用；刮痧对人体亚健康状态具有较好的调控作用，通过刮痧能够早干预、早治疗，防止亚健康向疾病发展。

四、适宜人群

以前刮痧在民间主要用于痧症，现多用于辅助治疗多种疾病，还可用于养生及美容等。

1. 感受外邪引起的外感发热、中暑、头痛头昏、咳嗽、恶心呕吐、腹泻等。

2. 慢性支气管炎、哮喘、慢性胃炎、高血压病、糖尿病等慢性疾病。

3. 中风后遗症、失眠多梦、神经官能症等疾病。

4. 以急性损伤和感受风寒湿邪导致的各种软组织疼痛为主要症状的诸如急性腰扭伤、肩周炎、落枕、慢性腰痛、坐骨神经痛等各种病证，各种骨关节疾病诸如颈椎、腰椎、膝关节骨质增生等。

5. 牙痛、鼻炎、鼻窦炎、咽喉肿痛、视力减退、弱视、青少年假性近视和急性结膜炎等五官科病证。

6. 痛经、闭经、产后病、月经不调、乳腺增生、黄褐斑和女性围绝经期综合征等妇科疾病。

7. 小儿营养不良、食欲不振、生长发育迟缓、小儿感冒和遗尿等儿科病证。

8. 用于预防疾病、病后恢复、强身健体、减肥、养颜美容、消斑除痘、延缓衰老以及亚健康状态等。

五、禁忌

1. 急性传染病、重症心脏病、高血压病、中风等危重病证以及肾功能衰竭、肝硬化腹水或全身重度浮肿等患者。

2. 饱食后、饥饿、过度疲劳、醉酒以及对刮痧恐惧者。

3. 白血病、血小板减少、血友病、出血性紫癜和其他有出血倾向疾病患者（如糖尿病晚期、严重贫血、再生障碍性贫血等）。

4. 孕妇的腹部、腰骶部。

5. 眼睛、口唇、舌体、耳孔、鼻孔、乳头、肚脐、前后二阴等部位禁止刮痧。

6. 凡体表有疔肿、破溃、疮痈、痣、斑疹、皮肤炎症和不明原因包块者禁止刮痧。

7. 大病初愈、重病、气虚血亏时也不宜刮痧。

8. 有接触性皮肤传染病者禁止刮痧或注意严格消毒后方可使用。

9. 急性扭伤、创伤的疼痛部位或骨折部位禁止刮痧。

10. 精神病患者禁用刮痧法。

六、注意事项

1. 用于治疗急痧及重症痧症时，强调痧毒出尽，切不可因为患者怕痛或患者稍觉病情好转就中途停止治疗，否则会导致病情反复。如用于防病养生，则不必强求出痧，用于面部美容时则不要求出痧。

2. 出痧后的 1 至 2 天，皮肤可能会出现轻度发痒或疼痛，此为正常现象，不需要特殊处理。但需注意保护刮痧面皮肤，刮痧后受术者应着以柔软宽松的棉织衣物为主，尽量避免因衣物摩擦而引起刮痧面创伤而感染。部分体虚受术者会于刮痧后 24 小时出现疲劳反应或类似感冒样症状，此属正常反应，一般不需要处理。

3. 应防止传染性疾病的交叉感染。

4. 刮痧次数通常为在前次痧斑消退后再进行第二次刮治，头面部刮痧次数因不要求出痧则不必拘泥于此。用于防病养生时可 1 周 1 次。

5. 应注意保持室内温暖，夏季应保持室内空气流通。

6. 经期女性慎用刮痧疗法。

7. 刮痧时要沿同一方向刮，不可来回刮，力量要均匀，使用腕力，一般每个部位刮 10～20 次，以出现紫红色斑点或斑块为度。刮痧时间约 20 分钟，或以患者能耐受为度。

8. 刮痧后最好饮一杯温开水或淡糖盐水。刮痧后宜休息 15～20 分钟。刮痧后 4 小时内忌洗冷水澡。

9. 对于急痧与重症痧症者，刮痧后如患者出现不适或病情加重，应立即送医院诊治。

10. 下肢静脉曲张者，刮拭方向应从下向上刮，用轻手法。

11. 有些受术者在刮痧过程中如出现类似针刺晕针的头晕或晕厥的现象，应该立即停止治疗，让其平卧，注意保暖，掐水沟、合谷及内关等穴，并喂服温开水或者糖水。

七、现代研究

（一）刮痧机制研究

刮痧疗法的作用机制主要为疏经活络、活血化瘀、改善微循环、排毒解毒、促进新陈代谢、补益气血、提高人体免疫力、调整骨关节的结构和功能。目前通过查阅文献发现，刮痧疗法作用机制的实验研究较少，近年来略有开展，主要集中在刮痧对生化指标、抗氧化、免疫功能、血液循环等的影响。现代医学证明，通过刮痧可刺激神经末梢或感受器而产生效应，促进微循环和淋巴循环，缓解肌肉紧张与痉挛、调整胃肠功能活动、促进人体新陈代谢，并通过神经反射或神经体液传递，以及脑干网状结构大脑皮质下丘脑的有效激活，在较高水平上调节肌肉、内脏、心血管的机能活动。同时通过一系列体液调节，增强机体的免疫和抗病能力，达到养生和治疗的目的。

1. 刮痧对免疫学的影响

有研究表明，刮痧能够对粒细胞和淋巴细胞的数量进行调节，起到增强人体细胞免疫的作用，从而达到防病、治病的功效。

2. 刮痧对血流动力学和微循环的影响

有学者进行了家兔高脂血症模型在督脉刮痧前后血流动力学变化研究，发现刮痧不但能降低全血黏度及血浆黏度，并能抑制红细胞聚集性的增强，还能抑制血小板聚集，说明刮痧对家兔实验性高脂血症和动脉粥样硬化有很好的防治作用。有研究对健康家兔进行刮痧，采用激光多普勒血流成像技术观察刮痧轻、重手法对皮肤血流灌注量的变化，并取刮痧区皮肤组织做形态学观察。发现在刮痧后无论是轻手法还是重手法，局部血流量与刮痧前比较，均维持在较高水平；皮肤形态学显示，刮拭区域有充血现象，皮下组织内多数血管呈扩张状态，并多有淤滞成团的血细胞存在，说明刮痧疗法对家兔皮肤细胞以及组织中的血管产生不同程度的影响。

3. 刮痧对神经系统的影响

刮痧通过神经反射作用或体液的传递，对中枢神经系统发出刺激信号，通过中枢神经的分析、综合，用以调整自主神经，遏阻病势的恶性循环，对机体各部位的功能产生协调作用，并达到新的平衡。研究表明利用刮痧疗法改善糖尿病患者睡眠质量，可得到较好的疗效，证明刮痧疗法可缓解精神压力和紧张情绪。

4. 刮痧对免疫功能和抗氧化的影响

刮痧出痧是一种血管扩张渐至毛细血管破裂，血流外溢，皮肤局部形成淤血斑点的现象，血凝块（出痧）不久可溃散，而起自体溶血作用，形成一种新的刺激素，加强局部的新陈代谢，起到消炎的作用。有研究通过观察刮痧前后大鼠的胆红素、SOD、IL-1、IL-6 和白细胞变化，认为刮痧作为一种诱导因素能够降低白细胞的炎性反应。有研究通过观察刮痧对大鼠耐力训练模型肝脏组织抗氧化能力及运动能力的影响，表明经络刮痧可提高肝脏抗氧化酶的活性，对运动训练大鼠肝组织产生的自由基具有清除作用，从而促进肝糖原的合成，提高大鼠的运动能力。刮痧可以有提高免疫力的作用，刮痧直接刺激末梢神经，能调节神经和内分泌系统，增强细胞的免疫功能，亦能产生大量血清而增加抗体。

（二）刮痧的临床应用研究

刮痧疗法得到了较为广泛的临床应用，取得了较好的治疗效果。有研究通过汇总分析 1994～2007 年 437 篇刮痧相关文献，对单独使用刮痧疗法治疗的病种、刮拭部位、穴位、手法以及治疗效果等进行了归纳和论述，同时也对刮痧配合其他外

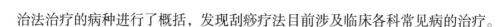

治法治疗的病种进行了概括，发现刮痧疗法目前涉及临床各科常见病的治疗。

作为单一刮痧疗法的使用，刮痧疗法广泛应用于内、妇、外、儿各科。按照临床文献报道频次从高到低排序，单一刮痧疗法治疗的主要病证有感冒、哮喘等呼吸系统疾病，原发性高血压病、糖尿病、高脂血症等心血管和内分泌系统疾病，胃炎、慢性乙型肝炎、肝硬化腹水、急性胃痉挛等消化系统疾病，肾绞痛、慢性前列腺炎等泌尿系统疾病；类风湿性关节炎、强直性脊柱炎等免疫系统疾病，顽固性失眠、神经衰弱等精神系统疾病，中风后呃逆、周围性面神经麻痹、中风后遗症等神经系统疾病，乳腺增生、原发性痛经等妇科疾患，小儿支气管肺炎、小儿遗尿、小儿脑瘫等儿科疾患，以及中暑、带状疱疹、痤疮、黄褐斑、蝴蝶斑、慢性疲劳综合征、肥胖等30种（类）病证。

临床上刮痧还经常和其他外治法综合应用治疗疾病，多配合针灸、拔罐、推拿、刺络放血、足反射法、运动疗法等方法。如在刮痧力度达不到的施术部位，通过针灸增强刺激来加强疗效，或在刮痧后出现痧点的部位刺络放血，或刮痧后痧象消退慢者用理疗方法帮助痧吸收并加快代谢。刮痧配合以上外治法综合应用，其治疗病种更加广泛。除以上论述的病种以外，还可治疗支气管炎、顽固性呃逆、胃肠炎腹痛、肠炎腹泻、术后肠梗阻、慢性阑尾炎、慢性胆囊炎、心绞痛、心律失常、肾炎、尿潴留、痔疮脱肛、三叉神经痛、小舞蹈病、坐骨神经痛、不安腿综合征、腰肌劳损、膝关节骨性关节炎、股外侧皮神经炎、脱屑性红皮病、荨麻疹、麦粒肿、霰粒肿、沙眼、耳聋耳鸣、急慢性鼻炎、急慢性咽炎、月经不调、慢性盆腔炎、子宫肌瘤、小儿厌食等疾病。报道中涉及的中医病证还有感冒、咳嗽、哮喘、中暑、头痛、胃痛、胁痛、胸痹、腹痛、黄疸、呃逆、便秘、泄泻、脏躁、不寐、痿证、中风、腰腿痛、梅核气、痰饮、消渴、淋证等22种（类），均取得了较好的效果。

（三）刮痧养生和临床操作规范化研究

2007年，国家中医药管理局开展中医药标准化项目，制定针灸相关各种外治法的技术操作规范，《针灸技术操作规范——刮痧》列入其中。至2009年，经中国国家标准化管理委员会审核，报批为国家标准，编号为GB/T21709.22。该标准在系统论证的基础上，吸收近年来刮痧操作技术与临床研究方面的最新成果，从内容、结构和体系等方面对刮痧的相关术语、刮痧工具和介质、刮痧的操作步骤、施术方法（刮痧手法、刮痧次序、刮痧方向、补泻方法、刮痧时间、刮痧程度）、术后处理、适应范围、注意事项和禁忌等方面进行了全面的规范。

2009 年，国家中医药管理局启动了中医养生技术操作规范的研究，养生刮痧列入首批项目之中，制定《中医保健技术操作规范———保健刮痧》（ZYYXH/T159—2010），并于 2010 年 3 月 1 日颁布实施，详细介绍了养生刮痧的技术操作步骤与要求、注意事项、禁忌等，作为刮痧医疗、养生从业人员中养生技术规范操作和技能水平考核的主要依据。

在刮痧技术操作规范研究的基础上，2009 年，"十一五"国家科技支撑计划中医外治特色疗法和外治技术示范研究项目中开展了《刮痧补泻手法治疗腰痛的规范化研究》课题，以解决影响刮痧疗效的关键技术指标，客观评价刮痧疗法治疗腰痛的疗效、安全性，明确其适应证、临床应用原则，建立基于临床研究证据的刮痧外治技术操作指南。

国家标准的制定对提高中医刮痧临床疗效、规范刮痧临床应用、加快中医药技术标准化进程具有深远意义。

刮痧疗法历史悠久，是一种兼养生与治疗双重功效的自然疗法，但刮痧疗法的研究目前还存在一些不足，如缺乏系统的刮痧疗法的临床循证研究和机制研究等问题。我们需要在借鉴古代文献的丰富经验的基础上，结合现代临床经验，遵循循证医学原则，开展大样本、多中心、设计严谨的随机对照临床试验。要多利用现代科学技术，从分子生物学、基因组学等角度研究刮痧治病的机制，用现代医学揭示其内在规律。

第三节　足疗养生

有关足部养生治疗的称呼很多，如足部反射养生疗法、足部反射区健康法（足健法）、足反射疗法、足部按摩、足穴按摩、足底按摩、足道、足心道、足疗、捏脚、足趾按摩术等，目前国内尚无统一的名称，但在国际上较通用的名称是Reflexology，即反射学或反射法。在本节中暂统称为"足部疗法"。

足部疗法的实施方法很多，如足部的按摩、针灸、敷贴（药、磁等）、药浴、电疗、运动等。

反射是指机体在中枢神经系统参与下对内外环境刺激的规律性应答。人的整体可以缩小投影到人体某一局部，如手、足、耳等，而人体的每一个组织器官在这一局部都有相对应的固定区域，这相对应的区域即"反射区"。如当一个人的心脏出现病变，则在此人的足部（或手、耳等）的心脏反射区就会出现疼痛和气色、形态

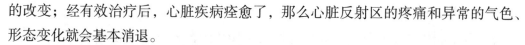

的改变；经有效治疗后，心脏疾病痊愈了，那么心脏反射区的疼痛和异常的气色、形态变化就会基本消退。

所谓"足部疗法"，是指运用各种物理或化学性刺激手段作用于足部的反射区或经络穴位，启动机体自我调节功能，激发各组织器官、经络本身的潜能，使机体恢复阴阳平衡，从而达到预防、养生、强身、治病目的的一种自然疗法，简称"足疗"。

一、历史沿革

（一）起源

对于足疗的起源，目前有两种说法，一是起源于我国，其依据是早在距今约七八千年前的新石器时代，我们的祖先就已用砭石等器具按摩身体，以减轻和消除病痛，且古人多赤足行走，就是天然的按摩。此后，在我国最早的医学专著《内经》，以及华佗的《足心道》《素女真经》、司马迁的《史记》、葛洪的《肘后备急方》等一些书籍中均有足疗法的记载，古代的足疗法是中医学的组成部分，尤其与中医按摩学、经络学有密切的关系。那么，中国的足疗法是如何传到国外的呢？有人认为可能在唐代昌盛时期传入日本等国家，也可能是在清朝外敌入侵时，大量文献流失至国外，具体说法尚不一致。

二是有的西方学者认为足疗起源于埃及。如美国伊塞尔（Christine Issel）在《反射学的技艺、科学与历史》一书中称，1979年在埃及金字塔中发现了一幅手足按摩图画，证明在公元前2500年，埃及就已运用按摩手部、足部的方法来养生治病。后又流传到阿拉伯国家，以及欧洲等地。

（二）发展

关于足疗的发展，国内外均有很多的记载。

美国：在1913年，美国医师威廉·菲兹杰拉德博士（Dr.William.Fitzgerald）利用现代医学方法研究反射疗法，并于1917年发表了《Zone Therapy》（《区带疗法》或《区域疗法》）等论文。他所发现的区域不同于中医的经络分布，他认为人体可以垂直划分为10个区域，10条垂直带分别延伸到人体的双足和双手，即双足和双手分布着每个区域包含的脏腑组织、器官相对应的反射区。

20世纪30年代，美国人尤尼斯·英厄姆（Eunice Langham）女士在威廉·菲兹杰拉德等研究的基础上，对人体组织器官在足部投影的反射区作了更精确的改进，并于 1938 年出版了《足的故事》。英厄姆女士在 1945 年还创办了美国第一所反射学校。

德国：德国玛鲁卡多（Hanne Marquarde）女士，拜英古哈姆女士为师，并与她一起研究和实践，在 1975 年玛鲁卡多女士出版了《Reflex zonary beitamfub》（《足反射疗法》），至此，足部反射区图谱基本确定下来。

瑞士：据说瑞士的修女海迪·玛萨福瑞（Hedi Masafret）在中国传教期间，得到了一份中国民间流传的足部按摩图画资料，回国后整理、研究后出版了《Gesundindie Zukunfr Von Hedi Masafret》，后又经他人译成英文《Good health for the future》（《未来的健康》）。此后，该方法在瑞士的医院和民间普遍流传开来。

日本：日本的足疗是以柴田的"足心道"为代表的，他们是以中医的经络穴位学说为主要理论基础发展起来的。当然，在日本也有西方足反射疗法的流派。日本出版了许多有关足疗的书籍，如五十岗康彦的《脚底按摩健康法》、柴田和德的《足穴健康法》等。

中国：20 世纪 70 年代初，台湾的瑞士籍神父吴若石在一个偶然的机会接触到了足疗，并治好了自己多年的关节炎，从此对这种治病方式产生了浓厚兴趣，后又回瑞士系统学习了足部按摩方法。最后回到台湾潜心研究、实践、推广足部按摩，并请台湾的李百龄把《未来的健康》翻译成中文，改称《病理按摩法》，这为大陆足疗的兴起和发展奠定了基础。1982 年，吴神父与台湾的陈茂松、陈茂雄兄弟成立了"国际若石健康法研究会"，致力于推广足疗事业，经研究把足部反射区由原来的 56 个扩展到 62 个。

在吴若石的努力下，足疗由台湾和香港逐渐传入大陆，他的弟子陈茂松、陈中干分别于 1988 年、1990 年到广州、北京等地举办培训班和讲座，至此足疗开始在大陆盛行起来。近十多年来，国内足疗取得了可喜的发展。

1993 年 6 月，中华预防医学会足部健康法专业委员会在北京成立，它的成立标志着足部按摩正式被政府承认，我国是世界上第一个承认足部按摩的国家。

1999 年 5 月，国家劳动和社会保障部将"足部按摩师"纳入《中华人民共和国职业分类大典》，自此，足部按摩师成为我国政府承认的一个职业。

2000 年 11 月，国家卫生部职业技能鉴定指导中心颁发了"关于开展反射疗法师培训及进行技术等级鉴定的实施意见"，使反射疗法师成为卫生行业的一个新职业。

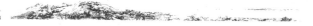

2012 年 9 月，卫生部职业技能鉴定指导中心成立反射疗法师国家职业技能鉴定专家工作委员会。

2012 年 12 月，中国足部反射区健康法研究会成立专家委员会

二、操作方法

（一）常用按摩手法

1.拇指按摩法

（1）拇指点按法：用拇指指端或指腹垂直按压作用于施术部位，并逐渐用力加压的手法（图 15-50）。

（2）拇指按揉法：以拇指指腹吸定在施术部位，向下按压并着力进行左右、前后轻柔缓和的内旋、外旋转动，带动皮下组织的手法（图 15-51）。

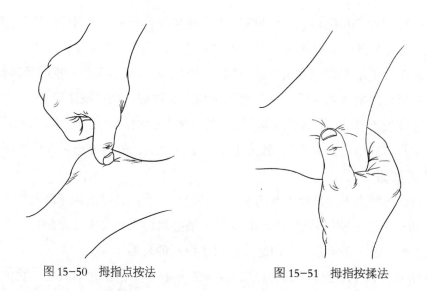

图 15-50　拇指点按法　　　　　　图 15-51　拇指按揉法

（3）拇指推压法：拇指指腹着力于施术部位，进行单方向的直线或弧线移动并加压的手法（图 15-52）。

（4）拇指关节刮压法：用拇指指背关节面垂直着力于施术部位，做单方向刮动而缓慢加压、移动的手法（图 15-53）。

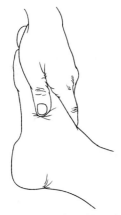

图 15-52 拇指推压法

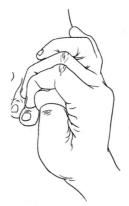

图 15-53 拇指关节刮压法

2. 食指关节按摩法

（1）单食指扣拳法：用食指近节指间关节顶端垂直按压作用于施术部位，逐渐用力加压的手法（图 15-54）。

（2）单食指扣拳加压法：中指、无名指、小指三指握拳，食指近节、远节指间关节弯曲扣紧搭在中指近节指间关节桡侧，拇指顺势搭在食指远节指间关节的桡侧，以突出食指近节指间关节，在施术部位进行前后、左右轻柔转动的手法（图 15-55）。

（3）食指关节刮压法：手法基本同上，食指中节关节面近似垂直施压着力于施术部位，并做单方向刮动而缓慢加压、移动的一种手法（图 15-56）。

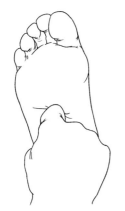
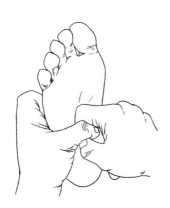
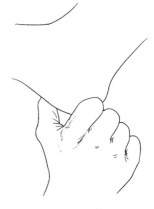

图 15-54 单食指扣拳法   图 15-55 单食指扣拳加压法   图 15-56 食指关节刮压法

3. 多指按摩法

（1）捏法：拇指指腹与食指指腹相对用力，作用于施术部位，反复交替捏而提之的手法（图 15-57）。

（2）双指钳法：食指、中指弯曲成钳状，以食指的尺侧面和中指的桡侧面，夹住施术部位，逐渐用力加压提拉的手法（图 15-58）。

（3）四指刮压法：食、中、无名指、小指四指握拳成平面，以四指的近节指间关节为着力点，刮而压之，做单方向移动的手法（图 15-59）。

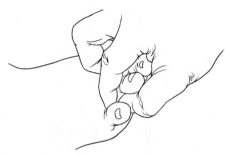

图 15-57　捏法

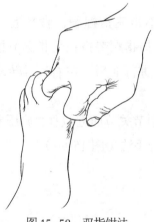

图 15-58　双指钳法

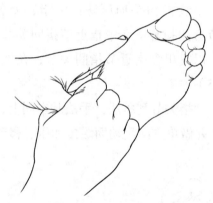

图 15-59　四指刮压法

4. 搓法

双手夹住施术部位，掌心相对用力，做相反方向的快速揉搓，并同时做上下方向往返移动的手法。要求是搓快移慢，双手夹持不可太紧（图 15-60）。

5. 摆法

双手大鱼际分别放在左右踝骨下方，稍用力夹紧，双手做前后摇摆动作的一种手法（图 15-61）。

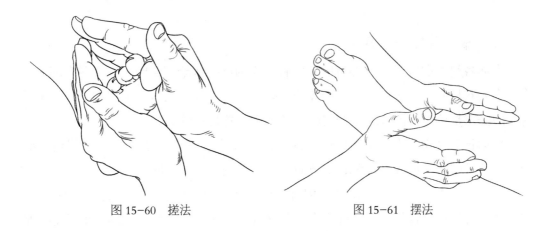

图 15-60 搓法 图 15-61 摆法

6.推擦法

两手合抱双足内外侧或足底足背，或小腿等部位，做来回的推压、摩擦动作，使受术部位放松和迅速发热的一种手法（图 15-62）。

7.摇法

一手握踝部跟腱下方，另一手握住足趾部，稍用力向下牵引拨伸，同时使踝部做顺时针或逆时针环转动作的手法（图 15-63）。

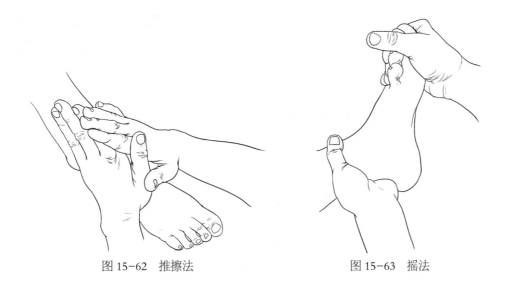

图 15-62 推擦法 图 15-63 摇法

（二）足部按摩

足部按摩时，若遇到足部感觉比较迟钝或长有厚皮、老茧的人，一般可选用木制或牛角按摩棒来增加按摩的力度。

505

1. 足部反射区的分布规律

人体各组织器官在足部都有固定的相对应的反射区分布，经长期实践发现，若将一个人双足并拢，便可组成一个盘曲而坐的人的图像，人体各组织器官在双足反射区的分布是按照机体各组织器官的正常解剖位置排列的。

反射区具体分布规律可归纳为两句话：足底是内脏，足背是躯面，足内是脊中，足外是四肢，足跟是盆腔；上下对应，头部交叉，同左同右。

第一句话的意思为：①足底是内脏，即足底反射区代表脏腑器官，如心、肝、脾、肺、肾等；足背是躯面，即足背反射区代表躯体和颜面部，如肋、面部等；足内是脊中，即足内侧的反射区代表人体脊椎和分布于正中线上的器官，如鼻、膀胱等；足外是四肢，即足外侧代表人体的上肢和下肢；足跟是盆腔，即足跟代表人体的盆腔部分，如睾丸、卵巢、尿道、阴道、子宫、前列腺、臀部等。

第二句话的意思为：上下对应，即从双足足趾到足跟，对应人体头部到臀部，即双足的踇趾对应头部，双足的脚掌对应胸部，足心对应腹部，足跟对应盆腔；头部交叉，即人体头部各器官的反射区都在脚趾上，但由于神经在颈部交叉向下，因此，头部左侧器官的反射区在右脚，右侧器官的反射区在左脚，如左眼的反射区在右脚；同左同右，即人体左边的器官，其反射区在左脚（如心、脾、降结肠、乙状结肠），而人体右边的器官，其反射区在右脚（如肝、胆、盲肠、阑尾、升结肠）；另外，人体左右对称的器官双足都有反射区，也是同左同右（如肺、肾、输尿管等）。

2. 常用足部反射区的定位、操作与功用

（1）足底反射区

【大脑】

定位：双足足底踇趾腹，右侧大脑反射区在左脚，左侧在右脚。

手法：食指指间关节刮压法（图 15-64）。

主治：头痛、头晕、失眠、高血压病、脑血管病变、脑性偏瘫、视觉受损、神经衰弱等。

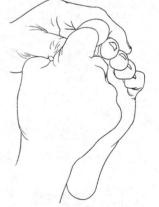

图 15-64　刮压大脑反射区

【前额】

定位：双足足底踇趾顶端及第 2~5 趾腹，右侧前额反射区在左脚，左侧在右脚。

手法：拇指腹推按法及拇指、食指、中指捏、揉法（图 15-65）。

主治：前头痛、头顶痛、眼、耳、鼻和鼻窦的疾患等。

【小脑、脑干】

定位：双足踇趾趾腹的外下 1/4 到趾间关节外侧接近趾跟部的骨性突起，右侧小脑、脑干反射区在左脚，左侧在右脚。

手法：拇指腹推按法（图 15-66）。

主治：头痛、头晕、失眠、记忆力减退，及小脑萎缩引起的病变，如帕金森综合征等。

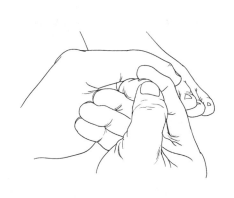

图 15-65 捏揉前额反射区

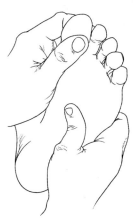

图 15-66 推按小脑、脑干反射区

【垂体】

定位：说法一在双足足底踇趾腹正中央稍偏内侧一点，或趾腹最高最软点。说法二在双足足底踇趾腹正中央偏内上方。

手法：食指指间关节顶压法（图 15-67）。

主治：内分泌失调性疾患，如甲状腺、甲状旁腺、肾上腺、性腺、脾、胰腺功能失调等，及小儿生长发育不良、遗尿、更年期综合征等疾病。

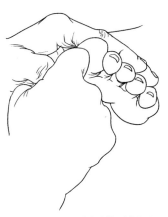

图 15-67 顶压垂体反射区

【三叉神经、颞叶】

定位：双足踇趾远端趾骨外侧，右侧三叉神经反射区在左脚，左侧的反射区在右脚。

手法：拇指腹推压法（图15-68）。

主治：偏头痛、眼眶痛、牙痛、面神经麻痹，及面颊、唇鼻诱发的神经痛等。

【鼻】

定位：双足踇趾远端趾骨内侧，从踇趾趾甲外侧缘中点起延伸至趾甲下缘的中点。右鼻反射区在左脚，左鼻反射区在右脚。

手法：拇指腹推压法（图15-69）。

主治：急慢性鼻炎、过敏性鼻炎、鼻出血、鼻窦炎、鼻息肉等各种鼻病，及上呼吸道疾患等。

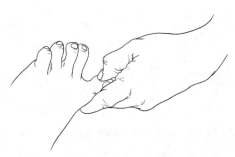

图15-68　推压三叉神经、颞叶反射区

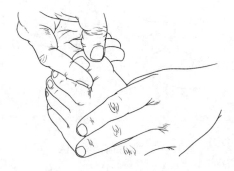

图15-69　推压鼻反射区

【颈项（包括血压点和舌、口腔）】

定位：颈项反射区定位在双足踇趾近节趾骨底面两横纹之间。血压点反射区定位在双足足底颈项反射区的中点。舌、口腔反射区定位说法一在双足足底颈项反射区的内侧端，说法二在双足踇趾远节趾骨的内侧中点。

手法：拇指腹推压法或拇指按揉法（图15-70、71、72）。

主治：颈项反射区主治颈部软组织损伤、落枕、高血压病、颈椎病、视力模糊、视力疲劳等。血压反射区主治高血压病、低血压病、颈椎病、脑血管病、眩晕等。舌、口腔主治黏膜炎、口腔溃疡、扁桃腺炎、唾液缺少症等。

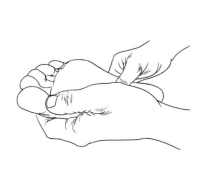
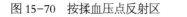
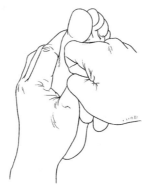
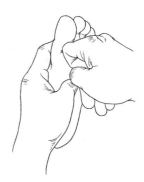

图 15-70　按揉血压点反射区　　图 15-71　推压舌、口腔　　图 15-72　推压舌、口腔
　　　　　　　　　　　　　　　　　　　　反射区（说法一）　　　　　　　反射区（说法二）

【眼】

定位：双足第 2、3 趾近节趾骨底面、内外侧，及第 2、3 趾在足背趾跟部的交点，左侧眼反射区在右脚，右侧反射区在左脚。

手法：拇指腹推压、点按法（图 15-73、74）。

主治：近视、远视、老花眼、青光眼、白内障、结膜炎、眼底出血、角膜炎、斜视、复视等各种眼病，以及视力疲劳、肝部疾病等。

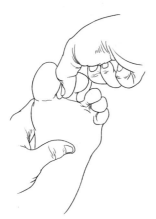
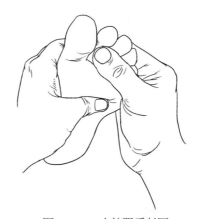

图 15-73　推压眼反射区　　　　　　　图 15-74　点按眼反射区

【耳】

定位：双足第 4、5 趾近节趾骨底面、内外侧，及第 4、5 趾在足背趾跟部的交点，左侧反射区在右脚，右侧反射区在左脚。

手法：拇指腹推压、点按法（图 15-75、76）。

主治：急慢性中耳炎、腮腺炎、各种耳病及平衡障碍、肾脏疾病等。

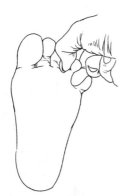

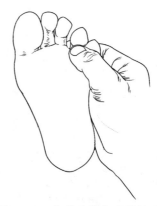

图 15-75　推压耳反射区　　　　　图 15-76　拇指腹点按耳反射区

【头颈淋巴结】

定位：双足各脚趾跟部间相交界的区域，包括足底、足背、趾间。

手法：捏法或按揉法（图 15-77、78）。

主治：头晕、头痛、疲劳、头颈部炎症、肿瘤、五官科疾病等。

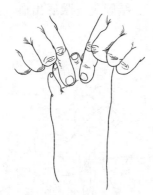

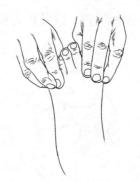

图 15-77　按揉头颈淋巴结　　　　　图 15-78　捏头颈淋巴结

【斜方肌】

定位：双足底，在眼、耳、颈区下方，呈一条横带状，约占前脚掌（跖垫）的上半部分。

手法：单手食指扣拳法，由外向内刮压。（图 15-79）

主治：斜方肌综合征、肩周炎、落枕、颈椎病等。

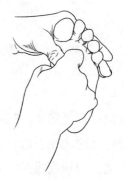

图 15-79　刮压斜方肌反射区

【甲状腺】

定位：说法一在双足足底第 1 跖骨 1/2 跖骨头处至第 1、2 跖骨间，再延伸至趾端的"L"状区域。说法二在双足踇趾近节趾骨内侧下 1/2 段。

手法：拇指腹按揉法（图 15-80）。

主治：甲状腺功能亢进、甲状腺机能减退、甲状腺炎、甲状腺肿大、肿瘤、儿童发育不良、心脏病、高血压病、高脂血症、糖尿病、肥胖、消瘦、月经不调、痤疮、心悸、失眠、情绪不安等。

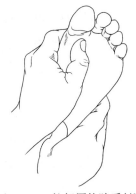

图 15-80　按揉甲状腺反射区

【甲状旁腺】

定位：说法一在双足足底第 1 跖趾关节外侧缘及足底颈项区外侧缘下方，邻近说法一的甲状腺区和其相对应的足背区域。说法二位于第 1 跖趾关节内侧靠近说法二甲状腺区。

手法：拇指按揉法或推压法（图 15-81）。

主治：肌肉痉挛、过敏性疾病、骨质增生、胃肠胀气、白内障、失眠、癫痫、骨折恢复期、肾结石、更年期综合征等。

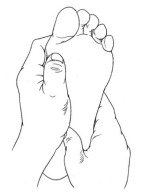

图 15-81　按揉或推压甲状旁腺反射区

【肺、气管、支气管】

定位：肺反射区位于双足斜方肌反射区下方，由甲状腺反射区向外成扇形到脚底外侧至肩反射区。气管、支气管反射区位于第 1、2，2、3，3、4 近节趾骨之间。

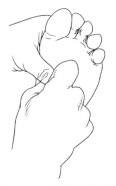

图 15-82　刮压肺反射区

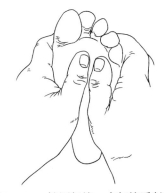

图 15-83　推压气管、支气管反射区

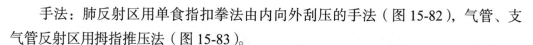

手法：肺反射区用单食指扣拳法由内向外刮压的手法（图 15-82），气管、支气管反射区用拇指推压法（图 15-83）。

主治：肺反射区主治各种肺部疾患及支气管、大肠疾病等，气管、支气管反射区主治气管、支气管疾病等。

【胃】

定位：双脚掌第 1 跖趾关节后，即第 1 跖骨体中前段。

手法：单手食指扣拳法（图 15-84）。

主治：急慢性胃炎、胃溃疡、胃下垂、食欲不振、消化不良、泛酸、嗳气、呃逆、胃肿瘤等。

【十二指肠】

定位：在胰反射区下方，即双脚掌第 1 跖骨基底段。

手法：单手食指扣拳法（图 15-85）。

主治：十二指肠溃疡、腹部胀满等消化系统疾病。

【胰】

定位：双脚掌第 1 跖骨体中下段，在胃和十二指肠反射区之间。

手法：拇指腹按揉法（图 15-86）。

主治：糖尿病、急慢性胰腺炎、消化不良、新陈代谢失调等疾病。

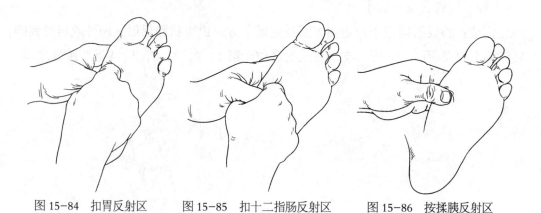

图 15-84　扣胃反射区　　　图 15-85　扣十二指肠反射区　　　图 15-86　按揉胰反射区

【肝】

定位：右脚掌下缘，即肺反射区下方，第 3～5 跖骨间上半部区域。

手法：单食指扣拳法，由外下向内上施力（图 15-87）。

主治：肝病、营养不良症（肝功能失调所致）、疲劳综合征、眼疾、忧郁症等。

【胆】

定位：右脚掌第 3、4 跖骨间上半部，位于肝脏反射区之内。

手法：单食指扣拳法（图 15-88）。

主治：急慢性胆囊炎、胆结石，及失眠、消化系统疾病、情志不畅等。

【腹腔神经丛】

定位：双足足底第 2～4 跖骨体近侧 1/2，在肾反射区外周，呈圆形。

手法：单食指扣拳法（图 15-89）。

主治：胃肠神经官能症、胃肠功能紊乱、生殖系统疾患、更年期综合征、失眠、腹部疾病等。

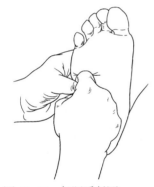
图 15-87　扣肝反射区

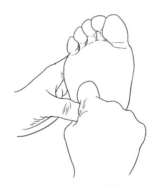
图 15-88　扣胆反射区

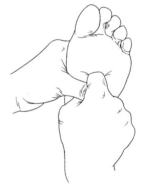
图 15-89　扣腹腔神经丛

【肾上腺】

定位：双足足底肾反射区上方，第 2、3 跖骨之间。

手法：单食指扣拳法（图 15-90）。

主治：肾上腺疾病、各种炎症、过敏性疾病、哮喘、风湿病、心律不齐、中暑、糖尿病、生殖系统疾病等。

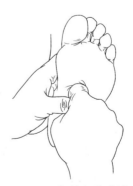
图 15-90　扣肾上腺反射区

【肾】

定位：位于双足底第 2、3 跖骨近端的 1/2，即足底前部中央凹陷处。

手法：单食指扣拳法（图 15-91）。

主治：肾脏疾病、高血压病、慢性支气管炎、哮喘、骨折、斑秃、耳鸣、眩晕等。

【输尿管】

定位：位于双足底肾脏反射区至膀胱反射区之间的弧线状区域。

手法：单食指扣拳法（图 15-92）。

主治：输尿管炎症、结石，及其他泌尿系统疾病等。

【膀胱】

定位：位于内踝前下方，双足内侧舟骨下方，踇展肌侧旁。

手法：单食指扣拳法（图 15-93）

主治：膀胱及其他泌尿系统疾患等。

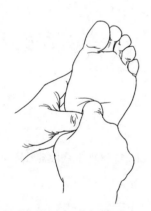 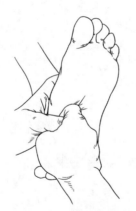 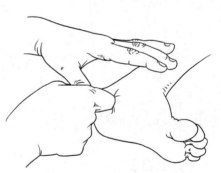

图 15-91　扣肾反射区　　图 15-92　扣输尿管反射区　　图 15-93　扣膀胱反射区

【小肠】

定位：双脚足底第 1～3 楔骨、骰骨、足舟骨以及跟骨结节远端，即纵向踇趾和第 2～4 趾之间片状区域。

手法：四指刮压法（图 15-94）。

主治：小肠炎症、腹泻、肠功能紊乱、消化不良等消化系统疾病，心律失常、失眠等疾患。

【盲肠、阑尾】

定位：右足足底，跟骨结节外前缘和第 5 跖骨底部连线的中后 1/3 交界处。

手法：单食指扣拳法（图 15-95）。

主治：盲肠、阑尾病变，及肠道疾病等。

【回盲瓣】

定位：右足盲肠区的上方。

手法：单食指扣拳法（图 15-96）。

主治：胀气、肠道疾病等。

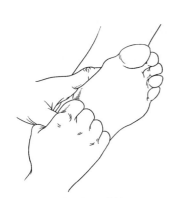 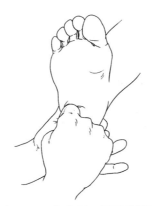 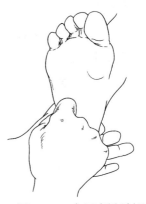

图 15-94　刮压小肠反射区　　　　图 15-95　扣盲肠、阑尾反射区　　　图 15-96　扣回盲瓣反射区

【升结肠】

定位：右足足底，跟骨结节和第 5 跖骨底部连线前 2/3，即位于纵向第 4、5 趾间竖带状区域。

手法：单食指扣拳法。

主治：结肠炎、便秘、腹泻、腹痛、痔疮、肺脏疾病等。

【横结肠】

定位：双足足底，第 1 楔骨和第 5 跖骨内侧的横带状区域。

手法：单食指扣拳法。

主治：同升结肠反射区。

【降结肠】

定位：左侧足底，跟骨结节外前缘和第 5 跖骨底部的连线，即位于纵向第 4、

5 趾间竖带状区域。

手法：单食指扣拳法（图 15-97）。

主治：同升结肠反射区。

【乙状结肠、直肠】

定位：左侧足底，跟骨结节前缘成带状，接近足底内侧缘时略向下。

手法：单食指扣拳法（图 15-98）。

主治：直肠癌、便秘、直肠炎、乙状结肠炎、结肠炎、痔疮等。

【肛门】

定位：左脚脚底跟骨前缘，直肠反射区末端，内邻膀胱反射区。右脚相对应部位也是肛门反射区。

手法：单食指扣拳法（图 15-99）。

主治：直肠癌、肛门周围炎、痔疮、肛裂、便秘、脱肛等。

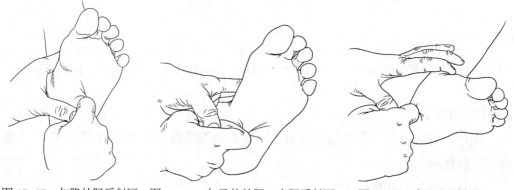

图 15-97 扣降结肠反射区　　图 15-98 扣乙状结肠、直肠反射区　　图 15-99 扣肛门反射区

【心】

定位：左侧足底肺反射区下方，第 4、5 跖骨远侧之间。另一说法在左足足底、足背的第 1 跖趾关节结合部上下区域，右足相应区域的内侧，只有左足区的 1/3 大小。心脏关联区：相当于胸部淋巴结区域。

手法：轻手法，指腹推压法（图 15-100）；中重手法，单食指扣拳由近到远推压（图 15-101）。

主治：心律不齐、心慌、胸闷、冠心病等各种心脏疾病，及小肠疾病、失眠等。

【脾】

定位：左侧足底，第4、5跖骨间近侧，心反射区下方一横指。

手法：单食指扣拳法（图15-102）。

主治：脾脏肿大、贫血、血小板减少、再障等血液病，免疫系统疾病、消化系统疾病、皮肤病、癌症等。

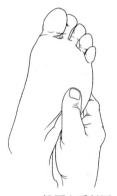 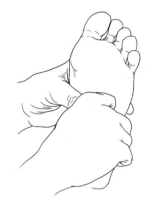 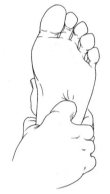

图15-100　推压心反射区　　　图15-101　扣心反射区　　　图15-102　扣脾反射区

【生殖腺（男性睾丸、女性卵巢）】

定位：双足足底跟骨正中央区域，另一位置在跟骨外侧踝骨后下方。

手法：食指指间关节刮压法及拇指推压法（图15-103）。

主治：性功能低下、不孕症、经前期紧张、月经不调、痛经等妇科病，阳痿、早泄、遗精等男性病，发育不良、老年痴呆症、头痛、中风后遗症等。

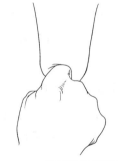

图15-103　刮压生殖腺反射区

（2）足内侧反射区

【颈椎】

定位：双足踇趾近节趾骨体内侧面。

手法：轻手法，拇指推按法（图15-104）；重手法，双指钳法（图15-105）。

主治：颈椎病、颈项僵硬酸痛、落枕等。

【胸椎】

定位：双足第 1 跖骨，分布于足弓内侧，至楔骨关节为止。

手法：拇指推压法或按揉法（图 15-106）。

主治：胸椎酸痛、肩背酸痛等疾病。

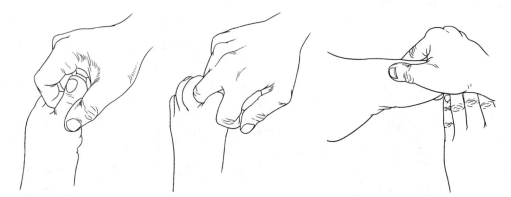

图 15-104　推按颈椎反射区　　图 15-105　双指钳颈椎反射区　　图 15-106　拇指推压胸椎反射区

【腰椎】

定位：双足足弓内侧第 1 楔骨至舟骨下方。

手法：拇指推压法或按揉法（图 15-107）。

主治：腰部酸痛、腰肌劳损、腰椎间盘突出、腰椎骨质增生、坐骨神经痛等。

【骶骨、尾骨】

定位：双足足弓内侧缘，从距骨下方到跟骨为止。

手法：拇指推压法或按揉法（图 15-108）。

主治：骶骨受伤、便秘、尾骨挫伤、坐骨神经痛、颈椎病等。

【坐骨神经】

定位：双足跟骨的内外侧，沿跟骨结节向后的"L"形带状区域，包括足底、内外侧的区域。另一说法在双足内踝后方，沿胫骨后缘上行至胫骨内侧髁下，及在外踝的后方沿腓骨后侧上行至腓骨小头处的两条长带状区域。

手法：拇指腹推压法或食指关节刮压法（图 15-109）。

主治：坐骨神经痛、坐骨神经炎、下肢冰冷、静脉曲张等。

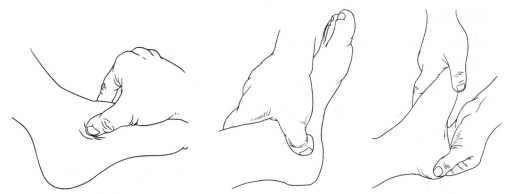

图 15-107　按揉腰椎反射区　图 15-108　按揉骶骨、尾骨反射区　图 15-109　推压坐骨神经反射区

【尿道、阴道、阴茎】

定位：双足足跟内侧，自膀胱反射区向上延伸至距骨与跟骨之间缝隙。

手法：拇指推压法（图 15-110）。

主治：尿道炎、白带过多、泌尿系统感染、前列腺肥大、排尿困难等生殖系统疾病。

【子宫、前列腺】

定位：双足跟骨内侧，内踝后下方的区域。

手法：拇指推压法或按揉法（图 15-111）。

主治：前列腺肥大、急慢性前列腺炎、泌尿系统感染，及子宫肌瘤、痛经等妇科病，亦可防治高血压病。

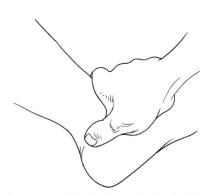

图 15-110　推压尿道、阴道、阴茎反射区

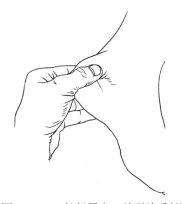

图 15-111　按揉子宫、前列腺反射区

【子宫颈】

定位：双足跟骨内侧，内踝后下方，毗邻子宫反射区。

手法：拇指推压法（图 15-112）。

主治：宫颈炎、宫颈糜烂、子宫脱垂、白带过多等。

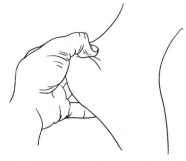

图 15-112　推压子宫颈反射区

【髋关节】

定位：内、外踝下方半圆形的带状区域。

手法：拇指腹推压法（图 15-113）。

主治：髋关节疼痛、股骨疼痛、坐骨神经痛、肩关节疼痛、腰背痛等。

【直肠、肛门（痔疮区）】

定位：两小腿内侧，自内踝起沿胫骨向上 4 横指（被操作者的指宽）的带状区域。

手法：拇指腹推压法或按揉法（图 15-114）。

主治：痔疮、便秘、腹泻、肛裂、直肠炎、静脉曲张等。

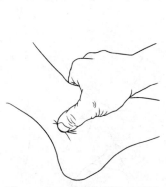

图 15-113　推压髋关节反射区

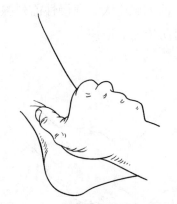

图 15-114　按揉直肠、肛门反射区

（3）足外侧反射区

【肩】

定位：双足外侧第 5 跖趾关节突起的背面、侧面、底面。

手法：双指夹推法及拇指腹推压法（图 15-115）。

主治：肩周炎、颈肩综合征等肩部疾病，及手臂无力等。

【腋窝】

定位：双足足底，肩关节反射区下方区域。

手法：拇指腹推压法（图 15-116）。

主治：颈椎病、肩周炎、腋部淋巴结肿、上肢酸麻疼痛等。

【臂部、腕部、手部】

定位：双足足底第 5 跖骨外侧的带状区域。

手法：双指夹推法及拇指腹推压法（图 15-117）。

主治：颈椎病、肩周炎、臂部挫伤、肘关节病等。

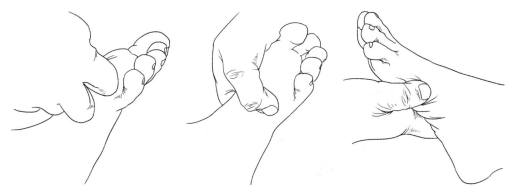

图 15-115　夹推肩反射区　　　　图 15-116　推压腋窝反射区　　　图 15-117　推压臂、腕、手部反射区

【肘】

定位：双足外侧，第 5 跖骨粗隆的背面、侧面、底面。

手法：双指夹推法及拇指腹推压法（图 15-118）。

主治：肘关节挫伤、肘关节酸痛、网球肘、膝关节痛等。

【肩胛部】

定位：双侧足背，第 4、5 跖骨近端 1/2 与骰骨之间，成叉状区域。

手法：拇指腹推压法（图 15-119）。

主治：肩周炎、落枕、颈肩综合征、背部软组织损伤等。

【膝】

定位：双足外侧，第5跖骨粗隆和跟骨结节之间拱桥形的凹陷半圆区域，包括足底、足背、足外侧。

手法：食指关节刮压法（图15-120）。

主治：膝部挫伤、膝关节炎、膝关节骨质增生、半月板损伤等。

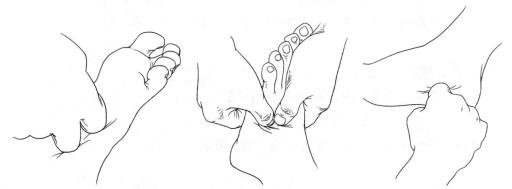

图 15-118　双指夹推肘反射区　　　图 15-119　推压肩胛部反射区　　　图 15-120　刮压膝反射区

【大腿】

定位：双足足底外缘，下接臀部反射区，上至骰骨与第5跖骨连接处，呈带状区域。

手法：食指关节刮压法（图15-121）。

主治：风湿痛、坐骨神经痛、股部挫伤等。

【臀部】

定位：双侧足底跟骨外缘下方的区域。

手法：单食指扣拳法（图15-122）。

主治：臀部外伤、风湿病、坐骨神经痛等。

【坐骨神经】

见足内侧反射区"坐骨神经反射区"。

【输精管、输卵管】

定位：双足外侧，第5跖骨粗隆与跟骨结节的中点到外踝后下方，即睾丸（卵巢）的斜边。另一说法在腹部淋巴结和盆腔淋巴结间连线的带状区域。

手法：拇指腹推压法（图 15-123）。

主治：输精管、输卵管炎症、生殖系统疾病等。

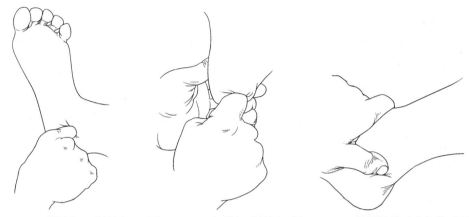

图 15-121 刮压大腿反射区　　图 15-122 扣臀部反射区　　图 15-123 推压输精（卵）管反射区

【生殖腺】

见足底反射区"生殖腺反射区"。

【髋关节】

见足内侧反射区"髋关节反射区"。

【下腹部】

定位：双侧小腿外侧，自外踝起沿腓骨和跟腱之间向上 4 横指宽（被操作者的指宽）的区域。

手法：拇指腹推压法（图 15-124）。

主治：月经不调、痛经、闭经、经前期紧张综合征、腹痛、性冷淡及其他生殖系统疾病等。

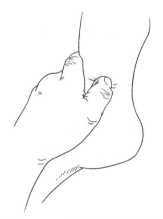

图 15-124 推压下腹部反射区

（4）足背反射区

【上颌、下颌】

定位：双足足背姆趾趾间关节的远侧、近侧。

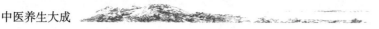

手法：拇指腹推压法（图 15-125）。

主治：牙病、上下颌感染、打鼾、三叉神经痛等。

【牙齿】

定位：位于足 10 趾趾背上，第 1 切牙在第 1 趾间关节上下，智齿在第 5 趾趾间关节上下，其他牙齿分布在第 2～4 趾上。第 2 切牙在第 2 趾内侧，尖牙在第 2 趾外侧，第 1、2 小磨牙在第 3 趾内、外侧，第 1、2 大磨牙在第 4 趾的内、外侧。远节趾间关节为上牙，近节趾间关节为下牙。左右牙齿的反射区呈交叉性分布。

手法：捏法（图 15-126）。

主治：牙痛、牙周病、牙槽脓肿等牙病。

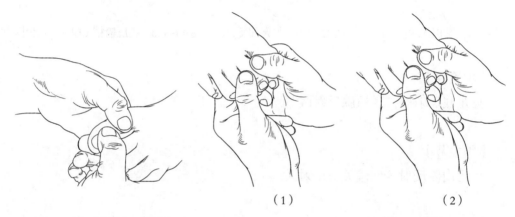

（1）　　　　　　（2）

图 15-125　推压上下颌反射区　　　　图 15-126　捏牙齿反射区

【扁桃体】

定位：双足足背踇趾近节趾骨体的内、外侧。

手法：食指指腹按揉法（图 15-127）。

主治：感冒、上呼吸道感染、扁桃体疾病等，有消炎、增加防御能力和抗癌等功能。

【面部】

定位：双足踇趾趾骨的背面。

手法：双拇指腹推法或按揉法（图 15-128）。

主治：痤疮、面瘫等面部疾病。

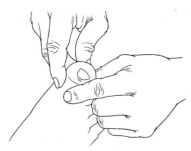

图 15-127　按揉扁桃体反射区

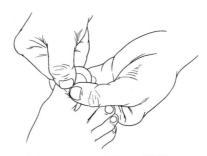

图 15-128　按揉面部反射区

【咽喉（行间穴）】

定位：双足足背第 1、2 趾间缝近端，靠近踇趾趾根部。

手法：食指按揉法（图 15-129）。

主治：咽喉疾病、咳嗽、气喘、感冒、声音嘶哑、扁桃腺炎等。

【气管、食管、声带】

定位：双足足背第 1 跖骨体中部。其中声带反射区的另一说法是在足底 1、2 趾近节趾骨之间，与足背的咽喉上下相对应。

手法：食指按揉法（图 15-130）。

主治：声音嘶哑、食管、气管的疾患等。

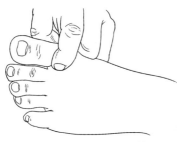

图 15-129　按揉咽喉反射区

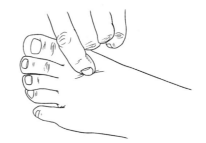

图 15-130　按揉气管、食管、声带反射区

【胸部淋巴结（包括行间穴、太冲穴）】

定位：双足足背第 1、2 跖骨间的带状区域。靠近远端趾根部的为行间穴，靠近近端的为太冲穴。

手法：食指指侧推压法或多指按揉法（图 15-131）。

主治：各种炎症、癌症、发烧、囊肿、肌瘤、蜂窝组织炎、免疫系统疾病、心脏疾病等。行间穴：目赤肿痛、头痛、青盲、口眼㖞斜、眩晕、中风、胁痛、疝

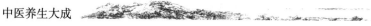

气、癫痫、妇科病等。太冲穴：基本同上，另可治遗尿、呕逆、下肢萎痹等。

【胸部（包括胸腺）】

定位：双足足背第 2~4 跖骨，位于胸部淋巴结与内耳之间。

手法：拇指腹推压法（图 15-132）。

主治：胸部疾病、肺部疾病、食道疾病、心脏病、乳腺疾病、重症肌无力等。

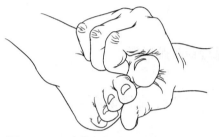

图 15-131　多指按揉胸部淋巴结反射区

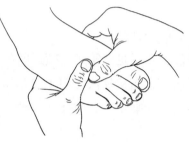

图 15-132　推压胸部反射区

【内耳（迷路）】

定位：双足足背第 4、5 跖趾关节间近侧，靠近第 4、5 趾根部。

手法：拇指腹推压法（图 15-133）。

主治：高血压病、低血压病、头晕眼花、晕车晕船、耳鸣、内耳功能减退、平衡障碍等。

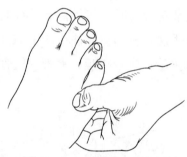

图 15-133　推压内耳反射区

【膈】

定位：双足足背的跗跖关节，即位于踝前部到足趾根部中点的横向骨性突起，呈前凸弧形。

手法：双食指刮压法（图 15-134）。

主治：呃逆、腹部胀满、腹痛、恶心、呕吐、胸闷等。

【肋】

定位：双足足背（不含足趾）约上 2/3 的片状区域。

手法：双拇指腹推按法或按揉法（图 15-135）。

主治：肋软骨炎、肋膜炎等肋骨病变。

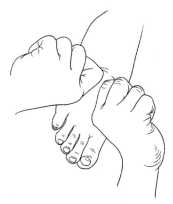

图 15-134 刮压膈反射区

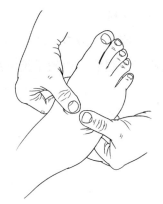

图 15-135 推按肋反射区

【腰（闪腰点）】

定位：双侧足背第 1 楔骨与舟骨交界处及第 3 楔骨及骰骨间交界处。简便定位法，即位于横膈与上下身淋巴结连线的中点。

手法：拇指腹按揉法（图 15-136）。

主治：腰肌劳损、急性腰扭伤等腰疾。

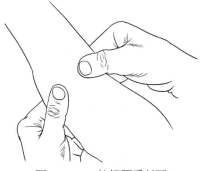

图 15-136 按揉腰反射区

【腹部淋巴结】又称"上身淋巴结"，相当于"丘墟穴"。

定位：双侧足背，外踝前下方凹陷处，足部于背屈及外翻位时此凹陷更明显。

手法：单食指扣拳法（图 15-137）。

主治：各种炎症、癌症、发烧、囊肿、肌瘤及各种免疫疾病、支气管哮喘、荨麻疹等。丘墟穴：胸胁胀痛、下肢痿痹、疟疾、胆囊疾病等。

【盆腔淋巴结】又称"下身淋巴结"，相当于"商丘穴"。

定位：双侧足背，内踝前下方凹陷处，足部于背屈及内翻位时此凹陷更明显。

手法：单食指扣拳法（图 15-138）。

主治：同腹部淋巴结。商丘穴主治腹胀、泄泻、便秘、足踝痛等。

【腹股沟】

定位：双足内侧，内踝最高处前方的平坦处，即盆腔淋巴结上一横指起向上延

伸约二横指长的区域。

手法：拇指腹推法或按揉法（图 15-139）。

主治：疝气、腹痛及生殖系统疾病等。

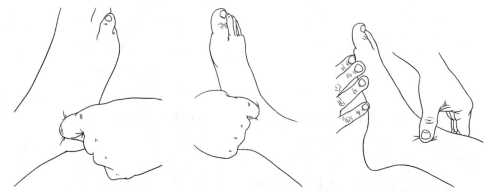

图 15-137　扣腹部淋巴结反射区　图 15-138　扣盆腔淋巴结反射区图　5-139　推腹股沟反射区

3. 足部经络按摩法

（1）足部经络疗法的概念：足部经络疗法是运用各种物理或化学刺激手段作用于足部的 10 条经络，即脾胰经、肝经、关节变性经络、胃经、结缔组织变性经络、皮肤经络、脂肪变性经络、胆经、肾经、膀胱经等，从而激发经络潜能，使气血畅通，恢复机体阴阳平衡的一种自然疗法。

（2）足部十条经络的位置及功能

【脾胰经】

定位：双足踇趾的胫侧（内侧）缘。

功能：刺激脾胰经，可增强脾脏、胰脏的功能，治疗胃肠道疾病、2 型糖尿病、贫血、小儿食欲不振等疾病。

【肝经】

定位：双足踇趾的腓侧（外侧）缘。

功能：肝胆疾病、皮肤病、高血压病、头痛、眩晕、面瘫、癫痫、妇科病、小儿遗尿等。

【关节变性经络】

定位：双足第 2 脚趾的胫侧缘。

功能：痛风、各种关节炎等疾病。

【胃经】

定位：双足第 2 脚趾的腓侧缘。

功能：食道、胃肠道疾病、精神性疾病、面瘫、鼻炎、乳房疾病、牙痛等。

【结缔组织变性经络】

定位：双足第 3 趾胫侧缘。

功能：息肉、肿瘤、脏器功能的退化、结缔组织等疾病。

【皮肤经络】

定位：双足第 3 趾腓侧缘。

功能：各种皮肤病。

【脂肪变性经络】

定位：双足第 4 趾胫侧缘。

功能：中风。

【胆经】

定位：双足第 4 趾腓侧缘。

功能：精神性疾病、高脂血症、眩晕、失眠、肝胆疾病等。

【肾经】

定位：双足第 5 趾胫侧缘。

功能：泌尿系统、生殖系统、咽喉、腰部等疾病。

【膀胱经】

定位：双足第 5 趾腓侧缘。

功能：膀胱疾病、妇科疾病、坐骨神经痛等。

（3）足部经络疗法的具体运用

①准备工作：施术者操作前应剪短剪平指甲，手部清洗擦干，保持温暖；准备足疗的用品，如按摩膏、按摩巾、足浴药液等；集中精神。被操作者应放松身心，用温热水或中药足浴液蒸泡脚。

②经络选用应遵循以下原则：以养生为目的，则十条经络全部选用；以治疗为目的，则应根据中西医理论，具体选择相应的经络，可参考足疗的配伍方法。

③操作时可沿着所选用的经络，寻找敏感点，按摩方向一般从足趾到足跟。若是治病，应重点按摩有敏感反应的经络或其上的敏感点，每次 20～30 分钟，每日 1 次。

4. 足部常用穴位及主治

（1）足太阴脾经

【隐白】
定位：踇趾内侧趾甲角旁约 0.1 寸。
主治：腹胀、便血、尿血、月经过多、崩漏、癫狂、多梦、惊风等。

【公孙】
定位：第 1 跖骨基底部的前下缘，赤白肉际。
主治：胃痛、呕吐、腹痛、泄泻、痢疾等。

【三阴交】
定位：内踝高点上 3 寸，胫骨内侧面后缘。
主治：肠鸣腹胀、泄泻、月经不调、不孕、遗尿、阳痿、失眠、下肢萎痹、脚气等。

【地机】
定位：阴陵泉穴下 3 寸。
主治：腹痛、小便不利、水肿、月经不调、痛经、遗精等。

【阴陵泉】
定位：胫骨内侧髁下缘凹陷中。
主治：腹胀、泄泻、黄疸、小便不利或失禁、水肿、膝痛等。

（2）足厥阴肝经

【大敦】
定位：踇趾外侧趾甲角旁约 0.1 寸。
主治：疝气、遗尿、经闭、崩漏、阴挺、癫痫等。

【行间】
定位：足背，第 1、2 趾间缝纹端。
主治：目赤肿痛、头痛、青盲、口眼㖞斜、眩晕、中风、胁痛、疝气、癫痫、妇科病等偏于泻肝经实热者。

【太冲】
定位：足背，第 1、2 跖骨结合部之前凹陷中。
主治：基本同上，另可治遗尿、呕逆、下肢萎痹等偏于治肝气郁结者。

（3）足阳明胃经

【犊鼻（外膝眼）】
定位：髌骨下缘，髌韧带外侧凹陷中。
主治：膝痛、下肢萎痹、屈伸不利、脚气等。

【足三里】
定位：犊鼻穴下 3 寸，胫骨前缘外一横指处。
主治：胃痛、呕吐、腹胀、便秘、肠痈、下肢萎痹、水肿、癫狂、脚气等。

【阑尾穴】
定位：足三里穴下约 2 寸处。
主治：急慢性阑尾炎、消化不良、下肢瘫痪等。

【上巨虚】
定位：足三里穴下 3 寸。
主治：肠鸣、腹痛、泄泻、便秘、下肢萎痹等。

【条口】

定位：上巨虚穴下2寸。

主治：脘腹疼痛、下肢萎痹、转筋、跗肿、肩臂痛等。

【下巨虚】

定位：上巨虚穴下3寸。

主治：小腹痛、泄泻、乳痈、下肢萎痹、腰脊痛引睾丸等。

【丰隆】

定位：外踝高点上8寸，条口穴外1寸。

主治：头痛、眩晕、痰多咳嗽、呕吐、便秘、水肿、癫狂痫、下肢萎痹等。

【内庭】

定位：足背第2、3趾间缝纹端。

主治：齿痛、咽喉肿痛、口眼㖞斜、鼻出血、胃痛吐酸、腹胀、泄泻、痢疾、便秘、热病、足背肿痛等。

【厉兑】

定位：第2趾外侧趾甲角旁约0.1寸。

主治：鼻出血、齿痛、咽喉肿痛、腹胀、多梦、癫狂等。

（4）足少阳胆经

【阳陵泉】

定位：腓骨小头前下方凹陷中。

主治：胁痛、口苦、呕吐、下肢萎痹、脚气、黄疸、小儿惊风等。

【胆囊穴】

定位：阳陵泉穴下1～2寸处。

主治：急慢性胆囊炎、胆石症、胆道蛔虫症、下肢萎痹等。

【光明】

定位：外踝高点上 5 寸，腓骨前缘。

主治：目痛、夜盲、下肢萎痹、乳房胀痛、早期白内障等。

【悬钟（绝骨）】

定位：外踝高点上 3 寸，腓骨后缘。

主治：项强、胸胁胀痛、下肢萎痹、咽喉肿痛、脚气、痔疮、耳鸣等。

【足临泣】

定位：第 4、5 跖骨结合部前方，小趾伸肌腱外侧凹陷中。

主治：目赤肿痛、胁肋疼痛、月经不调、乳痈、足跗骨疼痛等。

【足窍阴】

定位：第 4 趾外侧趾甲旁约 0.1 寸。

主治：偏头痛、目赤肿痛、耳聋、咽喉肿痛、失眠、胁痛、月经不调等。

（5）足少阴肾经

【涌泉】

定位：位于足底（去趾）前 1/3 处，足趾跖屈时呈凹陷。

主治：头痛、头昏、失眠、目眩、咽喉肿痛、失音、便秘、小便不利、小儿惊风、癫狂、昏厥等。

【太溪】

定位：内踝高点与跟腱之间的凹陷中。

主治：月经不调、遗精、阳痿、小便频数、便秘、消渴、咯血、气喘、咽喉肿痛、齿痛、失眠、腰痛、耳聋、耳鸣等。

【照海】

定位：内踝下缘的凹陷中。

主治：月经不调、带下、阴挺、小便频数、癃闭、便秘、咽喉干痛、癫痫、失眠等。

【复溜】

定位：太溪穴上 2 寸。

主治：水肿、腹胀、泄泻、盗汗、下肢痿痹。

（6）足太阳膀胱经

【至阴】

定位：足小趾外侧趾甲角旁约 0.1 寸。

主治：后枕头痛、目痛、鼻塞、难产、胎位不正（加艾灸）等。

【申脉】

定位：外踝下缘凹陷中。

主治：后枕部头痛、目眩、目赤痛、癫痫、失眠、腰腿酸痛。

【昆仑】

定位：外踝下缘凹陷中。

主治：后枕部头痛、项强、目眩、鼻出血、癫痫、难产、腰骶疼痛、脚跟痛等。

【承山】

定位：腓肠肌两肌之间凹陷中。

主治：痔疮、脚气、便秘、腰腿拘急疼痛、坐骨神经痛等。

（三）基本原则

1. 足疗的配伍方法

运用足疗治疗疾病时，选择足部反射区的配伍原则是"基、症、关"，即足疗的反射区配伍可由基本反射区、症状反射区、关联反射区等组成。

（1）基本反射区：如肾、输尿管、膀胱、尿道、大脑、肾上腺、腹腔神经丛等。除了高血压者肾上腺不能按摩以外，其他反射区不论养生还是治疗，要求在按摩开始和结束时均需施以刺激。

（2）症状反射区：即与病变器官或组织相对应的反射区。如胃病应首先选择胃，膝关节疾病不论是炎症、骨质增生、软组织损伤等都可选择膝关节反射区等。

（3）关联反射区

①根据中医理论配区：根据中医阴阳五行学说、脏腑学说、病因病理学说等理论选择反射区。如便秘病位在大肠，可根据中医脏腑相表里的学说，肺与大肠相表里配伍肺反射区。

②根据西医理论配区：根据生理、解剖、病理学说等理论选择反射区。如治疗颈椎病，可按解剖生理学的邻近关系，除选择颈椎这一症状反射区外，还可配伍颈项、斜方肌、肩、肘等与颈椎相邻近起协同作用器官的关联反射区。又如胃炎，应考虑胃属于消化系器官，可配伍消化器官的反射区，如十二指肠、胰、肝、胆等关联反射区，以增强消化系统的协调统一功能，促使胃功能的更快恢复。

③根据疾病性质及出现的症状配区：对于过敏性疾病，应选配肾上腺、甲状旁腺等反射区；对于感染性疾病，应选配脾、各淋巴结、肾上腺等反射区；对于内分泌功能紊乱的疾病，如糖尿病、月经不调、生长发育迟缓等，应配伍整个内分泌系统的有关反射区。对于同一疾病出现不同症状或并发症，可配伍相应反射区，如颈椎病可引起头晕、臂部疼痛麻木等症状，则可配伍大脑、小脑、脑干、腕部、手部等相关反射区。

以上"基、症、关"原则一般适用于慢病，以及有明显器官病变的疾病。如是治疗全身性疾病，因为没有一个明确的病位，故不能生搬硬套此原则，如高血压病、发热等全身性疾病，就没有固定的症状反射区，其他配伍则应根据当时出现的症状，以及从病因病理学的角度去选择不同的反射区。

（4）阿是区、穴配伍：有时部分反射区与患病的器官或部位并没有相关的联系，但按摩相应的反射区或穴位出现酸麻胀痛等明显病理性信息，则可选用此区或穴，这种配区方法为"阿是区或阿是穴配伍"。

2. 足部按摩的相关要求

（1）足部按摩的方向：一般是向心按摩，沿着静脉、淋巴回流的方向按摩。

（2）足部按摩的力度：一般养生按摩，以被按摩者"肾"反射区产生酸、胀、麻、痛等异样感的阈刺激为标准力度，并根据被按摩者面部表情和肢体语言，以及征询的意见来不断调整各个反射区的力度。整个按摩过程应始终贯彻"轻—重—轻"的施力原则，即按摩开始时应有较轻的力度，微痛为好，然后渐渐增加力度，以患者能承受为度。按摩快结束时，力度再逐渐减轻。每个反射区同样遵循"轻—重—轻"的原则。整个施力过程要始终保持有力、均匀、柔和、持久。

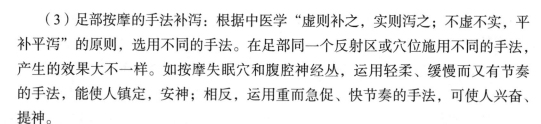

（3）足部按摩的手法补泻：根据中医学"虚则补之，实则泻之；不虚不实，平补平泻"的原则，选用不同的手法。在足部同一个反射区或穴位施用不同的手法，产生的效果大不一样。如按摩失眠穴和腹腔神经丛，运用轻柔、缓慢而又有节奏的手法，能使人镇定，安神；相反，运用重而急促、快节奏的手法，可使人兴奋、提神。

具体补泻手法的选择可从如下几方面考虑：按手法方向，顺时针为补，逆时针为泻；按快节奏快慢，缓慢为补，急速为泻；按手法轻重，轻者为补，重者泻；按经络走行，顺经络为补，逆经络为泻；按血流方向，向心为补，离心为泻。

（4）足部按摩的时间：足部按摩的时间，因人而异。养生按摩的原则是全足按摩＋重点按摩相对薄弱组织或器官的反射区，一般反射区每区3～5次，重点反射区每区10～20次。

治病按摩的原则是重点按摩病变器官反射区＋大脑、肾上腺、腹腔神经丛肾、输尿管、膀胱、尿道＋与病变器官相关联器官的反射区，年老体弱者需全足按摩加病变器官反射区，病变器官反射区每区5～7分钟，其他反射区每区10～20次（年老体弱者3～5次）。

无论是养生还是治病按摩，每次总时间（不包括蒸泡脚），成人以30～45分钟为宜，一般不超过60分钟，小孩（14周岁以下）以10～20分钟为宜。

（5）足部按摩疗程及累积效应：养生按摩一般每日1次最佳，也可保持每周2～3次，按摩10次为1个疗程。治病按摩，急性病每日1次，甚则数次；慢病根据个人体质，每日1次或隔日1次，按摩10次为1个疗程。2个疗程之间应休息1～2天，也不可间隔太长，否则影响疗效，因按摩后产生的作用在人体内有一个累积的过程，只有达到一定水平时才能产生效果。

三、功效及作用

（一）养生作用

早在《内经》中就提出"上工治未病，下工治已病""圣人不治已病治未病，不治已乱治未乱"。足疗是一种"治未病""治未乱"的好方法，足部相当于人体的"早期警报系统"，因为当人体某一器官将要发生病变时，触摸足部相对应的反射区或穴位就会产生酸胀或麻痛感，皮肤色泽、纹路等也会发生异样改变，提示相应器官需要及早防治，这时如尽早对此反射区或穴位进行有效的刺激，就能使机体防患于未然。

（二）康复治疗作用

对中风后遗症、术后的恢复、骨折后恢复等均有一定的作用。经临床观察，足疗对内科、妇科、儿科、骨伤科、外科等各科疾病都有不同程度的治疗作用，它的治疗范围基本与针灸、推拿的治疗范围相同，如它对感冒、慢性支气管炎、哮喘、消化不良、消化性溃疡、便秘、肠易激综合征、失眠、偏头痛、神经衰弱、梅尼埃病、小儿遗尿、中风后遗症、月经不调、痛经、子宫肌瘤、卵巢囊肿、糖尿病、前列腺肥大等疾病效果较好。当然相对而言足疗对功能性疾病的治疗效果更好。

四、适宜人群

足疗方法应用广泛，适用于多种人群，不仅可用于疾病治疗，也可用于日常养生。

（一）内科疾病

1. 呼吸系统疾病
急性上呼吸道感染、慢性支气管炎、支气管哮喘、肺炎、急性扁桃体炎等。

2. 循环系统疾病
高血压病、冠心病、冠状动脉硬化、心脏病、贫血、心绞痛、下肢静脉曲张等。

3. 消化系统疾病
慢性胃炎、胃与十二指肠溃疡、慢性结肠炎、慢性肝炎、肝硬化、胆囊炎、痔疮等。

4. 泌尿系统疾病
慢性肾炎、膀胱炎、尿道炎等。

5. 内分泌系统疾病

糖尿病、肥胖、甲状腺功能亢进症等。

6. 神经系统疾病

脑动脉硬化症、脑血管意外后遗症、三叉神经痛、坐骨神经痛、神经衰弱、焦虑症、帕金森症等。

（二）妇科疾病

月经不调、痛经、闭经、带下病、盆腔炎、更年期综合征、性冷淡症等。

（三）皮肤科疾病

痤疮、黄褐斑、脂溢性脱发、湿疹、带状疱疹等。

（四）骨伤科疾病

肩周炎、颈椎病、慢性腰肌劳损、退行性脊柱疾病、膝关节炎等。

（五）五官科疾病

近视眼、迎风落泪、老花眼、慢性鼻炎、慢性咽炎、口疮、耳鸣、中耳炎、牙痛等。

（六）男性疾病

遗精、阳痿、早泄、前列腺炎、前列腺肥大、睾丸炎、附睾炎等。

（七）儿科疾病

小儿厌食症、小儿遗尿、小儿惊风、小儿营养不良等。

五、禁忌

1. 合并有心血管、肝、肾和造血系统等严重原发性疾病患者。

2. 各种急性中毒的抢救期、大出血的患者、结核病活动期。

3. 需要急诊外科手术的患者，如急腹症、阑尾炎等。

4.女性处于妊娠期、月经期、哺乳期等。

5.患严重的癫痫、精神障碍患者。

6.糖尿病足、下肢静脉曲张、血栓闭塞性脉管炎、周围血管疾病（股肿、血栓性静脉炎、臁疮、脱疽）。

7.下肢皮肤有传染性或化脓性病变（疖、疔、痈、发、有头疽、流注、丹毒等）伴有原发性或继发性皮损。

8.恶性肿瘤、骨关节结核、骨髓炎、有严重骨质疏松症的老年人等骨病患者。

9.极度疲劳和酒醉的患者。

六、注意事项

1.足疗场所应保持整洁、空气新鲜，温度适宜，避免施术者和受术者受风寒。

2.施术前应先检查心脏反射区，并排除足疗的禁忌证，以免发生意外事故。

3.饭前半小时内，饭后1小时内不宜进行足疗。

4.凡足部有外伤、感染、溃烂或足癣，应避开此处施术，严重者应禁用本法。因操作不当引起局部肿胀、淤血，需待局部恢复正常后再行施术。

5.进行足部施术时，应尽量避开骨骼突起处，以防损伤骨膜，对一些相对敏感的反射区、穴位也应避免重刺激。

6.每次施术时间以30～45分钟左右为佳，不宜过长，一般不超过60分钟；儿童（14岁以下）及年老体弱者的时间应适当缩短，力度减轻，双足不超过20分钟。

7.施术后半个小时内应喝温开水300～500mL，不应喝茶、酒或其他饮料，儿童、年老体弱者、心脏病患者、肾脏病患者、水肿患者、糖尿病患者则应酌情减量，饮100～200mL即可。

8.在足疗治病期间，凡是长期服药者，不可突然停药，待病情确实缓减后，遵医嘱逐渐减量。

9.凡足部长期接受刺激，足部穴位或反射区敏感度减弱，可在操作前用1:100的温盐水浸泡双足30分钟或受术者休息2～3天后再接受治疗。

10.操作时尽量避免受术者的足心对着施术者的心脏；每次术后须用温水洗手，冬天外出要戴手套；操作后也应喝200～300mL温开水；操作过程中应避免一直使用单一手法，各个手指交替施术，以防手部长茧或关节变形。

11.施术者应懂得心理学及中医养生的知识，贯穿在整个操作过程中，对受术

者的健康状况进行客观的评价，并提出建议和指导。

12. 足疗时可能出现如下一些反应。

（1）可能出现头晕、恶心、疲倦，多因刺激量过大或体质差引起。

（2）足疗后可能出现口干、口涩、腹泻、皮疹等反应，这是机体进行自我功能调整的反应。

（3）足疗几日后，可能会出现尿液颜色变深、气味变浓、尿量增多等反应。

（4）少数人按摩后可出现低热现象，1周左右即可消失，这可能是体内有潜在的炎症等原因引起。

（5）操作后足部或小腿的静脉曲张更加明显，或踝关节出现肿胀，这一般见于淋巴阻塞的患者，因施术后血液循环改善。若踝关节出现肿胀，也可能是被操作者患有心、肾等疾病，通过足疗后提前显现出来。

（6）腿部出现创口，表示此人机体内有毒物质不能在体内破坏、吞噬，而腿部的血液循环较差，这些有毒物质就从腿部的创口排出体外。

（7）反射区或穴位的疼痛更明显，这是由于初次接受按摩，或是少数人对疼痛特别敏感，也可能是潜在的病痛被引发出来。

（8）按摩后有时病痛反而会短暂加重，或出现身体某个部位的不适，这是由于将潜在的病痛引发出来。

根据常年的临床经验，上述诸多反应一般都是身体对于足部刺激所做出的正常反应或反馈性生理表达，应嘱咐受术者不必担心，继续施术，坚持数日（约1周左右），反应即可自行消失，不要放弃，如再按摩3~7次后反应仍加重，应结合患者的病历资料，考虑更改施术方案或采用其他方法结合治疗。

七、现代研究

（一）足疗养生手法的规范化研究

足疗手法发展到现在已成为一种治疗疾病和养生的规范化治疗手段，这些定式手法是医家们通过不断总结、归纳，在提炼和升华中逐步发展起来的。虽然目前有"持久、有力、均匀、柔和、深透"的评价标准的总结，但各类手法规范化参数的表达并不完善，缺乏客观的衡量标准与科学的表达，难以对临床医生的规范化操作形成指导。

手法的规范化涉及两个方面：一是运动学的特征，包括动作的姿态及关键部位的运动轨迹、频率和幅度等；二是动力学的特征，包括手法施力的大小、方向和作用点等。这两方面相互关联，正确的手法动作才能产生操作中恰当的作用力。足疗手法是施术者力作用的结果，但足疗手法作用的对象是人体，因此，足疗手法的操作及改良都必须立足于人体的生物力学、动力学和人体的解剖生理结构等特征。因此，目前足疗手法的量化、规范化及标准化研究主要集中于刺激强度、刺激时间、手法频率、手法作用的方向等，其方法主要集中在与手法有关的力、载荷、位移、能和声响等几个方面。研究的手段从简单的解剖形态学和物理学分析到现代影像学以及复杂的三维有限元分析等，研究手段逐渐多样化。测试手段包括手法测力分析仪、传感器、Ergocheck 检测系统、生物力学材料实验机（MTS）、指压力测量仪和软组织张力测试仪、计算机三维运动分析系统、光弹法、三维有限元模型以及各种分析软件等，如利用笛卡尔坐标系来描述各种足疗手法的作用力情况以及足疗手法的运动学和动力学特征，新型的 Novel 系统可很好地显示手法操作的压力特征，是研究手法较理想的量化依据和测试工具，为手法的直观显示和标准化及量化提供了科学依据。这些研究对进一步理解足疗的作用机理以及改良足疗手法有重要的意义。

足疗手法的刺激强度主要取决于手法力，也与手法的着力面、受力方式以及操作时间的长短、手法的功力、所治疾病的性质、手法施术部位等手法刺激参数或因素有关。

（二）足疗养生手法的治疗机制研究

1. 能量的传递和转化学说

手法的种类很多。每一种手法在形态、轨迹、接触面积与作用形式，以及在体位的要求和患者的感受性等方面都可能不同。但透过形态多样的手法可以发现，最简单、最普遍的共同特征是施术者在受术者的一定部位上施了力。任何手法都离不开力，手法成了力的载体。施术者所施之力作用于受术者体表，必然使其体表被压缩、被牵张，或产生被动的肢体运动，从而引发接触面上的形变和位移，有形变和位移就是对物体做功，做功就必然伴随着能量的传达和转变。所以，"力—功—能量"是手法的基本原理轴线。据此，运用力学原理和研究力学的方法来研究手法是现代手法研究的趋势之一。但是足疗手法又不同于单纯的机械力学刺激，应将其归于现代生物力学范畴。

2. 闸门控制学说

闸门控制理论，最初由 Malzack 和 Wall 于 1965 年提出。该学说认为，在脊髓后角存在疼痛的闸门控制系统。粗感觉神经纤维、细感觉神经纤维投射至神经胶质细胞。神经胶质细胞通过突触前抑制形式对脊髓感觉神经元发挥抑制作用。SG 对传入纤维末梢的抑制效应因粗纤维活动而加强，并因细纤维活动而减弱。细神经纤维兴奋能打开"闸门"，让疼痛信息通过；粗神经纤维兴奋可关闭"闸门"，阻止疼痛信息通过。粗纤维活动可以抑制细纤维活动已成为神经生理学的一般原则。按照这一学说，足疗手法的镇痛原理可能在于手法刺激激发了大量外周粗神经纤维所传导的兴奋信号的传递，关闭了"闸门"，阻止了疼痛信号的经过，从而达到镇痛的目的。

3. 系统内能学说

人体是一有机系统，这一大系统又包含许多小系统，每个小系统都需要能量才能完成它在整个机体和总的生命过程中所担负的特定任务，从而使大系统保持内外上下的统一与平衡，使人体进行正常的生命活动。如果某一小系统的能量失调，就可导致该系统出现病变，而某一小系统发生病变也必然引起该系统能量的异常。而足疗手法本身就是一种机械能，以其所产生的机械波传递、渗透到受术者体内，进而转换成能被人体吸收、利用的动能或生理电能等各种能量形式，以补充、激发人体有关的系统内能，从而起到治疗作用。

4. 生物信息学说

人是一个生物体，每个人身上都具备一定的生物信息。近代生理学研究证明，人体的各个脏器都有其特定的生物信息（各脏器的固有频率及生物电等），当脏器发生病变时，有关的生物信息就会发生变化，而脏器生物信息的改变可影响整个系统乃至全身的机能平衡。这一信息学说是足疗手法的理论依据之一。养生手法就是在人体体表特定的部位、穴位上视病情而进行各种手法刺激，足疗手法的操作不仅有能量的传递和转化，同时也会发出一定的生物信息，信息传递系统输入到有关脏器，对失常脏器的生物信息加以调整，从而调整病变脏器，以起到改善血压、改变睡眠、增进饮食、通调二便、调控情绪等作用。

5. 生物全息学说

生物全息学说认为，人体中局部与整体间的信息传导有一定的规律，即任意选取人体某一局部，它都完整地排列着全身相关的反应点，是全身器官的缩影。近年来，随着生物全息学说的提出，医学上又兴起了一种新的诊疗疾病的方法——生物全息诊疗法。眼针、耳针、耳压、腕踝针、第 2 掌骨诊疗法、足部反射区按摩等，都是根据生物全息理论而出现的具体的生物全息诊疗方法。足疗养生手法亦是其中之一。

（三）足疗养生手法的治疗作用概述

1. 对皮肤的作用

（1）产生组织胺或类组织胺的物质，改善皮肤血供及营养。

（2）增强皮肤代谢，改善皮肤呼吸、分泌，促进皮肤衰老细胞脱落。

（3）升高局部皮温 0.5℃～1.5℃。

（4）刺激皮肤中的神经末梢产生镇痛和调整内脏机能作用。

2. 对下肢肌肉的作用

（1）能使肌肉中闭塞的毛细血管开放，增强肌肉血供，提高肌肉工作能力。

（2）增强肌群血供，且血糖含量增高，促进损伤修复。

（3）能迅速有效地消除肌肉疲劳（与单纯休息比较）。

（4）能预防和治疗废用性肌萎缩。

3. 对下肢关节的作用

（1）温热感强的手法能使关节局部皮温升高，改善关节血液循环。

（2）增强韧带、肌腱的弹性。

（3）促进关节滑液分泌。

（4）消除关节囊的挛缩和肿胀。

（5）增强关节运动幅度，提高运动能力。

4. 对循环系统的作用

（1）按压类手法能扩张毛细血管，增强静脉、淋巴回流。

（2）能改善血管张力，促进血液循环。

（3）降血压 5～10mmHg。

（4）减慢脉搏 6 次 / 分。

（5）提高血液中血细胞含量及白细胞吞噬能力。

5. 对神经内分泌与其他系统的作用

（1）增强消化腺分泌，调节消化系统运动，改善消化功能。

（2）机体氧耗增加 10%～15%。

（3）排泄增加，尿量及 CO_2 排泄量均增加。

（4）使呼吸加深减慢，消除肺部啰音。

（5）放松肌肉，达到放松、稳定情绪的作用，改善脑部的血液循环。

（6）提高机体的免疫机能，增强机体的抗病能力，促进代谢产物的清除，从而可改善患者的亚健康状态。

（7）可提高肝、胆、胰脏对血糖的调节功能。

第四节　艾灸养生

灸法即选用某些燃烧材料，熏灼或温熨体表一定部位，借助材料的药力与火的热力给机体以温热刺激，通过经络腧穴作用，调整脏腑功能，达到防病治病、强身健体目的的一种常用疗法。菊科植物艾叶气味芳香，辛温味苦，易燃烧且火力温和，因此，多用艾叶做原料，制成艾绒、艾炷或艾条进行燃烧，故一般称为艾灸。它具有温散寒邪、温通经络、回阳固脱、消瘀散结、防病养生、延年益寿的功效。

一、历史沿革

人类在使用火以后，就对火能够产生热量的作用有了了解，在先秦时期，灸法就已经形成完整的理论体系，长沙马王堆出土的《足背十一脉灸经》和《阴阳十一脉灸经》指出经脉循行部位、所主疾病及其灸治所宜等，同时出土的《五十二病方》中，在配合药物治疗同时，还列举了灸法、熏蒸法、熨法等。《足背十一脉灸经》和《阴阳十一脉灸经》是首次记载灸疗的医学典籍，提到的各种经脉病证以及心痛、癫狂、瘰、咳血、耳聋等急难病证，均可采取灸其所属经脉之法进行治疗。在《阴阳十一脉灸经》中一些病甚至可以"久灸既息则病已矣"。约成书于战国时代的《内经》把灸法作为一个重要的内容进行系统介绍，从灸疗的起源到各种灸法及其适应证。《素问·异法方宜论》记载："北方者，天地所闭藏之哉也，其地高陵居，风寒冰冽，其民乐野而乳食，脏寒生满病，其治宜灸。"说明灸法的产生与我国北方人民的生活习惯及发病特点有着密切的关系。《灵枢·经脉》说："陷下则灸之。"《灵枢·官能》指出："针所不为，灸之所宜"，"阴阳皆虚，火自当之"，说明灸疗的适应证很广，有些疾病应用灸疗更能取得治疗效果。《素问·骨空论》曰："灸寒热之法，先灸项大椎。"《灵枢·癫狂》曰："治癫疾者……灸穷骨二十壮。"对临床上治疗内脏疾患并有成效的背腧穴，《灵枢·背腧》中强调："灸之则可，刺之则不可。气盛泻之，虚则补之。"《素问·血气形志》曰："形乐志苦，病生于脉，治之以灸刺。"《灵枢·经水》曰："其治以针艾。"说明在《内经》成书前，针石和艾灸结合应用治疗多种疾病已经很盛行，甚至在历史传记中也有灸疗的记载，《左传》载："成公十年（公元前581年）景公病，延秦国太医令医缓来诊。医缓说：'疾不可为也，病在肓之上，膏之下，攻之不可，达之不及，药不治焉。'"这里的"攻"即指灸法。在非医学著作中也可窥见艾灸之痕迹。如孟子《左传·离娄篇》："今人欲王者，犹七年之病，求三年之艾也。"足见灸疗影响的深远。汉代张仲景的《伤寒论》，虽以方脉见长，但对许多病证都有"可火""不可火""不可以火攻之"的记载，说明灸疗已有了适应证与禁忌证。在治疗少阴病方面，仲景十分重视灸治，《伤寒论》说："少阴病，吐利……脉不至者，灸少阴七壮。"《汉书·艺文志》中综合我国古代治病方法为"箴、石、汤、火"，火灼是古代治病四法之一。灸法在古代曾是帝王、诸侯、将相治病诸法之上乘。临床实践证明，灸效不亚于针效。

三国曹操之子魏东平王曹翕著《曹氏灸方》七卷，为最早的灸疗专著。所载施灸孔穴增多，施灸的禁忌也较以前诸书具体，并申明禁灸原因。西晋皇甫谧编纂的《针灸甲乙经》是我国现存最早的针灸专著，它汇集了《素问》《针经》《明堂孔穴针灸治要》三部书的内容，详尽论述了脏腑经络、脉诊理论、腧穴部位、针灸法及禁忌、病因病理及各类疾病的证候、针灸取穴，把针灸专门化、系统化，对针灸学的发展起了重要的推动作用。晋代葛洪著《肘后备急方》，对霍乱吐利，以及急救等亦注重灸疗。

南北朝时，灸法盛行，《南史·齐本纪第四》记载："贵贱争取之，多得其验，二十余口都下大盛，咸云圣火，诏禁之不止，火灸至七炷而疾愈。"由此可见，当

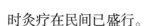

时灸疗在民间已盛行。

唐代，灸学已发展成为一门独立学科，《旧唐书·职官志》记载："太医令掌医疗之法，丞为之式；其属有四：曰医师、针师、按摩师、咒禁师，皆有博士以教之。"《新唐书·百官志》记载："针博士一人，从八品上。"唐朝建有医科学校，并设有针灸科，由针博士教授，唐太宗又命甄权等校订《明堂》，做《明堂人形图》，足见唐朝对针灸的重视。孙思邈撰集的《备急千金要方》《千金翼方》，提倡针灸并用，注重灸量，施灸的壮数多至几百壮。他还绘制了历史上最早的彩色经络腧穴图《明堂三人图》，"其十二经脉五色作之，奇经八脉以绿色为之"。在《千金要方》中有关于艾灸和药物结合运用于临床的记载，如隔蒜灸、豆豉灸、黄蜡灸、隔盐灸、黄土灸等等。《千金要方·七窍病下》中还有竹筒及苇筒塞入耳中，在筒口施灸以治耳病的"筒灸"，这是灸疗利用器械的鼻祖。因孙思邈有功于医道，隋文帝、唐太宗、唐高宗曾多次召见他。在唐代与孙思邈齐名的是王焘，他的《外台秘要·中风及诸风方一十四首》倍加注重灸疗的应用。他指出："圣人以为风是百病之长，深为可犹，故避风如避矢。是以御风邪以汤药、针灸、蒸熨，随用一法，皆能愈疾。至于火艾，特有奇能，虽曰针、汤、散，皆所不及，灸为其最要。"并提出灸为"医之大术，宜深体之，要中之要，无过此术"。此外，崔知悌的《骨蒸病灸方》是专门介绍用灸疗治痨病的，而《新集备急灸经》则是灸疗治急症的专论，在唐朝已有了"灸师"这一专门职称，这些都说明在盛唐时期，我国灸疗学已正式发展成为一门独立的学科。

宋代的针灸书籍中还有"天灸"或"自灸"的记载，这是利用某些刺激性药物如毛茛叶、芥子泥、旱莲草、斑蝥等贴在有关部位，使之发泡的方法，它是不同于温热刺激的另一类施灸方法。宋代的《太平圣惠方》《普济本事方》以及《圣济总录》等医方书中收集了大量灸疗内容。宋代窦材的《扁鹊心书》是以灸法治疗各种疾病的专著，书中还记载有"睡圣散"，使患者昏睡后施灸，这是灸法辅助麻醉的最早记载。《扁鹊心书·须识扶阳》指出常灸关元、气海、中脘等穴，"虽未得长生，亦可保百余长寿"。灸法在宋代皇宫中得到宠遇，宋太祖曾亲自为太宗皇帝施灸并取艾自灸，《宋史》："太宗尝病亟，帝往观之，亲为灼艾，太宗觉痛，帝亦取艾自灸。"

明代是我国针灸的全盛时期，其间针灸学家辈出，其中杨继洲的《针灸大成》对针灸学有着承上启下的作用，是颇有影响的针灸专著。徐凤的《针灸大全》、高武的《针灸聚英》、张介宾的《类经图翼》、汪机的《针灸问对》等，都对针灸学的发展作出了应有的贡献。在明代，参照古代树枝灸的方法，又有"桑枝灸"及用特制的桃木棍蘸麻油点火后吹灭趁热垫绵纸熨灸的所谓"神针火灸"，以及近代应用的艾条灸及药条灸，这些均可以认为是灸法和古代熨法的结合应用。此外，明代还有灯火灸的记载，是用灯草蘸油点火在患者皮肤上直接烧灼的一种灸法；还有利用铜镜集聚日光，作为施灸热源的所谓"阳燧灸"，近代则有用透镜集聚日光施灸的"日光灸"。明代医学家李言闻（李时珍之父）称赞艾叶"产于山阳，采于端午治病灸疾，功非小补"。李时珍称艾叶"以蕲州者为胜，用充方物，天下重之，谓之蕲艾"。相传"他处艾灸酒坛不能透，蕲艾一灸则直透彻为弃也"，故蕲艾因此而闻名全国。他在《本草纲目》中曾有 35 处提到艾和艾灸的用途及灸法，"艾灸用之则透诸经，而治百种病邪，其沉疴之人为康泰，其功大矣"。清代吴谦等人撰集的《医宗金鉴·刺灸心法要诀》用歌诀的形式表达刺灸的功能、主治等，便于初学和记诵。清代吴亦鼎的专著《神灸经论》是我国历史上又一部灸疗学专著，它标志着我国灸疗学发展到了一个新的高度。雷丰的专著《灸法秘传》，对灸法的认识和应用更上一层楼。清宫医案里记载：光绪 34 年，太医院的御医用蕲艾加药物粉碎揉搓后，再用绫绢包裹制成六寸宽的腰带，给光绪皇帝系在腰间来治疗腰胯疼痛，以补汤药之不及。

新中国成立后，针灸在医疗、科研、教学等方面都得到了很大发展，各级中医院开设了针灸科，综合医院以及卫生院也开展了针灸医疗，全国以及各省市先后建立了一批针灸研究机构，一部分中医学院还专设了针灸系。1984 年，国务院正式批准筹建北京针灸学院。近年，为了继承发掘针灸疗法，原卫生部组织人力对一批古典针灸著作进行校勘整理。今天，针灸学又进一步得到了新生和发展。

灸疗对世界医学也有很大影响。公元 562 年（陈文帝天嘉三年）秋八月，吴人知聪携《明堂图》等医书一百六十卷越海东渡，将我国的针灸疗法传入日本。公元 608 年 9 月，日本推古天皇遣药师惠日、倭汉直、福因等来中国学习医学。我国医学传入朝鲜约在公元 5 世纪。公元 692 年，古朝鲜以《甲乙经》《针经》《明堂经》等教授学生。朝鲜和日本把针灸作为他们传统医学的重要部分保流至今。以后针灸又传到东南亚、印度，以及欧洲。

二、操作方法

灸法的种类繁多，所用的灸材亦多种多样，常用灸法可分为艾灸类和非艾灸类。艾灸类有艾炷灸、艾条灸、温针灸等，以艾炷灸和艾条灸最为常用，是灸法的主要部分。非艾灸类有灯火灸、黄蜡灸、药捻灸等。

（一）艾炷灸

将纯净的艾绒捏紧成规格大小不同（小如麦粒大，中如黄豆大，大如半截橄榄大）的圆锥形小体，称艾炷。将艾炷直接或间接置于穴位上施灸的方法，称艾炷灸法。每燃烧一个艾炷，称为一壮。艾炷灸可分为直接灸和间接灸两类。

1. 直接灸

将灸炷直接放在皮肤上施灸的方法，称为直接灸，又称着肤灸、明灸。根据灸后对皮肤刺激程度的不同分为瘢痕灸与无瘢痕灸两种。若施灸时需将皮肤灸伤化脓，愈后留有瘢痕者，称为瘢痕灸（化脓灸）。若不使皮肤灸伤化脓，不留有瘢痕者，称为无瘢痕灸。

（1）瘢痕灸（化脓灸）：用黄豆大的艾炷直接放在穴位上施灸，施灸前用大蒜汁涂敷施术部位，以增加黏附和刺激作用，然后放置艾炷，从上端点燃，燃近皮肤时患者有灼痛感，可用手在穴位四周拍打以减轻疼痛。应用此法一般每壮艾炷须燃尽后，除去灰烬，方可换炷，每换1壮，即再涂大蒜汁一次，待预定壮数灸完为止。灸毕，在施灸穴位上可贴敷玉红膏等，正常情况下，灸后1周左右，施灸部位的组织产生化脓而形成"灸疮"，化脓时可每天换膏药1次（一般可敷贴玉红膏），约5~6周左右。

（2）无瘢痕灸：将黄豆或绿豆大小的艾炷置于穴位上施灸，用少许蒜汁或油脂先涂抹于灸穴皮肤表面，然后，将艾炷黏于选定的穴位上。用火点燃艾炷尖端。如为黄豆大小的艾炷，待烧至患者稍觉烫时，即用镊子夹去，另换一壮；如用绿豆大小的艾炷灸，至患者有温热感时，不等艾火烧至皮肤即移去，再在其上安一艾炷，继续按上法施灸。对某些病程长和症情顽固者，亦可在患者感到灼热后，继续灸3~5秒。此时施灸部位皮肤可出现一块较艾炷略大一点的红晕，每日或隔日1次，7~10次为一疗程。

2. 间接灸

间接灸为用药物或其他材料将艾炷与施灸腧穴部位的皮肤隔开进行施灸的方法。临床常见的有隔姜灸、隔盐灸、隔蒜灸、隔附子饼灸等。（图15-140）

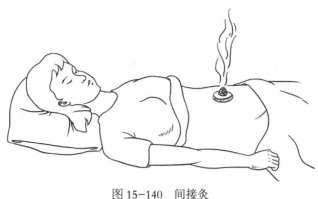

图 15-140　间接灸

（1）隔姜灸：是将鲜姜切成直径大约 2 ~ 3cm、厚约 0.2 ~ 0.3cm 的薄片，中间以针刺数孔，然后将姜片置于应灸腧穴部位或患处，再将艾炷放在姜片上点燃施灸。当艾炷燃尽，再易炷施灸。灸完规定壮数，以使皮肤红润而不起泡为度。常用于因寒呕吐、腹痛、腹泻及风寒痹痛等，尤宜于寒症。

（2）隔盐灸：又称神阙灸，用于脐窝部施灸。是用干燥纯净的食盐末适量，将脐窝填平，上置艾炷，用火点燃施灸。如患者感到灼痛即用镊子夹去残炷，另换一炷再灸，灸满规定壮数为止。本法可治疗急性腹痛、泄泻、痢疾、风湿痹证及阳气虚脱证，古代常用于强身健体。

（3）隔蒜灸：用鲜大蒜头，切成厚 0.2 ~ 0.3cm 的薄片，中间以针刺数孔，然后置于应灸腧穴或患处，然后将艾炷放在蒜片上，点燃施灸。当患者感到灼痛时，另换一炷再灸，每灸 4 ~ 5 壮可换一新蒜片。也可将大蒜捣烂如泥，敷于患处，上置艾炷点燃施灸。本法多用于未溃破的化脓性肿块，如乳痈、疔肿和瘰疬、牛皮癣、神经性皮炎、关节炎、手术后瘢痕等。

（4）隔附子饼灸：将附子研成粉末，用酒调和做成直径约 1 ~ 2cm、厚约 0.3 ~ 0.5cm 的附子饼，中间以针刺数孔，放在应灸腧穴或患处，上面再放艾炷施灸，患者感到灼痛时另换一炷再灸，一般每穴灸 5 ~ 10 壮。附子辛温大热，有温肾益火作用，多用于治疗各种阳虚病证。如疮毒窦道、盲管、久不收口或既不化脓又不消散的阴性虚性外证，多在患处进行施灸，灸至皮肤出现红晕，以利于疮毒的好转。

（二）艾条灸

又称艾卷灸，是用特制的艾灸在穴位上熏烤或温熨的施灸方法。如在艾绒中加入辛温芳香药物制成的药艾施灸，称为药条灸。艾条灸有悬起灸和实按灸两种。

1. 悬起灸

将艾条悬放在距离穴位一定高度上进行熏烤，不使艾条点燃端直接接触皮肤。施灸时将艾条的一端点燃，对准应灸腧穴部位或患处，约距皮肤 3～5cm 左右进行熏烤，使患者局部有温热感而无灼痛为宜，一般施灸 10～15 分钟。悬起灸的操作方法又分为温和灸、雀啄灸和回旋灸。

（1）温和灸：将艾条燃着的一端与施灸处的皮肤保持 2～3cm 左右距离，使患者局部温热而无灼痛，每穴灸 10～15 分钟，以皮肤出现红晕为度。如遇晕厥或局部知觉减退的患者及小儿时，操作者要将食指、中指分开后置于施灸部位两侧，通过操作者的手指来测量患者局部的受热温度，以利随时调节施灸的距离，掌握施灸的时间，防止灼伤。（图 15-141）

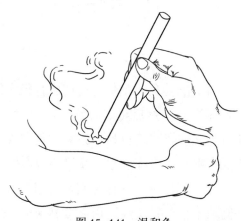

图 15-141　温和灸

（2）雀啄灸：将艾条点燃的一端对准穴位 2～5cm 处，似鸟雀啄米状，一上一下地进行艾灸，多随呼吸的节奏进行雀啄，一般可灸 5 分钟。（图 15-142）

（3）回旋灸：施灸时，将点燃的艾条一端接近施灸部位，距皮肤 3cm 左右，平行往复回旋施灸，一般灸 20～30 分钟。（图 15-143）

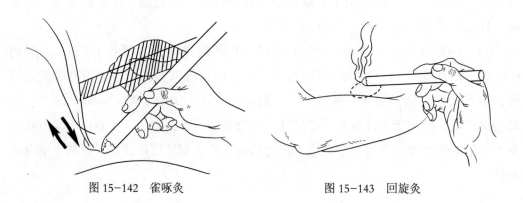

图 15-142　雀啄灸　　　　　　　　　图 15-143　回旋灸

2. 实按灸

多采用药物艾条。施灸时，先在施灸腧穴或患处垫上布或纸数层，然后将药物艾卷的一端点燃，趁热按到施术部位上，使热力透达深部，由于用途不同，艾绒里

掺入的药物处方各异。（图 15-144 ）

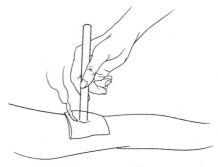

图 15-144　实按灸

（三）温针灸

温针灸是针刺与艾灸相结合的一种方法。适用于既需要针刺留针，又需要施灸的疾病。在针刺得气后，将针留在适当的深度，在针柄上穿置一段长约 1.5cm 的艾卷施灸，或在针尾搓捏少许艾绒点燃施灸，直待燃尽，除去灰烬，再将针取出。使用此法艾绒燃烧的热力可通过针身传入体内，使其发挥针与灸的作用，达到治疗的目的。应用时需注意防止艾火脱落，烧伤皮肤或衣物，灸时嘱患者不要移动体位，并在施灸的下方垫一纸片，以防艾火掉落烫伤皮肤。（图 15-145 ）

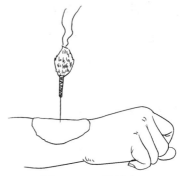

图 15-145　温针灸

（四）温灸器灸

以专门用于施灸的器具进行灸疗，称为温灸器灸。使用温灸器时，先将艾绒及药末放入温灸器内燃着，然后在拟灸的腧穴或部位上来回熨烫，到局部发红为止。本法具有温里散寒、扶正祛邪的功效，适应证广泛。（图 15-146）

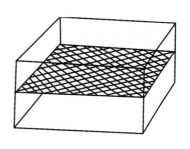

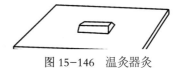

图 15-146　温灸器灸

三、功效及作用

（一）温通经络，祛湿散寒

《素问·调经论》曰："血气者，喜温而恶寒，寒则泣而不流，温则消而去之。"《素问·异法方宜论》曰："北方者，天地所闭藏之域也，其地高陵居，风寒冰冽……藏寒生满病，其治宜灸。"由此可见灸法具有温通经络、祛湿散寒的作用。

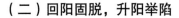

（二）回阳固脱，升阳举陷

《素问·生气通天论》说："阳气者，若天与日，失其所则折寿而不彰。"可见阳气对人体至关重要。阳衰则阴盛，阴盛为寒，甚则欲脱。当此之时，就可用灸法温补虚脱之阳气，故《扁鹊心书》说："真气虚则人病，真气脱则人死，保命之法，灼艾第一。"《伤寒论》曰："下利，手足逆冷者，灸之。"《灵枢·经脉》也说："陷下则灸之。"可见阳气下陷或欲脱之证，皆可用灸法。

（三）消瘀散结，拔毒泄热

《灵枢·刺节真邪》曰："脉中之血，凝而留止，弗之火调，弗能取之。"气为血帅，血随气行，气得温则行，气行则血行。灸能使气机温调，营卫和畅，故瘀结自澈。《圣济总录》说："凡痈疽发背初生……须当上灸之一二百壮，如绿豆许大。凡灸后却以燃病，经一宿乃定，即火气下彻。肿内热气被大夺之，随火而出也。"因此，灸法可用于气血凝滞之体。

（四）防病养生，延年益寿

《千金要方》说："凡入吴蜀地游宦，体上常须三两处灸之，勿令疮暂瘥则瘴疠瘟疟毒气不能着人也。"《扁鹊心书·须识扶阳》曰："人于无病时，常灸关元、气海、命门、中脘，虽未得长生，亦可保百年寿矣。"由此可见，灸法具有防病养生之功，可以激发人体正气，增强抗病能力，使人精力充沛，长寿不衰。正如俗语所说："若要安，三里常不干。"

四、适宜人群

不同的灸法适用于不同的人群，瘢痕灸能改善体质，增强机体的抵抗力，从而起到养生作用，适用于体质虚弱者、慢性胃肠病等人群的养生。无瘢痕灸性质温和，常用于虚证、寒证、阴证为主的疾病，如哮喘、眩晕、月经不调等病证。

五、禁忌

1.灸治应用广泛，虽可益阳亦能伤阴，临床上凡属阴虚阳亢、邪实内闭及热毒炽盛等病证，应慎用灸法。

2.施灸时，对颜面五官、乳头、有大血管分布的部位不宜选用直接灸法，以免烫伤形成瘢痕。关节活动部位亦不适宜用化脓灸，以免化脓溃破，不易愈合，甚至影响功能活动。

3.一般空腹、过饱、极度疲劳和对灸恐惧者治时艾灸不宜过大，刺激量过强，以防"晕灸"。

4.孕妇的腹部和腰腿部也不宜施灸。

六、注意事项

瘢痕灸施灸前须征得患者同意与合作，方可使用本法。在灸疮化脓期间，需注意局部清洁，避免感染，灸疮如护理不当，造成继发感染，脓色可由白色转为黄绿色，并可出现疼痛及渗血等，则须用消炎药膏或玉红膏涂敷。若疮久不收口，多因免疫功能较差所致，应及时治疗。

一般情况下，无瘢痕灸后，灸处仅出现红晕，如出现小水泡，不需挑破，禁止抓搔，应令其自然吸收；如水泡较大，可用消毒注射针吸去泡液，龙胆紫药水涂抹，均不遗留瘢痕。

七、现代研究

近代对于灸法做过许多科学研究工作，国内外医学资料和临床实践证实：艾灸法能够活跃脏腑功能，旺盛新陈代谢，产生抗体及免疫力，所以长期施行养生灸法，能使人身心舒畅，精力充沛，却病延年。施灸对于血压、呼吸、脉搏、心律、神经、血管均有调整作用；能使白细胞、红细胞、血红蛋白、血小板等明显增高，胆固醇降低，红细胞沉降速率减慢，凝血时间缩短，对血糖、血钙以及内分泌系统的功能也有显著的调节作用。

有学者研究还发现：灸法能抗休克、抗感染、抗癌，对心脑血管疾病、桥本甲状腺炎、硬皮病、支气管哮喘、肺结核、乙型肝炎等均有良好的效果。

实验研究证明艾灸可以改变体液免疫功能，同时还能够影响T淋巴细胞数目与功能，活跃白细胞、巨噬细胞的吞噬能力。特别是经灸后T淋巴细胞高者可以降低，低者可以升高，说明艾灸有双向调节免疫作用。灸法的特点是既能抑制功能亢进，也能使衰退的机能兴奋而趋向生理的平衡状态，因此灸法对人体是一种良性刺激，对增强体质大有裨益，不论病体、健体都可以使用，尤其对衰弱儿童有促进

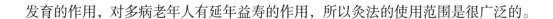

发育的作用，对多病老年人有延年益寿的作用，所以灸法的使用范围是很广泛的。

第五节　拔罐养生

拔罐法是以罐为工具，利用燃火、抽气等方法排除罐内空气，造成负压，使之吸附于腧穴或应拔部位的体表，使局部皮肤充血、瘀血，以达到防治疾病目的的方法。在民间广为流传这样一句话："扎针拔罐，病好一半。"拔火罐是我国中医传统养生方法之一。

一、历史沿革

拔罐疗法最早称为"角"法。在远古时代，是用动物的角作为吸拔工具。关于角法，目前最早的文字记载见于湖南长沙马王堆汉墓出土的帛书《五十二病方》中记载角法用来治疗痔疾的方法，曰："牡痔居窍（肛门）旁，大者如枣，小者如枣核方，以小角角之，如孰（熟）二斗米顷，而张角，系以小绳，剖以刀。"其中"以小角角之"，即角，即指兽角。

魏晋南北朝时期，角法的应用已经比较常见，但罐具仍以动物的角为多。东晋葛洪的《肘后备急方》中记载用角法治疗痈肿，即现代医学的软组织化脓性疾病（成脓期）。

隋唐时期，拔罐的临床应用已经比较广泛。在唐代的政府机构医学教育系统中设立了"角法"专科。拔罐工具有了较大改进，开始使用竹罐代替角罐、陶罐。唐太医署设立"医""针""按摩""咒禁"四科，又将医科分为体疗（内科）、疮肿（外科）、少小（儿科）、耳目口齿（五官科）、角法五科。角法一科的学制定为三年。说明角法不简单为拔毒吸脓之法，而是医学五大分科之一，可见角法在当时从理论、操作和临床等方面有了比较成熟的学术特点，并被独立为专科，得到了"太医署"的重视。唐·王焘《外台秘要》记载了竹罐的制作方法及水煮罐的吸拔方法："遂依角法，以意用竹做作小角，留一节长三四寸，孔经四五分。若指上，可取细竹作之。才冷搭得螫处，指用大角角之，气漏不嘶，故角不厌大，大即朔急差。速作五四枚，铛内熟煮，取之角螫处，冷即换。""以墨点上记之。取三指大青竹筒，长寸半，一头留节，无节头削令薄似剑。煮此筒数沸，及热出筒，笼墨点处按之。"同时还指出应根据不同的部位选择合适大小的竹罐。吸拔工具和方法的改进，对后世产生了重要的影响。竹罐易于取材制作，质地轻巧，吸拔力较强，既提高了疗效，又推动了拔罐疗法的普及和发展。水煮方法的吸拔，为后世药物煮罐的发展奠定了基础。

宋金元时期，竹罐已完全代替兽角作为拔罐工具了，拔罐由此被称为"吸筒法"。元代出现药罐法，以发挥吸拔和药物外治的双重作用。宋王怀隐等编的《太平圣惠方》、唐慎微的《证类本草》中记述了拔罐治疗的病种有发背、头未成疮及诸热肿痛，认为凡红肿高大，阳热实证为拔罐适应证；痈疽初期或阴寒虚证则为禁忌。元·萨谦斋《瑞竹堂经验方》中记述了煮药罐的药方，并记载了药罐煮法和吸拔方法，如竹筒吸毒法："吸筒，以慈竹为之削去青。五倍子（多用），白矾（少用些子），药和筒煮了收起。用时，在沸汤煮令热，以筋箕（箝）筒，乘热安于患处。"此时医家开始将拔罐与药物结合，丰富了拔罐疗法的应用。

明代，拔罐法成为中医外科重要的外治法之一，当时一些主要的外科著作都记述有此法，主要用于吸拔脓血，治疗痈肿。此时人们多称拔罐法为"竹筒吸法""煮竹筒法"，操作方法上药筒法较多，所以，竹罐也被称为"药筒"。明朝外科大家陈实功的《外科正宗·痈疽门》、申斗垣的《外科启玄》、龚延贤的《万病回春》中均详细记载了"煮拔筒方"吸疮疡脓肿，即煮药罐法，将竹罐直接放在多味中药煎煮的药液中，煮沸后直接吸拔在患部。此外，在明代还出现了用拔罐法进行急救的记载，紧急情况下使用"代用罐"。方贤编著的《奇效良方》中记载有用"坛"作为代用罐，"治溺水死，以酒坛一个，纸钱一把，烧放坛中，急以坛口覆溺水人脐上，冷则再烧纸钱，放于坛内，覆脐去水即活"，这可能是用火力排气作为吸拔方法的较早记载。

至清代，陶瓷技术逐渐成熟，出现了陶瓷罐。拔罐法有了更大发展，工具和吸拔方法均有较大的革新，吸拔方法主要为火力排气法。清代医家正式提出了沿用至今的"火罐"一词。同时，拔罐法治疗的病种也有较大突破，从外科病证发展到内科病证，如风寒头痛及眩晕、风痹、腹痛；拔罐部位也从患处局部发展到许多穴位。赵学敏的《本草纲目拾遗》详细记述了罐具、罐具形状、适应证、操作方法等，如"火罐：江右及闽中皆有之，系窑户烧售，小如人大指，腹大两头微狭，使促口以受火气，凡患一切风寒，皆用此罐，以小纸烧见焰，投入罐中，即将罐合于患处。如头痛则合在太阳、脑户或颠顶，腹痛合在脐上。罐得火气舍于内，即卒不可脱，须得其自落，肉上起红晕，罐中有气水出，治风寒头痛及眩晕、风痹、腹痛等症。"吴尚先在《理瀹骈文》中记述了风邪头痛、破伤瘀血、黄疸等内科病的治疗方法，如"有若罐拔，如黄疸取黄用药罐，及风痛用火罐之类；有若瓶吸，如风

寒用热烧酒空瓶覆脐上吸，取汗。亦吸瘰疬、破伤瘀血"。吴谦在《医宗金鉴·刺灸心法要诀》中还提到一种治疗疯狗咬伤的特殊拔罐方法，即在咬伤处，"急用大嘴砂酒壶一个，内盛于热酒，烫极热，去酒以酒壶嘴向咬处，如拔火罐样，吸尽恶血为度，击破自落"。

19世纪末，我国玻璃生产工业蓬勃发展，出现玻璃罐，并沿用至今。随着针灸学研究的发展，拔罐疗法经过辨证取穴、循经取穴以及罐具的不断改进和完善，得以继承和发展，并广泛应用于临床。治疗病种发展到内、外、妇、儿、骨伤、皮肤、五官等科，治疗病种数以百计。在应用方面，由简单留罐，发展为闪罐、走罐、针罐、药罐、电温罐、负压罐、磁罐、按摩拔罐、刺络拔罐、热敷拔罐、刮痧拔罐、理疗照射拔罐等。出现了一系列的新型拔罐器具，如抽气罐、真空抽气罐、电罐、橡胶罐、间歇式拔罐装置、多功能震动按摩拔罐器等拔罐器材。操作方法由煮水排气、燃烧排气，发展为抽气、挤压、电动排气等方法，这些方法减少了火的使用，使拔罐疗法更加安全方便。新型罐具使用方便安全，适用于家庭的自我养生医疗，为拔罐疗法的全民普及打下了良好而坚实的基础。罐的材质目前以玻璃罐、竹罐、陶罐、塑料为多，也有橡胶、硅胶材质的罐具。

我国许多少数民族也有悠久的拔罐疗法，如壮族、土家族、彝族、苗族等，有些用生活用品，凡是口小腔大、口部光滑平整、耐热，并能使之产生一定吸拔力，大小适宜的器具均可选用。日常生活中个人也可选择如豆腐乳瓶、咸菜瓶等玻璃罐头瓶作为拔罐用具，其他如杯子、小口碗等，用时需注意选瓶口光滑、无破损者，以免损伤皮肤。

二、操作方法

（一）吸拔方法

1.火罐法

火罐法是利用火在罐内燃烧时产生的热力排出罐内空气，形成负压，使罐吸附在皮肤上的方法，常用的有闪火法、投火法等。（图15-147）

（1）闪火法：用镊子或止血钳等夹住乙醇棉球，或用纸卷成筒条状，点燃后在火罐内壁中段绕1～2圈，或稍做短暂停留后，迅速退出并及时将罐扣在施术部位上，即可吸住。此法比较安全，不受体位限制，是较常用的拔罐方法，须注意操作时不要烧罐口，以免灼伤皮肤。

（2）投火法：用易燃纸片或棉花，点燃后投入罐内，迅速将罐扣在应拔部位，即可吸附在皮肤上。此法由于罐内有燃烧物质，容易落下烫伤皮肤，故适宜于侧面横拔。

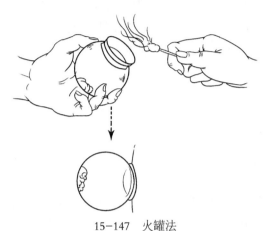

15-147　火罐法

2.水罐法

水吸法是利用沸水排出罐内空气，形成负压，使罐吸附在皮肤上的方法。此法一般选用竹罐。即选用5~10枚完好无损的竹罐，放在锅内，加水煮沸，然后用镊子将罐口朝下夹出，迅速用凉毛巾紧扣罐口，立即将罐扣在应拔部位，即能吸附在皮肤上。可根据病情需要在锅中放入适量祛风活血药物，如羌活、独活、当归、红花、麻黄、艾叶、川椒、木瓜、川乌、草乌等，即称药罐法。

3.抽气法

此法先将抽气罐的瓶底紧扣在穴位上，用注射器或抽气筒通过橡皮塞抽出罐内空气，使其产生负压，即能吸住。

（二）运用方法

可根据不同病情，选用不同的拔罐法。常用的拔罐法有以下几种。

1.留罐

留罐法又称坐罐法，即将罐吸附在体表后，使罐子吸拔留置于施术部位10~15分钟，然后将罐起下。此法是一种常用方法，一般疾病均可应用，而且单罐、多罐皆可应用。罐大吸拔力强的应适当减少留罐时间，夏季及肌肤薄处，留罐时间也不宜过长，以免起泡损伤皮肤。

2. 闪罐

将罐子吸附后立即取下，如此反复吸拔多次，至皮肤潮红为度。需注意闪罐大多采用火罐法，且所用的罐不宜过大。适用于肌肉较松弛，吸拔不紧或留罐有困难处，以及局部皮肤麻木或功能减退的虚证患者。

3. 走罐

又名推罐法、飞罐法，即拔罐时先在所拔部位的皮肤或罐口上，涂一层凡士林等润滑剂，再将罐吸附住。然后，医者右手握住罐子，向上、下或左、右往返推动至所吸附部位的皮肤，使其红润、充血，甚或瘀血时，将罐起下。此法适宜于面积较大、肌肉丰厚部位，如脊背、腰臀、大腿等部位。（图15-148）

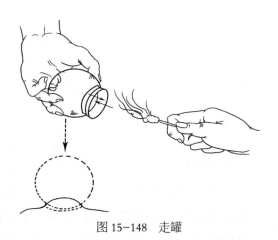

图15-148 走罐

4. 刺血拔罐

刺血拔罐法又称刺络拔罐法，即在应拔部位的皮肤消毒后，用三棱针点刺出血或用皮肤针叩打后，再将火罐吸附于点刺部位，使之出血，以加强刺血治疗的作用。一般刺血后拔罐留置10～15分钟，多用于治疗丹毒、扭伤、乳痈等。

5. 留针拔罐

留针拔罐法简称针罐，即在针刺留针时，将罐吸附在以针为中心的部位上，约5～10分钟，待皮肤红润，充血或瘀血时，将罐起下，然后将针起出。此法能起到针罐配合的作用。（图15-149）

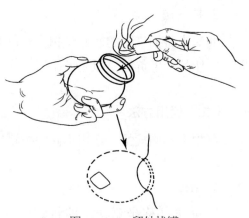

图15-149 留针拔罐

6. 药罐法

常用的药罐法有两种。

（1）煮药罐：将配制好的药物装入布袋内，扎紧袋口，放入清水煮至适当浓度，再把竹罐放入药液内煮 15 分钟。使用时，按水罐法吸附在治疗部位上，多用于风湿痛等病证。常用药物处方为麻黄、艾叶、羌活、独活、防风、秦苏、木瓜、川芎、生乌头、曼陀罗花、刘寄奴、乳香、没药各 10g。

（2）贮药罐：在抽气罐内事先盛贮适量药液，常用的有辣椒水、两面针酊、生姜汁，或根据病情配制的药液等，然后按抽气罐的操作法拔吸。如使用无底青霉素药瓶一类的抽气罐，可用注射器将药液在吸附后注入罐内。也可在玻璃火距内盛贮适量药液，然后按火罐法吸附在皮肤上。此法常用于风湿痛、哮喘、咳嗽、感冒、慢性胃炎、消化不良、牛皮癣等。

（三）起罐法

起罐亦称脱罐。用一手拿住火罐，另一手将火罐口边缘的皮肤轻轻按下，或将火罐特制的进气阀拉起，待空气缓缓进入罐内，罐即露下。切不可硬拔以免损伤皮肤。若起罐太快，易造成空气快速进入罐内，则负压骤减，易使患者产生疼痛。

（四）基本原则

1. 局部操作

罐疗时最常用的是以痛为俞，即哪里有病在哪里拔罐，对局部疼痛有较好的缓解作用。

2. 辨证取穴

对感冒以及一些慢病常在背部膀胱经、督脉行走罐术，效果较好。

3. 慢病的处理方法

对慢病可先在背部督脉、膀胱经上走罐后，再在相应脏腑的背俞穴、募穴、原穴、合穴等处留罐以加强效果。

三、功效及作用

拔罐法具有通经活络、行气活血、消肿止痛、祛风散寒等作用。

四、适宜人群

适用于亚健康状态、机体功能失调的慢性软组织损伤，慢性躯体及内脏疾病的各类人群。如风湿痹痛等关节炎、各种神经麻痹，以及一些急慢性疼痛，如腹痛、腰背痛、痛经、头痛等均可应用，还可用于感冒、咳嗽、消化不良、胃脘痛、眩晕等脏腑功能紊乱方面的病证。此外，如丹毒、红丝疔、毒蛇咬伤、疮疡初起未溃等外科疾病亦可用拔罐法。

五、禁忌

1. 有出血倾向的疾病，如血友病、血小板减少性紫癜和白血病者不宜拔罐。
2. 全身高度浮肿者不宜拔罐。
3. 皮肤高度过敏、受术部位皮肤破损、溃烂，或外伤骨折部位静脉曲张处，或癌肿恶瘤部位、皮肤丧失弹性者不宜拔罐。
4. 五官部位、肛门及心尖搏动处不宜拔罐。大血管附近、浅显动脉分布处和瘢痕部位不宜拔罐。
5. 孕妇的腹部、腰骶部不宜拔罐。
6. 高热抽搐者不宜拔罐。

六、注意事项

1. 拔罐部位或穴位，一般应选择肌肉丰满、皮下组织充实及毛发较少的部位为宜。吸附力过大或时间过久，有时可使拔罐部位的皮肤起泡。
2. 初次应用拔罐及体弱、紧张、年老、儿童等易发生意外反应的人，宜选小罐且拔罐的个数要少，选卧位并随时注意观察，以便及时发现处理。
3. 拔火罐时动作要做到稳、准、轻、快。
4. 拔罐时不要移动身体改变体位，以免罐具脱落。拔罐数目多时，罐具之间的距离不宜太近，以免罐具牵拉皮肤产生疼痛，或因罐具间互相挤压而脱落。

5.用火罐时应注意勿灼伤或烫伤皮肤。若烫伤或留罐时间太长而皮肤起水泡时，小泡无需处理，仅敷以消毒纱布，防止擦破即可。水泡较大时，用消毒针将水放出，涂以龙胆紫药水，或用消毒纱布包敷，以防感染。

七、现代研究

现代研究认为，拔罐的作用主要与以下几方面有关。

（一）负压作用

人体在火罐负压吸附的时候，皮肤表面有大量气泡溢出，从而加强局部组织的气体交换。负压使局部毛细血管通透性发生变化，毛细血管破裂，少量血液进入组织间隙，从而出现瘀血现象。对机体产生一种良性刺激，促使功能恢复正常。拔罐的负压使局部皮肤小动脉和毛细血管扩张，局部血液含量增多，器官或组织轻度肿胀，体积略增大，颜色鲜红，此症状可自行消失。由于局部小动脉扩张、血流加快、物质代谢增强、温度升高，功能活动也增强。动脉性充血对机体是有利的，可使局部血液循环中氧及营养物质供应增多，从而达到促进新陈代谢、治疗疾病的目的。有学者利用连续抽气拔罐机和激光多普勒血流成像仪对不同拔罐负压引起的皮肤血流量变化进行观察，发现使用 $-20 \sim -50kPa$ 的负压均可使拔罐部位的血流量显著升高，一般临床所用的火罐负压为 $-40kPa$ 左右，这个负压足以使皮肤血流量显著升高，并且在 5 分钟条件下罐内负压采用 -20、-30、-40、$-50kPa$，毛细血管充血情况无明显差异，表明一定的负压对产生较好的拔罐效果还是必要的，而 -30、-40、$-50kPa$ 负压引起的血流增加幅度相差不大；在临床实际中，负压超过 $-50kPa$ 后，患者会感觉吸附力已经很强，并且随拔罐时间的延长，被拔部位的皮肤会凸起变硬，有时有瘀血或水泡，可能对组织产生不良影响。张莉等观察到拔罐前、中、后 40 分钟的过程中，局部组织氧合血红蛋白以及脱氧血红蛋白的变化呈动态变化，即拔罐开始氧合血红蛋白和脱氧血红蛋白含量迅速增加，上升到一定高度后较平稳地维持，启罐后有所下降，但仍然维持在一定高度的曲线变化。氧合血红蛋白增加量大大高于脱氧血红蛋白。说明拔罐使局部组织处于高供氧低消耗状态，不仅在拔罐时，在启罐后也仍持续发挥作用，这有利于改善局部的组织新陈代谢。

（二）局部温度变化

拔罐法对局部皮肤有温热刺激作用，以大火罐、水罐、药罐最明显。温热刺激能使血管扩张，促进局部血液循环，改善充血状态，加强新陈代谢，使体内的废物、毒素加速排出，改变局部组织的营养状态，增强血管壁通透性，增强白细胞和网状细胞的吞噬能力，增强局部耐受性和机体的抵抗力，从而达到促使疾病好转的目的。有研究者用红外摄像仪对拔罐的局部进行连续观察，发现拔罐可以对皮肤的温度产生影响，其规律是升高幅度因时间不同而不同。拔罐开始温度迅速升高，升高达到一定时逐渐变缓；启罐后温度（平均升高 2.0555℃）仍维持一定时间（15分钟以上），而且皮肤温度升高的区域由罐中心向周围扩展，面积越来越大。拔罐后皮肤温度升高说明局部血流量增加，这种局部血流量的增加不仅限于拔罐时，启罐后仍能持续一定时间，且血流量增加的区域从罐口中心向四周扩散。局部血流量增加使代谢得到改善，并因此激发了人体的生理功能，起到了拔罐疗法的作用。

（三）调节作用

拔罐法的调节作用是建立在负压和温热作用基础上的。

1.对神经系统的调节作用

拔罐时的负压刺激和温热刺激通过皮肤感受器和血管感受器的反射途径传到中枢神经系统，从而产生反射性兴奋，借此调节大脑皮层的兴奋与抑制过程，使之趋于平衡，提高痛阈，缓解疼痛。

2.调节微循环

拔罐可提高新陈代谢，调整免疫功能，增强自身抵抗力。有学者研究发现，拔罐对体液免疫功能紊乱具有双向调节作用，可使偏低或偏高的免疫球蛋白恢复到正常水平，钟蓝等观察 57 例健康学生，沿脊柱两侧膀胱经风门至肾俞走罐。检测走罐前后受罐者红细胞 C3b 受体总体花环绝对值和红细胞免疫复合物总体花环绝对值，均有高度显著性差异（$P < 0.01$），说明背部膀胱经走罐能明显提高正常人红细胞免疫功能。

（四）不同罐法作用不同

在火罐共性的基础上，不同的拔罐法各有其特殊的作用。如走罐法具有与按摩疗法、养生刮痧疗法相似的效应，可以改善皮肤的呼吸和营养，有利于汗腺和皮脂腺的分泌，对关节、肌腱可增强弹性和活动性，促进周围血液循环。药罐法是在罐内负压和温热作用下，使局部毛孔、汗腺开放，毛细血管扩张，血液循环加快，药物可更多地被直接吸收，发挥药物和拔罐双重效应。刺络拔罐法可以调节刺络的出血量，有较好的逐瘀化滞、解闭通结功效。针罐法则因选用的针法不同，可产生多种效应。

第六节　贴敷养生

贴敷疗法是中医外治法的重要组成部分，是我国劳动人民几千年来在同疾病作斗争中总结出来的一套独特的、行之有效的治疗和养生方法。贴敷疗法以中医理论为指导，在人体的穴位及病变局部等部位贴敷中药制剂，药物通过皮肤吸收后，刺激局部或相应的经络穴位，对局部产生直接效用或激发全身经气，以达到防治疾病和养生的目的。

最常用的贴敷疗法为"穴位贴敷"，即将药物贴敷于穴位处；若贴敷选择的是神阙穴（即肚脐）则称为"敷脐法"；如果贴敷在穴位上的是带有刺激性的中药，并引起局部皮肤发泡、甚至化脓，则称之为"天灸"或"发泡疗法"；如果选择在夏季三伏天进行穴位贴敷以防治疾病，则称"三伏灸"或"三伏贴"。

在中医学中，贴敷疗法是一种副作用小、起效快的治疗方法，它不仅可以用于人体体质或亚健康状态的调整，而且在皮肤科、肛肠科、五官科和骨伤科的疾病治疗方面也有着独特优势，对内科、妇科的某些疾病也有显著疗效。而对于老幼虚弱之体、不肯服药之人、不能服药之症，或攻补难施之时，贴敷疗法则有独特的优势。同时，贴敷疗法也是一种独特的养生方法。

一、历史沿革

贴敷疗法有着极为悠久的历史。早在《周礼·天官·疡医》中就记载了治疗疮疡常用的药物外敷法，如"疡医掌肿疡、溃疡、折疡、金疡、祝药刮杀之齐"。这里的"祝药"也就是将药物外敷于患处的贴敷疗法。在马王堆汉墓出土的《五十二病方》中也有大量的贴敷疗法的相关记载，此书中记载了大约 300 个医方，而在现存较为完整的 170 个医方中就有 106 个用于外治的药方，其中大部分是使用贴敷剂的。当时，贴敷疗法多用于某些固定的局部刺激点，还没有关于穴位的记载。贴敷也主要应用于肿、痛、痈等局部皮肤外伤，仅有少数用于非患处。如"虫元……以芥印其中颠"就是指治疗毒蛇咬伤时，把白芥子捣烂，外敷于头顶正中，使局部皮肤发泡的治疗方法。《灵枢·寿夭刚柔》中也记载了"用醇酒二十斤，蜀椒一斤，干姜一斤，桂心一斤……以熨寒痹所刺之处"。虽然直到春秋战国时期，贴敷疗法还没有形成完整体系，也未见专著出现，但其治疗思想已经形成。随着《针灸甲乙经》《内经》等关于经络和腧穴及其理论的发展，贴敷疗法已不仅仅是单纯的局部贴敷，更主要的是逐渐发展为与经络腧穴相结合的穴位贴敷。

隋唐时期，贴敷疗法的应用更为广泛。晋朝葛洪的《肘后备急方》中就记载了大量的外治法，其中还包括了很多急救法。如首次记载了用生地黄或瓜蒌根捣烂外敷治伤，用软膏剂贴敷疗金疮，左右交叉敷手心以治中风口㖞，以及用狂犬脑外敷伤口治疗狂犬病的方法，后者可以说是现代免疫学之先驱。唐代的孙思邈在其所著的《备急千金要方》中也记载了许多主要用于治疗瘀、肿、毒、疮的贴敷疗法。

宋金元时期是贴敷疗法发展的重要时期，这一时期的许多医学名著均对贴敷疗法做出了极大的贡献，如《证类本草》《卫生易简方》《普济本事方》《卫生宝鉴》《太平圣惠方》等等。宋代的许多医家都已认识到药物可以通过人体皮肤吸收而治疗全身性疾病，所以穴位贴敷疗法在宋代已非常普遍，不仅常用神阙、囟门、涌泉等穴位，还常用背俞穴和腹募穴等。如宋代朱端章《卫生家宝产科·备要卷》中提及的催生方："蓖麻子三个，巴豆四个研细，入少许麝香，贴于脐心上，须臾间便下。"宋·杨士瀛《仁斋直指方论》中有关于贴敷法治衄血、吐血的记载："以大蒜两颗煨熟，捶扁，贴敷于两脚心，少顷，自觉胸中有蒜气，其血立止。若下部出血，可以煨蒜于两掌心。"宋代儿科医家钱乙还常采用贴敷疗法，尤以贴囟门最为常见，治疗儿科疾病，如所著《小儿药证直诀》中就记载了涂囟法："以麝香（一字）、薄荷叶（半字）、蝎尾（去毒为末，半钱，一作半字）、蜈蚣末、牛黄末、青黛末（各一字），上同研，用熟枣肉剂为膏，新棉上涂匀，贴囟上，四方可出一指许，火上炙手频熨，百日内外小儿，可用此。"治疗鼻塞不通："天南星大者，微炮去皮为细末。淡醋调，涂绯帛，贴囟上，火炙，手频熨之。"元·朱丹溪《丹溪手镜》中也提及："乌附尖、茱萸、大黄同为末，贴涌泉即脚底心也。"

明清时期是贴敷疗法发展的鼎盛时期，这一时期不仅继承了古代医家的经验，逐渐形成了较为完整的理论体系，而且治疗范围也在不断扩大，特别是在一些疑难病证的治疗上发挥了更为重要的作用。其中，具有代表性人物当属清代的吴师机，吴氏对于内病外治提出了个人独到的见解，也进一步促进了中医外治学的理论发展，并认为药物的外治运用与针灸治疗道理一样，需懂得经脉配穴，并独创了特有的贴敷配穴方法。其所著《理瀹骈文》一书极大地丰富了贴敷疗法的理论及应用内容，并且初步完善了贴敷疗法的配穴规律和选穴特点，在贴敷疗法的穴位配伍应用方面有着非常大的贡献。书中提出："外治之理，即内治之理。外治之药，亦为内治之药，所异者法耳。医理药性无二，而法则神奇变幻。""膏方取法不外乎于汤丸，凡汤丸之有效者皆可熬膏。"而清代医家徐大椿在其《医学源流论》中也著有"薄贴论"，并提出贴敷疗法既能治表也能治里。

所以可以说，贴敷疗法起源于秦汉，发展于晋唐，完善于明清。

二、操作方法

（一）贴敷药物的选择

贴敷药物常常选择芳香开窍、通经活络类，或者味厚力猛及刺激发泡类的药物。这些药物一方面容易透入皮肤，而且还能促进其他药物的透皮吸收，起到由外达内之效；另一方面气味俱厚之品经皮透入后对穴位局部可起到针灸样刺激作用。

芳香开窍、通经活络类药物能行滞通络，率领群药直达病所，但又易耗伤气血，故不宜过量使用。常用的有樟脑、冰片、薄荷、丁香、麝香、细辛、花椒、乳香、没药、肉桂、皂角、穿山甲、葱、姜、蒜等。味厚力猛类药物气味俱厚、药力峻猛，甚至有毒，故此类药物用量不宜过大，贴敷时间也不宜过长。常用的有巴豆、附子、生半夏、生南星、草乌、川乌、番木鳖、苍术等。发泡类药物对皮肤有一定的刺激性，主要通过使局部皮肤起泡来达到刺激经络穴位、调节脏腑的作用，常用的有白芥子、毛茛、甘遂、斑蝥、生姜、蒜泥、威灵仙草等。

（二）赋型剂的选择

药物贴敷时一般需要使用赋形剂，而且与贴敷疗法的起效密切相关。赋形剂即基质，是用来帮助药物黏附和经皮渗透吸收的一类物质，常呈液态或膏状，也可称为调合剂。常用的赋型剂有凡士林、醋、白酒或黄酒、蜂蜜、生姜汁、蒜泥、水等。而药物的浸剂也可作为赋形剂使用。

凡士林——半透明状，不亲水，主要用于与药粉调和，以配制各种软膏。其单独涂抹在皮肤上就能保湿，有助于皮肤的修复；还可以阻挡空气中的微生物与皮肤的直接接触，从而降低了皮肤感染的可能性。

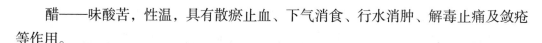

醋——味酸苦，性温，具有散瘀止血、下气消食、行水消肿、解毒止痛及敛疮等作用。

酒——味甘辛，性大热，具有行气活血、疏经通络、祛风散寒、消肿止痛的作用，并能加强药物的透皮吸收。

蜂蜜——味甘，性凉，具有解毒防腐、缓急止痛、收敛生肌、抗菌消炎、滋润皮肤、保护创面、促进药物吸收等诸多功能，还可使药物保持一定的湿度，对皮肤无刺激。

生姜、蒜——味辛、性温，生姜长于升腾发散而走表，有解表散寒、温中止呕、化痰解毒的功效；蒜则长于行气消积、解毒杀虫。

透皮促进剂——近年来新兴的一种化学制剂，这类物质能可逆地改变皮肤角质层的屏障功能，从而增加皮肤的通透性，促进药物的吸收，但又不会损伤任何活性细胞。目前临床常用的透皮促进剂为月桂氮䓬酮（氮酮），它通过增加脂质的流动性促进渗透作用，但对细胞内的蛋白质没有影响。氮酮的有效浓度低，毒性和刺激性都小，发挥作用慢，迟滞时间较长，但对亲水性药物的促透作用大于亲脂性药物。

（三）药物贴敷剂型的选择

临床常见的药物贴敷剂型有饼剂、膏剂、散剂、糊剂等。

1.饼剂

药物被研为粉末后，过细筛，再加入适量的水、面粉等搅拌至均匀的糊状，然后根据贴敷部位，压制成大小不同的饼状，也可在贴敷前入笼蒸熟。具有较大黏稠性的贴敷药也可直接捣成饼状。

2.膏剂

膏剂包括软膏剂和硬膏剂。

软膏剂是指药物研碎过筛或提取药物浸膏，加入赋型剂调匀后所熬成的膏状制剂。

硬膏剂是指将药物放入植物油中浸泡数日，并放锅内加热、炸枯、过滤，药油再熬至滴油成珠时，加入铅丹，均匀地涂在布或厚纸等材料的中央，可直接贴敷于皮肤上或加热后再贴。

3. 散剂

散剂是指将药物研为粉末过筛后，直接填于脐部贴敷，或将药末均匀地撒在普通膏药的中央或根据需要用水调和成团，涂在大小适宜的胶布面上直接贴敷。

4. 糊剂

糊剂是将药物研末过筛后，加入适量的液态赋形剂调为糊状。敷贴后盖上纱布并用胶布固定。

5. 锭剂或丸剂

锭剂或丸剂是指用水或面粉等赋形剂将研末过筛的药物搅拌均匀，制成锭形或丸形，晾干，使用时再加水或醋调成糊状贴敷。

6. 涂膜剂或贴膏剂

涂膜剂是指药物经适宜溶剂和方法提取或溶解，以高分子聚合物的成膜材料制成的供外用涂抹，能形成薄膜的液体制剂。贴膏剂指药物溶解或混合于天然或合成高分子材料基质中，摊涂于裱背材料上，供贴敷于皮肤的一类外用片状制剂。

（四）贴敷部位选择

贴敷部位包括非穴位和穴位。非穴位贴敷一般应用于皮肤损伤局部或病患局部，而穴位贴敷的选穴原则与针灸疗法一致，包括局部取穴、循经远部取穴和经验取穴。

局部取穴通常用于五官科和外科病证、偏头痛的防治以及美容养生等，常选择病变局部的穴位及其附近的穴位或是需要养生部位的穴位进行贴敷。循经远部取穴常用于五官科病证、妇科难产以及哮喘等，如上病下贴、下病上贴。经验取穴主要是选用经验穴，如神阙和涌泉穴是最常用的贴敷穴位之一。实际操作时，贴敷的穴位应少而精，根据辨体、辨病和辨证而灵活选择。

（五）贴敷方法

1. 单一贴敷法

首先根据贴敷部位或穴位选择好体位，以便药物能稳妥地敷贴于患处或穴位

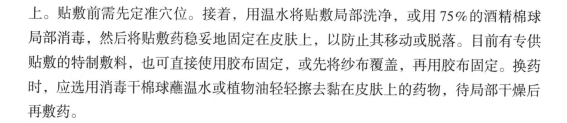

上。贴敷前需先定准穴位。接着，用温水将贴敷局部洗净，或用75％的酒精棉球局部消毒，然后将贴敷药稳妥地固定在皮肤上，以防止其移动或脱落。目前有专供贴敷的特制敷料，也可直接使用胶布固定，或先将纱布覆盖，再用胶布固定。换药时，应选用消毒干棉球蘸温水或植物油轻轻擦去黏在皮肤上的药物，待局部干燥后再敷药。

2. 贴敷配合其他中医外治法

贴敷法常常会配合针刺、艾灸、梅花针或拔罐等外治法。如配合针刺，可先用75％的酒精局部消毒，针刺后行针，使针感强烈，不留针，再将药物贴敷于针刺过的穴位上，并用胶布或纱布固定。如配合灸法，局部皮肤消毒后，先放置鲜姜片，点燃艾炷灸3～5壮，直至局部皮肤潮红，再将药物敷贴于灸后的穴位上并固定。若配合梅花针，应局部皮肤消毒，梅花针重叩至局部红晕或微有出血，再将药物贴敷于其上并固定。若与拔罐相配合，也需局部消毒后闪火罐直至局部皮肤潮红，再将药物贴敷于其上并固定。

（六）贴敷时间

一般的贴敷疗法，其贴敷时间根据贴敷者的需要来确定，而贴敷持续的时间由药物刺激性的大小以及贴敷者体质的强弱而定，一般以贴敷者能够耐受为度。通常刺激性小的贴敷剂，可以每隔1～3天换一次；刺激性大的贴敷剂，则根据患者的反应和发泡程度确定贴敷的时间，数分钟至数小时不等。年老、体虚者或小儿的贴敷时间可适当缩短。如果需要再次贴敷，一般需在局部皮肤基本恢复正常后再进行。贴敷期间若出现难以忍受的瘙痒、疼痛或者皮肤过敏，应该立刻停止贴敷。

三伏贴则选择夏季三伏天来进行。夏季三伏天时自然界阳气旺盛，此时冬季易患疾病一般处于缓解期，病情也比较平稳。而此时人体阳气盛于外而虚于内，皮肤腠理亦相对疏松，故通过辨证论治给予助阳之品，可达养其内虚之阳，治病求本的目的。路怀忠阐释了冬病夏治三伏贴治疗肺部疾病的具体时间及理论依据：夏至后第三个庚日为初伏，夏至后第四个庚日为中伏，立秋后第一个庚日为末伏。三伏实为"夏之阳盛之时"，故选择三伏为治疗的最佳时机。而肺五行属金，三伏第1天均为庚日，庚属金，金气旺盛，宜理肺（利于调治呼吸系统疾病）。故多选择三伏的第一日为主要治疗时间。并说明选择背俞穴为主的原因为脏腑之气血输注于背部的俞穴，故能调节所对应脏腑的机能状态。

（七）基本原则

1. 辨证贴敷

使用贴敷疗法进行养生或作为疾病的辅助治疗，需要根据贴敷目的或病证性质，辨证选择相应的药物、贴敷的部位或穴位以及贴敷的时间。贴敷期间还需时刻观察贴敷者的变化，以随时对贴敷的方法、用药、穴位及时间做相应的调整。

2. 体位及固定方法适宜

贴敷时要根据贴敷者的情况、贴敷的部位或穴位以及贴敷药物的特性，选择适宜的体位，并保证贴敷剂的固定稳妥。

3. 取穴应少而精

每次贴敷时，取穴应尽量少而精，一般以 6 ~ 8 穴为宜。为避免皮肤损伤，同一部位贴敷时间不宜持续太长。如果确实需要长期贴敷，如用于慢病的调理，则可以选择几组穴位，每次只需贴敷其中一组穴位，几组交替贴敷。

三、功效及作用

（一）调和气血，疏经通络

气血是机体活动的物质基础，通过经络而输布周身，从而发挥其推动、温煦、防御、固摄、气化、营养等作用。《灵枢·经筋》曰："经脉者，所以决生死，处百病，调虚实，不可不通。"经络畅通，则气血调和，脏腑才能正常发挥其作用。贴敷通过药物直接作用于穴位和损伤局部，使腠理开启，可以使内部邪气透达体表，使瘀阻的经络通畅，从而"疏其血气，令其条达，而致和平"。所以贴敷可调和气血、疏通经络，从而达到活血止痛、清热解毒、化痰散结等多种功效。

（二）平衡阴阳，补益正气，协调脏腑

"阴平阳秘，精神乃治"，阴阳平衡机体才健康，正如《灵枢·根结》所言："调阴与阳，精气乃光，合形与气，使神内藏。"贴敷养生可平衡阴阳，及时纠正阴阳的偏盛偏衰，使脏腑功能协调而达到防病、健身、益寿、延年的目的。《素

问·刺法论》提出："正气存内，邪不可干。"《素问·评热病论》又指出："邪之所凑，其气必虚。"这些都说明，正气旺盛，气血充盈，经络通畅，人体脏腑功能正常，卫外固密时，外邪难以入侵，内邪难于产生，疾病自然不易发生。但如果因为各种各样的原因导致正气虚弱，气血不足，经络瘀阻，人体脏腑功能失常，卫外不固，则外邪乘虚而入，或病邪内生，均可导致疾病的发生。所以，正如《灵枢·口问》所说："故邪之所在，皆为不足。"贴敷通过药物直接作用于穴位和损伤局部，可以引导营卫之气的输布，鼓动经脉气血的循行，濡养脏腑组织器官，温煦皮毛。同时，贴敷可以激发人体的阳气，平衡阴阳，扶助正气，改善脏腑功能，进而增强人体抵抗疾病的能力。

四、适宜人群

贴敷疗法适用于各类人群，既可用于各类人群的养生和亚健康状态的调理，又可作为皮肤、五官、内、外、妇、儿等临床病证的辅助治疗。

五、禁忌

1. 孕妇禁用麝香等芳香开窍类药物作为贴敷药，以免引起流产。同时，孕妇的某些部位应禁止贴敷，如腹部、腰骶部以及某些会促进子宫收缩的穴位，如合谷、三阴交等。

2. 局部皮肤有较严重的创伤、感染、溃疡或皮肤病者应禁用。

3. 糖尿病、血液病、严重心肝肾功能障碍、艾滋病者禁用刺激性太强的药物。

六、注意事项

1. 贴敷期间忌食海鲜或辛辣生冷之物。

2. 实施贴敷前要详细询问贴敷者的过敏史，对贴敷药物过敏者切勿使用本法。对固定胶布过敏者，可选用低过敏医用胶带或绷带固定。贴敷后应注意观察皮肤有无过敏、皮疹及糜烂溃破现象，一旦有不适情况，需立即停用。

3. 小儿皮肤娇嫩，贴敷时间不宜太长，而且刺激性太强的敷贴剂需慎用。

4. 颜面五官部位、关节、心脏及大血管附近，慎用刺激性太强的药物，以防发泡产生瘢痕影响容貌或关节活动，或损伤心血管。

5. 贴敷的局部注意防水。

6. 贴敷剂宜密闭、低温保存，配制好的药物不可放置太久。

七、现代研究

由于贴敷疗法是将药物直接作用于局部和穴位的皮肤上，所以，贴敷的疗效一方面源于药物本身，另一方面源于对经络穴位刺激后的导入和调整作用。

贴敷药物经皮渗透是一个被动扩散过程，其渗透率主要取决于皮肤的厚度及其屏障结构的完整性，温度亦能影响药物的透皮速率。药理学研究发现，由于穴位局部的皮肤角质较薄，比周围的皮肤阻抗低，所以经穴对药物具有外敏感性及放大效应。因此，药物贴敷在一些特殊的穴位上，可以迅速使相应的组织器官产生较强的药理效应，从而起到单相或双相调节作用。此外，贴敷的药物会刺激局部或穴位皮肤上的感受器，通过神经系统在体内形成新的反射，以打破原有的病理反射；贴敷药物的刺激还可以使大脑皮层形成一个新的兴奋灶，并遗留痕迹反射，在长期的抑制作用下可以改变下丘脑－垂体－肾上腺皮质轴的机能状态。

另一方面是药物本身的作用。就局部贴敷药物来说，有的药物具有抗菌、抗病毒或真菌的化学成分，有的药物又具有加速伤口愈合的作用等等。而穴位贴敷的药物对机体的整体调整作用则影响非常广，常因贴敷药物作用的不同而不同。

有学者经过对近60年来的文献研究后得出，在期刊文献中出现的贴敷疗法共涉及142个病种，基本涵盖临床各科常见病，医籍部分涉及221个病种，医案部分涉及71个病种。

各科出现频次最多的病种分别为内科：哮喘、咳嗽、腹痛；儿科：小儿咳嗽、小儿哮喘、小儿泄泻；外科：腰腿痛；五官科：鼻鼽（过敏性鼻炎）；妇科：经行腹痛；皮肤科：蛇串疮。综合现有文献能够发现，穴位贴敷治疗哮喘、咳嗽、过敏性鼻炎及小儿咳嗽、小儿哮喘、小儿泄泻为最多。研究表明，贴敷疗法能减轻鼻黏膜炎性反应及其对细胞因子的影响，能减轻气道炎症，改善肺功能；还可降低局部炎症反应，促进血液循环，减轻疼痛，调节免疫，促进正常组织功能的修复；可以调整婴幼儿的脏腑功能，提高机体免疫力。而从疾病治疗时间的统计可以得出，支气管哮喘、咳嗽、过敏性鼻炎在三伏天治疗最多。治疗选穴原则以近部为主，其次为远部选穴、辨证选穴、对症选穴。

数据挖掘显示，各科疾病总体有效率均在90%以上，皮肤科和外科的痊愈率最高，这可能与此类疾病多选择贴敷病变局部，使药物直达病所有关。临床表

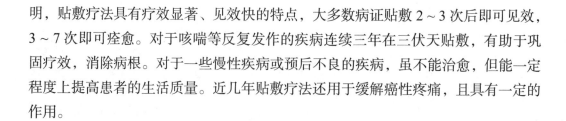

明，贴敷疗法具有疗效显著、见效快的特点，大多数病证贴敷 2～3 次后即可见效，3～7 次即可痊愈。对于咳喘等反复发作的疾病连续三年在三伏天贴敷，有助于巩固疗效，消除病根。对于一些慢性疾病或预后不良的疾病，虽不能治愈，但能一定程度上提高患者的生活质量。近几年贴敷疗法还用于缓解癌性疼痛，且具有一定的作用。

附：三伏贴的常规操作

三伏贴是指选择在夏季三伏天，将药物敷贴到人体一定穴位，以防治疾病的一种外治方法。主要适用于秋冬春之际容易反复发作或者加重的慢性、顽固性肺系疾病。如支气管哮喘、慢性咳嗽、慢性支气管炎、反复呼吸道感染、慢性阻塞性肺病、过敏性鼻炎、慢性咽喉炎、慢性鼻窦炎或小儿体虚易感。

1. 常规操作

（1）施术前准备

①药物及其制备：以白芥子、甘遂、细辛、延胡索、生姜作为基本处方。药物的制备必须在常温、清洁、无菌的环境下进行。姜汁是将生姜洗净、粉碎，三层无菌纱布挤压取汁而成，其浓度通过加适量蒸馏水进行调配，可在 50%～100% 之间适当调整。将其他洁净药材烘干、粉碎、过细筛，备用。生药粉和生姜汁的比例一般为 10g∶10mL。贴敷当日取生药粉用姜汁调成稠膏状，或者贴敷前制作好后置冰箱冷藏以备用。

②贴敷穴位：根据患者病情，辨证选择穴位。一般以经穴为主，常用有肺俞、膏肓、定喘、大椎、膻中等。

③体位：选择患者舒适、医者便于操作的体位。

④局部消毒：医者用肥皂水清净双手后，用 0.5%～1% 碘伏或 75% 酒精棉球或棉签在贴敷局部消毒。

（2）常用贴敷方法：将已制备好的稠膏状药物直接贴压于穴位上，然后用医用胶布外覆固定；或先将药物贴压于医用胶布黏面中央，再黏贴于穴位上。

（3）贴敷的时间：一般选择在每年夏季农历三伏天时，贴敷治疗在初、中、末伏的第一天进行（如果中伏为 20 天，间隔 10 天可加贴 1 次）。在三伏天期间也可进行贴敷，每两次贴敷之间间隔 7～10 天。

一般成人每次贴敷持续时间为 2～6 小时，小儿贴敷时间为 0.5～2 小时。但考虑到个体的体质和耐受能力各不相同，所以具体贴敷的持续时间，还应根据贴敷者的皮肤反应或其耐受度确定。如贴敷者自觉局部有明显的不适感，可自行取下。

一般连续贴敷 3 年为一疗程。一个疗程结束后，亦可以继续进行贴敷，以巩固或提高疗效。

（4）贴敷药的更换：若贴敷局部无水泡及破溃，可用消毒干棉球或棉签蘸温水、石蜡油或植物油清洁皮肤上的药物，擦干后消毒，再进行贴敷。

若贴敷部位有水泡或破溃，则需待皮肤愈后再进行贴敷。一般小的水泡可以不进行特殊处理，让其自然吸收。大的水泡应以消毒针具将其底部挑破，液体排尽后消毒，以防感染。破溃的水泡应消毒后以无菌纱布包扎，以防感染。

2. 注意事项

注意事项同贴敷疗法。三伏贴是为了扶助人体正气、增加免疫力、调动人体自身防病抗病能力，需要至少 3 年以上的长期使用。

第七节　针刺养生

针刺养生是指采用各种不同的针具刺激机体的一定部位（腧穴），以防治疾病的方法。各种在穴位进行针刺的方法也统称为刺法，广义上的刺法还包括一些在穴位进行非针具刺激的方法。

一、历史沿革

针刺法的萌芽在远古时代，随着文明的进步、时代的发展，针具不断地改进，临床经验不断积累使针刺方法日趋多样化，刺法理论也相应地越来越丰富。

最初的"针"出现在远古新石器时代，那时用来刺破的治疗工具是经过打磨的石器，称为"砭石"，《说文解字》说："砭，以石刺病也。""砭石"最初是用来划破痈肿、排脓放血的工具，后来逐渐发展成为针灸治疗的工具。为适合穿刺或切割的需要，砭石的形状亦多样化，或者有锋，或者有刃，故又称针石或镵石。根据出土文物和文献记载证实，砭石发明于我国东部的山东一带，后来才逐渐推广到各地。

古代还有骨针和竹针。我国大约在山顶洞人时期，已能用石刀等工具削制比较精细而坚韧的骨针，用来从事结网缝纫等工作，此时，也有可能将骨针用于医疗。

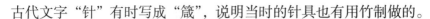

古代文字"针"有时写成"箴",说明当时的针具也有用竹制做的。

炼金术的出现使得金属材质的针开始应用,并大大地推动了针刺法的发展。我国铜器的铸造大约始于五六千年前,到商、西周达到高峰,但青铜针具的使用在战国以前还是不普遍的。随着冶铁术的发达,铁针也随着出现,后来还出现了金质针、银质针,但由于金银价格昂贵,故使用非常局限。金属针具的出现与使用,是刺疗工具发展史上的一次飞跃。

近现代以来,金属针具在材质和形状上得到了很大的革新和发展。民国时期,毫针的材质仍为铜、铁、金、银之类,形状也相对粗大。1953年,在承澹盦先生的倡导下,我国开始研制不锈钢质的针具。不锈钢针的针身更细,光洁度更高,刺入时减轻了患者的痛苦,而且一次多针患者也能耐受,提高了临床疗效。

20世纪末至本世纪初,人们对医疗安全、无菌操作的意识日益提高,针灸操作的规范与标准化受到重视,我国又推出了一次性无菌针灸针。一次性无菌针灸针是经过特殊方法灭菌的毫针,使用时不需再行灭菌消毒,即拆即用,用后即弃。一次性针灸针的推广和使用受到了广大患者的欢迎,促进了传统针灸的国际传播。

针具的外形也随着制造技术的提高不断改进。同时,根据不同用途和操作方法,针刺工具发展出许多种类,表现在长短粗细等外形的不同。《灵枢》最早论述了九种不同形状和用途的针具,即"九针","九针之宜,各有所为,长短大小,各有所施也"。其名称为镵针、员针、锃针、锋针、铍针、员利针、毫针、长针、大针,它们各有不同用途。近现代医家们在九针的基础上,根据不同用途制造了三棱针、皮肤针、皮内针、挑治针、长圆针、火针、小针刀、刃针、浮针、勾针、粗针等针具,有的医家还创制了新九针,丰富了古今针具的内涵。

针刺理论随着针具发展及临床应用而发展。《内经》总结了上古以来的针刺方法,其论述非常精辟。在刺法方面提到九刺、十二刺和五刺等,根据不同病症采用不同治疗方法,也包括了取穴法的应用,并提到了补泻手法,如有徐疾补泻、呼吸补泻、捻转补泻、迎随补泻、提插补泻和开阖补泻等,为后世的针刺方法奠定了基础。大约成书于汉代的《难经》对针刺法又有所阐发,并强调了针刺时双手协作的重要性,对后世影响颇大。晋唐至宋在针刺手法方面一直是遵从《内经》和《难经》之说。金元时期的医家提出了子午流注、按时取穴的时间针法学说。窦汉卿的《针经指南》创造了"针刺十四法",目前大部分仍有实用价值。明代针刺法更加丰富。陈会的《神应经》提出了"催气手法",现仍适用于临床。徐凤的《金针赋》又提出了一整套的复式补泻手法,对"烧山火"和"透天凉"也作了系统论述。其后,高武的《针灸聚英》、汪机的《针灸问对》记载的针刺手法都是在《金针赋》

的基础上发挥而成。杨继洲的《针灸大成》又采集明代以前有关针刺手法的精华提出"刺有大小",有"大补大泻""平补平泻""下针十二法"和"八法",临床上较为多用。清代中叶以后,针灸医学渐趋衰落,针刺手法亦无进展。

20世纪50年代后,针灸学有了很大的发展。针刺方法与现代自然科学、物理治疗和药物外用、注射等方法相结合,针刺工具也获得了新的发展。应用较广泛的有针刺与电结合的电针、电热针、穴位电兴奋、微波针灸,与光结合的红外线照射、激光针,与声结合的声波电针,与磁结合的磁疗仪、电磁针、穴位磁疗片,以及用小剂量药物进行穴位注射的水针和穴位埋线、结扎、割治,与药物外治法结合的穴位贴敷,借鉴"透皮给药"的穴位离子导入等。以特定部位为选穴范围的针法也有所发展,应用较广泛的有耳针、头针、腕踝针,其他有腹针、眼针、手针、面针、鼻针、舌针等。这些方法不仅扩大了针刺治疗的范围,而且推动了针灸医学的发展。

由于针刺疗法的工具繁多,操作及使用特点各有不同,许多需由专业医生操作,故除毫针刺法外,本章介绍一些适宜家庭或个人操作且方便安全的方法。

二、毫针疗法

(一)毫针规格

毫针的规格以针身的直径和长度区分(表15-1、表15-2):

表15-1 毫针的长度规格表

寸	0.5	1.0	1.5	2.0	2.5	3.0	3.5	4.0	4.5
毫米(mm)	15	25	40	50	65	75	90	100	115

表15-2 毫针的粗细规格表

号 数	26	27	28	29	30	31	32	33
直径(mm)	0.45	0.42	0.38	0.34	0.32	0.30	0.28	0.26

一般以粗细为28~30号(0.32~0.38mm)和长短为1~3寸(25~75mm)的毫针最为常用。短毫针主要用于耳穴和浅在部位的腧穴作浅刺之用,长毫针多用于肌肉丰厚部位的腧穴作深刺和某些腧穴作横向透刺之用。

（二）消毒

针刺前的消毒范围应包括针具器械、医者的双手、患者的施术部位、治疗室及用品等。

1. 针具器械消毒

针具器械的消毒以高压蒸汽灭菌法为佳。现多用一次性无菌针灸针，无需再消毒。

2. 医者手指消毒

在针刺前，医者应先用肥皂水将手洗刷干净，待干再用75%酒精或碘伏擦拭，方可持针操作。

3. 针刺部位消毒

在患者需要针刺的穴位处用75%酒精或碘伏擦拭，擦拭时应从腧穴部位的中心点向外绕圈消毒。当穴位皮肤消毒后，切忌接触污物，应保持洁净，防止重新污染。

（三）体位的选择

针刺时选择适宜的体位，对于腧穴的正确定位、针刺的施术操作、持久的留针，以及防止晕针、滞针、弯针甚至折针等都有重要的意义。如病重体弱或精神紧张的人，采用坐位则易感到疲劳，容易发生晕针。又如体位选择不当，患者无法保持原位，常因移动体位而造成弯针、滞针甚至发生折针事故。因此，选择体位以既有利于腧穴的正确定位，又便于针灸的施术操作和较长时间的留针而患者不致疲劳为原则。常用体位主要有以下几种：

1. 仰卧位

适宜于取头、面、胸、腹部腧穴和上、下肢部分腧穴。

2. 侧卧位

适宜于取身体侧面少阳经腧穴和上、下肢部分腧穴。

3. 俯卧位

适宜于取头、项、脊背、腰骶部腧穴和下肢背侧及上肢部分腧穴。

4. 仰靠坐位

适宜于取前头、颜面和颈前等部位的腧穴。（图 15-150）

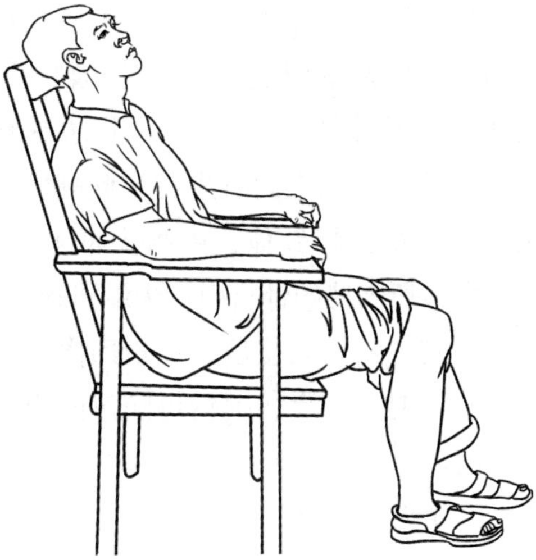

5. 俯伏坐位

适宜于取后头和项、背部的腧穴。（图 15-151）

6. 侧伏坐位

适宜于取头部的一侧、面颊及耳前后部位的腧穴。（图 15-152）

对初诊、精神紧张或年老、体弱、病重的患者，应采取卧位，以防患者感到疲劳甚至发生晕针等。

图 15-150　仰靠坐位

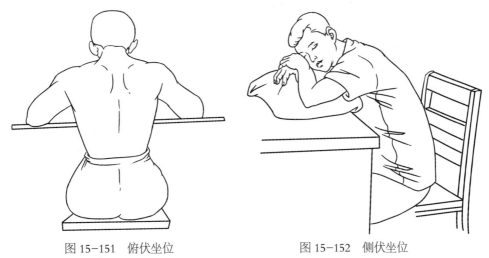

图 15-151　俯伏坐位　　　　　图 15-152　侧伏坐位

（四）毫针刺法

1. 进针法

在进行针刺操作时，一般应双手协同操作，紧密配合。一般用右手持针操作，主要是拇、食、中指夹持针柄，其状如持笔，故右手也称为"刺手"。左手爪切按压所刺部位或辅助针身，故称左手为"押手"。常用的进针方法有以下几种：

（1）单手进针法：多用于较短的毫针。用右手拇、食指持针，中指指端紧靠穴位，指腹抵住针体中部，当拇、食指向下用力时，中指也随之屈曲，将针刺入，直至所需的深度（图15-153）。此法三指并用，尤适宜于双穴同时进针。此外，还有用拇、食指夹持针体，中指尖抵触穴位，拇、食指所夹持的针沿中指尖端迅速刺入，不施捻转。针入穴位后，中指即离开应针之穴，此时拇、食、中指可随意配合，施行补泻。

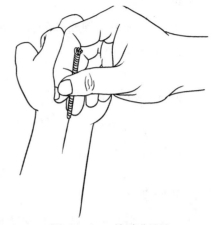

图15-153　单手进针法

（2）双手进针法

①指切进针法：又称爪切进针法，用左手拇指或食指端切按在腧穴位置上，右手持针，紧靠左手指甲面将针刺入腧穴（图15-154）。此法适宜于短针的进针。

②夹持进针法：或称骈指进针法，即用严格消毒的左手拇、食二指夹住针身下端，将针尖固定在所刺腧穴的皮肤表面位置，右手捻动针柄，将针刺入腧穴（图15-155）。此法适用于长针的进针。

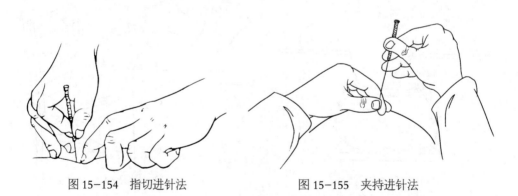

图15-154　指切进针法　　　　　图15-155　夹持进针法

临床上也有采用插刺进针的，即单用右手拇、食二指夹持针身下端，使针尖露出2～3分，对准腧穴的位置，将针迅速刺入腧穴，然后押手配合将针捻转刺入一定深度。

③舒张进针法：用左手食、中二指或拇、食二指将所刺腧穴部位的皮肤向两侧撑开，使皮肤绷紧，右手持针，使针从左手食、中二指或拇、食二指的中间刺入（图15-156）。此法主要用于皮肤松弛部位的腧穴。

④提捏进针法：用左手拇、食二指将所刺腧穴部位的皮肤提起，右手持针，从捏起的上端将针刺入（图 15-157），此法主要用于皮肉浅薄部位的腧穴，如印堂穴。

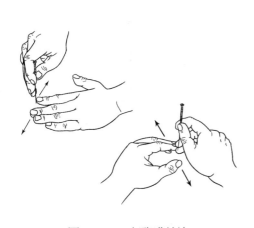

图 15-156　舒张进针法

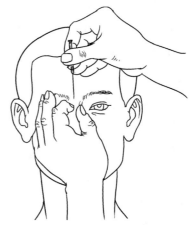

图 15-157　提捏进针法

以上各种进针方法在临床上应根据腧穴所在部位的解剖特点、针刺深浅和手法的要求灵活选用，以便于进针和减轻被针者的疼痛。

（3）针管进针法：将针先插入用玻璃、塑料或金属制成的比针短 3 分左右的小针管内，放在穴位皮肤上，左手压紧针管，右手食指对准针柄一击，使针尖迅速刺入皮肤，然后将针管去掉，再将针刺入穴内（图 15-158）。此法不需提前练习进针法，进针不痛，多用于儿童和惧针者。也有用安装弹簧的特制进针器进针者。

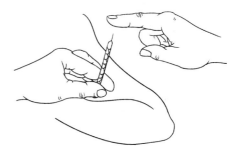

图 15-158　针管进针法

2. 针刺的角度和深度

在针刺操作过程中，掌握正确的针刺角度、方向和深度，是增强针感、提高效果、防止意外的关键。同一腧穴，由于针刺的角度、方向、深度的不同，所产生针感的强弱、感传的方向和效果常会有明显的差异。针刺的角度、方向和深度，要根据施术腧穴所在的具体位置、被针者体质、病情需要和针刺手法等实际情况灵活掌握。

（1）角度：针刺的角度是指进针时针身与皮肤表面所形成的夹角（图 15-159）。

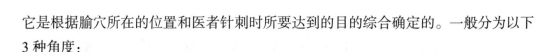

它是根据腧穴所在的位置和医者针刺时所要达到的目的综合确定的。一般分为以下3种角度：

①直刺：针身与皮肤表面呈90°垂直刺入。此法适用于人体大部分腧穴。

②斜刺：针身与皮肤表面呈45°左右倾斜刺入。此法适用于肌肉浅薄处，或内有重要脏器，或不宜直刺、深刺的腧穴。

③平刺：即横刺、沿皮刺，是针身与皮肤表面呈15°左右或沿皮以更小的角度刺入。此法适用于皮薄肉少部位的腧穴，如头部的腧穴等。

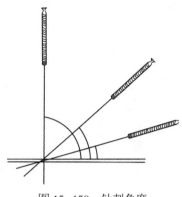

图15-159　针刺角度

（2）深度：针刺的深度是指针身刺入人体内的深浅度，需根据腧穴所在部位、患者的体质、年龄、病情等来确定。一般来说，体质差、年幼和年老者适当浅刺，病位浅者浅刺，年轻体壮者可适当深刺。腧穴所在处肌肉丰厚者可适当深刺，腧穴所在处肌肉浅薄者需浅刺。

针刺的角度和深度关系极为密切，一般来说，深刺多用直刺，浅刺多用斜刺、平刺。对天突、风府、哑门等穴以及眼区、胸背和重要脏器部位的腧穴，尤其应注意掌握好针刺角度和深度。至于不同季节对针刺深浅的影响，也应予以重视。

（五）行针手法

毫针刺入穴位后，为了使被针者产生针刺感应，或进一步调整针感的强弱，以及使针感向某一方向扩散、传导而采取的操作方法，称为"行针"，亦称"运针"。行针手法包括基本手法和辅助手法两类。

1. 基本手法

基本手法主要有提插法和捻转法两种。施术时两种手法既可单独应用，又可配合应用。

（1）提插法：将针刺入腧穴一定深度后，施以上提下插的操作手法。使针由浅层向下刺入深层的操作谓之插，从深层向上引退至浅层的操作谓之提，如此反复地做上下纵向运动就构成了提插法。

对于提插幅度的大小、层次的变化、频率的快慢和操作时间的长短，应根据患者的体质、病情、腧穴部位和针刺目的等灵活掌握。使用提插法时的指力一定要均匀一致，幅度不宜过大，一般以 3 ~ 5 分为宜，频率不宜过快，每分钟 60 次左右，保持针身垂直，不改变针刺角度、方向。通常认为，行针时提插的幅度大、频率快，刺激量就大；反之，提插的幅度小、频率慢，刺激量就小。

（2）捻转法：即将针刺入腧穴一定深度后，施向前向后捻转动作使针在腧穴内反复前后来回旋转的行针手法。捻转角度的大小、频率的快慢、时间的长短等，需根据患者的体质、病情、腧穴的部位、针刺目的等具体情况而定。使用捻转法时，指力要均匀，角度要适当，一般应掌握在 180°左右，不能单向捻针，否则针身易被肌纤维等缠绕，引起局部疼痛和导致滞针而使出针困难。一般认为，捻转角度大、频率快，其刺激量就大；捻转角度小、频率慢，其刺激量则小。

2. 辅助手法

行针的辅助手法是行针基本手法的补充，是以促使得气和加强针刺感应为目的的操作手法。常用的行针辅助手法有以下 6 种：

（1）循法：医者用手指顺着经脉的循行径路，在腧穴的上下部轻柔地循按的方法称为循法。针刺不得气时，可以用循法催气。此法能推动气血、激发经气，促使针后易于得气。

（2）弹法：针刺后在留针过程中，以手指轻弹针尾或针柄，使针体微微振动的方法称为弹法，用之以加强针感，助气运行。本法有催气、行气的作用。（图 15-160）

（3）刮法：毫针刺入一定深度后，经气未至，以拇指或食指的指腹抵住针尾，用拇指、食指或中指指甲，由下而上或由上而下频频刮动针柄的方法称为刮法。本法在针刺不得气时用之可激发经气，如已得气者可以加强针刺感应的传导和扩散。（图 15-161）

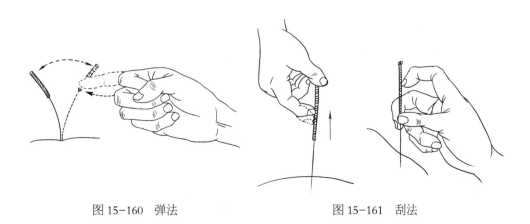

图 15-160　弹法　　　　　　　　图 15-161　刮法

581

（4）摇法：毫针刺入一定深度后，手持针柄，将针轻轻摇动的方法称为摇法。其法有二：一是直立针身而摇，以加强得气的感应；二是卧倒针身而摇，使经气向一定方向传导。

（5）飞法：针后不得气者，用右手拇、食指执持针柄，细细捻搓数次，然后张开两指，一搓一放，反复数次，状如飞鸟展翅，故称飞法。本法的作用在于催气、行气，并使针刺感应增强。（图15-162）

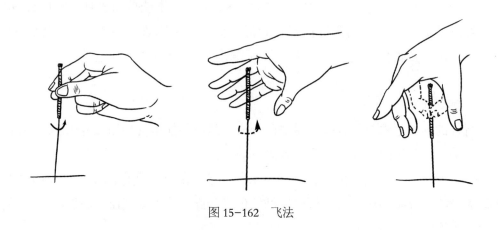

图 15-162　飞法

（6）震颤法：针刺入一定深度后，右手持针柄，用小幅度、快频率的提插、捻转手法使针身轻微震颤的方法称震颤法。本法可促使针下得气，增强针刺感应。

毫针行针手法以提插、捻转为基本操作方法，并根据临证情况，选用相应的辅助手法。刮法、弹法可应用于一些不宜施行大角度捻转的腧穴，飞法可应用于某些肌肉丰厚部位的腧穴，摇法、震颤法可用于较为浅表部位的腧穴。通过行针基本手法和辅助手法的施用，促使针后气至或加强针刺感应。

（六）补泻手法

毫针的补泻手法根据操作方式分为单式补泻手法和复式补泻手法。单式补泻手法以一种操作方式的正相、反相因素为补泻要素，复式补泻手法结合了多种单式补泻操作、分层操作及操作次数等元素。

1.单式补泻手法

（1）基本补泻

①提插补泻：针下得气后，先浅后深，重插轻提，提插幅度小、频率慢，操作时间短，以下插用力为主者为补法；先深后浅，轻插重提，提插幅度大、频率快，

操作时间长，以上提用力为主者为泻法。

②捻转补泻：针下得气后，捻转角度小，用力轻，频率慢，操作时间短，结合拇指向前、食指向后（左转用力为主）者为补法；捻转角度大，用力重，频率快，操作时间长，结合拇指向后、食指向前（右转用力为主）者为泻法。

（2）其他补泻

①疾徐补泻：又称徐疾补泻。进针时徐徐刺入，少捻转，疾速出针者为补法；进针时疾速刺入，多捻转，徐徐出针者为泻法。

②迎随补泻：进针时针尖随着经脉循行去的方向刺入为补法，针尖迎着经脉循行来的方向刺入为泻法。

③呼吸补泻：患者呼气时进针，吸气时出针为补法；患者吸气时进针，呼气时出针为泻法。

④开阖补泻：出针后迅速按压针孔为补法，出针时摇大针孔而不按为泻法。

⑤平补平泻：进针得气后均匀地提插、捻转后即出针。

2. 复式补泻手法

（1）烧山火：视穴位的可刺深度分为浅、中、深三层（天、人、地三部），先浅后深，每层依次各做重插轻提（或用捻转补法）九数，然后退至浅层，称为一度。如此反复操作数度，即将针按至深层留针。在操作过程中，可配合呼吸补泻法中的补法。多用于治疗畏寒怕冷、关节冷凉重痛、肢体麻木等虚寒表现的病证。

（2）透天凉：方法是针刺入后直插深层，按深、中、浅的顺序，在每一层中做重提轻插（或捻转泻法）六数，然后插针至深层，称为一度。如此反复操作数度，将针紧提至浅部留针。在操作过程中，可配合呼吸补泻法中的泻法。多用于治疗关节红肿热痛、急性痈肿等实热表现的病证。

（七）留针与出针

1. 留针

将针刺入腧穴并施行手法后，使针留置穴内称为留针。留针的目的是为了加强针刺的作用和便于继续行针施术。一般病证只要针下得气而施以适当的补泻手法后，即可出针或留针10~20分钟。但对一些特殊病证，如急性腹痛、破伤风、角弓反张、寒性或顽固性疼痛及痉挛性病证，可适当延长留针时间，有时留针可达数小时，以便在留针过程中间歇性行针，以增强、巩固疗效。

2. 出针

出针，又称起针、退针。在施行针刺手法或留针达到预定针刺目的和治疗要求后，即可出针。出针的操作，一般是以左手拇、食两指持消毒干棉球轻轻按压于针刺部位，右手持针行轻微的小幅度捻转，并随势将针缓慢提至皮下（不可单手用力过猛），静留片刻，然后出针。

出针后，除特殊需要外，都要用消毒棉球轻压针孔片刻，以防出血或针孔疼痛。当针退出后，要仔细查看针孔是否出血，询问针刺部位有无不适感，检查核对针数是否遗漏，还应注意有无晕针延迟反应现象。多数人会有起针后被针处仍有酸胀感，常将之称为针刺后遗感，会持续数十分钟或数小时不等。

（八）功效及作用

古代医家在长期的实践中，总结出针灸具有调和阴阳、疏通经络、扶正祛邪的作用。

1. 调和阴阳

调和阴阳是指运用针灸等方法，通过经络、腧穴和针灸手法的作用，使阴阳之偏盛偏衰得以纠正。若因六淫七情等因素导致人体阴阳的偏盛偏衰，失去相对平衡，就会使脏腑经络功能活动失常，从而引起疾病的发生。"阴胜则阳病，阳胜则阴病。"针对人体疾病的这一主要病理变化，运用针灸方法调节阴阳的偏盛偏衰，可使机体转归于"阴平阳秘"的状态，恢复脏腑经络的正常功能，从而达到治愈疾病的目的。正如《灵枢·根结》所载："用针之要，在于知调阴与阳，调阴与阳，精气乃充，合形与气，使神内藏。"阐述了针灸治病的关键在于调节阴阳的偏盛偏衰，使机体阴阳调和，精气充足，形气相合，神气内存。

2. 疏通经络

疏通经络是指运用针灸等方法，通过腧穴和针灸手法的作用，使经络疏通、气血畅达，达到治疗疾病的目的。经络"内属于腑脏，外络于肢节"，经络功能正常，气血运行通畅，则"内溉脏腑，外濡腠理"，各脏腑器官得以濡养，脏腑体表得以沟通，人体的机能活动相对平衡，从而维持人体健康不病。若经络功能失常，气血运行受阻，则会影响人体正常功能活动，进而出现病理变化，引起疾病的发生。针灸通过刺激某些经脉上的腧穴，可以使经络功能失常得以纠正，从而解除由此产生的病理反应。这就是针灸疏通经络、调和气血作用所产生的治疗效应。例如，"痛证"的基本病理机制是经脉的气血不通，针灸正是利用其疏通经络的作用，达到"通则不痛"的治疗效果。

3. 扶正祛邪

扶正，就是扶助正气，提高机体抗病能力；祛邪，就是祛除病邪，消除致病因素的影响。疾病的发生、发展及转归的过程实质上是正邪相争的过程。正盛邪去则病情缓解，正虚邪盛则病情加重。因此，扶正祛邪是保证疾病趋向良好转归的基本法则。针灸治病，就在于能够发挥其扶正祛邪的作用。临床运用针灸手法中的补法，选配一定的腧穴，可以起到扶正的作用；运用针灸手法中的泻法，选配一定的腧穴，可以起到祛邪的作用。具体运用时还要根据邪正的消长、转化情况，区别病证的标本缓急，分辨针下得气是邪气还是正气，随机应用扶正祛邪的法则。

（九）适宜人群

毫针刺法适宜于亚健康状态、机体功能失调、慢性软组织损伤、慢性躯体及内脏病的各类人群。

（十）基本原则

1. 选穴原则

（1）近部选穴：在病痛所在部位或距离比较近的范围内选取穴位的方法，是腧穴局部治疗作用的体现。如头顶痛取百会，胃痛选中脘，肩痛选肩髎、肩髃，眼病选睛明、瞳子髎，耳病选耳门、听宫等。

（2）远部选穴：在病痛部位所属和相关的经络上，距病位较远的部位选取穴位的方法，是"经络所过，主治所及"治疗规律的体现。人体的许多腧穴，尤其是四肢肘、膝关节以下的经穴，不仅能治疗局部病证，还可以治疗本经循行所及的远隔部位的病证。其临床应用时有本经选穴和相关经选穴。

①本经选穴：是指经脉循行的部位（包括脏腑、组织器官和体表诸部位）发生疾病，就在其经脉上选取腧穴进行治疗。如肺病选太渊、尺泽，脾病选三阴交、太白，胃病选足三里、内庭，心病选内关、大陵，肾病选太溪、阴谷，肝病选太冲、曲泉，腰痛选委中、昆仑等。

②相关经选穴：是指某经或其所属的脏腑器官发生病变，选取与其相表里的经

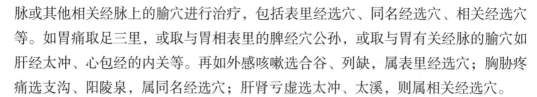

脉或其他相关经脉上的腧穴进行治疗，包括表里经选穴、同名经选穴、相关经选穴等。如胃痛取足三里，或取与胃相表里的脾经穴公孙，或取与胃有关经脉的腧穴如肝经太冲、心包经的内关等。再如外感咳嗽选合谷、列缺，属表里经选穴；胸胁疼痛选支沟、阳陵泉，属同名经选穴；肝肾亏虚选太冲、太溪，则属相关经选穴。

（1）辨证对症选穴

①辨证选穴：是一种根据疾病的证候特点，分析病因病机而辨证选取穴位的方法。如肾阴不足导致的虚热选肾俞、太溪，肝阳化风导致的抽风选太冲、行间等。另外对于病变部位明显的疾病，根据其病因病机而选取穴位也是治病求本原则的体现，如牙痛根据病因病机可分为风火牙痛、胃火牙痛和肾虚牙痛，风火牙痛选风池、外关，胃火牙痛选内庭、二间，肾虚牙痛选太溪、行间。

②对症选穴：是根据腧穴特殊治疗作用及临床经验选穴，如哮喘选定喘穴，皮肤瘙痒选百虫窝，腰痛选腰痛点，落枕选外劳宫，崩漏选断红穴等，这是大部分奇穴的主治特点。

2. 配穴方法

配穴方法是在选穴的基础上，根据不同病证的治疗需要，选择具有协同作用的两个或两个以上腧穴同时配合应用的方法。配穴是选穴原则的具体应用，配穴是否得当，直接影响治疗效果。配穴时要处理好主与次的关系，坚持少而精的原则，突出主要腧穴的作用，适当配伍次要腧穴。

（1）本经配穴法：本经配穴法源于《内经》，是以经络循行分布特点为配穴依据的方法。即某一脏腑、经脉发生病变时，即选取这一脏腑、经脉的腧穴，配成处方。此法多用于治疗单一的脏腑、经脉病证。如肺病咳嗽选中府、尺泽、太渊等。

（2）表里经配穴法：是指以脏腑经络的阴阳表里关系为配穴依据的方法。即某一脏腑、经脉有病时，专选其表里经的腧穴组成处方。此法多用于治疗相表里的脏腑、经络病证。在临证应用时，既可单选表经腧穴，也可单选里经腧穴，或表里两经配合。如《灵枢·厥病》载："厥心痛，与背相控，善瘛，如从后触其心，伛偻者，肾心痛也。先选京骨、昆仑。"这是里病选表经腧穴。《灵枢·厥病》载："厥心痛，腹胀，胸满，心尤痛甚，胃心痛也，取之大都、太白。"这是表证选里经腧穴。《灵枢·五邪》载："邪在肾，则病骨痛，阴痹取之涌泉、昆仑。"这是表里经配合应用。特定穴应用中的原络配穴法，也是本法在临床上的具体运用。

（3）前后配穴法：又叫腹背阴阳配穴法。"前"指胸腹，"后"指腰背，前后腧穴配合使用，谓之前后配穴法。此法多用于治疗脏腑病证。如胃脘痛，前选中脘、建里，后选胃俞、脊中；心胸疾病，前取巨阙，后取心俞；肺虚咳嗽，前取中府，后取肺俞等。

（4）左右配穴法：指将人体左右腧穴配合使用的方法。根据经脉循行交叉的道理，左病可以右取，右病可以左取，还可以左右同时并取。本法多用于治疗头面、四肢、脏腑的病证。如左侧面瘫取右侧合谷，右侧面瘫取左侧合谷；左侧偏头痛取右侧阳陵泉、侠溪，右侧偏头痛取左侧阳陵泉、侠溪；心悸取双侧内关；胃痛取双侧足三里等。

（5）上下配穴法：是指上部腧穴与下部腧穴配伍组方以治疗疾病的方法。上，指上肢和躯干腰部以上的腧穴；下，指下肢和躯干腰部以下的腧穴。此法临证应用较广，可治疗头面、四肢、躯干、脏腑病证。如偏头痛，上取外关，下取丘墟；头项强痛，上取天柱，下取昆仑；胸胁痛，上取支沟，下取阳陵泉；偏瘫，上取肩髃、曲池、合谷，下取环跳、足三里、解溪；胃痛，上取内关，下取足三里。

（6）远近配穴法：是以病变部位为依据，在病变的近部和远部同时选穴配伍成方的方法。此法临床应用较广，可治疗头面、四肢、躯干、脏腑病证。如胃病取中脘、足三里，鼻塞取迎香、合谷，头晕取百会、太冲，腰痛取肾俞、大肠俞、委中等。

（十一）注意事项

1.被针者在过于饥饿、疲劳及精神过度紧张时，不宜立即进行针刺。对身体瘦弱、气虚血亏的患者进行针刺时，手法不宜过强，并应尽量选用卧位。

2.妇女怀孕3个月以内者，不宜针刺小腹部的腧穴。若怀孕3个月以上，腹部、腰骶部腧穴皆不宜针刺。一些通经活血的腧穴如三阴交、合谷、昆仑、至阴等，在怀孕期亦应予禁刺。有习惯性流产史者，应慎用针刺。妇女行经时，若非为了调经，亦慎用针刺。

3.对胸、胁、腰、背脏腑所居之处的腧穴，不宜直刺、深刺，肝脾肿大、肺气肿患者更应注意。刺胸、背、腋、胁、缺盆等部位的腧穴时，若直刺过深，有伤及肺脏的可能，使空气进入胸腔，导致创伤性气胸。轻者出现胸痛、胸闷、心慌、呼吸不畅，重者出现呼吸困难、唇甲发绀、出汗、血压下降等症。体检时，可见患侧胸部肋间隙变宽，叩诊呈过清音，气管向健侧移位，听诊呼吸音明显减弱或消失。X线胸透，可见气体多少、肺组织压迫情况等而可确诊，对此应及时采取治疗措施。

4.针刺眼区腧穴和项部的风府、哑门等穴以及脊椎部的腧穴，要注意掌握一定

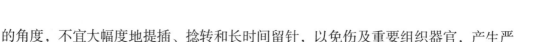

的角度，不宜大幅度地提插、捻转和长时间留针，以免伤及重要组织器官，产生严重的不良后果。

5. 对尿潴留等患者针刺小腹部的腧穴时，也应把握适当的针刺方向、角度、深度等，以免误伤膀胱等器官，出现意外事故。

（十二）禁忌

1. 小儿囟门未闭时，头顶部的腧穴不宜针刺。

2. 常有自发性出血或损伤后出血不止的患者，不宜针刺。

3. 皮肤有感染、溃疡、瘢痕或肿瘤的部位，不宜针刺。

（十三）现代研究

1. 针刺手法的量学研究

有人认为针刺的刺激量与刺激强度有关，刺激强度指单位时间的刺激量的多少。因此，刺激量为刺激强度与其持续时间的乘积，即针刺刺激量＝针刺强度 × 刺激时间。实验研究表明，刺激量大，可起镇静、解痉、止痛、抑制作用；刺激量小，可促进机体解除过度抑制，引起正常兴奋。机体对刺激的反应是兴奋还是抑制，一般来说决定于机体当时所处的功能状态，并与刺激的质和量有关。有人通过临床实践证明，施以同样的手法，由于针体的粗细不同，所产生的补泻刺激量是截然不同的。

留针或行针时间最佳值因生理指标或病情而异，基底动脉供血不足、无脉症、支气管哮喘等，行针 1～3 分钟即可见效，而皮肤痛阈的提高则需诱导 10～30 分钟。针刺抗休克的动物实验表明，留针时间长，并在留针期间用持续或间断捻转手法行针，针刺的升压效果好，血压回升后也较稳定。有人为了研究留针时间长短与临床效应的关系，进行了针刺升温作用与热象图的观察，结果发现，留针时间短或不留针，针刺的升温作用较弱，但可产生后效应，持续时间较长；留针时间长于 30 分钟者，针刺的升温作用较强，但消失也较快。因此，20 分钟似为较佳留针时间。

2. 针刺手法对皮肤温度的影响

实验表明，用烧山火手法，一般能使健康人或患者肢体末梢血管舒张，皮肤温度升高，针下出现温热感，而透天凉手法则相反。应用徐疾补泻手法治疗外科术后吸收热属实热证的患者，泻法有明显的即时性退热效应，而补法则不明显，对体温的恢复也是泻法优于补法。

3. 针刺手法对血管舒缩功能的影响

不同的针刺补泻手法，可对血管舒缩产生不同的影响，主要可从肢体容积曲线和血管容积波的变化等方面表现出来。

按照疾病证候虚实和机体体质选用相关穴位并施以相应补泻手法，观察肢体容积曲线变化时发现：行烧山火手法，针下出现温热感时，肢体容积曲线可上升，显示肢体末梢血管呈舒张反应；行透天凉手法，针下出现寒凉感时，可规律地引起肢体容积曲线下降，提示末梢血管呈收缩反应。进一步的观察显示，上述肢体容积曲线的规律变化，不仅发生在患者身上，而且针刺健康人的特定单穴后也可表现出来，并更为明显。若在同一实验过程中转换补泻手法，肢体容积曲线变化的特征性则更为明显。

4. 针刺手法的红外线图像观察

应用热像仪进行红外线摄影，观察针刺左侧合谷穴对红外图像的影响，结果显示：补法组 10 例次，在针刺过程中拍摄热像图 40 幅，与针前相比，手部图像变亮或有亮有暗者 34 幅（占 85%）；泻法组 10 例次所拍摄的热像图 40 幅中，变暗者 26 幅（占 65%）；空白对照组 19 例次所拍摄的热像图 40 幅中，无变化者 32 幅（占 80%）。经统计学处理，各组差异非常显著（$P<0.001$）。补法组手部热像图变亮以针刺局部为主，泻法组温度变化以降温为主，涉及面较大，而在针刺局部则略见升温，呈反相性变化。

5. 针刺手法的临床实验研究

（1）对呼吸功能的影响：针刺具有平喘、消炎作用，故可用于治疗支气管哮喘、慢性支气管炎、感冒等，且疗效颇佳。有人在辨证的基础上，运用补泻手法治疗哮喘病 143 例，补泻手法分别针对虚、实之证，而虚实夹杂、寒热夹杂的则以补泻兼施之法，结果显效 87 例（60.80%），好转 43 例（30.1%），无效 13 例（9.1%），故认为补泻应以证候虚实为依据。

（2）对消化功能的影响：许多研究表明，针刺手法可以影响消化系统的功能。有人观察了提插补法、提插泻法、留针对照 3 种方法对胃、十二指肠疾病患者（脾虚肝郁型）胃电频谱的影响，结果发现：留针、泻法使胃电的频率略为升高或变化不大，但幅值明显升高，提示胃运动明显增强；补法使胃电频率、幅值明显降低，提示胃运动明显抑制。补法和泻法对这类患者在针刺中、针刺后胃运动的影响有显著差异。

针刺可改变大便中水的含量，既可使便秘患者干燥的粪便变软，又可使因细菌性痢疾、肠炎等病而腹泻患者的大便性质很快复常。有人用苍龟探穴法针刺承山穴治疗腰椎源性便秘，发现出现气至病所和针感传导的患者中，90%在起针后1小时内排便。有人观察透天凉手法与平补平泻手法治疗急性痢疾的临床疗效，结果透天凉组32例中治愈率达81.3%，总有效率96.9%，平补平泻组31例治愈率为54.8%，总有效率77.4%，两者比较有显著性差异（$P<0.01$）。

（3）对血液循环的影响：针刺对血管的舒缩活动以及毛细血管的通透性均有调整作用。据临床观察，针刺手法不同，效果也不同。如弱刺激健康人足三里、曲池、合谷可引起血管的收缩反应，而且有较长时间的后续作用；强刺激则多引起血管扩张反应。但也有报道，针刺健康人双足三里，可引起血管先收缩后扩张的双相反应。对于高血压患者，强刺激能引起血管明显收缩，中等强度刺激可引起血管轻度收缩，弱刺激能引起血管先有轻收缩后扩张。应用补法针刺足三里穴，多数出现血管扩张反应，而泻法则多数出现血管收缩反应。因此针刺手法和刺激强度不同，所出现的针刺效应也不同。

针刺对血压具有明显的调整作用。应用针刺补泻手法治疗不同年龄组高血压病，观察其临床效果，年老者重于补法，年轻者重于泻法，结果发现疗效与年龄、针刺补泻及治疗次数均相关。因此认为，采用针刺手法治疗高血压病，补法及泻法均应在辨证前提下合理使用。

有人以冠心病患者的心电图变化为观察对象，研究平补平泻与徐疾补法的临床效应，结果发现两者均能改善患者心肌缺血状态，使心电ST-T改善，双向调整心率，但两者存在显著性差异，即徐疾补法疗效优于平补平泻手法，因此认为针刺补泻应以临床辨证为基础。也有人观察了徐疾补法、徐疾泻法、平补平泻法三种手法对冠心病患者心功能的影响，结果表明：三种手法均能加强心脏功能，但以徐疾补法为著，平补平泻法次之，徐疾泻法居后。

（4）对内分泌及代谢功能的影响：针刺对甲状腺功能的影响表现为一种良性调整作用，针刺既可以治疗甲状腺功能亢进，又可治疗甲状腺功能低下。如采用手法针刺天突、廉泉、合谷等穴位可使甲状腺功能亢进患者的甲状腺腺体缩小、症状消失、基础代谢明显降低。另据报道，针刺休克患者的素髎穴，针后20分钟可使血糖升高42%；针刺糖尿病患者的足三里等穴，可使血糖明显下降。

通过实验证明，针刺补法能使 D- 半乳糖所致衰老模型小鼠的老化代谢产物脑组织过氧化脂质、脂褐质降低，B 型单胺氧化酶减少，免疫器官重量指数升高。

（5）对免疫功能的影响：大量研究资料表明，针刺有调整和增强机体免疫功能的作用。经实验表明，采用手法针刺正常人的足三里、合谷等穴，可使白细胞对金黄色葡萄球菌的吞噬指数明显增高，有的可增高 1 ~ 2 倍。一般针后 30 分钟开始上升，24 小时达到高峰，48 小时已回降，72 小时恢复。

对一些与免疫有关的疾病，应用针刺的方法也取得了较好的疗效。如支气管哮喘患者针刺后血清 IgG 明显增高。又如针刺足三里穴不但能升高白细胞减少症患者外周血中白细胞的数量，而且能显著提高血清中 IgA、IgG、IgM 的量（$P<0.01$、$P<0.01$、$P<0.05$），从而显著提高患者的免疫力。

（6）对镇痛作用的影响：针刺镇痛在中医临床的应用已有数千年历史。早在《内经》中就有用针灸治疗头痛、牙痛、腰痛、腹痛、关节肌肉痛等的记载，说明古人早已掌握了治疗各种痛症的技术和方法，并积累了丰富的经验。现代针灸临床研究的大量资料也进一步证明，针刺对全身各部位不同病因病理变化所引起的各种痛症均有止痛效果。如采用各种不同针刺手法治疗三叉神经痛、肋间神经痛和坐骨神经痛均有较好的疗效。有人针刺治疗三叉神经痛 380 例，总有效率为 97.6%，其中完全止痛者 52.9%，经半年随访证实疗效巩固，而复发者再次针刺治疗仍有效。有人用龙虎交战法（捻转补法与捻转泻法组成的复式手法）治疗坐骨神经痛 221 例，一般针刺手法 52 例，结果龙虎交战组有效率 99.4%，一般针刺组有效率为 84.6%。又有人针刺治疗肋间神经痛 44 例，结果治愈 33 例，显效 7 例，总有效率为 91%。除上述病证外，针刺对血管神经性疼痛如偏头痛及雷诺病、脑震荡后遗症均有较好的疗效。

三、皮肤针疗法

皮肤针法是以皮肤针垂直叩刺体表一定部位以治疗疾病的方法。皮肤针的针头呈小锤形，针柄一般长 15 ~ 19cm，一端附有莲蓬状的针盘，针盘下面散嵌着不锈钢短针（图 15-163）。根据所嵌不锈钢短针数目的不同，可分别称为梅花针（五支针）、七星针（七支针）、罗汉针（十八支针）等。现代又创造了一种滚刺筒，是用金属制成的筒状皮肤针，具有刺激面广、刺激量均匀、使用方便等优点。（图 15-164）。

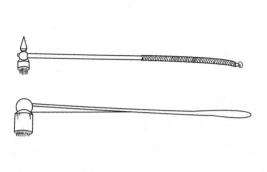

图 15-163　皮肤针

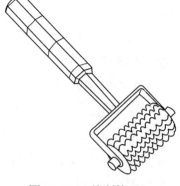

图 15-164　滚刺筒

（一）操作方法

1. 叩刺部位

皮肤针的叩刺部位，一般可分循经叩刺、穴位叩刺、局部叩刺 3 种。

（1）循经叩刺：是指循着经脉进行叩刺的一种方法，常用于项背腰骶部的督脉和足太阳膀胱经。督脉为阳脉之海，能调节一身之阳气，而五脏六腑之背俞穴皆分布于膀胱经，故其治疗范围广泛；其次是四肢肘膝以下经络，因其分布着各经原穴、络穴、郄穴等，可治疗各相应脏腑经络的疾病。

（2）穴位叩刺：是指在穴位上进行叩刺的一种方法，主要是根据穴位的主治作用，选择适当的穴位予以叩刺治疗，临床常用的是各种特定穴、华佗夹脊穴等。

（3）局部叩刺：是指在患部进行叩刺的一种方法，如扭伤后局部的瘀肿疼痛、顽癣等，可在局部进行围刺或散刺。

2. 刺激强度与疗程

刺激的强度，是根据刺激的部位、患者的体质和病情的不同而决定的，一般分轻、中、重 3 种。

（1）轻刺：用力稍小，以皮肤仅现潮红、充血为度。适用于头面部、老弱妇女患者，以及病属虚证、久病者。

（2）重刺：用力较大，以皮肤有明显潮红，并有微出血为度。适用于压痛点、背部、臀部、年轻体壮患者，以及病症属实证、新病者。

（3）中刺：介于轻刺与重刺之间，以局部有较明显潮红，但不出血为度，适用于一般部位，以及一般病情者。

每日或隔日 1 次，10 次为 1 疗程，每疗程可间隔 3 ~ 5 日。

3. 操作

（1）叩刺：针具和叩刺部位常规消毒后，操作者以右手拇指、中指、无名指握住针柄，食指伸直按住针柄中段，针头对准皮肤叩击，运用灵活的腕力，使针尖叩刺皮肤后立即弹起，如此反复叩击。叩击时针尖与皮肤必须垂直，弹刺要准确，强度要均匀，可根据病情选择不同的刺激部位和刺激强度。

（2）滚刺：使用特制的滚刺筒，经常规消毒后，手持筒柄，将针筒在皮肤上来回滚动，使刺激范围成为一个狭长的面，或扩展成一片广泛的区域。

（二）适应范围

皮肤针的适应范围很广，各种病证均可应用，如近视、视神经萎缩、急性扁桃体炎、感冒、咳嗽、慢性肠胃病、便秘、头痛、失眠、腰痛、皮神经炎、斑秃、痛经等。

（三）注意事项

1. 针具要经常检查，注意针尖有无钩毛，针面是否平齐；滚刺筒转动是否灵活。
2. 叩刺动作要轻捷，运用灵活的腕力垂直叩刺，避免斜刺、压刺、拖刺。
3. 局部如有溃疡或损伤者不宜使用本法，急性传染性疾病和急腹症也不宜使用本法。
4. 叩刺局部和穴位，若手法重而出血者，应进行清洁和消毒，注意防止感染。
5. 滚刺筒不要在骨骼突出部位滚动，以免产生疼痛或出血。

四、皮内针疗法

皮内针法是将特制的小型针具固定于腧穴部的皮内做较长时间留针的方法，又称"埋针法"。它是古代针刺留针方法的发展。针刺入皮肤后，固定留置一定的时间，给皮肤以弱而长时间的刺激，可调整经络脏腑功能，达到防治疾病的目的。

皮内针的针具有两种：一种称麦粒型，一般长 1cm，针柄形似麦粒（图 15-165）;一种称图钉型，长约 0.2 ~ 0.3cm，针柄呈环形（图 15-166）。前一种针身与针柄成一直线，而后一种针身与针柄垂直。

针刺部位多以不妨碍正常活动处的腧穴为主，一般多选用背俞穴、四肢穴和耳穴等。

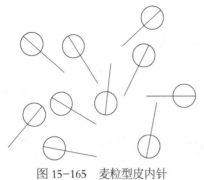

图 15-165　麦粒型皮内针　　　　　图 15-166　图钉型皮内针

（一）操作方法

将皮内针、镊子和埋针部皮肤严密消毒后，就可以进行针刺。

1. 麦粒型皮内针

用镊子夹住针柄，对准腧穴，沿皮下横向刺入，针身可刺入 0.5～0.8cm，针柄留于皮外，然后用胶布顺着针身进入的方向粘贴固定。

2. 图钉型皮内针

用镊子夹住针圈，对准腧穴，直刺揿入，然后用胶布固定。也可将针圈贴在小块胶布上，手执胶布直压揿入所刺穴位。

皮内针疗法可根据病情决定留针时间的长短，一般为 3～5 日，最长可达 1 周。若天气炎热，留针时间不宜过长，以 1～2 日为好，以防感染。在留针期间，可每隔 4 小时用手按压埋针处 1～2 分钟，以加强刺激，提高疗效。

（二）适应范围

多用于某些需要久留针的疼痛性疾病和久治不愈的慢病，如神经性头痛、胆绞痛、腰痛、痹证、神经衰弱、高血压病、哮喘、痛经等。

（三）注意事项

1. 埋针要选择易于固定和不妨碍肢体活动处。关节附近不可埋针；胸腹部因呼吸时会活动，亦不宜埋针。埋针后，如感觉疼痛或妨碍肢体活动，应将针取出，改选穴位重埋。

2.埋针期间，针处不可着水，避免感染。热天出汗较多，埋针时间不宜过长。发现针处感染，应及时处理。

五、鍉针疗法

鍉针法是以鍉针按压经脉和穴位以治疗疾病的方法。鍉针为古代九针之一，临床用于按压经脉、穴位，不刺入皮肤。因操作时以推按穴位为主，故又称为推针。本法既可用以治疗，又可用以经络腧穴按压辅助诊断。其操作方便，适合家庭个人操作。

《灵枢·九针十二原》说："三曰鍉针，长三寸半……锋如黍粟之锐，主按脉勿陷，以致其气。"关于鍉针的结构和作用，《灵枢·九针论》又进一步明确："……必大其身而员其末，令可以按脉勿陷，以致其气，令邪气独出。"且《灵枢·官针》说："病在脉，气少当补之者，取以鍉针于井荥分输。"可见用鍉针按压经脉、腧穴，有疏导经络气血、补虚泻实的作用。

鍉针长3.5寸，约合8cm，针身呈圆柱体，针头圆钝光滑呈半球体，针头直径以2～3mm为宜（图15-167）。制针材料多选用金属如不锈钢、黄铜、银等。以磁性材料制成者称磁鍉针。

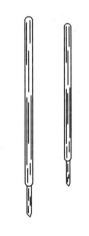

图15-167　鍉针

（一）操作方法

拇、食指捏持针柄，中指指腹置于针体的中段，针体与所按压的经脉或穴位皮肤垂直，每次按压持续1～10分钟，可结合捻转或震颤法。按压后轻轻揉按凹陷。有弱刺激和强刺激两种。

1.弱刺激

按压用力较小，形成的凹陷浅，按压部位周围发生红晕，治疗时间短，局部有酸胀感。按压时结合捻转法。

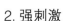

2. 强刺激

按压用力较大，形成的凹陷深，局部有胀痛感，并可向一定的方向传导，治疗时间较长。按压时结合震颤法。

每日按压 1 ~ 2 次，重症可 3 ~ 4 次，10 次为 1 疗程。由于该法的操作较简单，患者可自己操作。

（二）适应范围

本法适用于高血压病、胃脘痛、肩周炎、网球肘、肋间神经痛、腹痛、头痛、牙痛、呕吐、消化不良、痛经、失眠等。也可用于经络辨证时探查病变的经络、穴位，灵龟八法和子午流注针法的开穴时亦可选用本法。

（三）注意事项

1. 选用针头呈半球体的锃针，其针头不宜过尖，否则易产生疼痛。

2. 不可刺激过强，以防晕针。

3. 垂直按压，不宜斜刺。

4. 勿损伤皮肤。

六、腧穴磁疗法

腧穴磁疗法是运用磁场作用于人体经络腧穴治疗疾病的一种方法。我国古典医籍中很早就有用磁石治疗疾病的记载。20 世纪 60 年代初，应用人工磁场治病在我国兴起，至 70 年代，磁疗的应用技术有了重大的突破，并且被国内外医学界所重视，临床及实验研究亦逐渐阐明了磁疗的作用机理。近年来，磁疗与针灸结合形成腧穴磁疗法，受到广大患者的欢迎。

（一）操作方法

1. 磁疗器具及器械

（1）磁片、磁珠：一般由钡铁氧体、锶铁氧体、铝镍钴永磁合金、铈钴铜永磁合金、钐钴永磁合金等制作而成，磁场强度为 300 ~ 3000Gs。以锶铁氧体较好，因其不易退磁，表面磁场强度可达 1000Gs 左右。钡铁氧体最为便宜，但表面磁场强度一般只有数百高斯（Gs），用于老弱患者比较适合。

圆形磁片的直径一般在 3 ~ 30mm，分为大、中、小三种型号，大号的直径在 30mm 以上，中号的直径为 10 ~ 30mm，小号的直径在 10mm 以下，厚度一般为 2 ~ 4mm，也有条形和环形的。直径 10mm、厚 4mm 左右的磁片常用于腧穴及病变局部，以磁场强度 500 ~ 2000Gs 的磁片最为常用。磁片要求两面光滑，边缘稍钝，注明极性，以利治疗和清洁消毒。为防破裂或退磁，磁片不应大力碰击；两种不同强度的磁片不要互相吸引；两块磁片的同名极不要用力使其靠近；勿用高温消毒，可用 75% 的酒精消毒。磁片经长期使用而退磁时，可充磁后再用。

磁珠的磁场强度为 300Gs 左右，常用于耳穴治疗。

（2）旋转磁疗机和电磁疗机：目前应用相对较少。

2. 磁疗剂量

（1）剂量强度划分

磁疗和其他疗法一样，治疗剂量也是一个重要因素，划分标准有以下两种：

①按磁片的表面磁场强度分级

小剂量：每块磁片表面磁场强度为 200 ~ 1000Gs。

中剂量：每块磁片表面磁场强度为 1000 ~ 2000Gs。

大剂量：每块磁片表面磁场强度为 2000Gs 以上。

②按人体对磁场强度的总接受量分级，即贴敷人体的各个磁片的磁场强度总和。

小剂量：磁片的总磁场强度为 4000Gs 以下。

中剂量：磁片的总磁场强度为 4000 ~ 6000Gs。

大剂量：磁片的总磁场强度为 6000Gs。

（2）剂量选择

治疗剂量是否恰当，会影响到治疗效果，同时还影响到患者是否能够耐受。选择剂量可参考以下情况：

①患者年龄、体质：年老、体弱、久病、儿童可用小剂量，若无不良反应，可逐步增加剂量。年轻体壮者可用中剂量或大剂量。

②疾病：急性疼痛或急性炎症，如骨折、肾绞痛等可用大剂量，疗程宜短，症状消失即可停止治疗。慢性疾患如高血压病、神经衰弱等，可用小剂量，疗程宜长。

③治疗部位：头颈、胸腹部宜用小剂量，臀、股等肌肉丰满处可用大剂量。

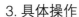

3. 具体操作

（1）直接贴敷法：用胶布或无纺胶布将直径 5 ～ 20mm、厚 3 ～ 4mm 的磁片直接贴敷在穴位或痛点上，磁片表面的磁场强度为数百至 2000 高斯，或用磁珠贴敷于耳穴。根据治疗部位不同，贴敷时可采用单置法、对置法或并置法。

①单置法：只使用一块磁片，将其极面正对治疗部位。这种方法局限于浅部病变。

②对置法：将两块磁片的异名极面以相对的方向贴敷在治疗穴位上。如内关和外关，内膝眼和外膝眼等常用这种方法。此法可使磁力线充分穿过治疗部位。

③并置法：若选用的穴位相距比较近，则根据同名极相斥的原理，可使磁力线深达内部组织和器官。在这种情况下，不用异名极并置法，以免磁力线发生短路，不能达到深层组织。病变浅且范围较大时，可在病变范围两端贴敷异名极磁片，这种方法可使更多的磁力线穿过病变部位。

（2）间接贴敷法：如患者皮肤对胶布过敏，或磁片较大而用胶布不易固定，或出汗洗澡时贴敷磁片有困难，或慢病患者需长期贴敷磁片时，可用间接贴敷法。即将磁片放到衣服口袋或缝到内衣、衬裤、鞋、帽内，或根据磁片的大小和穴位所在部位缝制专用口袋，将磁铁装进口袋，然后穿戴到身上，使穴位接受磁场的作用。如治疗高血压病时，可使用"磁性降压带"作用于内关或三阴交等穴，操作比较方便。

（3）磁针法：将皮内针或短毫针刺入腧穴或痛点上，针的尾部伏在皮肤外面，其上再放一磁片，然后用胶布固定，这样可使磁场通过针尖集中透入深层组织。这种方法常用于五官科疾病，也可用于腱鞘炎及良性肿物等。

磁极针是一种永磁合金材料制作的磁疗针灸针，不仅具有较高的磁性能，而且机械性能良好。磁极针尖端的磁场强度为 180 ～ 240Gs，按针具尖端的磁极性分为 S 极和 N 极两种类型，并在针柄上标明以示区别。在临床治疗过程中一般采用"同极法"和"异极法"，使其在穴位内一定的深度形成磁场，从而产生磁疗效果，并与毫针协同发挥治疗作用，以提高针灸临床疗效。此法比毫针刺后固定磁片使用更为简便。

①同极法：选用相同极性的磁极针（S 极或 N 极），按一般毫针取穴针刺，捻转提插。

②异极法：选用不同极性的磁极针（S 极和 N 极），沿经脉线极性交叉进行取穴用针，捻转提插。

③补泻法：补法用 N 极性针，泻法用 S 极性针，进行针刺补泻。

4. 疗程

磁疗的时间根据方法来决定。贴敷法，一般急性病或病变浅表者贴敷 3 天～1 周，慢病或病变深者贴敷时间应较长。旋磁法每次治疗时间一般为 15～30 分钟，若分区治疗，每区（或每穴）5～10 分钟。

（二）适应范围

磁疗具有镇静、止痛、消肿、消炎、降压等作用，内外科、五官科、妇儿科等病症均可应用。如内科的高血压病、冠心病、支气管炎、支气管哮喘、慢性肠炎、胃炎、胃肠功能紊乱、神经衰弱、关节炎、头痛、三叉神经痛、坐骨神经痛等，外科的急慢性扭挫伤、腱鞘炎、滑囊炎、肩周炎、腱鞘囊肿、术后瘢痕痛、肾结石、胆结石、腰肌劳损、颈椎病、肋软骨炎、乳腺增生症、前列腺炎等，皮肤科的带状疱疹、神经性皮炎、皮肤慢性溃疡等，眼科、耳鼻咽喉科的过敏性鼻炎、咽炎、麦粒肿、急性结膜炎、神经性耳聋、耳鸣等，妇科的痛经，儿科的遗尿、消化不良等，均可运用此法。

（三）注意事项

1. 首先应明确诊断，根据病情施治。

2. 做贴敷磁片治疗时必须 2 天内复查，因为副作用大部分在 2 天内出现。副作用可有心悸、恶心、呕吐、一时性呼吸困难、嗜睡、乏力、头晕、低热等。如副作用轻微，且能坚持者，可继续治疗；若副作用严重不能坚持者，可取下磁片，中断治疗。

3. 如磁疗患者平时白细胞计数较低，在磁疗中应定期复查血象。当白细胞计数较前更为减少时，应立即停止治疗。

4. 夏季贴敷磁片时，可在磁片和皮肤之间放一层隔垫物，以免汗液浸渍使磁片生锈。

5. 磁片不要接近手表，以免手表被磁化。

（四）禁忌证

1. 白细胞总数在 4×10^9/L 以下。

2. 严重的心、肺、肝脏疾病及血液病，急性传染病，出血、脱水、高热等。

3. 体质极度虚弱者、新生儿和孕妇下腹部。

4. 皮肤破溃、出血处。

5. 磁疗后副作用明显。

七、腧穴激光照射法

腧穴激光照射法，是利用低功率激光束直接照射腧穴以治疗疾病的方法，又称"激光针""激光针灸""光针"。

激光是 20 世纪 60 年代发展起来的一项技术，是人们对原子物理学、光学、光谱学、微波技术和量子力学等多种学科综合研究的结果。激光是一种受激辐射而发出的光，又名"雷射"。1960 年美国梅曼制成第一台激光器，我国也于 1961 年生产出了自己的激光器。20 世纪 60 年代中期，前西德学者将激光引入针灸领域，70 年代我国开始推广应用，并对其进行了大量的基础和临床研究。目前，腧穴激光照射法已被广泛应用于临床，治疗内外妇儿各科的几十种病症。

激光具有单色性好、相干性强、方向性优和能量密度高等特点。医学上常用的激光治疗仪有氦–氖（He-Ne）激光器、二氧化碳（CO_2）激光器、半导体激光器（砷化镓）等。目前还有一种以光导纤维通过注射针直接把氦–氖激光导入穴位深处来治病的新型激光治疗仪，对某些疾病如慢性前列腺炎等疗效更佳。

（一）操作方法

1. 氦–氖激光器操作

在使用之前，必须检查地线是否接好，有无漏电等问题，然后方可使用，否则易发生触电或致机器烧毁。

确定好患者要照射的部位后，接通电源，氦-氖激光器应发射出红色的光束，若此时激光管不亮或出现闪辉现象时，表明启动电压过低，应立即断电，并将电流调节旋钮顺时针方向转 1 ~ 2 档，停 1 分钟后，再打开电源开关。切勿多次开闭电源开关，以免引起故障。经调整电流，使激光管发光稳定，然后将激光束的光斑对准需要照射的穴位直接垂直照射，光源至皮肤的距离为 8 ~ 10cm，每次每穴照射 5 ~ 10 分钟，共计照射时间一般不超过 20 分钟，每日照射 1 次，10 次为 1 疗程。

2. 光导纤维操作

有一种以光导纤维通过注射针直接将氦–氖激光导入穴位深处，用来治病的新型激光治疗仪，主要由低功率氦－氖激光仪、光导纤维以及特制的空心针组成。光导纤维直径为 50 ~ 125btm，长度据需要而定可为 1 ~ 2m。光导纤维一般用 2% 过氧乙酸或 75% 酒精消毒。空心针为特制的，据部位和病症选择其粗细。使用前，可按一般毫针消毒法消毒。先将空心针刺入选定的穴区，缓慢进针至得气，并运用补泻手法，然后插入光导纤维输出端进行照射。亦可预先将光导纤维输出端和空心针相连接，打开氦－氖激光治疗仪的电源，并调整至红光集中于一点，再刺入穴区，直至得气。留针时间为 15 ~ 20 分钟。

（二）适应范围

本法适应证较广，常用于急慢性咽炎、扁桃体炎、鼻炎、副鼻窦炎、头痛、支气管炎、支气管哮喘、皮肤和黏膜的慢性溃疡、口腔黏膜病、皮肤血管瘤、湿疹、冻疮、白癜风、胃和十二指肠溃疡、高血压病、慢性结肠炎、面神经麻痹、神经衰弱、关节炎、慢性盆腔炎、肩周炎、网球肘、周围神经损伤、前列腺炎、前列腺肥大、小儿腹泻等。

（三）注意事项

1. 避免直视激光束，以免损伤眼睛。工作人员及面部照射的患者，应戴防护眼镜。

2. 照射部位的准确与否与疗效有密切关系，故光束一定要对准需要照射的病灶或穴位，嘱患者切勿移动，以免照射不准。

3. 若治疗中出现头晕、恶心、心悸等不良反应，应减少照射时间和次数，或终止治疗。

八、腧穴红外线照射法

腧穴红外线照射法是指利用红外线辐射器在人体的经络腧穴上照射，产生温热效应，从而达到疏通经络、宣导气血作用以治疗疾病的方法。

红外线即红外辐射，也叫热辐射，实际上是波长在 $0.76 ~ 1000\mu m$ 的电磁波。它是在可见光谱以外，人肉眼所看不见的光线。红外光谱可以分为两部分，即近红外线（或称短波红外线）和远红外线（或称长波红外线）。近红外线波长 $0.76 ~ 1.5\mu m$，能够穿入人体较深的组织；远红外线波长 $1.5 ~ 1000\mu m$，主要作用于皮肤，能够被皮肤所吸收。一般医用红外光谱的波长为 $0.76 ~ 400\mu m$。

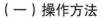

（一）操作方法

1. 仪器

目前，临床应用红外线灸疗仪进行腧穴红外线照射。红外线灸疗仪结构比较简单，主要是将电阻丝缠在瓷棒上，通电后电阻丝产生的热量使罩在电阻丝外的碳棒温度升高，一般不超过500℃。电阻丝是用铁镍铬合金或铁铬铝合金制成，瓷棒是用碳化硅、耐火土等制成，反射罩用铝制成，能反射90%左右的红外线。此外，还有用碳化硅管的，管内装有陶土烧结的螺旋柱，柱上盘绕铁镍铝电阻丝，通电后发出热能，穿过碳化硅层，透过红外线漆层，发射出红外线。

至于红外线灯，又称为石英红外线灯，是将钨丝伸入充气的石英管中构成的照射器具，使用更为方便。

2. 操作

现以红外线灸疗仪为例，介绍红外线照射法的操作。先接通220V交流电源，打开开关，指示灯亮后，预热3～5分钟。选取适当的体位，暴露照射部位，将辐射头对准照射部位（患部或穴位）。检查需要照射部位的温度觉是否正常，调整适当的照射距离，一般为30～50cm。治疗过程中，根据患者的感觉随时调节照射距离，以照射部位出现温热舒适的感觉，皮肤呈现桃红色均匀红斑为宜。每次照射时间15～30分钟，每日1～2次，10～20次为1疗程。

（二）适应范围

本法的应用范围很广，能够治疗各科疾病，如风湿性关节炎、慢性支气管炎、胸膜炎、慢性胃炎、胃痉挛、幽门痉挛、慢性肠炎、慢性肾炎、胃肠神经官能症、神经根炎、多发性末梢神经炎、周围神经损伤、软组织损伤、腰肌劳损、冻伤、烧伤创面、褥疮、骨折、滑囊炎、注射后硬结形成、术后粘连、瘢痕挛缩、乳头皲裂、外阴炎、慢性盆腔炎、湿疹、神经性皮炎、皮肤溃疡、皮肤瘙痒症等。

（三）注意事项

1. 防止烫伤，治疗期间要经常询问患者感觉和观察局部皮肤反应情况。
2. 照射过程中如有感觉过热、心慌、头晕等反应时，需立即告知医生。
3. 避免直接辐射眼部，必要时用纱布遮盖双眼，以免损伤眼睛。
4. 恶性肿瘤、活动性肺结核、重度动脉硬化、血栓闭塞性脉管炎、有出血倾向及高热患者禁用红外线照射。

九、耳穴疗法

耳穴疗法是指用毫针或其他方法刺激耳穴以防治疾病的一种方法。其治疗范围较广，操作方便，而且耳穴的形色变化和病理反应对疾病的诊断还有一定的参考意义。

（一）操作方法

1.耳穴分布

耳穴是耳郭表面与人体脏腑经络、组织器官、四肢躯干相互沟通的部位。当人体内脏或躯体发病时，往往在耳郭的相应部位出现压痛敏感、皮肤电特异性改变和变形、变色等反应。这些反应点，可作为防治疾病的刺激部位。

耳穴在耳郭的分布有一定规律，犹如一个倒置在子宫内的胎儿，头部朝下，臀部朝上。具体分布规律是：与头面部相对应的穴位在耳垂，与上肢相对应的穴位在耳舟，与躯干相对应的穴位在对耳轮体部，与下肢相对应的穴位在对耳轮上、下脚，与腹腔相对应的穴位在耳甲艇，与胸腔相对应的穴位在耳甲腔，与消化道相对应的穴位在耳轮脚周围，与鼻咽相对应的穴位在耳屏，与盆腔相应的穴位在三角窝。（图 15-168、图 15-169）

2.选穴原则

（1）辨证取穴：根据中医的脏腑、经络学说辨证选用相关耳穴。如皮肤病，按"肺主皮毛"的理论，选用肺穴；目赤肿痛患者，除选用相应

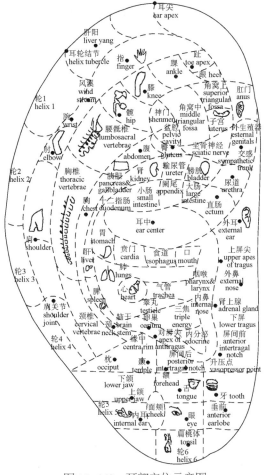

图 15-168　耳郭穴位示意图

的部位外，可按"肝开窍于目"的理论，选用肝穴。

（2）对症取穴：根据现代医学的生理病理知识，对症选用有关耳穴，如月经不调选内分泌，神经衰弱者选皮质下等。也可据中医理论对症取穴。如耳中穴与膈相应，用于治疗膈肌痉挛，又可凉血清热，用于血液病和皮肤病；胃穴用于消化系统病症，又用于脾胃不和所致的失眠。

（3）相应病变部位取穴：根据临床诊断，属于某病，则选用相应的耳穴。如眼病选眼穴及屏间前、屏间后穴，胃病取胃穴，妇女经带病取内生殖器穴。

（4）经验取穴：临床实践发现有些耳穴具有治疗本部位以外疾病的作用，如外生殖器穴可以治疗腰腿痛。

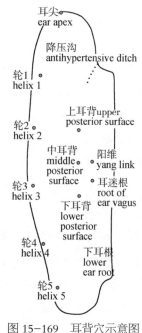

图 15-169　耳背穴示意图

3. 操作前准备

（1）选穴：诊断明确后，根据耳穴的选穴原则或在耳郭上所寻得的阳性反应点，选穴处方。

（2）消毒：用毫针针刺耳穴时，必须严格消毒，一是针具的消毒，二是医者手指消毒，三是耳穴皮肤的消毒。耳穴皮肤消毒先用 2% 碘酊，再用 75% 酒精消毒并脱碘，或用酪合碘消毒。

4. 刺激方法

耳穴刺激方法较多，有毫针刺法、电针法、埋针法、压丸法、灸法、刺血法、药物穴位注射法、磁疗法、按摩法等，在此介绍适宜家庭养生的操作方法。

（1）埋针法：是将皮内针埋于耳穴内治疗疾病的一种方法。此法适用于一些疼痛性疾病和慢病，可起到持续刺激、巩固疗效和防止复发的作用。

使用时，消毒局部皮肤，左手固定耳郭，绷紧埋针处皮肤，右手用镊子夹住消毒的皮内针柄，轻轻刺入所选穴位皮内，一般刺入针体 2/3，再用胶布固定。一般仅埋患侧单耳，必要时可埋双耳。每日自行按压 3 次，留针 3～5 天。

埋针处痛甚而影响睡眠时，应适当调整针尖方向或深浅度。埋针处不宜淋湿浸泡，夏季埋针时间不宜过长，以免感染。局部有胀痛不适需及时检查，如针眼处皮肤红肿有炎症时应立即出针，并采取相应措施。耳郭有炎症、冻疮则不宜埋针。

（2）压丸法：又称压籽法，是在耳穴表面贴敷小颗粒药物的一种简易刺激方法。本法可治疗常见病症，不仅能收到与毫针刺法和埋针法同样的疗效，而且安全无痛、副作用少、不易引起耳软骨膜炎，适用于老年、儿童及惧痛的患者。本法能起到持续刺激的作用，患者可以不定时地在敷贴处按压以加强刺激，对于一些慢病更为适用。

压丸法所选材料可就地取材，如油菜籽、小米、莱菔子、王不留行子等，以王不留行子最为常用。使用前用沸水烫洗后晒干，贮瓶中备用。应用时，将其贴于0.5cm×0.5cm 的方块胶布中央，然后敷贴于耳穴上，并给予适当按压，使耳郭有发热、胀痛感。一般每天患者可自行按压数次，3～5 天更换 1 次，复诊时可按病情酌情增减或更换穴位。

使用中应防止胶布潮湿或污染，以免引起皮肤炎症。个别患者可能对胶布过敏，局部出现红色粟粒样丘疹并伴有痒感，可加用肾上腺穴或改用毫针法治疗。一般孕妇用本法时按压宜轻，但习惯性流产者须慎用。耳郭皮肤有炎性病变、冻疮等时不宜采用。

（3）灸法：用温热作用刺激耳穴以治疗疾病的方法，有温经散寒、疏通经络的功效，多用于虚证、寒证及痹证等。灸的材料可用艾条、灯心草、线香等。

艾条灸可灸整个耳郭或较集中的部分耳穴。灯心草灸，即将灯心草的一端浸蘸香油后，用火柴点燃，对准耳穴迅速点灸，每次 1～2 穴，两耳交替，适用于痄腮、目赤肿痛、缠腰火丹等。若需对单个耳穴施灸时，可将卫生线香点燃，对准选好的耳穴施灸，香火距皮肤约 1cm，以局部有温热感为度，每穴灸 3～5 分钟，适用于腰腿痛、落枕、肩周炎等。

施灸时注意不可引起烫伤，以免继发感染而造成耳软骨膜炎。如呈现小水泡，可任其自然吸收。复灸时，应更换耳穴。精神紧张、严重心脏病患者和孕妇等均应慎用。

（4）刺血法：用三棱针在耳穴处刺血的一种治疗方法。凡属瘀血不散所致的疼痛，邪热炽盛所致的高热抽搐，肝阳上亢所致的头晕目眩、目赤肿痛等症，均可采用刺血法。本法具有祛瘀生新、清热泻火的作用。

刺血前必须按摩耳郭使其充血，施术时必须严格消毒。隔日 1 次，急性病可每日 2 次。

四肢或躯干急性扭伤、急性结膜炎可在耳尖和病变相应处刺出血；高血压病

可在耳背沟、耳尖处刺出血；小儿湿疹、神经性皮炎可在耳背寻找充血最明显处刺出血。虚弱患者最好不用刺血法；孕妇、患出血性疾病或凝血功能障碍的患者忌用本法。

（5）磁疗法：是用磁场作用于耳穴治疗疾病的方法，具有镇痛、消炎、止痒、催眠、平喘和调整自主神经功能等作用，适用于各类痛证、哮喘、皮肤病、神经衰弱、高血压病等。如用直接贴敷法即把磁珠放置在胶布中央直接贴于耳穴上（类似压丸法），或用磁珠或磁片异名极在耳郭前后相对贴，可使磁力线集中穿透穴位，更好地发挥作用。间接贴敷法则是用纱布或薄层脱脂棉把磁珠（片）包起来，再固定在耳穴上，这样可减少磁珠（片）直接接触皮肤而产生的某些副作用。

（6）按摩法：是在耳郭不同部位用手进行按摩、提捏、点压、切掐以防治疾病的方法。常用的方法有自身耳郭按摩法和耳郭穴位按摩法。前者包括全耳按摩、手摩耳轮和提捏耳垂。全耳按摩，是用两手掌心依次按摩耳郭前后两侧至耳郭充血发热为止；手摩耳轮，是两手握空拳，以拇食两指沿着外耳轮上下来回按摩至耳轮充血发热为止；提捏耳垂，是用两手由轻到重提捏耳垂3～5分钟。以上方法可用于多种疾病的辅助治疗和养生。耳郭穴位按摩是术者用压力棒点压、按揉耳穴，也可用拇、食指同时在耳郭前后相对切掐耳穴，适用于临床治疗，也适用于个人操作。

（二）适应范围

本法的应用范围很广，涉及内、外、妇、儿、眼、耳鼻咽喉、皮肤各科，其中以痛症的治疗效果为佳，同时对于变态反应性疾病、各种炎症性疾病、功能性疾病等也有较好的效果。

1. 各种疼痛性病症

对偏头痛、三叉神经痛、肋间神经痛、带状疱疹、坐骨神经痛等神经性疼痛，扭伤、挫伤、落枕等外伤性疼痛，眼、耳鼻咽喉、颅脑、胸腹、四肢各种外科手术致的伤口痛，胆绞痛、肾绞痛、胃痛等内脏痛，麻醉后头痛、腰痛等手术后遗痛，均有较好的止痛作用。

2. 各种炎症性疾病

对急性结膜炎、中耳炎、牙周炎、咽喉炎、扁桃体炎、腮腺炎、支气管炎、肠炎、风湿性关节炎、面神经炎、末梢神经炎等有一定的消炎止痛作用。

3. 功能紊乱性疾病

对心律不齐、高血压病、多汗症、肠道功能紊乱、月经不调、神经衰弱、癔症等具有良好的调节作用，可促进症状的缓解和痊愈。

4. 变态反应性疾病

对过敏性鼻炎、支气管哮喘、过敏性结肠炎、荨麻疹等有消炎、脱敏作用，能改善免疫功能。

5. 内分泌代谢性疾病

对单纯性肥胖症、甲状腺功能亢进、围绝经期综合征等，耳针有减肥、改善症状、减少常规服药量等辅助治疗作用。

6. 传染病

对细菌性痢疾、疟疾等，耳针能提高和恢复机体的免疫力，加速疾病的痊愈。

除上述病症外，耳针还可以用于预防感冒、晕车、晕船，治疗输液反应，还可用于戒烟、戒毒等。

（三）注意事项

1. 应严格消毒，防止感染。因耳郭暴露在外，表面凹凸不平，结构特殊，针刺或埋针前必须严格消毒。湿疹、溃疡、冻伤和炎症部位禁针。针刺后如针孔发红、肿胀应及时涂 2% 的碘酒，并服用消炎药，以防止化脓性耳软骨膜炎的发生。

2. 对扭伤和有运动障碍的患者，进针后宜适当活动患部，有助于提高疗效。

3. 有习惯性流产史的孕妇应禁针。

4. 患有严重器质性病变和伴有高度贫血者不宜针刺，对年老体弱的高血压病患者不宜行强刺激法。

5. 耳针治疗时亦可发生晕针，应注意预防并及时处理。

第十六章 药物养生

第一节 药膳养生

中医药膳是在中医药理论指导下，将药物与食物进行合理搭配，采用科学的烹调和食品加工技术进行加工制作，具有独特色、香、味、形、效的特殊食品。药膳强调的是一个"膳"字，即以食物为主，配以少量的药物。因为良药苦口，难以下咽，而借"性味相投"的饮食调之，变"良药苦口"为"良药可口"，既满足老百姓"厌于药，喜于食"的心理，又能达到食借药之力，药助食之功，共同起到调节机能、增强体质、养生、辅助治疗疾病及促进机体康复等作用。药膳在我国有着悠久的历史，几千年来一直很受重视，为华夏民族的健康保驾护航。

"药膳"二字，最早见于《后汉书·烈女传》："母亲调药膳，恩情笃密。"此处的"药膳"是指汤药和膳食，并非指当今广为流传的药膳。现代"药膳"在古籍中多称"食治""食养"。但从现代概念来说，"药膳"必须是中药和食物相结合来发挥治疗作用，而"食疗"指单纯利用食物或食物和药物相结合，实现防病治病、养生目的，其概念更为广泛，换句话讲，药膳是一种配伍更严格、针对更性强、功效更显著的食疗食品。

一、历史沿革

中医药膳在我国源远流长，经历了漫长的历史时期，总体可分为药膳的起源、理论奠基、发展成熟等几个重要阶段。

（一）远古至周朝——药膳的起源

"药食同源"，最早的药物本身都是食物，最早的医疗方法正是食物疗法，中医从一开始就与饮食结下了不解之缘。在人类社会的初级阶段，人们还没有区分食物和药物，这种将食物和药物的简单混合，就是药膳的雏形，虽然这是一种无目的、无意识的行为。在漫长的实践中，人类逐渐发现了一些植物既可充饥，又能治疗疾病，这些植物发展成了药食两用的食物，即食疗最早使用的原料。如流传至今的生吞蛇胆可以明目、生饮鹿血可以壮阳，就保留了上古时代食疗的痕迹；同时，通过反复的实践，将一些营养价值不高但治疗作用明显的植物和一般食物区分，称为药物，其中一些无毒且功效明显的药物与食物配伍即成了药膳。

在学会利用火之前，人类多疾而寿短。《韩非子·五蠹》云："民食果蓏蚌蛤，腥臊恶臭而伤害腹胃，民多疾病。有圣人作，钻燧取火以化腥臊，而民说之，使王天下，号之曰燧人氏。"自燧人氏之后，人们开始熟食，疾病逐渐减少，体质增强，智力提高，寿命延长。火的使用，使人类的食物谱得到了空前的扩大，也为药膳的制作开辟了全新的途径。

关于药食原料的发现和运用，一般认为起源于神农氏。《淮南子·修务训》记载："神农尝百草之滋味，水泉之甘苦，令民知所辟就，当此之时，一日而遇七十毒。"民间也有"神农尝百草"的传说。关于神农氏，考古学家认为并非实指某一个人，而是对古之民众在药膳原料认知方面的一个概括，借神农氏之名以便传世。但是"尝百草"确实是早期人类认知药食原料的重要方法。面对千差万别的植物，除了那些气味刺鼻、外观怪异的容易排除之外，其余的都要亲口尝试才能甄别。例如吃到生姜，感觉胃部温热，下次胃寒腹痛时就选食生姜；尝到薄荷叶，感觉清凉舒适，在遇到风热感冒的头疼咳嗽时，就会特意选食薄荷以疏散风热，治疗感冒头疼症状；吃了大黄，会引起腹泻，就会在便秘时选用；也有些有毒植物被人类摄食之后身亡，这些就被归于有毒不可食用范围。"尝百草"真实地反映了当时认识食物、药物、毒物的艰辛历程。这些来之不易的宝贵经验为后世药膳食疗的发展奠定了坚实的基础。

谈到早期药膳，自然离不开酒的酿造。酒，既是日常的饮料，也是治病的药。《战国策》云："帝女令仪狄作酒醪，禹尝之而美。"《素问·汤液醪醴论》亦曰："上古圣人作汤液醪醴。"古之民众饮食生吞活剥，茹毛饮血，食物属寒凉之性居多，饮酒以驱寒，所以最早的药物就是酒，故《说文解字》说："酒，所以治病也。"古代的"醫"字从酉（酉者酒也），就是最好的诠释。同时酒作为一种溶剂，将各种中药放入酒中浸泡，药物借助酒通血脉、行药势之作用，能迅速通达全身，治病疗疾。药酒也成为药膳的重要剂型之一。

原始人类从"茹毛饮血"到有目的的选择食物，从"生吞活剥"到用火熟食，再到酒的应用，药膳已经初具雏形。

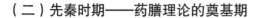

（二）先秦时期——药膳理论的奠基期

从西周至春秋战国时期，药膳的基本理论已经形成。

这一时期，药膳得到了广泛应用，并受到人们的高度重视。早在一千四百多年前的西周时期，宫廷中就设立了"食医"一职。据《周礼·天官》记载，周代分医学为四科，即"食医""疾医""疡医"和"兽医"。食医主要从事帝王膳食的调配，《周礼》还强调"以五味、五谷、五药养其病"。由此可知，食医是最早的药膳师，他们不仅指导日常饮食以养生，还会调理疾病，当然借助的工具就是"五味""五谷""五药"，实际就是将药物和食物搭配。药膳是当时治病养生的重要流派。食医这个职业的产生客观上促进了药膳实践经验的总结和基本理论的建立。这是药膳应用的基础理论。

《内经》是现存最早的中医典籍，它不仅创立了中医基础理论，同时也开创了药膳理论体系。它创立了食物五味的概念、五脏相关理论、食物五类划分的原则，以及药食配伍原则与禁忌，确立了药膳理论的基本轮廓。《内经》强调饮食要做到"五味调和"，五味指辛、酸、甘、苦、咸。并认为五味分别具有辛散、酸收、甘缓、苦坚、咸软的特点，这是关于五味所代表的药物作用最早的总结和概括。《素问·金匮真言论》论证了五脏与五味的对应关系，如"东方青色，入通于肝，藏精于肝，其味酸，其畜鸡，其谷麦；南方赤色，入通于心，藏精于心，其味苦，其畜羊，其谷黍；中央入通于脾，藏精于脾，其味甘，其畜牛，其谷稷；西方入通于肺，其味辛，其畜马，其谷稻；北方入通于肾，藏精于肾，其味咸，其畜彘，其谷豆"。五谷与五畜均有其性味特点，分别与五味、五脏功能相关，这在《素问·五脏生成》中称为"五味之所合"，即"肺欲辛，肝欲酸，脾欲甘，心欲苦，肾欲咸"，相应性味的畜谷类食物对脏腑具有促进和维护作用。

由于五脏之间存在相克关系，五味合于五脏，也就可能伤害五脏。据《素问·五脏生成》记载"五味之所伤"："多食辛，则筋急而爪枯"（伤肝）；"多食酸，则肉胝皱而唇揭"（伤脾）；"多食甘，则骨痛而发落"（伤肾）；"多食苦，则皮稿而毛拔"（伤肺）；"多食咸，则脉凝泣而变色"（伤心）。同时也可以利用五味之间的生克制化来治疗疾病，《素问·脏气法时论》主张："肝苦急，急食甘以缓之""心苦缓，急食酸以收之""脾苦湿，急食苦以燥之""肺苦气上逆，急食苦以泄之""肾苦燥，急食辛以润之"。《内经》中还初步将食物按照五味进行分类，如"小豆、犬肉、李、韭皆酸""大豆、豕肉、栗、藿皆咸""黄黍、鸡肉、桃、葱皆辛""粳米、牛肉、枣、葵皆甘""麦、羊肉、杏、薤皆苦"，为药膳的原料选配确定了原则。

《周礼·食医》记载了五味的运用应为"春多酸，夏多苦，秋多辛，冬多咸，调以滑甘"，即药食调配的四时运用原则。

关于药膳的具体应用，先秦时期即有专书论及。《汉书·艺文志》收有《神农食经》，因已亡佚，后世无从知其详细内容。但从命名"食经"来看，显然是药膳食疗的专书。而其部分内容散见于其他书籍。《诗经》中有一些药食两用的植物的记载。《山海经》有食物功效的记录，如"嘉果，其实如桃，其叶如枣，黄华而赤柎，食之不劳"；"梨，其叶状如荻而赤华，可以已疽"；"幼鸟，其状如兔，赤身而朱目，赤尾，食之宜子"；"猩猩，其状如禺而白耳，伏行人走，食之善走"等，说明该时期已对食物用于中医养生、改善体质等有了很多实际经验的总结。

这一时期关于药膳疗效和重要性的总结也很多见。《素问·经脉别论》提到治病要"调食和药"，已明显地强调了治病必须药与食相结合，才能达到补精益气，治疗疾病的目的。《素问·五常政大论》曰："大毒治病，十去其六；常毒治病，十去其七；小毒治病，十去其八；无毒治病，十去其九，谷肉果菜，食养尽之，无使过之，伤其正也。"强调疾病的药物治疗必须与食物相结合，特别是康复时期，更需要药食结合，以防药毒伤正气，疾病才能痊愈。

长沙马王堆出土的医书也记录了大量药食结合的药膳方，如治外伤的"金伤毋痛方"，"取鼢鼠，干而冶；取蒯鱼，燔而冶，再加辛夷、甘草，入酒饮服"；治性功能障碍的有春鸟卵入桑枝中蒸食、雀卵合麦粥服食等。全书用方接近一半都是药食相配而用。

由于历史原因，这一时期流传下来的文献并不丰富，但从《内经》与长沙马王堆医书等当时的专业医书内容来看，当时治疗疾病主要采用药食结合的方法。由此可见，药膳在先秦时期相当繁盛，只是在汉代以后，中药方剂广泛应用才逐渐取代药膳而成为主要治病手段。

（三）汉代至清代——药膳的发展期

汉唐至明清时期，药膳理论和实践一直不断发展。

汉代，传统医药获得长足发展，这一时期的代表巨著有《神农本草经》《伤寒杂病论》等。前者奠定了中药学基础，后者为汉末张仲景所撰，创造了中药方剂临床辨证施治的典范，这一时期疾病的主流治疗方法逐渐由药食结合为主演变为中药方剂为主，药膳的发展因此而进入了缓慢发展阶段，但其作为中医药学的重要组成部分始终在不断发展。

成书于秦汉时期的第一部药学专著《神农本草经》载药365味，属于日常食物

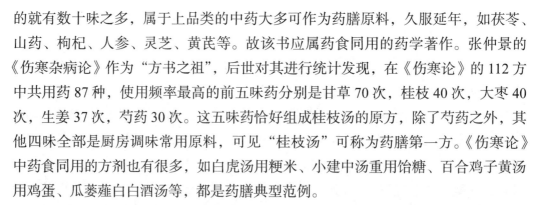

的就有数十味之多，属于上品类的中药大多可作为药膳原料，久服延年，如茯苓、山药、枸杞、人参、灵芝、黄芪等。故该书应属药食同用的药学著作。张仲景的《伤寒杂病论》作为"方书之祖"，后世对其进行统计发现，在《伤寒论》的112方中共用药87种，使用频率最高的前五味药分别是甘草70次，桂枝40次，大枣40次，生姜37次，芍药30次。这五味药恰好组成桂枝汤的原方，除了芍药之外，其他四味全部是厨房调味常用原料，可见"桂枝汤"可称为药膳第一方。《伤寒论》中药食同用的方剂也有很多，如白虎汤用粳米、小建中汤重用饴糖、百合鸡子黄汤用鸡蛋、瓜蒌薤白白酒汤等，都是药膳典型范例。

唐代，在药膳发展中起重要作用的当属药王孙思邈。晋唐时代，众多养生人士深受炼丹服石的危害，为了纠正这一陋习，孙思邈力倡食养，认为"不知食宜者，不足以全生；不明药性者，不能以除病"，"君父有疾，期先命食以疗之；食疗不愈，然后命药"，其编撰的《千金要方》第二十六卷专门论述食养食治，涉及食治原料162种，其中谷米类24种，蔬菜类63种，果实类30种，鸟兽类45种，为后世药膳发展提供了丰富的原料基础。孙氏对食治的推崇，大大推进了药膳在养生方面的发展。

孙思邈弟子孟诜继承和发扬了孙氏食治理念，广罗药膳名方，撰成《食疗本草》，这是药膳学的第一部专著。该书重点讲解了食物的营养价值，重视食物的加工、烹调，对药膳的发展起到了承前启后的重要作用。其后，昝殷编撰《食医心鉴》、杨晔所著《膳夫经手录》、陈士良所撰《食性本草》均为药膳专著，记录了唐代以前各种食疗药膳的内容。这些专著的出现标志着药膳已经成熟，在中医养生方面已经应用广泛。

宋代，中医学得到朝廷的高度重视，政府专门组织了对中医药文献的整理校勘、注释工作，依次编写了《太平圣惠方》《太平惠民和剂局方》及《圣济总录》三部书书，其中收载了大量的药膳方，如"耆婆汤"（蜂蜜、糖、胡麻仁、猪油等），对药膳食疗给予了足够的重视。药膳学也因此得到了更快地发展。此期，对药膳贡献最大的应数陈直（又名陈真）。他曾为泰州兴化（今江苏兴化）县令。陈直对前人的养生著作尤其是食养食治方面的内容进行了汇总与研究，编撰了《养老奉亲书》。全书分上下两册，上册介绍食养食治内容，在老年养生、老年病防治方面将食疗药膳作为首选。据统计全书载方323首，药膳方占162首之多。在宋代，药膳得到了很好的继承和发展。

金元时期，医学家们都十分重视食疗食养。张子和强调食养，说"精血不足当补之以食""养生当论食补"，认为养生应该首选食物，而非药物，突出了食疗药膳在养生方面的重要性。而补土派李杲强调饮食不当易引起"后天之本"脾胃的损伤，其中饮食不节是致病的重要原因，并主张通过饮食、药膳来调理。

元代饮膳太医忽思慧，则在药膳中医养生方面做出了划时代的贡献。所著《饮膳正要》为世界公认的第一部营养学专著，也是元代以前食疗药膳之集大成者。书中对药膳的制作、功效、宜忌、食品卫生及食物相反、食物中毒和解毒、过食的危害等均有详细记载。其中记载了许多实用的药膳方，如抗衰老药膳方29首，治疗疾病的药膳方129首，对中医养生药膳的发展起到了极大的推动作用。元代另一养生家贾铭也对药膳食疗情有独钟，自己寿至百余岁，明初进《饮食须知》八卷给明太祖，书内选饮食物325种。

到了明代，几乎所有的本草著作都注意到药疗与食疗的密切关系。著名的药学专著《本草纲目》中除了记载大量可供药用的食物外，还有不少食疗药膳方，其中卷三、四"百病主治药"中，对百余病证的治疗提供了药膳食疗方，如用酒煮食乌鸡治风虚；用怀香、赤小豆、豆类等十多种食物和猪脂为丸治疗劳倦；各种粥类治脾胃症等等都是典型药膳。对食疗药膳的制作，也有新的发展，如徐春甫的《古今医统》中，载有各类饮食如菜蔬、肉、酪酥、茶、酒、醋、酱油、酱、鲜果、蜜饯等等的制作法，多符合营养要求。高濂的《遵生八笺》是养生学集大成者，记载的养生食疗药膳极为详尽，有粥类38种，汤类共32种等，有的至今在临床上仍有较大的实用价值，是中医药膳的宝贵遗产。此阶段的药膳还有一个突出特点，就是提倡素食。《内经》中载有："膏粱之变，足生大疔。"人们早已注意到过食高油脂畜禽肉类食物的危害，明代强调素食的著作相应增多。如卢和的《食物本草》指出："五谷乃天生养人之物""诸菜皆地产阴物，所以养阴，固宜食之……蔬有疏通之义焉，食之，则肠胃宜畅无壅滞之患。"这些观念不仅使食疗药膳思想得到深化，也大大推进了中医养生学的发展。

时至清代，药膳得到进一步发展和应用，具体表现在诸多各具特色的药膳著作的问世。如沈李龙所著《食物本草会纂》共8卷，载药220种，详述各药性味、主治及附方。书后所附《日用家钞》卷载有救荒方、食物宜忌、解毒、食物调摄等内容；费伯雄所撰《食鉴本草》，首论各种食物的功用、主治、宜忌，详述各种疾病适宜食物与治法；章穆所撰《调疾饮食辨》6卷，极为重视饮食与人体健康、疾病治疗的关系，认为"饮食得宜，足为药饵之助，失宜则反与药饵为仇"；文晟的《本草饮食谱》1卷，所载食物分为10类，共收200种，每种列述性味、采用、主治及宜忌等，内容简要；王孟英的《随息居饮食谱》1卷，但因其颇重食养，收载很多药膳方。袁枚的《随园食单》则记载了很多药膳制作的详细方法。曹慈山的

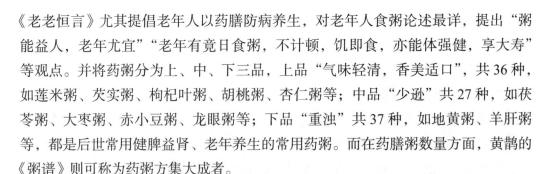

《老老恒言》尤其提倡老年人以药膳防病养生，对老年人食粥论述最详，提出"粥能益人，老年尤宜""老年有竟日食粥，不计顿，饥即食，亦能体强健，享大寿"等观点。并将药粥分为上、中、下三品，上品"气味轻清，香美适口"，共36种，如莲米粥、芡实粥、枸杞叶粥、胡桃粥、杏仁粥等；中品"少逊"共27种，如茯苓粥、大枣粥、赤小豆粥、龙眼粥等；下品"重浊"共37种，如地黄粥、羊肝粥等，都是后世常用健脾益肾、老年养生的常用药粥。而在药膳粥数量方面，黄鹄的《粥谱》则可称为药粥方集大成者。

综上所述，中医药膳内容丰富，源远流长。从蒙昧的药食同用到药膳理论奠基，从药膳的广泛运用至实用理论的不断完善，药膳作为中医学的一个重要组成部分，应当更好地为炎黄子孙乃至全人类的健康服务，在医疗养生事业上做出更大的贡献。

二、操作方法

（一）膳食疗法

中医学的治法很多，它是中医基础理论与临床实践相结合的产物。古人在长期与疾病斗争的过程中，积累了丰富的经验，创造了许多行之有效的方法。成书于两千多年前的《内经》就有相关记载，如《素问·阴阳应象大论》云："衰者补之，强者泻之""热者寒之，寒者热之""其在皮者，汗而发之""其高者，因而越之，其下者，引而竭之"。这些论述明确提出了虚证宜补、实证宜泻、寒证当温、热证当清、表证宜汗、里证宜下的治疗原则。经过后世医家的进一步研究和发展，总结为"八法"，即汗、吐、下、和、温、清、补、消。尽管药膳疗法和中医治疗在作用方面有所侧重，但两者治法原则大致相同，药膳根据历代食疗治则和其作用的特殊性，在长期的药膳应用过程中总结出8种主要治法，分为汗法、下法、温法、消法、补法、理气法、清法、祛湿法。

1. 汗法

具有疏散外邪，解除表证和宣发里邪的方法，称汗法。当外感初起，病邪在表时，用本法可以疏解表邪，治疗外感表证。根据外感风寒、风热的不同，解表药膳又分为辛温解表（散寒解表）和辛凉解表（疏风清热）两类。辛温解表方如生姜红糖茶、葱白紫苏粥等，辛凉解表方如桑菊竹叶饮、薄荷粥等。

若热毒在里，欲透发里邪，也可汗法治疗，如麻疹初起透发不畅，助疹毒外透常用芫荽等，如芫荽发疹饮。

2. 下法

通下大便，排除肠内积滞，荡涤实热等的方法，称为下法。由于积滞的类型不同，下法用膳也有区别。若因阴血不足，津枯肠燥所致的便秘，需用润下法，可用苏子麻仁粥、桑葚膏等以滋阴润燥通便；若热结胃肠，便结不下，则用芒硝莱菔汤以泻热通便等。

3. 温法

具有温中、祛寒作用，适用于治疗里寒证的方法，称为温法。根据寒邪所在部位不同，温法采用药膳也不相同。寒束经脉者宜温经散寒，用附子粥、姜附烧狗肉等以温经散寒；脾胃虚寒者宜温中散寒，食用干姜粥、黄芪建中汤等补气、温中祛寒；肾阳虚衰者宜温肾助阳，宜用羊肉羹、杜仲猪腰汤（杜仲、威灵仙、猪腰）等。

4. 消法

凡通过消导散结作用，以祛除水、瘀、痰、食等有形之邪所致积滞结聚，使之消散的方法，称为消法。药膳中消法主要功效表现在消食导滞，药膳方如大山楂丸、白术猪肚粥；消肿祛瘀，方如三七蒸鸡、红花桃仁酒。

5. 补法

具有增强体质、改善机体虚弱状态、治疗虚证的方法，均称补法。凡虚证皆宜补，在施膳时，应根据辨证结果，对证用膳，切不可一概而论。补法药膳类型列举如下。

（1）补气药膳：凡气机活动虚衰，见倦怠乏力、少气懒言、动则气喘、面色㿠白、食欲不振、自汗、大便溏薄、脉弱或虚大等，表现为气虚证者，宜用补气药膳。如黄芪蒸全鸡、人参茶等。

（2）补血药膳：凡因气血生化不足，或阴血虚耗，引起血虚证，见面色无华、唇淡舌白、头昏眼花、神疲乏力、心悸怔忡、失眠多梦、肢体麻木、脉细数或细涩等，宜用补血药膳。如阿胶枣粒子、当归生姜羊肉汤。

（3）补阴药膳：凡因阴液耗损，引起阴虚证，见口燥咽干、骨蒸盗汗、五心烦

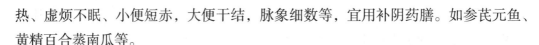

热、虚烦不眠、小便短赤，大便干结，脉象细数等，宜用补阴药膳。如参芪元鱼、黄精百合蒸南瓜等。

（4）补阳药膳：凡各种原因引起的阳虚证，见畏寒怕冷、腰膝酸软、小便清长或频数、阳痿早泄、脉象细弱等。宜用温阳药膳，具有温补阳气作用。如三阳开泰汤、桂附烧狗肉、人参鹿茸酒等。

6. 理气法

具有疏通气机、消除气滞、平降气逆作用的方法，称为理气法。适用于气机阻滞，气机逆乱所引起的证候。人体活动完全依赖于气的推动，人体之气源于中焦，升降出入、周流全身，跟上中下三焦皆有联系（肺主司呼吸、肝主疏泄气机、肾主纳气），是生命活动的内在体现。一旦运行失常，常会产生各种疾病，主要表现为气滞、气逆、气虚下陷等气机失常。气虚下陷应当补气，见"补法药膳"。理气主要是调理气滞、气逆的异常状态，分行气法、降气法两种。

（1）行气法：具有疏通气机、消除郁滞作用，症见胸胁胀痛、脘腹痞满、嗳气不舒等症宜用。如陈皮牛柳、玫瑰花茶、玳玳花茶等。

（2）降气法：具有降逆作用，用于胃气上逆之呕吐、呃逆，肺气上逆之咳喘病证者，如前者用五香槟榔、姜糖饮，后者用杏仁雪梨羹、川贝枇杷膏等。

7. 清法

具有泻火、解毒、凉血等作用，以解除热邪的方法，清法应用广泛，其中清虚热法主要治疗阴虚火旺引起的病证，应采用滋阴清虚热的方法，药膳方同补阴法。另外常用的清法有清气分热法、清热凉血法、清脏腑热法等。

（1）清气分热法：主要用于治疗热在气分的病证，见壮热、口渴、汗出、舌红苔黄、脉数。药膳方如西瓜汁。

（2）清热凉血法：主要用于温热病，病邪较深，热极津伤，心烦、口渴、尿黄赤、舌红、脉数。常伴有斑疹、牙龈出血、便血等。药膳方如西瓜番茄汁、生藕汁、荠菜汁等。

（3）清脏腑热法：主要用于某一脏腑热盛病证。如膀胱有热，则宜用苡仁冬瓜汤；肺热可用冰糖雪梨膏；胃火炽盛用荸荠饮；心火旺盛宜用莲子心茶。

8. 祛湿法

具有祛除湿邪作用的方法，称为祛湿法。湿邪根据在人体的部位不同分为"内湿"和"外湿"两种，前者多因久居潮湿之地，或淋雨涉水，湿邪侵袭人体所致。后者常因长期饮食不节，过嗜烟酒、或过食生冷之品，脾阳不振，运化无力以致水湿内生。根据辨证施膳原则，常用燥湿化浊法、清热除湿法、利水渗湿法。

（1）燥湿化浊法：用于湿阻中焦，脘腹痞闷，食欲不振，呕恶泄利等。药膳方如陈皮鸡。

（2）清热除湿法：用于湿热两盛，或湿从热化、湿热下注所引起的病证。症见小腹胀满、小便浑赤、尿频涩痛、淋沥不畅，甚则癃闭不通，舌红苔黄腻。药膳方如冬瓜海带汤、绿豆汤等。

（3）利水渗湿法：用于水湿壅聚，小便不利，或心腹胀满、水肿等症。药膳如薏苡仁粥、茯苓饼、赤小豆鲤鱼汤。

（二）施膳原则

中医药膳由传统中草药和食物共同组成，与中药方剂一样具有特定的性能和功效，从而达到防病治病、养生的效果。因此，在药膳的应用过程中应遵循一定的原则，才能达到预期的效果。

1. 注重整体

中医认为，人体是一个以五脏为中心，配以六腑，通过经络血脉联系五体、五官九窍等组织器官而成的有机整体。人体各部分之间在生理、病理上往往相互影响，人体某一部位的病理变化，都可能与身体其他部分甚至全身脏腑、气血、阴阳的盛衰有关。正是由于人体各部分之间在生理、病理上的这种相互联系和相互影响，决定了实施药膳时对局部的问题也必须从整体出发，这种观念将始终贯穿药膳的理论研究和实践活动。在实践中，我们可根据五脏与全身组织器官的联系进行生理状况的判断，并配备相应的药膳。如在对小儿佝偻病的认识上，根据"肾主骨"的原理，可以判断为肾虚，药膳方则主要以补肾为主。

另外，中医学还认为人体作为一个有机整体与自然息息相通，人体的内环境与自然的外环境间呈动态平衡，药膳的使用应根据个人体质、相应季节和区域环境，采取与之相应的药膳食疗方。具体总结为：因人制宜、因时制宜、因地制宜。

（1）因人制宜：人体的生理病理状况，随着年龄变化有明显区别，药膳应根据不同的年龄阶段来配置膳食，才可能起到预防健康的作用。如儿童生机旺盛，但脏腑娇嫩，为稚阴稚阳之体，容易伤食罹虫，故选用性质平和，易于消化，又能健脾开胃的药膳（山药粥、白术粥、山楂蜜饯等），而应慎用滋腻、峻补之品。老年人脏腑机能减退，气血不足，阴阳渐衰，故宜选用有补益作用的药膳（杜仲腰花、菟丝子虾仁、虫草茶等），饮食中应注意避免过于寒凉和温热及难于消化的食物。男女性别不同，生理亦有差别，如男性在生理上由于消耗体力过多，常应注重守护阳气，宜多食补气助阳的药膳，如肉苁蓉鲜鱼汤、杜仲腰花等。而女性则有经、孕、产、乳等特殊生理时期，容易耗伤阴血，故宜常食补血膳食。在经期、妊娠期宜食阿胶红枣粥、当归凤爪等养血补肾药膳。如因脾虚白带过多，宜食山药粥、苡仁粥、益脾饼等健脾利湿之品。产后考虑气血亏虚及乳汁不足等，宜选食归参鳝鱼羹、当归黄芪鸡、猪蹄汤、鲫鱼汤等益气血、通乳汁之品。总之，充分利用药材和食物的各种性能，调节和稳定人体的内环境，使之与自然环境相适应，方能起到养生之功效。

（2）因时制宜：一年四季的更迭，一日晨昏的交替，对人体的生理功能、病理变化均产生一定的影响。安排药膳时，应与当时的气候环境相适应。孙思邈在《备急千金要方》中提出四时五脏食养法："春七十二日，省酸增甘，以养脾气；夏七十二日，省苦增辛，以养肺气；秋七十二日，省辛增酸，以养肝气；冬七十二日，省咸增苦，以养心气；季月各十八日，省甘增咸，以养肾气。"根据五行生克理论，春季属木，五脏对应于肝，肝木过旺则克制脾土，所以春季饮食应"减酸增甘"，勿过食山楂、乌梅、橘子等酸味食物，宜适当增加大枣、山药、蜂蜜、胡萝卜、南瓜、马铃薯等甘味食物。夏季属火，五脏对应于心，心火过旺则克肺金，因而夏日饮食宜"减苦增辛"以养肺。应控制过食苦菜、苦瓜等苦味食物，宜饮薄荷粥、豆蔻汤等、五味子茶等。秋季属金，在人体则对应于肺，倘若辛食过多，则会引起肺燥，肺旺则肝木衰，故秋季饮食上应"减辛增酸"。冬季属水，五行对应于肾，过食咸味食物，则会助水克火，令心脏受病，所以冬日可以"减咸增苦"，补养心气。

生活在自然环境中，人体的生理变化也与周围的环境息息相关，如四季寒热温凉的变化，人体的腠理的开合、阴阳盛衰也会随之变化，食疗药膳的也要做出相应的调整。春季气候转暖，阳气升发，万物复苏，人体的阳气也顺应自然，向上向外抒发，饮食应以升发为主，适当吃些温补阳气，助阳升发的食物，如韭菜、虾仁、香椿头等。夏季炎热酷暑，万物峥嵘，腠理开泄，机体以气耗津伤为特征，饮食应消暑生津为上，可选食绿豆粥、荷叶粥等。秋季凉爽干燥，万物肃杀，机体以肺主收敛为特征，饮食应平补润肺，可选食柿饼、银耳羹、百合粥、芝麻、核桃、梨等。冬季天寒地冻，万物伏藏，人与天地相应，各种功能活动也处于低潮期，此时最易感受寒邪，饮食宜温补，以及辛辣性的食物如葱、姜、蒜、韭等，亦可适当进药酒，以助导阳气。药膳方如当归生姜羊肉汤、杜仲狗肉汤等。

（3）因地制宜：我国幅员辽阔、物产资源丰富，但人们生活的地理位置、生态环境、人文环境差别较大，因而人们的生活方式、饮食习惯、体质以至所患疾病各有所异。食疗药膳时，也必须注意到地域的不同，相应地采取不同的手段。如东南沿海地区潮湿温暖，宜食清淡，长于除湿的药膳。西北高原地区，气候寒冷干燥，宜食性温热，长于散寒、生津、润燥药膳。

2. 辨证施膳

辨证论治是中医学的精髓所在，在此理论的指导下，中医药膳也遵循"辨证施膳"原则。一般情况下虚者补之，实者泻之，寒者热之，热者寒之，滞者通之，瘀者散之。然具体应用中又当审因论治，如虚证宜补，阳虚者宜用补阳之品，如羊肉、狗肉、鹿肉之类；阴虚又应选用滋阴之物，如百合、银耳、鸭肉、鳖肉等；阴阳两虚还当阴阳双补。另外，疾病的发生、发展、演变是动态变化的，随着病因、体质、外界环境等各种因素的影响，一种病可能出现不同的证，而不同的病也可能出现相同的证。所谓辨证施膳，就是根据不同的病证来选择具有相应治疗作用的药膳。在药膳配置时，可以在辨证施膳的原则指导下，采取"同病异膳"或"异病同膳"的方法来处理。"同病异膳"指相同的疾病，因证的不同而食用不同药膳，如最常见的感冒，因病因、体质、季节不同，可表现为不同的证，选择的膳食也就有区别。风寒感冒可选用生姜红糖茶、生姜粥、紫苏粥、姜糖苏叶饮等辛温解表，祛风散寒；风热感冒可选用菊花茶、薄荷芦根饮、桑菊豆豉饮、白菜绿豆饮、薄荷粥、银花饮等辛凉解表，疏风清热；暑湿感冒可选用藿香饮、苦瓜茶、香薷饮、荷叶冬瓜汤等祛暑解表，清热化湿；气虚感冒可选用黄芪苏叶饮、苏叶人参汤、葱白鸡肉粥等益气解表，调和营卫。"异病同膳"指不同的疾病，如果出现相同的证，可选食相同的饮食。如久泻、脱肛、便血、崩漏、子宫下垂等，这些不同疾病，在各自发展过程中，可出现同一病理过程，表现为相同的中气下陷证，都可选食参苓粥、归芪鸡等提升中气的药膳。辨证施膳是根据疾病的本质，有针对性地选择药膳，故是提高药膳效果的基本原则，是中医药膳的重要特点。

3. 辨病施膳

中医药膳不仅重视辨证，也很重视辨病，主张辨病与辨证相结合，不仅从横向方面分清不同的证候类型，还从纵向方面辨别疾病的类型。需要中医养生的人群往往处于亚健康状态或者疾病康复阶段，证候在各种因素的影响下表现迥异，但病的共同表现还是存在，在药膳中必须注意到病的特殊性，讲究辨病施膳，如遗精病，无论呈现何证均宜用莲子；高血压，皆宜食用玉米须、芹菜汁、冬瓜；夜盲症，宜食用羊肝、猪肝；肿瘤，宜食用芦笋、薏苡仁等。食物所含有的物质成分，往往决定这种药食对某一种或几种疾病具有特异性作用，以辨病施膳来指导实践，具有一定意义。在药膳实践中，辨证与辨病施膳是提高食疗效果的两个重要原则，也就是说，在食物选配时，既要注意证的特殊性，又要重视病的内在实质，在病的诊断确立后，辨明其证是正确选用药膳的前提，掌握每一药膳原料的性能特点，有针对性地施用，是保证治疗效果的重要基础。辨证与辨病，两者相辅相成，不可顾此失彼。

4. 辨体施膳

中医养生很重视人的体质，体质决定了我们对疾病的易感性，也决定了发病后对治疗的反应和预后转归。施膳过程中关心体质、调整体质，可以减少易发疾病的倾向，可以预防疾病的发生，可以治未病。不同体质的人，只有服用了适合自己体质的药膳，才可以起到养生的作用，否则结果往往正好相反。

（1）气虚体质：常食益气健脾食物，如粳米、糯米、小米、山药、土豆、大枣、香菇、鸡肉、鹅肉、鹌鹑、牛肉、青鱼、鲢鱼，少吃耗气食物如生萝卜、空心菜等。中药可用甘温补气之品，如人参、山药、黄芪等。药膳方如人参粥、黄芪粥、益脾饼等。

（2）阳虚体质：饮食宜食温热补阳之品，如羊肉、狗肉、牛肉、韭菜、生姜等，少吃西瓜、梨、荸荠等生冷食物，少饮绿茶。中药可选用补阳祛寒、温补肝肾之品，如鹿茸、海狗肾、蛤蚧、冬虫夏草、仙茅、肉苁蓉、杜仲、人参等。药膳方如羊肉羹、肉苁蓉酒、杜仲腰花等，慎食寒凉伤阳药膳。

（3）阴虚体质：饮食宜养阴清虚热，食用味甘，性凉、寒、平的食物，如梨、百合、银耳、木瓜、菠菜、无花果、冰糖、茼蒿等，少吃羊肉、韭菜、葱、姜、蒜、辣椒等辛辣燥烈品。中药可选用滋阴清热、滋补肝肾之品，如女贞子、山茱萸、五味子、旱莲草、麦门冬、天门冬、黄精、玉竹、枸杞子等。药膳方如桑葚粥、山药粥、西芹百合、银耳莲子羹、鳖甲汤、沙参玉竹心肺汤，慎食温热补阳药膳。

（4）痰湿体质：饮食宜多食健脾利湿、化痰祛湿的清淡食物，如白萝卜、葱、姜、白果、红小豆、海带、冬瓜、丝瓜、鲤鱼等，少食甜黏油腻之品，少喝酒。中药可选用温燥化湿之品，如茯苓、薏苡仁、瓜蒌、白术、车前子等。药膳方如海带萝卜汤、鲜藕白蜜汁、薏苡仁粥、茯苓饼等。

（5）湿热体质：饮食宜食清热利湿之品，如西红柿、草莓、黄瓜、绿豆、芹菜、薏米、苦瓜、冬瓜、藕、泥鳅、河蚌等食物，少吃羊肉、韭菜、生姜、辣椒、胡椒、花椒等辛温滋腻及火锅、烹炸、烧烤等辛温助热的食物，限制钠盐摄入。中药可选用甘淡苦寒、清热利湿之品，如黄芩、黄连、生大黄、金银花、连翘、栀子等。药膳方如双花饮、栀子茶、绿豆粥、泥鳅炖豆腐等。

（6）血瘀体质：饮食宜食活血化瘀之品，如红糖、丝瓜、玫瑰花、月季花、酒、桃仁、山楂，酒可少量常饮，醋可多食。中药可选用当归、川芎、怀牛膝等活血养血的药物。药膳方如山楂红糖粥、当归田七乌骨鸡、玫瑰花茶、山楂桃仁酒。

（7）气郁体质：饮食宜多食行气食物，如黄花菜、海带、佛手、橙子（皮）、荞麦、韭菜、茴香菜、大蒜、高粱、刀豆，玫瑰花、茉莉花等。中药可选用香附、小茴香、青皮、郁金等。药膳方如陈皮西米露、玫瑰花茶、甘麦大枣粥等。

5. 科学配伍

药膳的主要原料是中药。目前最常作为药膳原料的中药有 70 余种。这些药物在与食物配伍时都需要遵循中医理论，才能相互补充、协调，起到养生的效果。药膳组方原则一般按主、辅、佐、使的要求配伍。主料针对主病、主症起主要作用，解决主要矛盾；辅料是配合主料加强疗效起协同作用的药物或者食物；佐料是协助主料治疗兼证或缓解、消除主料的烈性、毒性的药物或者食物；使药为引经调味、赋形之用的药物或者食物。药膳组方中的主料不可少，辅料等可按需配伍，无一定数量限制，但总体以药味少而精、疗效高、安全为宜，一般用药以单味药为主，不超过三味。例如双花饮（用一味金银花为主料，具有清热解毒、疏散风热的作用，用于治疗风热型感冒）。另外，药膳配制选料时，除了注重药食间相须、相使的配伍关系，多选一些甘甜味美的药食之外，还要配伍一些适宜的调味品，以改善和纠正药膳的味道，进行科学烹调，尽可能做色、香、味、形、效俱佳，变"良药苦口"为"良药可口"，便于长期食用。

三、功效及作用

（一）养生

食疗药膳的中医养生作用，唐代医家孙思邈早有论述："安生之本必资于食，不知食宜者，不足以生存也。"疾病减少，寿命可延，因此药膳具有抗老缓衰、延年益寿的作用。具有这类功效的药膳，称为养生增寿药膳，主要包括聪耳药膳、明目药膳、健齿药膳、生发乌发药膳、减肥药膳、美容药膳、增智药膳、增力药膳、安神药膳、益寿药膳、防病与抗衰老药膳等。可用作中医养生类食疗药膳的中药多达500种，约为全部中药材的1/10，而常用的中药和药食两用的中药也有百余种。其中最常用的药、食物有人参、黄芪、白术、山药、天麻、茯苓、当归、首乌、枸杞子、黄精、玉竹、大枣、核桃、薏苡仁、银耳、莲子、龙眼肉、甘草等。如百合莲子汤具有养心安神功效，人参大枣汤具有益气补血作用。这些丰富多彩的养生类药膳是我国特有的食品。

（二）治疗疾病

中医认为，疾病发生发展的基本病理是阴阳失调。药膳利用药物和食物的四气五味来纠正人体阴阳的偏颇，补其不足，损其有余，恢复阴阳的相对平衡，调节脏腑机能，扶正安内，起到治病疗疾的作用。某些疾病或疾病中的某个阶段可以用药膳或食物为主加以治疗。例如张仲景《伤寒论》中的桂枝汤就是药膳方，也是治疗外感风寒，营卫不和的主方;《金匮要略》中的甘麦大枣汤可治疗妇人脏躁等，也是以药膳方为主治疗疾病的实例。此类药膳方有很多，可根据药膳的功效分为解表药膳、化痰止咳平喘药膳、清热生津药膳、健脾消食药膳、泻下通便药膳、温阳祛寒药膳、理气止痛药膳、涩精止遗药膳、安神药膳等。

药膳的辅助治疗疾病作用举足轻重。《内经》早就提出："药以祛之，食以随之。"食物疗法始终是综合疗法中不可或缺的重要组成部分。古代医家主张在病邪强盛阶段依靠药物，一旦病邪已衰，在用药治疗的同时，饮食营养亦需及时，以恢复正气，增强抗病能力，保证"食养尽之"。金元四大家张子和主张攻邪居先，食养善后，这是典型的药食结合。

（三）丰富人们的饮食生活

药膳食疗在我国有着悠久的历史，在几千年的历史长河中一直为炎黄子孙的健康养生护航，古代医家们也总结了很多经方、验方，日常饮食中加入养生防病的药膳和美味佳肴，亦为老百姓所津津乐道。此外药膳食品具有东方特色，富有饮食文化艺术内涵，在居家、休闲、旅游、宴请、娱乐交际、接待宾客、疗养活动中增添养生类药膳，可丰富饮食内容、改进烹调技术、增加饮食乐趣、美化日常生活、增进人体健康、弘扬中国饮食文化。

四、适宜人群

药膳是我国饮食文化的重要组成部分，也是中医的治疗方法。它以食物的形式存在，却具有药物的功效。因此，药膳可用于健康人群的养生，亚健康人群的调理，各种疾病的预防、治疗或辅助治疗。药膳主要特点为变"良药苦口"为"良药可口"，充分发挥食物的美味作用，满足人们"厌于药而喜于食"的天性，在日常生活中应用广泛。药膳中含有中药成分，施膳时应遵循中医辨证原则，各类人群应根据自己的性别、年龄、体质，以及所处的地理环境、自然环境等情况，合理选择药膳，方能起到养生、益寿延年之功效。

五、禁忌

药膳的主要原料之一是中药。这些药物与食物配伍应用时都需要遵循中医理论，它们之间应该有主次之分，作用应该互相补充、协调，才能发挥最佳效果，反之，则影响疗效。因此，药膳应用时有严格的禁忌。药膳配伍禁忌主要包括以下三个方面。

（一）药膳的药物配伍禁忌

药膳中药物配伍遵循中药方剂的"相反""相恶"理论，一般参考"十八反"和"十九畏"。"十八反"具体内容为：甘草反海藻、大戟、甘遂、芫花；乌头反瓜蒌、半夏、贝母、白蔹、白及；藜芦反诸参（人参、沙参、丹参、玄参、苦参）、细辛、芍药。"十九畏"具体内容为：水银畏砒霜，硫黄畏朴硝，巴豆畏牵牛，狼毒畏密陀僧，丁香畏郁金，川乌、草乌畏犀角，人参畏五灵脂，官桂畏赤石脂，牙硝畏三棱。

以上配伍禁忌，仅作参考，一是药膳所用药物大都为补益类无毒中药，涉及反畏同用的可能性很小。二是在古今临床应用中也有一些反畏同用的，如党参与五灵脂同用，可以补脾胃、止疼痛，涉及反畏同用的药膳必须要在有丰富经验的临床医师指导下应用。

（二）药物与食物配伍禁忌

药食之间具有相畏、相恶及相反作用的，不宜配合使用。若同时服用，会产生不良影响。如一般发汗药膳应禁冷饮，调理脾胃药膳禁油腻，消肿理气药膳禁

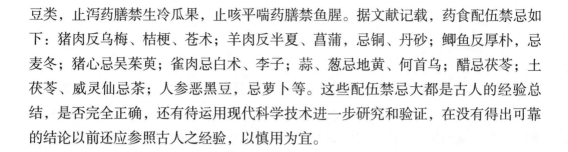

豆类，止泻药膳禁生冷瓜果，止咳平喘药膳禁鱼腥。据文献记载，药食配伍禁忌如下：猪肉反乌梅、桔梗、苍术；羊肉反半夏、菖蒲，忌铜、丹砂；鲫鱼反厚朴，忌麦冬；猪心忌吴茱萸；雀肉忌白术、李子；蒜、葱忌地黄、何首乌，醋忌茯苓；土茯苓、威灵仙忌茶；人参恶黑豆，忌萝卜等。这些配伍禁忌大都是古人的经验总结，是否完全正确，还有待运用现代科学技术进一步研究和验证，在没有得出可靠的结论以前还应参照古人之经验，以慎用为宜。

（三）食物与食物配伍禁忌

古人对食物与食物的配伍禁忌也有一些总结，其原理虽不清楚，但在药膳应用中可作参考。列举如下：猪肉忌荞麦、鸽肉、黄豆；猪肝忌荞麦、豆酱；猪血忌黄豆；鲤鱼忌狗肉；羊肉忌醋；狗肉忌蒜；鲫鱼忌芥菜、猪肝；龟肉忌苋菜、酒、果；鳝鱼忌狗肉、狗血；鸡肉忌芥末、糯米、李子；鸭蛋忌桑葚子、李子；雀肉忌猪肝；鳖肉忌猪肉、兔肉、鸭肉、苋菜、鸡蛋等，这些配伍禁忌食物同用主要会引起气滞、生风、生疮、故疾复发等。

（四）病中禁忌

病中禁忌是中医学的独特内容，药膳应用中也应注意此原则。主要包括两类：一是某种病忌某类食物。如疮疖忌鱼虾；肝病忌辛辣；胆病忌油腻；心病忌咸；水肿忌盐；骨病忌酸甘；寒病忌瓜果；头晕、失眠忌胡椒、辣椒、茶等。另一类是指某类病忌某种食物。如热性病证者，忌食姜、椒、羊肉之温燥发热饮食；寒性病证者，忌食瓜果、油腻食物、冷饮食物；凡外感未除、疮疡、痧痘之后者，忌食芥、蒜、蟹、鸡蛋等发风动气之品；凡属湿热内盛者，当忌食甜点、猪肉、米酒等助湿生热之饮食；凡脾胃虚寒、大病、产后之人，当忌食西瓜、李子、田螺、蟹、蚌等寒凉之品；凡各种出血、痔疮、孕妇等人忌食慈菇、胡椒等动血之品；妊娠期禁用活血通经、催吐及辛热、滑利之品。疾病中药膳要根据疾病的性质以及人体体质的差异，综合考虑后才能施膳，不宜盲目，否则，不仅无益而且有害。

六、注意事项

（一）补勿过偏

体质虚弱者，药膳进补要建立在辨证基础之上，循序渐进，最好在中医指导下进行，千万不要盲目进补。清代医家程国彭指出："补之为义，大矣哉！然有当补不补误人者；有不当补而补误人者；亦有当补而不分气血，不辨寒热，不识开合，不知缓急，不分五脏，不明根本，不深求调摄之方以误人者，是不可不讲也。"由此可见，当需要进补之时方能进补，进补要恰到好处。进补的目的在于调理脏腑，协调阴阳，使阴平阳秘，精神乃至。若补之过偏，反而导致阴阳新的失衡，使机体遭受又一次损伤。例如，虽为阴虚，但一味养阴而没有节制，补阴太过，反而遏伤阳气，致使人体阴寒凝重，出现阴盛阳衰之证候。又比如：虽为气虚，盲目的大剂补气而不注意适度，补气太过，以致气机壅滞，气行不畅，出现胸腹胀满，嗳气吞酸，不思饮食等。由上可知，补宜适度，适可而止，千万不可过偏。

（二）不无故进补

中医养生、益寿延年等药膳名目繁多，功效各异，针对性强，补药并非人人都可吃，例如儿童、青少年正处于发育旺盛阶段，犹如旭日东升，阳气旺盛，如若无故进补人参、鹿茸等大补之品，极易上"火"，出现烦躁不安、鼻衄、大便秘结，食欲减退，长期食用还会引起早熟症状。婴幼儿更是如此，本为"稚阴稚阳"之体，大补之品皆易导致阴阳受损，甚至引起疾病。即使是成年人，也应根据自身情况按需服用，无病体健之人一般不需进补，进补也应在中医指导之下进行。

道理简单，在中医学认为"虚则补之"，利用补药的四气五味、阴阳之偏性调节人体之不足，需要以辨证、辨病、辨体为基础。也不是所有滋补药都适合。首先要搞清属于哪一类虚症，再对证施膳。

（三）时间性

养生滋补类养生药膳宜长期食用，方能见效，如服用冰糖燕窝，以期提高免疫、延缓衰老、延年益寿之功效，必持之以恒，方能奏效。而部分以治疗疾病为主的治疗型药膳由于功效性强，长期食用宜导致人体阴阳失衡，故不宜长期食用，如外感风寒者选用生姜红糖茶，虽为食疗方，但若在秋季长期食用，也会引起阴津耗损，出现口燥咽干，皮肤干燥和体液丢失等症。在施膳中，药膳的时效性也应当重视。

第二节　中药养生

中药是我国传统药物的总称。中药养生就是按照中医理论，应用强身健体、延

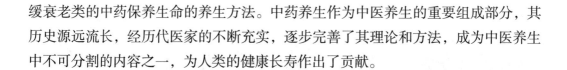

缓衰老类的中药保养生命的养生方法。中药养生作为中医养生的重要组成部分，其历史源远流长，经历代医家的不断充实，逐步完善了其理论和方法，成为中医养生中不可分割的内容之一，为人类的健康长寿作出了贡献。

一、历史沿革

中药养生和中医学一样，都经历了漫长的实践过程。

（一）先秦时期

早在西周战国时期，人们已将中药的五味应用到食物养生中，并有专门的营养医生指导六饮、六膳等多方面的饮食，《周礼》还阐述了"凡药，以酸养骨，以辛养筋，以咸养脉，以苦养气，以甘养肉，以滑养窍"的中药养生理论。《诗经》有："八月剥枣、十月获稻，为此春酒，以介眉寿。"说明当时人们就有服用春酒以养生长寿的习惯。《山海经》非药物专著，但书中却记载了动、植、矿物类等126种药物，其中就有"盉木之实，食之使人多力；栳木之实，食之不忘"等强壮身体、增强记忆、延缓衰老等作用的中药，反映了我国古代预防医学思想和养生思想的萌芽。

（二）秦汉时期

《内经》的问世，奠定了我国医学发展的理论基础，对中药养生也产生了一定的影响，在《素问·汤液醪醴论》《素问·血气形志》专门论述了以汤液和醪醴防病祛疾的理论和方法。我国现存最早的本草专著《神农本草经》中的上、中品的240种药物均以扶正补益养生为主，且显示有"延年"一类功效的药物有39种，有"不老"功效的45种，人参、黄芪、茯苓、地黄、杜仲、枸杞子等均为强身益寿之品。成书年代与《内经》同时或更早的长沙马王堆汉墓出土的《五十二病方》虽然并非药物专著，但载有医方280多首，用药达240余种之多，记载了不少补益、强身、延年的药物、医方，足见药物养生的思想在秦汉时期已有规模。另如东汉末年著名医家张仲景创制的肾气丸成为后世补肾抗老化的祖方，他所制的小建中汤、黄芪建中汤等名方均为后世补脾抗衰老的研究提供了制方思想，为养生中药的应用发展奠定了基础。

（三）两晋至隋唐时期

梁代陶弘景所著《本草经集注》载药730种，其中记载有延年强身作用的就有

200多种，具有补益作用的有160种之多。唐代由政府颁发的我国历史上第一部药典《新修本草》载药850味，明确有强身延寿作用的药物有235种，记载有健脾养胃、补肾益肝等作用的药物分别有109、116种，充分提示了中药对脏腑的保养调理及对人生长发育、寿命延长的重要性。唐代孙思邈著《备急千金要方》和《千金翼方》，分别在《食治方》《养性》《退居》诸篇论述了他对老年养生及防治老年病的理论和经验，谓："五十以上，四时勿缺补药，如此乃可延年，得养生之术尔。"在《备急千金要方·养性》列有许多养生方药，并提出了服长寿药物应根据季节特点，如："春服小续命汤五剂，及诸补散各一剂。夏大热，则服肾沥汤三剂。秋服黄芪等丸一二剂。冬服药酒二三剂，立春则止。此法终身常尔，则百病不生矣。"这些服食中药的养生经验对后世养生中药的发展起了很大作用。

（四）宋金元时期

宋金元时期的养生中药研究在传承的基础上得到很大发展，其特点有：

1. 本草专著中养生中药的大量记载

如唐慎微的《经史证类备急本草》（简称《证类本草》）载药1558种，附方3000余首。书中不仅介绍了数百种延缓衰老的药物和单方，还列举了很多服这些药而长寿的实例。该书出版后，有许多在其基础上稍加修订补充而成的官修本草著作，如《经史证类大观本草》（简称《大观本草》）、《政和新修证类备用本草》（简称《政和本草》）、《绍兴校定经史证类备急本草》（简称《绍兴本草》）、《经史证类大全本草》等。作为本草学范本的《证类本草》沿用500多年，不仅为本草学的发展作出了重大贡献，也对养生中药的发展起了很大作用。

2. 养生中药在方剂中的应用

宋代著名方书《太平圣惠方》《圣济总录》《太平惠民和剂局方》等重大医籍问世，不仅在中医方剂、药学等方面取得重大成就，而且对中医养生学的发展起了很大作用。其中，既出现了许多养生的验方、偏方，还记载了摄生的内容，又将养生中药使用于汤剂、散剂、丸剂，还用于制作方便的茶剂、膏剂、酒剂、药粥等，这些剂型的使用非常符合医疗养生的需要，对后世产生一定影响。如《太平惠民和剂局方》载方788首，其中具有补益作用的就有120首之多，能强筋骨35首、益气血69首、轻身16首、利腰膝36首、驻颜容24首。处方中实际制成的剂型就有7种，散、丸分别占49.41%和47.72%，其他尚有锭剂、雪剂、膏剂、煎剂、饮子、

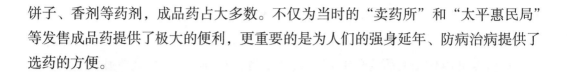

饼子、香剂等药剂，成品药占大多数。不仅为当时的"卖药所"和"太平惠民局"等发售成品药提供了极大的便利，更重要的是为人们的强身延年、防病治病提供了选药的方便。

3. 养生专著的出版

《养老奉亲书》为宋代陈直所撰，为我国现存较早的一部老年养生专著，主要论述老年养生及防病治病的理论和方法。书中对养生中药的使用，一是认为养老大法，先食治，后命药。鉴于老人气血渐衰、脾胃虚弱、五劳七伤、虚损羸瘦的病理特点，在食疗诸方中每以药食混合，加入佐料，适当烹调，食养为主，药饵为辅，既保持药效，又味香可口，颇为高龄之人所接受。故食疗之方占全书方剂的三分之二。二是对老年人制定了春、夏、秋、冬四时调摄之方，认为既可调整人身节律，又可补益脏腑气血，延年益寿。如老年人春时多昏倦，用细辛散（细辛、川芎、甘草组成），可明目、和脾胃、除风气、去痰涎。还提出老年人以顺治缓调，大忌虎狼之药猛泻。陈氏这些养生理论与方法对元、明、清时期养生学的发展产生了重大影响。

宋元时期还有不少养生专著，如周守忠的《养生类纂》及《养生月览》、钱称《摄生月令》、刘词《混俗颐生录》、愚谷老人《延寿第一绅言》、姜锐《养生月录》等。这些专著不仅介绍了精神、饮食、起居、顺时的调摄养生方法，更介绍了中药养生的许多方法，为中医养生学的发展作出了不同程度的贡献。

4. 养生中药在临床的应用涌现多个学派

金元时期百家争鸣，许多著名的养生家和医家在总结前人的基础上，各自提出了自己的观点，充实和完善了中医养生学的内容。如刘完素认为养生重在气、神、精、形的调养，强调"主性命者在乎人""修短寿夭，皆人自为"的思想，创制的天王补心丹、地黄饮子等名方被后世所推崇。张子和提倡用攻法防病治病，认为祛邪即所以扶正，邪去则正气自安，反对唯人参、黄芪为补的观点，创制了木香槟榔丸、禹功散等名方。李东垣注重调理脾胃，认为造成人早夭的根本原因在于元气耗损，而"元气之充足，皆由脾胃之气无所伤，而后能滋养元气"。为此，创制了补中益气汤、当归补血汤等名方。东垣以顾护脾胃而益寿延年的精辟理论独树一帜，为后世养生防病之实践所肯定。朱丹溪强调阴气保养，倡导"相火论"基础上的"阳常有余，阴常不足"之学说，并认为阴气"难成易亏"，为此创制了大补阴丸、虎潜丸等名方。综上，金元四家的学术观点虽异，然其养生调摄之目的则一。所得成果对中医养生产生了深远影响。

（五）明清时期

明清时期是养生中药发展的鼎盛时期，也是内容创新最多、发展速度最快的时期。此期的研究特点是：

1. 本草、方剂专著中养生中药及养生方剂的大量增多

明代朱橚的《救荒本草》将民间可供食用的救荒草木按实物绘图，标明出产环境、形态特征、性味及食用方法，既扩大了食物资源以供食疗养生，又丰富了植物学、本草学内容，具有一定科学价值。明代本草代表作李时珍的《本草纲目》载药 1892 种，改绘药图 1160 幅，附方 11096 首，新增药物 374 种，其中载有"耐老""增年"的药物 250 多种，"轻身""益寿""延年"的医方 600 多首，并强调了服用中药养生时的禁忌及注意事项，如仙茅等补肾壮阳药忌与香附同用，以利于肾虚老化的恢复。该书的出版为中药养生丰富了资料，对后世也产生了很大影响。清代赵学敏所著的《本草纲目拾遗》载药 921 种，即在《本草纲目》基础上又新增药物 716 种，补充了太子参、西洋参、冬虫夏草、银柴胡等既能养生又能治病的常用药，极大地丰富了本草学的内容，也充实了养生中药的内容。《普济方》是中国历史上至明代最大的方剂典籍，载方达 61739 首，书中大量收录了明以前各家养生调摄的方剂，如能延年之方达 200 多首，有不老、益气血、强筋骨等养生作用的方达 1000 多首，能久服调理的方有 500 多首，极大地推动了养生中药研究的发展。

2. 养生专著及相关的中药养生观点

明清时期由于政局的稳定，统治阶级的需求使人们对摄食、养身的意识尤为增强；先进的航海远洋技术丰富了中药材的品种；富商贵族凭借厚实的财力资本，资助和发展医学教育，医学得以迅速发展，医家辈出，涌现了一批重要的中医养生专著。如《寿世保元》系明代著名医学家龚廷贤所著，他对养生的主张是：固肾气，保根本；调脾胃，养后天；饮食重在有节，气血贵在流通。故创制了多种益寿延年的药食处方，如山药粥、阳春白雪糕、延寿丹、八仙长寿丸等。龚氏对老年养生用药主张"温而不热，清而下寒"，用药首推鹿茸、鹿角，配合人参、地黄、枸杞子、二冬、黄柏等制方。这种以先后天立论的衰老理论虽不是龚氏的独创，但他对老年病病因病机的阐发有许多独到之处，且他用先后天理论指导养生防病及老年病防治的方法精辟实用，值得效仿。养生专著《老老恒言》为清代曹庭栋所著，其养生理论也是在继承前人的基础上根据切身经验，认为养生之道应慎起居、节饮食，尤重

脾胃。为此制列粥方一百种，在养生发展史上具有一定影响。此外，明清时期的养生专著还有明代袁黄的《摄生三要》、胡文焕的《寿养丛书》、息斋居士的《摄生要语》、龙遵的《食色绅言》等，清代冯曦《颐养诠要》、尤乘《寿世青编》、黄克楣《寿身小补》等，这些专著中不仅记载了各种养生方法，也记载了养生中药的使用，均对养生作出了一定贡献。

3. 食疗本草专著增多

明清时期，随着人们对养生的意识进一步加强，医家们也发现人们对食物类本草的使用还很不规范，频见临床误用养生类药物所产生的不利及副作用，为此撰写出版了许多食物养生类本草及食物本草的鉴别应用专著。《中国中医古籍总目》提示，明清食疗类本草达50部之多，如《食鉴本草》《食物本草》《上医本草》《食物辑要》《食治养老方》《饮食须知》等，且明清同名《食物本草》的竟有7部，同名《食鉴本草》的有4部。这些专著不仅介绍了食物类本草的基本药性、功效、应用范围、有效验方等，还重点介绍了食物类本草该如何鉴别使用，告诫人们虽然食物类本草能养生治病，但也应谨慎使用，不能误用。这些用药思想的提示对中药养生起了很好的指导作用。

（六）近现代时期

这一时期由于中药新著数量繁多且种类齐全，从各个角度将本草学提高到了新的水平。如最能反映当代本草学术成就的有各版《中华人民共和国药典》《中药大辞典》《中药志》《全国中草药汇编》《中华本草》等。这些著作中，也反映了养生中药的研究状况。随着人们生活水平的提高，对中药养生的需要进一步加大，对它的研究也增多，许多地方建立了养生的科研机构，如老年研究室、各种类型的康复机构、中医养生研究室等，全面研究养生以及中药养生的理论和方法，有效地指导人们的养生活动。各大城市开设了许多中药店，储备了许多中药养生之品，供人们选用。尤其近年来，随着现代研究的深入，已将养生中药从传统的理论研究、临床使用，扩大到现代实验研究，对许多养生中药从形态的鉴别、化学成分的提取、药理实验的证实等方面进行了深层的研究与探索。如人参的提取物能促进网状内皮系统的吞噬活性，促进抗体和补体的生成，促进淋巴细胞转化，提高人体抗病能力；丹参对致衰老的活性物质单胺氧化酶有抑制作用，且所含的维生素E可延缓细胞衰老。这些研究为养生中药的临床应用提供了科学根据。

综观古今，中药养生疗法不仅促进了中药学和养生学的发展和进步，更对人类的健康事业发挥了积极的作用。

二、操作方法

养生中药的操作方法，主要是指中药常用的汤剂煎煮及其他不同剂型的服用方法。

（一）汤剂煎煮法

汤剂是中药最为常用的剂型，它的制作对煎具、用水、火候、煮法都有一定的要求。

1. 煎药用具

煎药用具以砂锅、瓦罐为好，铝锅、搪瓷罐次之，忌用钢铁锅，以免发生化学变化，影响疗效。

2. 煎药用水

煎药用水，古时曾用长流水、井水、雨水、米泔水等煎煮，现在多用自来水、井水、蒸馏水等，但总以水质洁净新鲜为好。

3. 煎药火候

煎药火候有文火、武火之分。文火，是指使温度上升及水液蒸发缓慢的火候；而武火，又称急火，是指使温度上升及水液蒸发迅速的火候。

4. 煎煮方法

先将药材浸泡 30～60 分钟，水量以高出药面为度。一般中药煎煮两次，第二煎加水量为第一煎的 1/3～1/2。两次煎液去渣滤净混合后分两次服用。煎煮的火候和时间要根据药物性能而定。一般来讲，解表药、清热药宜武火煎煮，时间宜短，煮沸后煎 3～5 分钟即可；补养药需用文火慢煎，时间宜长，煮沸后再续煎 30～60 分钟。某些药物因其质地不同，煎法比较特殊，处方上需加以注明，归纳起来包括先煎、后下、包煎、另煎、溶化、泡服、冲服、煎汤代水等不同煎煮法。

（1）先煎：如磁石、代赭石、生石膏、龙骨及牡蛎等金石、矿物、介壳类药物，因其有效成分难溶于水，应打碎先煎，煮沸 20～30 分钟，再下其他药物同煎，使有效成分充分析出。另外，附子、乌头等毒副作用较强的药物，宜先煎 45～60 分钟后再下他药，因久煎可以降低毒性，保证安全用药。

（2）后下：薄荷、青蒿、香薷、木香、砂仁等一些气味芳香的药物，如果久煎其有效成分易于挥发而降低药效，须在其他药物煎沸5～10分钟后放入。此外，有些药物虽不属芳香药，但久煎也能破坏其有效成分，如钩藤、大黄、番泻叶等，亦应后下。

（3）包煎：蛤粉、滑石、青黛、车前子等黏性强、粉末状及带有绒毛的药物，宜先用纱布袋装好，再与其他药物同煎，以防止药液混浊或刺激咽喉引起咳嗽，以及沉于锅底加热时引起焦化或糊化。

（4）另煎：又称另炖。主要是指某些贵重药材如人参、西洋参、羚羊角等，为了更好地煎出有效成分还应单独另煎2～3小时。煎液可以另服，也可与其他煎液混合服用。

（5）溶化：又称烊化。主要是指某些胶类药物及黏性大而易溶的药物如阿胶、鹿角胶、龟板胶等，为避免入煎后黏锅或黏附其他药物影响煎煮，可单用水或黄酒将此类药加热溶化即烊化后，用煎好的药液冲服，也可将此类药放入其他药物煎好的药液中加热烊化后服用。

（6）泡服：又叫焗服，主要是指某些有效成分易溶于水或久煎容易破坏药效的药物，可以用少量开水或复方中其他药物滚烫的煎出液趁热浸泡，加盖闷润，减少挥发，半小时后去渣即可服用，如藏红花、番泻叶、胖大海等。

（7）冲服：如麝香、牛黄、珍珠、羚羊角、人参、蛤蚧、西洋参、鹿茸等贵重药，用量较轻，为防止散失，常需要研成细末制成散剂，用温开水或复方其他药物煎液冲服。某些药物，根据病情需要，为提高药效，也常研成散剂冲服，如用于止血的三七、白及、紫珠草、血余炭及用于息风止痉的全蝎、僵蚕、地龙和用于制酸止痛的乌贼骨、瓦楞子等；某些药物，高温容易破坏药效或有效成分难溶于水，也只能做散剂冲服，如雷丸、朱砂等。此外.还有一些液体药物如竹沥汁、姜汁、藕汁、荸荠汁、鲜地黄汁等也须冲服。

（8）煎汤代水：如灶心土等药物，为了防止与其他药物同煎使煎液混浊，难于服用，宜先煎后取其上清液代水再煎煮其他药物。此外，某些药物质轻，用量多，体积大，吸水量大，如玉米须、丝瓜络、金钱草等，也须煎汤代水用。

（二）服药法

1.服药时间

汤剂一般每日1剂，煎两次分服，两次间隔时间为4～6小时左右。调理用药时可根据具体情况增减。至于饭前还是饭后服，则主要取决定于调理部位和性质。一般来讲，需调理的部位在胸膈以上者如眩晕、头痛、咽喉不适等宜饭后服；如调理胸腹以下，如胃、肝、肾等脏不适，则宜饭前服。补益药多滋腻碍胃，宜空腹服；安神药宜睡前；慢病调理定时服。

2. 服药方法

（1）汤剂：一般宜温服，每日 2～3 次。

（2）丸剂：颗粒较小者，可直接用温开水送服；大蜜丸者，可以分成小粒吞服；水丸质硬者，可用开水溶化后服用。

（3）散剂、粉剂：可用蜂蜜加以调和送服，或装入胶囊中吞服，避免直接吞服刺激咽喉。

（4）膏剂：宜用开水冲服，避免直接倒入口中吞咽，以免黏喉引起呕吐。

（5）冲剂、糖浆剂：冲剂宜用开水冲服；糖浆剂可以直接吞服。

（三）基本原则

中药养生用之得当，在一定程度上可起到增强体质、益寿延年的作用，若用之不当，则有"误补益疾"之弊，故在实际应用时该掌握以下原则。

1. 补不盲目，辨证使用

补养中药一般多用于体质虚的人，如老年人和体弱多病之人，这些人的体质大多属"虚"，故宜用补益之法。体健无病之人一般不需服用。不能认为补益中药每人均能使用而盲目进补，如体内无虚而贸然进补，则易导致体内气血阴阳平衡的失调，不仅无益养生，反而有害身体，故不可盲目进补，需在辨证的基础上使用，避免不当补而补。为此，不仅要辨虚实，还要辨清脏腑、气血、阴阳、寒热，否则不仅不能收到预期疗效，还可能导致不良后果。如阴虚有热者误用温热的补阳药，会助热伤阴；阳虚有寒者误用寒凉的补阴药，会助寒伤阳。只有辨证施补，方可取得益寿延年之效。此外，服用补养中药，还宜根据四季寒热温凉的气候变化、地域环境的不同合理地使用。否则，不但无益，反而有害健康。

2. 补而适可，勿使过偏

中药补养的目的在于平衡阴阳、调和气血，宜恰到好处，不可过偏。部分补虚中药药性滋腻，不容易消化，过用或用于脾运不健者可能妨碍脾胃运化，应掌握

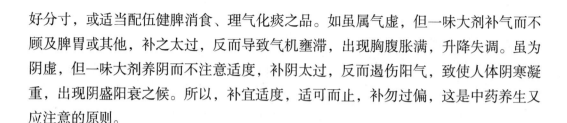

好分寸，或适当配伍健脾消食、理气化痰之品。如虽属气虚，但一味大剂补气而不顾及脾胃或其他，补之太过，反而导致气机壅滞，出现胸腹胀满，升降失调。虽为阴虚，但一味大剂养阴而不注意适度，补阴太过，反而遏伤阳气，致使人体阴寒凝重，出现阴盛阳衰之候。所以，补宜适度，适可而止，补勿过偏，这是中药养生又应注意的原则。

3. 实者泻之，泻不伤正

中药养生是年老体弱者益寿延年的有效方法，以补虚为主是常法。然而，邪实而正不虚者也并不少见。只言其虚而不论其实，亦未免失之过偏，要防止不当补而误补。随着生活水平的提高，过多的膏粱厚味而致脂醇充溢，形体肥胖，气血痰湿壅滞已成其隐患。因之，泻实之法也是抗衰延年的一个重要原则。正如《中藏经》所说："其本实者，得宣通之性必延其寿。"对于体盛邪实者，必须注意养生调摄中攻泻之法的恰当运用，不可因其体盛而过分攻泻，攻泻太过则易导致人体正气的不足，不但起不到益寿延年的作用，反而适得其反。所以中药养生中的泻实之法，尽量做到汗不太过，清不过寒，下不太猛，以不伤其正气为原则。

4. 用药缓图，不宜过急

人体的衰老是个复杂而缓慢的过程，任何益寿延年的方法，都不是一朝一夕即能见效，中药养生也不例外，不能指望在短时期内依靠药物达到养生益寿的目的。因此，用药宜缓图其功，要有一个渐进过程，不宜急于求成。若不明此理，则欲速不达，非但无益，而且有害。这是药物养生应用的原则，也是千百年来历代养生家的经验之谈，应该予以足够的重视。

三、适宜人群

由于中药养生能起到聪耳、明目、固齿、乌发、生发、增力、强筋、善走、轻身、美容、增智、安神、壮阳、种子、益寿、祛浊之效，所以能广泛用于促进儿童青少年生长发育、青春期体质的增强、孕妇及产后的养护、更年期的安全度过、老年人寿命的延长、常见疾病的预防、大病之后的康复、慢性疾病的治疗与调养，以及各年龄有亚健康状态的人群。

四、禁忌

为了确保中药养生的疗效，安全用药，避免毒副作用，必须注意用药禁忌。其主要包括补药禁忌、证候禁忌、配伍禁忌、妊娠禁忌和服药的饮食禁忌等方面。

（一）补药禁忌

补药是养生防病的常用之品，然用之得当则增强体质、延年益寿，用之不当则易变生他病。为此，首先应防止虚不受补，对于一些慢性虚证患者，只能缓慢调养，不宜骤补，或于补益药中加以助运之品，以免滋腻呆补之弊。其次，当防止"闭门留寇"，在虚实夹杂或外邪未尽的情况下，不要过早使用补药，以免留邪为患，必要时于祛邪药中加入补益之品，以扶正祛邪或攻补兼施。

（二）证候禁忌

由于药物的药性不同，故药物均各有所长和有一定的适应范围，因此临床用药也就有所禁忌，这就是证候禁忌。如黄精甘平，功能滋阴补肺、补脾益气，主要用于肺虚燥咳、脾胃虚弱及肾虚精亏的人群。但因其性质滋腻，易助湿邪，因此凡脾虚有湿、咳嗽痰多以及中寒便溏者则不宜服用。另如阿胶甘平，功能补血、滋阴、润肺、止血，主要用于血虚诸证或因出血而致血虚者，也治肺热阴虚、燥咳痰少，或热病伤阴之心烦失眠及阴虚风动之手足瘈疭等人群，但本品黏腻，有碍消化，脾胃虚弱者慎用。一般中药均有其药性特点，故都有适宜与不适宜的病证，这是使用养生中药必须注意的。

（三）配伍禁忌

所谓配伍禁忌，就是指某些药物合用会产生剧烈的毒副作用或降低甚至破坏药效，因而应该避免配合应用，也即《神农本草经》所谓："勿用相恶相反者。"金元时期将反药概括为"十八反""十九畏"，累计37种反药，并编成歌诀，便于诵读。其中有藜芦反人参、丹参、玄参、沙参、细辛、芍药，甘草反甘遂、大戟、海藻、芫花，人参、丹参、沙参、甘草等是养生药物中常用的，使用时必须加以注意。

（四）妊娠用药禁忌

妊娠用药禁忌是指妇女妊娠期调理用药的禁忌。妇女妊娠期由于胎儿的需要

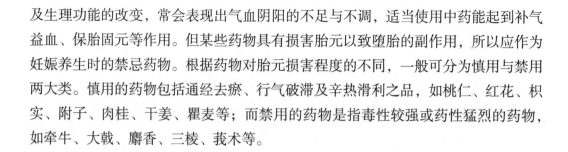

及生理功能的改变，常会表现出气血阴阳的不足与不调，适当使用中药能起到补气益血、保胎固元等作用。但某些药物具有损害胎元以致堕胎的副作用，所以应作为妊娠养生时的禁忌药物。根据药物对胎元损害程度的不同，一般可分为慎用与禁用两大类。慎用的药物包括通经去瘀、行气破滞及辛热滑利之品，如桃仁、红花、枳实、附子、肉桂、干姜、瞿麦等；而禁用的药物是指毒性较强或药性猛烈的药物，如牵牛、大戟、麝香、三棱、莪术等。

（五）服药饮食禁忌

服药饮食禁忌是指服药期间对某些食物的禁忌，又简称食忌，也就是通常所说的忌口。传统中医非常讲究忌口，不仅在服药期间，就是不服药时也应有所注意。一般应忌食或慎食生冷、油腻、腥膻、有刺激性的食物。对于不同体质，或出现的不适之处不同的人群，饮食禁忌也有区别。如有内热的人群，应忌食辛辣、油腻、煎炸性食物；阳虚或有体寒的，应忌食生冷食物、清凉饮料等；胸痹患者应忌食肥肉、脂肪、动物内脏及烟、酒等；肝阳上亢之头晕目眩、烦躁易怒等，应忌食胡椒、辣椒、大蒜、白酒等辛热助阳之品；脾胃虚弱者，应忌食油炸黏腻、寒冷固硬、不易消化的食物；肾虚或肾病水肿者，应忌食盐、碱过多的和酸辣太过的刺激食品；易生疮疡、皮肤过敏患者，应忌食鱼、虾、蟹等腥膻发物及辛辣刺激性食品。此外，古本草记载：鳖甲忌苋菜，甘草、黄连、桔梗、乌梅忌猪肉，地黄、何首乌忌葱、蒜、萝卜，丹参、茯苓、茯神忌醋，土茯苓、使君子忌茶，薄荷忌蟹肉，以及蜜反生葱、柿反蟹等等，也应作为养生服药禁忌的参考。

五、注意事项

在我国，使用中药养生已有悠久历史，但常有报道，有的使用效果很好，有的不但没起效反而致疾，最关键的原因在于是否掌握了中药本身所具有的特性和一些相关知识。故如要正确地使用养生中药，我们必须掌握中药有关知识。

（一）了解中药的产地

使用养生中药时尽量用产地好、品种质量优良、疗效突出、带有地域特点的药材，即所谓道地药材。如甘肃的当归，宁夏的枸杞子，内蒙古的黄芪，东北的人参、五味子，山西的党参，广东的陈皮、砂仁，河南的地黄、牛膝、山药、菊花，云南的三七、茯苓，四川的黄连、川芎、贝母，山东的阿胶，浙江的贝母，江苏的薄荷等。目前，中药市场常有不良的药材，甚至有假药出现，这直接关系到养生健康，购买时值得注意。

（二）熟悉中药的炮制

由于中药材大都是生药，有的附着泥土、夹带沙石及带有非药用部分和其他异物，有的带有毒性，有的带有特殊气味，有的鲜品不便收藏等，故不少的药物必须经过一定的炮制处理，才能纯净药材，保证质量，矫味、矫臭之后便于服用，降低毒副作用等才能符合临床用药的需要。如动物类药物鳖甲除去残肉、乌梢蛇酒制、五灵脂醋炒、白僵蚕麸炒等，植物类的盐炙杜仲、防风去掉芦头、黄柏刮净粗皮、蜜炙枇杷叶、远志抽心等。对养生中药的要求则更为严格，许多中药经过必要的炮制，可增强药物功能，提高临床疗效，如何首乌经反复蒸晒后不再有泻下之力而功走补肝肾、益精血，黄精经蒸制后可增强其补脾益气、滋阴润肺之功等。临床使用时，许多中药是选择生的还是熟的、用怎样炮制的，都是有讲究的，故应该熟悉中药的炮制及其目的。

（三）掌握中药之药性

药物之所以能够针对病情，扶正祛邪，消除病因，恢复脏腑的正常生理功能，纠正阴阳气血偏盛偏衰的病理现象，使机体最大程度恢复到正常状态，达到治愈疾病、恢复健康的目的，是由于药物本身各自具有其特性和作用，即前人所说的药物偏性。每一味药物均有其药性，其内容主要包括四气五味、升降浮沉、归经、有毒无毒、配伍等。故要正确使用中药防病养生，就必须正确掌握中药之药性。

1. 四气

四气，就是寒热温凉四种不同的药性，又称四性。它反映了药物对人体阴阳盛衰、寒热变化的作用倾向，为药性理论的重要组成部分，是说明药物作用的主要理论依据之一。一般来讲，寒凉药分别具有清热泻火、凉血解毒、滋阴除蒸、泻热通便、清热利尿、清化热痰、清心开窍、凉肝息风等作用，而温热药则分别具有温里散寒、暖肝散结、补火助阳、温阳利水、温经通络、引火归原、回阳救逆等作用。此外，四性以外还有一类平性药，它是指寒热界限不很明显、药性平和、作用较缓和的一类药，如党参、山药、甘草等。只有熟悉药物的四性，才能正确理解《素问·至真要大论》中"寒者热之，热者寒之"及《神农本草经》中"疗寒以热药，疗热以寒药"的治法，即调理属热的人群用寒凉药，调理属寒的人群用温热药。

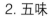

2. 五味

五味，是指药物有酸、苦、甘、辛、咸五种不同的味道，因而具有不同的调理治疗作用。辛"能散、能行"，即具有发散、行气行血的作用。一般来讲，解表药、行气药、活血药多具有辛味。因此，辛味药多用于治表证及气血阻滞之证，如苏叶发散风寒、木香行气除胀、川芎活血化瘀等。甘"能补、能和、能缓"，即具有补益、和中、调和药性和缓急止痛的作用。一般来讲，滋养补虚、调和药性及制止疼痛的药物多具有甘味。故甘味药多用来治正气虚弱、身体诸痛及调和药性、中毒解救等，如人参大补元气、熟地滋补精血、饴糖缓急止痛、甘草调和药性并解药食中毒等。酸"能收、能涩"，即具有收敛、固涩的作用。一般固表止汗、敛肺止咳、涩肠止泻、固精缩尿、固崩止带的药物多具有酸味。故酸味药多用于治体虚多汗、肺虚久咳、久泻肠滑、遗精滑精、遗尿尿频、崩带不止等证，如五味子固表止汗、乌梅敛肺止咳、山茱萸涩精止遗等。苦"能泄、能燥、能坚"，即具有清泄火热、泄降气逆、通泄大便、燥湿、坚阴（泻火存阴）等作用。一般来讲，清热泻火、下气平喘、降逆止呕、通利大便、清热燥湿、苦温燥湿、泻火存阴的药物多具有苦味。苦味药多用来治热证、火证、喘咳、呕恶、便秘、湿证等病证，如黄芩、栀子清热泻火，杏仁、葶苈子降气平喘，半夏、陈皮降逆止呕，枳实泻热通便，黄连清热燥湿，苍术、厚朴苦温燥湿，知母、黄柏泻火存阴等。咸"能下、能软"，即具有泻下通便、软坚散结的作用。一般来讲，泻下或润下通便及软化坚硬、消散结块的药物多具有咸味。咸味药多用治大便燥结、痰核、瘿瘤、癥瘕痞块等证，如芒硝泻热通便、鳖甲软坚消癥等。此外，还有涩、淡味。淡"能渗、能利"，即具有渗湿利小便的作用，故有些利水渗湿的药物具有淡味。淡味药多用治水肿、脚气、小便不利之证，如薏苡仁、茯苓等。涩与酸味药的作用相似，多用治虚汗、泄泻、尿频、遗精、滑精、出血等证，如莲子固精止带、禹余粮涩肠止泻、乌贼骨收涩止血等。

3. 升降浮沉

升降浮沉是药物对人体作用的不同趋向性。升，即上升提举，趋向于上；降，即下达降逆，趋向于下；浮，即向外发散，趋向于外；沉，即向内收敛，趋向于内。升降浮沉也就是指药物对机体有向上、向下、向外、向内四种不同的作用趋向。

4. 归经

归经是指药物对于机体某部分的选择性作用，即某药对某些脏腑经络有特殊的亲和作用，因而对这些部位的病变起着主要或特殊的调理或治疗作用。药物的归经不同，其调治作用也不同。归经指明了药物治病的适用范围，也就是说明了药效所在，包含了药物定性定位的概念。

5. 毒性

古代毒性的概念是指药物的偏性，现代药物毒性的概念一般指药物对机体所产生的不良影响及损害性，包括急性毒性、亚急性毒性、亚慢性毒性、慢性毒性和特殊毒性如致癌、致突变、致畸胎、成瘾等。

四气五味、升降浮沉、归经、毒性等均是药物性能的基本内容。其中，四气五味说明药物具有不同的寒热属性和治疗作用，升降浮沉说明药物的作用趋向，归经把药物的治疗作用与病变所在的脏腑经络部位有机地联系起来，在应用时必须结合起来，全面分析，才能准确地指导临床调理用药。服用中药的目的是为了强体健身，故正确分辨中药的毒性，是安全用药的保证。

六、现代研究

随着我国老年医学的兴起和发展，从 20 世纪 70 年代末开始，对抗衰老药物的实验研究日益受到重视，综观几百种养生中药的现代研究，其作用简述如下：

（一）调节与改善机体免疫功能

临床上经常利用中药通过免疫增强与免疫抑制两种方式调节机体，以达到改善免疫功能的作用，从而有助于防病益寿、延缓衰老。免疫增强药在机体中的作用方式有许多种，但是其基本特点都是对某些类型免疫细胞的增殖、分化，以及淋巴细胞因子的产生和表达起着调节和促进作用。

中药对机体免疫器官的发育有促进作用，可以增强其特异性及非特异性免疫，从而增强机体的免疫能力。常见的增强免疫的中药有补气药（黄芪、人参、灵芝等）、补血药（当归、鸡血藤、阿胶等）、补阴药（何首乌、枸杞子、山茱萸等）、补阳药（淫羊藿、补骨脂、杜仲等）、清热解毒药（山豆根、白花蛇舌草、鱼腥草等）、活血化瘀药（川芎、红花、丹参等）。

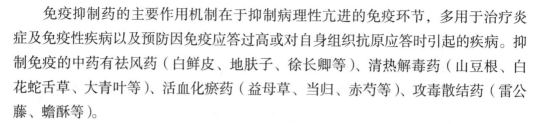

免疫抑制药的主要作用机制在于抑制病理性亢进的免疫环节，多用于治疗炎症及免疫性疾病以及预防因免疫应答过高或对自身组织抗原应答时引起的疾病。抑制免疫的中药有祛风药（白鲜皮、地肤子、徐长卿等）、清热解毒药（山豆根、白花蛇舌草、大青叶等）、活血化瘀药（益母草、当归、赤芍等）、攻毒散结药（雷公藤、蟾酥等）。

有许多实验研究都表明，部分中药具有增强或抑制机体免疫功能的作用。如观察不同剂量的冬虫夏草对小鼠免疫功能的影响，结果表明：冬虫夏草水煎剂能明显抑制小鼠脾细胞对 ConA、LPS 的增殖反应，抑制小鼠 MLR 以及 IL-1 和 IL-2 的合成，而且随着虫草剂量的增加，其免疫抑制作用越明显，但其对小鼠 NK 细胞的活性却显示出显著的增强作用。说明冬虫夏草对免疫功能的影响是多方面的，可能与其对不同的免疫效应细胞具有不同的作用有关。

（二）延长细胞寿命，提高细胞传代能力

细胞传代是生命延续的关键，应用细胞传代的方法研究生命延续在近年来受到重视。经实验证实，有不同程度延长细胞寿命而延缓衰老效能的药物有：何首乌、黄芪、玉竹、党参、黄精、肉苁蓉、银耳、菟丝子、补骨脂、珍珠、蜂王浆、牛乳、乌骨鸡、蚂蚁、蜂蜜等。研究中药灵芝与黄精抗衰老作用的实验研究从细胞传代、形态学的变化证实了黄精、灵芝在延长细胞寿命、提高细胞增殖能力等方面的优异功能，黄精合灵芝组的优势更为显著，提示两药组合具有协同作用，为黄精、灵芝应用于抗衰老、防病延年的临床提供了客观依据。有学者用参提取物做人胚肺二倍体细胞的寿命实验，证明人参提取物可使二倍体细胞突破体外遗传寿限，延缓细胞的衰老。

（三）改善机体代谢

许多养生中药经现代实验证明有明显改善机体脂代谢、糖代谢的作用，能有效地控制血脂、血糖的异常而达到防病祛病养生的目的。观察发现，杜仲、淫羊藿、制首乌、生山楂等均具有降血脂和抗衰老的作用。降血脂中药能全面改善血清、肝和脑组织活性变化的生化指标（肝中 SOD、LPO 和脑中 B-MAO），显示出其具有降低高血脂并抗衰老作用。枸杞子的多糖成分对糖尿病小鼠的胰岛 B 细胞有保护作用，能明显降低糖尿病小鼠血糖，对血清胰岛素水平有升高的趋势。在传统的抗衰老药物中，还有许多药物对脂质、糖、蛋白质代谢有明显影响。例如，女贞子、金樱子、胡桃、大蒜、蒲黄、香附、泽泻等有降脂作用，玉竹、麦冬、石斛、天花

粉、细辛等有调节糖代谢作用，银耳、牛膝、蜂王浆、黑木耳、冬虫夏草等有促进蛋白质合成代谢作用。研究证明，有些药物对机体氧代谢有良好影响。例如，灵芝、天麻、冬虫夏草、生地等，具有提高耐缺氧能力的作用；黄芪、参三七、当归、鹿茸、五味子、白术、薏苡仁、茶叶、牛黄、大黄等，具有改善因组织低氧与代谢障碍所引起的疲劳的效能；冬虫夏草、参三七、人参、麦冬等，有促进核酸代谢的作用；灵芝、参三七、仙茅、枸杞子等，能提高血浆和心肌 cAMP 含量，降低 cGMP 含量；生地、龟板、香附能降低血浆 cAMP 含量；人参芦、杜仲可使 cAMP 和 cGMP 含量均升高。以上这些药物中，不少有双向调节作用，从而起到防病祛病养生的作用。

（四）提高内脏器官生理功能

从中医讲，补肾固本是抗衰延年的首要方法。现代药理研究证实，枸杞子、淫羊藿、巴戟天、山萸肉、何首乌、紫河车、肉苁蓉、菟丝子、仙茅、鹿茸等补肾药能增强机体的生理功能，改善细胞的代谢和营养，改善脑组织功能，调节内分泌，并能提高机体抗病免疫功能，增强抗老能力，减退衰老进程。

中医的补脾益气是抗衰延年的重要方法。现代药理研究证明，人参、黄芪、灵芝、大枣、茯苓、薏苡仁等健脾抗衰老药能提高 T 细胞比值，增强白细胞等的免疫功能，能改善老年人因免疫功能降低导致的大脑功能减退及自身免疫性疾病，减少疾病发生而延缓衰老，尤其有助于老人消化道和消化腺疾病的缓解和功能恢复。

作用于脑的药物可以明显改善人脑的功能，使感觉、运动、思维、记忆等功能明显提高，例如人参、西洋参、参三七、刺五加可调节大脑皮质的兴奋抑制过程。作用于心血管系统的药物，如丹参、赤芍、川芎、瓜蒌、薤白、人参、灵芝、山楂、麝香、生地等，有扩张冠状动脉、降低外周血管阻力、降低心肌耗氧量、增加心搏出量、抑制血小板聚集的显著作用。作用于呼吸系统的药物如补骨脂、冬虫夏草、杏仁、茶叶、细辛、蟾酥、蜂蜜等，对防治老年慢性支气管炎和肺气肿等病有显著效果。作用于造血系统的药物，如鹿茸、阿胶、紫河车、当归、熟地、龙眼肉等，有促进骨髓代谢、促进红细胞和血红蛋白增生、改善血凝状况的显著功效。

（五）含有丰富的微量元素

微量元素是人体必需的物质，临床上各个年龄的人群都常因微量元素的缺乏而导致亚健康或衰老。而传统养生抗衰老药物中含有丰富的微量元素，因此，国内外对它们有许多相关的实验研究。如有实验研究对黄芪、天麻、首乌生药中的微量元素进行了测定，结果表明，三种中药的微量元素各有不同，黄芪中含锌、铜、锰、硒、铬、铁、锗较多，天麻中含锌、硒、铬较多，首乌中含铜、硒、锗较多。有研究对37味传统抗衰老中药组成的复方与8种主要补肾中药进行了5种元素测定分析，发现复方与各单味药物中的铁、锌、镁、铜、钙的含量较高，复方含量高于各单味药，且现代工艺制剂的含量又高于传统水煎制剂。诸多的实验还表明，当归、肉桂、大黄、白术、山药等含有多量的铜，人参、白术、黄连、诃子、山药、牡蛎、羚羊角、牛黄等含有多量的锌，黄芪、人乳含有大量的硒，鹿茸、地黄、细辛、人参、柴胡等含有丰富的铁，白术、泽泻、肉桂等含有较丰富的锰，人参、当归等含有对老年骨质疏松有保护作用的锶，蜂蜜中含有47种微量元素。这些中药中富含人体必需的微量元素，对人体的生长、防病、延寿起着重要的作用。

（六）杀菌抗感染

预防感染性疾病对延缓衰老有很重要的作用，在传统的养生中药中，抗感染的药物很多，近年来研究的就有几十种。例如，银花具有较强的抗病原微生物的作用，对金黄色葡萄球菌、白色葡萄球菌、溶血性链球菌、肺炎杆菌、脑膜炎双球菌、伤寒杆菌、副伤寒杆菌、大肠杆菌、痢疾杆菌、变形杆菌、百日咳杆菌、绿脓杆菌、结核杆菌、霍乱杆菌等多种革兰阳性菌和革兰阴性菌均有一定的抑制作用，连翘提取物连翘酯苷对合胞病毒、腺病毒3型和7型、柯萨奇病毒B组3型和7型均有一定的抑制作用，大青叶对金黄色葡萄球菌、白色葡萄球菌、甲型链球菌、乙型链球菌均有明显的抑制作用。此外，板蓝根、夏枯草、鱼腥草、黄芩、黄连、黄柏、丹参、金樱子、旱莲草、女贞子、马齿苋、白头翁、虎杖、玄参、穿心莲、五味子等药物也具有显著的抗细菌、抗病毒、抗真菌等作用。这些作用对中药预防老年人的感染性疾病，延缓衰老有良好效果。

（七）清除自由基功能

自由基是一类性质活泼、具有极强氧化能力的化学物质。机体代谢过程中产生的不稳定自由基在细胞内堆积，引起不饱和脂肪酸氧化成过氧化物，形成脂褐素，并使细胞及其重要成分如DNA、蛋白质和酶类等改变或破坏，导致机体衰老。虽然自由基会对机体产生诸多危害，但是在一般情况下，人体细胞内也存在着清除自由基、抑制自由基反应的体系，它们有的属于抗氧化酶类，有的属于抗氧化剂。超氧化物歧化酶（SOD）是一种主要的抗氧化酶，能清除超氧化物自由基，在防御氧的毒性、抑制老年疾病以及预防衰老等方面起着重要作用。

大量研究证实，多种中药能提高机体抗氧化酶的活性，减少自由基对机体的损伤，发挥抗衰老功能。有研究女贞子多糖的抗衰老作用，结果显示，女贞子的多糖成分可显著抑制机体免疫器官退化及提高免疫功能，清除羟自由基、超氧阴离子自由基和活性氧，提高抗氧化酶活力。另有研究表明，何首乌中的二苯乙烯苷类成分具有较强的体外抗氧化能力和清除活性氧作用，且具有良好的量效关系，是一种较强的抗氧化剂。肉苁蓉可明显增强 SOD 活性，降低心肌脂褐质含量。另外，人参、当归、黄芪、枸杞子、甘草、酸枣仁、麦冬、灵芝、虫草等均有抗自由基作用。

七、常用养生中药

常用养生中药大致分为两大类，一类是延缓衰老类养生中药，另一类是治疗类养生中药，即治疗损身性疾病的养生中药。前者适用于预防和治疗因增龄而出现虚弱症状的人群，常见体倦乏力、面容苍老、色斑沉着、皱纹增多、肌肤粗糙乏泽、肌肉松弛、毛发易掉、头昏目眩、腰膝酸软、食欲不振、耳鸣等衰老或早衰症状，这类药大多属于滋补性中药，通过调整阴阳气血、脏腑功能，改善或延缓机体局部衰老及全身性衰老征象。后者适用于由于内外诸种因素导致的各种损身性疾病，特别适用于亚健康及病后的调理、慢病的康复治疗等，这类药物治疗作用较强，通过化痰、活血、理气、清热、除湿等作用，纠正阴阳偏盛、气血不和、脏腑不调，使机体恢复正常，这类药物大多不宜久服、常服。

（一）补气类

本类中药均具有补气的功效，能够增强人体的功能活动能力，纠正人体脏气虚弱，特别适用于有脾气不足、肺气不足、心气不足等的人群。脾气不足常见食欲不振，脘腹虚胀，大便溏薄，体倦神疲，面色萎黄，消瘦或一身虚浮，甚或脏器下垂等症；肺气不足常见气短，咳嗽无力，声音低怯，甚或喘促，体倦神疲，易出虚汗，容易感冒等症；心气不足常见心悸，胸闷气短，活动后加剧，失眠等症。本类中药部分味甘，服后易滋腻，有碍脾的运化而助湿，服用时应注意适量及辅以理气除湿之品。

1. 人参（别名：神草、地精、皱面还丹）

性味功效：甘、微苦，平。归肺、脾、心经。大补元气，补脾益肺，生津，安神益智。

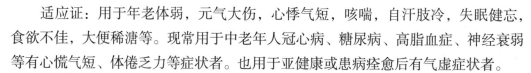

适应证：用于年老体弱，元气大伤，心悸气短，咳喘，自汗肢冷，失眠健忘，食欲不佳，大便稀溏等。现常用于中老年人冠心病、糖尿病、高脂血症、神经衰弱等有心慌气短、体倦乏力等症状者。也用于亚健康或患病瘥愈后有气虚症状者。

用量用法：另炖，3～12g，养生用量为1～3g，隔水放碗内文火蒸汁，分2～3次兑服。也可浸酒服用或制成膏滋服用。

宜忌：体内有实热者不宜服。服人参时不宜服萝卜、茶叶。人参反藜芦，恶五灵脂。

现代研究：本品对机体机能的调节具有双向性，如对中枢神经系统兴奋过程和抑制过程的平衡调节、对心脏心肌收缩力的双向调节、对血管收缩与扩张的不同作用、对血压的双向作用、对糖代谢的双向调节；具有抗疲劳作用；可增强机体对各种有害刺激的反应能力，加强机体适应性；能增加肝脏代谢各物质的酶活性，使肝脏的解毒能力增强；具有降血脂和抗动脉粥样硬化作用；具有抑制血小板聚集的作用；对骨髓的造血功能有保护和刺激作用；具有抗休克作用；有抗肿瘤作用；另外，人参还有美容的价值。

2. 西洋参（别名：花旗参）

性味功效：甘、微苦，凉。归肺、心、肾、脾经。补气养阴，清热生津。

适应证：用于神疲乏力，气短，自汗，心烦口渴，尿短赤，大便干结，舌燥，咳嗽痰少，津伤口渴等症。现常用于糖尿病、高脂血症、神经衰弱、老年痴呆、记忆力衰退等慢病有气津不足者。也用于亚健康或患病瘥愈后有气虚症状者。

用量用法：另煎兑服，3～6g。也可切薄片含服，或浸酒或制成膏滋服用。

宜忌：不宜与藜芦同用。

现代研究：本品能有效增强中枢神经的功能，达到静心凝神、消除疲劳、增强记忆力等作用；可保护心血管系统，如抗心律失常、抗心肌缺血、抗心肌氧化、强化心肌收缩能力、降血压；可提高机体免疫力；有抗肿瘤作用；能降血糖，有调节胰岛素分泌、促进糖代谢和脂肪代谢的作用。

3. 党参

性味功效：甘，平。归脾、肺经。补脾肺气，补血，生津。

适应证：用于体虚倦怠，食少便溏，面色苍白或萎黄，头晕，心悸等症。

用量用法：煎服，9～30g。也可制成膏滋、丸药、药酒和药膳服用。

宜忌：不宜与藜芦同用。不能同时服用萝卜、茶叶。

现代研究：本品可增强机体抵抗力，增加红细胞、血红蛋白、网织红细胞，具有降低血压的作用。

4. 太子参（别名：孩儿参、童参）

性味功效：甘、微苦，平。归脾、肺经。补气健脾，生津润肺。

适应证：用于倦怠自汗，饮食减少，口干少津，心悸不眠，虚热汗多等症。常用于小儿或老年人有气虚者。秋冬可以适当用本品作为食疗，滋补身体。

用量用法：煎服，9～30g。也可制成药酒或膏滋。

宜忌：本品补气生津，且生津作用胜于补气，是良好的清补之品，宜于气阴不足者。邪实者不宜用。

现代研究：本品可以改善慢性心衰、改善记忆、降低血糖，有抗氧化活性作用。

5. 黄芪（别名：绵芪）

性味功效：甘，微温。归脾、肺经。健脾补中，升阳举陷，益卫固表。

适应证：用于脾气虚弱，倦怠乏力，食少便溏，咳喘日久等症及气虚自汗，气虚水肿，肾亏耳鸣等症。现常用于高血压病、糖尿病、急性肾小球肾炎等伴有浮肿症状者。也用于亚健康或患病痊愈后有气虚症状者。

用量用法：煎服，9～30g。蜜炙可增强补中益气作用。可浸酒服用或制成膏滋服用。

宜忌：大剂量服用本品易出现"上火"症状，故需注意剂量，最好配伍食用。

现代研究：本品能增强机体免疫功能；增加红细胞数量；对糖代谢呈双向调节作用，但对正常血糖无明显影响；具有增强精子活力的作用；有抗疲劳，减缓自然衰老的作用；有抗肿瘤、抗骨质疏松、抗溃疡、降压等作用。

6. 白术（别名：于术）

性味功效：甘、苦，温。归脾、胃经。健脾益气，燥湿利尿，止汗，安胎。

适应证：用于腹泻、小便不畅、厌食、自汗、胎动不安，还对水肿、黄疸、头晕等具有良好疗效。凡老体弱虚乏、食少便溏，小儿消化不良、不思饮食，均可服用本品以调养补益健脾。

用量用法：煎服，6～12g。可制成丸药、药酒、膏滋、药膳服用。

宜忌：本品性偏温燥，热病伤津及阴虚燥渴者不宜使用。

现代研究：本品具有利尿、抗凝血、抗肿瘤作用；能提高机体抗病能力；能扩张血管，降血压；有抗菌作用，但无杀菌作用。

7. 山药（别名：薯蓣）

性味功效：甘，平。归脾、肺、肾经。健脾益胃，助消化，延年益寿，生津益肺，补肾涩精。

适应证：用于消瘦乏力、食少、便溏等脾虚者，肺虚咳喘者，腰膝酸软、夜尿频多或遗尿、滑精早泄等肾虚者。特别适宜糖尿病、慢性肾炎、长期腹泻及病后虚弱者。

用量用法：煎服，15～30g。麸炒可增强补脾止泻作用。

宜忌：本品有收涩作用，故大便燥结者不宜食用；有实邪者忌食。

现代研究：本品能调节免疫功能、增强胃肠功能、降血糖、降脂、抗衰老、抗肿瘤，另外还具有抗刺激物、麻醉镇痛、促进上皮生长、消炎和抑菌的作用。

8. 白扁豆（别名：白藊豆、南扁豆）

性味功效：甘，微温。归脾、胃经。健脾和中，化湿。

适应证：供食的同时还可用于食少、便溏、白带过多等脾气虚者。

用量用法：煎服，10～15g。可配以薏苡仁、山楂熬粥服用，具有健脾、清暑、利湿等功效。

宜忌：炒后可使健脾止泻作用增强，故脾虚泄泻者用之尤为适宜。

现代研究：本品可有效地抑制病毒的生长；能降低血糖；可抑制肿瘤的生长，防癌抗癌。

9. 甘草（别名：甜草根、红甘草、粉甘草）

性味功效：甘，平。归心、肺、脾、胃经。补脾益气，祛痰止咳，缓急止痛，清热解毒，调和诸药。

适应证：用于心气不足，心动悸，咳喘，脘腹、四肢挛急疼痛，不思饮食，少气懒言，热毒疮疡，咽喉肿痛及药物、食物中毒等。本品还适宜于夏月汗多口渴及胃酸不足者。

用量用法：煎服，1.5～9g。生用性微寒，可清热解毒；蜜炙药性微温，并可增强补益心脾之气和润肺止咳作用。

宜忌：不宜与京大戟、芫花、甘遂同用。本品有助湿壅气之弊，湿盛胀满、水肿者不宜用。大剂量久服可导致水钠潴留，引起浮肿。

现代研究：本品具有一定的解毒作用，能止咳平喘、调节机体免疫功能、抗心律失常。甘草中的黄酮苷类对溃疡有明显保护作用。

10. 大枣（别名：红枣、干枣、枣子）

性味功效：甘，温。归脾、胃、心经。久服或入药膳可补中益气，养血安神，润肤养颜，强志延年。

适应证：本品是补气养血的圣品，同时又物美价廉，药食两用，养生。用于中气不足、脾虚之食少便溏、倦怠乏力，或用于血虚萎黄及妇女脏躁、神志不安等。

用量用法：劈破煎服，6～15g。本品可生食、泡茶、煮食、炖食、药食。

宜忌：生吃时，枣皮易滞留在肠道中不易排出，因此吃枣时应细细咀嚼。红枣具有补血的效果，一般认为最适合女性食用，但有些情况下却并非如此：月经期间有眼肿或脚肿、腹胀现象的女性不适合吃红枣，否则水肿的情况会更严重；体质燥热的妇女不适合在月经期吃红枣，否则会造成月经量过多。

现代研究：本品具有免疫兴奋、抗氧化及抗衰老、抗肿瘤、抗突变作用。此外，大枣中的黄酮类化合物具有镇静、催眠、降血压、抗过敏、抗炎等作用。

11. 饴糖（别名：麦芽糖、胶饴、软糖）

性味功效：甘，温。归脾、胃、肺经。补益中气，缓急止痛，润肺止咳。

适应证：用于脾胃虚寒之脘腹疼痛喜按，空腹时痛甚，食后稍安者；咽喉干燥，喉痒咳嗽等肺燥咳嗽者。体倦乏力及小儿营养不良者也可食之。

用量用法：入汤剂须烊化冲服，每次15～20g。

宜忌：湿热内郁、脾胃气滞吐逆者不宜服。

12. 蜂蜜（别名：石蜜、石饴、白沙蜜）

性味功效：甘，平。归肺、脾、大肠经。补中，润燥，止痛，解毒。

适应证：用于腹痛、咳嗽、便秘等有气阴不足者。

用量用法：煎服或冲服，15～30g，大剂量30～60g。补中润肺宜煎熟用，解毒止痛宜生用。可用于膏滋。

宜忌：本品尤宜于老人、虚人气阴不足者。过量服用令人脾胃气滞而中满，故胸闷脘痞者不宜服用，便溏泄泻者亦慎用。

现代研究：本品具有润畅通便、抗肿瘤和抗肿瘤转移、护肝作用；可使血流

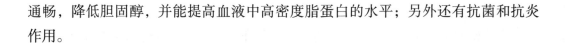

通畅，降低胆固醇，并能提高血液中高密度脂蛋白的水平；另外还有抗菌和抗炎作用。

（二）补血药

本类药物均具有补血的功效，主要用于血虚的人群。血虚常见面色苍白无华或萎黄，唇色淡白，头晕眼花，心悸失眠，手足发麻，舌质淡，脉细无力，妇女月经量少、延期甚或闭经等。

1. 当归（别名：干归、马尾当归）

性味功效：甘、辛，温。归肝、心、脾经。补血调经，活血止痛，润肠通便。

适应证：用于月经不调，经闭，痛经，腹痛，跌打损伤，风寒痹痛，肠燥便秘等有血虚或伴有血瘀者。常用于病后或产后身体虚弱，心悸气短，倦怠乏力，失眠健忘，记忆力下降，食欲不佳等。现代常用于贫血、神经官能症和更年期综合征等有血虚的调理。

用量用法：煎服，5～15g。也可制成丸药、药酒服用。

宜忌：脾虚湿盛、大便泄泻者忌服。儿童及孕妇不宜服用。

现代研究：本品具有调节子宫平滑肌收缩，解除痉挛而调经止痛的作用；具有抗心律失常、降血脂及抗实验性动脉粥样硬化作用；可促进血红蛋白及红细胞的生成，抑制血小板聚集；有促进体液免疫作用，提高机体免疫力；对中枢神经系统有镇静、催眠、镇痛、麻醉等作用；对兔肾热缺血有保护作用；对物质代谢有影响；本品还有抗菌、抗炎、平喘、抗氧化和清除自由基的作用。

2. 熟地黄（别名：熟地）

性味功效：甘，微温。归肝、肾经。补血养阴，填精益髓。

适应证：本品为补肾之要药，用于血虚萎黄、眩晕、心悸、失眠及月经不调、崩中漏下等，肾虚腰膝酸软、遗精、盗汗、耳鸣、耳聋及消渴等。近年来多用于强身健体，延缓衰老，乌发驻颜。

用量用法：煎服，10～30g。可制成丸药、药酒、膏滋、药膳服用。

宜忌：本品性质黏腻，较生地黄更甚，有碍消化，凡气滞痰多、脘腹胀痛、食少便溏者忌服。重用久服宜与陈皮、炒砂仁等同用，防止黏腻碍胃。

现代研究：本品有很好的强心、利尿、降血糖作用。

3. 白芍（别名：白花芍药）

性味功效：苦、酸，微寒。归肝、脾经。养血敛阴，柔肝止痛，平抑肝阳。

适应证：用于血虚之面色无华，口唇淡白，两目干涩，眩晕心悸，视物模糊，虚汗不止，月经量少色淡，甚或经闭不行。血不养胎，堕胎小产等均可服用本品以调补。

用量用法：煎服，5～15g，大剂量15～30g。

宜忌：虚寒性腹痛泄泻者不宜食用。不可与藜芦同用。

现代研究：本品有降血压、抗炎和免疫调节作用；有较好的镇痛、解痉作用；对肝细胞损伤具有保护作用，可降低转氨酶。

4. 阿胶

性味功效：甘，平。归肺、肝、肾经。补血，滋阴，润肺，止血。

适应证：用于血虚之面色萎黄、爪甲苍白、头昏、心悸，妇女血虚所致月经不调、血枯经闭。本品能滋肾阴而润肺燥，常用于中老年阴虚有热的便秘、心烦失眠、肺燥干咳或咳喘者。

用量用法：5～15g，入汤剂宜烊化冲服。也可制成丸、药酒、膏滋服用。

宜忌：本品为滋补强壮保健之佳品，但黏腻而有碍消化，故脾胃虚弱、消化不良者慎用。

现代研究：本品具有很好的止血补血作用，可促进机体对钙的吸收，有抗疲劳和耐缺氧的作用。

5. 何首乌（别名：紫乌藤、野苗）

性味功效：苦、甘、涩，微温。归肝、肾经。补肝肾，益精血，乌须发，强筋骨。

适应证：用于精血亏虚之头晕眼花，须发早白，腰膝酸软，遗精，崩漏带下，早衰，久疟，痈疽，肠燥便秘等。本品历来被视为乌须黑发、延年益寿之要药。

用量用法：煎服，10～30g。可制成丸、膏滋服用。

宜忌：大便溏薄者忌食。不宜与猪肉、羊肉、萝卜、葱、蒜一起食用。

现代研究：本品可提高机体免疫功能，具有促进造血、降血脂、抗动脉粥样硬化、保肝、延缓衰老、调节内分泌功能、润肠通便等作用。

6. 龙眼肉（别名：桂圆肉、亚荔枝）

性味功效：甘，温。归心、脾经。补益心脾，养血安神。

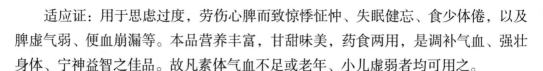

适应证：用于思虑过度，劳伤心脾而致惊悸怔忡、失眠健忘、食少体倦，以及脾虚气弱、便血崩漏等。本品营养丰富，甘甜味美，药食两用，是调补气血、强壮身体、宁神益智之佳品。故凡素体气血不足或老年、小儿虚弱者均可用之。

用量用法：煎服，10～25g，大剂量30～60g。也可熬膏或酒浸。

宜忌：湿盛中满或有停饮、痰者忌服。本品温性大，有内火者不宜食。

现代研究：本品对痢疾杆菌有抑制作用，还具有很好的抗衰老作用。

（三）补阳药

本类中药具有补助人体阳气的作用，用以治疗各种阳虚不足者。常用于肾阳不足、心阳不振、脾阳虚弱者，症见形寒肢冷、腰膝酸软、性欲淡漠、宫冷不孕、尿频遗尿、崩漏带下、眩晕耳鸣、须发早白、筋骨痿软或小儿发育不良；脾肾阳虚之脘腹冷痛或阳虚水泛之水肿；肺肾两虚，肾不纳气之虚喘等。

1. 鹿茸

性味功效：甘、咸，温。归肾、肝经。补肾阳，益精血，强筋骨，调冲任。

适应证：用于肾虚骨弱，腰膝无力，遗精，遗尿，子宫虚冷，崩漏，带下，小儿五迟。本品能生精补髓、强筋健骨，故是强壮健身、祛病抗衰老的珍品，可用治一切虚损以及精血亏虚所致形体虚弱、四肢痿软、腰膝疼痛、耳鸣耳聋等。

用量用法：研末吞服，1～2g，或入丸、散。服用本品宜从小量开始，缓缓增加，不可骤用大量，以免阳升风动，头晕目赤，或伤阴动血。

宜忌：凡患有高血压病、冠心病、肝肾疾病、各种发热性疾病、出血性疾病者，均不宜服用本品。

现代研究：本品具有较强的抗疲劳作用，能增强耐寒能力，能增强机体的免疫功能；对心血管的影响因剂量不同而呈现双向调节的作用；具有抗衰老、抗氧化作用；能增强胃肠蠕动和促进分泌功能。

2. 紫河车

性味功效：甘、咸，温。归肺、肝、肾经。补肾益精，养血益气。

适应证：用于阳痿遗精，腰酸，头晕耳鸣，产后乳汁缺少，面色萎黄消瘦，体倦乏力者。凡中老年人脏腑功能衰退、妇女素体亏虚、儿童先天不足者，服之均有补养扶正之功。

用量用法：研末装胶囊服，1.5～3g；也可入丸、散。如用鲜胎盘，每次半个至一个，水煮服食。

宜忌：如有感冒、腹泻、口苦内热者不宜服用。阴虚火旺者不宜单用。

现代研究：本品具有激素样作用，能促进乳腺、子宫、阴道、睾丸的发育，对甲状腺也有促进作用；能增强机体抵抗力；有抗感染作用；另外，还有凝血作用。

3. 淫羊藿（别名：仙灵脾）

性味功效：辛、甘，温。归肾、肝经。补肾壮阳，祛风除湿。

适应证：用于阳痿，尿频，腰膝无力，风湿痹痛，筋骨不利及肢体麻木等。近年来本品还可用于更年期高血压，亦用治冠心病心绞痛。

用量用法：煎服，3～15g。服药期间保持良好的作息习惯，尽量避免熬夜。少吃辛辣或者刺激性食物。

宜忌：阴虚火旺、阳事易举者不宜服。

现代研究：本品具有雄性激素样作用，还可提高机体免疫系统的功能，还有降压及良好的防治骨质疏松的作用。

4. 杜仲（别名：丝棉皮、胶树）

性味功效：甘，温。归肝、肾经。补肝肾，强筋骨，安胎，降血压。

适应证：用于小儿麻痹后遗症之肢体痿软，老人腰脊酸痛、足膝痿弱，妇女胎动不安、胎漏下血、产后虚寒腰痛等。此外，现代可用于肝肾不足之高血压、糖尿病、前列腺肥大等。

用量用法：煎服，10～15g。可浸酒或熬膏。

宜忌：炒后破坏其胶质有利于有效成分煎出，故比生用效果好。本品为温补之品，阴虚火旺者慎用。

现代研究：本品具有很好的降压、利尿作用，还有一定的抗衰老作用。

5. 续断

性味功效：苦、辛，微温。归肝、肾经。补益肝肾，强筋健骨，止血安胎，疗伤续折。

适应证：用于阳痿不举，遗精遗尿，腰膝酸痛，寒湿痹痛，崩漏下血，胎动不安，跌打损伤，筋伤骨折等。现代研究表明，中老年人尤可常服。

用量用法：煎服，9～15g；或入丸、散。可浸酒或熬膏。

宜忌：风湿热痹者忌服。

现代研究：本品有抗衰老作用，对子宫有较强的兴奋作用，对肺炎双球菌有抑制作用，有杀死阴道毛滴虫的作用。

6. 肉苁蓉（别名：大芸、寸芸、苁蓉）

性味功效：甘、咸，温。归肾、大肠经。补肾助阳，润肠通便。

适应证：用于体虚便秘、产后便秘、病后便秘及老年便秘，遗精、早泄、阳痿、精子稀少不育、妇女带下、不孕症、四肢不温、月经不调、腰膝酸痛。现代常用于高血压病患者。

用量用法：煎服，10～15g。可浸酒或熬膏。

宜忌：本品能助阳、滑肠，故阴虚火旺及大便泄泻者不宜服，大便秘结者宜服。此外，性功能亢进者不宜食用。

现代研究：本品有抗衰老、降压作用，能调节内分泌，能增强免疫系统功能。

7. 核桃仁（别名：胡桃仁、胡桃肉）

性味功效：甘，温。归肾、肺、大肠经。滋补强壮，延年益寿，润肠通便。

适应证：用于肾虚腰痛脚软，小便频数，喘咳，气喘，肠燥便秘者。特别适合老年和体弱者作为常用滋补品。

用量用法：煎服，10～30g。

宜忌：不可与浓茶同服，不可与野鸡肉一起食用。肺炎、支气管扩张、便溏者不宜服用。

现代研究：本品对脑神经有保健作用，有防治动脉硬化的作用，有抗衰老作用，镇咳平喘作用也十分明显。

8. 冬虫夏草（别名：中华虫草）

性味功效：甘，温。归肾、肺经。补肾益肺，止血化痰。

适应证：用于阳痿遗精，腰膝酸痛，久咳，劳嗽痰血，自汗，怕冷。中老年人常服之能增强机体抵抗力，延缓衰老。

用量用法：煎服，5～15g。也可入丸、散、药膳。

宜忌：有表邪者不宜用。

现代研究：本品具有防治急性肾衰竭的作用；有调节心脑血管的作用；有促进人体的新陈代谢，改善人体的微循环的作用；有降血脂、降血压作用；有抗肿瘤、抗传染病的功效；另外还有镇咳祛痰作用。

（四）补阴药

本类药物具有滋养阴液、纠正阴虚的功效，以治疗阴虚证为主。本品适用于肺阴虚、胃阴虚、肝阴虚、肾阴虚、心阴虚症见午后潮热、手足心烦热、盗汗、咽干口燥、两目干涩、烦躁多梦、腰酸腿软、大便秘结、苔少舌质红且瘦、脉细数。使用本类药物治疗热邪伤阴或阴虚内热证，常与清热药配伍，以利阴液的固护或阴虚内热的消除。

1. 北沙参

性味功效：甘、微苦，微寒。归肺、胃经。养阴清肺，益胃生津。

适应证：用于干咳少痰、咳血或咽干音哑等肺阴虚证，饥不欲食、大便干结、干呕等胃阴虚证。现常用于慢性支气管炎、肺结核等患者。此外，本品还可通过清润肺气而润泽皮肤。

用量用法：煎服，4.5~9g。也可制成丸、酒、膏滋、药膳服用。

宜忌：本品反藜芦，不宜与藜芦同用。

现代研究：本品具有免疫调节作用，可抗突变、抗肿瘤、抗细菌及真菌、抗衰老，还有抑制酪氨酸酶、镇咳祛痰的作用。

2. 南沙参

性味功效：甘，微寒。归肺、胃经。养阴清肺，清胃生津，补气，化痰。

适应证：用于干咳痰少、咳血或咽干音哑等肺阴虚证，口燥咽干、大便秘结及饥不欲食、呕吐等胃阴虚证。目前常用于慢性支气管炎、百日咳、肺结核、小儿口疮等病症。

用量用法：煎服，9~15g。也可制成丸、酒、膏滋、药膳服用。

宜忌：反藜芦，风寒咳嗽者慎服。

现代研究：本品具有免疫调节、抗辐射、抗衰老、清除自由基、保肝等多种药理作用，还有强心、祛痰、抗真菌作用。

3. 百合（别名：强瞿、番韭、山丹）

性味功效：甘，微寒。归肺、心、胃经。养阴润肺，清心安神。

适应证：用于干咳少痰，咳血，咽干音哑，失眠心悸等症。特别适合有轻度失眠的人群。

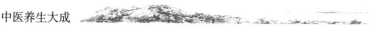

用量用法：煎服，6～12g。蜜炙可增加润肺作用。可入丸、散、膏滋、药膳服用。

宜忌：风寒咳嗽、虚寒出血、脾胃不佳者忌食。

现代研究：本品具有镇咳祛痰、镇静、强壮、抗癌的作用。

4. 麦冬（别名：沿阶草、书带草、麦门冬）

性味功效：甘、微苦，微寒。归胃、肺、心经。养阴生津，润肺养胃，清心益脉。

适应证：用于舌干口渴，饥不欲食，呕逆，大便干结，鼻燥咽干，干咳痰少，咳血，咽痛音哑，心烦，失眠多梦，健忘，心悸怔忡等症。久服可健身强体，抗衰老，悦肤美颜，延年益寿。现代常用于冠心病、糖尿病及小儿夏季热等人群。

用量用法：煎服，6～12g。也可制成丸、酒、膏滋、药膳服用。

宜忌：凡脾胃虚寒泄泻，胃有痰饮湿浊及暴感风寒咳嗽者均忌服。

现代研究：本品具有一定的抗心律失常、改善心肌缺血、增强心肌收缩力和减慢心率的作用，对血糖有双向性调节作用，对白色葡萄球菌、大肠杆菌及伤寒杆菌等有较强的抑制作用，可增强耐缺氧能力，有增强免疫功能的作用。

5. 石斛

性味功效：甘，微寒。归胃、肾经。益胃生津，滋阴清热，补肾益精，强壮筋骨。

适应证：用于热伤津液之低热烦渴、舌红少苔，胃阴不足之口渴咽干、呕逆少食、胃脘隐痛、舌光少苔，肾阴不足之视物昏花等症。

用量用法：煎服，6～12g；鲜用，15～30g。宜久煎。或熬膏，或入丸、散。

宜忌：热病早期阴未伤者、湿温病未化燥者、脾胃虚寒者（胃酸分泌过少者）不宜服。

现代研究：本品具有抗衰老、提高免疫力、降血糖、提高心脑血管功能、抗肿瘤的作用，对肠管有兴奋作用。

6. 黄精（别名：老虎姜、鸡头参）

性味功效：甘，平。归脾、肺、肾经。补气养阴，健脾，润肺，益肾。

适应证：用于干咳少痰，劳咳久咳，面色萎黄，困倦乏力，口干食少，大便干燥，头晕，腰膝酸软，须发早白等早衰症。长期服用本品能延年益寿、延缓衰老。

用量用法：煎服，9～15g。也可制成丸、药酒、膏剂服用。

宜忌：凡脾虚有湿，咳嗽痰多及中寒泄泻者均忌用。

现代研究：本品具有降压作用，对防止动脉粥样硬化及肝脏脂肪浸润有一定效果，对血糖也有一定的影响，可以抗疲劳，有延缓衰老作用。

7. 枸杞子（别名：枸杞、甜菜子、红青椒）

性味功效：甘，平。归肝、肾经。滋补肝肾，益精明目。

适应证：用于中老年人视力减退，内障目昏，头晕目眩，腰膝酸软，遗精滑泄，耳聋，牙齿松动，须发早白，失眠多梦，潮热盗汗，消渴等症。

用量用法：煎服，6～12g。泡水服用，或制成膏滋、药酒、药膳服用。

宜忌：外邪实热、脾虚有湿及泄泻者忌服。

现代研究：本品具有增强免疫功能的作用，可延缓衰老、降血糖、降血压、抗肝损伤、抗脂肪肝、抗疲劳、抗肿瘤作用。

8. 女贞子（别名：女贞实、白蜡树子、鼠梓子）

性味功效：甘、苦，凉。归肝、肾经。滋补肝肾，乌须明目。

适应证：用于肝肾亏虚之目暗不明，视力减退，须发早白，眩晕耳鸣，失眠多梦，腰膝酸软，遗精，消渴，潮热，心烦等症。现代常用于高脂血症、动脉粥样硬化、糖尿病、慢性肝炎、白细胞减少症等有肝肾亏虚者。

用量用法：煎服，6～12g；或入丸、散剂。

宜忌：清虚热宜生用，补肝肾宜熟用。脾胃虚寒泄泻及阳虚者忌用。

现代研究：本品具有强心、利尿作用，可降血脂及抗动脉硬化，有降血糖作用，有提高机体免疫功能的作用，另外还有抗炎、抗癌、抗突变、抗肝损伤的作用。

9. 桑葚（别名：黑椹、桑枣、桑葚子）

性味功效：甘、酸，寒。归肝、肾经。补肝益肾，安神益智，滋阴补血，生津润燥，润肠通便。

适应证：用于肝肾阴血不足的头晕耳鸣，目暗昏花，关节不利，失眠，须发早白，津伤口渴，消渴，肠燥便秘者。现常用于贫血、神经衰弱之心悸失眠、健忘等。

用量用法：煎服，9～15g。可熬膏、浸酒或生吃。

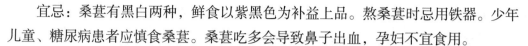

宜忌：桑葚有黑白两种，鲜食以紫黑色为补益上品。熬桑葚时忌用铁器。少年儿童、糖尿病患者应慎食桑葚。桑葚吃多会导致鼻子出血，孕妇不宜食用。

现代研究：本品有增强免疫功能，能促进造血细胞的生长，防止动脉硬化、骨骼关节硬化，促进新陈代谢，有抗诱变、降血糖、降血脂、护肝、抗病毒、抗氧化及延缓衰老和改善性功能等作用。

10. 黑芝麻（别名：胡麻、油麻、巨胜）

性味功效：甘，平。归肝、肾、大肠经。补肝肾，润肠燥。

适应证：用于肝肾不足所致的眩晕，眼花，视物不清，腰酸腿软，耳鸣耳聋，头发枯落，发须早白等症。现常用于高脂血症、高血压病、老年哮喘、肺结核、荨麻疹、习惯性便秘、糖尿病、血小板减少性紫癜、慢性神经炎、末梢神经麻痹等有肝肾不足者。

用量用法：煎服，9~15g；或入丸、散、膏剂。

宜忌：患有慢性肠炎、便溏腹泻者忌食。

现代研究：本品具有降低血糖、抗炎、防治动脉硬化的作用。

11. 板胶（别名：龟板、乌龟壳、血板）

性味功效：甘，寒。归肾、肝、心经。滋阴潜阳，益肾健骨，养血补心。

适应证：用于阴虚内热之骨蒸盗汗，阴虚阳亢之头晕目眩等，肾精亏损、脑髓不充所致的筋骨痿弱、小儿囟门不合、行迟齿迟、弱知健忘，阴虚血热之崩漏、月经过多等。现常用于体质虚弱的老人和儿童，不孕不育、更年期综合征等人群服用本品以补肾益精、强筋壮骨、健脑益智。

用量用法：煎服，9~24g。煎汤须先煎、久煎。可研末，入滋膏等。

宜忌：脾胃虚寒、内有寒湿者及孕妇禁服。板胶恶沙参、蟑螂。

现代研究：本品具有提高细胞免疫、体液免疫功能及延缓衰老的作用。

（五）化痰（止咳平喘）类

化痰类中药具有祛痰或消痰作用，适用于体内有痰而致咳嗽、哮喘、眩晕头痛、肥胖、呕吐、失眠等人群。

1. 半夏（别名：地文、守田）

性味功效：辛，温。有毒。归脾、胃、肺经。燥湿化痰，降逆止呕，消痞散结；外用消肿止痛。

适应证：用于年高体胖者，咳喘痰多、呕吐反胃、胸脘痞满、头痛眩晕、夜卧不安等体内有痰湿者均可服用。现常用于高血压病、高脂血症、中风后遗症等属痰湿体质者的调理。

用量用法：煎服，3~10g。可制成丸剂、膏滋。若半夏中毒，可用稀醋、浓茶等解救。

宜忌：不宜与乌头类药材同用。其性温燥，阴虚燥咳、血证、热痰、燥痰应慎用。

现代研究：本品具有镇咳、镇吐和催吐作用，有抗生育作用，对胰蛋白酶有抑制作用，还有降压、促凝血、促细胞分裂作用。

2. 白芥子（别名：芥菜子、青菜子、辣菜子）

性味功效：辛，温。归肺、胃经。温肺化痰，利气，散结消肿。

适应证：用于寒痰喘咳，胸胁胀痛，痰滞经络，关节麻木、疼痛，痰湿流注等。现常用于支气管哮喘、高脂血症、中风后遗等有寒痰者。

用量用法：煎服，3~6g。外用适量，研末调敷。

宜忌：本品辛温走散，耗气伤阴，久咳肺虚及阴虚火旺者忌用，消化道溃疡、出血者及皮肤过敏者忌用。用量不宜过大。

现代研究：本品具有抗真菌作用，对许兰氏黄癣菌等皮肤真菌有不同程度的抑制作用。

3. 川贝母

性味功效：苦、甘，微寒。归肺、心经。清热化痰，润肺止咳，散结消肿。

适应证：适用于肺虚久咳、虚劳咳嗽、肺热燥咳及瘰疬、乳痈、肺痈等。现常用于支气管哮喘、过敏性咳嗽、占位性病变等有阴虚肺燥、热痰、燥痰者。

用量用法：煎服，3~10g；研末服，1~2g。配合蜂蜜、饴糖、梨等食品作为呼吸系统疾病的食疗。可制成丸剂、膏滋。

宜忌：脾胃虚寒、寒痰、湿痰等不宜食用。此外，川贝母不能同乌头类药材一起用。

现代研究：本品具有镇咳、祛痰、平喘作用，还有降血压、抗肿瘤、抗菌、抗炎作用。

4. 浙贝母

性味功效：苦，寒。归肺、心经。清热化痰，散结消痈。

适应证：用于风热、痰热咳嗽，乳痈疮毒，肺痈等。现常用于支气管哮喘、过敏性咳嗽、占位性病变等体内有热痰、燥痰者。

用量用法：煎服，3～10g。可制成丸药。

宜忌：不宜与乌头类药材同用。脾胃虚寒及有湿痰者不宜用。

现代研究：本品有镇咳、祛痰、松弛气管平滑肌的作用，有镇痛、抗菌、抗炎、降压、溶石、抗溃疡、止泻、抗肿瘤作用。

5. 瓜蒌（别名：药瓜、栝楼、果裸）

性味功效：甘、微苦，寒。归肺、胃、大肠经。清热化痰，宽胸散结，润肠通便。

适应证：用于咳嗽痰黄，质稠难咯，胸膈痞满，胸痹，肺痈，肠痈，乳痈，肠燥便秘等。本品常用来防治咳嗽、便秘等疾病。

用量用法：煎服。全瓜蒌10～20g；瓜蒌皮6～12g；瓜蒌仁10～15g，打碎入煎。

宜忌：本品甘寒而滑，脾虚便溏者及寒痰、湿痰忌用。不宜与乌头类药材同用。

现代研究：本品可改善血液流变学，可导致血脂变化，有抗肿瘤、抗菌、促进免疫、抗炎作用。

6. 竹沥（别名：竹汁、淡竹沥、竹油）

性味功效：甘，寒。归心、肺、肝经。清热豁痰，定惊利窍。

适应证：用于痰热咳喘，痰稠难咯，顽痰胶结，惊痫癫狂等。

用量用法：内服30～50g，冲服。本品不能久藏，但可熬膏瓶贮，称竹沥膏。外用适量，调敷或点眼。

宜忌：本品性寒滑，寒痰及便溏者忌用。

现代研究：本品具有很好的镇咳、祛痰、平喘作用。

7. 桔梗

性味功效：苦、辛，平。归肺经。宣肺，祛痰，利咽，排脓。

适应证：用于咳嗽痰多，胸闷不畅，咽喉肿痛，失音，便秘等。现代常用于慢性咽喉炎、过敏性鼻炎等有痰湿者。

用量用法：煎服，3～10g；或入丸、散剂。

宜忌：本品性升散，凡气机上逆之呕吐、呛咳、眩晕，阴虚火旺之咳血等不宜用。胃、十二指肠溃疡者慎服。用量过大易致恶心呕吐，孕妇最好少用。

现代研究：本品具有祛痰、镇咳、抗炎、降血压、降血糖作用，可以抑制胃液分泌和抗溃疡。

8. 苦杏仁（别名：杏仁）

性味功效：苦，微温。有小毒。归肺、大肠经。止咳平喘，润肠通便，驱虫。

适应证：用于咳嗽气喘，肠燥便秘，外阴瘙痒，蛲虫病等。本品常用于老人或产后大便燥结，对于皮肤黯黑有色斑的女性也有帮助。

用量用法：煎服，3～10g，宜打碎入煎；或入丸、散。

宜忌：阴虚咳喘及大便溏泻者忌用。本品有小毒，用量不宜过大。婴儿慎用。

现代研究：本品能镇咳、平喘，有抗炎、镇痛、抗肿瘤、降血糖、降血脂和美容等作用。

9. 紫菀（别名：青菀、紫倩、返魂草）

性味功效：苦、辛、甘，微温。归肺经。润肺化痰止咳。

适应证：用于痰多喘咳，新久咳嗽，劳嗽咳血，胸痹及小便不通等。现常用于治疗慢性咳喘。

用量用法：煎服，5～10g。外感暴咳生用，肺虚久咳蜜炙用。

宜忌：有实热者忌服。

现代研究：本品具有很好的祛痰、镇咳作用。

10. 枇杷叶（别名：巴叶、芦橘叶）

性味功效：苦，微寒。归肺、胃经。清肺止咳，降逆止呕。

适应证：用于肺热咳嗽，气逆喘急及胃热呕吐，呃逆等。

用量用法：煎服，5～10g。止咳宜炙用，止呕宜生用。

宜忌：肺寒咳嗽及胃寒呕吐者禁服。

现代研究：本品具有镇咳、祛痰、平喘作用，有抗菌作用。

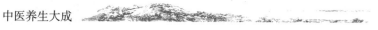

（六）活血（化瘀）类

本类中药均具有通利血脉、促进血行、消散瘀血的功效，用于瘀血阻滞所引起的各种病证。由于瘀阻的部位不同，表现的症状也不一，如瘀阻于心所致的胸闷心痛、口唇青紫，瘀阻于肺所致的胸痛咳血，瘀阻于肝所致的胁痛痞块，瘀阻于胞宫所致的小腹疼痛、月经不调、痛经等，瘀阻于肢体所致的局部肿痛青紫，瘀阻于脉络所致的半身不遂等。因本类药物行散力强，易耗血动血，故不宜用于妇女月经过多以及其他出血证无瘀血现象者，对于孕妇尤当慎用或忌用。

1. 川芎（别名：山鞠穷、芎䓖）

性味功效：辛，温。归肝、胆、心包经。活血行气，祛风止痛。

适应证：老年气滞血瘀所致胸痹心痛、血脉瘀阻、风中经络、半身不遂、肢体麻木，妇女气血瘀阻所致月经不调、产后病，以及一般肝郁气滞、胁肋胀痛、风邪头痛、风湿痹痛、跌打损伤，均可用本品调治。

用量用法：煎服，3～9g。可制成膏滋、药酒服用。

宜忌：阴虚火旺，多汗，热盛及无瘀之出血证和孕妇慎用。

现代研究：本品具有镇静作用，可以抗血栓、防治心血管疾病等，还有抗菌、抗放射作用。

2. 丹参（别名：赤参、山参、紫丹参）

性味功效：苦，微寒。归心、心包、肝经。活血调经，祛瘀止痛，凉血消痈，除烦安神。

适应证：用于月经不调，闭经，痛经，产后腹痛，血瘀心痛，跌打损伤，风湿痹，疮痈肿毒，心悸失眠等有瘀血者。本品常用于防治冠心病、脑血栓形成、高脂血症、前列腺肥大等老年病，并常用于慢性肝炎、肝硬化、慢性盆腔炎等疾病的防治。

用量用法：煎服，5～15g。活血化瘀宜酒炙用。

宜忌：反藜芦。孕妇慎用。

现代研究：本品具有促进组织的修复与再生作用；可以加强心肌收缩力，改善心脏功能，扩张冠脉，增加心肌血流量，扩张外周血管，抗血栓形成，改善微循环；本品还有保肝、抗菌、降血脂作用。

3. 红花（别名：红蓝花、刺红花）

性味功效：辛，温。归心、肝经。活血通经，祛瘀止痛。

适应证：用于闭经，痛经，产后瘀滞腹痛，积聚，胸痹心痛，腹痛，胁痛，跌打损伤，瘀滞肿痛，瘀滞斑疹色暗等属血瘀不通者。近年来，本品常用于冠心病、血栓闭塞性脉管炎、中风、牛皮癣、亚健康等属血瘀者。

用量用法：煎服，3～10g。外用适量。

宜忌：孕妇、有出血倾向者慎用。

现代研究：本品对心肌具有双向调节作用，受剂量影响；有降压、抗疲劳、镇痛和镇静作用。

4. 桃仁（别名：毛桃仁、扁桃仁、大桃仁）

性味功效：苦、甘，平。有小毒。归心、肝、大肠经。活血祛瘀，润肠通便，止咳平喘。

适应证：用于瘀血阻滞之胸痛、腹痛、女子经闭、痛经、肠燥便秘等。本品是心脑血管病变、便秘、斑疹色暗的常用防治药。

用量用法：煎服，5～10g，捣碎用；桃仁霜入汤剂宜包煎。

宜忌：孕妇忌用，便溏者慎用。本品有毒，不可过量。

现代研究：本品有抗炎、抗过敏、镇咳的作用。

5. 益母草（别名：茺蔚、红花艾、坤草）

性味功效：辛、苦，微寒。归心、肝、膀胱经。活血调经，利水消肿，清热解毒，养颜美容。

适应证：用于经闭，痛经，经行不畅，产后恶露不尽，瘀滞腹痛，水肿，小便不利，跌打损伤，疮痈肿毒，皮肤瘾疹等。现常用于动脉硬化、高血压病、慢性肾病的防治。

用量用法：10～30g，煎服；或熬膏，入丸剂。外用适量捣敷或煎汤外洗。

宜忌：无瘀滞及阴虚血少者忌用。本品忌铁器。

现代研究：本品具有抗血小板聚集、凝集作用，有改善冠脉循环和保护心脏的作用；其不同剂量对呼吸中枢、心脏、肠平滑肌有双向调节作用，对子宫有一定的兴奋作用。

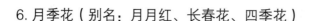

6.月季花（别名：月月红、长春花、四季花）

性味功效：甘、淡、微苦，平。归肝经。活血调经，疏肝解郁，消肿解毒。

适应证：用于月经不调、痛经、闭经及胸胁胀痛，跌打损伤，瘀肿疼痛等。

用量用法：煎服，2～5g，不宜久煎。亦可泡服，或研末服。外用适量。本品泡茶，常用于美容泽肤。

宜忌：用量不宜过大，多服久服可引起腹痛及便溏腹泻。孕妇慎用。

现代研究：本品具有抗菌、抗病毒、抗氧化、利尿作用，可增强机体免疫功能，可抑制血小板聚集，有抗癌的作用。

7.穿山甲（别名：鲮鲤、陵鲤、龙鲤）

性味功效：咸，微寒。归肝、胃经。活血消癥，通经，下乳，消肿排脓。

适应证：用于闭经，产后乳汁不下，风湿痹痛，中风瘫痪，痈肿疮毒，瘰疬等。近年来常用于乳房疾病、甲状腺疾病、肿瘤等病的防治。

用量用法：煎服，3～10g。研末吞服，每次1～1.5g。可药食两用。

宜忌：气血虚弱、痈疽已溃及孕妇禁服。

现代研究：本品具有降低血液黏度、抗炎的作用，还可以增强机体对缺氧的耐受能力。

（七）清热类

本类中药以清解里热，治疗里热证为主。适用于体内有热，如肝火、心火、胃火、肾热有火等，或热毒痈肿疮毒及阴虚发热等里热证，也可用于湿热泻痢等。药物性多寒凉，易伤脾胃，故脾胃气虚、食少便溏者慎用；苦寒药物易化燥伤阴，热证伤阴或阴虚人群慎用。

1.桑叶（别名：冬桑叶）

性味功效：甘、苦，寒。归肺、肝经。疏散风热，清肺润燥，平抑肝阳，清肝明目。

适应证：常用于风热感冒之发热、咽痒、咳嗽，肝阳上亢之头痛眩晕、头重脚轻、烦躁易怒，肝火旺盛所致的目赤、涩痛、多泪等症。

用量用法：水煎服，5～9g。外用可煎水洗眼，蜜制能增强润肺止咳的作用。

宜忌：无论老幼均可使用，且四季皆宜。

现代研究：有抗凝血、降血压、降血糖血脂、抗血栓形成和抗动脉粥样硬化、抑菌、抗炎、抗病毒、抗肿瘤、抗衰老、抗疲劳、抗丝虫病、解痉、抗溃疡、解毒、美容作用。

2. 菊花（别名：黄华、秋菊）

性味功效：辛、甘、苦，微寒。归肺、肝经。疏散风热，平抑肝阳，清肝明目，清热解毒。

适应证：用于风热感冒之发热、头痛、咳嗽，肝火旺盛所致的头痛眩晕、目赤肿痛，内火旺盛所致的口舌生疮、痤疮等症。现常用于高血压病、高脂血症及冠心病等有肝火的人群。

用量用法：水煎服，5～9g。可泡茶饮用，亦可与大米、薏米、莲子、百合、枸杞子、红枣等熬粥服用，或酿制成酒剂。

宜忌：不宜长期大量饮用。

现代研究：有抗病毒、抗衰老、抗炎、抗肿瘤、抗血栓形成作用。

3. 知母（别名：地参）

性味功效：苦、甘，寒。归肺、胃、肾经。清热泻火，生津润燥。

适应证：用于外感热病，高热烦渴，阴虚火旺所致潮热、盗汗、心烦等症。现用于高血糖、高血压等的防治。

用量用法：水煎服，6～12g。

宜忌：本品性寒质润，有滑肠作用，故脾虚便溏者不宜用。

现代研究：有降血糖、抗病原微生物、抗血小板聚集、解热作用。

4. 芦根（别名：芦茅根、苇根）

性味功效：甘，寒。归肺、胃经。清热泻火，生津止渴，除烦，止呕，利尿。

适应证：用于热病伤津，烦热口渴，小便短赤等症。

用量用法：水煎服，15～30g，或捣汁用。

宜忌：脾胃虚寒者忌服。

现代研究：对骨骼肌有抑制作用。

5. 天花粉（别名：栝楼根）

性味功效：甘、微苦，微寒。归肺、胃经。清热泻火，生津止渴，消肿排脓。

适应证：常用于热病烦渴，咽干口渴，阴虚肺热之干咳少痰、痰中带血，内火旺盛之口舌生疮等症。

用量用法：水煎服，10～15g。亦可与粳米熬粥服用。

宜忌：不宜与乌头类药材同用。

现代研究：有抗癌、调节免疫功能、抗菌及抗病毒作用。

6. 夏枯草（别名：羊肠菜）

性味功效：甘、微苦，微寒。归肺、胃经。清热泻火，生津止渴，消肿排脓。

适应证：用于肝火上炎之目赤肿痛，目珠疼痛，至夜尤甚者。现常用于甲状腺肿大、甲状腺结节、乳腺小叶增生，乳腺纤维瘤等的防治。

用量用法：水煎服，10～15g。也可熬膏或入丸、散。

宜忌：不宜与乌头类药材同用。

现代研究：有降血压、抗炎、抗癌细胞作用。

7. 决明子（别名：草决明）

性味功效：甘、苦、咸，微寒。归肝、大肠经。清热明目，润肠通便。

适应证：用于肝火旺盛之目赤肿痛、羞明多泪、头痛目赤、视物昏花、目暗不明、大便秘结。现代用于高血压病、高脂血症的防治。

用量用法：用于润肠通便，不宜久煎。肾虚、便秘、体胖以及用眼较多、长期面对电脑工作者适宜饮用决明子茶，一般每次5～15g即可。

宜忌：孕妇忌服，脾胃虚寒、气血不足者不宜服用。

现代研究：有降血脂、降血压、调节免疫功能、保护视神经、增强视力、缓泻、抗菌作用。

8. 黄芩（别名：山茶根）

性味功效：苦，寒。归肺、胆、脾、胃、大肠、小肠经。清热燥湿，泻火解毒，止血，安胎。

适应证：用于胸闷恶心呕吐、舌苔黄腻，泄泻，痢疾，肺热咳嗽气喘，痰多色黄，外感热病，高热烦渴，面赤唇燥，尿赤便秘，内热胎动不安等症。

用量用法：水煎服，3～10g。

宜忌：本品苦寒伤胃，脾胃虚寒者不宜使用。

现代研究：有抗细菌、抗真菌、抗病毒、抗炎、抗血小板聚集及抗凝、降血脂、保肝、利胆、抗氧化、抗癌作用。

9. 黄连（别名：川连、川黄连）

性味功效：苦，寒。归心、脾、胃、胆、大肠经。清热燥湿，泻火解毒。

适应证：用于脾胃有热之脘腹痞满、恶心呕吐、泻痢，心火亢盛之神昏、烦躁，内火旺盛所致的口舌生疮，胃火炽盛之食多身体消瘦，皮肤湿疹、湿疮，耳道流脓，眼目红肿等症。

用量用法：水煎服，2~5g。

宜忌：本品大苦大寒，过服久服易伤脾胃，脾胃虚寒者忌用；苦燥易伤阴津，阴虚津伤者慎用。

现代研究：有抗细菌、抗真菌、抗病毒、抗阿米巴、抗炎、抗腹泻、解热、降血糖、降血脂、抗氧化、抗溃疡作用。

10. 黄柏（别名：元柏）

性味功效：苦，寒。归肾、膀胱、大肠经。清热燥湿，泻火除蒸，解毒疗疮。

适应证：用于带下黄浊臭秽，小便短赤热痛，黄疸，脚气肿痛，内火旺盛所致的口舌生疮，湿疹瘙痒，阴虚潮热盗汗，腰酸遗精等症。

用量用法：水煎服，3-12g；或入丸、散。

宜忌：脾虚泄泻，胃弱食少者忌服。

现代研究：有抗菌、抗炎、调节免疫功能、抗溃疡作用。

11. 金银花（别名：忍冬、金银藤）

性味功效：甘，寒。归肺、心、胃经。清热解毒，疏散风热。

适应证：用于外感风热之身热头痛、咽痛口渴，热毒痢疾之下利脓血，咽喉肿痛，小儿热疮及痱子。

用量用法：水煎服，每日6~15g。

宜忌：脾胃虚寒及气虚疮疡脓清者忌用。

现代研究：有抗病原微生物、抗炎、解热、加强免疫机能、中枢兴奋、降血脂、抗内毒素作用。

12. 连翘（别名：连壳、青翘）

性味功效：苦，微寒。归肺、心、小肠经。清热解毒，消肿散结，疏散风热。

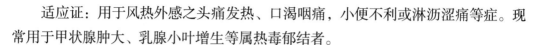

适应证：用于风热外感之头痛发热、口渴咽痛，小便不利或淋沥涩痛等症。现常用于甲状腺肿大、乳腺小叶增生等属热毒郁结者。

用量用法：水煎服，6～15g。

宜忌：脾胃虚寒及气虚脓清者不宜用。

现代研究：有抗炎、解热、保肝作用。

13. 板蓝根（别名：大青根）

性味功效：苦，寒。归心、胃经。清热解毒，凉血，利咽。

适应证：用于治疗外感风热，发热头痛，咽痛。现常用于流行性感冒、腮腺炎、扁桃体炎的防治。

用量用法：水煎服，9～15g。也可泡茶饮用。

宜忌：体虚而无实火热毒者忌服，脾胃虚寒者慎用。

现代研究：有抗病原微生物、抑制血小板聚集、解毒作用。

14. 蒲公英（别名：蒲公草）

性味功效：苦、甘，寒。归肝、胃经。清热解毒，消肿散结，利湿通淋。

适应证：用于乳房肿痛，小便涩痛，黄疸，目赤肿痛等症。现常用于慢性胃炎、恶性肿瘤、乳腺小叶增生等疾病的防治。

用量用法：水煎服，9～15g。亦可与粳米熬成粥。

宜忌：用量过大可致缓泻。

现代研究：有抗肿瘤、抗胃溃疡、利胆、保肝作用。

15. 鱼腥草（别名：折耳根）

性味功效：辛，微寒。归肺经。清热解毒，消痈排脓，利尿通淋。

适应证：用于外感热病，肝热目赤肿痛，热毒痈肿、疔疮、丹毒，毒蛇咬伤。现常用于呼吸道感染人群。

用量用法：水煎服，15～25g。可凉拌食用。

宜忌：本品含挥发油，不宜久煎。虚寒证及阴性疮疡忌服。

现代研究：有抗菌、抗病毒、提高机体免疫力、利尿作用。

16. 金荞麦（别名：苦荞麦）

性味功效：微辛、涩，凉。归肺经。清热解毒，排脓祛瘀。

适应证：用于咽喉肿痛，咯痰浓稠腥臭或咳吐脓血等症。

用量用法：水煎服，15～45g。

宜忌：不宜长期大量饮用。

现代研究：有祛痰、解热、抗炎、抗肿瘤等作用。

17. 生地黄（别名：地黄、生地）

性味功效：甘、苦，寒。归心、肝、肾经。清热凉血，养阴生津。

适应证：常用于热病伤阴，烦渴多饮，阴虚夜热早凉、便秘、舌红脉数等症。

用量用法：水煎服，10～15g。可熬粥服用。

宜忌：脾虚湿滞，腹满便溏者不宜使用。

现代研究：有降血压、抗凝血、降血糖、抗炎、抗过敏、抗真菌、抗肿瘤作用。

18. 玄参（别名：玄参）

性味功效：甘、苦、咸，微寒。归肺、胃、肾经。清热凉血，泻火解毒，滋阴。

适应证：用于身热夜甚，心烦口渴，便秘，咽喉肿痛，白喉，肝火旺盛所致的目赤肿痛等症。

用量用法：水煎服，10～15g。

宜忌：脾胃虚寒之食少便溏者不宜服用。反藜芦。

现代研究：有扩张血管、降血压、降血糖、改善血液循环、抗菌作用。

19. 牡丹皮（别名：牡丹、丹皮）

性味功效：苦、甘，微寒。归心、肝、肾经。清热凉血，活血祛瘀。

适应证：用于阴虚发热、夜热早凉、无汗，血瘀经闭、痛经，跌打伤痛等症。

用量用法：水煎服，6～12g。

宜忌：血虚有寒、月经过多及孕妇不宜用。

现代研究：有镇静、催眠、止痛、降血压、解热、抗惊厥、抑菌、抗炎作用。

20. 青蒿（别名：草蒿）

性味功效：苦、辛，寒。归肝、胆经。清透虚热，凉血除蒸，解暑，截疟。

适应证：用于阴虚发热，夜热早凉，热退无汗，潮热盗汗，五心烦热，舌红少苔，或热病后低热不退，外感暑热，头昏头痛，发热口渴，疟疾等。

用量用法：水煎服，6～12g。

宜忌：脾胃虚弱，肠滑泄泻者忌服。

现代研究：有抗疟、抗菌、抗寄生虫、解热、调节免疫作用。

（八）泻下类

本类中药能引起腹泻，或润滑大肠，促进排便。主要适用于大便秘结、胃肠积滞、实热内结及水肿停饮等里实证。使用泻下药易伤正气及脾胃，故年老体虚、脾胃虚弱者当慎用，妇女胎前产后及月经期应当忌用。对于年老体弱而有便秘者可适当选用润肠通便而不伤正气的如火麻仁、松子仁等仁类或植物类药，或可配伍一些补气养血之品。

1.大黄（别名：生军、川军）

性味功效：苦，寒。归脾、胃、大肠、肝、心包经。泻下攻积，清热泻火，凉血解毒，逐瘀通经。

2.适应证：用于饮食积滞所致的便秘，内火旺盛所致的目赤、咽喉肿痛、牙龈肿痛，烧烫伤，妇女产后瘀阻腹痛、恶露不尽，妇女瘀血经闭，跌打损伤，瘀血肿痛，痢疾，湿热黄疸，老痰壅塞，喘逆不得平卧，大便秘结者。

用量用法：水煎服，5～15g。本品生用，加强泻下作用。

宜忌：本品易伤正气，如非实证，不宜妄用；本品苦寒，易伤胃气，脾胃虚弱者慎用；其性沉降，且善活血祛瘀，故妇女妊娠期、月经期、哺乳期应忌用。

现代研究：有导泻、利胆、保肝、抗胃和十二指肠溃疡、抗菌、抗肿瘤作用。

3.番泻叶（别名：泻叶）

性味功效：甘、苦，寒。归大肠经。泻下通便。

适应证：用于热结便秘，亦可用于习惯性便秘及老年便秘。

用量用法：温开水泡服，1.5～3g。

宜忌：妇女哺乳期、月经期及妊娠期忌用。

现代研究：有抑菌、消炎、利胆作用。

4.火麻仁（别名：大麻仁）

性味功效：甘，平。归脾、胃、大肠经。润肠通便。

适应证：用于老人、产妇及体弱的肠燥便秘证。

用量用法：水煎服，10～15g。亦可熬粥服用。

宜忌：脾胃虚弱之便溏者，孕妇以及肾虚阳痿、遗精者都不太适合服用。

现代研究：有缓泻、降血压作用。

5. 郁李仁（别名：小李仁）

性味功效：辛、苦、甘，平。归脾、大肠、小肠经。润肠通便，利水消肿。

适应证：用于肠燥便秘，水肿及脚气浮肿。

用量用法：水煎服，6～12g。

宜忌：孕妇慎用。

现代研究：有泻下、抗炎和镇痛作用。

6. 松子仁（别名：松子、海松子）

性味功效：甘，温。归肺、肝、大肠经。润肠通便，润肺止咳。

适应证：用于津枯肠燥便秘，肺燥干咳。

用量用法：水煎服，5～10g。可用作烹制菜品的配料。

宜忌：脾虚便溏、湿痰者禁用。

现代研究：有抗动脉粥样硬化、溶石作用。

（九）祛风湿类

本类中药以祛除风寒湿邪，治疗风湿痹证为主。有的还兼有散寒、舒筋、通络、止痛、活血或补肝肾、强筋骨等作用。主要用于风湿痹证之肢体疼痛、关节不利肿大、筋脉拘挛等症。部分药物还适用于腰膝酸软、下肢痿弱等。痹证多属慢性疾病，为服用方便，可制成酒或丸散剂。也可制成外敷剂型，直接用于患处。辛温性燥的祛风湿药易伤阴耗血，阴血亏虚者应慎用。

1. 独活

性味功效：辛、苦，微温。归肾、膀胱经。祛风湿，止痛，解表。

适应证：用于感受风寒湿邪所致的肌肉、腰背、手足疼痛，痹证日久正虚，腰膝酸软，关节屈伸不利，外感风寒夹湿所致的头痛头重、一身尽痛等症。

用量用法：水煎服，3～9g。可制成酒剂。

宜忌：阴虚血燥者慎服。

现代研究：有解痉、镇痛、镇静和抗炎、抗菌作用。

2. 威灵仙

性味功效：辛、咸，温。归膀胱经。祛风湿，通络止痛，消骨鲠。

适应证：用于肢体麻木，筋脉拘挛，屈伸不利，骨鲠咽喉，跌打伤痛，头痛，牙痛，胃脘痛等。

用量用法：水煎服，6～9g。可制成酒剂。

宜忌：本品辛散走窜，气血虚弱者慎服。

现代研究：有降血压、降血糖、抗利尿作用。

3. 木瓜（别名：木李）

性味功效：酸，温。归肝、脾经。舒筋活络，和胃化湿。

适应证：用于腰膝关节酸重疼痛，感受风湿，脚气肿痛不可忍，腹痛吐泻转筋，津伤口渴等。

用量用法：水煎服，6～9g。可制成酒剂。

宜忌：内有郁热，小便短赤者忌服。

现代研究：有抗菌、缓解痉挛疼痛、杀虫抗痨作用。

4. 秦艽（别名：大叶秦艽）

性味功效：辛、苦，平。归胃、肝、胆经。祛风湿，通络止痛，退虚热，清湿热。

适应证：用于筋脉拘挛，骨节酸痛，中风半身不遂，口眼㖞斜，四肢拘急，舌强不语，阴虚潮热，黄疸，痔疮等。

用量用法：水煎服，3～9g。可制成酒剂。

宜忌：久痛虚羸，溲多、便滑者忌服。

现代研究：有抗炎、调节血糖、抑菌作用。

5. 五加皮

性味功效：辛、苦，温。归肝、肾经。祛风湿，补肝肾，强筋骨，利水。

适应证：用于腰膝疼痛，筋脉拘挛，筋骨痿软，小儿行迟，体虚乏力，水肿，小便不利，脚气肿痛等症。

用量用法：水煎服，4.5～9g。可制成酒剂。

宜忌：阴虚火旺者慎服。

现代研究：有调节免疫功能、抗炎镇痛的作用。

5. **桑寄生（别名：广寄生、松寄生）**

性味功效：苦、甘，平。归肝、肾经。祛风湿，补肝肾，强筋骨，安胎。

适应证：用于痹证日久之腰膝酸软、筋骨无力，月经过多，崩漏，妊娠下血，胎动不安，高血压病。

用量用法：水煎服，9～15g。可制成酒剂。

宜忌：不宜长期大量使用。

现代研究：有降血压、抗癌、利尿和镇静作用。

7. **狗脊**

性味功效：苦、甘，温。归肝、肾经。祛风湿，补肝肾，强腰膝。

适应证：用于风寒湿邪之腰痛脊强，不能俯仰者；肾虚之腰膝酸软，下肢无力者；肾虚之尿频、遗尿、带下过多清稀。

用量用法：水煎服，6～12g。可制成酒剂。

宜忌：肾虚有热，小便不利或短涩黄赤者慎服。

现代研究：有抗炎作用。

（十）化湿类

本类中药气味芳香，性偏温燥，以化湿运脾为主要作用，部分还兼有解暑、辟秽、开窍、截疟等作用。主要适用于湿浊内阻，脾为湿困，运化失常所致的脘腹痞满、呕吐泛酸、大便溏薄、食少体倦、口甘多涎、舌苔白腻等症。化湿药物气味芳香，多含挥发油，如入汤剂宜后下，不宜久煎。本类药物多属辛温香燥之品，易于耗气伤阴，故阴虚血燥及气虚者宜慎用。

1. **广藿香**

性味功效：辛，微温。归脾、胃、肺经。化湿，止呕，解暑。

适应证：用于湿阻脾胃之脘腹痞闷、少食作呕、神疲体倦，暑月外感风寒、内伤生冷而致恶寒发热、头痛脘闷、呕恶吐泻的暑湿证。

用量用法：水煎服，5～10g。本品泡水能预防中暑。

宜忌：阴虚血燥者不宜用。

现代研究：有抑菌作用。

2. 佩兰

性味功效：辛，平。归脾、胃、肺经。化湿，解暑。

适应证：用于口中甜腻、多涎、口臭等症。可预防中暑。

用量用法：水煎服，5～10g。可泡水饮用。

宜忌：阴虚、气虚者忌服。

现代研究：对细菌及病毒有抑制作用。

3. 苍术

性味功效：辛，苦，温。归脾、胃、肝经。燥湿健脾，祛风散寒。

适应证：用于脾失健运而致脘腹胀闷、呕恶食少、吐泻乏力、舌苔白腻，夜盲症及眼目昏涩。现亦可用于肿瘤及肝功能损害者。

用量用法：水煎服，5～10g。

宜忌：阴虚内热，气虚多汗者忌用。

现代研究：有调节血糖、抗缺氧、抗肿瘤、调节胃肠运动、抗溃疡、保肝、抑菌作用。

4. 砂仁（别名：春砂仁）

性味功效：辛，温。归脾、胃、肾经。化湿行气，温中止泻，安胎。

适应证：用于脘腹胀痛，脾胃虚寒吐泻，妊娠呕逆不能食，气血不足，胎动不安者。

用量用法：水煎服，3～6g，入汤剂宜后下。

宜忌：阴虚血燥者慎用。

现代研究：有抗血小板聚集、抗溃疡、镇痛作用。

（十一）利水渗湿类

本类中药能通利水道，渗泄水湿，治疗水湿内停病证。主要用于小便不利、水肿、泄泻、痰饮、淋证、黄疸、湿疮、带下、湿温等水湿所致的各种病证。本类药物易耗伤津液，阴亏津少、肾虚遗精遗尿者宜慎用或忌用。

1. 茯苓（别名：云苓）

性味功效：甘、淡，平。归心、脾、肾经。利水消肿，渗湿健脾，宁心。

适应证：用于水湿内停之水肿、小便不利，痰饮上逆之目眩心悸、呕吐，脾虚湿盛之泄泻、倦怠乏力、食少便溏，心脾两虚、气血不足之心悸、失眠、健忘、惊恐而不安卧者。

用量用法：水煎服，9～15g。

宜忌：虚寒精滑者忌服。

现代研究：有增强免疫、抗肝损伤、利尿、抑菌作用。

2. 薏苡仁

性味功效：甘、淡，凉。归脾、胃、肺经。利水消肿，渗湿健脾，除痹，清热排脓。

适应证：用于脾虚湿盛之水肿腹胀、小便不利、泄泻，筋脉挛急疼痛，胸痛，咳吐脓痰。现用于肿瘤的防治。

用量用法：水煎服，9～30g。可熬粥或打碎成粉泡水服用。

宜忌：津液不足者慎用。

现代研究：有抗肿瘤、降血压、镇静、镇痛、解热作用。

3. 玉米须（别名：玉麦须）

性味功效：甘，平。归膀胱、肝、胆经。

适应证：用于水肿，小便不利，黄疸。现常用于肾炎、肾病综合征、膀胱及尿路结石者。

用量用法：水煎服，6～15g。或泡水服。

宜忌：无论老幼均可服用。

现代研究：有利尿、降血压、降血糖、利胆、止血作用。

4. 车前子（别名：车轮菜）

性味功效：甘，微寒。归肝、肾、肺、小肠经。利尿通淋，渗湿止泻，明目，祛痰。

适应证：常用于湿热下注之小便淋沥涩痛，水肿，病久肾虚，腰重脚肿，小便不利之水泻，脾虚湿盛泄泻，暑湿泄泻，肝火之目赤涩痛、两目昏花。

用量用法：水煎服，9～15g。

宜忌：肾虚遗滑者慎用。

现代研究：有抗炎、利胆、降血压作用。

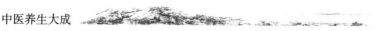

5. 茵陈（别名：绵茵陈）

性味功效：苦、辛，微寒。归脾、胃、肝、胆经。利湿退黄，解毒疗疮。

适应证：用于身目发黄，小便短赤，瘾疹，湿疮瘙痒。现常用于急慢性肝炎、胆道感染、胆囊炎、胆结石者。

用量用法：水煎服，6～15g。

宜忌：血虚萎黄者慎用。

现代研究：有利胆保肝、降血压、降血脂、抗肿瘤、提高机体免疫功能、抗凝血、解热、镇痛、消炎、利尿作用。

6. 金钱草（别名：马蹄金）

性味功效：甘、咸，微寒。归肝、胆、肾、膀胱经。利湿退黄，利尿通淋，解毒消肿。

适应证：用于黄疸，肝胆结石，毒蛇咬伤等。

用量用法：水煎服，15～60g。

宜忌：不宜长期大量饮用。

现代研究：有排石、利胆作用。

（十二）理气药

本类中药以疏理气机为主要作用，治疗气滞或气逆证。常用于脾胃气滞所致脘腹胀痛、嗳气吞酸、恶心呕吐、腹泻或便秘等，肝气郁滞所致胁肋胀痛、抑郁不乐、疝气疼痛、乳房胀痛、月经不调等，肺气壅滞所致胸闷胸痛、咳嗽气喘等。本类药物性多辛温香燥，易耗气伤阴，故气阴不足者慎用。

1. 薄荷（别名：野息香）

性味功效：辛，凉。归肺、肝经。疏散风热，清利头目，利咽透疹，疏肝行气。

适应证：本品虽属解表药，常用于风热感冒之发热、微恶风寒、头痛及风热头痛、眩晕、目赤多泪、咽喉肿痛、风疹瘙痒，但也常用于肝郁气滞之胸胁胀痛、月经不调及夏令感受暑湿秽浊之气而脘腹胀痛、呕吐泄泻等症。

用量用法：水煎服，3～6g，宜后下。也可熬粥服用。

宜忌：本品芳香辛散，发汗耗气，故体虚多汗者不宜使用。

现代研究：有抗癌、抗病毒、抗菌消炎作用。

2. 柴胡（别名：柴草）

性味功效：苦、辛，微寒。归肝、胆经。解表退热，疏肝解郁，升举阳气。

适应证：本品虽属解表药，常用于风寒感冒之恶寒发热、头身疼痛及寒热往来、胸胁苦满、口苦咽干、目眩，也常用于肝郁气滞之情志抑郁、妇女月经失调、痛经、乳房胀痛，同时还常用于中气不足或下陷之脱肛、子宫下垂、肾下垂等脏器脱垂。

用量用法：水煎服，3 ~ 9g。

宜忌：阴虚火旺及气机上逆者忌用或慎用。

现代研究：有解热、抗炎、促进免疫功能、抗肝损伤、抗辐射损伤作用。

3. 陈皮（别名：橘皮）

性味功效：辛、苦，温。归脾、肺经。理气健脾，燥湿化痰。

适应证：用于脾胃气滞之脘腹胀痛、泄泻；为治痰之要药，凡痰湿咳嗽、寒痰咳嗽、恶心呕吐者均可用。

用量用法：水煎服，3 ~ 9g。可泡水，或与粳米熬粥服用。

宜忌：无论老少均可服用。

现代研究：有抗炎、促进消化液分泌、排除积气的作用。

4. 木香（别名：广木香）

性味功效：辛、苦，温。归脾、胃、大肠、胆、三焦经。行气止痛，健脾消食。

适应证：用于脾胃气滞之脘腹胀痛、食少便溏、大便秘结，或湿阻气滞之泻而不爽、胁痛、黄疸等症。

用量用法：水煎服，1.5 ~ 6g。

宜忌：阴虚津液不足者慎服。

现代研究：有抗菌、扩张支气管作用。

5. 香附

性味功效：辛、微苦、微甘、平。归肝、脾、三焦经。疏肝解郁，调经止痛，理气和中。

适应证：用于肝脾不和之胁肋胀痛、胃脘疼痛、脘腹胀痛、呕吐吞酸、饮食不化，肝气郁结之月经不调、痛经、乳房胀痛等症。

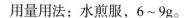

用量用法：水煎服，6～9g。

宜忌：气虚无滞、阴虚血热者忌服。

现代研究：有解热、镇痛、抗炎、抗菌、利胆作用。

6. 玫瑰花

性味功效：甘、微苦，温。归肝、脾经。疏肝解郁，活血止痛。

适应证：用于胸胁脘腹胀痛，呕恶食少，月经不调，经前乳房胀痛。

用量用法：水煎服，1.5～6g。泡水服常用于美容润肤。

宜忌：阴虚有火者忌服。

现代研究：有抗病毒、促进胆汁分泌作用。

（十三）消食类

本类中药以消化食积为主要作用，适用于饮食积滞的食积症。部分还具有降血脂、降压、抗菌等作用，故常用于高血压病、高脂血症、冠心病的防治。

1. 山楂（别名：山里红）

性味功效：酸、甘，微温。归脾、胃、肝经。消食化积，行气散瘀。

适应证：用于脘腹胀满，嗳气吞酸，腹痛便溏，胸胁痛，泻痢腹痛，疝气痛，产后瘀阻腹痛、恶露不尽或痛经、经闭。现常用于高血压病、高脂血症、冠心病的防治。

用量用法：水煎服，10～15g，大剂量30g。

宜忌：脾胃虚弱而无积滞者或胃酸分泌过多者均慎用。

现代研究：有助消化、降血脂、降压、抗衰老、抗菌作用。

2. 麦芽

性味功效：甘，平。归脾、胃、肝经。消食健胃，回乳消胀。

适应证：用于米面薯芋类积滞不化之食积，小儿乳食停滞，脾虚食少，食后饱胀，妇女乳汁郁积之乳房胀痛，肝气郁滞或肝胃不和之胁痛、脘腹痛等。本品为妇女断乳之佳品。

用量用法：水煎服，10～15g，大剂量30～120g。

宜忌：哺乳期妇女不宜使用。

现代研究：有助消化、降血糖、降血脂作用。

3. 莱菔子（别名：萝卜子）

性味功效：辛、甘，平。归肺、脾、胃经。消食除胀，降气化痰。

适应证：用于食积气滞所致的脘腹胀满或疼痛，嗳气吞酸，胸闷兼食积等症。

用量用法：水煎服，6～10g。

宜忌：本品辛散耗气，故气虚及无食积痰滞者慎用。不宜与人参同用。

现代研究：有抗菌作用。

4. 鸡内金（别名：鸡肫皮）

性味功效：甘，平。归脾、胃、小肠、膀胱经。消食健胃，涩精止遗。

适应证：用于米面薯芋乳肉等各种食积证，肾虚遗精、遗尿，胆结石。现常用于小儿消化不良，面黄肌瘦者。

用量用法：水煎服，3～10g；研末服，每次1.5～3g。研末服效果比煎剂好。

宜忌：脾虚无积滞者慎用。

现代研究：有促进胃液分泌、抗癌作用。

（十四）安神类

本类中药以安定神志为主，部分还兼有清热解毒、平肝潜阳、纳气平喘、敛汗、润肠、祛痰等作用。适用于心神不宁的心悸怔忡、失眠多梦，部分安神药又可用治热毒疮肿、肝阳眩晕、自汗盗汗、肠燥便秘、痰多咳喘等证。本类药物多属对症治标之品，只宜暂用，不可久服。

1. 龙骨

性味功效：甘、涩，平。归心、肝、肾经。镇惊安神，平肝潜阳，收敛固涩。

适应证：用于心神不宁，心悸失眠，健忘多梦，头晕目眩，烦躁易怒，遗精，滑精，尿频，遗尿，崩漏，带下，自汗，盗汗等。现常用于神经衰弱，抑郁症，老年人骨质疏松、孕妇缺钙、小儿佝偻病。

用量用法：水煎服，15～30g，宜先煎。

宜忌：湿热积滞者不宜使用。

现代研究：有镇静、催眠、抗惊厥作用。

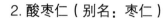

2. 酸枣仁（别名：枣仁）

性味功效：甘、酸，平。归心、肝、胆经。养心益肝，安神，敛汗。

适应证：用于心悸，怔忡，健忘，失眠，多梦，眩晕，体虚自汗、盗汗，伤津口渴咽干者。

用量用法：水煎服，9～15g。研末吞服，每次1.5～2g。

宜忌：有实邪郁火及患有滑泄者忌服。

现代研究：有镇静、催眠、降血压、镇痛、抗惊厥作用。

3. 柏子仁（别名：柏仁）

性味功效：甘，平。归心、肾、大肠经。养心安神，润肠通便。

适应证：用于心神失养之心悸怔忡、虚烦不眠、头晕健忘，梦遗健忘，阴虚血亏，老年、产后等肠燥便秘，阴虚盗汗，小儿惊痫等。

用量用法：水煎服，10～20g。

宜忌：便溏及多痰者慎用。

现代研究：有改善记忆的作用。

4. 灵芝（别名：灵芝草）

性味功效：甘，平。归心、肺、肝、肾经。补气安神，止咳平喘。

适应证：用于气血不足、心神失养所致的心神不宁、失眠、惊悸、多梦、健忘、体倦神疲、食少，痰湿或虚寒而形寒咳嗽、痰多气喘、虚劳短气、不思饮食、手足逆冷、烦躁口干等症。现常用于心脑血管疾病、亚健康、肝病、肾病、肿瘤人群的养生防治。

用量用法：水煎服，6～12g；研末吞服，1.5～3g。

宜忌：实证慎服。

现代研究：有抗衰老、增强免疫功能、提高机体耐受能力、抗肿瘤、降血脂、抗动脉粥样硬化、保肝作用。

5. 首乌藤（别名：夜交藤）

性味功效：甘，平。归心、肝经。养血安神，祛风通络。

适应证：用于阴虚血少之失眠多梦、心神不宁、头目眩晕、风疹疥癣等症。

用量用法：水煎服，9～15g。

宜忌：无论老少均可服用。

现代研究：有镇静催眠作用。

6.合欢皮（别名：合欢木皮）

性味功效：甘，平。归心、肝、肺经。解郁安神，活血消肿。

适应证：用于情志不遂，愤怒忧郁，烦躁失眠，心神不宁，跌打损伤，筋断骨折，血瘀肿痛之症。现常用于抑郁症、神经衰弱。

用量用法：水煎服，6～12g。外用适量。

宜忌：孕妇慎用。

现代研究：有抗过敏、抗肿瘤作用。

第十七章　功法养生

第一节　动功养生

动功养生，即动养。所谓动功，是将意念活动，各种调整呼吸的方法与肢体运动（包括自我按摩、拍击）结合起来的一类功夫。特点是外动内静，动中求静，以调身导引为主。

一、历史沿革

古代的动养称为"吐纳""导引""按跷""行气"等，都是源于一种本能的自我养生活动。"吐纳"实际上是调整呼吸的锻炼。"导引"是把躯体运动与呼吸自然地融合为一体的肢体运动。"按跷"是按摩和拍打肢体的运动。"行气"是以意念配合呼吸，想象"气"沿周身经络运行。

早在《素问·异法方宜论》在讲述各种治法的来源时说，中原一带平坦潮湿，人们易患肢体寒冷或骨关节病，应该用导引按跷来治疗。由此可见，动养功法起源于原始人类的自我养生行为，即古代的导引按跷术。《素问·上古天真论》中"呼吸精气，独立守神，肌肉若一"的记载正是对人们修炼传统健身功法境界的描述。《素问》中还记载，有些病若导引与中药结合运用效果更好。春秋末期，《道德经》中的"虚其心，实其腹"，"绵绵若存，用之不勤"，"致虚极，守静笃"等论述，除了反映他的哲学观点外，也兼讲传统健身，常为后人所引用。《庄子·刻意》云："吹呴呼吸，吐故纳新，熊经鸟伸，为寿而已矣。此导引之士，养形之人，彭祖寿考者之所好也。"从中看出，庄子思想奠定了传统运动养生的基础。

汉代名医华佗根据《吕氏春秋》所载的"流水不腐，户枢不蠹"的思想和《淮南子》中提到的 6 个动物动作，并结合自己的临床经验，创编了一套动功，名为

"五禽之戏"。五禽戏的出现为后世健身功法的发展提供了经典的示范。

南北朝时著名的中医养生家当属陶弘景，其专著《养性延命录》主张中医养生锻炼应动静结合，以静为主。该书除了列有静功为主的《服气疗病篇》，动功部分的《导引按摩篇》，还有现代流行的养生功，如浴面、栉发、耳功、目功、鼻功等，以及内视脏腑法、存思日月法等。

隋唐时期的三大古典医著《诸病源候论》《千金要方》《外台秘要》都是与中医养生关系密切的中医文献。隋朝太医令巢元方的《诸病源候论》中辑录了现已佚的 213 种导引法，体现了中医养生学辨证施功的重要特点。《千金要方》总结了汉至唐的医学成就，凡诊治诀、针灸之法、导引、按摩、养生之术无不周悉。在中医养生功法方面，《千金要方》中除录引《诸病源候论》外，还主要记载了以"调气""闭气法"为主的静功，"调心"为主的"禅观法"静功，以及"天竺按摩法""老子按摩法"等的动功。王焘的《外台秘要》中亦补充了若干锻炼方法。

宋金元时期出现了一些颇有价值的中医养生功法，如六字诀和八段锦等。晋唐以来所兴盛的六字诀大抵以单纯的吐纳锻炼为主，至宋元时期六字诀更为普及，其方法不仅在吐纳的形式上有所发展，而且在具体锻炼上还融合了某些导引动作，成为后世动功六字诀的模板。宋代在民间广泛流行的八段锦又分为南北两派分别称为"文八段"和"武八段"。八段锦导引功法的盛行对于宋以后的中医养生的发展有极其深远的影响。明清时期产生的"十二段锦"和"十六段锦"均是由八段锦演化而来的，而近代出现的各家各派的八段锦皆受到原始八段锦的影响。

明清时期，出现了不少以功法为主要内容的著作。如冷谦的《修龄要旨》，铁峰居士的《保生心鉴》，周履靖的《赤凤髓》，徐文弼的《寿世传真》。在功法方面，明代最著名的动功为"易筋经"，而盛行的太极拳、形意拳、八卦掌等，都是古代中医养生的具体运用。清代医家沈金鳌著的《沈氏尊生书》特别值得一提。作者在 46 种病症之后，分别辑录了不同的导引运动方法，为研究辨证选功提供了宝贵的文献资料。

新中国成立后，中医养生事业迅速发展。中医养生功法的普及、推广、学术研究都有了前所未有的发展，中医养生学的现代科学研究也取得了巨大的成就。进入二十一世纪以来，国家对中医养生进行了规范管理。2003 年国家体育总局健身气功管理中心向全国推出了重新整理的四套传统健身功法：易筋经、五禽戏、六字诀、八段锦。

二、养生功

养生功是根据传统导引法整理改编而成。该功法是一种以自我按摩为主，辅以呼吸和意念活动的健身功法。其动作缓和柔韧，男女老少皆宜，既可以防治疾病，又有养生作用。唐·释慧琳说："凡人自摩自捏，伸缩手足，除劳去烦，名为导引。"养生功就是这种"自摩自捏"的导引法，其作用如明代养生家高濂所说："仙家按摩导引之术，可以行血气、利关节，辟邪外干，使恶气不得入吾身中耳。传曰：'户枢不蠹，流水不腐'，人之形体亦犹如是，故延年却病，以按摩导引为先。"

【功法操作】

第一式　静坐

两腿盘膝而坐，头颈躯干端正，颈部肌肉放松，头微前倾，轻轻闭上双目，含胸，舌轻抵上腭，两上肢自然下垂，两手的四指轻握拇指，分别放在两侧的大腿上，意守丹田，用鼻呼吸 50 次。初练者可以采用自然呼吸，日久呼吸可以逐渐加深，也可以采用深呼吸或腹式呼吸。作完后将舌自然放下。

第二式　耳功

接上势，用搓热的两手心搓揉耳郭 9～18 次；两手交替经头顶拉扯对侧耳郭上部 9～18 次；用两手大鱼际压在耳屏处堵塞耳道，然后突然放开，如此反复 9 次；两手鱼际堵住耳道，手指自然位于后脑枕部，此时用食指稍稍用力按压中指并顺势滑下弹击后脑枕部 24 次，可听到"咚咚"的声响，古称鸣天鼓。

第三式　叩齿

上下牙齿轻轻叩击 36 次，不要用力过重。叩齿时可先叩门齿，再叩大齿，也可以同时一起叩。

第四式　舌功

本动作又称"搅海"，用舌在口腔内上下牙齿外轻轻搅动顺时针和逆时针方向各 18 次，产生的唾液暂时不要咽下，接着做漱津动作。

操作要点：搅舌时，次数可由少到多，不可强求一次到位，尤其是对高龄且有动风先兆的人，由于舌体较为僵硬，搅舌较困难，故更应注意。搅舌时可先搅 3 次，再反向 3 次，逐渐增加至以能承受为度。

第五式　漱津

闭口，将舌功产生的唾液鼓漱 36 次后分 3 次咽下，咽下时用意念引导着唾液慢慢到丹田。

操作要点：不论口中是否有津液，都做出津液很多状的鼓漱动作。

第六式　擦鼻

拇指微曲，用两手拇指第二节指背轻轻自上而下摩擦鼻翼两侧9～18次；再以指关节揉按迎香穴9～18次。

第七式　目功

闭目，微曲拇指，以指关节沿眉由内向外轻擦9～18次，再同样轻擦上下眼睑9～18次。然后两手互搓至热，用手心热烫眼珠3次，用两手中指指腹点揉"睛明""鱼腰""瞳子髎""承泣"等穴各9～18次。两目轻闭，眼球顺时针、逆时针旋转各9～18次，轻轻睁开双眼，由近自远眺望远处的绿色自然物。

操作要点：旋转眼球速度要慢，旋转次数由少渐多，刚开始练习时不一定要达到规定的次数，否则部分练习者可能会有目胀、头昏、呕吐等反应。

第八式　擦面

用两手掌互相摩擦生热，两手由前额经鼻两侧往下擦，直至下颌为止，再由下颌反向上至前额，如此反复进行，共做36次。

第九式　项功

两手手指相互交叉抱于颈后部，仰头，两手向前用力，颈部向后用力，如此相互争力3～9次。然后以两掌大小鱼际交替揉按风池穴，顺、逆时针各9～18次。

第十式　揉肩

以左手掌揉右肩18次，再以右手掌揉左肩18次；以左手拇指或掌根部与余四指捏拿对侧肩井穴18次，交换用右手捏拿对侧肩井穴18次；肩关节按照前→上→后→下的方向旋转9～18次，再反向旋转9～18次。

第十一式　夹脊功

两手轻轻握拳，肘关节屈曲90°，两上肢前后交替摆动各18次。注意前后摆动时，两腋略收。

第十二式　搓腰

又称"搓内肾"，先将两手互相搓热，然后两手上下搓腰部两侧各18次。

第十三式　搓尾骨

用两手的食指和中指搓尾骨部，两手各做36次。

第十四式　擦丹田

将两手掌搓热后，用左手手掌沿大肠蠕动方向绕脐作圆圈摩动，即由右下腹至右上腹、左上腹、左下腹而返右下腹，如此周而复始100次。再将两手掌搓热后

用右手按上法擦丹田 100 次。如有遗精、早泄、阳痿者，可一手兜阴囊，一手擦丹田，左右手交替进行各 81 次。

第十五式　揉膝

用两手掌分别揉两膝关节，两手同时进行，各揉 100 次。

第十六式　擦涌泉

用左手中食指擦右足心 100 次，再用右手中食指擦左足心 100 次。

操作要点：擦涌泉时要稍用力，以令脚掌发热为度。

第十七式　织布式

坐式两腿伸直并拢，足尖朝上，手掌向前，两手向足部做推的姿势，同时躯干前俯，并配合呼气。推到尽头后返回，返回时手掌朝里，并配合吸气，如此往返 36 次。

操作要点：初练时可自然呼吸，待动作熟练后再配合呼吸。前推幅度可从小到大，不必一步到位，以免拉伤腰部肌肉。

第十八式　和带脉

自然盘坐，两手在胸前互握，上身旋转，先自左向右转 16 次，再自右向左转 16 次，向前外侧探胸时吸气，缩胸时呼气。

【注意事项】

1. 形，放松自然

养生功是练功者用自己的双手在身体的不同部位进行按摩，每式因为动作不同，其手形、身形也各不相同，但整个形体要求放松、自然。

2. 神，安宁愉悦

练功时要做到精神安静、轻松愉悦。只有精神放松了，心静方能神宁，神宁则意能专注动作，从而达到形神相合，气机流畅。

3. 意，专注功中

在练整套功法时，都要求将神意专注于动作当中，做到动作到哪意识到哪，并适当地加以意识导引。如第五式漱津动作时要求将舌动产生的唾液鼓漱 36 次后分 3 次咽下，咽下时用意念引导着唾液慢慢到丹田。应该注意的是，意守丹田时要做到似守非守、绵绵若存。

三、八段锦

八段锦是我国民间流传很广的一种健身功法，它是由八组不同的动作组成。八段锦名称的寓意是将该功法比喻为精美华贵的丝帛、绚丽多彩的锦绣，以显其珍贵，称颂其精炼完美的编排和良好的祛病健身作用。八段锦之名见于南宋·洪迈的《夷坚志》。明代以后，在有关养生的专著中，多有记载，如《类修要诀》《遵生八笺》《保生心鉴》等均收录了这套功法。八段锦流传甚广，流派较多，有"文八段"（坐式）和"武八段"（立式）之分。这里主要介绍2003年国家体育总局组织整理的"健身气功·八段锦"。

【功法操作】

预备式（图 17-1）

动作一：两脚并步站立；两臂自然垂于体侧；身体中正，目视前方。

动作二：松腰沉髋，身体重心移至右腿；左脚向左侧开步，脚尖朝前，约与肩同宽；目视前方。

动作三：两臂内旋，两掌分别向两侧摆起，约与髋同高，掌心向后；目视前方。

动作四：接上一动作。两腿膝关节稍屈；同时两臂外旋，向前合抱于腹前呈圆弧形，与脐同高，掌心向内，两掌指间距约10cm；目视前方。

第一式　两手托天理三焦（图 17-2）

动作一：接上式；两臂外旋微下落，两掌五指分开在腹前交叉，掌心向上；目视前方。

动作二：上动不停；两腿徐缓挺膝伸直；同时两掌上托至胸前，随之两臂内旋向上托起，掌心向上；抬头，目视两掌。

动作三：上动不停；两臂继续上托，肘关节伸直；同时下颏内收，动作略停；目视前方。

动作四：身体重心缓缓下降；两腿膝关节微屈；同时十指慢慢分开，两臂分别向身体两侧下落，两掌捧于腹前，掌心向上；目视前方。

本式托举、下落为1遍，共做6遍。

操作要点：两掌上托要舒胸展体，略有停顿，保持抻拉；两掌下落，松腰沉髋，沉肩坠肘，松腕舒指，上体中正。

功效：本式动作通过两手交叉上托，缓慢用力，保持抻拉，可使三焦通畅、气血调和。通过拉长躯干与上肢各关节周围的肌肉、韧带及关节软组织，对防治肩部疾患、颈椎病等具有良好的作用。

第二式　左右开弓似射雕（图17-3）

动作一：接上式；身体重心右移；左脚向左侧开步站立，两腿膝关节自然伸直；同时两掌向上交叉于胸前，左掌在外，两掌心向内；目视前方。

动作二：上动不停；两腿徐缓屈膝半蹲成马步；同时右掌屈指成"爪"，向右拉至肩前；左掌成八字掌，左臂内旋，向左侧推出，与肩同高，坐腕，掌心向左，犹如拉弓射箭之势；动作略停，目视左掌方向。

动作三：身体重心右移；同时右手五指伸开成掌，向上、向右划弧，与肩同高，指尖朝上，掌心斜向前；左手指伸开成掌，掌心斜向后；目视右掌。

动作四：上动不停；重心继续右移；左脚回收成并步站立；同时两掌分别由两侧下落，捧于腹前，指尖相对，掌心向上；目视前方。

动作五至动作八同动作一至动作四，惟左右相反。

本式一左一右为1遍，共做3遍。第3遍最后一个动作时，身体重心继续左移；右脚回收成开步站立，与肩同宽，膝关节微屈；同时两掌分别由两侧下落，捧于腹前，指尖相对，掌心向上；目视前方。

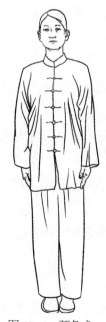

图17-1　预备式

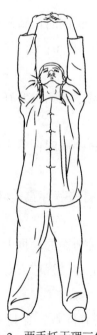

图17-2　两手托天理三焦

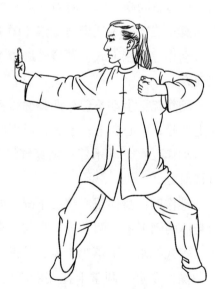

图17-3　左右开弓似射雕

操作要点：侧拉之手五指要并拢屈紧，肩臂放平。八字掌侧撑需沉肩坠肘，屈腕，竖指，掌心含空。年老或体弱者可自行调整马步的宽度。

功效：本式动作通过展肩扩胸，可刺激督脉和背部腧穴，同时刺激手三阴三阳经等，调节手太阴肺经等经脉之气；可有效发展下肢肌肉力量，提高平衡和协调能力；同时增加前臂和手部肌肉的力量，提高手腕关节及指关节的灵活性；有利于矫正不良姿势，如驼背及肩内收，很好地预防肩、颈疾病等。

第三式　调理脾胃须单举（图 17-4）

动作一：接上式；两腿徐缓挺膝伸直；同时左掌上托，左臂外旋上穿过面前，随之臂内旋上举至头左上方，肘关节微屈，力达掌根，掌心向上，掌指向右；同时右掌微上托，随之臂内旋下按至右髋旁，肘关节微屈，力达掌根，掌心向下，掌指向前，动作略停；目视前方。

动作二：松腰沉髋，身体重心缓缓下降；两腿膝关节微屈，同时左臂屈肘外旋，左掌经面前下落于腹前，掌心向上；右臂外旋，右掌向上捧于腹前，两掌指尖相对，相距约 10cm，掌心向上；目视前方。

动作三、四同动作一、二，惟左右相反。

本式一左一右为 1 遍，共做 3 遍。第 3 遍最后一动时，两腿膝关节微屈；同时右臂屈肘，右掌下按于右髋旁，掌心向下，掌指向前；目视前方。

操作要点：力在掌根，上撑下按，舒胸展体，拔长腰脊。

功效：本式通过左右上肢一松一紧的上下对拉（静力牵张），可以牵拉腹腔，对脾胃肝胆起到按摩作用；同时可以刺激位于腹、胸胁的相关经络及背部的穴位等，达到调理脾胃肝胆和脏腑经络的作用；此外，可使脊柱各椎骨间的小关节及小肌肉得到锻炼，从而增强脊柱的灵活性与稳定性，有利于预防和治疗肩、颈疾病等。

第四式　五劳七伤往后瞧（图 17-5）

动作一：接上式；两腿徐缓挺膝伸直；同时两臂伸直，掌心向后，指尖向下，目视前方；然后上动不停，两臂充分外旋，掌心向外；头向左后转，动作略停；目视左斜后方。

动作二：松腰沉髋，身体重心缓缓下降；两腿膝关节微屈；同时两臂内旋按于髋旁，掌心向下，指尖向前；目视前方。

动作三、四同动作一、二，惟左右相反。

本式一左一右为 1 遍，共做 3 遍。第 3 遍最后一动时，两腿膝关节微屈；同时两掌捧于腹前，指尖相对，掌心向上；目视前方。

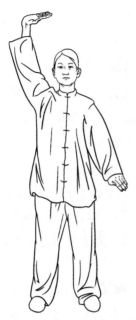

图 17-4　调理脾胃须单举

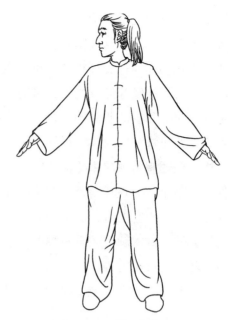

图 17-5　五劳七伤往后瞧

操作要点：头向上顶，肩向下沉，转头不转体，旋臂，两肩后张。

功效：本式动作通过上肢伸直、外旋、扭转的静力牵张作用，可以扩张牵拉胸腔、腹腔内的脏腑。本式动作中的转头动作，既可刺激颈部大椎穴，达到防治"五劳七伤"的目的；还可增加颈部及肩关节周围参与的运动肌群的收缩力，增加颈部的运动幅度，活动眼肌，预防眼肌疲劳及肩、颈与背部等疾患；同时，改善颈部及脑部血液循环，有助于解除中枢神经系统疲劳。

第五式　摇头摆尾去心火（图 17-6）

动作一：接上式；身体重心左移；右脚向右开步站立，两腿膝关节自然伸直；同时两掌上托与胸同高时两臂内旋；两掌继续上托至头上方，肘关节微屈，掌心向上，指尖相对；目视前方。

动作二：上动不停；两腿徐缓屈膝半蹲成马步；同时两臂向两侧下落，两掌扶于膝关节上方，肘关节微屈，小指侧向前；目视前方。

动作三：身体重心向上稍升起，而后右移；上体先向右倾，随之俯身；目视右脚。

动作四：上动不停；身体重心左移；同时上体由右向前、向左旋转；目视右脚。

动作五：身体重心右移，成马步；同时头向后摇，上体立起，随之下颌微收；目视前方。

动作六至动作八同动作三至动作五，惟左右相反。

本式一左一右为1遍，共做3遍。做完3遍后，身体重心左移，右脚回收成开步站立，与肩同宽；同时两掌向外经两侧上举，掌心相对；目视前方；随后松腰沉髋，身体重心缓缓下降，两腿膝关节微屈；同时屈肘，两掌经面前下按至腹前，掌心向下，指尖相对；目视前方。

操作要点：马步下蹲时要收髋敛臀，上体中正。摇转时，颈部与尾闾对拉伸长，好似两个轴在相对运转，速度应柔和缓慢，动作圆活连贯。年老或体弱者要注意动作幅度，不可强求。

功效：通过两腿下蹲，摆动尾闾，可刺激脊柱、督脉等；通过摇头，可刺激大椎穴，从而达到疏经泄热的作用，有助于去除心火；此外，在摇头摆尾过程中，脊柱颈段、腰段大幅度侧屈、环转及回旋，可使整个脊柱的头颈部、腰腹及臀、股部肌群参与收缩，既增加了颈、腰、髋的关节灵活性，也增强了这些部位的肌力。

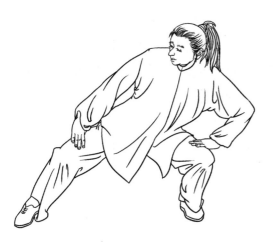

图17-6　摇头摆尾去心火

第六式　两手攀足固肾腰（图17-7）

动作一：接上式；两腿挺膝伸直站立；同时两掌指尖向前，两臂向前、向上举起，肘关节伸直，掌心向前；目视前方。

动作二：两臂外旋至掌心相对，屈肘，两掌下按于胸前，掌心向下，指尖相对；目视前方。

动作三：上动不停；两臂外旋，两掌心向上，随之两掌掌指顺腋下向后插；目视前方。

动作四：两掌心向内沿脊柱两侧向下摩运至臀部；随之上体前俯，两掌继续沿腿后向下摩运，经脚两侧置于脚面；抬头，动作略停，目视前下方。

本式一上一下为1遍，共做6遍。做完6遍后，上体立起；同时两臂向前、向上举起，肘关节伸直，掌心向前；目视前方；随后松腰沉髋，身体重心缓缓下降；两腿

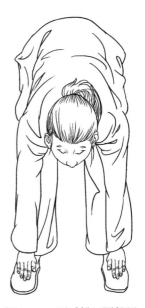

图17-7　两手攀足固肾腰

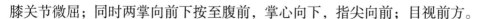
膝关节微屈；同时两掌向前下按至腹前，掌心向下，指尖向前；目视前方。

操作要点：反穿摩运要适当用力，至足背时松腰沉肩，两膝挺直，向上起身时手臂主动上举，带动上体立起。年老或体弱者可根据身体状况自行调整动作幅度，不可强求。

功效：本式通过前屈后伸可刺激脊柱、督脉及命门、腰阳关、委中等穴，有助于防治生殖泌尿系统方面的慢病，达到固肾壮腰的作用。通过脊柱大幅度前屈后伸，可有效加强躯干前屈、后伸脊柱肌群的力量与伸展性，同时对腰部的肾、肾上腺、输尿管等器官有良好的牵拉、按摩作用，刺激其活动，并改善其功能。

第七式　攒拳怒目增气力（图 17-8）

接上式；身体重心右移，左脚向左开步；两腿徐缓屈膝半蹲成马步；同时两掌握固，抱于腰侧，拳眼朝上；目视前方。

动作一：左拳缓慢用力向前冲出，与肩同高，拳眼朝上；瞪目，视左拳冲出方向。

动作二：左臂内旋，左拳变掌，虎口朝下；目视左掌，左臂外旋，肘关节微屈；同时左掌向左缠绕，变掌心向上后握固；目视左拳。

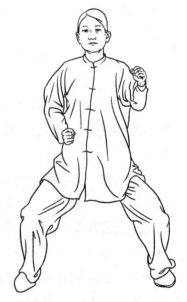

动作三：屈肘，回收左拳至腰侧，拳眼朝上；目视前方。

动作四至动作六同动作一至动作三，惟左右相反。

本式一左一右为 1 遍，共做 3 遍。做完 3 遍后，身体重心右移，左脚回收成并步站立；同时两拳变掌，自然垂于体侧；目视前方。

操作要点：马步的高低可根据自己的腿部力量灵活掌握。冲拳时要怒目瞪眼，注视冲出之拳，同时脚趾抓地，拧腰顺肩，力达拳面；拳回收时要旋腕，五指用力抓握。

图 17-8　攒拳怒目增气力

功效：中医认为，"肝主筋，开窍于目"。本式中的"怒目瞪眼"可刺激肝经，使肝血充盈，肝气疏泄，有强健筋骨的作用。两腿下蹲十趾抓地、双手攒拳、旋腕、手指逐节强力抓握等动作，可刺激手、足三阴三阳经的腧穴和督脉等；同时使全身肌肉、筋脉受到静力牵张刺激，长期锻炼可使全身筋肉结实，气力增加。

第八式　背后七颠百病消（图 17-9）

动作一：接上式；两脚跟提起；头上顶，动作略停；目视前方。

动作二：两脚跟下落，轻震地面；目视前方。

本式一起一落为1遍，共做7遍。

操作要点：上提时脚趾要抓地，脚跟尽力抬起，两腿并拢，百会穴上顶，略有停顿，要掌握好平衡。脚跟下落时，咬牙，轻震地面，动作不要过急。

功效：脚趾为足三阴经、足三阳经交会之处，脚十趾抓地，可刺激足部有关经脉，调节相应脏腑的功能；同时颠足可刺激脊柱与督脉，使全身脏腑经络气血通畅，阴阳平衡；颠足而立可发展小腿后部肌群力量，拉长足底肌肉、韧带，提高人体的平衡能力；此外，落地震动可轻度刺激下肢及脊柱各关节内外结构，并使全身肌肉得到放松复位，有助于解除肌肉紧张。

收势

动作一：接上式；两臂内旋，向两侧摆起，与髋同高，掌心向后；目视前方。

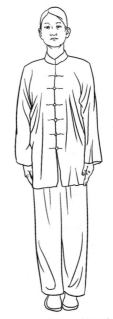

图 17-9 背后七颠百病消

动作二：两臂屈肘，两掌相叠置于丹田处（男性左手在内，女性右手在内）；目视前方。

动作三：两臂自然下落，两掌轻贴于腿外侧；目视前方。

【注意事项】

1.松静自然，形神息融自然协调

习练本功法时，要求形体、呼吸、意念要自然协调。形体自然，动作合于法度；呼吸自然，要勿忘勿助，不强吸硬呼，形息相随；意念自然，要似守非守，绵绵若存。力求做到动作准确、熟练、连贯，逐步达到动作、呼吸、意念的有机结合，形气神和谐一体。

2.松紧得当，刚柔相济

练习本功法一方面要求精神形体放松，心平方能气和，形松意充则气畅达；另一方面，练功始终要求松中有紧，柔中有刚，在全身肌肉放松的基础上，轻缓用力做动作。

四、易筋经

易筋经是我国民间流传的健身锻炼方法。"易"指变易、改变也，"筋"指肌肉、经筋，"经"指规范、方法。"易筋经"就是通过形体的牵引伸展、抻筋拔骨来锻炼筋骨、筋膜，调节脏腑经络，强壮身形的健身锻炼方法。易筋经相传为印度达摩和尚所创，宋元以前仅流传于少林寺僧众之中，自明清以来才日益流行，且演变为数个流派。这里介绍 2003 年国家体育总局组织整理的"健身气功·易筋经"。

【功法操作】

预备式（图 17-10）

动作一：两脚并拢站立，两手自然垂于体侧；下颏微收，百会虚领，唇齿合拢，舌自然平贴于上腭；目视前方。

动作二：全身放松，身体中正，呼吸自然，目光内含，心平气和。

第一式　韦驮献杵第一势（图 17-11）

动作一：左脚向左侧开半步，约与肩同宽，两膝微屈，成开立姿势；两手自然垂于体侧。

动作二：两臂自体侧向前抬至前平举，掌心相对，指尖向前。

动作三、四：两臂屈肘，自然回收，指尖向斜前上方约 30°，两掌合于胸前，掌根与膻中穴同高，虚腋；目视前下方；动作稍停。

操作要点：要求松肩虚腋；两掌合于胸前，应稍停片刻，以达到气定神敛之功效。

功效：本式动作通过神敛和两掌相合的动作，可起到气定神敛、调畅气机的作用；亦可改善神经、体液的调节功能，有助于血液循环，消除疲劳。

第二式　韦驮献杵第二势（图 17-12）

动作一：接上式；两肘抬起，两掌伸平，手指相对，掌心向下，掌臂约与肩呈水平。

动作二：两掌向前伸展，掌心向下，指尖向前。

动作三：两臂向左右分开至侧平举，掌心向下，指尖向外。

动作四：五指自然并拢，坐腕立掌；目视前下方。

操作要点：两掌外撑，力在掌根；坐腕立掌时，脚趾抓地；自然呼吸，气定神敛。

功效：本式通过伸展上肢和立掌外撑的动作导引，起到疏理上肢经络的作用，并具有调节心、肺之气，改善呼吸功能及气血运行的作用。此外，本式还可提高肩、臂的肌肉力量，帮助改善肩关节的活动功能。

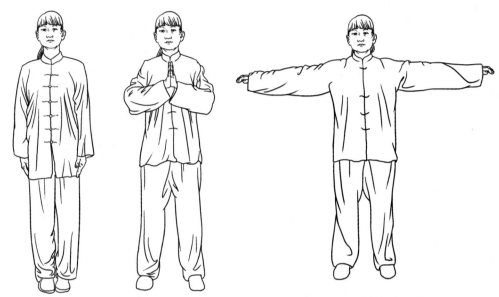

图 17-10　预备式　图 17-11　韦驮献杵第一势　　图 17-12　韦驮献杵第二势

第三式　韦驮献杵第三势（图 17-13）

动作一：接上式；松腕，同时两臂向前平举内收至胸前平屈，掌心向下，掌与胸相距约一拳；目视前下方。

动作二：两掌同时内旋，翻掌至耳垂下，掌心向上，虎口相对，两肘外展，约与肩平。

动作三：身体重心前移至前脚掌支撑，提踵；同时两掌上托至头顶，掌心向上，展肩伸肘；微收下颏，舌抵上腭，咬紧牙关。

动作四：静立片刻。

操作要点：两掌上托时，前脚掌支撑，力达四肢，下沉上托，脊柱竖直，同时身体重心稍前移。年老或体弱者可自行调整两脚提踵的高度。上托时，意想通过"天门"意注两掌，目视前下方，自然呼吸。

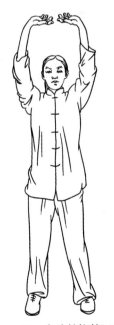

图 17-13　韦驮献杵第三势

功效：本式动作通过上肢撑举和下肢提踵的动作导引，可调理上、中、下三焦之气，并且将三焦及手足三阴之气全部发动；还可改善肩关节活动功能及提高上下肢的肌肉力量，促进全身血液循环。

第四式　摘星换斗势（图17-14）

左摘星换斗势

动作一：接上式；两脚跟缓缓落地；同时两手握拳，拳心向外，两臂下落至侧上举；随后两拳缓缓伸开变掌，掌心斜向下，全身放松；目视前下方；身体左转，屈膝；同时右臂上举经体前下摆至左髋关节外侧"摘星"，右掌自然张开；左臂经体侧下摆至体后，左手背轻贴命门；目视右掌。

动作二：直膝，身体转正；同时右手经体前向额上摆至头顶右上方，松腕，肘微屈，掌心向下，手指向左，中指尖垂直于肩髃穴；左手背轻贴命门，意注命门；右臂上摆时眼随手走，定势后目视掌心；静立片刻，然后两臂向体侧自然伸展。

右摘星换斗势与左摘星换斗势动作相同，惟方向相反。

操作要点：转身以腰带肩，以肩带臂；目视掌心，意注命门，自然呼吸；颈、肩病患者，动作幅度的大小可灵活掌握。

功效：通过阳掌转阴掌（掌心向下）的动作导引，将发动的真气收敛，下沉入腰间两肾及命门，可达到壮腰健肾、延缓衰老的功效。此外，还可增强颈、肩、腰等部位的活动功能。

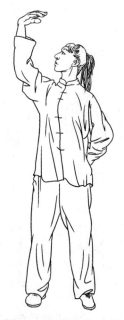

图17-14　摘星换斗势

第五式　倒拽九牛尾势（图17-15）

右倒拽九牛尾势

动作一：接上式；双膝微屈，身体重心右移，左脚向左侧后方约45°撤步；右脚跟内

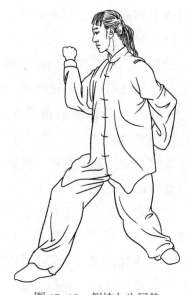

图17-15　倒拽九牛尾势

转，右腿屈膝成右弓步；同时左手内旋，向前、向下划弧后伸，小指到拇指逐个相握成拳，拳心向上；右手向前上方划弧，伸至与肩平时小指到拇指逐个相握成拳，拳心向上，稍高于肩；目视右拳。

动作二：身体重心后移，左膝微屈；腰稍右转，以腰带肩，以肩带臂；右臂外旋，左臂内旋，屈肘内收；目视右拳。

动作三：身体重心前移，屈膝成弓步；腰稍左转，以腰带肩，以肩带臂，两臂放松前后伸展；目视右拳。

重复动作二、三进行 3 遍。

动作四：身体重心前移至右脚，左脚收回，右脚尖转正，成开立姿势；同时两臂自然垂于体侧；目视前下方。

左倒拽九牛尾势与右倒拽九牛尾势动作、次数相同，惟方向相反。

操作要点：以腰带肩，以肩带臂，力贯双膀；腹部放松，目视拳心；前后拉伸，松紧适宜，并与腰的旋转紧密配合；后退步时，注意掌握重心，身体平稳。

功效：本式通过腰的扭动，带动肩胛活动，可刺激背部夹脊、肺俞、心俞等穴，达到疏通夹脊和调练心肺之作用。此外，通过四肢上下协调活动，可改善软组织血液循环，提高四肢肌肉力量及活动功能。

第六式　出爪亮翅势（图 17-16）

动作一：接上式；身体重心移至左脚，右脚收回，成开立姿势；同时右臂外旋，左臂内旋，摆至侧平举，两掌心向前，环抱至体前，随之两臂内收，两手变柳叶掌立于云门穴前，掌心相对，指尖向上；目视前下方。

动作二：展肩扩胸，然后松肩，两臂缓缓前伸，并逐渐转掌心向前，成荷叶掌，指尖向上；瞪目。

动作三：松腕，屈肘，收臂，立柳叶掌于云门穴；目视前下方。

重复动作二、三进行 3～7 遍。

操作要点：出掌时身体正直，瞪眼怒目，同时两掌运用内劲前伸，先轻如推窗，后重如排山，收掌时如海水还潮。注意出掌时为荷叶掌，收掌于云门穴时为柳叶掌；收掌时自然吸气，推

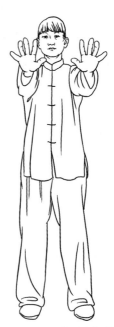

图 17-16　出爪亮翅势

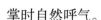

掌时自然呼气。

功效：中医认为"肺主气，司呼吸"，通过伸臂推掌、屈臂收掌、展肩扩胸的动作导引，可反复启闭云门、中府等穴，促进自然之清气与人体之真气在胸中交汇融合，达到改善呼吸功能及全身气血运行的作用，亦可提高胸背部及上肢肌肉力量。

第七式　九鬼拔马刀势（图 17-17）

右九鬼拔马刀势

动作一：接上式；躯干右转；同时右手外旋，掌心向上；左手内旋，掌心向下；随后右手由胸前内收经右腋下后伸，掌心向外；同时左手由胸前伸至前上方，掌心向外；躯干稍左转；同时右手经体侧向前上摆至头前上方后屈肘，由后向左绕头半周，掌心掩耳；左手经体左侧下摆至左后，屈肘，手背贴于脊柱，掌心向后，指尖向上；头右转，右手中指按压耳郭，手掌扶按玉枕；目随右手动，定势后视左后方。

动作二：身体右转，展臂扩胸；目视右上方，动作稍停。

动作三：屈膝；同时上体左转，右臂内收，含胸；左手沿脊柱尽量上推；目视右脚跟，动作稍停。重复动作二、三进行 3 遍。

动作四：直膝，身体转正；右手向上经头顶上方向下至侧平举，同时左手经体侧向上至侧平举，两掌心向下；目视前下方。

左九鬼拔马刀势与右九鬼拔马刀势动作、次数相同，惟方向相反。

操作要点：动作对拔拉伸，尽量用力；

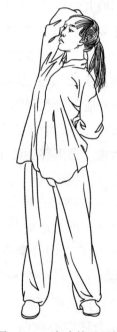

图 17-17　九鬼拔马刀势

身体自然弯曲转动，协调一致。扩胸展臂时自然吸气，松肩合臂时自然呼气；两臂内合、上抬时自然呼气，起身展臂时自然吸气。高血压病、颈椎病患者和年老体弱者，头部转动的角度应小且轻缓。

功效：本式通过身体的扭曲、伸展等运动，使全身真气开、合、启、闭，使脾胃得到摩动，肾得以强健。本式还具有疏通玉枕、夹脊等要穴的作用，提高颈肩部、腰背部肌肉力量，有助于改善人体各关节的活动功能。

第八式 三盘落地势（图 17-18）

左脚向左侧开步，两脚距离约宽于肩，脚尖向前；目视前下方。

动作一：屈膝下蹲；同时沉肩、坠肘，两掌逐渐用力下按至约与环跳穴同高，两肘微屈，掌心向下，指尖向外；目视前下方；同时口吐"嗨"音，音吐尽时，舌尖向前轻抵上下牙之间，终止吐音。

动作二：翻掌心向上，肘微屈，上托至侧平举；同时缓缓起身直立；目视前方。

重复动作一、二进行 3 遍。第 1 遍微蹲，第 2 遍半蹲，第 3 遍全蹲。

操作要点：下蹲时，松腰、裹臀、两掌如负重物；起身时，两掌如托千斤重物。下蹲依次增加幅度，年老和体弱者下蹲深度可灵活掌握，年轻体健者可半蹲或全蹲，下蹲与起身时，上体始终保持正直，不应前俯或后仰。吐"嗨"音时，口微张，上唇着力压龈交穴，下唇松，不着力于承浆穴，音从喉部发出。瞪眼闭口时，舌抵上腭，身体中正安舒。

功效：本式通过下肢的屈伸活动，配合口吐"嗨"音，使体内真气在胸腹间相应升、降，达到心肾相交、水火既济。此外，本式亦可增强腰腹及下肢力量，起到壮丹田之气、强腰固肾的作用。

第九式 青龙探爪势（图 17-19）

左青龙探爪势

动作一：接上式；左脚收回半步，约与肩同宽；两手握固，两臂屈肘内收至腰间，拳轮贴于章门穴，拳心向上；目视前下方；然后右拳变掌，右臂伸直，经下向右侧外展，略低于肩，掌心向上；目随手动。

动作二：右臂屈肘、屈腕，右掌变"龙爪"，指尖向左，经下颏向身体左侧水平伸出，目随手动；躯干随之向左转约 90°；目视右掌所指方向。

动作三："右爪"变掌，随之身体左前屈，掌心向下按至左脚外侧；目视下方；躯干由左前屈转至右前屈，并带动右手经左膝或左脚前划弧至右膝或右脚外侧，手臂外旋，掌心向前，握固；目随手动视下方。

动作四：上体抬起，直立；右拳随上体抬起收于章门穴，拳心向上；目视前下方。

右青龙探爪势与左青龙探爪势动作相同，惟方向相反。

操作要点：伸臂探"爪"，下按划弧，力注肩背，动作自然、协调，一气呵成。目随"爪"走，意存"爪"心。年老和体弱者前俯下按或划弧时，可根据自身状况调整幅度。

功效：中医认为"两胁属肝"，而"肝藏血，肾藏精""肝肾同源"。通过转身、左右探爪及身体前屈，可使两胁交替松紧开合，达到疏肝理气、调畅情志的功效，同时可改善腰部及下肢肌肉的活动功能。

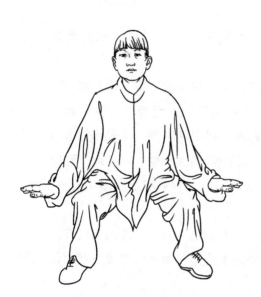

图 17-18　三盘落地势

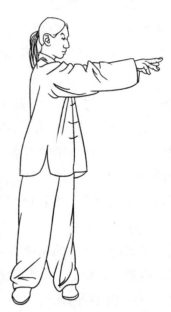

图 17-19　青龙探爪势

第十式　卧虎扑食势（图 17-20）

左卧虎扑食势

动作一：接上式；右脚尖内扣约 45°，左脚收至右脚内侧成丁步；同时身体左转约 90°；两手握固于腰间章门穴不变；目随体转视左前方。

动作二：左脚向前迈一大步，成左弓步；同时两拳提至肩部云门穴，并内旋变"虎爪"，向前扑按，如虎扑食，肘稍屈；目视前方。

动作三：躯干由腰到胸逐节屈伸，重心随之前后适度移动；同时两手随躯干屈伸向下、向后、向上、向前环绕一周；随后上体下俯，两"爪"下按，十

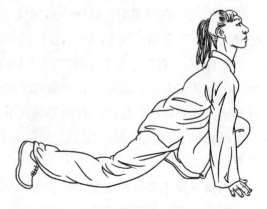

图 17-20　卧虎扑食势

指着地；后腿屈膝，脚趾着地；前脚跟稍抬起，随后塌腰、挺胸、抬头、瞪目；动

作稍停，目视前上方；年老体弱者可俯身，两"爪"向前下按至左膝前两侧，顺势逐步塌腰、挺胸、抬头、瞪目；动作稍停。

动作四：起身，双手握固收于腰间章门穴；身体重心后移，左脚尖内扣约135°；身体重心左移；同时身体右转180°，右脚收至左脚内侧成丁步。

右卧虎扑食势与左卧虎扑食势动作相同，惟方向相反。

操作要点：用躯干带动双手前扑绕环。抬头、瞪目时，力达指尖，腰背部成反弓形。年老和体弱者可根据自身状况调整动作幅度。

功效：中医认为，任脉为阴脉之海，统领全身阴经之气。本式通过虎扑之势，可使任脉得以疏伸及调养，同时可以调和手足三阴之气。本式亦可改善腰腿肌肉的活动功能，起到强健腰腿的作用。

第十一式　打躬势（图 17-21）

动作一：接上式；起身，身体重心后移，随之身体转正；右脚尖内扣，脚尖向前，左脚收回，成开立姿势；同时两手随身体左转放松，外旋，掌心向前，外展至侧平举后，两臂屈肘，两掌掩耳，十指扶按枕部，指尖相对，以两手食指弹拨中指击打枕部7次（即鸣天鼓）；目视前下方。

动作二：身体前俯由头经颈椎、胸椎、腰椎、骶椎，由上向下逐节缓缓牵引前屈，两腿伸直；目视脚尖，停留片刻。

动作三：由骶椎至腰椎、胸椎、颈椎、头，由下向上依次缓缓逐节伸直后成直立；同时两掌掩耳，十指扶按枕部，指尖相对；目视前下方。

重复动作二、三进行3遍，逐渐加大身体前屈幅度并稍停。第1遍前屈小于90°，第3遍前屈约90°，第3遍前屈大于90°。年老体弱者可分别前屈约30°、45°、90°。

操作要点：体前屈时，直膝，两肘外展；体前屈时，脊柱自颈向前拔伸卷曲如勾；后展时，从尾椎向上逐节伸展；年老和体弱者可根据自身状况调整前屈的幅度。

功效：中医认为，督脉为阳脉之海，总督一身阳经之气。本式通过头、颈、胸、腰、骶椎逐节牵引屈伸，背部的督脉得到充分锻炼，可使全身经气发动，阳气充足，身体强健。本式亦可改善腰背及下肢的活动功能，强健腰腿。而"鸣天鼓"则有醒脑、聪耳、消除大脑疲劳的功效。

第十二式　掉尾势（图 17-22）

接上式；起身直立后，两手猛然拔离双耳（即拔耳）；手臂自然前伸，十指交叉相握，掌心向内；屈肘，翻掌前伸，掌心向外；然后屈肘，转掌心向下内收于胸前；身体前屈塌腰、抬头，两手交叉缓缓下按；目视前方。年老和体弱者身体前屈，抬头，两掌缓缓下按可至膝前。

动作一：头向左后转，同时臀向左前扭动；目视尾闾。

动作二：两手交叉不动，放松还原至体前屈。

动作三：头向右后转，同时臀向右前扭动；目视尾闾。

动作四：两手交叉不动，放松还原至体前屈。

重复动作一至四进行 3 遍。

操作要点：转头扭臀时，头与臀部做相向运动。高血压病、颈椎病患者和年老体弱者，头部动作应小而轻缓。另外，应根据自身情况调整身体前屈和臀部扭动的幅度和次数，配合动作，自然呼吸，意识专一。

功效：本式通过体前屈及抬头、掉尾的左右屈伸运动，可使任、督二脉及全身经脉得以调和，使得全身舒适。本式还可强化腰背肌肉力量的锻炼，有助于改善脊柱各关节和肌肉的活动功能。

收势（图 17-23）

动作一：接上式；两手松开，两臂外旋；上体缓缓直立；同时两臂伸直外展成侧平举，掌心向上，随后两臂上举，肘微屈，掌心向下；目视前下方。

动作二：松肩，屈肘，两臂内收，两掌经头、面、胸前下引至腹部，掌心向下；目视前下方。

重复动作一、二进行 3 遍。

两臂放松还原，自然垂于体侧；左脚收回，并拢站立；舌抵上腭，目视前方。

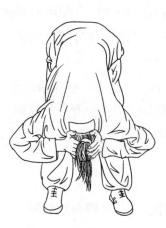
图 17-21　打躬势

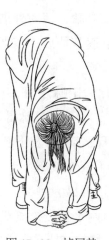
图 17-22　掉尾势

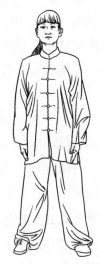
图 17-23　收势

【注意事项】

1. 精神放松，形神合一

本功法的习练要求精神放松，意识平和。通过动作变化引导气的运行时要做到神情专注，意气相随。运用意念时，要注意用意要轻，似有似无，切忌刻意、执着。

2. 呼吸自然，动息相随

习练本功法时，要求呼吸自然、均匀流畅、不喘不滞，与动作始终保持柔和协调的关系，以利于身心放松、心气平和。

3. 虚实相间，刚柔相兼

习练本功法，应做到刚与柔、虚与实协调配合。因为，用力过"刚"，则会出现拙力、僵力而影响气血的流通和运行；动作过"柔"，则会出现松懈、空乏而不能起到引动气机、抻筋拔骨的作用。

五、五禽戏

五禽戏是以形体运动为主，辅以呼吸吐纳与意念配合的导引类功法，是一套具有浓郁民族传统文化风格特色的中医养生功法。它是模仿五种禽兽——虎、鹿、熊、猿、鸟的动作编创而成。据传该功法最早出自东汉末年的名医华佗及其弟子吴普根据《吕氏春秋》上所说的"流水不腐，户枢不蠹，动也，形气亦然"的理论与《淮南子》中的六个动物动作创编的。五禽戏动功历史悠久，是现存最早的完整功法。

2003年国家体育总局组织专家在传统"五禽戏"基础上整理编创了"健身气功·五禽戏"。新整理的"健身气功·五禽戏"既保留了传统"五禽戏"的精华，又融入了现代特色，健身效果明显，深受广大群众的喜爱。

【功法操作】
预备式 起势调息（图17-24）
动作一：两脚并拢，自然伸直；两手自然垂于体侧；胸腹放松，头项正直，下颌微收，舌抵上腭；目视前方。

动作二：左脚向左平开一步，稍宽于肩，两膝微屈，松静站立；调息数次，意守丹田。

动作三：肘微屈，两臂在体前向上、向前平托，与胸同高。

动作四：两肘下垂外展，两掌向内翻转，并缓慢下按于腹前；目视前方。

重复动作三、四进行 2 遍后，两手自然垂于体侧。

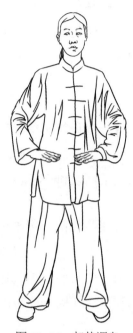

图 17-24 起势调息

1. 虎戏

虎戏包括虎举和虎扑两个动作。在神韵的体现上要表现出百兽之王——虎的威猛：神发于目，虎视眈眈；威生于爪，伸缩有力；神威并重，气势凌人。酣睡中醒来的猛虎，虎目圆睁，伸展肢体，长长地伸个懒腰，活动利爪，振作精神；随后沿着山路奔跑，忽而引腰前伸，忽而前扑下按，神威之中包含无限柔情，娱乐之余体现如山气势。

（1）虎举（图 17-25）

动作一：接上式；两手掌心向下，十指撑开，再弯曲成虎爪；目视两掌。

动作二：随后，两手外旋，由小指先弯曲，其余四指依次弯曲握紧拳，两拳沿体前缓慢上提，至肩前时，十指撑开，举至头上方再弯曲成虎爪状；目视两拳。

动作三：两掌外旋握拳，掌心相对；目视两拳。

动作四：两拳下拉至肩前时，变掌下按；沿体前下落至腹前，十指撑开，掌心向下；目视两掌。

重复动作一至四进行 3 遍后，两手自然垂于体侧；目视前方。

（2）虎扑（图 17-26）

动作一：接上式；两手握空拳，沿身体两侧上提至肩前上方。

动作二：两手向上、向前划弧，十指弯曲成"虎爪"，掌心向下；同时上体前俯，挺胸塌腰；目视前方。

动作三：两腿屈膝下蹲，收腹含胸；同时两手向下划弧至两膝侧，掌心向下；目视前下方；随后两腿伸膝、送髋、挺腹、后仰；同时两掌握空拳，沿体侧向上提至胸侧；目视前上方。

动作四：左腿屈膝提起，两手上举；左脚向前迈出一步，脚跟着地，右腿屈膝下蹲，成左虚步；同时上体前倾，两拳变"虎爪"向前、向下扑至膝前两侧，掌心向下；目视前下方；随后上体抬起，左脚收回，开步站立；两手自然下落于体侧；目视前方。

动作五至动作八同动作一至动作四，惟左右相反。

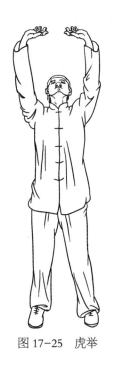 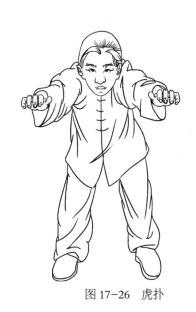

图 17-25 虎举　　　　　　　　　　　　　图 17-26 虎扑

2. 鹿戏

鹿喜挺身眺望，好角抵，运转尾闾，善奔走。习练"鹿戏"时，动作要轻盈舒展，神态要安闲雅静，意想自己在山坡、草原上自由快乐地活动。

（1）鹿抵（图 17-27）

动作一：接上式；两腿微屈，身体重心移至右腿，左脚经右脚内侧向左前方迈步，脚跟着地；同时身体稍右转；两掌握空拳，向右侧摆起，拳心向下，高与肩平；目随手动，视右拳。

动作二：身体重心前移；左腿屈膝，脚尖外展踏实；右腿伸直蹬实；同时身体左转，两掌成"鹿角"，向上、向左、向后划弧，掌心向外，指尖朝后，左臂弯曲外展平伸，肘抵靠左腰侧；右臂举至头前，向左后方伸抵，掌心向外，指尖朝后；目视右脚跟；随后身体右转，左脚收回，开步站立；同时两手向上、向右、向下划弧，两掌握空拳下落于体前；目视前下方。

动作三、四同动作一、二，惟左右相反。

（2）鹿奔（图 17-28）

动作一：接上式；左脚向前跨一步，屈膝，右腿伸直成左弓步；同时两手握空拳，向上、向前划弧至体前，屈腕，高与肩平，与肩同宽，拳心向下；目视前方。

动作二：身体重心后移；左膝伸直，全脚掌着地；右腿屈膝，低头，弓背，收腹；同时两臂内旋，两掌前伸，掌背相对，拳变"鹿角"。

动作三：身体重心前移，上体抬起；右腿伸直，左腿屈膝，成左弓步；松肩沉肘，两臂外旋，"鹿角"变空拳，高与肩平，拳心向下；目视前方。

动作四：左脚收回，开步直立；两拳变掌，回落于体侧；目视前方。

动作五至动作八同动作一至动作四，惟左右相反。

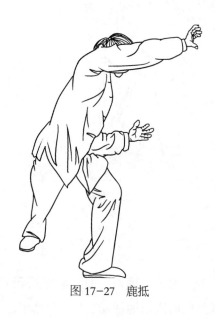

图 17-27 鹿抵

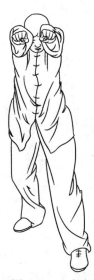

图 17-28 鹿奔

3. 熊戏

"熊戏"要表现出熊憨厚沉稳、动静自然的神态。熊运势外阴内阳，外动内静，外刚内柔，以意领气，气沉丹田；熊晃势外观笨重拖沓，其实笨中生灵，蕴含内劲，沉稳之中显灵敏。

（1）熊运（图 17-29）

动作一：接上式；两掌握空拳成"熊掌"，拳眼相对，垂于下腹部；目视两拳。

动作二：以腰、腹为轴，上体做顺时针摇晃；同时两拳随之沿右肋部、上腹部、左肋部、下腹部划圆；目随上体摇晃环视。

动作三、四同动作一、二。

动作五至动作八同动作一至动作四，惟左右相反，上体做逆时针摇晃，两拳亦随之画圆。

做完最后一动，两拳变掌下落，自然垂于体侧；目视前方。

（2）熊晃（图17-30）

动作一：接上式；身体重心右移；左髋上提，牵动左脚离地，再微屈左膝；两掌握空拳成"熊掌"；目视左前方。

动作二：身体重心前移；左脚向左前方落地，全脚掌踏实，脚尖朝前，右腿伸直；身体右转，左臂内旋前靠，左拳摆至左膝前上方，拳心朝左；右拳摆至体后，拳心朝后；目视左前方。

动作三：身体左转，重心后坐；右腿屈膝，左腿伸直；拧腰晃肩，带动两臂前后弧形摆动；右拳摆至左膝前上方，拳心朝右；左拳摆至体后，拳心朝后；目视左前方。

动作四：身体右转，重心前移；左腿屈膝，右腿伸直；同时左臂内旋前靠，左拳摆至左膝前上方，拳心朝左；右拳摆至体后，拳心朝后；目视左前方。

动作五至动作八同动作一至动作四，惟左右相反。

重复动作一至八进行1遍后，左脚上步，开步站立，同时两手自然垂于体侧。

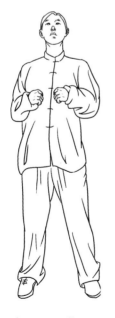

图 17-29　熊运

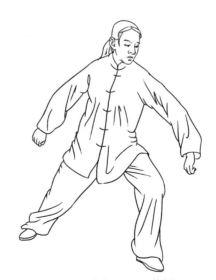

图 17-30　熊晃

4. 猿戏

猿生性好动，机智灵敏，善于纵跳，折枝攀树，躲躲闪闪，永不疲倦。习练"猿戏"时，外练肢体的轻灵敏捷，欲动则如疾风闪电、迅敏机警；内练精神的宁静，欲静则似静月凌空、万籁无声，从而达到"外动内静""动静结合"的境界。

（1）猿提（图 17-31）

动作一：接上式；两掌在体前，手指伸直分开，再屈腕撮拢捏紧成"猿钩"。

动作二：两掌上提至胸，两肩上耸，收腹提肛；同时脚跟提起，头向左转；目随头动，视身体左侧。

动作三：头转正，两肩下沉，松腹落肛，脚跟着地；"猿钩"变掌，掌心向下；目视前方。

动作四：两掌沿体前下按落于体侧；目视前方。

动作五至动作八同动作一至动作四，惟左右相反。

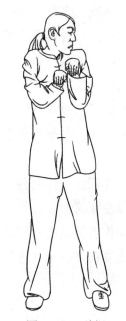

图 17-31　猿提

（2）猿摘（图 17-32）

动作一：接上式；左脚向后方退步，脚尖点地，右腿屈膝，重心落于右腿；同时左臂屈肘，左掌成"猿钩"收至左腰侧；右掌向右前方自然摆起，掌心向下。

动作二：身体重心后移；左脚踏实，屈膝下蹲，右脚收至左脚内侧，脚尖点地，成右丁步；同时右掌向下经腹前向左上方划弧至头左侧，掌心对太阳穴；目先随右掌动，再转头注视右前上方。

动作三：右掌内旋，掌心向下，沿体侧下按至左髋侧；目视右掌，右脚向右前方迈出一大步，左腿蹬伸，身体重心前移；右腿伸直，左脚脚尖点地；同时右掌经体前向右上方划弧，举至右上侧变"猿钩"，稍高于肩；左掌向前、向上伸举，

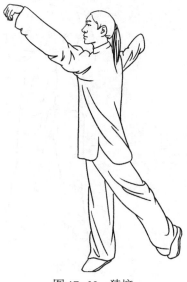

图 17-32　猿摘

屈腕撮钩成采摘势；目视左掌。

动作四：身体重心后移；左掌由"猿钩"变为"握固"；右手变掌，自然回落于体前，虎口朝前；随后左腿屈膝下蹲，右脚收至左脚内侧，脚尖点地，成右丁步；同时左臂屈肘收至左耳旁，掌指分开，掌心向上，成托桃状；右掌经体前向左划弧至左肘下捧托；目视左掌。

动作五至动作八同动作一至动作四，惟左右相反。

重复动作一至八进行 1 遍后，左脚向左横开一步，两腿直立；同时两手自然垂于体侧。

5. 鸟戏

鸟戏取形于鹤。鹤是轻盈安详的鸟类，人们对它进行描述时往往寓意健康长寿。习练时，要表现出鹤昂然挺拔、悠然自得的神韵。效仿鹤翅飞翔，抑扬开合可活跃周身经络，灵活四肢关节。

（1）鸟伸（图 17-33）

动作一：接上式；两腿微屈下蹲，两掌在腹前相叠。

动作二：两掌向上举至头前上方，掌心向下，指尖向前；身体微前倾，提肩、缩项、挺胸、塌腰；目视前下方。

动作三：两腿微屈下蹲；同时两掌相叠下按至腹前；目视两掌。

动作四：身体重心右移；右腿蹬直，左腿伸直向后抬起；同时两掌左右分开，掌成"鸟翅"，向体侧后方摆起，掌心向上；抬头，伸颈，挺胸，塌腰；目视前方。

动作五至动作八同动作一至动作四，惟左右相反。

重复动作一至八进行 1 遍后，左脚下落，两脚开步站立，两手自然垂于体侧；目视前方。

（2）鸟飞（图 17-34）

接上式；两腿微屈；两掌成"鸟翅"合于腹前，掌心相对；目视前下方。

动作一：右腿伸直独立，左腿屈膝提起，小腿自然下垂，脚尖朝下；同时两掌成展翅状，在体侧平举向上，稍高于肩，掌心向下；目视前方。

动作二：左脚下落在右脚旁，脚尖着地，两腿微屈；同时两掌合于腹前，掌心相对；目视前下方。

动作三：右腿伸直独立，左腿屈膝提起，小腿自然下垂，脚尖朝下；同时两掌经体侧，向上举至头顶上方，掌背相对，指尖向上；目视前方。

动作四：左脚下落在右脚旁，全脚掌着地，两腿微屈；同时两掌合于腹前，掌心相对；目视前下方。

动作五至动作八同动作一至动作四，惟左右相反。

重复动作一至八进行1遍后，两掌向身体侧前方举起，与胸同高，掌心向上；屈肘，两掌内合下按，自然垂于体侧；目视前方。

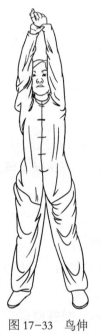

图 17-33　鸟伸

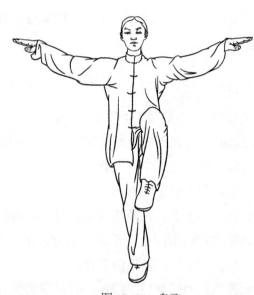

图 17-34　鸟飞

【注意事项】

1. 动作到位，气息相随

习练本功法要根据动作的名称含义作出与之相适应的动作造型，动作到位，合乎规范。尤其要注意动作的起落、高低、轻重、缓急，做到动作灵活柔和、连贯流畅。并且注意呼吸和动作的协调配合，遵循起吸落呼、开吸合呼、先吸后呼、蓄吸发呼的原则。

2. 以理作意，凸现神韵

习练本功法时，要注意揣摩"五禽"的习性和神态。以理作意，逐步进入"五禽"的意境之中。如练虎戏时，意想自己是深山中的猛虎，伸展肢体，抓捕食物，以凸显虎之威猛气势；练鹿戏时，要意想自己是原野上的梅花鹿，众鹿戏抵，伸足迈步，轻捷舒展，以凸显鹿轻捷舒展，自由奔放之神韵；练熊戏时，要意想自己是山林中的黑熊，转腰运腹，步履沉稳，憨态可掬，以凸显熊憨厚刚直的神韵；练猿戏时，要意想自己是置身于山中的灵猴，轻松活泼，机灵敏捷，以凸显猿灵活敏捷的神韵；练鸟戏时，要意想自己是湖边仙鹤，轻盈漫步，昂首挺立，展翅翱翔，以凸显鹤轻盈潇洒的神韵。

六、六字诀

六字诀，又称六字气诀，是以呼吸吐纳为主要手段的中医养生方法。六字诀最早见于南北朝时陶弘景所著的《养性延命录》中。孙思邈的《千金方》，汪昂的《医方集解》、龚廷贤的《寿世保元》、冷谦的《妙龄修后》都对功理功法有不少的发展。六字诀流传至今，已经形成了较为稳定的功法体系，即功法理论保持了以中医藏象学说为理论，通过呼吸吐纳、意念和肢体的导引，配合特定的发音，来调整与控制体内气息的升降出入，从而达到调整脏腑气机平衡的作用。

2003年国家体育总局组织国内专家对传统的各种六字诀功法的文献进行了大量整理与研究，结合现代社会的特点和全民健身运动的需要，编创了一套具有时代特征的健身功法"健身气功·六字诀"。

【功法操作】

预备式（图17-35）

两脚平行站立，约与肩同宽，两膝微屈；头正颈直，下颏微收，竖脊含胸；两臂自然下垂，周身中正；唇齿合拢，舌尖放平，轻贴上腭；目视前下方。

操作要点：鼻吸鼻呼，自然呼吸，面带微笑，思想安静，全身放松。

起势（图17-36）

动作一：接上式；屈肘，两掌十指相对，掌心向上，缓缓上托至胸前，约与两乳同高；目视前方。

动作二：两掌内翻，掌心向下，缓缓下按，至肚脐前；目视前下方。

动作三：微屈膝下蹲，身体后坐；同时两掌内旋外翻，缓缓向前拨出，至两臂撑圆。

动作四：两掌外旋内翻，掌心向内；起身，两掌缓缓收拢至肚脐前，虎口交叉相握轻覆肚脐；静养片刻，自然呼吸；目视前下方。

操作要点：鼻吸鼻呼。两掌上托时吸气，下按、向前拨出时呼气，收拢时吸气。

第一式　嘘字诀（图 17-37）

动作一：接上式；两手松开，掌心向上，小指轻贴腰际，向后收到腰间，目视前下方；两脚不动，身体左转 90°；同时右掌由腰间缓缓向左侧穿出，约与肩同高，并配合口吐"嘘"字音；两目渐渐圆睁，目视右掌伸出方向。

动作二：右掌沿原路收回腰间，同时身体转回正前方，目视前下方。

动作三：身体右转 90°；同时左掌由腰间缓缓向右侧穿出，约与肩同高，并口吐"嘘"字音；两目渐渐圆睁，目视左掌伸出方向。

动作四：左掌沿原路收回腰间，同时身体转回正前方；目视前下方。

如此左右穿掌各 3 遍。本式共吐"嘘"字音 6 次。

操作要点："嘘"字属牙音。发音吐气时，嘴角后引，槽牙上下平对，中留缝隙，槽牙与舌边亦有空隙；发声吐气时，气从槽牙间、舌两边的空隙中呼出体外。穿掌时口吐"嘘"字音，收掌时鼻吸气，动作与呼吸应协调一致。

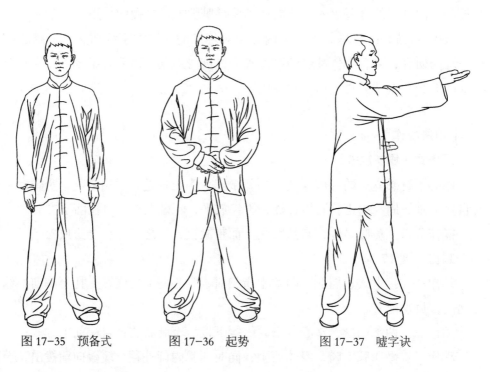

图 17-35　预备式　　　　图 17-36　起势　　　　图 17-37　嘘字诀

第二式　呵字诀（图 17-38）

动作一：接上式；吸气，同时两掌小指轻贴腰际微上提，指尖朝向斜下方，目视前下方；屈膝下蹲，同时两掌缓缓向前下约 45°方向插出，两臂微屈；目视两掌。

动作二：微微屈肘收臂，两掌小指一侧相靠，掌心向上，成"捧掌"，约与肚脐相平；目视两掌心。

动作三：两膝缓缓伸直；同时屈肘，两掌捧至胸前，掌心向内，两中指约与下颏同高；目视前下方。

动作四：两肘外展，约与肩同高；同时两掌内翻，掌指朝下，掌背相靠；然后两掌缓缓下插；目视前下方。从插掌开始，口吐"呵"字音。

动作五：两掌下插至肚脐前时，微屈膝下蹲；同时两掌内旋外翻，掌心向外，缓缓向前拨出，至两臂成圆；目视前下方。

动作六：两掌外旋内翻，掌心向上，于腹前成"捧掌"；目视两掌心。

动作七：两膝缓缓伸直；同时屈肘，两掌捧至胸前，掌心向内，两中指约与下颏同高；目视前下方。

动作八：两肘外展，约与肩同高；同时两掌内翻，掌指朝下，掌背相靠；然后两掌缓缓下插，目视前下方。从插掌开始，口吐"呵"字音。

重复动作五至八进行4遍。本式共吐"呵"字音6次。

操作要点："呵"字为舌音。发声吐气时，舌体上拱，舌边轻贴上槽牙，气从舌与上腭之间缓缓呼出体外。两掌捧起时鼻吸气，插掌、外拨时呼气，口吐"呵"字音。

第三式　呼字诀（图 17-39）

动作一：当上式最后一动两掌向前拨出后，外旋内翻，转掌心向内对肚脐，指尖斜相对，五指自然张开，两掌心间距与掌心至肚脐距离相等；目视前下方。

动作二：两膝缓缓伸直；同时两掌缓缓向肚脐方向合拢，至肚脐前约10cm。

动作三：微屈膝下蹲；同时两掌向外展开，至两掌心间距与掌心至肚脐距离相等，两臂成圆形，并口吐"呼"字音；目视前下方。

动作四：两膝缓缓伸直；同时两掌缓缓向肚脐方向合拢。

重复动作三至四进行5遍。本式共吐"呼"字音6次。

操作要点："呼"字为喉音。发声吐气时，舌两侧上卷，口唇撮圆，气从喉出后，在口腔中形成一股中间气流，经撮圆的口唇呼出体外。两掌向肚脐方向收拢时吸气，两掌向外展开时口吐"呼"字音。

第四式　呬字诀（图 17-40）

动作一：接上式；两掌自然下落，掌心向上，十指相对；目视前下方。

动作二：两膝缓缓伸直；同时两掌缓缓向上托至胸前，约与两乳同高；目视前下方。

动作三：两肘下落，夹肋，两手顺势立掌于肩前，掌心相对，指尖向上；两肩

胛骨向脊柱靠拢，展肩扩胸，藏头缩项；目视前斜上方。

动作四：微屈膝下蹲；同时松肩伸项，两掌缓缓向前平推逐渐转成掌心向前，亮掌，同时口吐"呬"字音；目视前方。

动作五：两掌外旋腕，转至掌心向内，指尖相对，约与肩宽。

动作六：两膝缓缓伸直；同时屈肘，两掌缓缓收拢至胸前约 10cm，指尖相对；目视前下方。

动作七：两肘下落，夹肋，两手顺势立掌于肩前，掌心相对，指尖向上；两肩胛骨向脊柱靠拢，展肩扩胸，藏头缩项；目视斜前上方。

动作八：微屈膝下蹲；同时松肩伸项，两掌缓缓向前平推逐渐转成掌心向前，并口吐"呬"字音；目视前方。

重复动作五至八进行 4 遍。本式共吐"呬"字音 6 次。

操作要点："呬"字为齿音。发声吐气时，上下门牙对齐，留有狭缝，舌尖轻抵下齿，气从齿间呼出体外。推掌时呼气，口吐"呬"字音；两掌外旋腕，指尖相对，缓缓收拢时鼻吸气。

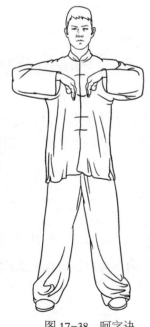
图 17-38　呵字诀

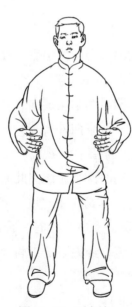
图 17-39　呼字诀

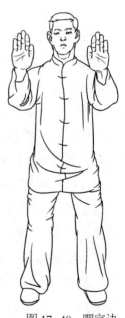
图 17-40　呬字诀

第五式　吹字诀（图 17-41）

动作一：接上式；两掌前推，随后松腕伸掌，指尖向前，掌心向下。

动作二：两臂向左右分开成侧平举，掌心斜向后，指尖向外。

动作三：两臂内旋，两掌向后划弧至腰部，掌心轻贴腰眼，指尖斜向下；目视前下方。

动作四：微屈膝下蹲；同时两掌向下沿腰骶、两大腿外侧下滑，后屈肘提臂环抱于腹前，掌心向内，指尖相对，约与脐平；目视前下方。两掌从腰部下滑时，口吐"吹"字音。

动作五：两膝缓缓伸直；同时两掌缓缓收回，轻抚腹部，指尖斜向下，虎口相对；目视前下方。

动作六：两掌沿带脉向后摩运。

动作七：两掌至后腰部，掌心轻贴腰眼，指尖斜向下；目视前下方。

动作八：微屈膝下蹲；同时两掌向下沿腰骶、两大腿外侧下滑，后屈肘提臂环抱于腹前，掌心向内，指尖相对，约与脐平；目视前下方。

重复动作五至八进行 4 遍。本式共吐"吹"字音 6 次。

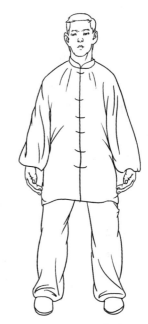

图 17-41　吹字诀

操作要点："吹"字为唇音。发声吐气时，舌体、嘴角后引，槽牙相对，两唇向两侧拉开收紧，气从喉出后，从舌两边绕舌下，经唇间缓缓呼出体外。两掌从腰部下滑，环抱于腹前时呼气，口吐"吹"字音；两掌向后收回，横摩至腰时以鼻吸气。手对腰腹部的摩按，具有壮腰健肾、增强腰肾功能和预防衰老的作用。

第六式　嘻字诀（图 17-42）

动作一：接上式；两掌环抱，自然下落于体前；目视前下方；两掌内旋外翻，掌背相对，掌心向外，指尖向下；目视两掌。

动作二：两膝缓缓伸直；同时提肘带手，经体前上提至胸；随后两手继续上提至面前，分掌、外开、上举，两臂成弧形，掌心斜向上；目视前上方。

动作三：屈肘，两手经面部前回收至胸前，约与肩同高，指尖相对，掌心向下，目视前下方；然后，微屈膝下蹲，同时两掌缓缓下按至肚脐前。

动作四：两掌继续向下、向左右外分至左右髋旁约 15cm 处，掌心向外，指尖向下；目视前下方。从上动两掌下按开始配合口吐"嘻"字音。

动作五：两掌掌背相对合于小腹前，掌心向外，指尖向下；目视两掌。

动作六：两膝缓缓伸直；同时提肘带手，经体前上提至胸；随后两手继续上提

713

至面前，分掌、外开、上举，两臂成弧形，掌心斜向上；目视前上方。

动作七：屈肘，两手经面部前回收至胸前，约与肩同高，指尖相对，掌心向下；目视前下方；然后微屈膝下蹲，同时两掌缓缓下按至肚脐前，目视前下方。

动作八：两掌顺势外开至髋旁约15cm，掌心向外，指尖向下；目视前下方。从上动两掌下按开始配合口吐"嘻"字音。

重复动作五至八进行4遍。本式共吐"嘻"字音6次。

操作要点："嘻"字为牙音。发声吐气时，舌尖轻抵下齿，嘴角略后引并上翘，槽牙上下轻轻咬合，呼气时使气从槽牙边的空隙中经过呼出体外。提肘、分掌、外展、上举时鼻吸气，两掌从胸前下按、松垂、外开时呼气，口吐"嘻"字音。

收势

动作一：接上式；两手外旋内翻，转掌心向内，缓缓抱于腹前，虎口交叉相握，轻覆肚脐；同时两膝缓缓伸直；目视前下方；静养片刻。（图17-43）两掌以肚脐为中心揉腹，顺时针、逆时针各6圈。

动作二：两掌松开，两臂自然垂于体侧；目视前下方。（图17-44）

操作要点：形松意静，收气静养。

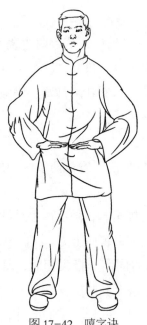
图17-42　嘻字诀

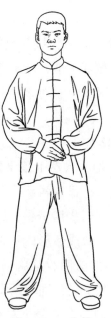
图17-43　收势1

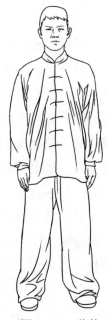
图17-44　收势2

【注意事项】

1. 发音准确，体会气息

发音是六字诀独特的练功方法。因此练功时，必须按发音口形的要求，校准口形。因为六字诀发音时，口腔产生特定的六种气息运动方式，进而影响到相应的脏腑机能，因此，发音规范、口型准确是练好六字诀的关键。另外，习练者初学时，可采用吐气出声发音的方法，校正口型和发音，以免憋气；在练习熟练后，可以逐渐过渡为吐气轻声发音，渐至匀细柔长。

2. 形神合一，意息相随

本功法强调意念与舒缓圆活的动作同匀细柔长的吐气发声相结合，寓意于气（呼吸），寓意于形，不必过分强调意念活动。习练时要注意协调自然，倘若用意过重，易导致动作僵硬、呼吸急促，反而达不到松静自然的要求。同时，在形体上也要放松自然，不要过多注意肢体运动的规格。形松神静才能使呼吸渐缓、脉搏频率降低，使气机的升降开合调整到最佳状态。在本功法中"吐纳为主，导引为辅"的要求，就是讲两者间的有机结合，而不是简单的"吐纳加导引"。

3. 注意呼吸，用意轻微

习练六字诀时要注意呼吸的配合。练功预备时，先自然呼吸，待心平气和、呼吸匀细后，进一步调整为腹式呼吸。吸气时将气深引，两唇轻合，舌抵上颚，横膈肌下降，由胸腔沉入腹部，腹部自然隆起，腹肌放松，空气自然吸入。呼吸时全身所有肌肉都要放松，思想也随之松弛。呼吸时要注意微微用意，做到吐惟细细，纳惟绵绵。切不可刻意用力使腹部鼓胀或紧张收缩，影响气机的运行。

4. 动作松柔舒缓，协调配合

本功法是以呼吸吐纳为主，同时又辅以动作导引的功法。动作导引有活动关节、强筋健骨的作用。习练时要注意与呼吸吐纳、吐气发声的协调配合，动作要做到松、柔、舒、缓，以不破坏呼吸吐纳和吐气发声的匀细柔长为基本规律。

七、太极拳

太极拳是国家级非物质文化遗产，是以中国传统儒、道哲学中的太极、阴阳辨

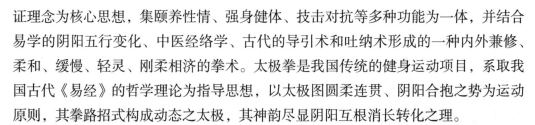

证理念为核心思想，集颐养性情、强身健体、技击对抗等多种功能为一体，并结合易学的阴阳五行变化、中医经络学、古代的导引术和吐纳术形成的一种内外兼修、柔和、缓慢、轻灵、刚柔相济的拳术。太极拳是我国传统的健身运动项目，系取我国古代《易经》的哲学理论为指导思想，以太极图圆柔连贯、阴阳合抱之势为运动原则，其拳路招式构成动态之太极，其神韵尽显阴阳互根消长转化之理。

传统太极拳门派众多，常见的太极拳流派有陈、杨、吴、武、孙、赵堡、武当等派别，各派既有传承关系，相互借鉴，也各有自己的特点，呈百花齐放之态。由于太极拳是近代形成的拳种，流派众多，群众基础广泛，因此是中国武术拳种中非常具有生命力的一支。目前，国家体育总局推广普及的太极拳是以杨派太极拳改编的，通称"太极二十四式"，比较适用于强身健体。

【功法操作】

预备式

两足左右开立，距离与肩同宽，脚尖皆朝前；身体自然保持直立；两臂自然下垂，两眼向前平视，膝微屈，髌骨不超过前脚尖。

操作要点：要求做到"立身中正安舒""虚领顶劲""气沉丹田""尾闾中正""含胸拔背"，并贯穿于整套动作之中；两臂下垂应自然，肩关节放松，手指保持自然弯曲；注意力应集中，排除杂念，做到"松""静"两字；呼吸自然。

第一组

第一式　起势（图 17-45）

动作一：身体自然直立，两脚开立，与肩同宽，两脚尖向前；两臂自然下垂，两手放在大腿的外侧；意存丹田（脐下小腹部），眼向前平视。

动作二：两臂慢慢向前平举，两手高与肩平，与肩同宽，手心向下。

动作三：上体保持正直，两腿屈膝下蹲；同时两掌轻轻下按，两肘下垂与两膝相对；眼平看前方；两脚全脚着地。

第二式　左右野马分鬃（图 17-46）

动作一：上体微向右转，身体重心移至右腿上；同时右臂收在胸前平屈，手心向下，左手经体前向右下划弧放在右手下，手心向上，两手心相对成抱球状；左脚随即收到右脚内侧，脚尖点地；眼看右手。

动作二：上体微向左转，左脚向左前方迈出，右脚跟后蹬，右腿自然伸直，成左弓步；同时上体继续向左转，左右手随转体慢慢分别向左上、右下分开，左手高与眼平（手心斜向上），肘微屈；右手落在右胯旁，肘也微屈，手心向下，指尖向前；眼看左手。

动作三：上体慢慢后坐，身体重心移至右腿，左脚尖翘起，微向外撇（约45°～60°），随后脚掌慢慢踏实，左腿慢慢前弓，身体左转，身体重心再移至左腿；同时左手翻掌向下，左臂收在胸前平屈，右手向左上划弧放在左手下，两手心相对成抱球状；右脚随即收到左脚内侧，脚尖点地；眼看左手。

动作四：右腿向前方迈出，左腿自然伸直，成右弓步；同时上体右转，左右手随体分别慢慢向左下、右上分开，右手高与眼平（手心斜向上），肘微屈；左手落在左胯旁，肘也微屈，手心向下，指尖向前；眼看右手。

动作五与动作三步骤相同，惟左右相反。

动作六与动作四步骤相同，惟左右相反。

第三式　白鹤亮翅（图17-47）

动作一：上体微向左转，左手翻掌向下，左臂平屈胸前，右手向左上划弧，手心转向上，与左手成抱球状；眼看左手。

动作二：右脚跟进半步，上体后坐，身体重心移至后腿，上体先向右转，面向右前方，眼看右手；然后左脚稍向前移，脚尖点地，成左虚步，同时上体再微向左转，面向前方，两手随转体慢慢向右上左下分开，右手上提停于额上，左手落于左胯前，手心向下，手指尖向前；眼平看前方。

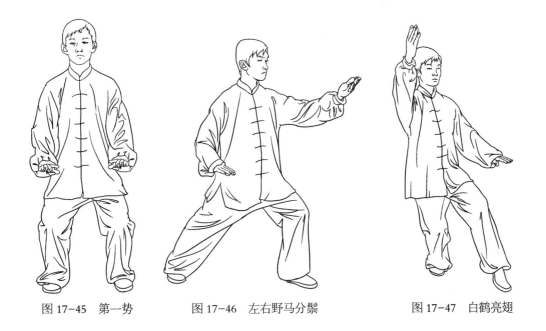

图17-45　第一势　　　　图17-46　左右野马分鬃　　　　图17-47　白鹤亮翅

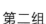

第二组

第四式　左右搂膝拗步（图 17-48）

动作一：右手从体前下落，由下向后上方划弧至右肩外，手与耳同高，手心斜向上；左手由左下向上，向右下划弧至右胸前，手心斜向下；同时上体先微向左再向右转；左脚收至右脚内侧，脚尖点地，眼看右手。

动作二：上体左转，左脚向前（偏左）迈出成弓步；同时右手屈回由耳侧向前推出，高与鼻尖平，左手向下由左膝前搂过落于左胯旁，指尖向前；眼看右手手指。

动作三：右腿慢慢屈膝，上体后坐，身体重心移至右腿，左脚尖翘起向外撇，随后脚掌慢慢踏实，左腿前弓，身体左转，身体重心移至左腿，右脚收到左脚内侧，脚尖点地；同时左手向外翻掌，由左后向上划弧至左肩外侧，肘微屈，手与耳同高，手心斜向上；右手随转体向上，向左下划弧落于左胸前，手心斜向下；眼看左手。

动作四与动作二步骤相同，惟左右相反。

动作五与动作三步骤相同，惟左右相反。

动作六与动作二步骤相同，惟左右相反。

第五式　手挥琵琶（图 17-49）

右脚跟进半步，上体后坐，身体重心转至右腿上，上体半面向右转，左脚略提起移向前，变成左虚步，脚跟着地，脚尖翘起，膝部微屈；同时左手由左下向上挑举，高与鼻尖平，掌心向右，臂微屈；右手收回放在左臂肘部里侧，掌心向左；眼看左手食指。

第六式　左右倒卷肱（图 17-50）

动作一：上体右转，右手翻掌（手心向上）经腹前由下向后上方划弧平举，臂微屈，左手随即翻掌向上；眼的视线随着向右转体先向右看，再转向前方看左手。

动作二：右臂屈肘折向前，右手由耳侧向前推出，手心向前，左臂屈肘后撤，手心向上，撤至左肋外侧；同时左腿轻轻提起向后（偏左）退一步，脚尖先着地，然后全脚慢慢踏实，身体重心移到左腿上，成右虚步，右脚随转体以脚掌为轴扭正；眼看右手。

动作三：上体微向左转，同时左手随转体向后上方划弧平举，手心向上，右手随即翻掌，掌心向上；眼随转体先向左看，再转向前方看右手。

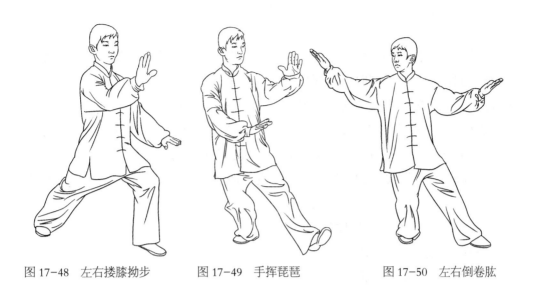

图 17-48　左右搂膝拗步　　　图 17-49　手挥琵琶　　　图 17-50　左右倒卷肱

动作四与动作二步骤相同，惟左右相反。

动作五与动作三步骤相同，惟左右相反。

动作六与动作二步骤相同。

动作七与动作三步骤相同。

动作八与动作二步骤相同，惟左右相反。

第三组

第七式　左揽雀尾（图 17-51）

动作一：上体微向右转，同时右手随转体后上方划弧平举，手心向上，左手放松，手心向下；眼看左手。

动作二：身体继续向右转，左手自然下落，逐渐翻掌经腹前划弧至右肋前，手心向上，右臂屈肘，手心转向下，收至右胸前，两手相对成抱球状；同时身体重心落在右腿上，左脚收到右脚内侧，脚尖点地；眼看右手。

动作三：上体微向左转，左脚向左前方迈出，上体继续向左转，右腿自然蹬直，左腿屈膝，成左弓步；同时左臂向左前方挺出（即左臂平屈成弓形，用前臂外侧和手背向前方推出），高与肩平，手心向后；右手向右下落放于右胯旁，手心向下，指尖向前；眼看左前臂。

动作四：身体微向左转，左手随即前伸翻掌向下，右手翻掌向上，经腹前向上向前伸至前臂下方；然后两手下捋，即上体向右转，两手经腹前向后上方划弧，直至右手手心向上，高与肩平齐，左臂平屈于胸前，手心向后；同时身体重心移至右腿；眼看右手。

动作五：上体微向左转，右臂屈肘折回，右手附于左手腕里侧（相距约5cm），上体继续向左转，双手同时向前慢慢挤出，左手心向后，右手心向前，左前臂要保持半圆；同时身体重心逐渐前移变成左弓步；眼看左手腕。

动作六：左手翻掌，手心向下，右手经左腕上方向前、向右伸出，高与左手齐，手心向下，两手左右分开，宽与肩同；然后右腿屈膝，上体慢慢后坐，身体重心移至右腿上，左脚尖翘起；同时两手屈肘回收至腹前，手心均向前下方；眼向前平看。

动作七：上式不停，身体重心慢慢前移，同时两手向前、向上按出，掌心向前；左腿前弓成左弓步；眼平看前方。

第八式　右揽雀尾（图17-52）

动作一：上体后坐并向右转，身体重心移至右腿，左脚尖里扣；右手向右平行划弧至右侧，然后由右下经腹前向左上划弧至左肋前，手心向上；左臂平屈胸前，左手掌向下与右手成抱球状；同时身体重心再移至左腿上，右脚收至左脚内侧，脚尖点地；眼看左手。

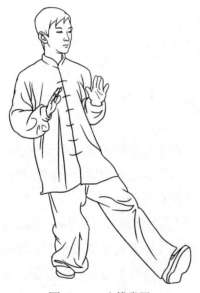
图17-51　左揽雀尾

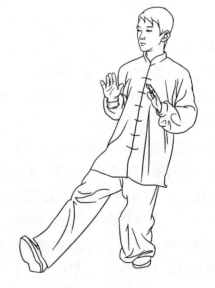
图17-52　右揽雀尾

动作二与"左揽雀尾"动作三步骤相同，惟左右相反。

动作三与"左揽雀尾"动作四步骤相同，惟左右相反。

动作四与"左揽雀尾"动作五步骤相同，惟左右相反。

动作五与"左揽雀尾"动作六步骤相同，惟左右相反。

动作六与"左揽雀尾"动作七步骤相同，惟左右相反。

第四组

第九式　单鞭（图 17-53）

动作一：上体后坐，身体重心逐渐移至左腿上，右脚尖里扣；同时上体左转，两手（左高右低）向左弧形运转，直至左臂平举，伸于身体左侧，手心向左，右手经腹前运至左肋前，手心向后上方；眼看左手。

动作二：身体重心再渐渐移至右腿上，上体右转，左脚向右脚靠拢，脚尖点地；同时右手向右上方划弧（手心由里转向外），至右侧上方时变成勾手，臂与肩平；左手向下经腹前向右上划弧停于右肩前，手心向里；眼看左手。

动作三：上体微向左转，左脚向左前方迈出，右脚跟后蹬，成左弓步；在身体重心移向左腿的同时，左掌随上体的继续左转慢慢转向前推出，手心向前，手指与眼齐平，臂微屈；眼看左手。

第十式　云手（图 17-54）

动作一：身体重心移至右腿上，身体渐向右转，左脚尖里扣；左手经腹前向右上划弧至右肩前，手心斜向里，同时右手变掌，手心向右前；眼看左手。

动作二：上体慢慢左转，身体重心随之逐渐左移；左手由脸前向左侧运转，手心渐渐转向左方；右手由右下经腹前向左上划弧至左肩前，手心斜向后；同时右脚靠近左脚，成小开步（两脚距离约 10～20cm）；眼看右手。

动作三：上体再向右转，同时左手经腹前向右上划弧至右肩前，手心斜向后；右手向右侧运转，手心翻转向右；随之左腿向左横跨一步；眼看左手。

动作四与动作二步骤相同。

动作五与动作三步骤相同。

动作六与动作二步骤相同（云手左右各 3 次）。

第十一式　单鞭（图 17-55）

动作一：上体向右转，右手随之向右运转，至右侧上方时变成勾手；左手经腹前向右上划弧至右肩前，手心向内；身体重心落在右腿上，左脚尖点地；眼看左手。

动作二：上体微向左转，左脚向左前侧迈出，右脚跟后蹬，成左弓步；在身体重心移向左腿的同时，上体继续左转，左掌慢慢翻转向前推出，成"单鞭"式。

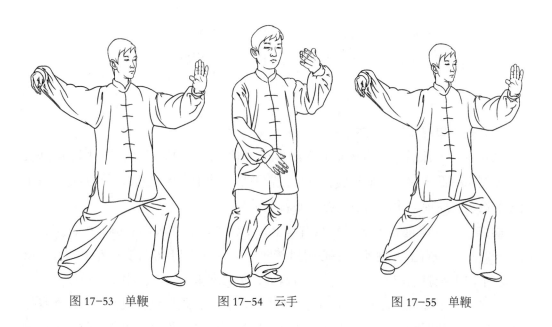

图 17-53　单鞭　　　　　　图 17-54　云手　　　　　　图 17-55　单鞭

第五组

第十二式　高探马（图 17-56）

动作一：右脚跟进半步，身体重心逐渐后移至右腿上；右勾手变成掌，两手心翻转向上，两肘微屈；同时身体微向右转，左脚跟渐渐离地；眼看左前方。

动作二：上体微向左转，面向前方；右掌经右耳旁向前推出，手心向前，手指与眼同高；左手收至左侧腰前，手心向上；同时左脚微向前移，脚尖点地，成左虚步；眼看右手。

第十三式　右蹬脚（图 17-57）

动作一：左手手心向上，前伸至右手腕背面，两手相互交叉，随即向两侧分开并向下划弧，手心斜向下；同时左脚提起向左前侧迈步（脚尖略外撇）；身体重心前移，右腿自然蹬直，成左弓步；眼看前方。

动作二：两手由外圈向里圈划弧，两手交叉合抱于胸前，右手在外，手心均向后；同时右脚向左脚靠拢，脚尖点地；眼平看右前方。

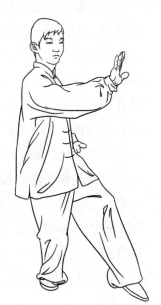

图 17-56　高探马

动作三：两臂左右划弧分开平举，肘部微屈，手心均向外；同时右腿屈膝提起，右脚向右前方慢慢蹬出；眼看右手。

第十四式　双峰贯耳（图 17-58）

动作一：右腿收回，屈膝平举，左手由后向上、向前下落至体前，两手心均翻转向上，两手同时向下划弧，分落于右膝盖两侧；眼看前方。

动作二：右脚向右前方落下，身体重心渐渐前移，成右弓步，面向右前方；同时两手下落，慢慢变拳，分别从两侧向上、向前划弧至面部前方，成钳形状，两拳相对，高与耳齐，拳眼都斜向内下（两拳中间距离 10～20cm）；眼看右掌。

第十五式　转身左蹬脚（图 17-59）

动作一：左腿屈膝后坐，身体重心移至左腿，上体左转，右脚尖里扣；同时两拳变掌，由上向左右划弧分开平举，手心向前；眼看左手。

动作二：身体重心再移至右腿，左脚收到右脚内侧，脚尖点地；同时两手由外圈向里圈划弧合抱于胸前，左手在外，手心均向后；眼平看左方。

动作三：两臂左右划弧分开平举，肘部微屈，手心均向外；同时左腿屈膝提起，左脚向左前方慢慢蹬出；眼看左手。

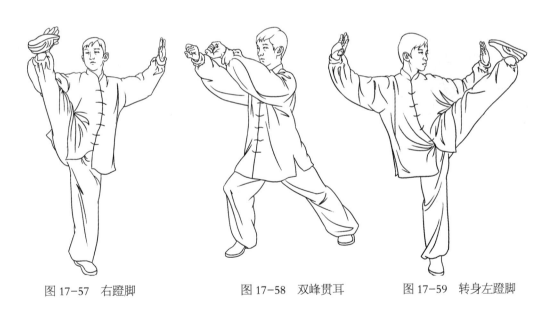

图 17-57　右蹬脚　　　　　　图 17-58　双峰贯耳　　　　　　图 17-59　转身左蹬脚

第六组

第十六式　左下势独立（图 17-60）

动作一：左腿收回平屈，上体右转；右掌变成勾手，左掌向上、向右划弧下落，立于右肩前，掌心斜向后；眼看右手。

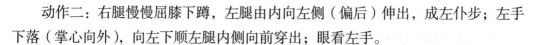

动作二：右腿慢慢屈膝下蹲，左腿由内向左侧（偏后）伸出，成左仆步；左手下落（掌心向外），向左下顺左腿内侧向前穿出；眼看左手。

动作三：身体重心前移，左脚跟为轴，脚尖尽量向外撇，左腿前弓，右腿后蹬，右脚尖里扣，上体微向左转并向前起身；同时左臂继续向前伸出（立掌），掌心向右，右勾手下落，勾手尖向后；眼看左手。

动作四：右腿慢慢提起平屈，成左独立式；同时右勾手变成掌，并由后下方顺右腿外侧向前弧形摆出，屈臂立于右腿上方，肘与膝相对，手心向左；左手落于左胯旁，手心向下，指尖向前；眼看右手。

第十七式　右下势独立（图 17-61）

动作一：右脚下落于左脚前，脚掌着地，然后左脚前掌为轴，脚跟转动，身体随之左转；同时左手向后平举变成勾手，右掌随着转体向左侧划弧，立于左肩前，掌心斜向后；眼看左手。

动作二与"左下势独立"的动作二步骤相同，惟左右相反。

动作三与"左下势独立"的动作三步骤相同，惟左右相反。

动作四与"左下势独立"的动作四步骤相同，惟左右相反。

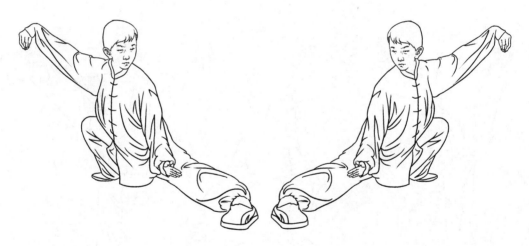

图 17-60　左下势独立　　　　　　图 17-61　右下势独立

第七组

第十八式　左右穿梭（图 17-62）

动作一：身体微向左转，左脚向前落地，脚尖外撇，右脚跟离地，两腿屈膝成半盘式；同时两手在左胸前成抱球状（左上右下）；然后右脚收到左脚的内侧，脚尖点地；眼看左前臂。

动作二：身体右转，右脚向右前方迈出，屈膝弓腿，成右弓步；同时右手由脸前向上举，并翻掌停在右额前，手心斜向上；左手先向左下再经体前向前推出，高与鼻尖平，手心向前；眼看左手。

动作三：身体重心略向后移，右脚尖稍向外撇，随即身体重心再移至右腿，左脚跟进，停于右脚内侧，脚尖点地；同时两手在右胸前成抱球状（右上左下）；眼看右前臂。

动作四与动作二步骤相同，惟左右相反。

第十九式　海底针（图 17-63）

右脚向前跟进半步，身体重心移至右腿，左脚稍向前移，脚尖点地，成左虚步；同时身体稍向右转，右手下落经体前向后、向上提抽至肩上耳旁，再随身体左转，由右耳旁斜向前下方插出，掌心向左，指尖斜向下，与此同时，左手向前、向下划弧落于左胯旁，手心向下，指尖向前；眼看前下方。

第二十式　闪通臂（图 17-64）

上体稍向右转，左脚向前迈出，屈膝弓腿成左弓步；同时右手由体前上提，屈臂上举，停于右额前上方，掌心翻转斜向上，拇指朝下；左手上起经胸前向前推出，高与鼻尖平，手心向前；眼看左手。

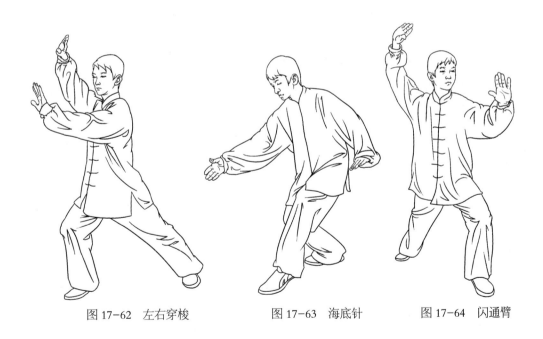

图 17-62　左右穿梭　　　　图 17-63　海底针　　　　图 17-64　闪通臂

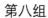

第八组

第二十一式　转身搬拦捶（图 17-65）

动作一：上体后坐，身体重心移至右腿上，左脚尖里扣，身体向右后转，然后身体重心再移至左腿上；与此同时，右手随着转体向右、向下（变拳）经腹前划弧至左肋旁，拳心向下；左掌上举于头前，拳心斜向上；眼看前方。

动作二：向右转体，右拳经胸前向前翻转撇出，拳心向上；左手下落于左胯旁，掌心向下，指尖向前；同时右脚收回后（不要停顿或脚尖点地）即向前迈出，脚尖外撇；眼看右拳。

动作三：身体重心移至右腿上，左脚向前迈一步；左手上起经左侧向前上划弧拦出，掌心向前下方；同时右拳向右划弧收到右腰旁，拳心向上；眼看左手。

动作四：左腿前弓成左弓步，同时右拳向前打出，拳眼向上，高与胸平，左手附于右前臂里侧；眼看右拳。

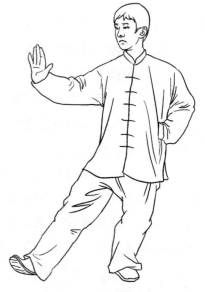

图 17-65　转身搬拦捶

第二十二式　如封似闭（图 17-66）

动作一：左手由右腕下向前伸出，右拳变掌，两手手心逐渐翻转向上并慢慢分开回收；同时身体后坐，左脚尖翘起，身体重心移至右腿；眼看前方。

动作二：两手在胸前翻掌，向下经腹前再向上、向前推出，腕部与肩平，手心向前；同时左腿屈膝前弓成左弓步；眼看前方。

第二十三式　十字手（图 17-67）

动作一：屈右膝后坐，身体重心移向右腿，左脚尖里扣，向右转体；右手随着转体动作向右平摆划弧，与左手成两臂侧平举，掌心向前，肘部微屈；同时右脚尖随着转体稍向外撇，成右侧弓步；眼看右手。

动作二：重心再慢慢移至左腿，右脚尖里扣，随即向左收回，两脚距离与肩同宽，两腿逐渐蹬直，成开立步；同时两手向下经腹前向上划弧交叉合抱于胸前，两臂撑圆，腕高与肩平，右手在外，成十字手，手心均向后；眼看前方。

第二十四式　收势（图 17-68）

两手向外翻掌，手心向下，两臂慢慢下落，停于身体两侧；眼看前方（全套结束）。

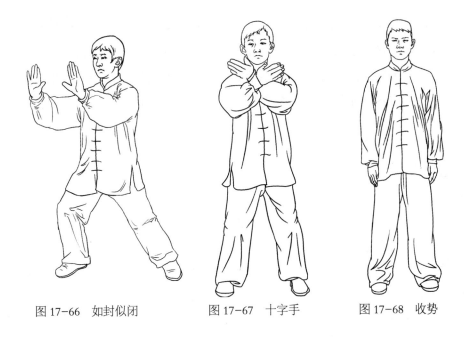

图 17-66　如封似闭　　　　图 17-67　十字手　　　　图 17-68　收势

【注意事项】

1. 心静神宁，意注于中

要始终保持心神宁静，排除思想杂念，全神贯注。神为主帅，身为神使，意识要始终照顾到动作，配合眼神，手动于外，气动于内，做到意到、形到、气到的境界。

2. 松静自然，呼吸均匀

要求全身自然放松，上身要沉肩坠肘，下身要松胯宽腰，以使经脉畅达，气血周流。呼吸要求深长均匀，与动作之轻柔圆活相应。一般吸气时，动作为合，气沉丹田；呼气时，动作为开，气发丹田。

3. 以腰为轴，全身协调

腰是各种动作的中轴，动作的虚实变化皆由腰带动。故以腰部为轴，全身协调，浑然一体，做到定根于脚，发劲于腿，主宰于腰，形动于指。

八、太极剑

太极剑属于太极拳系统的一种剑术套路，历史悠久，流传较广。太极剑剑式开

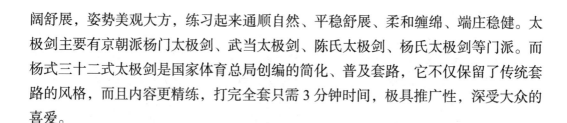

阔舒展，姿势美观大方，练习起来通顺自然、平稳舒展、柔和缠绵、端庄稳健。太极剑主要有京朝派杨门太极剑、武当太极剑、陈氏太极剑、杨氏太极剑等门派。而杨式三十二式太极剑是国家体育总局创编的简化、普及套路，它不仅保留了传统套路的风格，而且内容更精练，打完全套只需 3 分钟时间，极具推广性，深受大众的喜爱。

【功法操作】

预备式

身体正直，两脚开立，与肩同宽，脚尖向前，两臂自然垂于身体两侧，左手持剑，剑尖向上，剑身竖直；眼平视前方。（图 17-69）

操作要点：上体要自然，不要故意挺胸、收腹。剑身在左臂后不能触及身体，两肩自然松沉。

起势（三环套月）

动作一：右手握成剑指，两臂慢慢身前平举，高与肩平，手心向下；眼看前方。

操作要点：两臂上起时，不要用力，两手宽度起过两肩。剑身在左臂下要平，剑尖不可下垂。

动作二：上体略向右转，身体重心移于右腿，屈膝下蹲；然后再身体左转，左腿提起身左侧前方迈出，成左弓步；左手持剑随即经体前向下方搂出，停于左胯旁，剑立于左后，剑尖向上；同时右手剑指下落转成掌心向上，由右后方屈肘上举经耳旁随转动方向向前指出，高于眼平，成指路式。眼先身右看，然后向前看右剑指。（图 17-70、16-71）

操作要点：左臂身体前划弧时，身体要先微向右转，身体重心在右腿放稳之后再提左腿，转体、迈步和两臂动作要协调柔和，虚实变换要清楚。指路式身躯下要过于前倾，要虚领顶劲，沉肩附肘，含胸拔背。

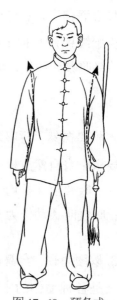

图 17-69　预备式

动作三：左臂屈肘上提，左手持剑手心向下，经胸前从右手上穿出右剑指翻转（手心向上），并慢慢下落撤至右后方（手心仍向上），两臂前后展平，身体右转；与此同时，右腿提起向前横落，脚尖外撇，两脚交叉、膝部弯曲，左脚跟离地，身

体稍向下坐，成半坐盘势；眼向后看右手。（图 17-72）

操作要点：左右手必须在体前交叉分开，右手后撤与身体右转动作要协调。

动作四：右脚和左手持剑的位置不动，左脚前进一步，成左弓步；同时身体向左扭转，右手剑指随之头部右上方向前落于剑把之上，准备接剑；眼平视前方。

操作要点：动作时应先提腿和身左转头，然后再举右臂身前下落。两臂不要硬扯，两肩膀要松，上体保持自然。

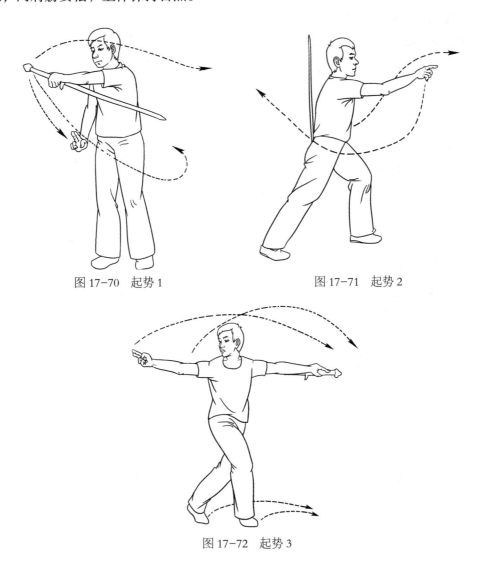

图 17-70　起势 1　　　　　　　　　图 17-71　起势 2

图 17-72　起势 3

第一组

第一式　并步点剑（蜻蜓点水）

左手食指向中指一侧靠拢，右手松开剑指，虎口对着护手，将剑接换进，并使

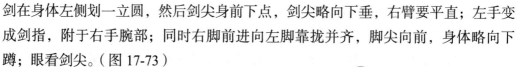

剑在身体左侧划一立圆，然后剑尖身前下点，剑尖略向下垂，右臂要平直；左手变成剑指，附于右手腕部；同时右脚前进向左脚靠拢并齐，脚尖向前，身体略向下蹲；眼看剑尖。（图 17-73）

操作要点：剑身向前绕环时，两臂不可高举，右手握剑划圆只用手腕绕环，点剑时，力注剑尖，肩要下沉，上体正直。两脚并步时仍要注意虚实分明，重心仍在左脚。

第二式　独立反刺（大魁星式）

动作一：右脚向右后方撤一步，随即身体右后转，然后左脚收到右脚内侧，脚尖点地；同时右手持剑经体前下方撤至右后方，右腕翻转，剑点上挑；左手剑指随剑回撤，停于右肩旁；眼看剑尖。（图 17-74）

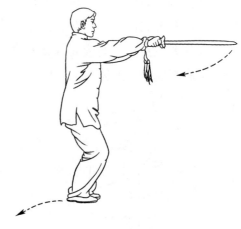

图 17-73　并步点剑

动作二：上体左转，左膝尖下垂提起，成独立式，脚尖下垂；同时右手渐渐上举；同时右手渐渐上举，使剑经头部前上方向前刺出（拇指向下，作反手击剑）；左手剑指则经下额处随体向前指出，同时转体，高于眼平，眼看剑指。（图 17-75）

操作要点：分解动作中间不要间断，独立姿势要稳定，身体不可前俯后仰。左小腿要向里扣以护住裆部。

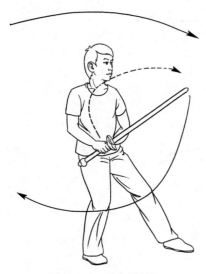

图 17-74　独立反刺 1

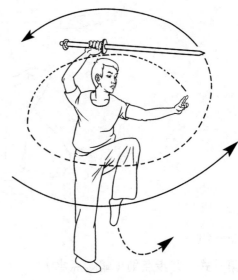

图 17-75　独立反刺 2

第三式　仆步横扫（燕子抄水）

动作一：上体右后转，剑随转体向后方转，剑随转体向右后方劈下，右臂与剑平直，左剑指落于右手腕部，在转体的同时，右膝前弓，左腿向左横落撤步，膝部伸直；眼看剑尖。

动作二：身体向左转，左手剑指经体前顺左肋反插，向后，向左上方划弧举起至左额前上方，手心向上，右手持剑翻掌，手心向上，使剑由下向左上方平扫，力在剑中部，剑高与胸平；在转体的同时，右膝弯曲成半仆步，此势不停，接着身体重心逐渐前移，左脚步尖外撇，左腿屈膝，右脚尖里扣，右腿自然伸直，变成左弓步，眼看剑柄。（图 17-76）

操作要点：以上两个分解动作，要连贯进行。仆步变弓步时身体重心的移动要缓缓均匀。弓步时，身体保持正直。

第四式　向右平带（右拦扫）

右腿提起经左脚内侧向右前方跨出一步，成右弓步；同时，右手剑向前平伸，然后翻转手心向下，将剑向右斜方慢慢回带，屈肘握剑手带至右肋前方，力在右剑刃，剑尖略高于手；左手剑指下落，于右手腕部；眼看剑尖。（图 17-77）

操作要点：剑的回带和弓步屈膝动作要一致。

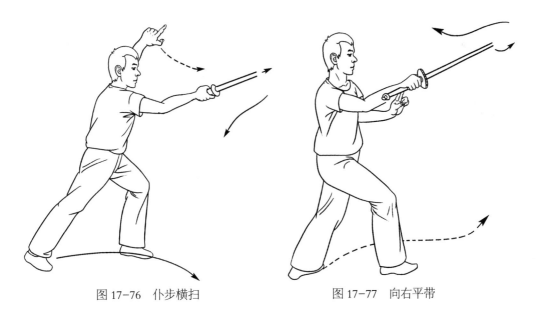

图 17-76　仆步横扫　　　　　　　　　图 17-77　向右平带

第五式　向左平带（左拦扫）

右手剑向前引伸，并慢慢翻掌将剑向左斜方回带，屈肘握剑手带至左肋前方，力在左剑刃，左手剑指经体前左肋向左上方划弧举起至左额上方，手心斜向上；与

此同时，左脚经右腿内侧向左前方迈出一少，成左弓步；眼看剑尖（图 17-78）。

操作要点：与"向右平带"的要点相同。

第六式　独立抡劈（探海势）

右脚前进到左脚内侧，脚尖着地，左手从头部左上方落至右腕部；然后身体左转，右手抽剑由前而下，向后划弧，经身体左下方旋臂翻腕上举，向前下方正手立剑劈下，力在剑下刃，左手剑指则由身体左侧向下，向后转至左额上方，掌心斜向上，在抡劈剑的同时，右脚前进一步，左腿出膝提起，成独立步；眼看剑尖。（图 17-79）

操作要点：劈剑时，身体和头部向左转，然后随剑抡劈方向再转向前方。提膝和劈剑要协调一致，身躯可以配合剑的下劈微向前倾，整个动作过程要连贯不停。

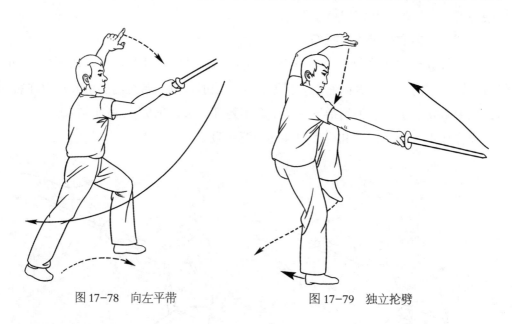

图 17-78　向左平带　　　　　　　　图 17-79　独立抡劈

第七式　退步回抽（怀中抱月）

左脚步向后落下，右脚随之撤回半步，脚步尖点地，成右虚步；同时右手剑抽回，剑面与身体平行，剑尖斜向上；左手剑指下落附于剑把上；眼看剑尖。（图 17-80）

操作要点：右脚回撤与剑的回抽动作要一致，两脚虚实要分清，肩要沉，背要直，腰胯要松，肘要抱圆撑开。

第八式　独立上刺（宿鸟投林）

身体微向右转，面向前方，右脚前进一步，左腿屈膝提起，成独立站；同时，右手剑向前上方刺出（手心向上），力注剑尖，剑尖高与眼平，左手仍附在右的腕

部；眼看剑尖。（图 17-81）

操作要点：身体微向前倾，但不要故意挺胸。独立式要平衡稳定。

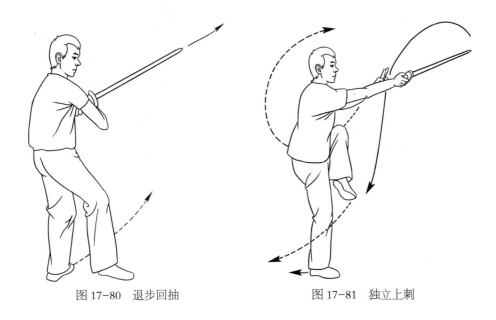

图 17-80　退步回抽　　　　　　　　　　图 17-81　独立上刺

第二组

第九式　虚步下截（乌龙摆尾）

左脚向左后方落步，右脚随即微向后撤，脚尖点地，成右虚步；同时，右手剑先随身体左转再随身体右转后，经身前向右、向下按（截），力注剑刃，剑尖略下垂，高与膝平；左剑指由左后方绕行至左额上方（掌心斜向上）；眼平视右前方。（图 17-82）

操作要点：右脚变虚步与剑向下截要协调一致，左脚向左后落步要成弧形，剑的摆动抽带要柔和连贯，体现出"摆尾"的意味；身躯的转动和剑的摆动和剑的摆动要以腰为主宰。

第十式　左弓步刺（青龙出水）

右脚向后方回撤一步，左脚收至右脚内侧后再向左前方迈出，成左弓步，面身左前方，同时，右手剑随身体转动经面前向后，向下抽卷，再向左前方刺出，手心向上，力注剑尖；左手剑指向右，向下落，经体前再向左，向上绕行至左额上方，手心斜向上，臂要撑圆；眼看剑尖。（图 17-83）

操作要点：右手回撤时，前臂先外旋再内旋（手心先转向处，再向下，再转向上），从右腰部将剑刺出。左剑指绕行时要先落在右手腕部再分开转向头上方。

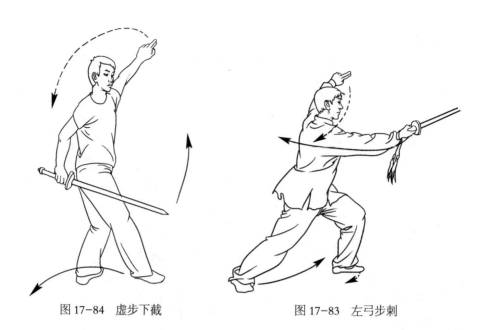

图 17-84　虚步下截　　　　　　　　图 17-83　左弓步刺

第十一式　转身斜带（风卷荷叶）

动作一：身体重心后移，左脚尖里扣，上体右转，随后身体重心又前移至左脚上，右腿提起，贴在腿内侧；同时，右手剑收回横置于胸前，掌心仍向上；左剑指落在右手腕部；眼看左方。（图 17-84）

动作二：上式不停，向右后方转体，右脚向右侧方迈出，成右弓步；同时右手剑随转体翻腕，掌心向下并向身体右侧外带（剑尖略高），力在剑刃外侧；左剑指仍附于右手腕部；眼看剑尖。（图 17-85）

操作要点：身体重心移动，向右侧方迈出做右弓步，须与向右后转的动作一致，力求平稳、协调。

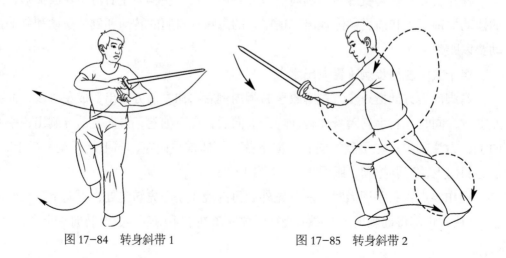

图 17-84　转身斜带 1　　　　　　　图 17-85　转身斜带 2

第十二式　缩身斜带（狮子摇头）

左腿提起后再向原位置落下，身体重心移于左腿，右脚撤到左脚内侧，脚步尖点地；同时右手掌心向上并使剑向左侧回带（剑尖略高），略在剑刃外侧；左手剑指明随剑由体前向下反插，再向后、向上绕圈划弧落于右手腕部；眼看剑尖。（图 17-86）

操作要点：剑回带时，身体也随着向左扭转，用转腰之势来带动剑身。身体后坐时，臀部不要凸出。

第十三式　提膝捧剑（虎抱头）

动作一：右腿后退一步，左脚步也微向右撤，脚尖着地；同时两手平行分开，手心都向下，剑身斜置于身体右侧，剑尖位于体前，左剑指置于身体左侧。（图 17-87）

动作二：左脚略向前进，右膝向前提起成独立式；同时右手剑把与左手（剑指变掌）在胸前相合，左手捧托在右手背下，两臂微屈，剑在胸前，剑身直向下，剑尖略高，眼看前方。（图 17-88）

操作要点：以上两个分解动作要连贯不停。独立步左脚自然蹬直，右腿提膝，脚尖下垂，上体保持自然。

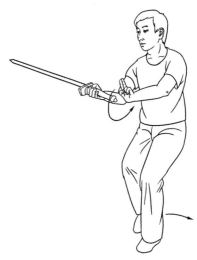

图 17-86　缩身斜带

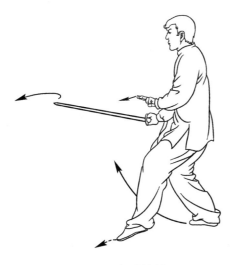

图 17-87　提膝捧剑 1

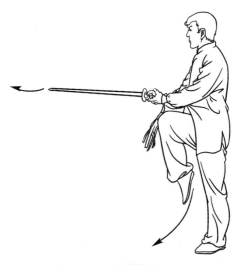

图 17-88　提膝捧剑 2

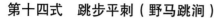

第十四式　跳步平刺（野马跳涧）

动作一：右脚向前落下，身体重心前移，然后右脚尖用劲蹬地，左脚随即前进一步踏实，右脚步在左脚步将落未之时，迅速向左腿内侧收拢（脚不落地）；同时，两手捧剑先微向回收，紧接随后右脚落地再直向前伸刺；（图17-89）然后随左脚步落地两手分开撤回身体两侧，两手心都向下，左手再变剑指；眼看前方。

动作二：右脚再向前上一步，成右弓步；同时右手剑向前平刺（手心向上），力注剑尖；左手剑指由左后方上撩，绕至左额上方，手心斜向上；眼看剑尖。（图17-90）

操作要点：两手先略向回收，再与右脚落地同时向前伸，左脚落地要与两手回撤动作一致。刺出后，剑要平稳。跳跃动作要轻灵、自然，右脚蹬地起跳不必很高，左脚步向前跃进也不必过远。

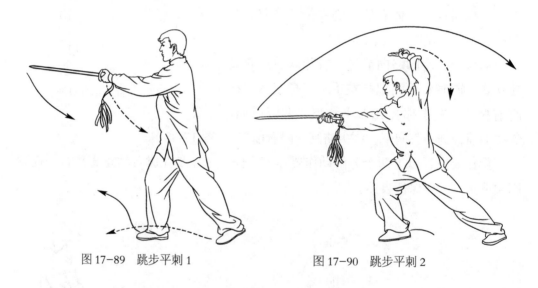

图17-89　跳步平刺1　　　　　　　　图17-90　跳步平刺2

第十五式　左虚步撩（小魁星式）

身体重心后移至左腿上，上体左转，右脚步回收再向前垫步，脚尖外撇，再向右转体，身体重心前移至右腿，左脚步随即前进一步，脚步尖着地，成左虚步；同时，右手剑随身体转动经左上方向后、向下，立刻向前撩出（前臂内旋，手心向外），力在剑刃前部，剑把停于头前，剑尖略低；左手剑指在上体左转时即下落附于右腕部，随右手绕转，眼看前方。（图17-91）

操作要点：剑向后绕环时，身体和眼神随着向后转，整个动作要连贯。

第十六式　右弓步撩（海底捞月）

身体先向右转，右手剑由上向后绕环，掌心向外，左剑指随剑绕行附于右臂内侧；随之左脚向前垫步，右脚步继而前进一步，成右弓步，右手剑随着上右步由下向前立剑撩出（前臂外旋，手心向外），剑与肩平，剑尖略低，力在剑刃前部；左剑指则由下向上绕行至额上方，手心斜向上；眼看前方。（图 17-92）

操作要点：剑向后绕环时，身体和眼神随着向后转，整个动作发连贯。

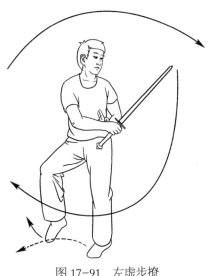 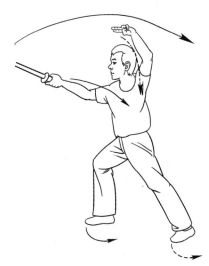

图 17-91　左虚步撩　　　　　　　　　图 17-92　右弓步撩

第三组

第十七式　转身回抽（射雁势）

动作一：身体左转，重心后移，右脚尖里扣，左脚尖稍外展，右腿蹬直，左手剑指仍附于剑柄收引到胸前，剑身平直，剑尖向右后，左手剑指仍附于右腕上；然后身体向左转，随转体右手剑向左前方劈下，力在剑刃，剑身要平，左手剑指附于右腕部；眼看剑尖。（图 17-93）

动作二：身体重心后移至右腿，右膝稍屈，左脚步回撤，脚步尖点地，成左虚步；同时，右手剑抽回至身体右侧（剑尖略低），左剑指收回再经胸前，下额处向前指出，高与眼齐，眼看剑指。（图 17-94）

操作要点：剑向后绕环时，身体和眼神随着向后转达，整个动作要连贯。

第十八式　并步平刺（白猿献果）

左脚略向左移，右脚靠拢左脚成并步，面向前方，身体直立；同时左剑指随身体左转并向右下方划弧，反转变掌捧托在右手下，然后双手捧剑向前平刺，手心向上，力注剑尖，高与胸平；眼看前方。（图 17-95）

操作要点：剑刺出后两臂要微屈，并步和刺剑要一致。身体直立要自然，不要故意挺胸。

第十九式　左弓步拦（迎风掸尘）

右手剑翻腕后抽，随身体右转向前右转动，再随身体左转，经身体右后方向下，再向左前方托起拦出，力在剑尖，剑身与头平，前臂外旋，手心斜向里；左剑指则向右、向下、向上绕行，停于左额上方，手心斜向上，在身体左转时左脚向左前方进一步，左腿屈膝，成左弓步；眼先随剑向后看，最后平看前方。（图17-96）

操作要点：身体应随剑先右转。右腿先微屈，然后迈左脚。左手剑指随右手绕行，到右上方之后再分开。剑要绕圆，步要轻稳，防止耸肩、缩颈。

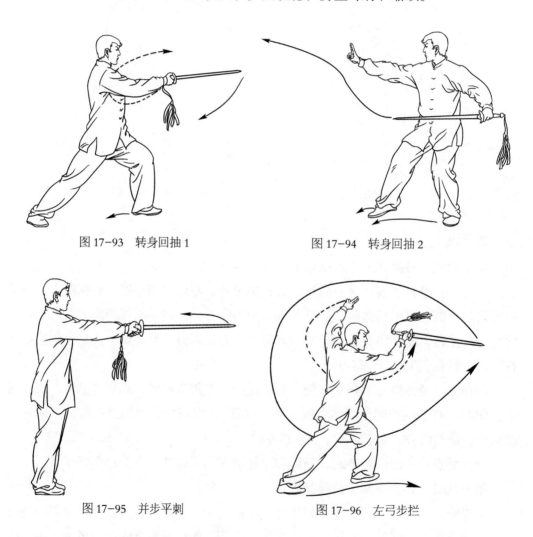

图 17-93　转身回抽 1　　　　　　　图 17-94　转身回抽 2

图 17-95　并步平刺　　　　　　　图 17-96　左弓步拦

第二十式　右弓步拦（迎风掸尘）

身体重心微向后移，左脚尖外撇，身体先向左转再向右转，在转体的同时，右脚经左脚内侧向右前方进一步，成右弓步；右手剑由左后方划一整圆向右前托起拦出（前臂内旋，手心向外），力在剑刃，剑身与头平；左剑指附于右手腕部；眼看前方。（图17-97）

操作要点：以上两动作要连贯，剑须走一大圆，视线随剑移行。

第二十一式　左弓步拦（迎风掸尘）

身体重心微向后移，左脚尖外撇，其余动作及要点与前"右弓步半"相同，只是方向左右相反；右手剑拦出时，右臂外旋，手心斜向内。（图17-98）

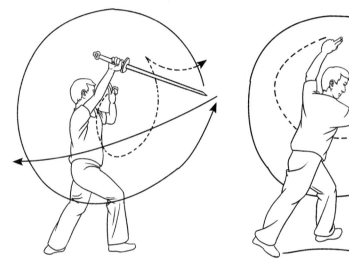

图 17-97　右弓步拦　　　　　　　　　图 17-98　左弓步拦

第二十二式　进步反刺（顺水推舟）

动作一：身体向右转，右脚步向前横落盖步，脚尖外撇，左脚跟离地成半盘势；同时，右手剑剑尖下落，左剑接续下落到右腕部，然后剑向后方立剑刺出，左剑指向前方指出，手心向下，两臂伸平，右手手心向体前；眼看剑尖。（图17-99）

动作二：身体左转，左脚前进一步，成左弓步；同时，右前臂向上弯曲，剑尖向上挑挂，继而向前刺出；前臂内旋，手心向外，成反立剑，力注剑尖，剑尖略低；左手剑指附于右腕部，眼看剑尖。（图17-100）

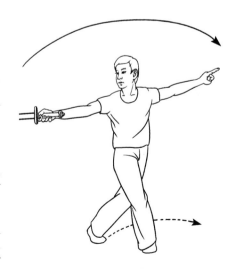

图 17-99　进步反刺 1

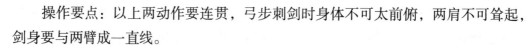

操作要点：以上两动作要连贯，弓步刺剑时身体不可太前俯，两肩不可耸起，剑身要与两臂成一直线。

第二十三式　反身回劈（流星赶月）

身体重心先移至右腿，左脚尖里扣，然后重心再移到左腿上；右脚提起收回（不停），身体向右后转，右脚随即向前迈出成右弓步，面向中线右前方；同时，右手剑随转体弓步由上向右后方抡臂劈下，力在剑刃；左手剑指由体前经左下方绕至左额上方，手心斜向上，眼看剑尖。（图17-101）

操作要点：劈剑、转体和迈右脚成弓步要协调一致，注意身体重心的两次转移。

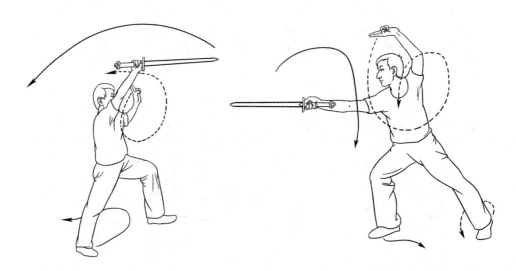

图 17-100　进步反刺 2　　　　　　图 17-101　反身回劈

第二十四式　虚步点剑（天马行空）

左脚提起，上体左转，左脚向起势力方向垫步，脚尖外撇，随即右脚提起落在左脚前，脚尖点地，成右虚步；同时右手剑随转体前臂外旋，向左上方提剑，同时，左剑指由上向左后划弧；不停，上体再微向右转，右手剑随右转前臂内旋，向右侧立剑下垂，高与膝平，剑尖略下垂，力注剑尖；左剑指同时由左后划弧绕至左额上方，手心斜向上，再下落至体前与右手相合，附于右腕部。（图17-102）

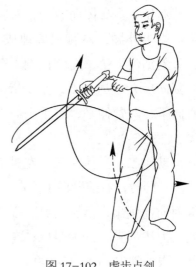

图 17-102　虚步点剑

操作要点：点剑时，腕部用力，使力量达于剑尖，点剑与右脚落地要协调一致，身体保持正直。虚步和点剑方向起势方向相同。

第四组

第二十五式　独立平托（挑帘势）

右脚向左腿的左后方倒插步，两脚以脚掌为轴向右转体（仍成面向前方），随即左膝提起成右独立步；在转体的同时，剑由体前先向左、向下绕环，然后随向右转体动作向上方托起，剑身略平，稍高于头，力在剑刃上侧；左剑指仍附于右腕部；眼看前方。（图17-103）

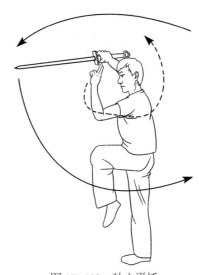

操作要点：撤右腿时，右脚步掌先落地，然后再以脚掌为轴向右转体，身体不要前俯后仰，提膝和向上托剑动作要一致，右腿自然伸直。

图 17-103　独立平托

第二十六式　弓步挂劈（左车轮剑）

动作一：左脚向前横落，身体左转，两腿交叉成半坐盘式，右脚跟离地同时右手剑向身体左后方穿挂，剑尖向后；左剑指仍附右腕上；眼向后看剑尖。（图17-104）

动作二：右手剑由左侧翻腕向上再前劈下，剑身要平，力在剑刃；左剑指则经左后方绕至左额上方，手心斜向上；同时，右脚前进一步，成右弓步；眼向前看剑尖。（图17-105）

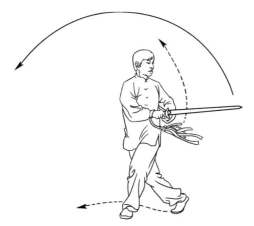

图 17-104　弓步挂劈 1

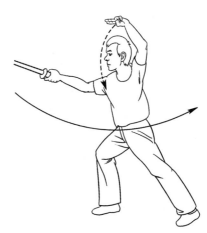

图 17-105　弓步挂劈 2

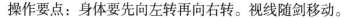

操作要点：身体要先向左转再向右转。视线随剑移动。

第二十七式　虚步抡劈（右车轮剑）

动作一：重心略后移，身体右转，右脚尖外撇，左脚跟离地成交叉步；同时，右手剑由右侧下方向后反手撩平，左剑指落于在肩膀前；眼向后看尖。（图17-106）

动作二：左脚向前垫一步，脚尖外撇，身体左转随即右脚前进一步，脚尖着地，成右虚步，与此同时，右手剑由右后翻臂上举再向前劈下，剑尖与膝同高，力在剑刃；左剑指自右肩前下落下，并向左、向上划弧，落在前臂内侧，眼看前下方。（图17-107）

操作要点：以上两个分解动作要连贯，身法、步法、手法、剑法协调一致。成虚步劈剑时，特别注意左手剑指与劈剑动作的配合。

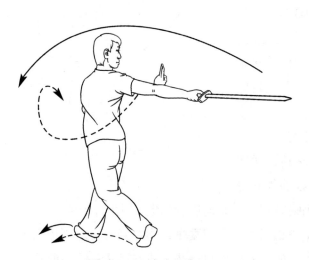

图17-106　虚步抡劈1

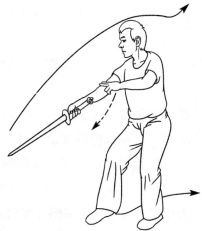

图17-107　虚步抡劈2

第二十八式　撤步反击（大鹏展翅）

上体右转，右脚提起向右后方撤一大步，左脚跟外转，左腿蹬直，成右侧弓步；同时，右手剑向右后方上方斜削击出，力在剑刃前端，手心斜向上，剑尖斜向上，高与头平，左剑指向左下方分开平展，剑指略低于肩，手心向下，眼看剑尖。（图17-108）

操作要点：右脚向后撤，再蹬左脚，而后借腰的转动将剑击出。

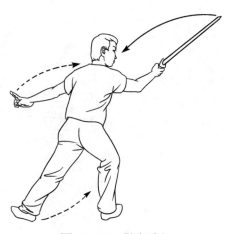

图17-108　撤步反击

第二十九式　进步平刺（黄峰入洞）

动作一：微向右后转，左脚提起贴靠于右腿内侧；同时右手翻掌向下，剑身收回于右肩前，剑尖斜向左前；左剑指向上绕行落在右肩前；眼看前方。（图 17-109）

动作二：身体向左后转，左脚垫步，脚尖外撇，继而右脚前进一步，成右弓步；同时右手剑随转体动作向前刺出，力贯剑刃，手心向上；左剑指经体前顺左肋反插，向再向左上绕至左额上方，手心斜向上，眼看剑尖。（图 17-110）

操作要点：左腿提起时，要靠近右腿后再转身落步，待左腿稳定后再进右步，上下须一致。

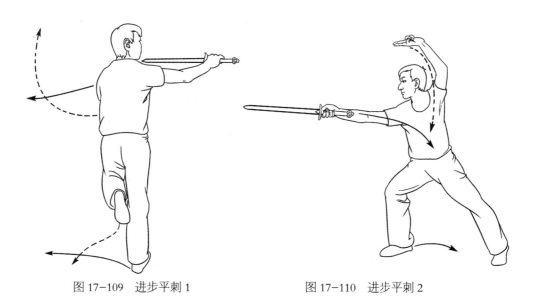

图 17-109　进步平刺 1　　　　　图 17-110　进步平刺 2

第三十式　丁步回抽（怀中抱月）

身体重心后移，右脚步撤至左脚步内侧，脚尖点地，成右丁步；同时，右手剑屈肘回抽（手心向里），剑反置于左肋部，剑身斜立，剑尖斜向上，剑面与身体平行；左剑指下落于剑把之上；眼看剑尖。（图 17-111）

操作要点：右脚回收和剑回抽要一致，上体须正直，虚实要分清。

第三十一式　旋转平抹（风扫梅花）

动作一：右脚提起向前落步外摆（两脚成八字形）；同时身体先向左转再向右转，右手

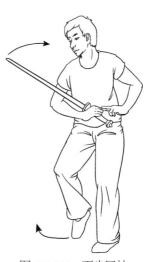

图 17-111　丁步回抽

翻掌下，剑身横置胸前。（图17-112）

动作二：身体重心移于右腿，上体继续右转，左脚步随即向右脚步前扣步，两脚尖斜相对（成八字形），然后以左脚掌为轴向右后转身，右脚随即转体向中线侧方后撒一步，左脚随之稍后收，脚尖点地，成左虚步同时，两手向左右分开，置于两胯旁，手心都向下，剑身斜置身体右侧，剑尖位于体前；面向起势方向，眼平看前方。（图17-113）

操作要点：移步转身轻灵圆活，平稳自然，速度要均匀。由"丁步回抽"到"旋转平抹"完成转体约360°，身体方向归成起势方向。

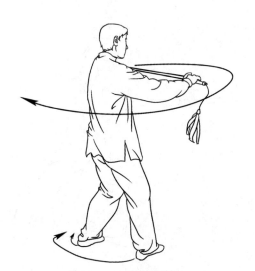

图 17-112　旋转平抹 1

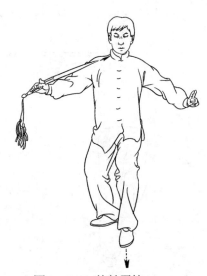

图 17-113　旋转平抹 2

第三十二式　弓步直刺（指南针）

左脚向前进半步，成左弓步；同时，右手立剑直向前方刺出，高与胸平，力注剑尖；左剑指附在右手腕部，眼看前方。（图17-114）

操作要点：弓步、刺剑要动作一致。

收势

动作一：身体重心后移，随即身体向右转；同时，右手剑向右后方回抽，手心仍向内，左手也随即屈肘回收（两手心内外相对），接握剑的护手；眼看剑身。（图17-115）

动作二：身体左转，身体重心再移到左

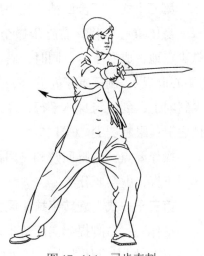

图 17-114　弓步直刺

腿，右腿向前跟进半步，与左脚成开立步，右腿向前跟进半步，与左脚步成开立步（与肩同宽），脚尖向前；同时，左手接剑（反握）经体前下落，垂于身体左侧，右手变成剑指向下，向右后方划弧上举，再向前，向下落于身材体右侧，全身放松，眼平视前方。（图 17-116）

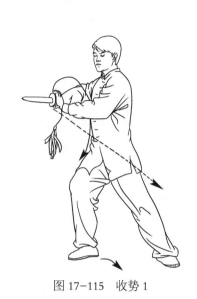

图 17-115　收势 1　　　　　　　　　　　图 17-116　收势 2

【注意事项】

1. 保持舒松自然的体形

练习太极剑时，要始终保持舒松自然的体形，不要左右摇摆、挺腹缩腰。头颈要自然竖直，不可前俯后仰或左倾右斜，颈肌放松，胸背肌肉应随着两肩的伸展动作尽量地舒展开。呼吸任其自然，下颌微收，面部表情要自然，舌抵上颚，口自然含闭，头部应与躯干的旋转协调一致。胯、膝关节放松，脚的移动要轻起轻落，步子的大小、宽窄、部位要适当。

2. 保持精神安静、意识集中

练习太极剑时，精神要安静，意识要集中，贯彻"以意行剑"的原则，排除一切外来干扰和杂念，把注意力贯注到每个动作的细节上去。眼神随着动作的变化而变化，以意识引导动作来进行活动。意识集中，不是指情绪紧张，而是指意念要与剑的动作弛张一致，彼此呼应，意领神随，神到剑到。

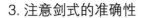

3. 注意剑式的准确性

练剑时，一定要注意剑式的准确，按照太极剑的手、眼、身、步的各种规矩逐势逐动认真练习。对剑势的高低要目的明确、含义清楚。劈剑、点剑、发力、部位等都要掌握分寸、剑势分明。对于剑的起止点及运动路线，要做到清晰准确一丝不苟。练剑时先求开展，后求紧凑。速度始终要保持均匀，不可忽快忽慢。做到往复折叠，疾除有度，进退转换，快慢相间。

4. 尚巧劲而忌拙力

练习太极剑时，要注意用巧劲，一般掌要虚，指要活，运用在腕，灵活在身。剑尚功劲，劲要起于脚，发于腿，通于肩臂，达于剑尖。练习时，要自始至终要式式相承，连绵不断。

第二节　静功养生

静养，养生术语，即为静功养生，是以站、坐、卧等外表上静的姿势配合意念活动和各种呼吸方法的一类功法。其特点是外静内动，静中有动。

一、历史沿革

《素问·移精变气论》记载："往古人居禽兽之间，动作以避寒，阴居以避暑……此恬淡之世，邪不能深入也。"新石器时代，我们祖先的生活条件很艰苦，找个阴凉处安静休息，降低代谢，内心不受七情干扰，外形不为名利趋求而奔波劳碌，具有安静愉快淡泊的心态，所以病邪也不会侵入体内，这正是对原始静养的一种描述。《素问·上古天真论》中的"恬淡虚无，真气从之，精神内守，病安从来"和"呼吸精气，独立守神，肌肉若一"的记载都是古代静养的内容，后者正是古人对远古时期人们修炼传统静养功法境界的描述。春秋战国时期，儒家是强调静坐的，这在《庄子》中有具体描述。孔子向颜回介绍了"心斋"之说："回曰：敢问心斋。仲尼曰：若一志，无听之以耳，而听之以心，无听之以心，而听之以气。听止于耳，心止于符。气也者，虚而待物者也。唯道集虚，虚者，心斋也。"颜回则向孔子报告了自己坐忘的体会："曰：回坐忘矣。仲尼蹴然曰：何谓坐忘，颜回曰：

堕肢体，黜聪明，离形去知，同于大通，此谓坐忘。"这样忘掉一切，不知自己肉体存在的高度入静就是一种中医养生功法的调神状态，是一种高深境界。所以郭沫若在《静坐的功夫》中指出："静坐这项功夫……当溯源于颜回……颜回坐忘之说，这怕是我国静坐的起始。"战国吕不韦在其杂家巨著《吕氏春秋》一书中指出了静功锻炼的重要意义。它首先指出"精神安乎形，而年寿得长焉"，接着又指出"形不动则精不流，精不流则气郁"，还指出了要动静结合，"宜动者静，宜静者动也"。战国时期的伟大诗人屈原在其《远游》一诗中，描绘了习练传统健身功法的要领和境界。姜亮夫先生在《屈原赋校注》中说："称虚静、无为、自然、一气、虚待、无为之先，纯为五千言（《老子》）中语。而餐六气，含朝霞，保神明之清澄，入精气而除粗秽，即庄子导引之士、彭祖寿考者之所好，吹呴呼吸，吐故纳新之说。前者道家论道之特意，后者隐循仙去之奇说。"可见《远游》确为早期的中医养生名篇。

东汉初年，佛教由印度传入中国。汉代译出的佛经中，有专讲禅定修持的《安般守意经》，与古代中医养生密切相关。禅定为佛教的重要修行方法，其意是在佛教基本理论指导下，使精神专注一处。"安般守意"为坐禅时通过专心计数呼吸出入，使精神专注，进入禅定意境。该书提出了两种禅定法：一谓"散息、相随、止观、还净……"是后世六妙法和数息观派的基础；二是其所提出的呼吸四相，"一为风，二为气，三为息，四为喘"，即结合意念锻炼，调呼吸至柔和轻细。这两种禅定法对后世也颇具影响。

南北朝时的陶弘景在其专著《养性延命录》中主张，中医养生锻炼应动静结合，以静为主。故该书先列以静功为主的《服气疗病篇》，后列动功部分《导引按摩篇》。在静功方面，陶弘景介绍了闭气法、吐气法、引气攻病法等，并开创了六字诀法，即"纳气有一，吐气有六。纳气一者，谓吸也；吐气有六者，谓吹、呼、唏、呵、嘘、呬皆出气也。"书中还分别论述了六字气诀的应用原则。这一时期的其他养生著作有晋·葛洪所著《抱朴子》等。

隋唐时期的三大古典医著《诸病源候论》《备急千金要方》《外台秘要》都是与中医养生关系密切的中医文献。隋朝太医令巢元方的《诸病源候论》为一部中医病因病机专著，书中详论了各科众多疾病的病因病机，未涉及一方一药之治疗，但却辑录了现已佚的"养生方导引法"或"养生法"289条。书中介绍的导引法，三调具备，形式多样，内容丰富。《备急千金要方》总结了汉至唐的医学成就，凡诊治、针灸之法，导引、按摩、养生之术无不周悉。作者孙思邈在中医养生功法上除录引《诸病源候论》外，还主要记载了以"调气""闭气"为主的静功及以"调心"为主

的"禅观"法静功。书中将较高的"胎息"境界修持称为"和神导气之道",并作了详细说明。王焘于公元752年编著的《外台秘要》在中医养生方面,对《诸病源候论》中有关疾病的养生导引方法均按原样录入,并补充了若干锻炼方法。隋唐时期佛教天台宗创始人智颚的《童蒙止观》一书,对中医养生理论体系影响很大。现在公认的练功三要素——调心、调息、调身的主要内容正是来源于该书的调五和,即调饮食、调睡眠、调息、调身、调心。智颚将练功中出现的正常反应归纳为八触,即痛、痒、冷、暖、轻、重、涩、滑,是作者对自身练功体会的描述。

宋代医学学者,如欧阳修、苏东坡、陆游等都喜好中医养生功法的锻炼,并有许多深刻的体会和论述,其中以苏东坡的论述最为丰富。这些练功体会和论述有的记载在《东坡志林》《仇池笔记》中,有的由后人编入《苏沈良方》中。在这些记述中既有整套练功的方法,也有自己的练功体会和心得。如他记载了一套完整的静功功法,并阐明了此套功法的实践经验,"其效初不觉,但积累百余日,功用不可量,比之服药,其效百倍"。陆游还常常以诗词来表达他的练功感受。如其词《好事近》中说:"心如潭水静无风,一坐数千息,夜半忽惊奇事,看鲸波曀日。"再如《客去》诗中说:"相对蒲团睡味长,主人与客两相忘。须臾客去主人觉,一半西窗无夕阳。"这都是对练功入静的深刻写照。宋代的一些儒家理学派,如程颢、程颐、朱熹等均主张静坐修炼是治理学问的重要手段和方法。他们认为"有欲屏去思虑,患其纷扰,则是须坐禅入定。"程颐"每见人静坐,便叹气善学"。朱熹更是主张将修身与自学紧密地结合在一起,他提倡"半日静坐,半日读书"。

清代龚廷贤重视养生之道,在他的代表作《寿世保元》中对养生问题作了论述,他在养生方法上,提倡养内为主。李梴著的《医学入门》将中医养生功法分为动功、静功两大类,并强调必须动静结合,提倡辨证施功。

新中国成立前的近百年间,中医养生发展十分缓慢,几乎处于停滞的状态。从民国初年开始,在知识分子阶层中,静坐法较为风行。上海蒋维乔的《因是子静坐法》则是当时静坐法的代表作。这一时期的内丹术主要是阐述前人之说,出现了《性命要旨》《丹经指南》《大成捷要》等著作。

二、放松功

放松功是静功的一种,它可以作为中医养生功法的一个基础功法。该功法是20世纪50年代上海市气功疗养所的著名气功师蒋维乔在继承古人静坐意守之法的基础上总结和发展起来的。它通过形与神合,以意识导引全身各部分,把身体调整到自然、轻松、舒适的状态。在功法操作上侧重精神内守，意导气行，并配合均匀细长的呼吸，有节奏地依次注意身体相应的部位，逐步地松弛肌肉骨骼，把全身调整到自然、轻松、舒适的状态。这一功法的锻炼能较好地排除杂念、安定心神，起到疏通经络、协调脏腑的作用，有助于增强体质、防治疾病。

【功法操作】

放松功的操作因放松部位和顺序的不一，可将其分为三线放松法、分段放松法、局部放松法、整体放松法等。

1. 三线放松法

三线放松法是将身体划分成两侧、前面、后面 3 条线，每条线均有 9 个放松部位，练功时以意识导引及观想自上而下依次放松。初练者采用仰卧或坐式较易放松，熟练者可在各种姿势如站、坐、卧、行中练习。

第一条线：头部两侧→颈两侧→两肩→两上臂→两肘关节→两前臂→两手腕→两手，静养中指尖的中冲穴 1～2 分钟。

第二条线：面部→颈前→胸部→腹部→两大腿前面→两膝关节→两小腿前→足背→足大趾端，静养大脚趾大敦穴 1～2 分钟。

第三条线：后脑→后颈→背部→腰部→两大腿后面→两膝窝→两小腿后面→两足跟→两足心。注意力放在足心上，静养涌泉穴 1～2 分钟。

做完三条线的放松练习后，将意念收回，观想肚脐内丹田处，意守 3～5 分钟结束。

练习时要注意：呼吸、意念和默念"松"字要协调配合，并且要细细体会"松"的感觉。如体会不到"松"感，可先使四肢肌肉紧张起来，再突然放松，体验"松"的感觉，这样可加速松弛反应的到来。

2. 分段放松法

分段放松法是把全身分成若干段，自上而下分段进行放松的方法。通常的分段有两种：

（1）头部→肩臂手→胸部→腹部→两腿→两脚。

（2）头部→颈部→两上肢→胸腹背腰→两大腿→两小腿及脚。

练功时先注意一段，默念"松"2～3 遍，再注意下一段，周而复始，放松 2～3 个循环。本法适用于初练功，对三线放松感到部位多，记忆有困难者。

3. 局部放松法

局部放松法是在三线放松的基础上，单独对身体的某一病变部位或某一紧张点进行放松的方法。本方法首先意想放松部位，默念"松"字 20～30 次。本法适用于对三线放松法掌握得比较好，而病变部位或紧张点有可能进行放松者。

4. 整体放松法

整体放松法就是将身体作为一整体来放松，通常有 3 种放松方法：

（1）意想整个身体似流水喷淋般从头到足笼统地向下放松。

（2）默念"松"字，意想以脐为中心，向周身扩散放松。

（3）依据三线放松法的三条线，意想整条线像流水般地向下放松。

本法适用于对三线放松、分段放松掌握得比较熟练，能较好地调整身体、安定情绪者，或初练功感到进行三线放松、分段放松均有困难者。

【注意事项】

1. 观想意境、念与意合

习练本功法要善于运用观想配合默念"松"字，以引导心身的全面放松。操作时目内视、意内想、耳内收，每想到一处时默念"松"字，意想该处像发面一样"松开"。并且借助意想"松"的动力向外扩散、变大。能感受到"松""变大"是练习本功法的关键，如有"松弛感""轻松感""通畅感"等体验是"松"的效应。

2. 神意察照、若有若无

在将运用意识引导相应部位放松时，对所注意的部位意念不能太重，要似守非守，若有若无，神意要灵明。松到哪个部位时，意念观想那个部位，意导气行，以意导松，静心体会方能察照身心放松的变化。

3. 气息相依、以意导松

在放松操作过程往往要借助呼吸的调息，一般从自然呼吸开始，逐步过渡到腹式呼吸。呼吸与默念相结合，吸气时静静观想松的部位，呼气时默想该部位"松"，气息相依，以意导松。

三、内养功

内养功是静功的主要功法之一，它是以宁静大脑、调养锻炼内脏为主的一种功法。如果说放松功是气功锻炼中的基础功、入门功，那么，内养功则是气功锻炼中的核心。古代一些调息功、静坐、卧功等都属于内养功这一范畴。内养功除了姿势和意守训练外，还着重呼吸训练，从某种意义上来讲，如果掌握了呼吸的锻炼，特别是缓慢、细匀、深长的腹式呼吸和停闭呼吸后，即初步掌握了内养功。

【功法操作】

1. 姿势
（1）坐式
平坐式：其要领是虚灵顶劲、含胸拔背、松腰松肩、下颌微收、鼻对脐。身体平稳地坐在宽平的凳子或椅子上，两脚着地，高低以膝关节弯曲呈直角为宜。姿势要平稳，不要挺胸或左右倾斜，要做到"坐如钟"，两手自然轻放在大腿上，两脚平行分开如肩宽，两眼、口轻轻闭上。
盘坐式：①单盘：右小腿放在左小腿上，或把左小腿放在右小腿上盘坐着。②双盘：先把右小腿放在左小腿上，再把左小腿搬起来放在右小腿上，两脚心朝上放在两大腿上盘坐着。③自由交叉盘（自然盘膝）：两腿自然地盘坐着，交叉成八字形。盘坐时上身同平坐式，唯两手交叉相握。
（2）卧式
仰卧式：即仰卧在床上练功。两腿平伸，两手放在身体两侧，枕头高低可根据需要而定，两眼轻闭。
侧卧式：左侧卧或右侧卧均可。侧身睡在床上，枕头平稳摆好，两眼和口自然轻闭上，上面的手伸出放在髋关节上，下面的手放在头部前方约两寸远的枕头上，掌心朝上，上腿弯曲略成120°，下面的腿自然伸出，略微弯曲。
（3）站式
自然式站立：①立正式：两脚自然站立如立正姿势，两脚跟靠拢，两脚尖相距一拳。虚灵顶劲，含胸拔背，下颌微收，鼻对脐。两手自然地置于两髋旁，两膝微曲，两眼、口轻闭，全身放松，身体重心放在两脚心，如树生根，做到"站如松"。②平行式：两脚左右分开如肩宽，平行站立，其余要求同立正式。

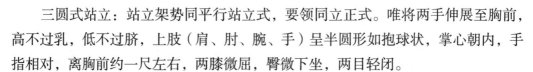

三圆式站立：站立架势同平行站立式，要领同立正式。唯将两手伸展至胸前，高不过乳，低不过脐，上肢（肩、肘、腕、手）呈半圆形如抱球状，掌心朝内，手指相对，离胸前约一尺左右，两膝微屈，臀微下坐，两目轻闭。

下按式站立：一般架势同自然式站立，唯将两手从下往上伸展，屈肘、垂臂，掌心向下，五指分开，两手相距约 1 尺 5 寸，两手如按水中浮球。

（4）自由式：不论坐、行、站、卧，也不论任何时间和地点，均可练功。练功时只要全身放松，意守丹田，调整呼吸即可。但是这种自由式的练功法，一般在学练气功有了一定的基础后再进行较妥。

2. 意守法

意守是指练功时将意念集中于某一物体或某一形象。意守具有集中精神、排除杂念的作用，是气功疗法中的重要手段。内养功常用的意守方法有 3 种。

（1）意守丹田法：丹田是气功中的常用术语。丹田的部位和含义，说法不一。内养功之丹田规定为脐下一寸五分处，位于气海穴。丹田虽为窍穴，但守时不可拘泥分寸，可将之想象为以气海穴为圆心的一个圆形面积，设在小腹表面，也可想象为一个球形体积，设在小腹之内。

（2）意守膻中法：即用意念默默回忆两乳之间以膻中穴为中心的一个圆形面积，或意守剑突下之心窝区域。

（3）意守脚趾法：两眼轻闭，微露一线之光，意识随视线，注意脚的拇趾，也可闭目，默默回忆脚趾形象。

一般意守丹田较为稳妥，不易产生头、胸、腹三部症状，同时结合呼吸所引起的有节律的腹壁起伏运动去意守，又能较好地达到集中思想、排除杂念的目的。但部分女性练功者意守丹田，可出现经期延长及经量过多的情况，可改为意守膻中。杂念较多的患者不习惯于闭目意守丹田，可采用意守脚趾法。

3. 呼吸法

内养功呼吸法较为复杂，要求呼吸、停顿、舌动、默念四种动作相互结合。常用的呼吸法有 3 种。

（1）第一种呼吸法：轻轻闭口，以鼻呼吸，先行吸气，同时用意领气下达小腹，吸气后不行呼气，而行呼吸停顿，停顿后再把气徐徐呼出。此法的呼吸运动形式是：吸－停－呼。默念字句的配合，一般先由三个字开始，以后可逐渐增多字数。但字数最多以不超过九个字为宜，在词意方面，一定要选择具有静松、美好、健康内容的词句，常用的词句有"自己静""通身松静""自己静坐好""内脏动，大脑静""坚持练功能健康"等等。默念要和呼吸舌动密切结合起来。以默念"自己静"三个字为例，吸气时默念"自"字，停顿时默念"己"，字，呼气时默念"静"字，其余类推。舌动是指舌之起落，舌动配合是指吸气时舌抵上腭，停顿时舌不动，呼气时舌随之落下。

（2）第二种呼吸法：以鼻呼吸，或口鼻兼用，先行吸气，不停顿，随之徐徐呼气，呼毕再行停顿，此法的呼吸运动形式是：吸 – 呼 – 停。默念字句的内容同第一种呼吸法，其配合为吸气时默念第一个字，呼气时默念第二个字，停顿时默念剩余的字。舌动的配合为吸气时舌抵上腭，呼气时舌落下，停顿时舌不动。如此周而复始。

（3）第三种呼吸法：此法较难掌握，一般默念 3 个字为宜。用鼻呼吸，先吸气少许即停顿，随吸气舌抵上腭，同时默念第 1 个字；停顿时舌抵上腭默念第 2 个字；再行较多量吸气，用意将气引入小腹，同时默念第 3 个字；吸气毕，不停顿，即徐徐呼出，随之落舌。如此周而复始。此法的呼吸运动形式是：吸 – 停 – 吸 – 呼。

【注意事项】

1. "练养相兼"。所谓"养"就是指练功到一定的时候，把呼吸锻炼暂停掉，即暂时不要再注意呼吸，意念也放掉或只是把意念轻轻地放在丹田处。光练不养，火候太过，会伤及精、气、神，对强身治病不利，而且还会引起气功偏差；光养不练则功夫进展不大。

2. 在练功结束前，要做好收功。收功就是把全身的"气息"进一步引导归结到腹部丹田处，与练功的成效关系很大。

四、强壮功

强壮功，气功功法名，也为静功功法的一种。练功姿势有自然盘膝坐、单盘坐、双盘坐、卧式、站式等，呼吸方法有静呼吸法（自然呼吸法）、深呼吸法、逆呼吸法（即吸气时腹壁收缩，呼气时腹壁扩张）等，同时意守下腹部，借以集中精神、排除杂念，达到入静目的。也可意守外景，如美丽风景等，以良性意念代替恶念，尽量排除杂念。强壮功对高血压病、神经衰弱、关节炎等病症有较好疗效。

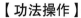

【功法操作】

1. 姿势

（1）卧式：有仰卧式、侧卧式两种，具体操作同内养功。

（2）坐式：有单盘、双盘和自然盘膝三种，具体方法同内养功。采用自然盘膝者较多。坐时腰要直，不挺胸，两手自然地置于大腿上或右手指轻握左手指置于丹田处。

（3）站式：站时双足分开和肩同宽，膝微屈，两手呈抱球状置于胸前或腹前。健康者可早晚各一次。

（4）自由式：不拘形式。

2. 呼吸方法

腹式呼吸：吸气时，最大限度地向外扩张腹部，胸部保持不动。呼气时，最大限度地向内收缩腹部，胸部保持不动。循环往复，保持每一次呼吸的节奏一致。呼吸过程不要紧张也不要刻意勉强，如果是初学者就更应该注意练习的过程和对身体的影响。吸气时，感觉气息开始经过鼻腔、喉咙充分集中于肺部，当肺部容积逐渐增大，而保持胸廓不动，就会迫使横膈膜下沉，同时腹略向外鼓起；呼气时向内收回腹部，横膈膜向上提升，使大量浊气呼出体外。

强壮功呼吸用的方法有三种，具体如下：

（1）静呼吸法：和普通方法相似，但静而有规律。适宜于老年人、体弱者和肺结核患者。

（2）深呼吸法：在静呼吸的基础上，逐渐使呼吸变为静、细、深、长和均匀。适用于神经衰弱和便秘的患者。

（3）逆呼吸法：吸气时胸部扩张、腹部收缩，呼气时相反。适用于高血压患者，但要掌握得好，否者易引起胸痛不适。

3. 意守法

气功的意守在强身和治疗过程中具有重要意义。具体做法是，姿势摆好后，将口自然闭合，两眼轻闭或微露一丝光。运用呼吸时，应排除杂念，把思想集中到丹田，即意守丹田。初练气功的人杂念一起一灭，不易克制，但反复练习后，久而久之则杂念逐渐减少，思想便集中了，就达到了静的境界。思想集中应自然柔和一些，过于强迫的做法是不对的。

【注意事项】

1. 练功的环境应安静，空气要流通，光线不宜过强。

2. 每次练功前 10 ~ 15 分钟内应停止其他活动，但可以散散步。同时喝好开水，并去厕所方便好，避免在练功过程中活动过多，使练功受到影响。准备练功时，要宽衣解带，勿使身体各部分受到束缚，然后摆好姿势自然地去练功。

3. 每次练功结束前 5 ~ 10 分钟内，练功者可以不去注意呼吸和意守，可进行一段时间的随意呼吸配合一些轻微的活动，如擦面、梳头、揉肩、擦腰、伸屈腿等动作，然后结束练功。

4. 练功的时间，可根据患者自己的具体情况而定。例如，不能离开工作岗位的人可早晚各练一次，如果是休养在家的患者，每日可练 4 ~ 6 次。练功初期，每次时间约 20 分钟，以后逐渐增加到 1 小时。1 ~ 3 个月为一疗程。当病情已好转而疗程准备结束前，可逐渐减少练功时间，并增加日常生活的活动量。

5. 练功姿势最好先采用卧式，逐渐转为坐式，一般以坐式为主。

6. 练功前如有心情不适，可暂不进行。

7. 练功已经很久时，如在练功过程中，身体某些部位发生了一些感觉如冷、热、麻木或紧张等可不必在意。如没有这些感觉也不要去刻意追求，而仍心诚意专地进行锻炼。

8. 在练功过程中，如感觉头痛或腹痛，而且推测是由练功所致时，可调整呼吸，暂时改变意守部位，当可好转。

9. 练功要坚持，要自然，不要急于求成，不要刻意去追求某些感觉。

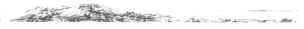

第十八章　精神养生

第一节　音乐养生

音乐养生是一门涉及音乐学、心理学、医学、哲学、美学等多门学科的综合性科学，而从源远流长的祖国文化中溯源音乐养生之旨，更能体验"乐者，心之动""乐者，德之华"之妙。

一、历史沿革

作为现代医学一个分支的音乐治疗学，它的一些原理，早在几千年前，就被我国的音乐家和医学家所了解。《易经》曰："同声相应，同气相求。"正说明我国音乐养生历史悠久，它比 Altshuler 在五十多年前才提出，而后被各国音乐治疗家所认同的"同质原理"早几千年，而且含义更加深刻。医和大概是我国历史上有记载的最早音乐治疗专家，春秋时代，秦医和为晋平公诊病，就对音乐与健康的关系作过深刻论述，医和说："先王之乐所以节百事也，固有五节，迟速、本末以相及。中声以降，五降之后不容弹矣。于是有繁手淫声，慆堙心耳，乃忘平和，君子弗听也。物亦如之，至于烦，乃舍也己，无以生疾。君子之近琴瑟，以仪节也，非以慆心也。天有六气，降生五味，发为五色，徵为五声，淫生六疾。"对于音乐治疗中如何选用音乐这一问题医和已说得较为清楚。孔子、庄子、荀子、韩非子都对音乐养生有自己的独到见解，如孔子提倡音乐应"中声以节"，庄子的"无听之以耳，而听之以心；无听之以心，而听之以气"的精辟论述其实已涉猎了音乐欣赏心理，荀子提倡礼乐治人、治国。唐宋以来，音乐的养生和治疗作用广泛普及，利用音乐治疗疾病已应用于临床。深谙音乐之理的伟大诗人白居易在诗篇中有很多关于音乐养生的诗句，曾有诗《好听琴》曰："本性好丝桐，心机闻即空，一声来耳里，万事离心中；清畅堪销疾，恬和好养蒙，尤宜听'三乐'，安慰白头翁。"诗句强调了音乐对人心理的调节功能。北宋大文豪欧阳修在《欧阳文忠公集》中记载：他曾因忧伤政事，形体消瘦，屡进药物无效。后来，孙道滋以"宫声数引"治愈了"幽忧之疾"，欧阳修深有感触地说："用药不如用乐矣。"这可以算是我国历史上以音乐治病的典范事例之一。金元时期，四大家之一张子和善用音乐治病，如在《儒门事亲》中载"以针下之时便杂舞，忽笛鼓应之，以治人之忧而心痛者"等。他还提出"好药者，与之笙笛"，提倡学习乐器，以提高音乐素养来冲淡疾病的痛苦。张子和对于治疗七情所致疾病，音乐所起的独特作用也颇有见地："以悲治怒，以怆恻苦楚之音感之；以喜治悲，以谑戏狎之言误之；以恐治喜，以迫遽死亡之言师之；以怒制思，以污辱欺罔之事能之；以思治恐，以虑彼志此之言夺之。凡此五者，必诡诈谲怪，无所不至，然后可动人耳目，易之视之。"七情和悦乃健康长寿之基，音乐正是通过意识情感作用，对五脏的生理病理产生影响，用音乐"雪其躁心，释其竞心"，追求"淡泊宁静，心无尘翳"，达到养生的目的。至明清时期，音乐疗法得到了进一步的发展，对音乐治病的机理研究有了进一步的认识。明代的张景岳对音乐疗法推崇备至，并对其治病机制研究颇深，他在《类经附翼·律原》中对音乐疗法有所论述，提出音乐"可以通天地而合神明"。明代龚居中提出"歌咏可以养性情"。清代名家吴师机尤其重视音乐疗法的作用。他在《理瀹骈文》中赞曰："七情之为病也，看花解闷，听曲消愁，有胜于服药者矣。"医家徐迪、万全、张潮均有关于音乐治疗疾病的记载。清代医书《医宗金鉴》进一步深入地将如何发五音、五音的特点与治病的机理作了详细的描述。综观以上，音乐养生，在中医历史上可谓成就灿烂。

二、操作方法

1. 催眠类

可听《二泉映月》《平湖秋月》《烛影摇红》《军港之夜》《杨翠花》《出水莲》《春思》《银河会》《仲夏夜之梦》等。

2. 镇静类

如《塞上曲》《春江花月夜》《平沙落雁》《高山流水》《仙女牧羊》《西江月》《小桃红》等。

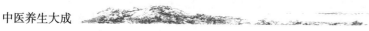

3. 舒心类

如《喜洋洋》《春天来了》《渔舟唱晚》《啊，莫愁》《悲痛圆舞曲》等。

4. 消除疲劳类

如《娱乐生平》《步步高》《狂欢》《彩云追月》《金蛇狂舞曲》等。

5. 激发灵感类

如《广陵散》《平沙落雁》《渔樵问答》《帝舜楚辞》等。

6. 促进食欲类

如《花好月圆》《欢乐舞曲》《飞花点翠》《河南筝歌》等。

三、功效及作用

（一）舒畅情志，和谐心身

当人们欣赏音乐时，音乐产生的美感可以调节人的喜、怒、哀、乐、悲、恐、忧等情志的变化，进而可以改变人的情绪，使人产生愉悦，而达到呼吸、脉搏、血压、新陈代谢等的和谐。

（二）调节呼吸功能

当人欣赏音乐艺术时，往往精神专注，身心放松，这样有利于呼吸功能的调节，增加肺活量，进而使气血畅通，调节大脑功能，延缓衰老。

四、适宜人群

适宜具有气血不足、肝郁气滞、心脾两虚、心肾不交等证的亚健康人群，尤其是老人、孕妇、婴幼儿、术后康复人群等。

五、禁忌

与"和乐"相对，古人相信，不良乐律会导致人体罹患疾病，前述医和的那段话中，所提"中声以降"与"繁手淫声"正是指和缓的适中之声与技巧杂乱的繁复音乐，那时便已指出"繁手淫声"让人"乃忘平和"，劝诫"君子弗听"。荀子明确反对"姚冶以险"的"邪音"，《论衡·纪妖篇》载师旷鼓琴的故事就表达了这一观点："师旷不得已而鼓之，一奏之，有云从西北起；再奏之，风至，大雨随之，裂帷幕，破俎豆，堕廊瓦，坐者散走。平公恐惧，伏于廊室……平公之身遂癃病。"可见"邪音"确能致病。伶周鸠，也认为许多疾病是由于听了不和音乐造成的，指出"若听乐而震，观美而眩，患莫甚焉"。现在看来，选择优美精致的音乐确能获得养生效果，一般说来，曲调平滑流畅、柔和温婉、节奏舒缓适中、和声简单和谐、音色典雅古朴、音量轻柔的乐曲，满足了人的内心泰然的需要而达到养生目的。而类似古代"淫声"的迪士高之类非但对养生无益，对一些心脏病、高血压病患者是极为不宜的。

六、注意事项

"和乐"平心，淫声致病。音乐治疗并非有益无害，关键在于乐曲的选择。听音乐的时间不宜太长，每次可听一组在情调、节奏、旋律等方面和谐的乐曲，时间以不超过 1 小时为好。音量不宜太高，掌握在 70 分贝以下。镇静安神类乐曲以自己能听清即可。

七、现代研究

音乐养生和治疗在我国逐渐得到广泛应用。1984 年湖南省马王堆疗养院创建了我国第一所心理音疗室，运用音乐这一艺术手段，对数百名心理失调和心身疾病患者进行治疗，结果表明，音乐对于头昏、失眠、多梦、心烦、心悸、胸闷、肌颤、腹胀等十五种症状有良好的疗效。

人在欣赏和创造音乐美的过程中，人体的功能得到训练。诺贝尔生理、医学奖获得者，美国神经生理学家罗杰·斯佩里的研究发现：人的逻辑思维的控制中枢在大脑左半球，人的形象思维的控制中枢在大脑右半球，在欣赏和创造音乐美的过程中，常常使左手得到锻炼的机会，使大脑皮层形成新的兴奋点，从而加强右半球的训练并使两个半球协调发展，使原来处于紧张状态的部分得到抑制和休息，使大脑各部趋于平衡，有利于调节各系统、各器官的功能。人在精神愉快时体内可分泌有益于健康的酶和乙酰胆碱等化学物质，以调节血流量和兴奋神经细胞，这对神经系统疾患有较好的预防和治疗作用。目前，国内外医家公认，优美的音乐能使人体分泌一些有益于健康的激素酶等物质，起调节血流量与神经细胞兴奋的作用，音乐能使胃的蠕动变得有规律，并能促进唾液的分泌，对溃疡病、胃肠神经官能症、高血压病、神经衰弱、癔症、脑外伤后神经官能症、绝经前后诸症、老年痴呆、智力发育障碍、癌症等有良好的辅助治疗作用。音乐能够益智养生，延年益寿，正所谓"听曲消愁，有胜于服药矣"。前苏联生理、心理学家巴甫洛夫早期曾专门研究过消化过程，他从大量的研究中发现，音乐与消化密切相关。他认为如果音乐能够引起愉快的情绪，将促进消化液的分泌，有助食物的消化。胃、肠道蠕动都是有规律的运动，会受音乐节奏的影响，人们在用餐时听一些柔和、缓慢、声调不高能引起愉快反应的音乐，则有益于人体饮食物的消化吸收。孕妇欣赏轻快柔和的乐曲，有助于母子安康，不仅可以使胎儿大脑发育良好，同时，可以减少孕妇怀孕期间的诸多不适感，还有助于分娩，减少疼痛。儿童多听优雅的乐曲，可以促进大脑的发育，提高想象力。老年人欣赏古今雅曲，有助于推迟大脑的老化，哼唱年轻时喜爱的乐曲，还能唤起失去的记忆。无论男女老少，在悠扬的抒情曲和轻音乐中休息，都能迅速消除疲劳，使人身体轻松，心情愉快，而起到防病治病的作用。

第二节　情志养生

情志属于人的精神活动，是指人们在外在环境的各种刺激下引起的心理状态，即个体受客观事物刺激后所作出的一种内心反应。中医将人的情志活动归纳为喜、怒、忧、思、悲、恐、惊七种，简称为"七情"。七情的变化既可以改变人的行为活动方式，又可以改变人的脏腑机能状态，从而导致人体发生相应的生理、病理变化。因此，中医养生主张形神俱养。

一、历史沿革

早在春秋战国乃至更早以前，诸子百家就对情志养生的重要性和方法有了精辟的论述，其中《管子·内业》篇可以说是最早论述心理卫生的专篇。内业者，养心之术也。《管子》将善心、定心、全心、大心等作为最理想的心理状态，并以此为标准提出了相应的养生之术：一是正静，即形体要正，心神要静，如能这样，就有益于身心；二是平正，也就是和平中正的意思，平正的对立面就是"喜怒忧患"；三是守一，就是说要专心致志，不受万事万物干扰则能心身安乐。

成书于两千多年前的《内经》认为，精神情志是生命活动的基本体现。精神情志由五脏所产生，同时又能通过反作用于五脏而影响人体脏腑的功能活动。书中强调人们必须要"积精全神""形神合一"，才能达到"精神内守，病安从来"。《内经》中关于"形神兼养""守神全形"和"保形全神"等精神情志养生的论述非常丰富。如《素问·上古天真论》中云："恬淡虚无，真气从之，精神内守，病安从来。是以志闲而少欲，心安而不惧，形劳而不倦，气从以顺，各从其欲，皆得所愿。故美其食，任其服，乐其俗，高下不相慕，其民故曰朴。是以嗜欲不能劳其目，淫邪不能惑其心，愚智贤不肖不惧于物，故合于道。"书中提出了"恬淡虚无""志闲而少欲"的两个精神调节的具体养生理念，至今仍有十分重要的意义。《灵枢·本脏》中说："意志和，则精神专直，魂魄不散，悔怒不起，五脏不受邪矣。"《内经》还指出七情过度会伤神。如"怵惕思虑者则伤神"，"喜乐者，神惮散而不藏"，"恐惧者，神惮散而不收"。又如，"百病生于气也，怒则气上，喜则气缓，悲则气消，恐则气下……惊则气乱，思则气结"。

汉代名医张仲景在其《伤寒杂病论》序中畅言养生的重要性，同时痛斥时医、时人无视养生，劝导世人要重生命，固根本。

《后汉书》载三国时名医华佗，不畏杀身之祸，以激怒疗法治愈太守笃病。他还"晓养性之术"，重视心理卫生。

唐代名医孙思邈，在其所著《千金要方》中，专有"养性"之论。书中不仅整理了唐以前有关调神养心方面的论述，还提出了自己独特的见解，如书中记有十二少、十二多，皆是对情志养生理论的进一步发展。

宋代陈无择《三因极一病证方论》认为七情刺激是三大致病因素中重要的一类，突出强调了心理因素在疾病发生发展中所起的重大作用。

金元四大家之一张子和在其所著的《儒门事亲》中，极为重视心理治疗。张子和对于《内经》的"以情胜情"疗法进行了深刻的研究，还创造了"习以平之"等意疗方法。

明、清时期，心理养生学说有了开拓和发展，如《摄生集览》中提出"养神为首"，倡导"入寐之法，首在清心"。《遵生八笺》中还提倡通过鉴赏书画、文房四

宝、花卉及游览、登高等活动陶冶精神，实为当今通过旅游、登山以健心身观点的理论之源，仍给我们以方法论启迪。

二、操作方法

（一）七情

中医将人体不同的情绪变化归纳为喜，怒、悲、忧、思、恐、惊七种，并认为"五脏生五志"，其中喜为心志，怒为肝志，悲（忧）为肺志，思为脾志，恐（惊）为肾志。

1. 喜

喜为心志，心能表达人的喜悦之情。

2. 怒

怒为肝志，肝能表达人的愤怒之情。怒是当个人的意志和活动遭到挫折或某些目的不能达到时所表现的以紧张情绪为主的一种情志活动。

3. 悲（忧）

悲（忧）为肺志，肺能表达人的忧愁、悲伤之情。

4. 思

思为脾志，脾能表达人的思虑之情。思是精神高度集中的思考或谋虑的一种情志活动。

5. 恐（惊）

恐（惊）为肾志，肾能表达人的惊恐之情。恐（惊）是人对外界突发刺激的一种应激反应。

（二）情志失调危害健康

情志过激或情志刺激过久容易危害健康。首先，扰乱气机。正如《内经》里所说："余知百病生于气也。怒则气上，喜则气缓，悲则气消，恐则气下……惊则气乱……思则气结。"其次，导致精血亏损。《内经》说："怒则气逆，甚则呕血及飧泄。""恐惧而不解则伤精……精时自下。"《医学入门》也指出，"暴喜动心不能主血"。此外，若过分思虑，既可耗伤心血，又能影响食欲，造成气血生化不足而精血亏损。第三，损阴伤阳。《内经》说："大惊卒恐，则血气分离，阴阳破败。"而阴阳协调是维持人体生命活动的基本条件。第四，先伤神，后伤形。《彭祖摄生养性论》说："积忧不已，则魂神伤矣；愤怒不已，则魄神散矣；喜怒过多，神不归定；憎爱无定，神不守形；汲汲而欲，神则烦；切切所思，神则败。"情志过激不仅伤神，亦能伤形。如《内经》说："暴怒伤阴，暴喜伤阳。厥气上行，满脉去形。"第五，损伤脏腑。《内经》指出，"喜怒不节则伤脏"，说明情志不加节制可直接伤及脏腑，不同的情志可伤及不同的脏腑，具体表现为下面几点。

1. 喜伤心

旧时有所谓"四喜"：十年久旱逢甘露，万里他乡遇故知，和尚洞房花烛夜，童生金榜题名时。像这种突然的狂喜，即为喜的异常情志，可导致"气缓"。"气缓"即心气涣散，常出现心慌、心悸、失眠、多梦、健忘、多汗出、胸闷、头晕、头痛、心前区疼痛，甚至神志错乱、喜笑不休、悲伤欲哭、多疑善虑、惊恐不安等症状，可导致一些精神、心血管方面的疾病，严重者还可危及人的生命。如大喜时造成中风或突然死亡，中医称之为"喜中"。《精忠说岳》中，牛皋得胜后骑在金兀术背上，虽气死了金兀术，但牛皋也因高兴过度而死。《儒林外史》中，年迈的范进得知自己中了举人后，当场就昏了过去，被邻人淋醒后便披头散发，胡窜乱跑；范进的母亲，一位贫困一生的老太太，在范进中举以后得知自己将要过上富贵生活，就大笑一声，不省人事。明末清初的医学家喻昌在《寓意草》里记载：昔有新贵人，马上扬扬得意，未及回寓，一笑而逝。

2. 怒伤肝

大怒、过怒易伤肝，表现为肝失疏泄、肝气郁积、肝血瘀阻、肝阳上亢等病证，出现胸胁胀痛、烦躁不安、头昏目眩、面红目赤，或闷闷不乐、喜太息、嗳气、呃逆等症状。现代研究表明，人发怒时可引起唾液减少、食欲下降、胃肠痉挛、心跳加快、呼吸急促、血压上升、血中红细胞数量增加、血液黏滞度增高、交感神经兴奋等，长此以往会使人患上高血压病等心脑血管疾病；对患有心脑血管疾病者，发怒可导致病情加重，并诱发中风、心肌梗死等，危及性命。《三国演义》中有这样一段故事：诸葛亮领30万精兵出祁山伐魏，魏王曹睿派曹真、王朗率20

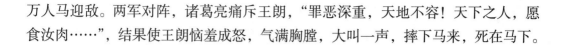

万人马迎敌。两军对阵，诸葛亮痛斥王朗，"罪恶深重，天地不容！天下之人，愿食汝肉……"，结果使王朗恼羞成怒，气满胸膛，大叫一声，摔下马来，死在马下。

3. 悲（忧）伤肺

肺开窍于鼻，故当人因忧愁而哭泣时会流涕。肺主气，为声音之总司，忧愁悲伤而哭泣过多会导致声音嘶哑。肺主皮毛，故忧愁会使人面部皱纹增多、斑秃、神经性皮炎、银屑病、早生华发。人在悲伤忧愁时，可使肺气抑郁、气阴耗散而出现感冒、咳嗽等疾病。俗话说，"多愁多病，越忧越病"，"忧愁烦恼，使人易老"。事实上正是如此，东周伍子胥因无计闯过昭关，一夜之间愁白满头青发；唐代文学家柳宗元被沉闷、忧郁的贬谪生活折磨得形容憔悴、体质虚弱，47岁就含恨长逝；《红楼梦》里的林黛玉，性情孤僻，多愁善感，最终在贾宝玉与薛宝钗成亲之日忧伤而死；宋代著名诗人陆游与他表妹唐婉因受封建礼教的压制被拆散，年轻的唐婉不久便抑郁而死，含恨离世。

4. 思伤脾

思为脾志，过思则易伤脾。脾主运化，故当人过于思考或焦虑时，往往会出现饮食无味、食欲下降、嗳气、恶心、呕吐、腹胀、腹泻等消化道疾病的一系列症状。脾统血，故有的妇女可因为工作紧张，思想高度集中导致月经量少、经期紊乱等。脾伤还可以表现为气血不足所致的乏力、头昏、心慌、贫血等症状。《三国演义》中的蜀国军师诸葛亮，虽一生足智多谋，能运筹帷幄之中，决胜千里之外，但最终却因思虑过度而死，留下了"出师未捷身先死，长使英雄泪满襟"的千古遗憾。

5. 恐（惊）伤肾

肾主前后二阴、肾司两便，《素问》中有"恐则气下"，故人受到剧烈惊恐时，会出现大小便失禁、遗精滑泄。肾藏精，生髓充脑，故人受到惊恐后，会突然昏厥、不省人事，惊恐过度还会导致猝死。恐（惊）伤肾，精气不能上承，则心肺失其濡养，水火升降不交，可见心神不安、不寐等症状。《三国演义》记载：长坂桥前，夏侯杰被张飞三喝惊吓而亡。

（三）情志调养法则

1. 清静养神法

中医认为"得神者昌，失神者亡"。调神摄生，首贵静养。《内经》中说："静则神藏，躁则消亡。"静养是指使人的精神情志活动保持在淡泊宁静的状态。若做到摒除杂念、内无所蓄、外无所逐，即"清静则肉腠闭拒，虽有大风苛毒，弗之能害"，既有利于防病去疾、促进健康，亦有利于抗衰防老、益寿延年。但是，清静养神的方法并不是要人无知无欲、无理想、无抱负，也不是过度地压抑思想或毫无精神寄托的闲散空虚，而是主张专心致志、精神静谧，"寡言语以养气，寡思虑以养神"，避免"多思则神殆，多念则志散，多欲则志昏，多事则形劳"。要做到少思寡欲，须赖于正确的思想，克服个人主义、利己主义，提倡知足常乐，保持乐观的处世态度，避免无原则的纠纷。要做到心神宁静，需注意闭目定志。眼为心灵之窗，闭目养神有利于心静神凝，尤其在精神紧张、情绪激动、身心疲劳的情况下，闭目养神片刻，往往能使人心平气和、思绪冷静、精神内守、坦然舒畅。

2. 以情制情法

中医根据情志及五脏间五行生克的理论，用互相制约的情志来干扰和转移对机体有害的情志，达到协调情志的目的，即为以情制情法。如喜伤心者，以恐（惊）胜之；思伤脾者，以怒胜之；悲（忧）伤肺者，以喜胜之；恐（惊）伤肾者，以思胜之；怒伤肝者，以悲（忧）胜之。

以情制情法作为传统中医疗法的重要组成部分，是中医心理治疗的一大特色，具有十分重要的临床意义，特别是对癫狂、郁证、瘿病、高血压病、冠心病、癌症、奔豚气等受情志影响尤为显著的疾病，精神疗法是重要的辅助治疗手段。金元名医张子和运用此法独具匠心且卓见成效。他曾说，"悲可以治怒，以怆恻苦楚之言感之；喜可以治悲，以谑浪亵狎之言娱之（现代临床当慎之）；恐可以治喜，以恐惧死亡之言怖之；怒可以治思，以辱侮欺罔之言触之；思可以治恐，以虑彼忘此之言夺之"。张子和的医疗行为使以情制情疗法在理论与实践上均得到了深化和发展。

3. 移情法

通过一定的方法和措施转移人的情绪以解脱不良情绪刺激的方法叫移情法，又称转移法。有些人患病后，整天围绕着疾病胡思乱想，陷入苦闷、忧愁，甚至紧张、恐惧之中。在这种情况下，要分散患者对疾病的注意力，使其思想焦点从疾病转移于他处；或改变周围环境，使患者避免与不良刺激的接触，这就是"移情易性"的意疗方法。其意义正如华岫云在《临证指南医案》中所说："不知情志之郁，由于隐情曲意不伸……盖郁症全在病者能移情易性。""移情易性"的具体方法很多，应用时当根据不同人的心理、环境和条件等，采取不同的措施灵活运用。

（1）琴棋书画移情法：《北史·崔光传》指出，"取乐琴书，颐养神性。"吴师机《理瀹骈文》亦云："七情之病者，看书解闷，听曲消愁，有胜于服药者矣。"故应在烦闷不安、情绪不佳时，听一听音乐，欣赏一下戏剧，观赏一场相声或幽默的哑剧，使自己捧腹大笑、精神振奋，紧张和苦闷的情绪也随之而消。平时应根据各自不同的兴趣和爱好，分别从事自己喜欢的活动，如书法、绘画等，用这些方法排解愁绪、寄托情怀、舒畅气机、怡养心神。

（2）运动移情法：李东垣在《脾胃论》里说："劳则阳气衰，宜乘车马游玩。"这说明旅游有利于身体健康的恢复。当思虑过度、心情不快时，应到郊外旷野去，让山清水秀的环境去调节消极情绪，陶醉在蓝天白云、鸟语花香的自然环境里舒畅情怀，忘却忧烦。当情绪激动与别人争吵时，最好的方法是转移一下注意力，去参加体育锻炼，如打球、散步、打太极拳等，或参加适当的体力劳动，用肌肉的紧张消除精神的紧张。

4. 升华超脱法

升华超脱法是指用理智战胜不良情绪的干扰，并投身到事业中去，也就是常说的"化悲痛为力量"。最典型的例证是西汉司马迁在惨遭腐刑后仍以坚强不屈的精神完成了《史记》的撰写，通过升华超脱法把身、心的创伤等不良刺激转变为奋发向上的行动。

超脱，即超然，是指思想上要把事情看得淡一些，行动上应脱离导致不良情绪的环境。如高考落榜后，有的考生灰心丧气，感到前途无望，个别考生甚至想轻生自杀，这时就要正确理解考试的意义。此时最好找一个安静的环境冷静地思考一下，"天生我才必有用"，上大学不是唯一出路，只要不气馁，振作精神，面对生活，面对自己的现实，路就在脚下，前途同样是宽广的，应该挺起胸膛去迎接生活；或者换个环境，如做社会调查、外出旅游等，亦是恢复心理平衡的方法。

5. 暗示法

暗示不仅影响人的心理与行为，而且影响人体的生理机能。暗示法一般多采用语言，也可采用手势、表情、暗号或药物等。《三国演义》里"望梅止渴"的故事，即是暗示法的典型例证。《内经》中记载了运用暗示疗法的范例，如《素问·调经论》里说："按摩勿释，出针视之，曰我将深之，适人必革，精气自伏，邪气散乱。"意思是医生要先在患者应针刺的地方不停地按摩，并拿出针来给患者看，口里说我将把针扎得很深，这样患者必然会集中注意力，使精气深伏于内，邪气散乱而外泄，从而提高针刺的疗效。明代著名医学家张景岳曾采用暗示给患者服吐下药，或针灸数百十处的暗示法而治疗"诈病"。

在进行暗示治疗时要特别注意：第一，患者受暗示的程度是各不相同的，这与患者的个性心理特点及高级神经活动特点密切有关，亦与年龄有关。患者的智力水平与文化程度在能否接受暗示方面并无决定性作用。第二，施治前要取得患者充分的信任与合作。第三，每一次施治过程应尽量取得成功。如不成功，则会动摇患者的信心，影响患者对施治者的信任，如果再做第二次治疗就会困难得多，成功的希望也会少得多。

6. 开导法

开导法是用解释、鼓励、安慰、保证的方法解除患者的思想顾虑，提高战胜病痛的信心，从而配合治疗，促进康复。《内经》中记载："人之情，莫不恶死而乐生，告之以其败，语之以其善，导之以其所便，开之以其所苦，虽有无道之人，恶有不听者乎？"此为说理开导法的起源。

心理开导最常用的方法是：解释、鼓励、安慰、保证。解释是开导法的基础，它是向患者讲明疾病的前因后果，解除其思想顾虑，从而达到康复的目的。而鼓励和安慰则是在患者心理受到创伤、情绪低落之时实行的康复方法。保证则是在患者出现疑心、忧愁、不解之时，医者以充足的信心做出许诺、担负责任以消除患者的紧张与焦虑。

一个人在生活中受到了挫折，甚至遭到不幸，可找亲朋好友倾诉苦衷，以便从亲人、朋友的开导、劝告、同情和安慰中得到力量和支持。正如俗话所说："快乐有人分享，是更大的快乐，痛苦有人分担，就可以减轻痛苦。"

7. 节制法

《吕氏春秋》说："欲有情，情有节，圣人修节以止欲，故不过行其情也。"这里讲的就是节制法，即通过节制欲望，防止七情过激，从而达到心理平衡。《医学心悟》归纳的"保生四要"中，"戒嗔怒"即为其中一要。《泰定养生主论》中强调养生要做到"五不"，而"喜怒不妄发"名列第二。《寿亲养老新书》中总结了"七养"，其中就有"莫嗔怒养肝气，少思虑养心气"。《养性延命录》概括的养生"十二少"主要讲的就是节制七情，诸如少愁、少怒等。

现代研究亦表明，如果能善于避免忧郁、悲伤等消极情绪，常使心理处于怡然自得的乐观状态，就会对人体起着良好的作用。

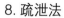

8. 疏泄法

俗话说："不尽如人意常八九，如人之意一二分。"一般来说，人的一生中处于逆境的时间大大多于处于顺境的时间。那么，心情不愉快时又怎么办呢？

事实证明，疏泄法可使人从苦恼、郁结的消极心理中解脱，并尽快恢复心理平衡。中医学认为"郁则发之"。当情绪不佳时，千万不要把痛苦、忧伤闷在心里，一定要使之发泄出来。现已证实，结肠炎、消化性溃疡病、过敏性结肠忧郁症、神经衰弱、失眠及一般性胃疼等均与情绪压抑有关。所以当你想哭时，不必强力压抑自己，尽可使泪水流淌排放。另外，现代研究发现，因感情变化流出的眼泪中含有两种神经传导物质，这两种物质随眼泪排出体外后，可缓和悲伤者的紧张情绪，减轻痛苦和消除忧虑。当然，也不宜过悲久哭，谨防中医理论认为的"大悲伤肺"。

（四）情志失调的具体调养技术

1. "喜"失调的调养技术

第一，适当的喜对身心健康有益，过度的喜则会影响身心健康。因此在思想认识上，需纠正对喜的作用的片面理解，时刻牢记乐极生悲的道理，未喜之时防过喜，过喜之后积极治。

第二，以静制喜。养神百法静为先，金元四大家之一的刘河间说："心乱则百病生，心静则万病悉去。"因此，平时要使自己处于一种自然、和谐的中性状态，不偏不倚，恬淡虚无，不为一时一事而过喜，也不为一人一物而动怒，不存非分之想，不图非分之欲，顺其自然，防止过度喜悦而诱发各种疾病。

第三，居安思危。山外青山楼外楼，一山更比一山高，我们应该正确对待自己取得的成绩，不要沾沾自喜，要看到和别人的差距，要不断地发扬优点，克服缺点。

第四，以恐胜喜。水克火，恐为肾志，喜为心志，故恐可胜喜。《儒林外史》中，范进晚年中了举人，欢喜过度而疯，因其平素极畏惧他的丈人——胡屠夫，结果被胡屠夫一记巴掌而打"醒"，这便是"恐胜喜"的典型例子。《儒门事亲》中也记载了一位姓庄的医生以此法治疗一位因过喜而生病的患者。在日常生活中，当我们发生过喜时，亦不妨自己或在别人的帮助下，去想一点令人恐怖的事情或看一部恐怖电影等。当然，以恐胜喜须掌握恐的程度不能太过，以防造成"过恐"的情志危害，得不偿失。

2. "怒"失调的调养技术

第一，要提高对过怒危害的认识，用理智帮助自己克制愤怒。俗话说："生气就是用别人的错误惩罚自己。"事情既已发生，生气只会伤害自己的健康，加重自己的损失。清代民族英雄林则徐深知过怒的危害，因此书写"制怒"二字悬于书房。有些人把发怒视为"英雄气概"，与"面子""强大"画上等号，认为若不发怒则是"软弱""无能"。我们要转变这种观念，只有把发怒视为无计可施、无能的表现，同时也是缺乏修养、不成熟的表现，才能为理智地解决问题创造条件。

第二，放松法。放松自己有利于克制愤怒。可以让患者采取"意念放松法"：闭上眼睛，放松肢体，缓慢呼吸，想象自己漂浮在蓝天白云之上或在宇宙中遨游，默默计数呼吸，从1数到100，循环进行，直到心情放松为止。

第三，转移法。当"怒火"上来时，对那些看不惯的人或事往往是越看越生气，此时不妨来个"三十六计，走为上策"，迅速离开使你发怒的场合，选择一个你喜欢的地方或听一段美妙的音乐，使心情逐渐平静下来。唐朝女皇武则天享年82岁，是封建王朝君主中屈指可数的长寿者。她的长寿之道在于宽阔的胸襟，广泛的爱好，遇事冷静、谨慎，能在喜、怒、哀、乐中保持稳定的情绪，在生活中寻找欢乐。

第四，以悲（忧）胜怒法。金克木，悲（忧）为肺志，怒为肝志，故悲（忧）可胜怒。古时有一少妇，因丈夫出轨而愤怒，最终导致一病不起。一名医生让她的丈夫把一块石头煎煮至烂后取汤给她服用，其夫信以为真，昼夜不停地煎煮石头，这位妇人见到丈夫如此关心体贴自己，心里感到非常悲伤、心疼，结果其病不久就痊愈了。

3. "悲（忧）"失调的调养技术

第一，要提高对过悲（忧）危害的认识，正确面对那些令人担心、忧郁、愁闷的事情。痛苦、忧愁在人生的旅途中，谁都不可避免，无法逃避，如果我们一味沉迷其中，不但无益于问题的解决，反而会造成机体的损害。有人说，痛苦就像伏在生活门前的一只犬，越是怕它，它就越张牙舞爪。生活的强者，不畏痛苦，不沉迷于忧愁，而是痛定思痛，积极向上；生活的弱者，则一筹莫展，伤心不已，久则诸病缠身。因此要多想积极的、令人高兴的、鼓舞人心的事情，培养自己乐观、开朗、豁达和坚强的性格。此外，遇事要冷静，要相信没有不可克服的困难，此时不妨多说三句话：算了、不要紧、会过去的。如果常常这样想，就有可能避免和消除忧愁了。

第二，常晒太阳有助于防抑郁。不少人发现，冬天人的情绪容易悲观沮丧，这就是"冬季情绪抑郁综合征"，其发生原因与冬季日照较少有关。医学研究认为，阳光是一种电磁波，当阳光辐射到人体后，犹如一种天然的"兴奋剂"，会使人体产生一系列生理变化，如使人的毛细血管扩张，全身血液循环加快等；另外，阳光还通过对视神经及其他一些神经纤维的刺激，促进机体增加肾上腺素、甲状腺素及性激素等生物活性物质的分泌，从而兴奋机体。

第三，多做善事，助人为乐。著名的美国聋盲女作家海伦·凯勒说："我们发现生活很令人兴奋，特别当你是为他人而生活时。"因此，当你忧愁难解时，建议你去帮助那些需要帮助的人，在助人的过程中，驱散纠缠我们的忧郁。

第四，化烦恼为力量。宋代著名女词人李清照在《一剪梅》中写道："花自飘零水自流，一种相思，两处闲愁。此情无计可消除，才下眉头，却上心头。"的确，世上没有不凋谢的花朵，人间也没有不曲折的道路。人从出生伊始便与痛苦忧愁结缘，然而人生也正是由于有了痛苦忧愁的磨砺，才能逐渐走向成熟与辉煌。所以有人说，没有经历过痛苦的人生才是人生最大的痛苦。佛教说："苦海无边，回头是岸。"所以，我们每个人都要坦然面对各种烦恼、困境，将忧愁痛苦作为人生磨砺的契机，不要"过忧自害"。如屈原在流放的痛苦中赋出了《离骚》。曹雪芹在家破的痛苦中有感而发写出了《红楼梦》。

第五，自寻乐趣，移情山水。当你在忧愁痛苦中无法自我摆脱时，不妨外出旅游，投身于自然的怀抱，往往能帮助你走出痛苦。古代的许多名人哲士，常以此法来求得精神的解脱。宋朝词人苏轼被贬后，不为境遇所困，于山水间自得其乐，仍然能吟出"大江东去，流淘尽，千古风流人物"的豪迈诗篇。的确，天高任鸟飞，海阔凭鱼跃，自然界的各种鬼斧神工、变化莫测的现象，往往能给人以启迪，明人以哲理。投情山水对那些遭受挫折、情绪低沉的人来说，是一条良好的宣泄郁闷的渠道。

第六，知足常乐。许多忧伤是由于人们对于名誉、地位及物质利益等私利看得太重引起的，所以《道德经》中说："祸莫大于不知足，咎莫大于欲得。"因此，人们凡事应循其自然，不要过分追求，不贪、不妄，以理收心，凡事知足，抑目静耳，如是则诸多忧愁便会与你无缘了。《内经》里有一句重要的养生格言为"高下不相慕"。但在现实生活中，要真正做到"高下不相慕"是非常困难的。自古以来，有些人，常因嫉妒别人，而使自己心情抑郁，情绪烦躁。现代研究表明，妒火中烧之时，体内会发生一系列生理变化，如交感神经兴奋性增强，血压升高，血清素的活性水平降低，因而引起机体免疫功能紊乱，大脑机能失调，抗病能力下降。古今中外的历史上，因嫉妒而产生悲剧的例子是相当多的，如《三国演义》中的周瑜嫉恨诸葛亮，最后吐血而亡。要知足常乐，就要做到少私寡欲，即老子在《道德经》中指出的"见素抱朴，少私寡欲"。《内经》中亦主张"恬淡虚无""志闲而少欲"。《红炉点雪》则强调说："若能清心寡欲，久久行之，百病不生。"《太上老君养生诀》里说："且夫善摄生者，要先除六害，然后可以保性命延驻百年。何者是也？一者薄名利，二者禁声色，三者廉货财，四者损滋味，五者除佞妄，六者去妒忌。六害不除，万物纠心，神岂能内守？"故只有少私寡欲，精神才能守持于内。

第七，以喜胜悲（忧）法。火克金，喜为心志，悲（忧）为肺志，故喜可胜悲（忧）。清代有一位巡按大人患有忧郁症，终日愁眉不展，闷闷不乐，几经治疗，终不见效，且病情一天天严重起来。后经人举荐，一位老中医前往诊治。老中医望闻问切后，对巡按大人说："你得的是月经不调症，调养调养就好了。"巡按听了捧腹大笑，感到这个糊涂医生连男女都分不清。此后，每想起此事，仍不禁暗自发笑，久而久之，抑郁症竟好了。一年之后，老中医又与巡按大人相遇，这才对他说："君昔日所患之病是'郁则气结'，并无良药，但如果心情愉快，笑口常开，气则疏结通达，便能不治而愈。你的病就是在一次次开怀欢笑中不药而治的。"巡按这才恍然大悟，连忙道谢。

4. "思"失调的调养技术

第一，要提高对过思危害的认识，走出高期望的心理误区。人的一生是一个不断追求目标和实现目标的过程，但许多人内心期望值过高，不能正确评估自己的能力，常常为了一个难以取得的目标而绞尽脑汁，思虑过度，结果往往落得"出师未捷身先死"的遗憾。因此，提高对过思危害的认识，实事求是地降低人生的自我期望值，不失为智者所为。

第二，有张有弛。经常参加一些有益于身心健康的社交活动和文化活动，广交朋友，促膝谈心，交流感情。根据个人的兴趣爱好进行各种活动，诸如读书、唱歌、绘画、弈棋、集邮、养花、垂钓等，促进身心健康，放松思想，劳逸结合，有张有弛；亦可利用周末、节假日作短时旅游，将自己置于山清水秀、鸟语花香、蓝天白云、碧波荡漾的大自然怀抱之中，体验大自然的美景。

第三，广闻博览，多请教。孔子说过："三人行，必有我师焉。"有时对于自己苦思冥想不得其解的问题，也许请教别人往往能豁然开朗；亦可通过其他学科的知识触类旁通，使其迎刃而解，有效地避免自己陷入"过思"之中。受委屈后，可通过向家人或朋友倾诉，在得到他们的劝慰后，能减轻心里的不平感，从而避免自己"一直想不通"。

第四，主动解脱法。主动解脱法是指既把自己置身于事物之中，又将自己排除在事物之外。进得去，出得来，在适当的时机当机立断，结束思虑，以免愁绪不断，愁丝缠身。如恋爱是件两情相悦的事，如果你恋着一个人，在经过许多努力后，对方仍不能接受你对他（她）的爱恋，你就应知难而退，早断情丝，不必再苦苦追求了。

第五，以怒胜思法。思为脾志，怒为肝志，因木能克土，故怒可以胜思，即可用激怒的方法，使忧思之情得到缓解。据记载，齐闵王得了忧虑病，许多医生无计可施，遂派人前往宋国请来名医文挚诊治。文挚详细询问了齐王的病情后，先是屡次失约，后又无礼于齐王，气的齐王恼怒大骂。这一怒一骂，郁闷一泻，齐王的忧虑病竟痊愈了。

5. "恐（惊）"失调的调养技术

第一，要提高对过恐危害的认识，正确面对各种威胁。灾祸威胁是一种客观存在，而恐惧是一种本能反应，产生恐惧反应的目的是告诉机体尽快对所遭遇的威胁采取有效的措施，迅速摆脱、逃避这种伤害。所以恐惧本身不能解决问题，即使恐惧程度再重，若不采取进一步措施的话，仍将受到伤害。

第二，培养果敢精神。同遇一样的威胁，有的人吓得屁滚尿流、不知所措，而有的人却能镇静自如、临危不惧，这便与各人的胆量大小有关。儿童处世短、见识少，所以较成人容易受惊致病。因此，平素应注意培养自己的果敢精神，树立唯物主义思想，破除迷信，避免各种人为的紧张恐惧；还要学会运用自信战胜恐惧，特别是在危急关头，更需要自信的"急中生智"。

第三，学会避恐。对于患有高血压病、冠心病、失眠、焦虑等疾患的人，应注意避免各种恐怖因素。如不要观看带有阴瘆恐怖镜头的电影、电视，不要乘坐游乐场里的过山车、疯狂老鼠、海盗船等惊险项目，夜晚不要一个人独处，不要攀登高山峻岭等。

第四，暗示疗法。《古今医案按·诸虫》中记载：一个人因酒醉后误饮了生有小红虫的水而恐惧不安，怀疑自己生了病。医生将红线剪断如蛆状，用巴豆两粒，同饭捣烂，加入红线做成丸，令患者于暗室内服下。药后患者大便于盛有水的便盆里，见到红线在水中荡漾如蛆，以为虫已驱下，诸病也豁然治愈。这便是医生运用了暗示疗法，巧妙地解除了引起患者恐惧的因素而使疾病得愈。

第五，以思胜恐法。中医认为，恐为肾志，思为脾志，因土能克水，故思可以胜恐。古代医家吴昆说："思深虑远，则见事源，故胜恐也。"即是说，对于惊恐所致的疾病，可使患者安静下来，通过深思熟虑去领悟事物的真实状况，以解除恐惧的心理。

三、功效及作用

（一）情志养生能平衡阴阳，维持脏腑功能

正常的情志活动，有利于人体的阴阳处于平衡状态，保证相应脏腑各项生理功能的正常。《读医随笔》中指出，"喜怒思忧恐，本乎天命，人而无此，谓之大痴，其性死矣"。说明人类正常生命的维持离不开七情。所谓"七情六欲，人之常情"，如顺利完成学习或工作任务后，人们会感觉轻松愉快和高兴，而失去亲人则会痛苦和悲伤，面对敌人的挑衅人们愤怒难忍，遇到危急则可能引起震惊与恐惧。具体而言：

1. 喜

心主血，喜悦时人体气血运行加速，面色红润，御寒能力增强，罹患心脑血管病的可能性下降；心主神明，喜悦时思维敏捷，想象力丰富，创造力增强，学生考试超常发挥，运动员易破纪录；心其华在面，喜悦时神采飞扬，面带笑容，喜形于色，热恋中的情侣越发娇美动人或潇洒英俊；心开窍于舌，喜悦时能口若悬河，滔滔不绝，语言流畅动听；心与小肠相表里，喜悦时往往胃口大开，久则心宽体胖等。

2. 怒

暂时而轻度的发怒，能使压抑的情绪得到发泄，缓解紧张的精神状态，有助于肝主疏泄功能的发挥，以维持体内环境的平衡。在战场上，首长的一场积极有效的战前动员，能够鼓舞战士的士气，激起战士对敌人的仇恨和愤怒，使之在战斗时化为巨大的战斗力。

3. 悲（忧）

适当的悲（忧）可以避免人们情绪过于激动，松弛紧张的神经。失败时的忧伤，可以使人们静下来总结失败的原因；失去亲人时的悲伤，可以使人们感悟人生、珍惜生命；朋友、同学离别时的悲伤，可以使人们在今后更加珍惜人与人之间的友谊等。

4. 思

经常思考不但能发挥大脑的功能，而且有助于防止大脑功能的衰退，对预防老年性痴呆症十分有益。日本的一位科学家用超声波测试老年人发现，从事脑力劳动、积极思考的人，脑血管多呈扩张状态，这样可以使脑组织有足够的营养供给，延缓大脑衰老。相关研究还发现，人用脑时所产生的生物化学变化，可使思维记忆功能区域发出高效能量。所以勤用脑思考的人，年老时思维往往仍能保持敏捷、清晰。

5. 恐（惊）

恐（惊）在某些情况下对机体有一定的益处，可以引起人的警觉，避免遭到危害。例如当火灾发生时，人们的奔跑速度会加快，为了求生，有人从楼上跳下还能不受伤害。西汉史学家司马迁在《李将军列传》中写道："广出猎，见草中石，以为虎而射之，中石没镞，视之，石也。"诗人卢纶据此写下名诗《塞下曲》，流传至今。此传说虽难以置信，但当人们在恐（惊）状态下做出的应激超常反应，确实存在。

（二）情志养生能预防"七情"致病

"七情"是人体正常的情志活动，但若"七情"失调，超出了人体所能调节的范围，则使人体气机紊乱，脏腑阴阳气血失调，终可导致疾病的产生，此时的"七情"则成了一个致病因素。《医醇賸义》云："夫喜、怒、忧、思、悲、恐、惊，人人共有之境。若当喜而喜，当怒而怒，当忧而忧，是即喜怒哀乐发而皆中节也。此天下之至和，尚何伤之有？惟未事而先意将迎，既去而尚多留恋，则无时不在喜怒忧思之境中，而此心无复有坦荡之日，虽欲不伤，庸可得乎？"因此，进行情志养生也就能预防情志失调危害脏腑，预防疾病的发生。

四、适宜人群

情志内伤是中医的内因之一，七情失调可影响其相应脏腑导致各种疾病，因此情志养生的适宜人群很广，既包括健康人群，也包括心理亚健康状态的人群和心理疾病患者。

（一）健康人群

"人有悲欢离合，月有阴晴圆缺"，"月儿弯弯照九州，几家欢乐几家愁。几家夫妇同罗帐，几家飘零在外头"。人生在世总会面对求学、择业、工作、婚姻、家庭等许多问题，情志养生的目的就是帮助人们正确对待这些问题和做出适合的选择，顺利地度过人生的各个阶段，求得自身能力的最大限度发挥，帮助人们调整内心世界，提高生活质量。

（二）心理亚健康状态的人群

心理亚健康状态人群是指从诊断上还没有达到心理疾病的程度，但因为某些刺激而引起心理状态紧张的人，或者明确反映到躯体或情绪上的困扰者。通过情志养生专家的指导，及时纠正学习、工作、生活、婚姻、家庭、育儿、疾病、康复等方面所表现出的心理潜在问题。

（三）心理疾病患者

情志失调导致的心理疾病患者是情志养生的主要对象，主要有下列几类人。

1. 忧郁症

以持久性的心情低落为主要特征，常伴焦虑、躯体不适和睡眠障碍。

2. 焦虑症

指一种持续性紧张或发作性惊恐的状态，并非由实际威胁引起，紧张、惊恐程度与现实不相符。

3. 恐惧症

经常对一种特定的情景、物体或人产生强烈的恐惧或紧张，从而不得不回避。

4. 强迫症

指一种明知不必要但又无法摆脱、反复呈现的观念、情绪或行为，常伴焦虑和恐惧。

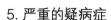

5. 严重的疑病症

指过分地关注自身健康，怀疑身体某部分或某器官异常，尽管临床检查无客观证据，但总认为患了某种疾病，同时伴有焦虑不安。

6. 癔症

又称神经官能症，是一种由心理暗示引起的疾病，表现为极其短暂的精神障碍、躯体障碍，但检查无器质性病症。

7. 神经性厌食症

多见于青少年与平时爱打扮者，以厌食、消瘦、闭经、虚弱为特点，与追求苗条而盲目节食的不正确做法有关。

8. 神经性呕吐症

指一种反复餐后呕吐，但不影响食欲、体重为特点的疾病，常具有癔症性格，暗示性强，女性多见，往往在明显心理作用下发病。

五、禁忌

1. 有些情志失调的情况是由机体器质性疾病所引起，不适合应用本法调养。如肝硬化所引起的肝性脑病，脑肿瘤导致的精神障碍，慢性肺性疾病导致的肺性脑病等。

2. 精神分裂症等精神病属精神科治疗的对象，亦不属情志养生范畴。

六、注意事项

以情胜情疗法虽常可取得出乎意料的临床疗效，但毕竟是属于以一种过激情志去调节另一种失调情志的方法，因此对于施术者要求较高，要求施术者有丰富的临床经验，且要掌握好时机、地点和幅度，不能一味为了疗效而滥施此术，以免引起医源性的情志失调。

七、现代研究

现代研究认为，七情太过影响健康的机理主要是影响人体内环境的稳定。

国外学者胡夫兰德在《人生延寿》一书中指出："一切对人不利的影响中，最能使人短命夭亡的就要算是不好的情绪和恶劣的心境，如忧虑、颓丧、惧怕、贪求、怯懦、妒忌和憎恨等。"巴甫洛夫也指出："一切顽固、沉重的忧悒和焦虑，足以给各种疾病大开方便之门。"国外有学者统计，因情绪不好而致病者占 74%～76%；美国某医院对就诊患者统计，发现 65%的患者的疾病与社会逆境有关。有人调查发现，在遭遇强烈刺激而感情急剧波动后短时间内死亡的 170 例患者中，59%死于个人不幸与巨大损失消息之下，34%死于面临危险或威胁的恐慌处境下，7%死于暴喜之时。前苏联外科学家皮罗戈夫观察到："胜利者的伤口比失败者的伤口要愈合得快、愈合得好。以上皆说明了情绪因素在疾病的发生、发展过程中起着重要作用。从机体的生理变化来看，当任何恶劣情绪的刺激超过一定限度时，就有可能引起中枢神经系统功能的紊乱，主要是交感神经兴奋，儿茶酚胺释放增多，肾上腺皮质和垂体前叶激素分泌增加，胰岛素分泌减少，从而引起体内神经对所支配的器官的调节障碍，出现一系列的机体变化、功能失调及代谢的改变，包括心血管系统、呼吸系统、消化系统、内分泌系统、自主神经系统和其他方面异常现象的发生。

在心血管系统方面，情绪持续紧张和精神过度疲劳是高血压病的一个不可忽视的原因，在日常生活中，常有些人由于暴怒、恐惧、紧张或过于激动而引起心血管疾病，甚至导致死亡。有学者观察到，医务人员一句不慎的话，甚至他们的表情和动作都可以造成患者血压的波动。我国曾有医学工作者对 323 例高血压病患者研究发现，发病前不良的个性情绪在高血压病的病因中占 74.5%。实验研究证明，在愤怒的情绪下，由于外周血管阻力增加，可导致舒张压的显著增高；在恐惧的情绪下，由于心输出量的增加，可引起收缩压的上升。由此说明情绪对机体的作用是有生物学基础的。

在呼吸系统方面，精神因素亦有影响。当受到较大的打击，心理失去平衡时，可引起胸闷、气急、心率改变、面色苍白、头额冒汗、哮喘等。当因发怒而换气过度时，血液中的二氧化碳成分降低，可出现手指发麻、肌肉颤抖、头晕，甚至昏厥。

消化系统对情绪的反应也相当敏感。据研究统计，因情绪不良而致消化系统功

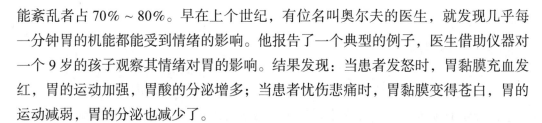

能紊乱者占 70% ~ 80%。早在上个世纪，有位名叫奥尔夫的医生，就发现几乎每一分钟胃的机能都能受到情绪的影响。他报告了一个典型的例子，医生借助仪器对一个 9 岁的孩子观察其情绪对胃的影响。结果发现：当患者发怒时，胃黏膜充血发红，胃的运动加强，胃酸的分泌增多；当患者忧伤悲痛时，胃黏膜变得苍白，胃的运动减弱，胃的分泌也减少了。

在内分泌系统方面，强烈的刺激可导致糖尿病、甲状腺功能亢进（甲亢）等疾病。内分泌科医生告诫人们，过度紧张、长期焦虑等精神负担，是诱发甲亢的重要因素。从甲亢患者就诊时的主诉可得知，升学、出国、晋级、提职等皆可导致情绪波动，而工作、学习过度劳累引起的精神持续紧张与发病更有密切关系，农村的甲亢患者就较少。

若七情太过，导致神经系统的严重失调，就会引起各种神经官能症，包括神经衰弱、癔病和强迫症，极为严重的，还可引起精神错乱、行为失常。所谓反应性精神病大都是这样引起的，它是由强烈、突然或持久的精神因素所引起的一种精神障碍。《儒林外史》中"范进中举"这个故事，再生动不过地描绘了七情太过引起精神错乱的情景。

癌症与心、脑血管疾病一起，号称"世界三大死神"。全世界患有各种癌症的患者高达两千余万，每年数百万人死于非命。引起癌症的原因尽管很多，但近年来大量科学实验证实，不良的心理 - 社会刺激因素是一种强烈的促癌剂。有动物实验证实，长期处于惊恐不安状态的六条狗中，有三条狗死于癌症，而生活在安静环境中的四条狗则安然无恙。现代医学实验还证实，不良的心理因素及过度的紧张刺激、忧郁悲伤可以通过类固醇作用使胸腺退化、免疫性 T 淋巴细胞成熟障碍，从而抑制免疫功能，诱发癌症。

第三节　志趣养生

志趣养生又称休闲养生或者情趣养生，是通过培养兴趣爱好达到养心怡神的目的。古人云："人生不能无所适以寄情意。"可见志趣养生是人们生活中怡情养性、调节身心健康的重要方法。

一、历史沿革

孔子主张"通习六艺，臻于三德"，"五音贵和，形神兼修"，认为礼、乐、射、御、书、数等都可强身健体，修身养性。

明代书画家董其昌在《画禅室随笔》中说："画之道，所谓宇宙在乎手者，眼前无非生机，故其人往往多寿。"

清画家王昱在《东庄论画》中也说："学画所以养性情，且可涤烦襟，破孤闷，释躁心，迎静气。昔人谓山水家多寿，盖烟云供养，眼前无非生机。古来大家享大耋者居多，良有以也。"

清代曹廷栋的《老老恒言》云："心不可无所用，非必如槁木、如死灰，方为养生之道。静时固戒动，动而不妄动，亦静也。"曹廷栋认为心有所用，应"学不因老而废。浏览书册，正可借以遣闲"；"笔墨挥洒，最是乐事。素善书画者，兴到时，不妨偶一为之"；"幽窗邃室，观奕听琴，亦足以消永昼"；"院中植花木数十本，不求名种异卉，四时不绝便佳。呼童灌溉，可为日课。玩其生意，伺其开落，悦目赏心，无过于是"；"鹤，野鸟也，性却闲静，园圃宽阔之所即可畜。去来饮啄，任其自如，对之可使燥气顿蠲"；"阶前大缸贮水，养金鱼数尾，浮沉旋绕于中，非必池沼，然后可观。闲伫时观鱼之乐，即乐鱼之乐。既足怡情，兼堪清目"；"拂尘涤砚，焚香烹茶，插瓶花，上帘钩，事事不妨身亲之，使时有小劳，筋骸血脉，乃不凝滞"。总之，老年生活要丰富多彩，才能享受美好的晚年。

清代养生家石成金总结养生"八乐"曰："静坐之乐，读书之乐，赏花之乐，玩月之乐，观画之乐，听写之乐，狂歌之乐，高卧之乐。"

当代红学大师周汝昌认为："笔墨可以养生，可以寄托情怀。"

二、操作方法

琴棋书画作为传统四艺，历史源远流长，文化底蕴精深，随着时代和人类物质文化生活水平的提高和发展，志趣养生的方法也逐渐多样化。

（一）弹琴

琴为四艺之首，自古是文人用来陶冶性情的圣洁之器，可以用来寄托理想，会友时互通心趣，独自一人时修身养性。琴远远超越了音乐的意义，成为养生修行的

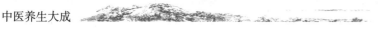

象征。明代著名琴家徐上瀛《溪山琴况》说："稽古至圣心通造化，德协神人，理一身之性情，以理天下人之性情，于是制之为琴。其所首重者，和也。和之始，先以正调品弦、循徽叶声，辨之在听，此所谓以和感，以和应也。和也者，其众音之款会，而优柔平中之橐籥乎？"白居易在琴诗《五弦弹》中吟到："一弹一唱再三叹，曲澹节稀声不多。融融曳曳召元气，听之不觉心平和。"

（二）弈棋

棋与琴、书、画并列称为中国四大娱乐和陶冶情操的瑰宝。古人说，"善弈者长寿"。下棋是一种静中有动、外静内动的活动，需要凝神静气、全神贯注，神凝则心气平静，专注则杂念全消，谋定而动，谈笑之间定胜负，性情亦得到陶冶。弈棋对于因孤闷无聊引起的神情损伤及老年退休者最为适宜。弈棋还是一种智力训练方法。由于弈棋时二人相对，又有胜负之分，故须注意不要计较输赢，不能耗神过度。

弈棋宜选择休闲安静、环境优美、空气新鲜的环境，不宜在马路边对弈，或席地而坐，或躬身参谋，任凭尘土飞扬，这样的环境对健康不利。弈棋应以交流技艺为目的，不争强好胜，不计较得失，要心平气和，不要为一子争执不休而过分紧张或激动，使得心动过速、血压骤升、心肌缺氧，若有高血压病或隐性冠心病的人则容易猝发脑卒中或诱发心绞痛。弈棋忌时间过久，弈棋时久坐会使下肢静脉血液回流不畅，出现下肢麻木、疼痛等症，甚至脑力疲累，所以当弈棋到1小时左右，应适当休息，起身活动。

（三）书、画

书法家与画家每多长寿，故有"书画人多寿"之说。书、画既练静功，又练动功，静中有动，动中有静，既调心神，又动身形，神志畅达，气血流通，对心身健康大有裨益。

要从事书、画活动，必须要在安静的环境下，以静谧的神情、愉悦的心境构思作品的结构、立意及设计用笔、用墨的路数，在潜心静思中寻求艺术的灵感，孕育创作的激情。

（四）听音乐

宋代文学家欧阳修曾述："予尝有幽忧之疾，退而闲居，不能治也。既而学琴于友人孙道滋，受宫声数引，久则乐之，不知疾之在体矣。"《吕氏春秋·侈乐》

云："乐之有情，辟之若肌肤形体之有情性也，有情性则必有性养矣。"清代吴尚先认为，"听曲消愁，有胜于服药矣"。所以，历代养生家和医家都很重视音乐的养生祛疾作用。

要使音乐养生更好地发挥作用，一方面要不断提高人们的音乐鉴赏能力；另一方面要研究不同的音乐对人体所产生的作用，从而根据不同的经历、性格、音乐爱好和修养，精心选择音乐曲目。

听音乐要掌握好度及"乐曲性质"的问题。一般来说，听音乐以不感觉疲劳为标准。疲劳过度的话，使听觉受到伤害，那就得不偿失了。至于"乐曲性质"问题，从物理学上来说，乐声是和谐、动听的，但每一个人对其感受并不一样。当听到不喜欢的音乐时，乐声会刺激神经中枢产生不好的变化，从而影响身心健康。因此，音乐养生必须遵照中医"天人合一"和"辨证施治"的思想原则，选择适合自己的音乐。如果不遵循审因施乐的原则就会产生不良的作用，如生气时听摇滚乐，会使情绪更易冲动；悲伤时听忧伤的乐曲，会使情绪更消沉；睡前听交响乐，会激荡人心，使情绪变激烈而难以入眠。

（五）观赏戏剧影视

戏剧是我国富有地方、民族特色的传统娱乐项目，有京剧、昆剧、越剧、评剧、豫剧、沪剧、黄梅戏、赣剧、秦腔、粤剧、川剧、吕剧、湘剧等，剧种丰富多彩。影视不同于戏剧，影视在荧幕上多体现大型的场面，使人看了富有身临其境的感觉。

观看电视最好选用节能灯或者 LED 灯照明，每次收看电视的时间最长不要超过 2 小时。经常看电视的人，还应补充维生素 A，如多食富含维生素 A 的胡萝卜或鱼肝油。看电视时要有正确的姿势，应该端坐，不要躺在床上看电视，电视屏幕与视线应平行或略高 5～10 度，每隔半小时应起来活动一下颈部或做颈部养生功，不要让颈部长时间处于屈曲状态，这样可以预防颈椎病的发生。

（六）养花

花是大自然的馈赠，是美的化身。赏花能够给人乐趣，焕发青春，增强活力，陶冶情操。若再学会养花，其间的乐趣绝非单纯赏花可比。养花之乐，远胜赏花之乐。

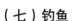

（七）钓鱼

在河边垂钓，青山绿水，两相辉映，清风拂拂，微波荡漾，使人心旷神怡。当鱼儿未上钩时，全神贯注，"意守"鱼钩，凝神静气，严肃以待；一旦鱼儿上钩，欢快轻松之情不禁油然而生。

钓鱼是一种户外活动，一般全天都在野外，所以出发前要准备好行装。野外早晚天冷，要多带些衣服。钓鱼近水，宜穿防水防滑的鞋子。如遇太阳光强的天气，需戴草帽或宽边帽子。需带好干粮和冷开水，并要带上清凉油之类的药物，以防小虫刺咬。要想钓好鱼，必须准备好钓鱼的工具（钓鱼竿、鱼线、鱼钩、鱼饵等），灵活掌握鱼情，以及钓鱼的具体方法等。

（八）集邮

邮票，色彩缤纷，图案绚丽，千姿百态，妙趣横生。集邮可以获得知识，是乐趣。欣赏邮票可以获得美的享受，更是乐趣。集邮之乐还有助于疾病的康复。

（九）烹调

学习烹调也是生活的一大乐趣。在配菜、切菜、炒菜、烹调的每一个环节中，菜色的搭配、刀法的粗细、佐料的投放、火候的掌握，处处皆有学问。邻里亲友之间相互讨教，能增添许多有趣话题；有心之人的每次新创造、新体验，更是次次均有乐趣；把色香味美俱佳的菜肴端上菜桌，全家品尝，更是天伦之乐。因此，品赏美味佳肴是美的享受；从事饮食烹调，则是美的创造。

（十）篆刻

篆刻又名刻印、治印，俗称刻图章。因为刻印一般用篆体字，大多先篆（章法）石刻，故称"篆刻"。通常备一把刀、数方石章，以及毛笔、黑墨、砚台、宣纸、印泥等，加上写篆字的工具书，印稿作品参考书，即可练习篆刻。篆刻所需工具材料较简单，费用不大，小天地中即能获得艺术大趣味。如果生性娴静，视力和腕力都还不错，可以把练习篆刻作为自己的一项文化休憩活动。

（十一）摄影

摄影是一项很有趣味的文化娱乐活动，不仅可以丰富日常生活，更能陶冶高尚情操，提高美学修养，培养观察和反应的灵敏性，有益于身心健康。

三、功效及作用

1. 弹琴是一种愉心神，利手指的娱乐，无论是钢琴、胡琴、小提琴、三弦琴及各种古琴，都要活动指掌，牵动肌肉和关节，并相应地影响到大脑，使手脑反应灵敏，活动自如，而弹琴时奏出的优美曲调又可抒发情怀，怡养心神。

2. 弈棋可解除郁闷，愉快心情，开发智力。

3. 书画最直接的受益是手臂肌肉可以得到多方位锻炼。书画时或坐或站或屈或伸，不仅臂、膀、肩、肘、腕、指随之活动，腰腿及全身各部也在运动。书画时力注笔尖、全神贯注、动静结合，可以调节呼吸，增大肺活量，进而使气血畅通，延缓脑和其他部位的衰老，减少疾病。

4. 音乐的旋律、节奏、音调对人体都是一种良性刺激。听音乐既可促进血液循环；又可促进胃肠蠕动，增加消化液的分泌；还能对大脑及脑干的网状结构有直接影响，改善大脑及整个神经系统的功能，从而协调各个器官系统的正常活动。孕妇欣赏轻快柔和的乐曲，不仅有助于母子安康，还有助于胎儿大脑发育，同时可以减少孕妇怀孕期间的诸多不适感，并有助于顺利分娩，减少疼痛。儿童多听优雅的乐曲，可以促进大脑的发育，提高想象能力。老人欣赏古今雅曲，有助于推迟大脑的老化。无论男女老少，在悠扬的音乐中休息，都能迅速消除疲劳，使人身体轻松，心情愉快。

5. 看戏既是一种高尚的娱乐，又是一种艺术享受，对养生大为有益。每个人可以根据自己的实际爱好，挑选自己喜爱的剧种与剧目。观看一场富有历史意义或现实生活意义的影视，能激起人们的上进心，有益于克服疲劳和消除悲观情绪。

6. 养花可以陶冶情操，使人焕发青春，增强活力。

7. 钓鱼不仅在于鱼，更在于怡养心情，培养耐心和细心，是一种积极的休息养神方法，对于身心有病者是一种很好的娱乐。

8. 在集邮的过程中，患者的忧虑和不安自然而然就被分散了。美好的艺术享受使疾病带来的痛苦也随之减轻。集邮带来的良好心境，无疑是促使疾病康复的良药。

9. 烹饪可以怡情养性，通过烹饪的手段亦可调养身体，养生保健。

10. 篆刻能静心养性，有助于延年益寿。

11. 摄影时须眼到手到心到，可以使人体器官综合协调，有益于身心健康。

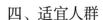

四、适宜人群

志趣养生是人们在完成社会必要劳动时间之外的放松活动，是机体放松愉悦状态的一种休养形式，相对于生命意义来说，它是一种精神调节态度，可以使自己沉浸在一种放松、愉悦、没有压力的状态中。因此，志趣养生适宜所有人群。

五、注意事项

每一种志趣养生的方法都存在优点和不足。当我们选择一种方法进行养生的时候，要掌握适度的原则，不可过于沉溺于某一志趣。人们可根据自己的体质状态、情绪状态、疾病性质、季节气候、生活环境等不同情况，选择适合自己的养生方法，从而达到心理和生理状态的补偏救弊、协调平衡。

六、现代研究

近十年对志趣养生的现代研究中，对音乐的治疗作用的研究相对较多。研究发现音乐在心脑血管疾病、高血压病、糖尿病、脑瘫、肿瘤等的治疗和围手术期镇痛中取得了较大成果，故目前在临床医学领域的应用是研究的热点。

研究发现音乐可通过改善患者的紧张状态，降低心肌耗氧量，减轻心脏负荷及缓解心肌缺血、缺氧，达到有效缓解老年心绞痛患者症状的效果。有学者发现音乐疗法作为一种心身护理方法，能促使新生儿的情绪镇静、放松，并有效刺激其大脑神经系统，有利于脑神经细胞的修复和促进患儿早期康复。此外，通过观察音乐疗法在胃癌患者临床治疗中的作用发现，音乐疗法对化疗期间胃癌患者的焦虑状态及免疫功能的调节作用有积极影响。还有学者将音乐疗法用于断指再植术后的辅助镇痛，证实其镇痛效果明显，能减少吗啡类药品的应用，适宜在临床推广使用。研究还证实让剖宫产术后患者欣赏柔和的轻音乐可以减轻伤口疼痛，促进伤口愈合，促进生理功能的恢复。

在中医学领域，有研究把音乐疗法应用于肿瘤临床。根据音乐的特点，采用"辨证施乐"的方法，用宫、商、角、徵、羽5种民族调式音乐，调节肿瘤患者情绪，优化情感效应，改善躯体症状，增强免疫功能，调动体内积极因素，提高机体的自我调解力，临床收到了较好的效果。有学者运用中医五行疗法结合音乐电针疗法改善重度肿瘤患者的抑郁状态，效果明显。研究还发现应用音乐电疗加头针治疗震颤麻痹和颈椎病，有效率超过了95％。以中医学理论为指导的音乐疗法，已开始建立起理论体系，但由于各研究在对中医学思想的总结提取过程中创新不够，没有充分和现代临床治疗结合，导致以上研究在治疗方式上仍不成熟，疗效也有待进一步提高。

音乐疗法在心理学领域的研究是在本世纪才发展起来的，目前的研究主要集中在学校心理健康教育和智障儿教育等问题上。研究结果表明，音乐干预能有效提高心理治疗效果，有助于缩短不良情绪的体验时间。以音乐为背景的语言诱导治疗能提高患者对生活的充实度，疗效好于单纯的语言诱导治疗。由于音乐疗法在心理学领域的研究才刚刚起步，很多研究还停留在理论探讨阶段，研究的广度和深度都不够。在精神疾病领域，除了对精神分裂症的研究外，对于自闭症和抑郁症的研究也是重点。音乐疗法在综合干预疗法中改善自闭症儿童情绪、行为表达方面效果显著。音乐疗法对降低产后抑郁症的发病率有一定效果。

由以上研究可以看出，在未来的一段时间内，传统的志趣养生方法将成为我们养生研究的一大热题。

第四节　色彩养生

色彩养生，又称作色彩疗法，是通过颜色对人的心理和生理的作用，达到防治疾病的目的。色彩疗法主要是用采光照明、涂刷彩色墙壁及顶棚、布置色彩环境和彩色光直接照射等方法进行。在日常生活中创造一个科学的、适宜的色彩环境，不仅有益于人的身心健康，而且是许多慢病患者治疗疾病的一个重要措施。

一、历史沿革

中医学对于色彩及其医疗养生作用的认识及应用源远流长。《吕氏春秋·孟春纪·本生》记载："是故圣人之于声色滋味也，利于性则取之，害于性则舍之，此全性之道也"，它指出了颜色对人"性"有利与害的影响。"夫气由脏发，色随气华。"色为脏腑气血的外荣，故五脏各有所主之色。《灵枢·五色》明确指出："以五色命脏，青为肝，赤为心，白为肺，黄为脾，黑为肾。"《素问·五脏生成》曰："生于心，如以缟裹朱；生于肺，如以缟裹红；生于肝，如以缟裹绀；生于脾，如以缟裹栝楼实；生于肾，如以缟裹紫。此五脏所生之外荣也。"古人按五行学说将人的体质分为金、木、水、火、土五种类型，以五脏配五行五色，所以金形人肤色稍白，木形人肤色稍青，水形人肤色稍黑，火形人肤色稍红，土形人肤色稍黄，此即为主色，主色即正常之色也。又如《素问·经络论》云："心赤、肺白、肝青、脾黄、肾黑，皆亦应其经脉之色也……阴络之色应其经，阳络之色变无常，随四时而行也。寒多则凝泣，凝泣则青黑；热多则淖泽，淖泽则黄。此皆常色，谓之无病。"临证察色，察的是不正常之色，即病色。进一步把不同的颜色与脏腑功能联系起来，相应的五色入五脏，即"白色入肺""赤色入心""青色入肝""黄色入脾""黑色入肾"。而五色配五脏的理论，后世一直卓有成效地用于指导临床辨证诊断和用药治疗。李时珍《本草纲目·十剂》中说："故天地察形，不离阴阳，形色自然，皆有法象……空青法本，色青而主肝。丹砂法火，色赤而心。云母法金，色白而主肺。磁石法水，色黑而主肾。黄石脂法土，色黄而主脾。故触类而长之，莫不有自然之理。"张景岳在《景岳全书·传忠录》中肯定道："以五色分五脏，其理颇通。"以药物的归经效用为例，翻开《中国矿植物药物图谱》可以发现，几乎所有的红色药都入心经、入血分，都可以用来治疗心和血脉诸候。例如：红花，色鲜红，入心经、肝经，有活血化瘀、通经之效；黑芝麻，色黑，味甘平，入肝、肾经，有补肝肾、润五脏之功。

二、操作方法

（一）色彩环境的使用

由于不同的颜色会使人产生不同的情绪，因此从古至今人们对利用色彩进行养生的研究就从未间断过。这其中既有国内的五色治疗养生理论，又有国外的色彩养生疗法。现代心理学研究表明，不同光波作用于人体后，在产生色感的同时，我们的大脑也会产生某种应激反应。这种应激反应就是对色光刺激的一种心理反应，就是在生理上的一种满足与心理上的一种快感。近年来，随着色彩疗法的兴起以及相关实验的不断进行，用色彩来达到养生与治疗的方法不断出现。色彩养生正在逐步走向科学化、普及化。人们逐步掌握了利用色彩对人体进行刺激来舒缓压力、治疗疾病、强身健体的养生方法。

其实，早在几千年前，我们的先人就已经对色彩养生这一问题进行了系统的阐述。中医五脏配五色，并将色与味相结合来进行养生。《灵枢·五色》曰："以五色命脏，青为肝，赤为心，白为肺，黄为脾，黑为肾。"《灵枢·五味》提出："黄色宜甘，青色宜酸，黑色宜咸，赤色宜苦，白色宜辛。"也就是说黄、青、黑、赤、白五色，相对应的是脾、肝、肾、心、肺五脏，同时甘、酸、咸、苦、辛五味分别滋补脾、肝、肾、心、肺。按《内经》所述，青色在脏为肝、在色为苍、在志为怒，就是说人一旦生气发怒就会影响到我们的肝脏，俗话说怒伤肝就是这个意思。青色在色为苍，在脏为肝，且青色入肝正好说明青色有调节肝脏的作用。肝脏喜条达舒畅，最忌讳情绪的激烈变化，所以人在发怒时就会对肝脏造成不良的影响甚至损害其功能。我们可以利用青色的修复功能对肝脏进行调理，以达到养生的目的。现代医学认为，同属青色系的蓝色就有镇静和舒缓心情的作用。当我们无法控制自己的情绪而变得暴躁易怒的时候，找一个蓝色的环境或是注视一会儿蓝色，就可以使激动的心情逐渐平复下来。

1. 青色（在脏为肝、在志为怒）

青色给人舒适、含蓄的感觉，可以解除精神紧张和恐惧感，起镇静作用，并能调节体内平衡，有助于减轻头痛、发热、晕厥、失眠。中医认为肝属木，象征着旺盛条达，也象征着刚毅果断，所以用冷峻刚硬的"青色"象征肝的特点。肝喜欢条达舒畅，最受不了压抑，也不喜欢情绪的激烈变化，而青属于冷色调，沉稳内敛，刚好符合肝的特征。

2. 赤色（在脏为心、在志为喜）

红色是热情、活力的象征，使人感到温暖、活泼、开朗，激发朝气。如果一个人缺乏活力，可以多使用红色提神，但是如果一个人经常情绪不稳，容易激动，那么就应该避免使用红色，尤其是高血压、心脏病患者，更应该慎用。中医认为心属火，象征着温暖、温煦，那是因为心主一身血脉，生生不息，是生命的基础，所以用热情的火来代表心非常恰当，形象地表达出心的主要功能和特点。例如：人们在喜庆的日子里喜欢用红色，因为心主色为赤，在志为喜，当人置身于红色的环境时，心气大盛，则表现为愉快、兴奋。若在室内运用红色要适当，多用做点缀装饰，不可大面积使用。

3. 黄色（在脏为脾、在志为思）

黄色比较柔和，属于中性色，适合的人比较多，适用的年龄范围也比较广，一般很少引起人的焦躁情绪。此外，黄色还具有刺激神经和消化系统，加强逻辑思维

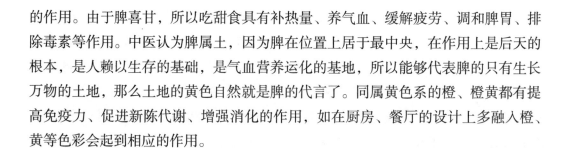

的作用。由于脾喜甘，所以吃甜食具有补热量、养气血、缓解疲劳、调和脾胃、排除毒素等作用。中医认为脾属土，因为脾在位置上居于最中央，在作用上是后天的根本，是人赖以生存的基础，是气血营养运化的基地，所以能够代表脾的只有生长万物的土地，那么土地的黄色自然就是脾的代言了。同属黄色系的橙、橙黄都有提高免疫力、促进新陈代谢、增强消化的作用，如在厨房、餐厅的设计上多融入橙、黄等色彩会起到相应的作用。

4. 白色（在脏为肺、在志为忧）

白色属于偏冷的颜色，给人以整洁、纯净、神圣的感觉，适合身体壮实，平时情绪饱满的人，如果一个人身体偏虚弱，弱不禁风，或者性格偏于孤僻则不太适合，因为白色会让人更冷静，更寂寞，更悲凉。中医认为肺属金，因为肺最喜欢干净，对脏东西最敏感，稍有脏东西入侵就会给身体发出不适的信号，而且肺很脆弱，容易受伤害，所以用纯净金贵并且易折的"金"来代表，颜色上则用纯洁干净的"白"最合适不过。例如在悲伤时可使用白色，因为肺主白色，在志为忧，当人过度悲伤，极易耗伤肺气，故以白色补益肺气，使其不致气脱。按照中医传统理论，肺属金，克肝木，所以白色可以抑制肝火，使易怒的人变得平静，如果在易怒、脾气暴躁的人所处环境中多使用白色会起到很好的效果。

5. 黑色（在脏为肾、在志为恐）

黑色属于冷色，比较容易压抑人的性格，不利于体现乐观的情绪。中医认为肾属水，因为肾主一身水液代谢，是阴中之阴，因此黑色对肾有滋补作用。人们常用如潭底清泉，其色如墨的黑色来表达肾需要清洁流动、静水流深的特点。正因为黑色的这一特点，所以它才具有使人冷静下来的作用，但黑色在所处环境中应尽量少用，因为过多使用黑色会使人感觉沉闷、压抑。

（二）五色五方的养生方法

古代养生家是怎样来说明五方五色具有养生功能的呢？《五纬经》中有一段精彩的论述，肝主于木，生之于水，克之于土，来自东方，其色青。当存想青气出之于左胁，但六时思之不辍，见此气如青云，即能养肝。心主于火，生之于木，克之于金，来自南方，其色赤。故每日午时，想赤气在心，大如鸡子，渐渐自顶而出自散，能常行此气，存想五十日不阔，见赤气如火光，即能养心。肺主于金，生之于土，克之于木，来自西方，其色白。故每至丑时，存想肺间有气，状如白珠，其光渐渐上注于眉间，如此四十九日，肺中有气如白云自见，即能养肺。脾主于土，生之于火，克之于水，来自中央，其色黄。故闭气千息，不敢伏藏，存想黄气，但一念一想，不限时节，亦无咒其脾脏，存之四十九日自见此气，即能养脾。肾主于水，生之于金，克之于火，来自北方，其色黑。故但至五更初，存想黑气出于顶上，即止，满百日方有效验，即能养肾。这就明确告诉人们，原来五方五色养生主要是通过存想五个方位上的五种气色来滋养五脏的。而五脏与五官、五形又都是相通的。《灵枢·五阅五使》云："鼻者，肺之官也；目者，肝之官也；口唇者，脾之官也；耳者，肾之官也。"《遵生八笺》引九仙君的话说："肝合筋，其外爪；心合脉，其外色；脾合肉，其外唇；肺合皮，其外毛；肾合骨，其外发。"所以古代养生家认为，存想五方之气，不仅能够滋养五脏，而且能够滋养五官五形。正如《服五牙法》所云："东方青色，入通于肝，开窍于目，在形为脉；南方赤色，入通于心，开窍于舌，在形为血；中央黄色，入通于脾，开窍于口，在形为肉；西方白色，入通于肺，开窍于鼻，在形为皮；北方黑色，入通于肾，开窍于耳，在形为骨。"不难看出，古人已经朦胧地意识到，人体作为一个小系统，其系统内的各部分都是相通的，而人体作为自然界这个大系统中的一部分，它与外界环境之间也必定是相通的。这就是五方五色养生的理论依据。

存想五方之气色，不仅具有滋养人体的作用，而且还有疗疾的功能。对于这一点，古代养生家亦有所认识。如《遵生八笺》说："凡服五方之气者，皆宜思入其脏，使其液宣通，各依所主。既可以周流形体，亦可以治疗疾病。"它曾举例说，比如存想东方之青气，可治人一切热疾、时行痈肿、疥癣急嗽等症，但要注意，若观患者肝色枯悴，不可治也。又如存想南方之赤气，可治人一切冷疾，但要注意，若患者面色带青，即不治。

（三）五色养生与饮食

《素问·五脏生成》中指出："青如翠羽者生，赤如鸡冠者生，黄如蟹腹者生，白如豕膏者生，黑如乌羽者生，此五色之见生也。生于心，如以缟裹朱。生于肺，如以缟裹红。生于肝，如以缟裹绀。生于脾，如以缟裹栝楼实。生于肾，如以缟裹紫。此五脏所生之外荣也。色味当五脏，白当肺辛，赤当心苦，青当肝酸，黄当脾甘，黑当肾咸。故白当皮，赤当脉，青当筋，黄当肉，黑当骨。"说明不同色的食物与不同内脏及色、味相通应，从而养五脏之气。

1. 红色养生饮食

红色食物有红辣椒、红枣、山楂、枸杞子、红葡萄、西红柿、猪肉、牛肉、羊肉以及动物血等，与心有相关性，具有活血、补血、祛寒、振奋精神、抗疲劳、延衰老等作用。

三红茶，由山楂、红枣、枸杞子组成，具有活血、补血、延衰功效。

红葡萄酒，每日 50mL 少量饮用具有活血、降低血黏稠度的作用。

鸭血羹，具有滋阴补血功效。

2. 白色养生饮食

白色食物有白萝卜、白菜、葱白、梨、百合、银耳、白果等，与肺有相关性，具有养阴润肺、清热化痰、止咳平喘等作用。

二白汤，即白萝卜、葱白煮水饮用，具有止咳、化痰的功效，对流感有预防作用。

雪羹汤，由海蜇、荸荠煮汤而成，具有清热化痰、润肠通便之功效。

3. 黄色养生饮食

黄色食物有玉米、胡萝卜、黄豆、小米、木瓜、生姜等，与脾有相关性，具有健脾和胃、补中益气、利尿祛湿、润肠等功效。

用生胡萝卜榨汁饮用，可健脾润肺。

将小米久熬后，取浓米汤，称"粥油"，具有滋阴凉血、健脾除湿、镇静安神的功效，常有"粥油赛生地""小儿食之百日肥"之说。而用小米焦饭锅巴研细粉食用，具有补中益气、健脾消食、止泻功效。

4. 绿色养生饮食

绿色食物有菠菜、芹菜、花椰菜、油菜、卷心菜、青菜、青梅、橄榄、青鱼等，与肝有相关性，具有清热解毒、养肝明目、平肝潜阳的作用。

菜肴糖醋青鱼，其中青鱼味甘性平，入肝、胃经，具有和胃、养肝、明目、补虚功效。

糖渍青梅，是用青梅与白糖、蜂蜜腌制，具有生津止渴、养肝、助消化功效。

5. 黑色养生饮食

黑色食物有黑芝麻、黑豆、豆豉、黑木耳、桑葚、茄子、香菇、海带、海参等，与肾有相关性，具有补肾益精、养血充髓、活血软坚等作用。

海参炖猪瘦肉，具有补肾益精、养血安神的功效，适用于肾虚阳痿、遗精早泄、失血、贫血等患者食用。

黑木耳，有"食物中的阿司匹林"之称，除养血活血作用外，还有溶石的功效，对肾结石患者有一定帮助。

咸豆豉，是马料豆发酵的制品，马食用此豆跑得飞快，故得此名"马料豆"。此为古代士兵打仗必带之品，具有补肾益气、增力、活血的功效。

人体在健康时，其气内存，面色是光明、润泽而有华的，是生命活力的象征，在中医学中称"善色（生色）"。当人体不健康，其气外泄时，面色是暗淡、无光泽、无华的，这就是衰老凋亡的象征，即中医所谓"恶色（死色）"。关于"恶色"，早在《素问·五脏生成》中就有提出："五脏之气，故色见青如草兹者死，黄如枳实者死，黑如炲者死，赤如衃血者死，白如枯骨者死，此五色之见死也。"食物与人体一样，应选择有生命活力的善色，尤其是蔬菜、水果类食物。具有善色的果蔬应是刚从田园采摘的或保鲜比较好的，若放置过久、烹饪不当都不宜食用。孔子曾曰："色恶，不食。"

三、基本原理

色彩在现实世界是客观存在的，所以人类对色彩的认知是与人类自身的发展历史一样漫长的。从考古学上的发现证实，人类很早就开始有意识地应用色彩了。比如远古时代的岩画，甚至在新石器时代的陶器上也可见到原始人对简单色彩的运用。据研究，人类最早制作颜料是从偶然将炙烤动物肉时流出的油与某些泥土混合开始的，逐渐发展为将蛋清、蜡、亚麻油、树胶等作为颜料结合剂。

（一）色彩分类

在千变万化、丰富多彩的大千世界里，人们感受到的色彩非常丰富，但主要分为无彩色系和有彩色系两大类。

1. 无彩色系

无彩色系是指由黑色、白色及黑白两色相融而成的各种深浅不同的灰色系列。从物理学的角度看，它们并不包括在可见光范围之内，但是从视觉生理学和心理学上来说，它们又都具有完整的色彩性，所以应该包括在色彩体系之中。其实，我们常说的白光就是阳光，物体呈现白色实际上就是物体反射了所有的光而呈现的颜色。而黑色实际上是物体吸收了所有的光，我们才会觉得是黑色。

2. 有彩色系

有彩色系是指包括在可见光谱中的全部色彩，虽然它以红、橙、黄、绿、蓝、紫等为基本色，但还包括了基本色之间不计其数的过渡色。基本色之间不同量的混合、基本色与无彩色之间不同量的混合所产生的千千万万种色彩都属于有彩色系。

有彩色系具有三个基本特征：色相、纯度、明度，在色彩学上称色彩的三要素。

（1）色相：色相就是指色彩的相貌，准确地说就是色相是由光波波长决定的，它是一种颜色区别于另一种颜色的表象特征。可见色光因波长的不同，给眼睛造成的色彩感觉也不同，也就是颜色不同。色相是色彩的首要特征，是区别各种不同色彩的最准确的标准。比如，深红和紫红的色相就不相同。

（2）纯度：纯度通常是指色彩的鲜艳度，即色光波长的单纯程度，也称之为彩度或饱和度。色彩的纯度变化可以产生丰富的强弱不同的色相，而且使色彩产生韵味与美感。美国色彩学家蒙赛尔在研究中发现，红色纯度最高，蓝绿色纯度最低。

（3）明度：明度是指色彩的明亮程度，对光源色来说可以称光度，对物体色来说，除了称明度之外，还可称亮度、深浅程度等。明度是眼睛对光源和物体表面的明暗程度的感觉，是由光线强弱决定的一种视觉经验。明度最低的颜色是黑色。如：深红色中加入白色就变成了粉红色，也就是说深红色在提高了明度后就变成了粉红色。

（二）色彩心理

色彩心理是客观世界的主观反映。不同波长的光作用于人的眼睛而产生色感时，必然导致人由于所受到的刺激而产生某种带有感情的心理活动。对人产生影响的色彩生理和色彩心理过程是同时交叉进行的，它们之间既相互联系，又相互制约。在有一定的生理变化时，就会产生一定的心理活动；在有一定的心理活动时，也会产生一定的生理变化。而这些变化有些是对人有利的，有些是对人不利的。如红色能使人生理上脉搏加快、血压升高，心理上具有温暖的感觉。但人若是长时间接受到红光的刺激，就会使人心理上产生一种烦躁不安的感觉，而在生理上就有一种希望得到绿色的补充来平衡红色的欲望。因此色彩的美感与生理上的满足和快感有关，这也就是人们对色彩的感觉。我们应把这种感觉利用好，多使用对人有良好刺激的颜色，少用有不良反应的颜色，并把这种理念体现在养生中。

三、功效及作用

色彩能给人们带来不同的情绪、精神以及行动表现。通过颜色对人的心理和生理的刺激作用，可以达到预防及治疗疾病的目的。

四、适宜人群

色彩养生法适宜于所有人群，但在运用时要注重五色与五脏之间的生克制化关系，并且要符合色彩使用的基本原则。如在运用存想五方之气色，滋养人体，养生防病时不应刻意追求"气如青云""赤气如火光"等状态。又如性格内敛、性情压抑之人，所处环境中应尽量少用黑色；经常情绪不稳、容易激动，那么就应该避免使用红色，尤其是高血压病、心脏病患者，更应该慎用。

五、禁忌

不能片面夸大色彩作为养生方法与技术的作用。

六、注意事项

1. 注意色彩之间的搭配与所治疗疾病之间的关系。
2. 注意色彩属性与疾病属性，即五行生克之间的关系。
3. 色彩与食物之间配属时，除了注重色彩之间的关系，更要注重食物本身所具有的特性，以及食物与人体之间的关系。
4. 注意色彩与空间构成之间的关系。

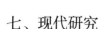

七、现代研究

1982年，位于美国加州的圣迭戈州立大学护理学院的一项研究显示，暴露在蓝色灯光下可以大大减轻患风湿性关节炎妇女的痛苦。1990年，美国的一项研究也揭示，闪烁的红色灯光可以在1小时内让剧烈的偏头痛得到缓解。美国佛罗里达州健康及和谐中心的色彩治疗师埃琳娜·德·迪奥尼修说："色彩疗法还经常被用于治疗诵读困难症、阿尔茨海默病以及注意力缺陷症。"迪奥尼修女士认为："未来的药物将是颜色、声音和光线的结合体。"

色彩治疗与人的日常生活息息相关。有关专家指出，掌握色彩的使用可以令人在工作学习中获得更大的成功，在竞技中有超常的发挥，而且能改善睡眠，让人精神焕发。

色彩是视觉传达信息中的一个重要因素，色彩能表达感情，能给人们带来不同的情绪、精神以及行动表现。俄国著名艺术家瓦西里·康定斯基在《论艺术的精神》中指出："色彩直接影响着人的精神，色彩和谐统一的关键最终在于对人类心灵有目的的启示和激发。"有关研究显示，色彩能影响人的情绪及心理平衡。在许多时候，人们选择能代表自己个性的颜色装扮自己就是一种色彩疗法的体现。比如，澳大利亚著名女歌星凯莉·米洛曾经将自己的成功归功于穿粉红色内衣（粉色代表无条件的爱）。美国色彩顾问安吉拉·怀特指出，高尔夫天王泰格·伍兹喜欢穿红色T恤，是因为红色给人充满力量的感觉。

颜色能够通过人的眼、皮肤、头骨被人体吸收，而人体中的每一个细胞都需要光的能量，所以色彩的能量通过细胞吸收后会影响人体全身，而且是从人的身体、情感和精神多个层面全面影响人的健康。

第五节　香熏养生

香熏养生又称芳香养生或芳香疗法（Aromatherapy），是利用天然植物的芳香挥发油或精油，通过闻香、按摩、沐浴、敷涂、室内熏香等多种方式来舒缓压力与增进身体健康的一种自然疗法。在我国，由于芳香疗法主要用于预防疾病和辅助治疗，总体上属于养生的范畴。

香熏养生的原理是通过香料中的芳香物质（精油）来调节人体的各大系统，包括呼吸系统、神经系统、内分泌系统、免疫系统、消化系统和循环系统等，激发人类机体自身的治愈、平衡能力及再生功能，诱导人的身心朝着健康方向发展，起到调节机体新陈代谢、加快体内毒素排除、消炎杀菌、保养皮肤等作用。

一、历史沿革

香熏养生萌芽于古埃及和古印度等文明古国，后流传至古希腊、古罗马和阿拉伯，于20世纪初，被法国工业化学家盖特佛塞正式命名为"芳香疗法（Aromatherapy）"。20世纪80年代，芳香疗法盛行于欧、美、澳洲，逐渐趋于成熟并得到社会的认同，流行于世界各地。

早在五千多年前，古埃及人就开始使用香油香膏用于宗教崇拜、保存尸体、养生医疗、饮食和日常生活中了。埃及艳后克丽奥佩德拉为了制作植物香油，曾耗巨资建造"香膏花园"，她在沐浴水里加入玫瑰精油、橙花精油和檀香精油，浴后再用肉桂、橙花和蜂蜜调制的精油涂抹全身，起到保护肌肤的作用。古埃及人还懂得用乳香精油和肉桂精油来缓解肌肉疼痛，用没药、芫荽和蜂蜜调制的油膏来治疗疾病。

古印度人就知道用柠檬香茅退烧和预防疟疾等传染病，知道檀香的香气能振作精神、消除疲劳。

古埃及和古印度的这种萌芽状态的"芳香疗法"后来流传到了古希腊、古罗马和阿拉伯，并广泛用于治病、驱魔和抗菌，如用罗勒解毒治蛇伤，用洋茴香调理消化系统，用迷迭香驱魔除疾，在教堂顶层洒月桂叶抗菌。希腊医学之父希波克拉底在其著作中有不少相关记载。到了罗马帝国时代，由于皇室延用一些希腊人为御用医生，运用香油香膏的知识随之传入罗马。罗马时代的香料分为固态、液态以及粉状，他们用香料按摩、沐浴和避邪，且香料使用极其奢华，存储香膏和精油的容器用料昂贵（如象牙、玛瑙、大理石等）、制作精美，人体、衣物、卧具甚至公共浴室都充满香气。

罗马帝国灭亡后，逃亡的御医又把精油知识传给了阿拉伯人和波斯人。波斯人用玫瑰香精、橙花香精来治病和做化妆品。阿拉伯的阿维森纳经过多年努力，最先发明了水蒸汽蒸馏法，从玫瑰花中提取了第一滴真正意义上的玫瑰精油，堪称现代蒸馏法提取精油的先驱。这使得工业化生产精油成为可能，在公元1500～1600年间大约生产出170种精油。此外，阿拉伯人善于做生意，他们还将萃取的精油、调制的香膏和香水远销世界各地，也推进了其他地方的芳香养生观念。

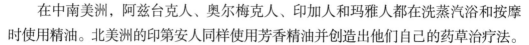

在中南美洲，阿兹台克人、奥尔梅克人、印加人和玛雅人都在洗蒸汽浴和按摩时使用精油。北美洲的印第安人同样使用芳香精油并创造出他们自己的药草治疗法。

到十六、十七世纪，精油的养生和医疗作用已在西方世界广为流传，不少名医也大为推崇精油的神奇疗效。

我国的香熏疗法历史悠久，源远流长。不同于西方国家的精油，我国古代主要以熏香为主。早在殷商甲骨文中就有关于熏疗、艾蒸和酿制香酒的记载，至周代就有佩带香囊、沐浴兰汤等习俗。古人很早就已知晓，香熏能够养生、祛病杀虫、护肤美容、消除疲劳、排解抑郁。焚香大约是在春秋时代开始出现的。《拾遗记》记载，燕昭王二年（公元前585年），波弋国（波斯）进贡"荃芜之香"。不过，在秦汉以前，中国还没有沉香之类的香料传入，当时焚烧的是兰蕙一类的香草。直至汉武帝时代，岭南逐渐与中原交通。由于武帝好道，南方诸郡纷纷贡献珍奇，香料自此传入中原。由于其神奇的疗效和香味，熏香在中国古代帝王宫廷和富贵人家的起居生活中是不可缺少的组成部分。每年端午节，熏燃各种芳香植物来杀灭越冬后的各种害虫以减少夏季疾病的习俗一直沿用至今。

现代形式的香熏疗法起源于20世纪初，法国著名的化学家盖特佛塞首先发现了薰衣草精油可以治疗伤痛。他在实验室研发一种新产品时，不慎发生化学爆炸，烧伤手部，他情急之下迅速将旁边的薰衣草油涂在伤口上，神奇的是他的伤口很快就痊愈了，既没有出现任何水泡，也没留下一点瘢痕。这一偶然发现使他对精油产生了浓厚的兴趣，他开始研究各种精油的治伤功效。在第一次世界大战期间，他用不同的精油治疗士兵们的伤口，都取得了很好的疗效。经过多年研究，他科学地证明了有些精油能渗透人体的皮肤，治愈受伤的内部组织，还进一步证明了外用的精油在1小时内能渗透皮肤，12小时内能进入到血液里。他综合这些研究成果，于1920年撰写了世界上最早的芳香疗法专著，并首次提出了"Aromatherapy（芳香疗法）"这一术语。

法国的另一著名芳香疗法研究者Jean Valent使用不同的精油治疗烧伤、水泡、感冒、咳嗽、头痛、失眠、湿疹、神经性皮炎、抑郁症、关节炎和腹绞痛等，他甚至声称用精油能治疗例如癌症、结核病和糖尿病这类严重的疾病，并附了许多成功的病例。他于1964年出版了《芳香疗法》一书，向人们普及芳香疗法。

20世纪80年代，日本出版了《芳香疗法之技巧》专著。1988年，英国将芳香治疗师资格作为国家认定的资格，芳香疗法也纳入大学的正式教学课程。在欧洲的主要国家，芳香疗法被纳入医疗保险的适用范围，完全视作医疗项目的一种，足见芳香疗法的地位和作用。

二、操作方法

香熏的使用方法主要有吸入、经皮（如按摩或局部给药）、内服等途径。从安全角度看，以吸入和局部皮肤给药的方式较为安全有效，其原因是吸入和局部皮肤给药时体内吸收量有限，容易控制。

（一）吸入法

吸入法是使香熏进入人体最快的方法，通过鼻腔将芳香植物精油分子吸入，使精油分子通过鼻道从咽喉后部传到鼻腔上部的由嗅觉细胞组成的鼻上皮，再作用到大脑的嗅觉区，促发神经化学物质的释放，然后经由大脑中枢神经发出指令，去调控和平衡自主神经系统，从而产生镇定、放松、愉悦或兴奋的效果。研究指出，通过嗅吸，香气对情绪的影响效果直接且副作用少，可弥补内服情绪性药物的缺点。通过呼吸，精油分子也可以进入肺部，在肺部进行气体交换，从而进入血液循环系统，达到相应的疗效，常用于呼吸道的养生及疾病防治。

吸入法又可以归纳为雾化法、加热法、常温释放法、直接吸入法等。

1. 雾化法

雾化法是在雾化液中加入针对性的芳香物质，以不同的雾化器，利用气体射流的原理，将液体撞击成微小颗粒悬浮在气流中，被人体吸入或进行局部湿化，是一种较常用的方法。

2. 加热法

加热法是利用热源对芳香物质加热升温后，释放香氛气息的一种方法。有明火加热和电热加热。明火加热由于温度无法控制且存在安全隐患，目前已淡出市场。电热加热可使温度恒定在天然香料最佳释香状态，且安全环保，目前使用较多。

3. 常温释放法

常温释放法是利用类似于灯芯的含纤维素物质把香料从容器吸引到空气中散香，或者利用溶胶缓慢释放香气的一种方法。广泛用于家居、公共场所、单位办公环境、汽车用品等。

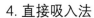

4. 直接吸入法

直接吸入法是将精油直接滴到手帕或面纸上，放到鼻部嗅吸的方法。

（二）经皮吸收法

最有代表性的经皮吸收法是按摩、涂敷、沐浴。

1. 按摩

按摩是芳香疗法中最舒适的一种疗法。精油的分子结构较小，极易渗透皮肤，再加上按摩的手法和按摩介质能促进精油分子渗入到体内，加速吸收，使身心松弛，同时保养肌肤，并且能活络血液，促进淋巴循环，增强免疫力。

2. 涂敷

涂敷是指将精油直接涂抹患处的一种方法，比如用于伤口的清洁、消炎，以及瘢痕的修复等。

3. 沐浴

沐浴法是指将芳香物质加入水中，将身体全部或局部浸入水中的方法。如全身沐浴、足浴、臀浴等。

（三）内服法

经口服用时，精油分子中直径较大的颗粒易在支气管沉积，被呼吸道纤毛运动推至咽部而后吞服进入胃肠道，直径较小的颗粒则直接通过肺泡而进入血液循环。口服的精油必须是质地最精纯、优良的，且一定要有被认可食用的国家证书才可以。同时，口服时的剂量也一定要严格控制，成人一次1滴。因为精油是从植物中提炼出来的精华，浓度相当高，所以口服时一定要喝大量的水，来冲淡其浓度。因为精油是从植物中提炼的，有的是植物激素，故儿童不可以口服精油。

（四）喷洒法

大多数植物精油都有杀菌作用，在喷雾器里加入适当的植物精油进行喷洒，可杀菌消毒、去除异味，余味还可被人体吸入。如柠檬精油喷洒衣物可去除衣物的异味。

三、基本原则

（一）慎重选择

不同的精油具有不同的特质和功能，例如薄荷精油能够促进消化系统功能，迷迭香精油具有醒目作用，甘菊精油能镇静等，因此使用时要充分了解精油的作用，以防因误用而加重病情。有一些精油具有光毒性，使用后立即外出还可能引起严重的晒伤。

（二）使用和调配原则

1. 稀释使用

纯精油的浓度很高，具有致敏和刺激作用。除特殊的精油外，一般的纯精油都不宜直接涂在皮肤上。部分纯精油在使用时，需要添加基础油来调和稀释，否则会直接引发皮肤灼伤、皮炎和过敏反应。另外，将精油以空气熏香，使芳香分子扩散到空气中，也是一种稀释的方法。

2. 谨慎内服

并不是所有精油都适合内服，品质不好的精油会给人带来危害。由于市面上的精油品质良莠不齐，因此，在无法判定精油品质好坏的情况下最好不要内服。

3. 稀释后浓度不超过5%

稀释过的精油浓度不可超过5%。具体而言，一般的10mL精油可滴出约200滴，因此10mL的5%浓度约10滴。如果要调配基础油，10mL基础油中滴入少于10滴的精油即是安全剂量。

4. 精油的调配

建议使用厂商调配好的精油，若一定要自己调配，需掌握好剂量。且每个复方精油中不可超过3种纯精油。使用复方精油较单方精油安全性高。

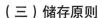

（三）储存原则

1. 存放在深色玻璃瓶内，放置于阴凉通风处。精油最怕日照，要避免接触阳光或过强的光线，以免变质。

2. 不宜放冰箱。精油是十分敏感的，从冰箱拿出来使用后再放回去，会让精油处在温度很不稳定的状态下，促使精油变质。

3. 避免过热、潮湿的场所，温度最好保持在30℃以下。

4. 放置在孩童拿不到的地方。

5. 开封后尽快用完。开封后的精油，一定要拴紧瓶盖，以免接触空气，加速氧化，甚至使原本安全的精油变质。最好在开封后12个月内用完。

（四）精油运用的个体化原则

不同的个体对精油的敏感度不同，肤质敏感的人，在使用前要进行"斑贴试验"，以避免使用精油时发生过敏反应。尤其是孕妇及患有心脏病、糖尿病、肾病的患者，使用前应首先咨询医生，以确保安全性。有癫痫症状的患者最好不进行芳香疗法，以防引起癫痫发作。对于癌症患者，若使用按摩法则需注意按摩的力度，以防癌细胞的扩散。

四、功效及作用

香熏可以增加人体免疫力，激发人体活力，对于诸多症状都有良好的缓解和治疗作用。它可以给人一种愉快的感受，可提高神经细胞的兴奋性，使情绪得到改善。同时，很多芳香植物本身有吸附灰尘、减少有毒有害气体，使空气得到净化的功能。

五、适宜人群

香熏疗法适合于大部分人群，但并不是所有人，以下几种人群并不适合使用香熏精油，或是需要在芳香师的指导下小心挑选合适的精油：

1. 孕妇、年长者及幼儿。

2. 患有哮喘等气管疾病者。

3. 特殊疾病患者，如癫痫、心脏病、糖尿病、肾病、癌症患者。

4. 对芳香物质等易过敏的人群。

5. 代谢功能不好的人群。

六、禁忌

1. 儿童使用精油的时候应严格控制剂量，最好在专家指导下进行，且禁止内服。

2. 怀孕妇女不宜使用激素类或活血通经类精油。

3. 肝病患者禁用肉桂叶、肉桂皮、茴香、罗勒、丁香、月桂等。

4. 糖尿病患者禁用白芷根，它会增加尿液中的含糖量。

5. 哮喘患者最好避免使用蒸汽吸入法，以免发病。

6. 肾脏疾病患者不要用杜松。

7. 高血压患者避免使用迷迭香、山艾、牛膝草、百里香等。

8. 癫痫患者使用精油要慎重，因为很多种精油会引起发病。

9. 低血压者不宜使用薰衣草精油。

七、注意事项

关于香熏疗法的使用方法及危险性有着很大的争议，由于现代芳香疗法的使用越来越多，精油的种类也愈加丰富起来，精油的生产、使用也渐渐被规范化，以确保安全。具体的注意事项有以下几点：

（一）纯精油不可直接使用

由于纯精油浓度很高，若直接以纯精油涂抹身体，会刺激皮肤，引起皮肤灼伤、皮炎和过敏反应等。

（二）避免接触眼睛

高浓度精油如果接触到眼睛会很危险。若使用在眼周，要将浓度调制到约1%，且不要靠眼睛太近。也可使用纯露代替精油，以免不慎接触到眼睛。

（三）不可持续高剂量使用

高剂量精油通常只使用在紧急状况，如发烧、腹泻等，或是作为某些急症的

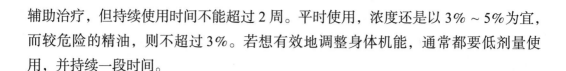

辅助治疗，但持续使用时间不能超过 2 周。平时使用，浓度还是以 3% ~ 5% 为宜，而较危险的精油，则不超过 3%。若想有效地调整身体机能，通常都要低剂量使用，并持续一段时间。

（四）单方精油不可持续使用过久

一种单方精油持续使用不可超过 3 周，且要避免天天使用，原因是持续使用会让身体产生耐受，从而使效果变差，另外，如果使用的精油是具有毒性的，时间一长就会对肝、肾造成伤害。相较之下，使用复方精油会比较安全。如果是为了调理，复方精油可以持续用约 3 ~ 6 个月，但最好还是咨询专家后再使用。

（五）避免混淆和误食

由于精油的产地不同，故名称并不相同，在购买时要以精油的英文名或学名为准，避免混淆。开封后的精油需小心存放，勿让孩童误食。

（六）使用前先进行皮肤测试

有些精油会引起过敏反应或对肌肤产生刺激，也有些人会对某种精油过敏，所以使用前需要先做皮肤测试。测试方式是，在 10mL 的基础油中加入 2 滴精油（1% 稀释），抹在耳后、手肘弯曲处或手腕一侧，并在皮肤上停留 24 小时勿洗，如果没有发生红肿、刺激反应，就表示可以接受此种精油。一次最多可以试验 6 种精油，记录好它们分别涂在什么部位，以确定哪一种是安全的。

（七）使用光敏性精油时需注意

许多精油含有呋喃香豆素，会引起光敏反应，使用于面部后数小时内不可接受日晒，否则皮肤会变黑，甚至会引发皮肤癌。有些光敏性轻微的精油，例如葡萄柚等，晚上低剂量使用，隔天晒到太阳没关系；但如柠檬马鞭草等光敏性可以维持很久的精油，就要避免使用在会晒到太阳的部位。一般而言，柑橘类（芸香科柑橘属）精油，如柠檬、佛手柑、橘子、甜橙、莱姆、欧白芷根、芫荽等，都具有光敏性。

八、现代研究

（一）香熏的功效

1. 对环境的作用

香熏除了具有宜人的气味外还可清除异味、净化空气、消毒、杀菌，同时可以预防一些传染性疾病，有的挥发物对细菌、流感病毒有一定的杀灭或抑制活性的能力。如香熏所挥发出的苯甲醇、香茅醇、芳樟醇、牻牛儿醇等，能杀死许多有害微生物。如紫茉莉分泌出的气体对白喉杆菌、结核杆菌、痢疾杆菌只需 5 秒即可杀死，是绿色无污染的天然杀菌剂。同时，很多芳香植物本身有吸附灰尘、减少有毒有害气体，使空气得到净化的功能，如米兰可吸收空气中的 SO_2，蜡梅、桂花可吸收汞蒸汽，丁香、紫茉莉等具有吸收光化学烟雾、防尘降噪的能力。

某些芳香植物中的挥发物能使蚊蝇、昆虫远遁，成为无毒、无污染、无残留的高效广谱天然驱虫剂，如薄荷、罗勒、茴香、薰衣草、灵香草等。

2. 对人体的作用

（1）对身体的作用：芳香疗法可以增加人体免疫力，激发人体活力，缓解和治疗诸多症状。可以调节神经－体液系统，促进人体相应器官分泌出有益健康的激素及释放出酶、乙酰胆碱等具有生理活性的物质，改善人体神经系统、内分泌系统等的功能，从而调节全身器官。例如，柑橘精油可用作镇静治疗；川芎根茎提炼出的精油经鼻腔给药后可迅速发挥止痛、镇静作用，经实验观察，它能够迅速缩短睡眠潜伏期并且延长睡眠总时间。

（2）对精神心理的作用：气味与人的情绪有着密切的关系，芳香物质会对人类产生心理上的影响，且呈现出规律性，所以具备一定的治疗作用和实用价值。优雅的香气沁人心脾，给人一种愉快的感受，可提高神经细胞的兴奋性，使情绪得到改善。如水仙花香味中含有酯酸苄酯等多种成分，在人们感到脑疲劳时，闻之顿感头脑清醒；佛手柑精油能够减轻应激导致的焦虑，缓解轻度的心境障碍；檀香具有安抚神经、辅助冥思、提神静心之功效。用精油制作出的香水不但可使人心情愉悦，还可提高自信。

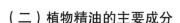

（二）植物精油的主要成分

1. 植物精油的来源和提取

芳香植物是指兼有药用植物和香料植物共同属性的植物类群，是含有芳香精油成分，并且能够通过物理或化学的方法将其提取出来，用于医疗养生、食品添加、化妆品、香料等行业的一类植物的总称。它具有芳香性、药用性、抗菌性、营养性和抗氧化性。

植物精油是植物体内的次生代谢物质，挥发性很强，具有一定芳香气味，分子量相对较小，在常温下呈可挥发的油状液体。植物精油存在于植物的花、叶、根、枝、皮和果实中。精油类植物主要分布在木兰科、柏科、樟科、芸香科、伞形花科、唇形花科、菊科、姜科、龙脑香科、桃金娘科和禾本科中。迷迭香、薰衣草、天竺葵、罗勒、薄荷、玫瑰等是用来提取精油的最常见的植物品种。

精油是植物在长期进化过程中为适应环境而产生的，在植物中的含量极小，一般在1%以下，但也有少数例外，如柑橘类含油量较大，可达到10%以上。同一品种植物因环境因素的差异或采摘时期的不同，精油含量及所含精油的化学成分均有可能存在差异。例如：玫瑰的采收以凌晨四五点钟为最佳，这时玫瑰精油的含量最高，上午10点以后，精油量就会减少30%。植物的不同部位所含精油的化学成分也大不相同。如罗勒的花和叶中提取的精油化学成分就有很大的差别，其主要成分草蒿脑、芳樟醇的含量在花中为44.6%、57.6%，而在叶中则为19.1%、4.9%。

植物精油的提取方法目前常用的有水蒸汽蒸馏法、压榨法、有机溶剂萃取法及超临界CO_2萃取法。

2. 植物精油的主要成分

植物精油所含化学成分比较复杂，主要有芳香族和萜类化合物，以及它们的含氧衍生物如醛、醇、酮、酯、酸、醚、内酯等。精油大多存在于植物体的特殊分泌组织中，也就是所谓的植物油腺细胞中。植物的油腺细胞形态、分布各异，如薄荷精油主要储藏在腺毛中，柑橘类精油主要储藏在表皮的油室中。

（1）萜类：精油含有多种化学成分，萜类是最主要的成分，包括单萜、双萜、倍半萜等。精油中以单萜和倍半萜为主。单萜有杀菌、消炎、抗病毒、镇痛、镇静等作用，倍半萜类具有镇痛、抗炎、杀菌、消毒、降血压等效果。

（2）醇类：醇类是精油中的第二大成分，常见的有松油醇、香叶醇、芳樟醇、桉叶醇、己醇、薄荷醇等。由单萜形成的醇类具有较强的杀菌、抗感染、抗病毒及增强免疫力等作用。由倍半萜形成的醇类可促进血液循环，防止器官老化。

（3）酯类：酯类是精油中的有机酸和醇类发生反应生成的，其种类决定了精油的香气品味。如：醋酸异戊酯具有洋梨香气，醋酸乙酯有桃香的气味，醋酸香叶酯具有玫瑰香气，醋酸苄酯具有茉莉香型的表达，丙酸肉桂酯则具有葡萄香味，菠萝的香气则是由丁酸甲酯来表达的。精油的香气多由几种或十几种酯类共同决定，所以气味多变，同一种植物精油还可能由于采收、加工等因素的影响而在气味上产生差异。酯类的作用效果比较温和，在人体使用方面基本没有危险性，一般具有抗炎、治疗皮肤发疹的作用。

（4）酚类、醛类、酮类：酚类、酮类和醛类在精油中也有分布。酚类具有较强的杀菌消毒效果，可以抗感染、增强人体免疫力。醛类是具有强烈香气的化合物，有抗菌、抗感染作用，但不具有防腐功能。酮类具有一定的抗凝血、镇痛、抗炎等作用，也具有一定的毒性，故含酮类化合物较高的精油不宜经常直接作用于人体。

第六节　旅游养生

人们在旅行、出游的过程中，通过对景物和事件的观察、参与，获得良好的感受和体验，从而达到身心健康、延年益寿的养生方法称之为旅游养生。欧美学者提出，养生旅游是指以维护健康或促进健康为主要需求动机的空间移动活动所引起的各种关系和现象的总和，是以追求身体、感情、精神、灵魂平衡和谐为目的的旅游活动。如今生活水平的不断提高，使得人们不仅满足于物质生活，同时更加追求生活质量，加之较快的工作生活节奏，使得亚健康人群不断增加，信息时代的到来，让更多的人了解了医学知识，越来越多的人开始关注自身的健康问题，寻求好的养生方式。旅游养生是一种以现代养生理论为指导，以生态环境和民俗文化为依托，以维护健康为目的，以观赏、娱乐、体验等活动为主要操作方式，达到延年益寿、强身健体的效果的旅游活动。

一、历史沿革

古人有逸游的传统。庄子曰："黄帝游乎赤水之北，登乎昆仑之丘而南望，还归，遗其玄珠。"（《庄子·天地篇》）孔子带领学生周游列国，"登东山而小鲁，登

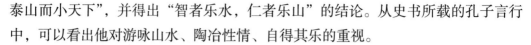

泰山而小天下"，并得出"智者乐水，仁者乐山"的结论。从史书所载的孔子言行中，可以看出他对游咏山水、陶冶性情、自得其乐的重视。

寄情山水，雅好自然，也是魏晋时期的社会风尚。陶渊明"少无适俗韵，性本爱丘山"，以《归去来兮辞》表明自己寄情山水、自得其乐的情志；左思在归隐中发现"非必丝与竹，山水有清音"，于是写下了著名的《招隐》诗；刘惔"尤好老庄，任自然趣"（《晋书·刘惔传》）；王羲之"既去官，与东土人尽山水之游，弋钓为娱"，"不远千里，遍游东中诸郡，穷诸名山"（《晋书·王羲之传》）。在魏晋人看来，山水不仅是自然之美的体现，也是自然之道的象征。所谓"至人远鉴，归之自然"（嵇康《赠兄秀才入军》），要达到天人和谐的境界，最好的途径便是回归山水自然。

唐代大诗人李白一生漂泊，诗酒人生，他25岁辞亲远游，就再没有停过，打破了"父母在，不远游"的限制。从湖北至广西，再到浙江、山西、东南沿海地带都留下了他的足迹。虽然他42岁时曾逗留京城，做过"翰林院供奉"这样的虚职，但他在京城待了不到三年就发出"安能摧眉折腰事权贵，使我不得开心颜"的感慨，由此辞官再度踏上旅途。

中唐以后，特别到了宋代，士人阶层皈依自然、寄情山水的志趣更加明显。费衮《梁溪漫志·卷八·士人祈闲适》记载了这样一则故事：有士人贫甚。夜则露香祈天，益久不懈。一夕，方正襟焚香，忽闻空中神人语曰："帝悯汝诚，使我问汝何所欲。"士答曰："某之所欲甚微，非敢过望。但愿此生衣食粗足，逍遥山间水滨，以终其身，足矣！"神人大笑曰："此上界神仙之乐，汝何从得之，若求富贵则可矣。""逍遥山间水滨"比富贵更为难求，可见宋人对于山水逸游之乐的向往与迷恋。游历名山大川，是宋代士人养生的重要途径。如陆游曾说"游山如读书，深浅皆可乐"，道明了旅游如读书一样，给人些许启示和慰藉。苏轼认为旅游漫步的休逸活动，可以颐养性情、放松身心，"江山风月，本无常主，闲者便是主人。"（《东坡志林·临皋闲题》）

从养生学的角度而言，"流水之声可以养耳，青禾绿草可以养目"（陈益祥《采芝堂文集》）。跋山涉水，寻奇探幽，陶醉于山川湖泊之间，能令人心旷神怡，疲惫、闷郁等负面情绪自然烟消云散。儒家"智者乐水、仁者乐山"的山水理念，与道家所倡导"人法地，地法天，天法道，道法自然"的理论，均是人亲近自然山水，从中参悟大仁和大道的思想认识。正是基于这种认识，使许多士大夫有志于"读万卷书，行万里路"的旅行求学，以期获得"原天地之美，而达万物之理"的精神境界。加之在悠然自得地旅游、出行过程中，观赏大自然的姹紫嫣红，聆听泉水叮咚、溪流潺潺、莺啼婉转，轻嗅花卉的芳香，品尝甘甜的泉水、诱人的果蔬，沐浴于清爽的空气……使人的身心得到休息和放松。临水使人开朗，游山使人幽静。旅游漫步带给人们的是多层面的享受，而旅游漫步的休逸养生功效也逐渐被人们所重视。

二、操作方法

人的身心与天地自然的变化是相应相和的，人的活动顺应天地，才会健康长寿，如《灵枢·本神》中讲："顺四时而适寒暑，和喜怒而安居处，节阴阳而调刚柔，如是则僻邪不至，长生久视。"旅游时人们处在相对原始的自然风光中，更容易感受到天地的自然气息，如若较好地安排旅游方案，那么普通的旅游也会成为一个调养身心、起到养生作用的过程。《内经》为中医学的基础之作，认为人是禀赋天地而生，中医整体观里面也有人与自然相互统一的观点。按照旅游过程中存在的外在因素，旅游养生可分为四季旅游养生、形神旅游养生、情志旅游养生、地域旅游养生等。

（一）四季旅游养生

春夏秋冬四季变更，也会影响到人体气血运行和阴阳平衡。《素问·四气调神大论》中讲："故阴阳四时者，万物之终始也，死生之本也，逆之则灾害生，从之则苛疾不起，是谓得道。"万物之始终的四时就是四季，这就是要求人们适应自然规律。《内经》提出了四季养生的一个基本原则——春夏养阳，秋冬养阴。

1. 春季旅游养生

春季万物复苏，阳气升发，人的精力充沛，应当晚睡早起，唤醒身体，增强活力。"广步于庭"即经常通过散步来活动身体，人们喜欢春游踏青正是身心顺时而动的体现。春季旅游养生中的关键在于"以使志生"，不但要通过春游的运动唤醒身体的生机和活力，也要通过旅游的过程振奋自身精神状态。在游览风景时可以看到万物复苏、欣欣向荣的景象，从而使自己情绪欢愉、心情舒畅。"生而勿杀，予而勿夺，赏而勿罚"，当春游归来时，感受到自己的身心有了生机勃发、跃跃欲试的兴奋，能有这种体会，就达到春季旅游养生的目的了。

2.夏季旅游养生

夏天阳气最盛，万物俊秀，开花结果，人的精神情志活动饱满，应"夜卧早起，无厌于日"。在夏季，应多参加户外活动，同时也要防备暑湿之气。夏季旅游中最适合进行游山玩水，让身体充分运动舒展，天地隆盛的阳气会在人的运动中不断地增强身体的正气，借助自然之力对人体产生影响。"使志无怒"，即不要轻易动怒。人一发火就会伤害机体正气，把自然阳气变成了邪火，起不到补益人体的作用。"使气得泄"，人体从天地中摄取阳气，同时也要通过正常的活动发挥身体的活力，最好的选择当然是外出旅游。旅游当中要保持一颗敞开接纳的心，带着这样的美好心情在夏季出行旅游，身体会在不知不觉中吸收自然之力强健起来。如果在旅行的过程中因为琐事进行抱怨，旅游结束之后身体只能收获疲劳和消耗，甚至会埋下秋天的病根。

3.秋季旅游养生

秋天万物平定，阳气渐收，阴气渐长，肃杀之气降临，万物萧条，人的精神情志活动也随之收敛，保持安定平静。秋天的旅游活动不能像夏天一样肆意挥霍体力精力，应学习秋季植物，将整个夏天积累的精华沉淀下来，化为果实，或储藏在根里，"使志安宁，以缓秋刑，收敛神气，使秋气平"。秋季旅游应该去一些富有文化传承的景区，感受它们的精神积淀和文化底蕴，让自己身心平静。"无外其志，使肺气清"，旅游当中也不能像春天一样放任心志，而要时常想想自己一年中有哪些收获。秋天阳气渐收，人体也应顺应天时，要开始小心谨慎，不轻易消耗身体元气，敛气固元。

4.冬季旅游养生

冬天，阳气潜藏，阴气最旺，万物生机闭藏，人的日常活动也要顺其闭藏之气，内伏不外露。"早卧晚起，必待日光，使志若伏若匿"，冬天尽可能地不要参与消耗较大的旅游，因为这时身体从天地间包括从食物中得不到足够的阳气补充，大量的运动实际上是在消耗身体的老本。冬季旅游可泡泡温泉，滋补身体，"去寒就温，无泄皮肤，使气亟夺"。

（二）形神旅游养生

形是指身体脏腑各器官，神是指以情绪为特征的心神活动，这两者是相互依存、相互影响的。广义来讲，形神是指在旅游过程中，整个人体生命活动的外在表现。《内经》重视养神的重要性，如《素问·灵兰秘典论》中讲："主明则下安，以此养生则寿，主不明则十二官危，以此养生则殃。"中国儒家的修身养性也是一种心理养生，如宋代张杲在《医说》中说："若非宽缓情意，则虽服金丹大药，亦不能已，法当今病者先存想以摄心，抑情意以养性。"旅游过程中，更应偏重于养神。前面提到四季养生中相对应情志的调节很重要。旅游当中的身体活动一般无规律，体力消耗不规则，活动周期短，并没有多少锻炼形体的意义，所以在旅游过程中，人们得到更多的是情志的调养，或使自己精力充沛，或使身心调达，或解除抑郁，或平静心态。心主神智，心神调养好了，才能在平时的生活和工作中让身体正常运作，而不再是消耗身体，而是在动中养生。

《素问·上古天真论》中讲："恬淡虚无，真气从之，精神内守，病安从来？"我们在旅游的过程中，遇到令人神往的景物时，情绪应停留在感受、体验的层面上，而不是保持强烈追逐的欲望，心智不随外界事物的更迭出现摇摆，始终保持清净养神，这样机体也会处于放松状态，才会有更好的抵御外邪的能力。《素问·举痛论》中又讲"喜则气和志达，荣卫通利"，可见心情愉悦不仅可以保持健康，还是延年益寿的根本。旅游的作用就在于，人们在欣赏美好景物时，心情自然会舒畅开心。清净养神和愉悦养神并不矛盾，而是互为根本，只有内心平静，心智才不会被外界事物过度干扰，从而保持愉悦；同样，乐观的精神状态才会使人产生平静的心境。

（三）情志旅游养生

有报道根据阴阳五行原理，将旅游分为怒游、思游、悲游、险游等。所谓怒游，是指能引起人们情绪起伏波动的旅游活动，借怒的情绪帮助思虑太过、情志郁结不畅之人。如可至圆明园遗址、卢沟桥等景点。思游，是指旅游地点可引起人们怀古思绪的旅游方式，借此让人产生深思遐想。这一情绪有镇静作用，适用于有恐慌症者，比如参观游览古代遗址等，可以让人们睹物思情，达到情志养生的效果。悲游，是指游览一些能让人产生悲伤情绪的景点。悲可平肝治怒，所以悲游一般适用于情绪易于激动的人群，比如凭吊古人，或趁秋季万物萧条之际出游，皆可使人产生悲凉的情绪。险游，是指游览惊险之地，让人产生惊恐情绪。恐可镇心降火，适用于调节心火旺，过度兴奋之人。

（四）地域旅游养生

由于世间之物随着地域变化而各不相同，因而对人体的影响也不尽相同，人

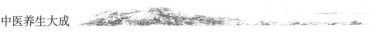

们外出旅行首先接触的是自然景观，自然景观大致可分为山岭、森林、海洋、草原等。

1. 山岭

山岭空气清新，再加上紫外线较为充足，所以比较适宜哮喘、肺结核、动脉硬化的防治养生，但由于山岭旅游的活动量较大，所以不太适合心肺功能不全、重症高血压患者。登高望远时，眼部肌肉可以得到放松，对于改善视力也有一定帮助。山路多较为崎岖不平，人们在游玩的过程中，肌肉会得到锻炼，自然加强协调能力。

2. 森林

森林中氧气含量较高，同时富含氧负离子，可以帮助清除人体代谢产生的自由基。因自由基会破坏细胞膜，引起衰老，所以森林旅游有助于延缓衰老。现如今，由于我国社会经济的高速发展，城市雾霾频发，造成呼吸系统疾病发病率直线升高，而森林树木可起到净化空气、吸收有害气体、过滤粉尘颗粒、杀灭细菌、降低噪音的作用。人们置身森林之中，身心都可以得到极大的满足，尤其是患有神经衰弱、慢性疲劳综合征、心肺功能不全、失眠的人群，在经过森林旅游之后，重者症状可以得到较大的改善，轻者甚可痊愈。

3. 海洋

海洋是地球生态系统中重要的组成环节，海洋旅游又可以分为滨海旅游、海岛旅游和远海旅游。由于我国历史文化以及社会发展的原因，远洋旅游现阶段开展较少，海洋旅游的主要表现形式是滨海旅游。海滨地区地域开阔，空气清新，沙滩、海水可供游客尽情玩耍。另外，海滨地区大多拥有良好、充足的日照，能够起到很好的杀菌作用，海滨地区含有丰富的碘元素，可以满足人体需要。

4. 草原

天苍苍，野茫茫，风吹草低见牛羊。这不仅是对大自然的崇拜，也是对人生的感悟。在广袤的草原上，人们的生产方式更多的是借助自然而非掠夺自然，再加上草原人民自由迁徙的生活方式，使得人们在旅游的过程中能自然地被其感染，产生心旷神怡的感觉。另外，草原的地理环境可促进空气电离，对心肺系统疾病患者有较好的养生作用。

三、功效及作用

科学的养生离不开劳逸结合，养生重在养心，养心即是养神。旅游有利于放松心情，愉悦身心，安定情绪，平复创伤。古人云：行万里路，读万卷书。旅游养生有其自身的特点，让我们在观赏大好风光时，也获得了许多地理历史、风土人情的知识，在养神的同时增长阅历，对自身世界观、价值观的建立起到作用。美国老龄研究院资助北京大学家庭与老龄健康中心承担的"中国老年人口健康状况纵向调查"项目，观察研究了健身锻炼和旅游等活动对 65 岁及以上老年人健康、寿命的影响，证实旅游对老年人的健康长寿有益，表明旅游不仅有养心的作用，还可以改善机体功能，提高生命质量。

旅游养生可增强机体对外界的适应能力。人类对外界环境的适应是一个复杂的过程。研究表明，在自然因子的作用下，机体对新环境的适应是在中枢神经系统的参与下，通过复杂的神经－体液调节机制来完成的。人体状态与气候的关系密切，在旅游的过程中，气温、风速、降水、日照、空气离子等环境因素不断地影响机体，可以促进机体适应各种气候变化，调整机体的基础代谢，达到养生的目的。

在旅游的过程中，各种自然因子均可通过神经内分泌系统或血液系统等的作用，提高机体排除一切有害异物的防卫功能，即增强皮肤屏障功能、细胞免疫和体液免疫功能。空气中的氧能增强免疫细胞的吞噬、杀伤作用；负离子能增强网状内皮系统功能，促进骨髓造血功能，改善贫血和加速伤口愈合；日光浴可激活网状内皮系统，增加体液凝集素等。另外，一些优质矿泉浴有助于慢病患者的免疫指标恢复正常。所以旅游还可以起到增强人体免疫功能的作用。

大脑皮层的机能状态对人体健康的保持、疾病的康复起到重要作用。对中枢神经系统来说，不断地接受来自外周器官的刺激有助于保持其自身的兴奋性，从而维持其正常功能。旅游是一项综合性人体活动，是动静结合、各个器官综合运作的活动方式，因而对人体是一种重要的心理和生理刺激。它可以使大脑皮层兴奋性提高，机体获得新的平衡，从而预防疾病。它还可以提高自主神经对某些脏器活动的调控能力，如心跳的快慢、血管的舒畅、皮肤温度的升降和代谢水平的高低等，均可在正常范围内获得调节。

旅游过程中血流加快、毛细血管扩张，局部和全身的血液循环加快。另外还可使肌纤维增粗，并通过运动增加关节腔的滑液分泌，改善软骨营养，肌肉牵伸挛缩和粘连的组织，并维持其正常形态，进一步改善功能。

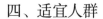

四、适宜人群

在当代时尚健康理念潮流的席卷下，养生旅游消费主体的年龄范畴已由中老年扩展到老中青的多代际空间。在商海中沉浮的商人，工作压力大、节奏快的办公室人员，在交际中遇到巨大困惑的人群等均适宜进行旅游养生。

现代社会，都市发展速度加快，人们把大多数时间和精力都用在了工作上，导致对自身健康状况的忽略，从而造成"亚健康状态"。"亚健康状态"是介于健康与疾病之间的"中间状态"，表现为躯体疲劳、易感冒、稍动即累、出虚汗、食欲不振、头痛失眠、心绪不宁、神经衰弱、记忆力下降、心慌焦虑、性功能障碍等。据调查，都市中处于亚健康的人占人口总数的60％以上。外出旅游是治疗亚健康较好的方法之一。

五、禁忌

1. 忌单独出游。特别是出远门旅游的人，最好与熟悉的人结伴同游，既可增添旅游的乐趣，又能互相照顾。

2. 忌无目的地滥游。有的人在出门旅游前既无目标，也无计划，这样毫无目的地花钱乱逛，既浪费金钱，又徒费精力，影响身心健康。

3. 忌乘车坐船争先恐后、随地吐痰或大小便、任意攀折花草树木、在风景区乱涂乱画等不文明的行为。

4. 忌语言粗野。旅途中应时时处处讲文明，讲礼貌，不要恶语伤人或与人争吵，以免破坏自己和同伴的欢乐情趣。

5. 忌轻易交友，以免上当受骗。

6. 忌随身携带重要文件或贵重物品，以防失密、失窃，造成不应有的严重损失。

7. 忌暴食暴饮，同时还要注意饮食卫生，预防肠道感染，防止发生旅途腹泻。

六、注意事项

（一）带个小药包

外出旅游要带上一些常用药，因为旅行中难免会碰上一些意外情况，如果随身带个小药包，可做到有备无患。如果旅游地点是有人居住的地方，则只需带一些常用药物即可：①个人特需药品：假如身体有特殊健康问题，比如患有心脏病、高血压病、哮喘等慢病，一定要带上相应的急救药。有心脏病的旅行者除了不要尝试危险的运动外，还要备好硝酸甘油和速效救心丸。患糖尿病的人则要备齐降糖药，特别是需要打胰岛素的人，一定对随身的药品进行仔细检查。②晕车药：如果有晕车经历，那晕车药是必要的。③胃肠药：对旅行者来说，当地美食是万万不能错过的，在路边摊大快朵颐之后，难免会出现消化不良或者肠胃炎。药盒里少不了乳酶生、健胃消食片等助消化药，还要有诺氟沙星、黄连素、思密达等治疗胃肠道感染、腹泻的药物。④降火药：咽喉肿痛、大便不通等是旅行者最常见的症状，所以要准备好牛黄解毒丸、黄连上清丸等。如果旅游地点是无人居住区域，甚或偏远地区，那么除了常备药物外，还需要准备一些特殊药物，比如祛暑药、防治虫蛇药、止血药等。另外，野外细菌遍布，且很少有耐药菌株，所以适当带一些抗生素，往往可以解燃眉之急。

（二）注意旅途安全

旅游有时会经过一些危险区域景点，如陡坡密林、悬崖蹊径、急流深洞等，在这些危险区域，要尽量结伴而行，千万不要独自冒险前往。尽量不要带贵重物品和行李，身份证、信用卡、贵重首饰、照相机、摄像机等须谨慎保管。逗留商厦大楼内时需留意安全出口、灭火器、消火栓等的位置，如遇到火灾，千万不要乘坐普通电梯而要走楼梯快速有序地离开火场。在乘坐飞机、船等交通工具的时候也要学习相应的逃生方法。出行时购买相应保险，一旦出现意外伤害，可以最大程度减轻自身的损失。准备一张紧急事件个人信息卡，注明姓名、性别、年龄、血型、过敏史、既往病史、保险状况、紧急事件联系人信息等。

（三）尊重当地的习俗

我国是一个多民族国家，许多少数民族有不同的宗教信仰和习俗忌讳。俗话说"入乡随俗"，在进入少数民族聚居区或者出境到其他民族聚集地旅游时，要尊重他们的传统文化习俗和生活中的禁忌，切不可忽视礼俗或由于言行不慎而伤害他们的民族自尊心。

（四）注意卫生

旅游在外，品尝当地名菜、名点无疑是一种享受，但一定要注意饮食饮水卫

生，切忌暴饮暴食。公共场所中患有流感的人可通过谈话、打喷嚏、咳嗽等将细菌或病毒传染给他人；车厢内的拉手、椅背扶手、车窗等部位，均有检出乙型肝炎表面抗原阳性的报道，因此要牢记常洗手。

七、现代研究

有学者认为，养生旅游消费者对养生旅游产品主要有七大诉求：①延年益寿，即寻求高质量的生态环境，结合不同时节，以养生生活方式达到长寿的目的。②强身健体，即在理想的养生场所进行适量运动来养精固元。③修身养性，即需要一种简单的生活方式和舒适的生活节奏来舒缓身心。④医疗，即通过优质生态环境的各种要素，针对各种疾病进行康复治疗。⑤修复养生，即逃离空气污染、水污染、噪音污染的城市环境，寻求修复的环境。⑥生活方式的体验，这有两层含义，一种是与生态养生的民俗相结合，一种是与旅游要素相结合。⑦养生文化体验，将生态与养生文化结合。

在某养老旅游及其可行性研究中提出，养生旅游是旅游活动的一种，是以养生为目的来选择景点、安排内容和进展、考虑节奏快慢的一种旅游活动。现代医学也认为，经常运动能使脏腑机能优良、体魄健壮、关节灵活、精神愉悦、思维敏捷，可增强抵抗力，减少疾病的发生，延缓衰老的进程，促进健康长寿。旅游之动，是手、脚、脑并用的全身心的和谐运动，是最好的康体养生活动。通过旅游活动呼吸到大自然的清新空气，加大运动量，消耗过多的营养，从而大大改善睡眠质量、增加食欲，使身体进入良性循环，消除亚健康状态。西方学者甚至将一些优美的山水风光谓为自然的医疗性风光（medicinalland-scape of nature）。美丽的大自然本身就是治疗人类身心疾病的神医。法国作家莫罗阿认为，解脱忧郁悲哀的最佳途径莫过于旅游，最广阔、最仁慈的避难所是大自然、森林和崇山。

下篇　应用篇

"是以圣人消未起之患，治未病之疾，医之于无事之前，不迫于既逝之后"

——《抱朴子·地真》

第十九章　不同人群的中医养生

第一节　亚健康状态人群的中医养生

亚健康状态是 20 世纪末出现的概念，相当于 20 世纪 80 年代前苏联学者布希赫曼提出的"第三状态"，即健康是"第一状态"，疾病是"第二状态"，既非疾病也非健康者则为"第三状态"。"第三状态"一般是指人体虽无明确的疾病，但却呈现出活力降低，适应性不同程度减退的一种生理状态，是由人体各系统的生理功能和代谢过程低下所导致，是一种多环节的生物现象，是介于健康与疾病之间的一种生理功能低下的身体状态。

1984 年，WHO 将健康定义为："健康不仅仅是没有疾病和虚弱，而是身体、心理和社会适应处于完全的完整状态。"因此，亚健康状态是不健康的最早阶段，相当于中医的"未病"阶段，它与亚临床状态（疾病的初期）一起构成了健康和疾病之间的过渡状态，呈现出较多的游离特征，因而具有较强的隐蔽性，往往不为人们所注意，或者无法为有关的仪器和实验检测所确认。

亚健康状态可以向多种慢性疾病转化，目前世界上处于这种状态的人群已相当普遍，它已成为 21 世纪人类健康的头号大敌。世界卫生组织的一项全球调查表明：整个社会真正意义上"健康"的人只有 5%，患有疾病的人占 20%，而 75% 的人处于亚健康状态。统计数据显示，伴随经济的发展，其社会发达程度、竞争强度与亚健康人群呈正相关。因此，世界卫生组织及各国医务界都呼吁全社会重视和关心亚健康状态，并将预防和消除亚健康状态列为 21 世纪一项预防性的健康策略。

中医学认为，亚健康是一种多脏器、多系统功能失调的状态。中医学强调"整体观念"，认为人是一个有机的整体，人与自然界也是相互联系的整体。人体的健康是人与自然、社会相互协调，以及自身阴阳动态平衡的结果，即所谓"阴平阳秘，精神乃治"。如果阴阳失衡，即可产生亚健康状态乃至疾病。正如《素问·四

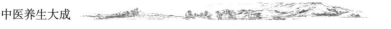

气调神大论》所云："是故圣人不治已病治未病，不治已乱治未乱。"所谓"未病""未乱"就是亚健康状态疾病的征兆，是疾病由量变发展为质变的过程，而调理亚健康状态的中医养生则比治疗疾病更为重要。

一、形成因素

1. 不良的生活方式

中医认为："饮食有节，起居有常，不妄作劳，故能形与神俱，而尽终其天年。"研究表明：造成高血压、糖尿病、冠心病等慢病的最主要原因，是长期形成的不良生活方式。不良的生活方式也是导致亚健康状态的重要原因，具体包括：①不良的饮食习惯：饮食不洁、饮食失节、暴饮暴食、营养缺乏或营养过剩、偏食；②不良的作息习惯：生活不规律、熬夜工作和学习、睡眠不足；③不良的运动习惯：缺乏锻炼或锻炼无章等；④不良的行为习惯：酗酒、过量吸烟、吸毒、滥用药物或药物依赖、乱服补品等。这些都属躯体性因素，如果长期存在则削弱机体免疫力，影响机体的耐受性和抗病能力。

2. 失调的心理状态

中医认为："恬淡虚无，精神内守，真气从之，病安从来？"也就是说，只有保持平静的心态，才能保持健康。常见的不良心态有：紧张、抑郁、焦虑、孤僻、多疑、自卑、妒忌、抱怨、偏激、怨恨、愤怒、惊恐等。这些不良的心态如果长期得不到缓解，就可导致消极情绪，消极的情绪反应可通过某些特殊的方法，引起神经内分泌免疫功能紊乱，促使生理动能失调，从而导致亚健康状态或疾病。

3. 不适宜的环境

（1）自然环境：废气污染，气候恶劣，噪音干扰，空间拥挤。

（2）社会环境：宗教信仰下的传统和社会习俗的不适应，经济危机，失业增加等。

（3）工作学习环境：工作环境中由于商务应酬、企业经营、人际交往、职位竞争等导致工作紧张，压力过大，人际关系不好等。

（4）家庭环境：包括家庭不和睦，子女不孝顺，第三者插足等。这些不和谐的环境因素长期作用于人体，导致机体神经－内分泌－免疫网络的调节功能失调，可使人体的各种生理功能逐渐减退，当这种机能的减退积累到一定程度时，机体即进入亚健康状态，并出现各种症状。

二、临床表现

亚健康的临床表现比较复杂，不像疾病那样有一定的诊断标准。

1.躯体症状

头痛、头昏、头晕、头重、耳鸣、健忘、胸闷、气短、两目干涩、身倦乏力、容易疲劳、纳谷不香、腰腿酸软、性欲减退、面容色素沉着、容颜苍老灰暗无光泽、毛发脱落、容易感冒等。

2.心理症状

精神不振、情绪低落、抑郁寡欢或急躁易怒、紧张、焦虑、猜忌、嫉妒、失眠、多梦、记忆力减退、注意力不集中、心中懊恼、悲观厌世、感情淡漠、精力不足等。

3.社会表现

不能承担相应的社会角色、工作不适应、工作效率低下、学习困难、人际关系紧张、家庭关系不和睦、难以进行正常的社会交往等。

4.实验室检查

可以出现血压、血糖、血黏度、免疫功能、肿瘤标志物等生理指标偏高或轻度异常，但又达不到疾病诊断标准。

三、调养措施

1.建立良好生活方式

《内经》中说："圣人不治已病治未病，夫病已成而后药之，乱已成而后治之，譬犹渴而穿井，斗而铸兵，不亦晚乎？"先贤们已认识到对疾病"未雨绸缪、防患未然"的重要。亚健康的调理首先应从建立良好的生活方式入手，从平时的生活抓起，从思想上重视自身健康，建立起良好的生活节奏、健康习惯，均衡营养，积极进行体育锻炼，调节好心理卫生，营造良好的生活环境和人际关系，主动调适生活起居，而不能"以酒为浆，以妄为常，醉以入房，以欲竭其精，以耗散其真，不知持满，不时御神，务快其心，逆于生乐，起居无节"，以提高自己的健康水平，预防亚健康的发生，早日从亚健康的阴影中解脱出来。

起居有常主要指起卧作息和日常生活的各个方面有一定的规律并合乎自然界和人体的生理常度。《素问·上古天真论》云："法于阴阳，和于术数，食饮有节，起居有常，不妄作劳，故能形与神俱，而尽终其天年，度百岁乃去……起居如惊，神气乃浮。"清代名医张隐庵说："起居有常，养其神也；不妄作劳，养其精也。夫神气去，形独居，人乃死。能调养其神气，故能与形俱存，而尽终其天年。"这说明起居有常是调养神气的重要法则。若能起居有常，合理作息，顺应自然法则，日常生活有规律性，才能"形与神俱"，就能保养神气，使人体精力充沛，生命力旺盛，面色红润光泽，目光炯炯，神采奕奕。反之，若"起居无节"，便将"半百而衰也"。葛洪在《抱朴子·极言》中指出："定息失时，伤也。"若起居无常，不能合乎自然规律和人体常度来安排作息，生活规律破坏，则精神紊乱，脏腑功能损坏，身体各组织器官都可产生疾病，天长日久则神气衰败，就会出现精神萎靡，生命力衰退，面色不华，目光呆滞无神。此外，人与自然也是息息相关的。孙思邈说："善摄生者，卧起有四时之早晚，兴居有至和之常制。"因此，亚健康人群更应建立科学的作息规律，顺应自然界阴阳消长的变化规律，这样才能有益于恢复亚健康状态，是强身健体、延年益寿的重要原则。

2. 情志疗法

中医认为"形神合一"。形与神在生理上、病理上都是相互作用的。神情之伤是形体病变发生的先导，"百病皆生于气……怒则气上，喜则气缓，悲则气消，恐则气下，惊则气乱，思则气结"，主张以"恬愉为务"。要淡化和松弛自己的情绪，正视现实，多找乐趣或改变环境，正确处理好邻里关系、家庭关系，保持乐观豁达的心情，宠辱不惊，情感波动不要过于激烈，以保持气血调畅，使脏腑功能不受影响。如果出现心理平衡失调，亦可采用"五志相胜"学说中的以情相胜法，比如"怒胜思"，有人思虑过度而不能解脱，医生可以用行为或其他方法激怒，使他的情感发生变化，从过度思虑中解脱出来。总之，心理养生的关键是要进行自我修养方面的锻炼，提高自我调控能力，培养自己的兴趣爱好，这样才能调整好自己的情绪。

3. 饮食及药膳疗法

安身之本，必资于食，不知食宜者，必有祸殃。药食同源，药补不如食补，人体可以通过食疗，使阴阳、气血处于相对平衡状态，达到舒缓和化解亚健康状态的目的。正如《素问·脏气法时论》中所说："毒药攻邪，五谷为养，五果为助，五畜为益，五菜为充，气味合而服之，以益精气。"

现代社会物质丰富，许多人饮食无节制，嗜食肥甘厚味、辛辣烟酒等易造成高血压、高血脂、高血糖、高尿酸血症、高血黏度等疾病的临界状态，此属亚健康范畴，应树立正确的亚健康的饮食理念，过度营养、营养不均及营养不良都是亚健康的病因，避免暴饮暴食、偏食、挑食而人为地造成亚健康状态。中医认为，饮食要合理，清淡有节，讲究春夏养阳、秋冬养阴，女性也应该结合自身健康状态及自然界规律的变化进行养生。如秋冬是收藏季节，可适当进食一些滋补品，而春夏季是消耗季节，为防阴虚，要补充充足水分及养阴之品。平时可根据自己个体的体质状态，适时调整自己的饮食结构，如有"三高"迹象者，要低盐、低脂、低糖的清淡饮食；心神不安，惊悸少眠者，应多食含钙、磷的食物，含钙多的饮食如大豆、牛奶（包括酸奶）、鲜橙、牡蛎，含磷多的如菠菜、栗子、葡萄、土豆、禽蛋类；反应迟缓、记忆力下降者，应多补充维生素 C 及维生素 A，增加饮食中的蔬菜、水果的数量，少吃肉类等酸性食物，或食用莲子、龙眼肉、百合、大枣等煮粥食；若是血虚及紧张引起的神经衰弱，可吃桑葚；肺气虚状态有气短、多汗、易感冒等表现者，可长期食用百合、蜂蜜、白木耳、红枣、橘、杏等食物；脾阳虚状态有便秘、腹胀、肠鸣、嗳气等表现者，可食用山药、莲子、百合、山楂、苡仁、饴糖等；肾虚而倦怠无力者，可吃坚果类，核桃、花生、瓜子、松子、榛子、香榧，或羊肉、芝麻等；肥胖呈疲劳状态者，应少吃肥腻高脂食物、淀粉类和糖类的食物，宜长期食用萝卜、卷心菜、白菜、西红柿、香菇等蔬菜和水果。中医传统"五谷为养，五果为助，五畜为益，五菜为充"的配膳原则，以及酸、苦、甘、辛、咸的"五味调和"，不偏食偏嗜，是谓"药补不如食补"。这种合理、科学的饮食方式，可调和阴阳、补偏救弊，促进阴阳平衡，是调整"亚健康状态"的最佳方法。

4. 经络疗法

针灸、按摩等经络疗法是通过刺激经络和腧穴以调节脏腑组织功能，泻其有余，补其不足，促使人体气血流通，阴平阳秘，从而达到调理亚健康状态的目的。百会、四神聪、内关、涌泉、足三里、三阴交、阳陵泉、太冲、命门、神阙等穴位

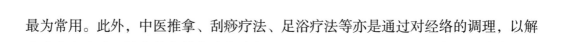

最为常用。此外，中医推拿、刮痧疗法、足浴疗法等亦是通过对经络的调理，以解决病患和防治亚健康的有效办法和途径。

5. 中药疗法

亚健康状态经过自身的养生，其中一部分人可以调整恢复，一部分人必须用药物辅助治疗后才可以恢复健康。中医认为，亚健康状态总的病机是由于诸多因素而使脏腑气血功能失调，阴阳失去平衡；或者继发于内生的痰、湿、瘀血、火等病邪进一步耗伤正气所致。根据中医辨证论治原则，可以采用以下八种治法。

（1）疏肝理气法：适用于情志不遂，肝气郁结而致胸闷、胁痛、情志抑郁，或心烦、失眠，或咽中如有炙火，或胃脘胀痛、嗳气吞酸，或妇女月经不调、乳房作痛有块、痛经等，舌质淡，脉弦。可选用逍遥丸、四逆散、柴胡舒肝散、四七汤等加减运用。

（2）健脾宁心法：适用于过度思虑、劳伤心脾，或脾虚失运、气血亏虚而致失眠、多梦、健忘、眩晕、神疲乏力、气短自汗、纳呆便溏，女子则月经量少、色淡、或淋漓不净等，舌淡苔白，脉细弱。可选用归脾汤、六君子汤、天王补心丹等方加减运用。

（3）健脾化湿法：适用于饮食不慎，脾胃受损；或脾虚失运，水湿内停，聚湿为痰，痰湿内蕴，脾胃升降失调而致眩晕、耳鸣、恶心、呕吐，或头昏、头重、胸闷、脘痞、食少纳呆、便溏、四肢困重、嗜睡、乏力、舌质淡苔腻、脉濡或滑。可选用二陈汤、半夏白术天麻汤、三仁汤、藿朴夏苓汤等加减化裁。

（4）滋肾平肝法：适用于终日烦劳过度，肾精暗耗，阴不制阳而致眩晕、耳鸣、头痛且胀、面部潮红、情绪易躁易怒、失眠多梦、口苦心烦，生气则头晕头痛加重，舌红，苔薄黄，脉弦。可选用杞菊地黄汤、天麻钩藤饮等加减运用。

（5）安神定志法：适用于因工作或学习压力过大，情绪过度紧张而致心悸、多梦、时易惊醒、遇事易惊、情绪紧张、终日惕惕，舌淡脉弦细。可选用酸枣仁汤、安神定志丸等加减运用。

（6）温阳益肾法：适用于劳损过度，或房劳伤肾致下元亏损，命门火衰而出现畏寒肢冷、神疲乏力、腰腿酸软，夜尿频数、阳痿遗精、性欲下降、脉细舌淡。可选用金匮肾气丸、五子衍宗丸、右归丸等加减运用。

（7）滋阴清热法：适用于气郁日久，化火伤阴致形体消瘦、五心烦热、失眠多梦、咽干口燥、潮热多汗等，脉细数，舌红少津。可选用百合地黄汤、六味地黄汤、大补阴丸等加减运用。

（8）活血化瘀法：适用于脏腑功能失调，气血不和而致瘀血内停。临床表现为头痛、身痛、胸痛、腰痛等，且痛处不移，面色晦暗，女子经期延长或痛经，舌质暗或有瘀斑，脉细涩。常选用桃红四物汤、当归芍药散、丹参饮、身痛逐瘀汤等加减运用。

6. 运动养生法

中医传统的运动养生，有导引、武术和气功等。春秋时期，老子与庄子开创了"导引"以助"养身之术"，东汉华佗推崇"动则寿"的观念，创编了"五禽戏"。"动则寿"的核心是体育运动，可以活动一身肌肤、筋骨、关节，达到疏经活络、振奋阳气、畅行气血、增强体质、延年益寿的作用。现代研究发现，慢跑、走路、太极拳等可以使人心情舒畅，消除消极情绪，脱离病态心理，改善微循环，提高白细胞的吞噬能力，调节内分泌，对神经系统、呼吸系统、消化系统和心血管系统有明显的养生作用。

7. 物理疗法

物理疗法是指用光、热、电、磁、声、气体、水等因子作用于机体，进行养生和治疗。

在亚健康状态的治疗中，各种物理因子直接作用于身体各部位，改善局部的不适感及症状，如颈、肩、腰、腿痛及浑身无力、肥胖、便秘等，并有加快血液循环，促进有毒及致痛物质排出体外的作用。中频电疗、低电波、超声波、半导体激光、红外线、磁疗、蜡疗、药疗、熏蒸等。而各种物理因子作用于皮肤、肌肉和其他感觉器官（如眼、耳、鼻）进行良性刺激，使大脑对其进行整合作用，通过对机体神经或体液的调节作用，从而恢复和维持人体平衡。

第二节 儿童期人群的中医养生

中医认为，儿童时期为"纯阳之体"（《颅囟经》）、"稚阴稚阳"（《温病条辨》）。其生理特点是生机蓬勃、发育迅速，脏腑娇嫩、形气未充，导致小儿在病理表现上的"发病容易，传变迅速"。若调治得当，则"脏气清灵，易趋康复"。中医药在儿童时期的养生是结合生理、病理的特点，做到"未病先防""既病防变"，保障儿童的健康成长。

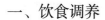

一、饮食调养

1. 养成良好的哺乳习惯，尽量延长夜间喂奶的间隔时间

延长夜间哺乳时间，一方面可以保证乳母的睡眠质量，提高乳母的身体健康水平和乳汁的质量；另一方面，可以让儿童的胃肠得到充分的休息，防止过多的乳食给小儿柔弱的脾胃功能造成负担，影响正常的运化。

2. 养成良好饮食习惯，提倡"三分饥"，防止乳食无度

（1）避免偏食：人体所需的营养物质有许多，如蛋白质、脂肪、无机盐、维生素等，而这些物质在一种或几种食物中是不可能全部含有的。因此，偏食不能满足孩子成长所需要的所有营养素，导致孩子营养失衡，不能健康快速地生长发育，造成贫血、软骨症、坏血病、免疫力低下、口角炎、多动症、手足抽搐、脾气暴躁、爱哭闹等；偏食高热量食物的儿童容易肥胖，不爱吃蔬菜水果的儿童则容易便秘。

（2）节制零食摄取过多：零食过多势必使肠胃得不到充分休息，消化液的分泌减少，引起肠胃功能失调。此外，零食含糖较多，糖在肠道中容易发酵产气，产生饱胀感，影响食欲，使儿童处于似饱非饱的饥饿状态，所需营养不足，阻碍儿童的正常生长。

（3）按时进食：不能规律进食，最容易损害胃的健康，削弱身体的抗病能力。因为食物在胃内的停留时间为4～5小时，如不按时进食，则无法保证身体得到充分的营养，影响小儿的生长发育，特别是智力的发育。

3. 婴幼儿脾胃功能较薄弱，食物宜细、软、烂、碎，品种应多样

需要注意的是，36月龄前儿童的胃肠功能和口腔功能都较差。因此，食物宜细、软、烂、碎，有利于消化吸收；而食物品种的多样性，可以保证儿童生长发育所需要的各种营养元素。

4. 严格控制冷饮，寒凉食物要适度

南宋陈文中《陈氏小儿病源方论》首先提出正确的乳食法："吃热、吃软、吃少，则不病；吃冷、吃硬、吃多，则生病。"冷饮中含有较多糖分，大量或久食冷饮可致血液中葡萄糖含量持续升高，使动静脉葡萄糖血浓度差增加，导致位于下丘脑的食感中心兴奋而产生饱食感，从而导致孩子食欲不振。冷饮制品刺激孩子稚嫩的胃肠道，导致各种消化酶减少，胃酸浓度被稀释；胃部肌肉神经兴奋性增高，胃肠道的蠕动发生紊乱，就会出现胃痛、食欲不振、大便失调等症状，导致各种营养物质的缺乏及吸收障碍，易出现缺铁性贫血、营养不良性贫血及各种微量元素缺乏等，严重影响儿童的生长发育，甚至影响智力及大脑发育。《内经》说"形寒饮冷则伤肺"，寒凉食物会损害儿童的阳气，"阳气者若天与日，失其所则折寿而不彰"，人得阳气以生长，阳气虚损，其结果必然是影响儿童的生长发育。因此，对正处于生长发育高峰期的儿童，一定要严格控制冷饮的进食量，寒凉食物也要适度。

5. 区别不同情况的儿童体质状况，采取不同的喂养方法

如体瘦儿童由于消化能力较弱，胃中常有积滞宿食，表现为食欲不振或食后腹胀。应注重消食健脾和胃，不妨适量吃点山楂、鸡内金、炒麦芽、白萝卜等消食、健脾、和胃的食物。营养过剩的肥胖儿童常痰湿偏重，可进食一些药食同源之品，如陈皮、茯苓、山药、苡仁等，睡觉前不可进食，晚餐前可适量喝水、吃水果以减少食物的摄入量，晚餐尤其不能进食甜食和过量肉类或油腻煎炸食物。

二、起居调摄

1. 保证充足的睡眠时间，逐步养成夜间睡眠、白天活动的作息习惯

充足的睡眠是儿童生长发育的必要条件。生物学家在研究内分泌腺分泌规律时发现，对儿童来说，睡得好就长得高。身高的增长，取决于骨骼的不断增长，而骨骼的生长又受内分泌腺的控制。控制身高的内分泌激素主要有脑垂体分泌的生长激素、甲状腺素和性激素，其中生长激素作用最显著。生长激素的分泌有其明显的规律性，即白天分泌较少，夜晚睡眠时分泌较多。研究还发现，当儿童深睡1小时后，生长激素的分泌量超过白天5~7倍，而深睡时性激素和甲状腺素的分泌也很旺盛。显然，这对儿童身高的增长非常有利。生长激素的主要功能是使四肢骨骼增长；雄性激素则使骨骼增粗，更结实。这两种激素的分泌在睡眠中尤其旺盛。

2. 养成良好的排便习惯，适时把尿，培养每日定时大小便的习惯

让幼儿形成正确的排尿、排便习惯，是幼儿身心健康的一个非常重要的方面。有的家长认为，儿童会随着年龄的增长，自然就学会自主排泄，因而不注重对儿童

大小便的训练。

研究表明，经常尿裤子的儿童往往易形成胆小、害羞的性格，其自信心也将大大降低。因此，尿裤子不光是身体问题，更涉及儿童的心理健康。

3.衣着要宽松，使人体气血流通，促进骨骼生长发育

儿童服装的选购，一般应根据儿童的生长发育特点和儿童生性活泼好动的特点，选择稍微宽松一点的衣服，以利于儿童的成长。面料的选择以纯棉为佳，不宜穿着化纤面料的服装，以免给儿童柔嫩的皮肤造成损伤。

4.经常户外活动，多见风日，增强体质

户外活动能让孩子充分享受新鲜的空气和温暖的阳光，对儿童的皮肤、气管、黏膜、肌肉的锻炼和发育非常重要；同时阳光和空气能刺激机体的造血功能和新陈代谢，促进钙、磷代谢和体内维生素D的合成。此外，还可锻炼儿童的事物观察能力、人际交往能力、动手能力、语言沟通能力，并能充分发挥想象力和创造力，促进智力的发育。

5.正确把握"饥与寒"的辩证关系

元代著名儿科医家曾世荣在《活幼心书》中云："四时欲得小儿安，常要三分饥与寒；但愿人皆依此法，自然诸疾不相干。"并且进一步告诫世人："殊不知忍一分饥，胜服调脾之剂；耐一分寒，不须发表之功。"他主张让孩子保持七分饱，则脾胃不易损伤，就不容易患肠胃病，自然用不着服什么调理脾胃的药物；倘能经常保持一种微寒状态，也就不容易患伤风感冒，因而用不着服什么解表发汗的药物。特别是现代物质生活富裕，父母对孩子娇宠备至，反而使孩子不断患病，显得十分娇气。究其原因，主要是由于孩子吃得太饱与穿得太暖所致。但需要强调说明的是，"饥与寒"是相对而言的，儿童处于生长发育的旺盛时期，营养物质全赖饮食供给，正如明代医家李士材所说："盖婴儿既生，一日不再食则饥，七日不食则肠胃涸绝而死。经曰：安谷则昌，绝谷则亡。犹兵家之有饷道也。饷道一绝，万众立散；胃气一败，百药难施。一有此身，先资谷气。"可见，过分强调三分饥，则会影响儿童的正常发育。正确把握"饥与寒"的辩证关系，不能失偏而造成差错。

三、四时调摄

春季气温转暖，乍暖还寒，气候冷热变化快，各种病原微生物易滋生蔓延，受

凉易致抵抗力下降。同时，冬季穿了几个月的棉衣，使身体产热及散热的调节与冬季的环境温度处于相对平衡的状态，此时过早脱去棉衣，一旦气温下降，身体就难以适应，会使抵抗力下降，各种致病微生物就会乘虚袭击机体，容易引发各种呼吸系统疾病及冬春季传染病。因此，要注意保暖，不要过早脱棉衣，是谓"春捂"。夏季纳凉要适度，避免直吹电风扇，空调温度不宜过低。秋季应避免保暖过度，提倡"三分寒"，正确理解"秋冻"，冬季室内不宜过度密闭保暖，应适当通风，保持空气新鲜。因此，"春捂秋冻、不生杂病"是一条养生防病的谚语，是谓古人的"薄衣之法，当从秋习之"之意。在生活调理上，中医学认为"春夏养阳，秋冬养阴"，"夏天过后无病三分虚"，秋季开始可适当进补，恢复和调节人体各脏器机能，但要注意调养脾胃功能，补充一些富有营养，又易消化的食物，以调理脾胃功能。如鱼、各种动物瘦肉、禽蛋、奶制品，以及山药、莲子。体瘦儿童由于消化能力较弱，胃中常有积滞宿食，表现为食欲不振或食后腹胀。因此，在进补前应注重消食健脾和胃，不妨适量吃点山楂、白萝卜等消食、健脾、和胃的食物。营养过剩肥胖儿童在睡觉前不可进食，晚餐前可适量喝水、吃水果，以减少食物的摄入量，晚餐尤其不能进食甜食和过食肉类。

四、腧穴养生

小儿脏气清灵，不耐药物，中医刺激腧穴的养生方法简便易行，安全可靠，而且可以激发经脉之气，以旺盛气血、调节阴阳、健脾益胃，有很好的防病治病及养生的作用。具体归纳为：摩腹、捏脊、揉穴三个步骤。

1. 摩腹

操作者用手掌掌面或示指、中指、环指的指面附着于小儿腹部，以腕关节连同前臂反复做环形有节律的移动，每次 1～3 分钟。

功效：具有改善脾胃功能，促进吸收的作用。

2. 捏脊

操作者用双手示指与拇指合作，在背脊正中，督脉两侧的大椎穴至尾骨末端处，自下而上，按照推、捏、捻、放、提的前后顺序，从长强穴向前捏拿至脊背上端的大椎穴捏 1 遍。如此循环，根据病情及体质可捏拿 4～6 遍。

功效：具有消食积、健脾胃、通经络的作用。

3. 揉穴

常用的穴位有足三里、迎香穴、四神聪穴。

（1）揉足三里：操作者用拇指端按揉，每次1~3分钟。

功效：具有健脾益胃、强壮体质的作用。

现代研究表明：刺激足三里穴能提高小鼠运动能力。其机理可能与纠正运动小鼠神经–内分泌–免疫调节有关；亦有研究表明与纠正运动小鼠自由基代谢失衡有关。

（2）按揉迎香穴：操作者双手拇指分别按于同侧下颌，中指分别按于同侧迎香穴，其余三指则向手心方向弯曲，然后使中指在迎香穴处做顺时针方向按揉，每次1~3钟。

功效：具有宣通鼻窍的作用。

现代研究：透刺迎香穴为主治疗过敏性鼻炎的临床疗效明显优于内服鼻炎康的对照组；低频电脉冲刺激迎香穴治疗慢性单纯性鼻炎疗效确切；迎香穴按摩可以有效促进腹部手术患者的肠功能恢复；术后早期指压迎香穴可以促进胃肠蠕动，恢复肠道排气。

（3）按揉四神聪穴（在头顶部，当百会穴前后左右各旁开1寸处，共4穴）：操作者用手逐一按揉，先按左右神聪穴，再按前后神聪穴，每次1~3分钟。

功效：具有醒神益智的作用。

现代研究：针刺四神聪治疗失眠症疗效显著；电针四神聪穴对血管性痴呆的日常生活能力、神经功能缺损所形成的功能障碍，以及主要症状有改善作用；采用针刺四神聪的方法可明显改善AD大鼠的学习记忆能力，并能提高其脑内SOD的活性；针刺四神聪延长睡眠时间和改善大鼠睡眠结构的机理可能与改变大鼠脑内的单胺类递质含量有关。

宋代《圣济总录》对儿童中医养生有精辟的论述："小儿始生，肌肤未成，不可暖衣，暖即令筋骨缓弱；不可不见风日，不见风日即令肌肤脆软。宜于天气和暖，抱出日中嬉戏，频见风日，则血凝气刚，肌肉硬密，可耐风寒，不致疾病。若厚衣暖被，藏于重帏密室，则筋骨软脆，不任风寒，多易致病。譬诸草木方生，以物覆盖紧密，不令见风日雨露，则萎黄柔弱矣。薄衣之法，当从秋习之，勿于春夏猝然减去，恐中风寒，冬月常令衣适可御寒则佳。爱而暖之，适所以害之也。"这些论述，至今都有重要指导意义。

第三节　青春期人群的中医养生

青少年是指 12～24 岁这一阶段，统称青春期，是人体开始出现第二性征到性发育成熟、生长发育的时期，表现为阳气旺盛，多动而少静，心性未定，独立性与依赖性交错，可塑性强。青春期的中医养生要着重心理、起居、运动、饮食等方面。

一、心理调摄

青春发育期是人生中生长发育的高峰期。其特点是体重迅速增加，第二性征明显发育，生殖系统逐渐成熟，其他脏腑亦逐渐成熟和健全，机体精气充实，气血调和。随着生理方面的迅速发育，心理行为也出现了许多变化。他们精神饱满，记忆力强，思想活跃，充满幻想，追求异性，逆反心理强，感情易激动，个体独立化倾向产生与发展。青春期是人生发育最旺盛的阶段，是体格、体质、心理和智力发育的关键时期。但是，此时人生观和世界观尚未定型，还处于"染于苍则苍，染于黄则黄"的阶段，表现为半幼稚、半成熟以及独立性与依赖性相交错的复杂现象，具有较大的可塑性。如果能按照身心发育的自然规律，注意思想品德的教育，树立正确的世界观和人生观，端正品德，树立远大的理想与追求，集中精力长知识、长身体，加强自身修养，在实际工作中锻炼坚强的意志和毅力，以求德智体美全面发展，并引导正确健康的性心理，认识并管控自己的情绪，耐受挫折，奋发向上，可为一生的身心健康打下良好的基础。

二、饮食调摄

均衡饮食，健运脾胃。《素问·脏气法时论》曰："五谷为养，五果为助，五畜为资，五菜为充，气味合而服之，以补精益气。"青春期生长发育迅速，代谢旺盛。必须合理膳食，全面地摄取营养，要特别注重蛋白质和热能的补充。碳水化合物、脂肪是热能的主要来源，碳水化合物主要含于粮食之中，青少年应增加粗粮在主食中的比例，对先天不足体质较弱者，更应抓紧发育对期的饮食调摄，培补后天以补其先天不足。要注意饮食有节，注意禁忌，不要营养过剩，勿食辛辣、香甜、油腻、寒凉、烟酒等生湿、化痰、蕴热之品，同时讲究卫生，防止疾病。

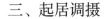

三、起居调摄

要劳逸结合，睡眠充足。青春期身体强壮、精力旺盛，但也不宜过劳、熬夜、纵欲，避免沾染吸烟、酗酒等恶习。做到"起居有常，不妄作劳"，生活作息要有规律，科学合理地安排学习和生活，既要专心致志地学习，又要有适当的户外活动和娱乐休息，尤其是要注意用脑卫生，保证充足的睡眠。如此，方能精力充沛，提高学习效率，有利于身心健康。

四、运动调摄

青春期要参加体育锻炼，根据自己的体质强弱和健康状况来合理安排锻炼的时间、内容和强度，注意循序渐进，讲究运动卫生，注意运动安全。选择项目时，要同时兼顾力量、速度、耐力、灵敏度等各项素质的均衡发展。体育锻炼只有做到持之以恒，才能促进青少年的生长发育，提高身体素质。

五、劳逸调摄

劳逸适度，动静结合，张弛有度，"不欲甚劳，不欲甚逸"，协调好学习和休息、脑力劳动和体力劳动之间的关系。

第四节　妊娠期妇女的中医养生

妊娠期养生是指从怀孕开始至分娩前这一段时间的养生，中医认为胎孕形成是男女之阴阳之精气，交于天地之间结合而成。在妊娠的 40 周内，体内脏腑气血阴阳会有很大的变化，历代都很重视妊娠期的养生，称之为"护胎""胎教""养胎"。唐代孙思邈在《千金要方》中更是提出了"逐月养胎法"，及至现代则提出了三期调养的理念。做好这一时期的养生对降低孕产期并发症、合并症及难产的发病率，降低孕产妇死亡率、围产儿死亡率和病残率有着十分重要的意义。

一、早期（前三个月）养胎气

在此时期，对孕妇应做到早发现、早检查、早确诊、早保健，建立孕卡（册），了解孕妇的健康情况，及早发现有无影响妊娠及分娩的疾病，识别与处理内科合并症，预防胎儿畸形。

在此时期，胎未有定形，不宜服食药物，重要是调心。孕妇要做到"目不视恶色，耳不听淫声，口不吐傲言"，以及心无邪念、心无恐怯等身心的调养。

在饮食调摄方面：妊娠早期，许多孕妇都会有恶心、呕吐、厌食等早孕反应，孕妇可能会因此造成进食不足、营养不良。然而，这个时期正是胎儿各个器官处于分化形成阶段，蛋白质和维生素的需求量大。因此，这个时期的孕妇要通过采取少食多餐的进食方法来保证足够的进食。在安排食谱时，要注意饮食的营养质量，多食含蛋白质、维生素丰富的食物，如鱼、肉、蛋、乳制品、豆制品、新鲜水果和蔬菜。饥饱适中，食物要清淡，饮食要精熟，宜清热、滋补而不宜温补，否则导致胎热、胎动，容易流产。如果有妊娠反应，如呕吐、反胃、恶心等症状时，可用止呕和胃的食疗方法，如生姜汁、甘蔗汁、苹果汁、柠檬汁、蜂蜜等。亦可用中药调理，健胃和胃，降逆止呕。常用方剂为香砂六君子汤、橘皮竹茹汤等；或可用针灸、穴位按摩等方法。

二、中期（四到六个月）助胎气

妊娠中期，早孕反应消失、食欲增加。此期正是胎儿迅速生长发育的阶段，尤其是大脑的发育。要调养身心以助胎气，孕妇动作要轻柔，心平气和；劳逸结合，太劳会气衰，太逸会气滞；注意保暖，衣着宽松，多晒太阳；饮食既要重视营养的质，也要保证营养的量，营养要丰富，食物多样化，不偏食，勿过饥过饱。要注意多食富含蛋白质、维生素的食物，同时要多食含钙、铁等微量元素的食物，如鱼、肉、肝、蛋、海带、虾皮、豆腐干等；要多食蔬果，有利通便；或结合食疗，如黑豆、红枣等。此期阴血常不足，易生内热，故宜注意养阴补血。

三、后期（后三个月）利生产

妊娠晚期，胎儿增长更加迅速，多数孕妇会因脾气虚，不能制水而出现水肿；

以及阴虚血热，胎热不安，出现早产。此期孕妇心情要平静，不怒不悲；要舒缓筋骨，行走摇身；衣着要宽松，不能坐浴。饮食不要贪吃寒凉、燥热之品，因此期间的孕妇还要为分娩、哺乳储备足够的能量，应食用富有营养、易消化食物，如除了保证蛋白质、维生素等营养素的补充外，还要注意增加铁、钙、碘、锌等微量元素的补充；注意适当多食猪肝、鱼、瘦肉、鸡蛋、奶类、海带、紫菜、干虾皮、黑木耳、豆腐干、花生米等食物。食疗可以用补而不燥的高丽参、炖燕窝、木耳、怀山药、香菇、海参等。如脾虚水停时，要用补气健脾、滋补肝肾之品以利生产，慎用泻下、活血、破气药。

总之，"腹内九月胜过腹外九年"。中医认为，孕妇不但需要为胎儿提供一定的物质营养，以供其发育，而且其情志、劳逸、环境及疾病等因素更关系到胎儿的生长发育。妊娠期妇女的养生本质，是调整体内阴阳的平衡，使其各方面都应维持在最佳状态，从而为胎儿营造良好的先天条件。

第五节　哺乳期妇女的中医养生

哺乳期是指产妇用自己乳汁喂养婴儿的时期，通常为10个月。中医认为，"乳汁为气血所化"，妇女经历了妊娠分娩后的精神紧张、产褥期辛劳、哺乳的消耗，使机体疲惫，气血两亏，百脉空虚，各脏腑器官机能状态不佳，易滋生疾病。所以，哺乳期妇女的中医养生是十分重要的。

一、调理饮食，顾护脾胃

乳汁为气血所化，脾胃为气血生化之源，故只有脾胃功能健旺，气血化生有源，乳汁才能充足。《产孕集·调摄》云："凡产后……饮食宜淡泊，毋食盐，犯之令无乳，毋食生冷坚硬一切异物，毋食炙煿煎炒，毋过于肥腻，皆令致病。"《济阴纲目》云："饮食厚味，以致胃火上蒸，乳房乳汁为浊脓。"产妇因产伤而血气俱伤，脏腑虚弱，脾胃运化功能较差，故饮食以富于营养、易消化者为佳，多喝汤水，如鱼汤、鸡汤等，以保证乳汁的质量和分泌量。不宜过于肥甘、滋腻，忌生冷、辛辣之品，以免再伤脾胃，影响化源而致缺乳，或胃热蕴结酿成乳痈。

二、舒畅情志，怡神逸情

肝藏血，主疏泄，喜条达。乳汁的分泌与肝气的疏泄、精神情志因素密切相关。疏泄有度，精神愉悦，则乳汁分泌如常。产时失血，血虚火动，肝失所养，肝气易郁，若产后情志不遂，肝失条达，疏泄失司，乳汁运行受阻而产生缺乳。《格致余论》："乳子之母，不知调养，忿怒所逆，郁闷所遏，厚味所酿，以致厥阴之气不行，故窍不得通，而汁不得出。"因此，哺乳期应怡神逸情，保持精神愉快，心情舒畅，避免因情志不畅而发生的乳汁不足或其他乳病。

三、调节劳逸，节制房事

乳汁为母体气血所化，只有乳母身体强健，气血充盈，则乳汁生化有源；反之则乳汁分泌不足。劳倦过度则伤脾，房事过度则伤肾。若脾肾不足，精血亏损，乳汁生化无源而致乳汁不足，甚至断乳。故哺乳期应做到劳逸结合，房事有节，保证产妇的身体健康，精力充沛，气血旺盛，乳汁化源不断以哺育婴儿。此外，还应注意采取避孕措施及谨慎用药等。

四、母婴接触，及早吸吮

母乳是婴儿必需的和理想的营养丰富的食物，适合婴儿消化吸收。母乳喂养是婴儿健康生长发育提供理想食物的一个独特途径，母乳中含多种免疫物质，能增加婴儿的抗病能力，预防疾病；并且用母乳喂育婴儿省时、省力、经济、方便。产后母婴实行早接触、早吸吮，主张产后半小时内即进行母婴的皮肤接触，尽早让婴儿吸乳，以及住院期间 24 小时母婴同室，按需喂养。通过母乳喂养，母婴皮肤频繁接触以增强母子感情，有利于婴儿的生长发育。掌握正确喂奶的方法，是产后母乳喂养成功的关键。尽量不喂母乳代用品，不使用人工奶瓶、奶头，或使用奶头做安慰物等。

五、乳房护理，防止乳疾

为使婴儿能得到充足的母乳喂养，乳母必须进行正确的乳房护理和保养，有利

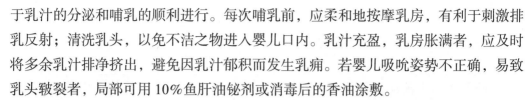

于乳汁的分泌和哺乳的顺利进行。每次哺乳前，应柔和地按摩乳房，有利于刺激排乳反射；清洗乳头，以免不洁之物进入婴儿口内。乳汁充盈，乳房胀满者，应及时将多余乳汁排净挤出，避免因乳汁郁积而发生乳痈。若婴儿吸吮姿势不正确，易致乳头皲裂者，局部可用10%鱼肝油铋剂或消毒后的香油涂敷。

哺乳期妇女体质多虚，重视中医养生对保障母婴健康，促进婴幼儿的生长发育都是十分重要的。

第六节　老年期人群的中医养生

人到老年期时，脏腑功能虚损，气血精津液不足，身心逐渐衰老。抗病能力差，自我调节能力不足，阴阳平衡失调，常表现多病相兼、正虚邪实、症状复杂，且易生突变。所以，老年期的中医养生重点应在"谨察阴阳所在而调之，以平为期"，即和调阴阳、补益气血、调整脏腑、扶正祛邪，以期达到"阴平阳秘"，健身强体，延年益寿的目的。

一、养神怡情，乐观豁达

神是人的生命活动的外在表现。中医所谓的"养神"，就是调养精神，修德养性，也是老年人群中医养生的一个重要内容，是谓"德全不危"，"德润身""仁者寿"。老年人气血俱衰，神失所养，其养神的方法首先应保持仁善乐观，宽容豁达，心情舒畅，主动调和情志。特别应注意精神上的自我修养，即放下烦恼、清心寡欲、淡泊名利，节制嗜欲、戒除杂念、省思少虑，就可保持情志和畅，气血调和，保养精神，预防疾病，有利于健康长寿。

二、饮食调养，科学膳食

脾为后天之本，老年人要爱护脾胃，注重饮食调养，科学膳食，保证气血生化之源生生不息，维护身体的健康。要饮食有节，做到定时定量，不过饥过饱，不暴饮暴食，食物宜清淡、易消化，以素为主，荤素搭配合理。主食可米、面、杂粮等，但不要过量，粗细搭配；保证摄入适合自己身体状况的足量的蔬菜、水果；可适量摄入肉、禽、鱼、虾及蛋类；经常食用奶类、豆制品和少量坚果，对老年人也有裨益；严格控制油、盐摄入，合理补充微量营养素。在医生的指导下，适当补充钙、铁、锌、维生素 D、维生素 A 等微量营养素。体弱者应补充适量的营养素补充剂。

三、中医调理，纠偏补损

老年人气血津液不足，五脏俱虚，脏腑功能失调，但又常夹有痰湿、瘀血等病邪，在临床上多呈虚实夹杂的表现，应常用中药调理，"损其有余，补其不足"，达到"阴平阳秘"，从而维持人体各脏腑组织器官的正常机能活动。用中药调理，当根据辨证以明确阴阳、寒热、虚实，以及所属脏腑。如阳虚者当温阳，用附子理中汤、桂附八味丸等；阴虚者当滋阴，用六味地黄丸等；气虚者益气，用四君子汤、补中益气汤等；血虚者补血，用当归补血汤、归脾汤等；若气血两虚，则需气血双补，选用八珍汤、十全大补丸和人生养荣汤（人参养荣丸）等；如夹有邪实者，又当扶正祛邪，用化痰、清热、祛瘀、消积等。除中药调理外，还可选药膳、针灸、推拿、足疗、药浴等传统方法调理。

四、适当运动，动以养生

老年人群常气血不足，精神不济，而肢怠少动，孙思邈指出"流水不腐，户枢不蠹，以其运动故也"，适当的运动对老人保持健康非常必要，但运动太少或过度，均无益于健康，"养性之道，常欲小劳，但莫大劳，及强所不能堪耳"。老年人积极参加适宜的体育活动，能加强气血运行，锻炼强身，延缓衰老。老年人适宜的运动，如散步、太极拳、气功、导引、跳舞等。

五、顺应自然，四时养生

《灵枢·本神》里所说："故智者之养生也，必顺四时而适寒暑……如是，则僻邪不至，长生久视。"《素问·四气调神大论》："故四时养生者，万物之始终也，生死之本也，逆之则灾害生，从之则苛疾不起。""顺应四时而善天和。"四时养生的原则是："春夏养阳，秋冬养阴。"中医认为，老年人五脏俱虚，阳气已衰，更要根据天人相应的四时规律，顺应自然规律，养成健康的生活习惯，调整阴阳虚实。同时，老年人还要合理布置生活环境，做到安全舒适；做好健康检查，建立健康档案，预防季节转换、气候变化的高发病。

第七节　脑力劳动者的中医养生

所谓脑力劳动，是指劳动以思维、综合、分析活动为主要表现形式的劳动。以脑力劳动为主的职业包括科技工作者、作家、画家、教师、编辑及医务工作者等。

一、工作特点

1. 精神紧张，以静为主

一般的脑力劳动常会使脉搏减慢，而比较紧张的脑力劳动则会使心跳加快、呼吸加快、血压升高等。若长期从事紧张的脑力劳动，脑血管的紧张度会增加，脑部容易出现供血不足，而产生头晕、头痛等症状，而且身体的紧张也容易引起肌肉酸痛；同时，体内消化功能紊乱，易引起消化不良、便秘等；而脂肪代谢异常、血清胆固醇水平升高，易出现肥胖或高脂血症。中医认为，"脾在志为思，过思则伤脾""思则气结"。也就是说，脾对应的是七情当中的"思"，思虑过多则容易伤脾，而且思虑过多容易影响气机，导致气滞。脾主运化，脾的功能受到影响，水谷精微不能正常运化，导致痰湿滞留于体内而产生肥胖、高脂血症等。由于工作以静为主，活动过少，故气机不能正常运行，容易导致气滞血瘀，继而诱发多种病症。

2. 固定的伏案姿势

脑力劳动的另外一个工作特点，即经常伏案工作。长期承受单一姿势的静力性劳动，而且脊柱长期处于前俯姿势，肌肉持续处于紧张的状态，容易诱发肢体多个部位的劳损，如颈椎和腰椎的过早退变、颈肩上肢软组织的劳损等。而长期坐位还会使盆腔静脉回流受阻，骨盆的肌肉弛缓，直肠附近的静脉丛长期充血，容易引发痔疮；男性还容易诱发前列腺炎、精索静脉曲张，女性易诱发盆腔炎、附件炎等妇科疾病。

3. 长时间使用电脑

随着科技的进步和电脑网络的普及，脑力劳动常常伴随着长时间使用电脑。电脑的使用不但会加重颈椎、手腕及肩臂的损伤，而且还容易引起视觉疲劳、视力下降及眼部疾患。所以，脑力劳动者除了应该适时地调整自己的工作姿势和紧张的神经，避免长时间使用电脑外，还可以通过多种养生方法来缓解工作中的各种不适。

二、养生方法

脑力劳动者可采用的养生方法包括姿势调整、适宜运动、膳食调养，以及推拿养生等。

1. 动静结合

（1）静时姿势要好：脑力劳动者的工作状态常为单一姿势的静力性、紧张性劳动，所以一方面要掌握好工作时"静"的姿势，另一方面则要特别重视工作间隙或闲暇之时的运动养生，即工作中的"静"一定要与休闲时的"动"紧密结合。我国自古就推崇"站如松，坐如钟，行如风，卧如弓"，即站着要像松树一样挺拔，坐着要像钟一样端正，行走要像风一样疾速有力，卧床睡觉则要像弯弓一样弯曲。其中坐的姿势在脑力劳动过程中就非常重要，不正确的坐姿会使得脊柱和四肢更容易损伤。如果脑力劳动者能平时注意工作的姿势，同时配合适当的锻炼，那工作所带来的身体不适则会减少许多。

工作时的坐姿要求尽量少低头或微微低头，以保证不加重颈椎的负荷；两肩自然下垂，上臂贴近身体，肘关节弯曲呈90°，以方便书写或操作键盘及鼠标，尽量使腕关节保持水平姿势，手掌的中线与前臂中线应保持在同一直线上；需要收腹保持腰部挺直，若为靠背椅则可以找一合适的软垫垫在腰椎前屈的地方，以减少腰椎的负荷；髋关节和膝关节自然弯曲呈90°，保证双脚着地或以踏脚垫帮助维持。电脑的摆放高度要合适，一般使电脑屏幕的上缘和眼睛平视时呈一水平，最好使用可以调节高低并带扶手的椅子，以保证坐姿更佳。

当然，由于睡觉是身体休息的最好时机，尤其对于脊柱来说，只有平卧才能得到彻底休息，所以正确的睡眠姿势可以有效帮助缓解白天工作时所出现的腰酸背痛、肢体麻木。古人常说"卧如弓"，即睡觉时应侧卧，且双腿保持微屈，这样全身易于放松，有利于解除疲劳。而且，侧卧的姿势尤其适合容易打呼噜的人群。但对于不习惯侧卧的人来说，仰卧同样可以让脊柱得到很好休息，可以选择将一薄垫枕放于膝关节下方，以保证腰椎和下肢的肌肉得到最大程度的放松。不管是侧卧还是仰卧，枕头的选择很重要。其原则是：睡觉时使头与躯干保持水平为宜，即一般仰卧时枕高一拳，侧卧时枕高一拳半至两拳。具体尺寸还要因每个人的颈椎生理曲度及肩部宽度而定。

此外，脑力劳动是高度用脑和用眼的工作，适宜的休息非常重要，可以达到补脑明目的目的。一方面，工作持续的时间不宜过长，一般不应超过1小时，否则也只是事倍功半。工作间隙短暂的休息，如眺望远处、听听音乐、活动肢体无疑可以使高度集中的神经和视力放松。另一方面，睡眠可使大脑和眼睛都处于休息的状态，一旦睡眠充足，不但能保护大脑，维护智力，提高大脑的工作效率，而且眼睛疲劳的状况也能得到很好的改善。

（2）动时方法适宜：早在《吕氏春秋》中就已提到："流水不腐，户枢不蠹，动也。形气亦然，形不动则精不流，精不流则气郁。"现代研究也证明，运动可以使身体强壮，能促进新陈代谢、改善脂质代谢，提高消化、呼吸及循环系统的功能。同时，运动由于促进了大脑的血液循环，改善了大脑的营养状况，从而提高神经系统的功能，延缓其衰老，提高工作效率。尤其是轻松的运动，还可以放松紧张的神经和肌肉，使人心情愉悦。

①以室外活动为主：由于脑力劳动者常常在室内持续工作，接触新鲜的空气和阳光少，最好选择室外的运动方式。医学之父、古希腊名医希波克拉底说过："阳光、空气、水和运动，是生命和健康的源泉。"而中医最讲究的还是天人合一，人与自然的融合。所以，脑力劳动者应该充分利用阳光和新鲜空气的养生作用，闲暇时根据自身年龄的大小、体质状况等选择不同运动量的锻炼方式。如年轻、体质较好的人群，可以选择跑步或羽毛球、乒乓球等球类运动；而年长、体质稍弱的人群，可以选择慢跑、快走、广播体操、太极拳、健身气功等。

由于机体必须通过血液循环，源源不断地供给大脑活动所需要的血氧和各种营养物质，以保证其正常工作。同时，脑组织中储存的糖含量很少，主要依靠血液输送的葡萄糖来提供能量。所以说，脑组织对缺氧、缺血均非常敏感。而眼睛也是脑力劳动者特别需要保养的部位，长期面对电脑或长时间注视近距离的物体时，则容易使眼睛疲劳，而出现视力下降、干眼症等问题。

适宜的运动不但能通过改善全身的代谢和循环状况，改善大脑和眼部的营养状况，而且乒乓球、羽毛球等运动还能增强大脑反应的敏捷性，改善视力。

当然，工作间歇时，或者在没有条件进行户外运动时，也可以选择室内的一些简单运动方式，如易筋经、八段锦或五禽戏等健身气功，或原地高抬腿动作等。此外，也可以购买一些健身器材，如跑步机、拉力器等进行锻炼。

②局部和整体运动相结合：脑力劳动者工作时，常常固定在某个姿势上，除了静多动少而容易气滞血瘀外，还使某些肌肉群出现劳损。所以，这部分人群一方面

应该通过全身运动以达到活血化瘀、改善机体的代谢状况，同时还应该通过某些特定的运动方式以达到有针对性地放松和强壮相关肌肉的作用。中医传统的健身气功不但注重四肢躯干的锻炼，而且还特别强调脊柱全方位的运动，包括脊柱的屈伸和旋转，其中典型的动作如易筋经的卧虎扑食势、青龙探爪势、掉尾势，五禽戏的虎扑、鹿抵、猿摘，六字诀的嘘字诀，以及八段锦的摇头摆尾去心火、双手攀足固肾腰等。例如，易筋经中的九鬼拔马刀势不但能使颈肩背肌肉得到抻拉，还能使胸廓舒展，使长期伏坐工作导致的肌肉紧张、不舒展的状况得到改善。

同时，一些简单的原地运动也可帮助达到锻炼局部的作用，如头颈抵抗运动、扩胸运动、原地蹲起等。

头颈抵抗运动：将两手交叉分别抱颈、抵额，在颈部前屈和后仰活动的时候给予一定的阻力；然后将单手手掌放于头一侧，在颈部做左右侧弯的时候给予一定的阻力。可分别练习 10 次。

扩胸运动：最好借助于拉力器做抗阻力的扩胸运动，可以 5 ~ 10 次 / 组，反复 2 ~ 3 组。

徒手深蹲练习：深蹲是个复合的、全身性的练习动作，它可以锻炼大腿前后及臀部的肌肉，同时增强骨骼、韧带和横贯下半身的肌腱，也是发展核心力量必不可少的练习。深蹲时，要求身体直立，含胸收腹；下蹲时，头不可后仰，不可倾斜，脊椎中正，尾闾下垂。下蹲时，注意全身放松，意守丹田（脐部）。深蹲完毕，后退一步，双手重叠在脐部，静养片刻。

通过动静结合，以达到行气活血、舒筋通络、强筋壮骨、补脑明目、怡情养心的目的。

2. 膳食养生

大脑和眼睛所需的各种营养物质均可以来源于食物，故合理地安排日常的饮食，供给充足的谷肉蔬果，使营养均衡，这样才能满足大脑和眼睛的营养需要，达到补脑明目的效果。

（1）多食富含优质蛋白和不饱和脂肪酸的食物：卵磷脂是构成神经组织和脑代谢的重要物质，蛋白质则是大脑每天需要自我更新的原材料，对于脑力劳动者来说，供给含不饱和脂肪酸的食物和蛋白质特别重要。但由于脑力劳动者以静为主，所以总的能量供给不能太高，应适当多食用含蛋白质多、含不饱和脂肪酸多的食物。如各种植物油及干果、鱼虾、牡蛎等水产品富含不饱和脂肪酸，禽类、牛奶、鸡蛋、鱼、黄豆及其制品等则富含优质蛋白。蛋白质不但能补脑，而且也有益于明目，由于蛋白质是组成细胞的主要成分，组织的修补更新需要蛋白质，所以多补充蛋白质有助于眼睛疲劳的恢复。

（2）适当摄入含糖类的食物：脑组织有较好的血脑屏障，通常只有葡萄糖才能通过，所以糖在机体内被分解成葡萄糖后，随血液循环供给脑细胞，成为脑组织活动的能源，所以含糖类的食物也必不可少。但由于脑力劳动者不宜摄入过多能量，而且甜食会影响眼睛的健康，所以摄入谷物等单糖类食物更佳。

（3）补充相应的维生素和矿物质：由于 B 族维生素可以增强脑及神经细胞的功能，维生素 D 可以提高神经细胞的反应速度，维生素 E 可以有效防止脑细胞的衰老，适当补充富含维生素的食物来补脑也是必要的。

缺钙容易使眼睛巩膜的弹性减退，晶状体内压升高，眼球前后径变长，再加上角膜、睫状肌也可发生病变，易造成视力下降或近视，维生素 D 有利于钙的更好吸收，所以多摄入富含钙和维生素 D 的食物，如乳类、豆类、菌类、干果及海产品等。维生素 A 缺乏不仅角膜易于干燥，而且严重的还会出现角膜软化，导致视力减退，甚至失明；维生素 C 缺乏可使晶状体变混浊，视力减退，所以平时还得多食用一些富含这类维生素的食物。动物肝脏、乳类、蛋黄等富含维生素 A，各种新鲜蔬果则富含维生素 C。为了保证平日的饮食能达到补脑明目的要求，饮食一定以新鲜、多样、荤素搭配为主。

（4）适宜的药膳养生：脑力劳动者还可以适时地选择一些药膳，以达到补脑明目、舒筋通络的目的。

针对视力疲劳，可以选用黑豆 600g，核桃仁 600g，牛奶、蜂蜜适量。黑豆炒熟磨成粉，核桃炒微焦去衣捣成泥，每天早晨将以上两味各一匙，蜂蜜 1 匙，冲入煮沸过的牛奶中。

针对视力减退，可以选用猪肝 200g，鸡蛋 2 个，葱白 8 段，精盐适量。将猪肝煲汤，熟后加鸡蛋、葱白再煮片刻，加精盐调味食用。

针对神经衰弱，可以选用瘦猪肉 250g，莲子 30g，百合 30g 放入砂锅中煮熟，再加葱、姜、味精、精盐适量。可分三次食用。也可选用黑芝麻 250g，核桃仁 250g，红糖 500g。先将红糖放入锅中，加水少许，熬成稠膏，再加入炒熟的芝麻、核桃仁调匀，趁热将其倒入表面涂过香油的大锅内，凉后压平切块，随意食用以补脑明目。或选用枸杞子 50g，水煎或沸水浸泡，分次当茶饮。

防治颈椎及其软组织问题，可选用葛根 15g，赤小豆 20g，粳米 50g。将葛根加适量水煎煮后，去渣取汁倒入赤小豆、粳米中煮粥，每日早晚各服 1 次。或选用当归 6g，伸筋草 15g，鲳鱼 1 条加水适量炖煮后，饮汤食用。

防治腰椎及其软组织问题，可选用老桑枝 60g，老母鸡 1 只，盐适量。将母鸡去毛及内脏后洗净，桑枝刷洗干净，切成小段，加水适量与鸡同煮，待鸡烂汤浓时，加入盐调味，饮汤食肉。或选用鹌鹑 1 只，枸杞子 30g，杜仲 9g。将鹌鹑去毛及内脏，与后两味加水同煮至鹌鹑熟，饮汤食肉。

如涉及教师等用嗓较多的职业，还可选用萝卜 300g，桔梗 10g，植物油、盐、味精等适量。萝卜洗净后切丝，同桔梗放入加有适量植物油和水的锅内，煮开后加盐适量，味精调味即可食用。或选用胖大海 2 枚洗净后，和蜂蜜适量装入杯内，加开水浸泡 3 ~ 5 分钟，再将蜂蜜搅匀后饮用。

3. 推拿养生

推拿以手法刺激身体的经络或穴位，不但可以达到活血化瘀、舒筋通络的目的，而且也可以使大脑放松、眼睛明亮。推拿不但能明显缓解局部肌肉的疲劳，减少脊柱的损伤，而且能通过镇静安神的手法解除大脑及身体的疲劳。养生的推拿手法可以由医生来做，也可以由脑力劳动者选择一些简单的眼保健操，以及其他头面、颈项、肩背部的手法自己来做。

十指梳头法：两手十指分开，微微弯曲，以指腹当梳，从前发际一直向后梳到后发际，可往返 20 次。梳头后，以十指指尖轻轻往返击打头部。

刮抹眼眶：以两手食指屈曲，以其近侧第二节的内侧面紧贴前额印堂，由眉间沿眉向两侧刮抹，然后由睛明沿下眼眶向两侧刮抹，往返 20 次，并可在前发际和眉毛间自上而下来回刮抹数次。或分别按揉眼睛周围的攒竹、睛明、四白等穴 20 ~ 50 次。

指揉太阳穴：以两手拇指或中指指腹按揉双侧太阳穴 50 ~ 100 次，按揉的力度以感酸胀为宜。

按揉风池：以两手拇指指腹按揉风池 50 ~ 100 次，以酸胀为宜。还可配合按揉风府穴 20 ~ 50 次。

拿揉颈肩：一手放于颈后，并以四指指腹和掌跟部相对，以四指指腹沿颈后上下交替按揉颈椎两侧的肌肉数次，然后拿之。继而，以一手放于对侧肩上，以四指指腹和掌跟部相对，用力拿肩部肌肉数次。最后可微握拳，轻轻叩击两侧肩部，并逐渐向下移至手臂，往返数次。

拿揉腰背：两手分别放于髂嵴上方的腰背部两侧，拇指在前，四指在后，以虎口用力，指腹按揉数次，然后四指并拢，以四指指腹上下擦脊柱两侧的膀胱经 10 次，最后两手握空拳，以拳眼上下来回叩击数十次。

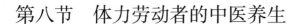

第八节 体力劳动者的中医养生

一、工作特点

体力劳动过程中以筋骨肌肉活动为主，其特征是能量消耗多，且物质代谢旺盛。虽然工作是以"动"为主，但劳动毕竟不同于运动，不同工种的体力劳动者在工作时，身体常需保持一定的体位，采取某个固定姿势或重复单一的动作，局部的肌肉长时间地处于紧张状态，久而久之便可引起劳损。同时，工作环境中常常存在一些有害的物理和化学因素，所以职业病的患病率较高。

二、养生方法

体力劳动者的养生一方面需要通过合理的膳食以保证充足的能量，另一方面还应特别注意锻炼，以防治肌肉和骨骼的损伤。根据不同的工种，采取相应的方法积极防护工作中的危害，对于减缓职业病的发生非常重要。

体力劳动者常可通过适宜的防护措施，有针对性地锻炼和合理的膳食，以达到养生的目的。

在工作中认真执行劳动保护措施，是体力劳动者预防职业病最重要的方法。例如，在高温的工作环境中加强隔热散热，穿着宽松、透气的工作服；低温环境下注意保暖；噪声环境中坚持使用护耳器；常接触放射性或有毒有害物质的劳动者穿戴好个人防护用具，严格遵守操作规则，避免放射性物质的污染或毒物的吸收。

如工作中需要长时间站立，则应尽量穿平跟或低跟鞋，以使全脚掌平均受力，腰椎负荷减轻，减轻肌肉骨骼的劳损；还可在下肢套上弹力护腿或穿弹性丝袜，促进下肢的血液循环，以缓解腿部的疲劳，预防静脉曲张。

以体力劳动为主的人群一方面体力上需要良好的休息，另一方面同样需要一定强度的体育运动和充分的思维活动。

1. 适时休息

由于体力劳动者在工作时消耗体力较多，而且工作环境还常常对身体有一定的负面影响。所以，首先应注重工作间隙时的休息，以补充体力，并且尽量远离高温、噪声、粉尘或其他有毒有害的工作场所。长时间站立后，休息时要先活动下肢，或者可以躺下将腿抬高，以促进血液循环，预防静脉曲张。如果是坐位为主、重复性动作的劳动，可以参考脑力劳动者工作间隙时的休息方式，同时可以做一些抻拉肌肉的动作。

工作之后，应有一定自我放松的时间，如下班后可以听音乐、跳舞、温水浴等，或做自我推拿。室内或井下工作者要加强户外活动，多晒太阳。

充足的睡眠可以放松心情、缓解筋骨的疲劳与紧张，这对于夜班劳动者尤为重要。若夜班劳动者在白天未能保证足够的睡眠时间，在夜班工作中就会昏昏欲睡，事故随时都有可能发生，睡前吃点清淡饮食、热水泡脚将有助于睡眠。

2. 辨体运动

不同工种的体力劳动者常采用不同的固定姿势、体位或动作，这样往往使身体的某一部分肌肉因持续收缩而劳损，而另一部分肌肉却因相对少动而出现废退，身体的肌群不能得到均衡发展，所以体力劳动者应根据工种对身体所造成的影响，选择有针对性的运动健身。

一般来说，工作中需要长时间的坐或持续的弯腰，都容易引起腰肌劳损和腰椎病变，运动则应针对腰背和腹部肌肉等核心肌群，如游泳或腰背肌和腹肌的锻炼。而长时间站立导致下肢静脉回流不畅，易发生下肢静脉曲张，所以运动则可选择下肢活动为主的跑步、快走或骑车。如果是既消耗体力又容易使神经紧张的工种，如司机、连续流水作业的工人等，则应选择以放松肌肉和神经为主要目的的运动，如太极拳、健身气功、广播体操、步行等。如果从事的是重体力劳动，因工作过程中体力消耗大，平时则可做轻缓的医疗养生体操等，以达到活动全身、舒筋通络的目的。

3. 适当用脑

古代养生家说"神强必多寿"，强调脑力劳动对于人体的健康长寿是不可缺少的。人体的脏腑器官都是用进废退的，所以脑力劳动较少的体力劳动者就可以在工作之余下棋、看书等有意识地动脑筋、增强记忆力；也可以结合职业特点选修园艺、烹调等课程来丰富自己的文化生活，达到怡情益智的目的。

4. 合理膳食

体力劳动者因工作过程中能量消耗大，所以膳食中应提供足够的热量，以保证

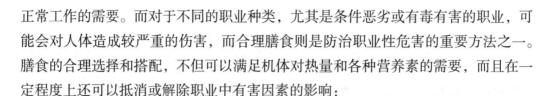

正常工作的需要。而对于不同的职业种类，尤其是条件恶劣或有毒有害的职业，可能会对人体造成较严重的伤害，而合理膳食则是防治职业性危害的重要方法之一。膳食的合理选择和搭配，不但可以满足机体对热量和各种营养素的需要，而且在一定程度上还可以抵消或解除职业中有害因素的影响：

（1）粉尘环境下作业的膳食：粉尘是指直径很小、飘浮在空气中的固体颗粒物质，是一种空气污染物。粉尘可以通过呼吸道、皮肤、眼睛等进入人体，以呼吸道为主要途径。所有粉尘对身体都是有害的，不同特性的粉尘导致的损害不尽相同。粉尘对呼吸系统损害最大，包括尘肺、呼吸系统炎症和肿瘤；粉尘刺激皮肤或堵塞皮脂腺，会引起皮肤皲裂、毛囊炎或痤疮等；某些粉尘还会损伤结膜及角膜，引起结膜炎和角膜混浊。所以，长期在粉尘环境下作业的工人，一定要加强个人防护，同时重视膳食的合理搭配，有效缓解粉尘所带来的损伤。

①摄入足量的优质蛋白质：鱼、瘦肉、蛋、奶制品等都是优质蛋白的良好来源，足量的摄入可以提高作业者的抵抗力，增强吞噬细胞的活性，防治肺部疾病。

②增加维生素的摄入量：应多摄入新鲜的蔬菜和水果，以保证各类维生素A、B、C、D的含量，提高机体的免疫力和抵抗力。

②减少脂肪的摄入：摄入脂肪过多，会增加肺尘的蓄积，促进肺的纤维化，所以作业者不宜摄入过多脂肪，且宜多食植物油。

③增加具有吸附或排尘作用的食物摄入：宜多食猪血、黑木耳。猪血中的血浆蛋白被人的胃酸分解后，产生一种可以解毒润肠的物质，可洗除消化道中的粉尘，从而防止粉尘对消化道的危害。黑木耳则具有清除胃肠道中的外来毛绒状物质的特性。此外，还应多选具有清热利尿、润肺祛痰作用的食物，如绿豆、百合、藕、莲子、鸭梨、冬瓜、西瓜等；还可多食具有化痰、软坚、散结的海带、紫菜等。同时需要戒烟酒，忌食辣椒等辛辣刺激性食物。

④选择适宜的药膳：防治尘肺可选用白萝卜150g，荸荠150g。将白萝卜、荸荠分别洗净，去皮，每日早晚各用1次，直接嚼服。还可选用萝卜150g，白茅根150g。将两味分别洗净捣烂，绞取汁液服下。防治慢性结膜炎，可选用海带30g，草决明15g。先将两味切段，一同放入锅中，加清水适量，煨汤，熟后去药渣，饮汤食海带。或用羊肝100g，谷精草15g，杭菊花10g。先将羊肝洗净切片，与后两味一同放入锅中，加清水适量煎汤，饮汤食羊肝。

（2）接触化学毒物作业的膳食：工作过程中接触的有毒、有害物质进入机体后，大多数经肝脏代谢减毒后排出体外，一部分毒物可以通过肾脏随尿排出，出汗也有助于毒物的排出。

①多喝白开水：白开水可以稀释毒素在组织中的浓度，加快其代谢速度，促进毒素及时从尿液中排出体外。

②增加优质蛋白质的摄入：蛋白质是肝脏内多种酶的组成部分，也是修复受损的肝细胞的主要原料，增加蛋白质的摄入有助于提高肝脏的解毒能力，以食用乳制品、鱼、蛋、瘦肉类等动物性食物为宜。牛奶中含有大量的钙，钙与铅在人体代谢过程中有竞争作用，摄入钙有助于抑制铅的吸收。此外，鲜牛奶中含有大量的乳清蛋白，其中含有丰富的胱氨酸，这是人体必需物质——谷胱甘肽的前体物。谷胱甘肽是谷氨酸、半胱氨酸和甘氨酸构成的三肽化合物，能与体内的铅结合，形成水溶性化合物，经肾脏排出体外，从而降低铅在血液中的浓度，因此喝牛奶具有排铅效果。此外，酸奶同样有排铅效果。

③增加维生素和矿物质的摄入量：新鲜的蔬菜和水果富含维生素和矿物质，有利于增强机体的解毒功能，同时果蔬中的植物纤维、果胶等成分，可促进体内毒物的排出。如果榨汁饮用还有利尿、促进毒素从尿液排出的作用。常接触磷及其化合物者，要多食富含维生素 C 的新鲜蔬果。常接触锰者，要多食富含铁质的蔬果，如菠菜、芹菜等。常接触氰化物者，可多食些富含糖类的甘蔗、甜菜等蔬果。常接触汞者，可多食胡萝卜。此外，应在平时的饮食中多加些绿豆汤及绿豆制品，因绿豆有利尿解毒的作用。硒、铁、钙等矿物质能减少机体对有毒金属的吸收，并促使其排出体外。

④选择适宜的药膳：为增加毒素的排出，可选用海带 150g，荸荠 150g。将两味洗净后一同放入锅内，饮汤食用，每日 1 次。或选用木耳、银耳各 10g，冰糖 30g。将木耳、银耳用温水泡发，拣去蒂及杂质，洗净放锅内，加水煎煮，再加入冰糖即可，饮汤食用。

⑤适当限制脂肪的摄入量：高脂膳食会导致毒物在小肠内吸收增加，因此，应适当限制脂肪的摄入量。

（3）噪声环境下作业的膳食：在生产环境中，噪声的主要来源是各种各样的机电设备，尤其是动力设备。噪声会损害听觉器官，而且对听觉系统以外的其他器官或系统也有影响，如神经、心血管和消化系统。噪声对人体的危害大小，主要取决于其强度、持续时间和频谱。长期接触强噪声后，可出现耳鸣、听力下降，甚至耳聋；也会出现头昏、头痛、心悸及睡眠障碍等神经衰弱症状；还可出现心率异常、血压不稳或食欲下降、腹胀等胃肠功能紊乱。在噪声环境中，机体对多种氨基酸和 B 族维生素的消耗增加。

①增加优质蛋白和能量的供给：适当增加蛋白质和能量的供给，有助于加强神

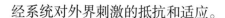

经系统对外界刺激的抵抗和适应。

②增加维生素和矿物质的供给量：首先要补充富含 B 族维生素的食物，如小麦胚芽、大豆、花生、黑米、猪肉、鸡肝、鱼类、奶制品、坚果、菠菜等。多摄入富含维生素 C 的新鲜蔬菜和水果。维生素 A 和维生素 E 可减轻噪声对内耳的损伤，也应适当增加摄入量，如动物内脏、禽蛋、坚果等食物。同时，应加强富含锌、铁、铜等微量元素食物的供给，如米糠、黑芝麻、核桃等。一般来说，不偏食，多食杂粮、果肉蔬菜等，对于保证充足的维生素和矿物质的摄入非常重要。

③摄入适宜的药膳

防治耳鸣：可选用牛肝 120g，枸杞子 20g。将牛肝洗净切成片，开水烫一下，枸杞子洗净，放入砂锅内，加水适量，先用武火煮沸，再用文火煎煮 30 分钟，将枸杞子捞起后，再放入牛肝片煮熟，饮汤食用。或选用母鸡 1 只（2000g 左右），枸杞子 15g，料酒、胡椒粉、姜、精盐各适量。母鸡宰杀去毛、内脏后洗净，将葱切断、姜切片，母鸡放入锅内，用沸水汆透，捞出用凉水洗净、沥尽水分，把枸杞子放入鸡腹内，腹面朝上置于锅内，加入清汤、葱姜、盐、料酒、胡椒粉，加盖旺火蒸 2 小时，佐餐食用。

防治神经衰弱：可选用小麦 60g，甘草 15g，红枣 10 个，水煎饮服。或瘦猪肉 250g，莲子 30g，百合 30g 放入砂锅中煮熟，再加葱姜盐适量调味，饮汤食用。也可用莲子肉 30g，粳米 200～300g。莲子去皮、心，煮烂熟捣细，与粳米一起煮成稀稠粥。每日 1 次，分 2 次食用，有益肾固涩、养心安神的功能。具体可以参考食疗药膳部分。

由于长期的噪声容易导致的耳鸣、耳聋多为虚证，所以可多食用补肝益肾的食物，如猪肾、猪肝、骨头汤、枸杞、核桃仁、黑芝麻、黑豆、、韭菜、芹菜等；而噪声还容易导致胃肠功能的紊乱和神经衰弱，所以还可多选择一些健脾和胃和镇静安神的食物，如山药、芡实、蜂蜜、莲子、红枣等，饮食宜清淡易消化。

（4）振动环境下作业的膳食：工作中的振动可作用于人体的局部或全身，作用于局部的主要涉及使用风动工具和研磨用具等，而作用于全身的主要为驾驶或操作交通运输工具和农业机械等。振动过程中常常伴随噪声。

工作中长期接触振动可对机体产生不良影响，可引起多个系统的功能紊乱。其中，神经系统对振动最为敏感，常出现皮肤感觉的下降、自主神经功能紊乱等。同时，还会出现注意力不集中、易疲劳、神经衰弱等。全身振动会引起过度换气，心率异常，血压升高等。振动可抑制消化液的分泌和胃肠的蠕动，甚至发生胃下垂等；会使手部肌肉萎缩、握力下降，全身肌肉紧张、疲劳，骨质增生或疏松，甚至关节变形等。头部的振动还容易导致恶心、呕吐、头晕。振动常常与噪声同时存在，可加重对听力的损害，等等。

由于振动常常伴随噪声，所以在振动环境下作业的人群，一方面需要参照噪声作业人群的饮食，另一方面还需做到以下几点：

①摄入足量优质蛋白：振动会使血红蛋白及白蛋白量下降、尿氮排出增加，机体出现负氮平衡，所以增加优质蛋白的摄入有利于防治振动损伤，动物性蛋白比植物性蛋白更好。

②保证充足的维生素：全身振动常使血液中维生素 C、维生素 PP、维生素 B_1、B_2 的含量均下降，所以多食用富含上述维生素的食物，有利于预防振动损伤。提高维生素 E 的供给量，以预防因振动而引起的肌肉的萎缩和营养不良，可选用动物内脏、花生油和葵花籽油，亦可口服维生素 E 丸；增加维生素 A 的供给量，可减轻振动对听觉的损伤。

③摄入适宜的药膳：防治肌肉萎缩，可选用猪蹄筋 100g，鸡血藤 50g，红枣 10 枚，精盐适量。将蹄筋放入水中浸泡一夜，翌日用开水再浸泡 4 小时，再用清水洗净，同鸡血藤、红枣放入砂锅内，加适量开水煎煮。煮沸后，用中火煮至半碗汤汁时，再加入精盐调味，饮汤食用蹄筋。也可选用黄芪 50g，党参 50g，红花 15g，桂枝 15g，鸡血藤 50g，低度白酒 500g。将前五味浸入白酒中，密封，14 日后开封饮服，每次 15～25g，每日 2 次。

（5）高温环境下作业人员的膳食：一般认为，高温作业即在有一定热源的生产场所中的作业，这类工作场所可能为高温强热辐射（如炼钢厂）、高温高湿（如井矿）和夏季露天（如建筑工地）等不同的环境。在高温环境下作业时，气象条件和劳动强度共同影响人体的体温调节。高温环境中，人体主要通过两种方式增强散热以维持正常体温。一方面，皮肤血管扩张，血流量增加，皮肤温度升高，通过辐射和对流使散热增加；另一方面，汗腺分泌增加，汗液蒸发使人体散热增加。但由于人体的体温调节能力是有限的，当人体受热、产热量持续大于散热量时，易使体内蓄热过度而致中暑性疾病。高温作业时，人体大量出汗，体内的水分、矿物质和水溶性维生素大量丢失；尿液浓缩，肾脏负担加重，导致肾功能不全，尿中出现蛋白、红细胞等；消化液分泌减少，胃肠功能下降，诱发胃肠道疾病；循环系统处于高度应激状态，易诱发心血管疾病。

①及时补充水和无机盐：高温作业中，必须及时补充水和无机盐。由于汗液中的无机盐除氯化钠外，还含有钾、钙、铁、镁，以及氯、磷酸根等阴离子，所以要根据出汗情况有针对性地补充这类物质。可以服用包含钾等多种电解质的无机盐

片，或饮用富含这些无机盐的饮料。饮料的温度以 10℃左右为宜，以避免过热增加出汗，过冷造成胃肠强烈的刺激。宜少量多次饮用，避免饮水过量而加重心肾的负担。由酸梅、陈皮和山楂等煎煮而成的饮料，不但可以补充水分，而且还能补充无机盐、维生素和糖分，可起到生津止渴的作用。

膳食中可以提供氯化钠和各种无机盐，如富含钾、钙的蔬菜，富含钾、镁的谷类、豆类和肉类，含锌丰富的牡蛎、肉类、肝脏、蛋类，含铁丰富的动物肝脏、瘦肉等，所以高温作业者的平日膳食中可以选择配用。

②适当增加蛋白质的摄入：由于失水和体温增高均能引起蛋白质分解代谢增加，大量出汗会丢失一定量的氮，所以要增加蛋白质的摄入。牛奶、瘦肉、蛋、鱼、豆类及豆制品等都是优质蛋白的良好来源。但蛋白质摄入量不宜过多，以免加重肾脏负担，尤其在饮水受限的情况下。

③增加碳水化合物和维生素的供给量：高温作业使人体的代谢率增加，体温、心率、肺通气等均有增加，所以热能需要量也增加，但膳食应选择清淡而易消化的食物，少吃或不吃甘肥厚腻之物，所以补充足量的碳水化合物最佳。高温下的维生素 A、B$_1$、B$_2$ 和 C 的需要量都增加，膳食中应多配一些含上述维生素较多的食物。含维生素 B$_1$ 较多的食物有小麦、小米、豆类、瘦猪肉等；含维生素 A 和 B$_2$ 较多的食物有动物肝脏和蛋类；含维生素 C 较多的食物为各种新鲜蔬果。补充硫胺素和核黄素能有利于恢复高温作业者的体力，并明显提高机体对于高温的耐力。但由于膳食中的营养不易达到高温下的需要量，所以还可适当服用一些维生素制剂、强化饮料或强化食品等。

④适当饮用解暑降温之饮：可选用一些具有清热祛湿、解暑降温的食疗方。如选用绿豆 120g，洗净后加水适量煎汤煮烂，加入白糖适量，晾凉后饮汤食用；或选用绿豆衣、白扁豆衣各 5g，水煎代茶饮，每日 1~2 剂，有清热祛暑、利湿的作用；金银花、绿豆各 100g，水煎饮汤，每日 1 剂，有解暑清热、预防中暑的功效等。

（6）低温环境下作业人员的膳食：低温作业一般指长期在局部低温的环境（如冷库）或常年气温在 10℃以下的环境（如高寒地区）中工作。人在低温环境作业时，皮肤血管收缩使皮肤散热减少，心率和呼吸略有增加，收缩压和舒张压轻度上升，肾上腺素和甲状腺素的释放增加，促进蛋白质和其他物质代谢。

①提供充足的能量：人在寒冷条件下，热能消耗增加，适当地增加脂肪、糖类和蛋白质的摄入，适当提高脂肪类食物的比重，对机体防寒有积极意义，而且高糖还能在短时间内使低温耐力增加。

②增加维生素和矿物质的摄入量：低温作业下，各种维生素的消耗量增加。而

且，维生素A、C可增强人体的耐寒能力，维生素B_1、B_6、PP还有助于人体对低温的耐受。低温环境下的代谢增多，血钠、钙、钠、镁、锌等均有不同程度的下降等。所以，尽量多食用一些营养价值高的新鲜瓜果和蔬菜。

③适当增加温补之品：可以多食用牛肉、羊肉、狗肉、桂圆等具有温补作用的食物。同时，在食物烹饪中，可以加入适量的花椒、肉桂及茴香等温热的佐料，以促进人体血液循环，提高机体的御寒能力。而寒凉的果蔬如柚、梨、柿子、苦瓜、藕等可尽量少吃。可选用羊肉150g，大蒜40g，虾米300g，盐适量。羊肉洗净切片，与虾米、大蒜同煮，肉煮熟后加盐调味，饮汤食用。也可选用狗肉250g，粳米100g，核桃仁50g，料酒、葱姜末、盐、香油适量。将狗肉洗净用清水泡透、切细、放锅中，再加料酒、其他调料及适量清水，肉煮熟烂后捞出，捣烂与淘净的粳米、核桃仁一同放入锅内至米熟，加入香油即可食用。

（7）高原作业人员的膳食：高原地区具有气压低、氧气不足、寒冷干燥和紫外线辐射强等特点。高原作业时，机体容易缺氧，并通过增加呼吸频率、心输出量，以及红细胞和血红蛋白的含量而增加对氧的摄取。但呼吸过快，二氧化碳呼出过多，易造成血液酸碱平衡失调，发生血碱过多，甚至碱中毒。缺氧还会引起胃肠道反应，出现食欲减退、恶心、呕吐、腹痛、腹胀等症状，并逐渐出现多种营养素缺乏症。海拔越高，气温越低，空气越干燥、稀薄，日照越强，紫外线辐射也越强，对人体健康的影响也越大。

由于高原大气压下水的沸点低，所以烹饪各类食品时需延长加热时间，特别是大块肉、甘蓝和豆类等。对于不易煮熟的食物，在烹调前要将其切小、切碎；硬食品，如干豆、坚果、干菜和谷米类，应先浸泡，再进行制作。

①增加热能供给：高原作业会使热能消耗增加，所以需要增加热能供给。高原环境会使糖原分解和异生作用加强，葡萄糖利用加强，而进食高糖饮食能提高缺氧耐力；高原环境使机体蛋白质分解增加，合成减少，出现负氮平衡，故应增加蛋白质摄入量，纠正负氮平衡。虽然高原环境对脂肪有较高的吸收和利用率，但由于脂肪氧化不全的产物——酮体会在体内大量生成，使机体耐力下降，所以脂肪供给需适量。

②增加维生素和铁的供给：很多维生素对高原缺氧的适应均有利，如维生素A、C、E、叶酸及B族维生素等。高原环境会使维生素消耗量增加，导致机体耐缺氧能力下降；铁的主要生理功能是参与氧的运输与交换，是血红蛋白的重要成分，所以铁的供给量应当充足；铜能促进人体铁的吸收和利用，故在补铁的同时还应补铜。所以要多摄入富含各种维生素的新鲜谷蔬果肉和含铁丰富的食物。

③适当增加酸性食物：高原作业中的机体由于缺氧而过度换气，呼出的二氧化碳

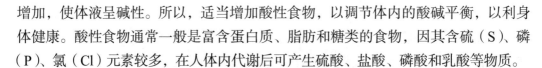

增加，使体液呈碱性。所以，适当增加酸性食物，以调节体内的酸碱平衡，以利身体健康。酸性食物通常一般是富含蛋白质、脂肪和糖类的食物，因其含硫（S）、磷（P）、氯（Cl）元素较多，在人体内代谢后可产生硫酸、盐酸、磷酸和乳酸等物质。

④摄入适宜的药膳：针对食欲不振，可选用糯米粉、米粉、白糖各250g，茯苓、山药、芡实、莲子各120g。后四味药焙干为末和匀，与前三味一起拌匀，做饼蒸熟服用。每日1~2次，空腹食用，以适量为宜。也可选用炒谷芽、陈皮各10g，鸡内金5g，水煎饮服，每次1剂，每日可用1~2剂。减少紫外线对人体的辐射损伤，选用瘦猪肉100g，鲜蘑菇250g，植物油、盐、胡椒适量，猪肉洗净切片，用植物油把猪肉片炒至发白，放入洗净撕成块的蘑菇，然后加入调料，煮至肉熟汁稠，佐餐食用。

（8）高频、微波作业人员的膳食：作业中经常接触高频电磁场和微波辐射，如高频热处理、微波食品加工、医学理疗等。较大强度的无线电波对机体主要引起中枢神经系统的机能障碍，可表现为头昏、乏力、记忆力减退、睡眠障碍等神经衰弱的症状。此外，还可能有自主神经功能紊乱，主要影响心血管系统，常常以副交感神经反应占优势。微波对人体的眼睛伤害最大，可引起晶体老化，甚至白内障；其次为睾丸和皮肤（尤其大强度下），而且还可使红细胞和血小板数量下降。

①摄入高蛋白、高维生素、高铜铁的饮食，以增强体质。特别应补充富含肌醇、B族维生素及叶酸的食物，如动物内脏、奶、蛋、肉、青豆、洋葱、菠菜、花生等。

②多摄入益气养血、滋肝明目的膳食：为防治白内障，可选用鸡蛋2个，桑寄生5g，冰糖适量。蛋煮熟后去壳，加桑寄生适量，清水3碗，熬至1碗，再加冰糖调味后食用。或选用牛肝200g，苍术15g，共煎汤，去苍术饮用。可选用枸杞子50g，水煎，分次当茶饮，防治神经衰弱和视力障碍。或用甘草9g，小麦24g，红枣5枚，瘦猪肉90g，盐适量。上述各味洗净，红枣去核，猪肉切成块，加适量水煮1小时，加盐调味，佐餐食用。

（9）接触电离辐射作业人员的膳食：电离辐射广泛应用于医学、工业等领域，受各种电离辐射源照射而发生的损伤或疾病，统称为放射性疾病。其包括全身性的急、慢性放射病，局部性的急、慢性放射性皮炎、辐射性白内障，以及白血病等远期的放射性损伤。电离辐射还会引起细胞化学平衡的改变而致癌变，也可引起细胞遗传物质的损伤或变异，甚至影响下一代，出现先天性畸形、白血病等。长期接触电离辐射的作业人员可能出现慢性放射性疾病，头昏、乏力、记忆力减退、睡眠障碍、食欲减退、心悸、气短等症状常见，白细胞数常有波动。长期接触电离辐射的人员可采用"三高一宜"的饮食原则，即高蛋白、高糖、高维生素及适宜的脂肪饮食。

①增加热能的摄入：电离辐射常使机体的热能摄取量大大下降而难于满足自身

需要，组织将进一步分解破坏，而使放射损伤加重，所以应及时补充高热量的膳食以减轻组织的分解破坏。

②增加优质蛋白的摄入：电离辐射下蛋白质的合成受抑制，而分解和破坏加强。优质蛋白质膳食可增强机体对射线的耐受性，改善照射后蛋白质的代谢，所以应提供足量优质的蛋白质，特别是动物肝脏、乳类、蛋类等动物性蛋白质。

③增加高糖食物的摄入：电离辐射可使肝脏及肌肉内的糖原代谢受到破坏，糖原的生成及贮存受损，使血液中的乳酸增加，并伴有胰岛素的活性下降。高糖有利于减轻电离辐射下的损伤，果糖效果最好，其次为葡萄糖，所以应及时补充果糖、葡萄糖及胰岛素。

④脂肪摄入适宜：电离辐射下，人体的脂肪代谢有一定变化，血液中的胆固醇、磷脂增高，但不饱和脂肪酸对辐射损伤有一定的防治作用，所以脂肪摄入量宜低，而且主要以不饱和脂肪酸为主，其中植物油中必需的不饱和脂肪酸含量高，抗辐射作用较好，应多摄入。

⑤增加维生素的摄入：维生素 C、B_1、B_2、B_6、PP 含量降低，叶酸能减轻血液系统的损伤，所以应该增加富含维生素的膳食。

⑥摄入适宜的药膳：防治慢性放射病，可选用乌骨鸡 1 只，黄芪 50g，鸡血藤 50g，葱姜、盐、料酒适量。乌骨鸡去毛和内脏后洗净，其他各味和调料等放入鸡腹内，并用线捆好，置碗中蒸熟，分 3 ~ 5 次吃完。或选用红枣 20 枚，党参 15g，加适量水煮开后饮汤食用。

5. 推拿养生

推拿以手法刺激相应的穴位和经络，以活血化瘀、舒筋通络，达到防治软组织损伤的目的。养生的推拿手法可以根据自身的条件，是选择由医生来做，还是自我推拿。

如果是工作中常采用某些固定的姿势、体位或动作，则可以一方面适度牵拉相关肌肉，然后在工作之余用手法做局部的放松，以达到缓解肌肉紧张、促进血液循环的目的；也可配合刮痧、艾灸养生操作的内容进行防治。

6. 功法养生

体力劳动者因工作过程中能量消耗大，所以锻炼选择以运动量小、动作缓和的传统功法最为适宜。中医传统功法改编的健身气功之易筋经、八段锦等功法的锻炼能有效地牵拉到相关的经络，从而达到疏经通络、活血舒筋的目的。此外，再做几组抗阻力的动作，可以增强血液循环和肌肉的力量，以提高肌肉的质量，适合工作的需要。

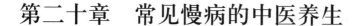

第二十章 常见慢病的中医养生

第一节 心血管系统疾病

冠状动脉粥样硬化性心脏病

【概述】

冠状动脉粥样硬化性心脏病（coronary atherosclerotic heart disease，CHD）指冠状动脉粥样硬化，使血管腔狭窄或阻塞，或（和）因冠状动脉功能性改变（痉挛）导致心肌缺血缺氧或坏死而引起的心脏病，简称冠心病。冠状动脉粥样硬化性心脏病是动脉粥样硬化导致器官病变的最常见类型，亦是严重危害人类健康的常见病。

本病属中医学"胸痹"范畴。最早见于《内经》"卒心痛""厥心痛"。《金匮要略·胸痹心痛短气病脉证治》中正式提出"胸痹"病名，并对其临床表现、病因病机及治疗进行了较为详细的论述。《圣济总录·胸痹门》《太平圣惠方》《玉机微义》《医林改错》等中医学专著对本病的病因、病机及治疗也均有不同程度发展。

【诊断标准】

2010 年卫生部发布的《冠状动脉粥样硬化性心脏病诊断标准》：

1. 稳定性心绞痛

（1）典型心绞痛症状的发作特点，结合患者存在的心血管危险因素，除外其他原因所致的胸痛。

（2）胸痛发作时的心电图缺血性 ST-T 动态改变，或心电图运动负荷试验为阳性改变。发作时，心电图检查如能发现以 R 波为主的导联中，ST 段下移，T 波低平或倒置，症状缓解后能逐渐恢复者有助于正确诊断。对于心电图无改变的患者可进行心电运动负荷试验，如负荷试验能诱发心绞痛或心电图缺血性改变亦可诊断。

（3）对于诊断困难的存在心血管危险因素的中高危患者，症状不典型可考虑冠状动脉 CTA 和（或）冠状动脉造影检查。

2. 非 ST 段抬高急性冠状动脉综合征

（1）典型的缺血性胸痛等临床表现。

（2）典型的缺血性心电图改变（新发生或一过性 ST 段下移 ≥ 0.1mV，或 T 波倒置 ≥ 0.2mV）。

（3）如果心脏标记物 cTnT/cTnl 或 CK-MB 水平升高，可诊断 NSTEMI。如果标记物水平没有超过正常范围时，则诊断为 UA。

3.ST 段抬高急性心肌梗死

至少有一项心肌损伤标记物（cTnT、cTnl 或 CK-MB）典型升高超过正常值上限，同时至少伴有下述情况中的一项，可诊断 STEMI：

（1）心结缺血症状。

（2）提示有新发缺血的心电图改变（新发的 ST-T 改变或新发的左束支传导阻滞）。

（3）心电图出现病理性 Q 波。

（4）有新发的存活心肌丢失或新发的室壁运动异常的影像学证据。

4. 无症状型心肌缺血

（1）动态心电图或心电图运动负荷试验发现心肌缺血。

（2）负荷核素心肌显像发现有心肌缺血的改变。

（3）超声心动图或负荷试验发现节段性室壁运动异常。

临床上需与主动脉夹层、急性肺动脉栓塞、急性心包炎等相鉴别。

【病因病机】

胸痹发生多与寒湿内侵、情志失调、饮食失度、劳倦伤神、年迈体虚等因素相关。病机分虚、实两端。实为寒凝、气滞、痰浊、血瘀痹助胸阳，阻滞心脉；虚为气虚、阳衰、阴虚及肝、脾、肾亏虚，心脉失养。

1. 病因

（1）寒邪内侵：患者素体阳虚，胸阳不振，寒邪乘虚而入，寒主收引，致使气血凝滞，抑遏胸阳，胸中阳气不能伸展，血脉瘀滞不畅而发为此病。

（2）情志失调：郁怒伤肝，肝失条达，肝失疏泄，气机阻滞，化火灼津成痰；忧思伤脾，脾失健运，津液敷布异常，凝聚成痰。气滞、痰阻，一方面使血行不畅，脉络不利，而导致气血瘀滞；另一方面可导致胸中气机不畅，胸阳不运，心脉痹阻，不通则痛，发为胸痹。

（3）饮食失度：饮食失度，嗜食肥甘厚味或饮酒过度，致使脾胃损伤，脾失健运，水湿不化，聚湿成痰，上侵心胸，痹阻心脉，胸阳不振，而成胸痹。

（4）劳倦伤神：思虑过度，暗耗心血，或肾阴亏虚，不能滋养五脏之阴，致使水不涵木，不能上济于心，心肝火旺，心火燔炽，心阴耗伤，心脉失去濡养而发为胸痹。

（5）年迈体虚：中老年人肾气渐衰，精血不足，以至心气不足，心阳不振，肾阳虚亏，不能鼓舞五脏之阳，心脉失于温煦，不畅而发为本病。

2. 病机

虽然胸痹的病位在心，但其发病与肝、脾、肾三脏功能密切相关。胸痹的主要病机为心脉痹阻，病理变化为本虚标实。此病多在中年后发生，发作时以标实表现为主，缓解期以心、脾、肾气血阴阳亏虚为常见。

【分型论治】

1. 寒凝心脉证

主要临床表现：突发心痛如绞，心痛彻背，背痛彻心，心悸气短，喘息难卧，形寒肢冷，面色苍白，冷汗淋漓，苔薄白，脉沉紧或沉细。

证机概要：寒凝心脉，心阳郁闭。

治法：辛温散寒，宣通心阳。

代表方：枳实薤白桂枝汤合当归四逆散加减。

常用药物：枳实、薤白、桂枝、厚朴、瓜蒌、当归、附子、甘草、干姜、丹参等。

加减：痰浊重者，可酌加半夏、茯苓以助消痰之力；阴寒严重者，加川乌、细辛。

2.心血瘀阻证

主要临床表现：心胸剧痛，痛有定处，甚至心痛彻背，背痛彻心，或痛引肩背，伴有胸闷心悸，缠绵难愈，可因暴怒、劳累加重，面色晦暗，舌质紫暗或有瘀斑，或暗红，苔薄，脉弦涩或促、结、代。

证机概要：心血瘀滞，经络痹阻。

治法：活血化瘀，通络止痛。

代表方：血府逐瘀汤加减。

常用药物：当归、生地、桃仁、红花、枳壳、赤芍、柴胡、川芎、牛膝等。

加减：胸痛较甚，加降香、郁金、延胡索；痛剧并伴恶寒肢冷者，加细辛、高良姜、桂枝。

3.痰浊痹阻证

主要临床表现：胸闷、心痛，痰多气短，肢体倦怠，阴雨天发作或加重；伴有纳呆便溏，恶心，咯吐痰涎，舌胖大，边有齿痕，苔白厚腻或白滑，脉滑。

证机概要：痰浊痹阻，心阳被郁。

治法：通阳化浊，祛痰宣痹。

代表方：瓜蒌薤白半夏汤合涤痰汤加减。

常用药物：瓜蒌、薤白、半夏、干姜、陈皮、白蔻仁、石菖蒲、郁金等。

加减：痰浊较甚，胸闷脘胀者，加枳实、厚朴；咳嗽痰多者，加杏仁、茯苓；痰黄、舌苔黄、脉滑数者，去薤白，加竹茹、黄芩、黄连、天竺黄、胆南星。

4.气滞心胸证

主要临床表现：心胸满闷，痛无定处，常欲太息，情绪波动可诱发或加重；可伴有脘痞胀满，得嗳气或矢气则舒，苔薄或薄腻，脉细弦。

证机概要：气机阻滞，心血痹阻。

治法：疏调气机，活血通络。

代表方：柴胡疏肝散加减。

常用药物：柴胡、枳壳、白芍、甘草、香附、川芎、陈皮。

加减：若苔腻湿重者，可加砂仁化湿；若兼见阴虚者，可加佛手、香橼等。

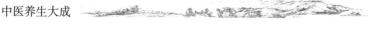

5.心肾阴虚证

主要临床表现：心痛憋闷，灼痛心悸，潮热盗汗，五心烦热，或头晕耳鸣，腰膝酸软，口干便秘，舌红少津，苔薄，脉细、数或促、代。

证机概要：心肾阴虚，心脉失濡。

治法：滋阴清热，养心和络。

代表方：炙甘草汤合天王补心丹加减。

常用方药：

加减：心悸、盗汗、心烦不寐者，加麦冬、五味子、柏子仁、酸枣仁；胸闷且痛者，加当归、丹参、川芎、郁金；阴虚阳亢而见头晕目眩、面部烘热者，加制首乌、女贞子、钩藤、生石决明、鳖甲等。

6.心肾阳虚证

主要临床表现：心悸而痛，胸闷气短，自汗，动则加剧，形寒肢冷，精神倦怠，面色㿠白，舌质淡胖，苔白或腻，脉沉、细、迟。

证机概要：心肾阳虚，心脉失于温煦。

治法：温振心阳，补益阳气。

代表方：右归饮合参附汤加减。

常用药物：红参（另煎）、制附子、肉桂、熟地、山茱萸、枸杞子、杜仲、山药、甘草。

加减：面色唇甲青紫、大汗出、四肢厥冷、脉微欲绝者，可加重红参、附子用量，并加龙骨、牡蛎。

7.气阴两虚证

主要临床表现：心胸隐痛，时作时止，胸闷气促，心悸自汗，动则喘息加剧，倦怠懒言，面色少华，舌质淡红，苔薄白，脉结代或虚细缓。

证机概要：气阴两虚，心脉失荣。

治法：益气养阴，活血通脉。

代表方：生脉散合人参养营汤加减。

常用药物：太子参、麦门冬、黄芪、当归、白芍、远志、五味子、生地黄、陈皮、肉桂、甘草。

加减：胸闷、胸痛者，加丹参、三七粉（另冲）、益母草、郁金、五灵脂。

【养生方法】

1. 一般的饮食起居调理

（1）饮食调理：清淡饮食，忌油腻，忌冷饮，忌烟酒，忌暴饮暴食。平时多食新鲜蔬菜、水果、黑木耳及豆制品；适当进食瘦肉及鱼类，少吃高脂肪的食物。

（2）起居调理：保持精神平稳，切记情绪剧烈波动。适当保暖，忌寒冷过度刺激。劳逸结合，保证充分的睡眠，避免过度劳累伤神。适当饮水，不喝浓茶及咖啡。

2. 常见的养生治疗方案

（1）针灸、推拿：可选择心俞、巨阙、膻中、内关、郄门等腧穴为基础方，结合证型合理加减，给予针刺、推拿，以疏通心脉，缓解病情。

（2）食疗药膳：杏仁可预防血小板凝结，有助于防治冠心病。苡仁属于水溶性纤维，可加速肝脏排除，从而降低胆固醇，减少冠心病相关危险因素。黄豆含多种必需氨基酸，可促进体内脂肪及胆固醇代谢。菠菜富含叶酸，能有效预防冠心病。木耳可抗凝血，还可用玉米煮粥，玉米须泡茶喝以降血压。

（3）心理疗法：通过心理干预，有效控制患者情绪，使其保持恬淡平静的心态，避免情绪的大起大落，有助于缓解冠心病的发作。

（4）体育锻炼：目前研究已证实，适当的有氧运动可有效改善冠心病患者的心输出量，提高其心率储备，加速冠状动脉侧支循环的建立，降低心脏外周负荷，是冠心病治疗的重要组成部分。常见的有氧运动包括慢跑、骑自行车、游泳、登山、打羽毛球、打乒乓球，以及健身操、广场舞、太极拳、五禽戏、八段锦、易筋经等。

胸痹的临床特征为胸中闷痛、喘息、短气、不能安卧。病位在心，与肝、脾、肾等脏腑相关。病机属于本虚标实，急性发作期以标实为主要表现，缓解期以本虚为主要表现。总体而言，本病虚实夹杂，临床治疗必须严密观察病情，准确辨证，合理论治。针灸治疗本病，无论是即刻发作，还是在缓解期，均有较好疗效，值得推广。

高　血　压

【概述】

高血压（hypertension）是一种以体循环动脉压升高为主要特征的临床慢性疾

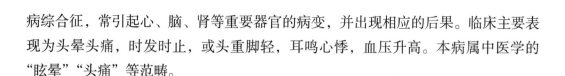

病综合征，常引起心、脑、肾等重要器官的病变，并出现相应的后果。临床主要表现为头晕头痛，时发时止，或头重脚轻，耳鸣心悸，血压升高。本病属中医学的"眩晕""头痛"等范畴。

【诊断要点】

以静息、非药物状态下2次或2次以上非同日多次重复血压测定所得平均值作为依据。目前我国采用1999年WHO/ISH的标准，即收缩压≥140mmHg和（或）舒张压≥90mmHg时，可诊断为高血压。高血压可分为原发性和继发性两大类。原因不明者，称之原发性高血压，又称高血压病，占高血压患者的95%以上；在不足5%的患者中，血压升高是某些疾病的一种临床表现，有明确而独立的病因，称为继发性高血压。

【病因病机】

中医对高血压没有专门的病名，归纳历代医家的学说，认为高血压发病与体质因素、情志因素和生活失调等因素有密切的关系。

1. 病因

（1）体质因素：高血压与体质因素有关，主要表现在先天禀赋、形体特质和发病年龄三个方面。高血压患者，大多发病与患者的先天禀赋有关，人体禀赋来源于父母，男女媾精，形成胚胎，发育成形，所以子女体质情况与禀受于父母的先天之精有密切的关系。高血压患者的体质也受父母先天之精的影响，具有家族性高血压发病特点。高血压形体特质多属于中医痰湿偏盛、肝肾阴虚或肝阳亢盛的类型，形体丰腴肥胖的人，脾气虚而多痰湿，风痰相扇，因而血压升高；形体清瘦、急躁易怒，或面色红赤，属肝肾阴虚、肝阳上亢者易患高血压。高血压发病也与年龄有关，中年以后，肾气渐衰，肾精渐亏，肝肾不足，肝阳容易亢盛，并且此时人群工作生活压力较大，所以易患高血压。

（2）情志因素：长期精神高度紧张，情志不遂，忧郁恼怒太过，肝失条达，肝气郁结，气郁化火，肝阴耗伤，风阳易动，上扰头目。正如《类证治裁·眩晕》所言："良由肝胆乃风木之脏，相火内寄，其性主动主升；或由身心过动，或由情志郁勃，或由地气上腾。"又如大喜、大悲、过度忧愁、惊恐等，七情内伤致阴阳气血及脏腑功能失调滋生本病。

（3）饮食不节：饮食不节，嗜食辛辣、肥甘油腻、烟酒；摄盐过多，水湿潴留等皆可致脾胃受损，运化失健，滋生痰湿，日久化热生火，痰火上扰；或瘀血内生，痰瘀互结，脉络不畅。《丹溪心法》提出"头眩，痰夹气虚并火""无痰不作眩"，虞抟则提出"无瘀不作眩"之说。

（4）生活失调：生活规律的改变或失于调理，同样可以引起体内脏腑气血阴阳的变化，也会导致发生高血压症。劳逸失度，过劳耗伤正气，过逸则气血滞涩不畅，皆致气血阴阳失调，脾虚失运，痰湿内生，风痰上扰；或肝肾不足，肝阳上亢，引发高血压病。如房事无度，耗损肾精，阴亏阳亢，髓海空虚，发为眩晕。正如《灵枢·海论》所言："髓海不足，则脑转耳鸣，胫酸眩冒，目无所见，懈怠安卧。"或肾阴素亏，水不涵木，肝阳上亢，肝风内动，皆会发生高血压症。

2. 病机

高血压的病因虽有上述多种，但其基本病理变化，不外虚实两端。虚者为气血不足，或气血亏虚，肝肾亏虚；实者为风、火、痰、瘀等病理因素。本病病变脏腑与心、肝、脾、肾等脏相关。心主血脉，为神明之官，心神失养，或气血涩滞。肝乃风木之脏，其性主动主升，若肝肾阴亏，水不涵木，阴不维阳，阳亢于上；或气火暴升，上扰头目。脾为后天之本，气血生化之源，若脾胃虚弱，气血亏虚，清窍失养；或脾失健运，痰浊中阻；或风阳夹痰，上扰清空。肾主生髓，脑为髓海，肾精亏虚，髓海失充；或肝肾阴亏，水不涵木，阴不维阳，阳亢于上，皆可发为高血压病。病机主要有肝阳上亢、肾精不足、气血亏虚、痰浊内蕴、瘀血阻络等方面。

本病的病性以虚实夹杂居多，气虚血亏、髓海空虚、肝肾不足等多属虚证；因痰浊中阻或痰火上蒙、瘀血阻络、肝阳上亢等属实证。风、火、痰、瘀、虚是常见的病理因素。在病变的过程中，各个证候之间相互兼夹或转化。如脾胃虚弱，气血亏虚而生眩晕，而脾虚又可聚湿生痰，二者相互影响，临床上可表现为气血亏虚兼有痰湿中阻的证候。此外，痰湿中阻，郁久化热，形成痰火为患，甚至火盛伤阴，形成阴亏于下，痰火上蒙的复杂局面。再如肾精不足，本属阴虚，若阴损及阳，或精不化气，可以转为肾阳不足或阴阳两虚之证。此外，风阳每夹有痰火，肾虚可以导致肝旺，久病入络，形成瘀血，故临床常形成虚实夹杂之证候。若中年以上，阴虚阳亢，风阳上扰，往往有中风、晕厥的可能。

现代医学认为，原发性高血压是多种因素相互作用导致的疾病。高血压患者常有心输出量增加；肾素－血管紧张素－醛固酮系统（RAAS）及细胞膜离子钠、钾协同运转功能低下和钠泵抑制等转运异常；交感神经活性增加；具有扩血管作用的前列腺素（PG）类物质（如 PGI2、PGF2 和 PGA2 等）减少；一氧化氮和内皮素

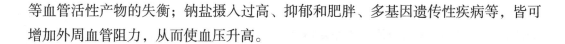

等血管活性产物的失衡；钠盐摄入过高、抑郁和肥胖、多基因遗传性疾病等，皆可增加外周血管阻力，从而使血压升高。

【分型论治】

高血压病的发生主要缘于七情六欲过度、饮食劳伤及年老体衰，病位在心、肝、脾、肾，病性有实有虚，也有虚实夹杂者。

1. 肝火上炎证

主要临床表现：以头晕胀痛、两侧为重，面红目赤，心烦易怒，口苦口干，烦躁易怒，两胁胀痛为主症；兼见耳鸣如潮、胁痛口苦、便秘溲黄等症，舌红，苔黄，脉弦数。

证机概要：肝火上炎，上扰清窍。

治法：清肝泻火，平肝潜阳。

代表方：龙胆泻肝汤加减。

常用药物：龙胆草、柴胡、泽泻、车前子、生地黄、当归、栀子、黄芩、甘草等。

加减：头痛，头晕甚，加石决明、珍珠母，以平肝潜阳；目赤耳鸣，头痛偏甚，加菊花、蝉蜕、决明子、夏枯草，以平肝息风；急躁易怒，胁肋灼痛甚，加白芍、香附、川楝子、以理气止痛；大便不爽，舌苔黄腻，加胆南星、黄连、以清热化痰；心烦，小便黄，舌红，口舌生疮，加穿心莲、石膏先煎；大便秘结，加当归龙荟丸，或加柏子仁、瓜蒌仁；目赤耳鸣，头痛偏甚，加牛膝、乳香。

2. 痰湿困阻证

主要临床表现：以头重为主症，兼见胸脘痞闷、纳呆恶心、呕吐痰涎、身重困倦、少食多寐等症，苔腻，脉滑。

证机概要：痰浊困阻，上蒙清窍，清阳不升。

治法：化痰祛湿，和胃降浊。

代表方：半夏白术天麻汤加减。

常用药物：半夏、白术、天麻、陈皮、茯苓、甘草、钩藤、珍珠母、郁金。

加减：胸痹心痛，加丹参、延胡索、瓜蒌、薤白以活血通痹；眩晕较甚，加代赭石、竹茹、生姜、旋覆花以化痰；脘闷纳差，加砂仁、豆蔻、焦三仙以健胃；耳鸣重听，加石菖蒲、葱白以开窍；烦热呕恶，胸闷气粗，舌质红，苔黄腻，加天竺黄、黄连以清热化痰；身重麻木甚者，加胆南星、僵蚕以化痰通络。

3.瘀血内阻证

主要临床表现：以头痛如刺、痛有定处为主症，兼见胸闷心悸、手足麻木、夜间尤甚等症，舌质暗，脉弦涩。

证机概要：瘀血阻络，气血不畅，脑失所养。

治法：活血化瘀。

代表方：通窍活血汤加减。

常用药物：地龙、当归、川芎、赤芍、桃仁、红花、白芷、石菖蒲、老葱、全蝎。

加减：兼神疲乏力，少气自汗，加黄芪、党参以益气行血；兼畏寒肢冷，感寒加重，加附子、桂枝以温经活血。

4.阴虚阳亢证

主要临床表现：以眩晕、耳鸣、腰酸膝软、五心烦热为主症，兼见头重脚轻、口燥咽干、两目干涩等症，舌红，少苔，脉细数。

证机概要：肝肾阴虚，阳亢于上，风火上扰。

治法：平肝潜阳，清火息风。

代表方：天麻钩藤饮加减。

常用药物：天麻、钩藤、石决明、牛膝、杜仲、桑寄生、黄芩、栀子、茯神、夜交藤、益母草。

加减：肝火上炎，口苦目赤，烦躁易怒，酌加龙胆草、牡丹皮、夏枯草以清肝火；目涩耳鸣，腰膝酸软，舌红少苔，脉弦细数，加枸杞子、制何首乌、生地黄、麦冬、玄参以补肝肾；目赤便秘，加大黄、芒硝或用当归龙荟丸以通腑泄热；眩晕剧烈，兼见手足麻木或震颤，加羚羊角粉、龙骨、牡蛎、全蝎、蜈蚣以镇肝息风，清热止痉。

5.肾精不足证

主要临床表现：以心烦不寐、耳鸣腰酸为主症，兼见心悸健忘、失眠梦遗、口干口渴等症，舌红，脉细数。

证机概要：肾精不足，髓海空虚，脑失所养。

治法：滋养肝肾，益精填髓。

代表方：左归丸加减。

常用药物：熟地黄、山茱萸、山药、板胶、鹿角胶、枸杞子、菟丝子、牛膝。

加减：五心烦热，潮热颧红，舌红少苔，脉细数，加鳖甲、知母、黄柏、牡丹皮、地骨皮以滋阴降火；兼见失眠，多梦，健忘，加阿胶、鸡子黄、酸枣仁、柏子仁以交通心肾，养心安神；四肢不温，形寒怕冷，精神萎靡，舌淡脉沉，可用右归丸，或酌加巴戟天、仙灵脾、肉桂以温补肾阳，填精益髓；兼下肢浮肿，尿少，加桂枝、茯苓、泽泻以通阳利水；兼便溏，腹胀食少，可加白术、茯苓以补脾健胃。

6. 气血两虚证

主要临床表现：以眩晕时作、短气乏力、口干心烦为主症，兼见面白、自汗或盗汗、心悸失眠、纳呆、腹胀便溏等症，舌淡，脉细。

证机概要：气血亏虚，清阳不展，脑失所养。

治法：补益气血，调养心脾。

代表方：归脾汤加减。

常用药物：党参、白术、黄芪、当归、龙眼肉、大枣、茯神、远志、酸枣仁。

加减：兼纳少神疲，便溏，脉象无力，可合用补中益气汤；自汗出，易于感冒，当重用黄芪，加防风、浮小麦以固表止汗；腹泻或便溏，腹胀纳呆，舌淡胖，边有齿痕，当归宜炒用，加薏苡仁、白扁豆、泽泻以健脾利湿；兼形寒肢冷，腹中隐痛，脉沉，加桂枝、干姜以温中助阳；血虚较甚，面色㿠白，唇舌色淡，加阿胶烊化、紫河车粉以填精补血；兼心悸怔忡，少寐健忘，加柏子仁、合欢皮、夜交藤以养心安神。

7. 冲任失调证

主要临床表现：妇女月经来潮或更年期前后出现头痛、头晕为主症，兼见心烦、失眠、胁痛、全身不适等症，血压波动，舌淡，脉弦细。

证机概要：气血逆乱，冲任失调。

治法：调摄冲任。

代表方：二仙汤加减。

常用药物：仙茅、仙灵脾、当归、巴戟天、黄柏、知母、白芍、丹参、益母草、车前子。

加减：烘热，汗出，加黄芪、牡丹皮、浮小麦以益气清热固表；若心悸，乏力，气短，加党参、麦冬、五味子以益气宁心；失眠、心烦，加黄连、阿胶、肉桂、酸枣仁以交通心肾，养血安神；悲伤欲哭，情绪低落，加浮小麦、大枣、甘草、香附、郁金、柴胡以养心解郁。

【养生方法】

1. 一般的起居饮食调理

（1）安排科学的生活规律，定期检查：无高血压病者，应做到未病先防，平素应积极开展养生防病；偶尔发现一两次血压升高，即应引起重视，定期复查、及时开展防治。高血压患者和血压亚健康者，应该坚持有生活规律，其核心是"定时定量"。各种生活、工作均应定时，形成准点的生物钟，这是保证包括血压在内的一切生理活动正常的基础和必要条件。高血压患者宜居于清静淡雅的环境中，以淡绿色、淡蓝色为佳，居室灯光柔和，淡绿色可以清肝火、滋阴潜阳、镇静神经、降低血压；淡蓝色给人安静的感觉，能镇静安宁、降火息怒、降血压。这些环境可使人心情舒畅，消除紧张情绪，解除疲劳，有利于血压趋于稳定。

（2）合理膳食结构：要改变不良饮食习惯和膳食结构，防止超重和肥胖，饮食宜清淡素食为主，少食肥甘油腻，少食辛辣之品，戒烟忌酒，少饮浓茶、咖啡等刺激性饮品；节制饮食，忌暴饮暴食，控制钠盐摄入。宜以豆类及谷类为主食，如黄豆、大麦、小米、玉米、小麦、高粱等；多食新鲜水果和蔬菜及富含钙、钾、镁的食物如虾皮、豆制品、芝麻酱、花生、香蕉、海带等；少食或不食动物、植物油脂肪和含胆固醇高的食物如动物内脏、蛋黄、螃蟹、带鱼、鱼子等，慎食助阳生热之品如雄鸡、猪头肉、狗肉、鹿茸等，易耗损肝肾之阴，肝阳易亢，致病情复发或加重。科学合理的饮食，有利于防控高血压病。

2. 常见的养生治疗方案

一旦患有本病，原则上一期高血压病应重在防而兼顾治，以防发展；二期、三期合并有心、脑、肾器质性损害者，则在中西医治疗的基础上，注重于防，以阻止病情恶化。其他常见的中医养生方案如下：

（1）针刺

①体针：主穴百会、曲池、合谷、太冲、三阴交。肝火上炎者，加风池、行间；痰湿内阻者，加丰隆、足三里；瘀血内阻者，加血海、膈俞；阴虚阳亢者，加太溪、肺俞；阴阳两虚者，加关元、肾俞。实证针用泻法，虚证针用补法。

②耳针：取穴皮质下、降压沟、脑、心、肾、神门、交感、肝、内分泌、眼、

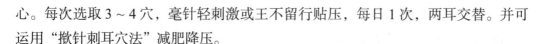

心。每次选取 3～4 穴，毫针轻刺激或王不留行贴压，每日 1 次，两耳交替。并可运用"揿针刺耳穴法"减肥降压。

（2）体育锻炼：长期精神紧张、劳累、用脑过度、房事太过时，会使交感神经兴奋，肾上腺素分泌增加，小动脉收缩，从而使血压增高。所以，要注意休息、娱乐，节制房事，劳逸结合，避免长期从事体力劳动和紧张工作，慎防劳心、劳力和房事太过。适当参加体育锻炼和体力劳动，解除精神过度紧张，调节生活，如经常散步、慢跑、步行、骑自行车、游泳、体操，以及郊游览胜，可促使气血阴阳平和，有助于降低并稳定血压。

（3）药膳食疗：《素问·脏器法时论》提出："五谷为养，五果为助，五畜为益，五菜为充，气味合而服之，以补精益气。"中医学的食疗、药膳、药茶等对养生、防病、治病，具有积极的意义。要因时因地，结合具体情况，坚持食疗，亦有防治效果。如既可防止高血压病，又可降压的食物有苦瓜、洋葱、芹菜、海蜇皮、大蒜、海参、绿豆、胡萝卜、西红柿、鲜牛奶、香蕉、山楂、橙子、柑橘、桃等；降脂食物有山楂、香菇、洋葱、木耳、海带、紫菜等。药食同源的如葛根、山楂、天麻、菊花、荷叶、莲子芯、核桃肉、乌龟等。经常用中药泡茶饮用也能起到很好的辅助治疗作用，如菊花茶、山楂茶、荷叶茶、首乌茶、莲子心茶、决明子茶、桑寄生茶、绞股蓝茶、苦丁茶等。

（4）心理疗法：患高血压病后，不必恐惧、焦虑和紧张，戒急躁动怒，情绪激动。注意身心调养，保持精神乐观舒畅，心境清静，性格平和；适度参加一些娱乐活动，如传统的诗词歌赋、琴棋书画、种花钓鱼等，均可益人心智、怡神养性。保持情志畅达，有益于气血阴阳的协调，也有助于高血压病的治疗康复。

（5）气功与养生按摩：气功的功法强调调心、调息和调身，可起到降压和辅助治疗作用，能稳定血压、心率及呼吸频率，调节神经、内分泌系统，有益于高血压的治疗。养生按摩可放松心情，舒通经络，调理气血。平时按摩头部，用两手食指或中指擦抹前额，再用手掌按摩头部两侧太阳穴部位，然后将手指分开，由前额向枕后反复梳理头发，每次 5～10 分钟。当血压急剧升高之时，可以按摩耳后的降压沟、百会穴、曲池穴等，可以疏通经脉、清热祛风、平衡阴阳、控制血压。按摩印堂、涌泉、大椎、风池、合谷、内关、足三里、丰隆、三阴交、太溪等穴也利于降血压。

（6）足浴及外治：晚上临睡前，用温水或益母草、丹参、松节等中药煎水洗脚泡脚，洗泡过程中可以揉按涌泉穴，揉搓脚趾。亦可用中药粉（牛膝 30g，吴茱萸 5g，共研细末），醋调后用胶布外敷于涌泉穴等。中药药枕方法也很多，如用杭白菊、桑叶、野菊花、辛夷各 500g，薄荷、花红各 150g，冰片 50g，或用晚蚕沙、菊花各 1000g，丹皮、白芷、川芎各 250g。混合粉碎后，装入布袋做枕头使用，凡高血压病、正偏头痛，既可以此缓解症状，又可以预防早期患者复发。

总之，高血压病是可预防、可治疗、可控制的，患者要充分了解高血压形成的病因及对健康的危害，同时也要做好必要的心理疏导，忌恼怒急躁，保持健康快乐的心态，合理的膳食，忌肥甘醇酒，改变不良的生活行为方式。患者还要提高自护能力，如避免高空作业；注意适度运动，锻炼身体，减肥降脂；定期就诊，做好血压监测，分析病情变化，坚持合理应用降压药，或中药、针灸、推拿、药茶、食疗等多种方法治疗。可以有效地预防和延缓高血压及其并发症的发生，提高生活质量。

高 脂 血 症

【概述】

高脂血症（hyperlipidemia）是指由于脂肪代谢或运转异常致使血液中的总胆固醇（TC）、低密度脂蛋白胆固醇（LDL-C）、甘油三酯（TG）等升高的病症。其中主要是指高胆固醇血症和高甘油三酯血症。根据病因不同，分为原发性与继发性两类。原发性高脂血症多有家族遗传倾向，原因未明；继发性高脂血症多继发于糖尿病、肾脏病、甲状腺功能减退等疾病。血脂异常与不良生活方式、饮食习惯和年龄的增长有关。经大量的流行病学、临床和实验研究证实，高脂血症是动脉硬化的首要危险因素，与冠心病、脑血管病的发病有直接相关。中医没有相对应的病名，可隶属于中医学的痰证、眩晕、心悸、胸痹等多个病证的范畴。

【诊断依据】

高脂血症的诊断标准，目前国际和国内尚无统一的方法。各地由于所测人群不同、所采用的测试方法的差异等因素，所制定的高脂血症诊断标准也有差异。

1.临床表现

脂质在真皮内的沉积所引起的黄色瘤，临床较少见。脂质在血管内皮的沉积所引起的动脉粥样硬化，为动脉硬化的首要危险因素。由于动脉粥样硬化的发生和发展需要相当长的时间，多数高脂血症患者并无任何症状和异常体征发现，常在进行血液化验时被发现。继发高脂血症有原发病的临床表现。

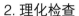

2. 理化检查

（1）血清 TC：在 5.20mmol/L（200mg/dL）以下为合适范围，5.23 ≥ 5.69mmol/L（201～219mg/dL）为边缘升高，5.72mmol/L（220mg/dL）以上为升高。

（2）血清 LDL-C：在 3.12mmol/L（120mg/dL）以下合适范围，3.15～3.61mmol/L（121～139mg/dL）为边缘升高，3.64mmol/L（140mg/dL）以上为升高。

（3）血清 HDL-C：在 1.04mmol/L（40mg/dL）以上为合适范围，0.91mmol/L（35mg/dL）以下为减低。

（4）血清 TG：在 1.70mmol/L（150mg/dL）以下为合适范围，1.70mmol/L（150mg/dL）以上为升高。

3. 诊断要点

（1）高胆固醇血症：血清 TC 水平增高。

（2）高甘油三酯血症：血清 TG 水平增高。

（3）混合型高脂血症：血清 TC 和 TG 水平增高。

（4）低高密度脂蛋白血症：血清 HDL-C 水平降低。

【病因病机】

1. 病因

中医认为，膏脂虽为人体的营养物质，但摄入膏脂过多，以及膏脂转输、利用、排泄失常等因素，均可使血脂升高而形成高脂血症为患。具体病因有以下几点。

（1）饮食不节:《儒门事亲》:"夫膏粱之人……酒食所伤，胀闷痞满，酢心。"长期偏食、恣食肥腻甘甜厚味，膏脂摄食过度，脾胃输布、转化不及，或嗜酒成癖，损及脾胃，运化失健，聚湿生痰，痰从浊化，变生脂浊，滞留血中，引起血脂升高。

（2）运动过少：喜静少动，或贪睡懒动；或因职业工作所限，终日伏案，多坐少动，日久气机失于疏畅，气郁则津液输布不利.膏脂转化利用不及，耗少积多，沉积体内，浸淫血中，故血脂升高。

（3）情志刺激：肝主疏泄，通调气机；脾主运化水湿，输布水谷精微；胆附于肝，为中精之府，能净脂化浊，此皆与脂质代谢关系密切。郁怒伤肝，肝失条达，疏泄失度，气机不畅，胆气郁遏则清净无权，清浊难分，脂浊难化；思虑伤脾，脾虚气结，失于健运，升降失司，膏脂运化输布失常。而致膏脂代谢紊乱，酿聚为痰浊；凝滞血中，致血脂升高。

（4）年迈体衰：肾为先天之本，主藏精，主五液。年老体虚，脏气衰减，而尤以肾气衰为主，或房劳过度，辛劳忧愁，肾气耗伤，未老先衰。肾虚则津液失其主宰；肾阳虚则不能温煦五脏之阳，火不生土，衍生痰饮脂浊，肝肾阴虚则滋生内热，灼津炼液酿而成痰浊，阴虚痰滞；脾主运化，脾虚则饮食不归正化；肝主疏泄，肝弱则不利津液输布。终致痰积血瘀，化为脂浊，滞留体内而为病。

（5）体质禀赋：禀赋不足，或禀赋特异，父母肥胖，自幼多脂；成年以后，形体丰腴，阳气不足，津液膏脂输化迟缓，滞留血中；或素体阴虚阳亢，煎津熬液，酿成痰脂，引起血脂升高。

（6）消渴、水肿、胁痛、黄疸、癥积等病证久而不愈：消渴证病机多阴虚燥热，虚火内扰，胃热消谷，患者常多饮多食，食物精微不能输布、转化，痰脂聚积；水肿日久，损及脾肾，肾虚不能主液，脾虚失于健运，以致膏脂代谢失常；胁痛、黄疸、癥积三者皆属肝、胆之病，肝病气机失于疏泄，影响膏脂的敷布转化，胆病不能净浊化脂，引起血脂升高。

2. 病机

高脂血症的外因为久食膏粱厚味和肥甘之品，内因为老年衰弱或先天不足造成肾的阴阳失调，或脾胃虚弱造成水湿痰饮郁阻。病理变化为素体脾虚，痰湿内盛，运化不利，致脂浊郁积；或阳盛之体，胃火素旺，恣食肥腻甘甜厚味，致痰热壅积，化为脂浊。而痰积日久，入络成瘀，痰瘀互结，滞留血脉。或年高体虚，脏气衰减，肝肾阴虚，阴不化血，反为痰浊，痰积血瘀，亦可化为脂浊，滞留体内而为病。高血脂既是病理产物，亦是致病因素，统属中医学"痰"的病理范畴，但痰的含义甚广，痰有广义、狭义、有形、无形之分，广义之痰在机体内无处不到，而高脂血症仅存在血脉之中，通过检测来确定，仅是痰证中的一部分，是为狭义有形之痰，但不能认为凡痰证皆有高脂血症的存在。且血脂系阴精所化，具有黏稠、沉着之性，若血脂过高，则更黏腻、沉着，其病机可归纳为"清从浊化，脂由痰生"。病理机制关键是"痰"，病久可夹"瘀"。

现代医学认为，高脂血症可分为原发性和继发性两类。原发性与先天性和遗传有关，是由于单基因缺陷或多基因缺陷，使参与脂蛋白转运和代谢的受体、酶或载脂蛋白异常所致，或由于饮食、营养、药物等环境因素致脂质代谢紊乱而致。继发性多发生于代谢性紊乱疾病（高血压、糖尿病、肥胖、甲状腺功能低下、黏液性水肿、肝肾疾病、肾上腺皮质功能亢进），或与其他因素如年龄、性别、饮食、嗜酒、吸烟、体力活动、季节、精神紧张、情绪活动等有关。临床特征以眩晕、胸闷或仅有空腹时血浆脂质（甘油三酯和胆固醇）升高等为主判断。

【分型论治】

高脂血症主要由于饮食不节，过食肥甘厚味，加之脾失健运，肝失疏泄，水聚痰饮，痰浊不化，痰瘀结聚，变生脂膏；老年肾虚，五脏衰减，更易发为本病。

本病本虚标实，涉及肝、脾、肾三脏。应以健脾化湿，行气化痰，活血祛瘀，补益肝肾为治疗原则。具体分型如下：

1.湿热蕴结证

主要临床表现：头晕，口干口苦，肥胖，疲乏，烦热，便干尿赤，舌红，苔黄腻，脉弦滑。

证机概要：湿热蕴结，膏脂凝滞。

治法：清热利湿，化脂泄浊。

代表方：半夏泻心汤加减。

常用药物：法半夏、黄连、黄芩、干姜、茯苓、陈皮、车前子、泽泻、茵陈、苦丁茶、绞股蓝、生大黄、决明子、银杏叶、浙贝母等。

2.痰湿内阻证

主要临床表现：胸脘满闷，胃纳呆滞，头晕身重，大便不畅，舌苔白腻，脉濡滑。

证机概要：痰湿内盛，脾胃受困，膏脂不化，阻滞气机。

治法：化痰消脂，祛湿醒脾。

代表方：温胆汤加减。

常用药物：陈皮、半夏、茯苓、枳实、竹茹、白术、胆南星、砂仁、草豆蔻、薏苡仁、苍术、厚朴、绞股蓝、山楂等。

3.痰瘀结滞证

主要临床表现：头晕身重，胸胁胀闷，肢体麻木，口干纳呆，大便不爽，舌质暗红或紫暗，有瘀斑，脉弦滑或细涩。

证机概要：痰瘀结滞，膏脂瘤结，血脉不利。

治法：化痰消脂，活血行瘀。

代表方：二陈汤合血府逐瘀汤加减。

常用药物：陈皮、半夏、茯苓、柴胡、赤芍、枳实、生地黄、桃仁、红花、当归、川芎、地龙、红景天、丹参、蒲黄、红花、三七等。

4.脾虚湿盛证

主要临床表现：倦怠乏力，腹胀纳呆，头晕身重，大便溏薄，舌质淡胖，边有齿痕，脉濡缓。

证机概要：脾虚湿盛，痰脂不化。

治法：益气健脾，利湿消脂。

代表方：四君子汤合胃苓汤加减。

常用药物：党参、白术、茯苓、陈皮、厚朴、紫苏叶、苍术、猪苓、薏苡仁、车前子、泽泻、荷叶、山楂、等。

5.肝肾阴虚证

主要临床表现：腰膝酸软，口燥咽干，头晕耳鸣，右胁隐痛，手足心热，舌质红，少苔，脉弦细。

证机概要：肝肾阴虚，灼津炼液，痰脂瘤滞。

治法：滋补肝肾，养阴消脂。

代表方：一贯煎合杞菊地黄丸加减。

常用药物：当归、生地黄、北沙参、麦冬、枸杞子、何首乌、菊花、山药、茯苓、山茱萸、泽泻、牡丹皮、山楂、红景天、葛根、黄精、罗布麻、女贞子、天花粉等。

6.脾肾阳虚证

主要临床表现：腰膝酸软，畏寒肢冷，脘痞腹胀，夜尿频多，大便不实，舌质淡，苔薄白，脉沉迟。

证机概要：脾肾阳虚，气化不行，痰浊内停。

治法：温补脾肾，化痰消脂。

代表方：右归丸合参苓白术散加减。

常用药物：熟地黄、枸杞子、杜仲、菟丝子、制附子、肉桂、山药、白扁豆、党参、茯苓、白术、陈皮、薏苡仁、泽泻、山楂、冬虫夏草、人参、灵芝、桑寄生等。

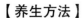

【养生方法】

1. 一般的起居饮食调理

（1）调整生活规律：起居作息有常，按时进食，保持午睡，不能经常熬夜，不吸烟、不酗酒，不良的生活习惯很容易造成脂代谢紊乱。45 岁以上者肥胖者、高脂血症家族史者、经常参加应酬者、精神高度紧张者，都属高发人群，应定期体检，测量体重、血压，检测血脂、血黏度等。

（2）合理饮食结构：均衡营养是基本的、必需的要求。应按照中国营养学会颁布的《中国膳食指南标准》，高脂血症的饮食原则是："四低一高"，即低热量、低脂肪、低胆固醇、低糖、高纤维膳食。控制热量的摄入，每人每天的热量摄入应控制在 294 卡 / 公斤体重内；控制食盐的摄入，每人每天应少于 8g；严格控制动物脂肪和胆固醇的摄入量，每人每天不宜超过 300mg，不吃或少吃动物内脏，蛋类每天不超过一个。避免高盐、高脂、高糖食物，宜多选用奶类、鱼类、豆类、瘦肉、海产品、蔬菜、水果等。清淡饮食，宜用蒸、煮、烩、汆、熬、炖的烹调方法，不用油煎、炸、烤、熏的烹调方法。

2. 常见的养生治疗方案

（1）针刺、推拿

①体针：取穴内关、神门、郄门、间使、通里、合谷、曲池、足三里、阳陵泉、丰隆、三阴交、心俞、肺俞、脾俞、厥阴俞、督俞、公孙、太白、曲泉、中脘、鸠尾。每次选取 3 ~ 5 穴，交替使用，日针 1 次，留针 20 ~ 30 分钟。

②耳针：取口、脾、肺、内分泌、直肠下段等穴，或取敏感点，用短毫针刺或用王不留行、白芥子贴压。

③推拿：揉摩内关、屋翳、渊腋、辄筋、肾俞，膏肓等穴；肾虚者加揉三阴交、涌泉穴；失眠便秘者，揉天突、膻中穴等。

（2）药膳食疗：许多天然药食同源之品，具有较好的降血脂作用，如山楂、银杏、黄精、荷叶、海带、香菇、虾皮、菊叶、洋葱、芹菜、大蒜、木耳、蜂胶、枸杞子、冬虫夏草、人参、灵芝、绿豆或豆类、普洱茶及茶类等，都是制作药膳食疗的很好原料，可单味食用或烹饪加工成食品、菜肴。常用的食疗方如生吃山楂果、银杏羹、冬虫夏草羹、人参羹、菊叶汤、海带汤、大蒜泥、山楂粥、木耳炖豆腐等。有些中药如苦丁茶、绞股蓝、山楂、丹参、泽泻、首乌、大黄、决明子、黄精、葛根、蒲黄、荷叶、银杏叶、三七、红景天等，可以单味煎水或沸水泡后，代茶饮用，有较好的降脂作用。

（3）药浴熏蒸：常用的药浴简便方法是在相对密闭的空间，用轻宣发散类中药如：薄荷、香薷、藿香、艾叶、透骨草、玫瑰花等加入沸水中，利用蒸汽熏蒸，尔后身体浸入药液水中洗浴。药浴熏蒸是取其中医的"汗"法之意，通过开泄汗孔，大量排汗，促进体内膏脂等有害物质的排出，也是治疗高脂血症的有效方法，但有些疾病如冠心病等不宜，须在医生指导下进行。

（4）积极参加体育运动：适当的运动锻炼并持之以恒，可降低血清总胆固醇、甘油三酯和其他脂蛋白值。运动要因人而异，根据不同的年龄、身体状态，在医生的指导下进行，可选择散步、慢跑、快步行走、广播操、太极拳、骑自行车、游泳等适合自己的运动方式。

（5）保持心理健康，培养乐观情绪：因为长期不良的精神刺激可使人体发生许多生理变化，如心跳加快、血压上升、血黏度增加，以至脂代谢紊乱，导致高脂血症。因此，要保持良好的心态，保持乐观情绪；适当参加一些文娱活动，愉悦情志，陶冶情操。

高脂血症对人体健康的危害很大，是导致心血管疾病的主要因素，病因较为复杂。有素体脾虚痰盛；或胃火素旺，饮食不节，恣食肥甘，痰浊内生；或年老体虚，脏气衰减，阴虚痰滞，终致痰积血瘀，化为脂浊，滞留体内而为病。但必须强调，"高血脂主要还是吃出来的"，无论哪种类型和程度的高脂血症，饮食控制是最基本的。饮食疗法旨在逐步改变患者的不良饮食习惯，调整膳食结构，尽量减少脂肪和胆固醇的摄入量。

如经过严格的饮食疗法、改变不良生活习惯、加强体育锻炼后，血脂仍不能降至理想水平，尤其是伴有冠心病者，就必须加用中西药物等综合调节治疗，调脂治疗最根本的目的是预防和延缓冠心病、脑中风等心脑血管意外类疾病的发生。须告知患者，治疗高脂血症必须长期服药，并帮助患者从相关知识的积累到自觉改变日常行为，才能有效防控高脂血症，降低心脑血管事件的发生概率。

脑动脉硬化症

【概述】

脑动脉硬化是全身性动脉硬化的一部分，是急性脑血管病的主要病因之一。脑动脉硬化症是指脑动脉粥样硬化、小动脉硬化、玻璃样变等动脉壁变性引起的非急性、弥漫性脑组织改变和神经功能障碍。本病多发生于中老年人群。

中医学没有脑动脉硬化病名，在中医"眩晕""健忘""耳鸣、耳聋"等病的论述中，病因病机及治疗的认识与脑动脉硬化相类。《内经》对本病涉及脏腑、病性归属方面均有记述，如《素问·至真要大论》认为"诸风掉眩，皆属于肝"，指出眩晕与肝关系密切。《灵枢·卫气》认为"上虚则眩"，《灵枢·口问》说"上气不足，脑为之不满，耳为之苦鸣，头为之苦倾，目为之眩"，《灵枢·海论》认为"脑为髓海"，而"髓海不足，则脑转耳鸣"，认为眩晕一病以虚为主。汉代张仲景认为痰饮是眩晕发病的原因之一，为后世"无痰不作眩"的论述提供了理论基础，并且用泽泻汤及小半夏加茯苓汤治疗眩晕。宋代以后，进一步丰富了对眩晕的认识。严用和《重订严氏济生方·眩晕门》中指出："所谓眩晕者，眼花屋转，起则眩倒是也，由此观之，六淫外感，七情内伤，皆能导致。"第一次提出外感六淫和七情内伤致眩说，补前人之未备，但外感风、寒、暑、湿致眩晕，实为外感病的一个症状，而非主要证候。元代朱丹溪倡导痰火致眩学说，《丹溪心法·头眩》云："头眩，痰夹气虚并火，治痰为主，夹补气药及降火药。无痰不作眩，痰因火动，又有湿痰者，有火痰者。"明代张景岳在《内经》"上虚则眩"的理论基础上，对下虚致眩作了详尽论述，他在《景岳全书·眩晕》中说："头眩虽属上虚，然不能无涉于下。盖上虚者，阳中之阳虚也；下虚者，阴中之阳虚也。阳中之阳虚者，宜治其气，如四君子汤……归脾汤、补中益气汤。阴中之阳虚者，宜补其精，如左归饮、右归饮、四物汤之类是也。然伐下者必枯其上，滋苗者必灌其根。所以凡治上虚者，犹当以兼补气血为最，如大补元煎、十全大补汤诸补阴补阳等剂，俱当酌宜用之。"张氏从阴阳互根及人体是一个有机整体的观点去认识与治疗眩晕，实是难能可贵，并认为眩晕的病因病机"虚者居其八九，而兼火兼痰者，不过十中一二耳"。详细论述了劳倦过度、饥饱失宜、呕吐伤上、泄泻伤下、大汗亡阳、触目惊心、焦思不释、被殴被辱等皆伤阳中之阳，吐血、衄血、便血、纵欲、崩淋等皆伤阴中之阳而致眩晕。秦景明在《症因脉治·眩晕总论》中认为阳气虚是本病发病的主要病理环节。徐春甫《古今医统·眩晕宜审三虚》认为："肥人眩运，气虚有痰；瘦人眩运，血虚有火；伤寒吐下后，必是阳虚。"龚廷贤《寿世保元·眩晕》集前贤之大成，对眩晕的病因、脉象都有详细论述，并分证论治眩晕，如半夏白术汤证（痰涎致眩）、补中益气汤证（劳役致眩）、清离滋饮汤证（虚火致眩）、十全大补汤证（气血两虚致眩）等，至今仍值得临床借鉴。至清代对本病的认识更加全面，直到形成了一套完整的理论体系。

【诊断标准】

脑动脉硬化的诊断标准：①年龄一般在45岁以上；②具有持久而固定的高级神经活动功能减退，如记忆力减退、倦怠或失眠、易激动或易疲劳、性格改变等，且随脑力与体力活动而有间隙性加重；③有脑缺血表现，如眩晕、耳鸣、头痛；④具有一定而弥漫的脑损害症状和体征（如肢端麻木）；⑤具有全身性动脉硬化症的旁证（如眼底动脉硬化Ⅱ级以上，主动脉弓增宽，冠心病或颞动脉、桡动脉壁变硬等）；⑥局限性神经系统阳性体征：深反射不对称，掌颌反射阳性及或吸吮反射阳性；⑦血清胆固醇增高；⑧排除其他脑血管疾病。具备上述8项中5项或5项以上者，即为该脑动脉硬化症。

【病因病机】

1. 病因

中医学没有脑动脉硬化病名，脑血管动脉硬化症属中医"眩晕""健忘""耳鸣、耳聋"等范畴。本病的病因，中医认识如下：

（1）情志内伤，素体阳盛，加之恼怒过度，肝阳上亢，阳升风动，发为眩晕；或因长期忧郁恼怒，气郁化火，使肝阴暗耗，肝阳上亢，阳升风动，上扰清空，发为眩晕。

（2）饮食不节，损伤脾胃，脾胃虚弱，气血生化无源，清窍失养而作眩晕；或嗜酒肥甘，饥饱劳倦，伤于脾胃，健运失司，以致水谷不化精微，聚湿生痰，痰湿中阻，浊阴不降，引起眩晕。

（3）外伤、手术头部外伤或手术后，气滞血瘀，痹阻清窍，发为眩晕。

（4）体虚、久病、失血、劳倦过度肾为先天之本，藏精生髓，若先天不足，肾精不充，或者年老肾亏，或久病伤肾，或房劳过度，导致肾精亏虚，不能生髓，而脑为髓之海，髓海不足，上下俱虚，而发生眩晕。或肾阴素亏，肝失所养，以致肝阴不足，阴不制阳，肝阳上亢，发为眩晕。大病久病或失血之后，虚而不复，或劳倦过度，气血衰少，气血两虚，气虚则清阳不展，血虚则脑失所养，皆能发生眩晕。

2. 病机

本病病位在清窍，由气血亏虚、肾精不足致脑髓空虚，清窍失养；或肝阳上亢，痰火上逆，瘀血阻窍而扰动清窍，发生眩晕、健忘症。与肝、脾、肾三脏关系密切。本病的病性以虚者居多，故张景岳谓"虚者居其八九"，如肝肾阴虚、肝风内动，气血亏虚、清窍失养，肾精亏虚、脑髓失充。其实证多由痰浊阻遏，升降失常，痰火气逆，上犯清窍，瘀血停着，痹阻清窍而成。本病的发病过程中，各种病因病机，可以相互影响，相互转化，形成虚实夹杂；或阴损及阳，阴阳两虚。肝风、痰火上扰清窍，进一步发展可上蒙清窍，阻滞经络，而形成中风；或突发气机逆乱，清窍暂闭或失养，而引起晕厥。

目前西医对脑动脉硬化症的病因尚未完全阐明，但现有的研究表明，高血糖、高血压、高凝状态、血脂代谢异常、血流动力学改变等因素与脑动脉硬化症的发生有明显的相关。

【分型论治】

本病证型较为复杂，常见证型如下：

1. 肝阳上亢证

主要临床表现：眩晕耳鸣，头痛且胀，遇劳、恼怒加重，肢麻震颤，失眠多梦，急躁易怒，舌红苔黄，脉弦。

证机概要：肝阳风火，上扰清窍。

治法：平肝潜阳，滋养肝肾。

代表方：天麻钩藤饮加减。

常用药物：天麻、钩藤、石决明、黄芩、栀子、益母草、牛膝、杜仲、桑寄生、茯神、夜交藤。

加减：若见阴虚较盛，舌红少苔，脉弦细数较为明显者，可选生地、麦冬、玄参、何首乌、生白芍等滋补肝肾之阴。若肝阳化火，肝火亢盛，表现为眩晕、头痛较甚，耳鸣、耳聋暴作，目赤，口苦，舌红苔黄燥，脉弦数，可选用龙胆草、丹皮、菊花、夏枯草等清肝泻火。便秘者，可选加大黄、芒硝或当归龙荟丸以通腑泄热。眩晕剧烈，呕恶，手足麻木或肌肉瞤动者，有肝阳化风之势，尤其对中年以上者要注意是否有引发中风病的可能，应及时治疗，可加珍珠母、生龙骨、生牡蛎等镇肝息风，必要时可加羚羊角以增强清热息风之力。

2. 肝火上炎证

主要临床表现：头晕且痛，其势较剧，目赤口苦，胸胁胀痛，烦躁易怒，寐少多梦，小便黄，大便干结，舌红苔黄，脉弦数。

证机概要：肝火上扰，清窍失养。

治法：清肝泻火，清利湿热。

代表方：龙胆泻肝汤加减。

常用药物：龙胆草、栀子、黄芩、柴胡、甘草、木通、泽泻、车前子、生地、当归等。

加减：若肝火扰动心神，失眠、烦躁者，加磁石、龙齿、珍珠母、琥珀，清肝热且安神。肝火化风，肝风内动，肢体麻木、颤动，欲发中风病者，加全蝎、蜈蚣、地龙、僵蚕，平肝息风，清热止痉。

3. 痰浊上蒙证

主要临床表现：眩晕，头重如蒙，视物旋转，胸闷作恶，呕吐痰涎，食少多寐，苔白腻，脉弦滑。

证机概要：痰浊中阻，上蒙清窍，清阳不升。

治法：燥湿祛痰，健脾和胃。

代表方：半夏白术天麻汤加减。

常用药物：半夏、陈皮、茯苓、白术、天麻、甘草、生姜、大枣等。

加减：头晕头胀，多寐，苔腻者，加藿香、佩兰、石菖蒲等醒脾化湿开窍；呕吐频繁，加代赭石、竹茹和胃降逆止呕；脘闷、纳呆、腹胀者，加厚朴、白蔻仁、砂仁等理气化湿健脾；耳鸣、重听者，加葱白、郁金、石菖蒲等通阳开窍。痰浊郁而化热，痰火上犯清窍，表现为眩晕，头目胀痛，心烦口苦，渴不欲饮，苔黄腻，脉弦滑，用黄连温胆汤清化痰热。若素体阳虚，痰从寒化，痰饮内停，上犯清窍者，用苓桂术甘汤合泽泻汤温化痰饮。

4. 瘀血阻窍证

主要临床表现：眩晕头痛兼见健忘，失眠，心悸，精神不振，耳鸣耳聋，面唇紫暗，舌瘀点或瘀斑，脉弦涩或细涩。

证机概要：瘀血阻络，气血不畅，脑失所养。

治法：活血化瘀，通窍活络。

代表方：通窍活血汤加减。

常用药物：赤芍、川芎、桃仁、红花、麝香、老葱、黄酒、大枣等。

加减：若见神疲乏力，少气自汗等气虚证者，重用黄芪，以补气固表，益气行血；若兼有畏寒肢冷，感寒加重者，加附子、桂枝温经活血；若天气变化加重，或

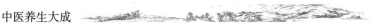

当风而发，可重用川芎，加防风、白芷、荆芥穗、天麻等理气祛风之品。

5. 气血亏虚证

主要临床表现：头晕目眩，动则加剧，遇劳则发，面色㿠白，爪甲不荣，神疲乏力，心悸少寐，纳差食少，便溏，舌淡苔薄白，脉细弱。

证机概要：气血亏虚，清阳不展，脑失所养。

治法：补养气血，健运脾胃。

代表方：归脾汤加减。

常用药物：黄芪、人参、白术、当归、龙眼肉、茯神、远志、酸枣仁、木香、甘草等。加减：气虚卫阳不固，自汗时出，易于感冒，重用黄芪，加防风、浮小麦益气固表敛汗；脾虚湿盛，泄泻或便溏者，加薏苡仁、泽泻、炒扁豆，当归炒用健脾利水；气损及阳，兼见畏寒肢冷，腹中冷痛等阳虚症状，加桂枝、干姜温中散寒；血虚较甚，面色㿠白无华，加熟地、阿胶、紫河车粉（冲服）等养血补血，并重用参芪以补气生血。若中气不足，清阳不升，表现时时眩晕，气短乏力，纳差神疲，便溏下坠，脉象无力者，用补中益气汤补中益气，升清降浊。

6. 肝肾阴虚证

主要临床表现：眩晕久发不已，视力减退，两目干涩，少寐健忘，心烦口干，耳鸣，神疲乏力，腰酸膝软，遗精，舌红苔薄，脉弦细。

证机概要：肾精不足，髓海空虚，脑失所养。

治法：滋养肝肾，养阴填精。

代表方：左归丸加减。

常用药物：熟地、山萸肉、山药、枸杞子、菟丝子、鹿角霜、牛膝、板胶等。

加减：若阴虚生内热，表现咽干口燥、五心烦热、潮热盗汗、舌红、脉弦细数者，可加炙鳖甲、知母、青蒿等滋阴清热；心肾不交，失眠、多梦、健忘者，加阿胶、鸡子黄、酸枣仁、柏子仁等交通心肾，养心安神；若水不涵木，肝阳上亢者，可加清肝、平肝、镇肝之品，如龙胆草、柴胡、天麻等。

【养生方法】

1. 一般的饮食起居调理

注意饮食调节，节制饮食，忌摄入不足或暴饮暴食，避免过于油腻、高热量、高糖的食物。注意适当劳动或运动；调节情绪，保持心情舒畅，精神愉悦。

2. 常见的养生治疗方案

（1）药茶

①杭菊花 5g，决明子 5g，枸杞子 10g，开水冲泡，每日 1 剂，代茶频饮。可以降低血脂，平肝止眩。

②夏枯草、茺蔚子、决明子、黄芩、钩藤、茶叶等按 2:1:1:1:1:1 的比例制成茶包，每包 10g，开水浸泡饮用，每次 1 包。功能清热泻火，平肝明目。适用于高血压、高血脂引起的脑动脉硬化，症为头痛、眩晕、目胀等。

（2）药膳

①当归、川芎、决明子、夏枯草、山茱萸各 9g，鸭一只，炖煮后，加入适量调味品，饮汤吃肉。可以降压醒脑。

②远志 5g，川芎 10g，石菖蒲 6g，黄芪 5g，与肉类炖煮，可以化痰开窍醒脑。

③黑木耳 10g（温水泡发），天麻 6g，大枣 30g，白糖适量，共入锅加水煎煮，熟后即可食用。本方具有养阴平肝的功效，适用于脑动脉硬化引起的眩晕。

④鸽子一只，天麻 10g，人参 6g，入锅炖烂至熟即可。具有补气养血升清的功效，适用于脑动脉硬化引起的眩晕。

⑤核桃仁 250g，洗净，白糖 30g，清水半杯共入锅，文火烧至糖汁包在核桃上停火，炒锅内倒入麻油 250g，待油热倒入核桃仁，用文火炸制核桃仁金黄色捞出，撒上少许精盐即可食用。本方具有健脑补肾的功效，对脑动脉硬化引起的眩晕、记忆力下降有效。

（3）气功疗法：可以改善脑部供血，可以有效预防疾病的进展，在一定程度上缓解动脉硬化的程度。

脑动脉硬化患者在控制基础疾病的同时，还需要积极参与各种脑力活动及体力活动，防止疾病进一步加重，避免出现脑血管意外的严重后果。

缺血性心脏病

【概述】

缺血性心脏病又称冠状动脉粥样硬化性心脏病，又称"冠心病"。目前冠状动脉粥样硬化形成原因和机理尚无满意结论，目前大抵认为与脂质代谢紊乱、动脉壁的损伤、血小板聚集和微血栓的形成及神经、内分泌的变化等因素有关。其中，脂质代谢异常，尤其是高脂血症对冠心病的形成有着相当潜在的影响。缺血性心脏病严重时危及生命，居世界人类死因的首位。

西医将缺血性心脏病基本临床分型有五型：第一，隐匿型冠心病：是指临床上没什么症状的一类冠心病，此类患者常在运动试验后才会有心肌缺血的心电图变化；第二，心绞痛型冠心病：又称发作性冠心病，表现为胸骨后或心前区疼痛，为心肌一时性供血不足所引起；第三，心肌梗死型冠心病：由于冠状动脉栓塞使心肌急性缺血坏死而致，这是冠心病中比较严重的类型；第四，心肌纤维化型冠心病：因长期心肌缺血导致心肌纤维化所引起，表现为心脏扩大、心力衰竭和心律失常，又称"缺血性心肌病"；第五，猝死型冠心病：为缺血发生心肌局部发生新的生理紊乱或起搏、传导功能发生障碍而致严重心律失常所引起，表现为突发心搏骤停而死亡。临床上较为典型的为第二类，即表现为胸骨后不适，似胀闷烧灼或压迫紧缩感，持续时间一般较短暂，在含化硝酸甘油后1～3分钟即可缓解。

中医学中虽没有冠心病、缺血性心脏病等病名，但对冠心病的各种临床表现的证治早有记载。经过数千年的临床积累，形成了完整的辨证论治理论体系。心绞痛属于中医的"心痛""胸痹"病范畴，如《素问·标本病传论》有"心病先心痛"。《金匮要略》称本病为胸痹，描述其症状为胸背痛、心痛彻背、背痛彻心、喘息咳吐、短气不足以息、气塞胸闷不得卧等。急性心肌梗死中，胸痛较轻者，属于中医学"心痛""胸痹"病范畴；胸痛严重，预后凶险者，属于中医学"真心痛"病范畴，如《灵枢·厥病》描述"真心痛，手足青至节，心痛甚，旦发夕死，夕发旦死"。缺血性心脏病引起的心力衰竭属中医学"喘证""痰饮""水肿"病范畴，《金匮要略·水气病脉证并治》云："心水者，其身重而少气，不得卧，烦而躁，其人阴肿。"缺血性心脏病心率失常属中医"心悸""怔忡""结代脉"病证范畴。

【诊断标准】

缺血性心脏病的诊断主要依靠心电图（动态心电图、心电图运动负荷试验）、超声心动图、冠状动脉造影、血液生化检验等技术。心电图主要表现为T波变化、ST段变化及U波改变。二维超声心动图可直接检测左冠状动脉主干的动脉硬化病变，可显示为管壁回声不均匀，有局部回声增强，管腔有局部狭窄，粗细不均，丧失正常的平行走向。心肌缺血时，超声心动图下可见节段性室壁运动异常，随心肌缺血程度的加重，缺血部位心肌由正常依次变为运动减弱、运动消失，甚至矛盾运动等各种异常的心肌运动状态。冠状动脉造影检查有一定的适应证和禁忌证，是否选择检查需要由专科医生进行评估，在冠状动脉血管造影下，可以较为准确判断管腔是否狭窄以及狭窄的程度，并对灌装动脉的血流进行分级，对疾病的治疗和预后判断更为准确。血液生化检测主要是血清酶学检测，常用于检查心肌缺血的酶有肌酸激酶（CK）、天门冬氨酸氨基转移酶（AST）、乳酸脱氢酶（LDH）等。发生心肌梗死时，上述指标都有较为敏感的血清含量水平升高。

【病因病机】

中医对缺血性心脏病的认识主要分散于"胸痹""厥心痛""真心痛""卒心痛""心痛""痰饮""水肿""心悸""怔忡"等病的论述中。本病的主要病因是年老体衰、饮食不节、情志失调、劳倦内伤，心、肾、脾、肝等脏器亏虚和功能失调，进而导致瘀血、痰浊、气滞、寒凝等标实之邪闭阻心脉，故在临床上常常出现虚中夹实、实中有虚的复杂证候，本虚与标实并见，形成虚实错杂证。气虚、阳虚为本，痰浊、血瘀、寒凝、气滞痹阻心脉等为标。其病位在心，涉及肝、脾、肾三脏。

现代医学对本病的研究认为，缺血性心脏病的形成是复杂的。其发生发展与下列危险因素有关：高脂血症、高血压、吸烟、糖尿病、饮食习惯、精神紧张、体力活动缺乏、遗传因素等。正常情况下，脂质的摄取、代谢和排出保持者动态平衡。当胆固醇、甘油三酯与低密度脂蛋白、极低密度脂蛋白浓度升高时，冠心病发病率升高。高血压也与冠心病有直接关系，不论何种原因的高血压，均加速和加重冠状动脉粥样硬化。因为高血压时，血管内膜局部所受压力及机械损伤可破坏血管内的结构，使血小板聚集，促进脂质在血管壁内的沉积和浸润。吸烟可增加缺血性心脏病的患病率，这是因为烟草中的尼古丁可使冠状动脉痉挛、心跳加快、血压升高、心肌耗氧量增加，并由于冠状动脉血流减慢，血液黏稠度增加、血小板聚集性加大，进而造成动脉内膜损害和血栓形成增加，导致心脏缺血损伤。糖尿病患者的糖与脂肪代谢发生紊乱，常引起高糖血症、高脂血症、高血压病，为血脂对血管膜的浸润、沉积创造了有利条件，成为促进动脉粥样硬化、导致缺血性心脏病的危险因素。

【分型论治】

缺血性心脏病属于中医"胸痹""心痛""真心痛""心悸""怔忡"等范畴。临床分型多样，常见的证型如下：

1. 心血瘀阻证

主要临床表现：心胸疼痛、如刺如绞，痛有定处，入夜为甚，甚则胸痛彻背，背痛彻心，或痛引肩背；伴有胸闷，日久不愈，可因暴怒、劳累加重。舌质暗红，或紫暗，有瘀斑，舌下瘀筋，苔薄，脉弦涩。

证机概要：血行瘀滞，胸阳痹阻，心脉不畅。

治法：活血化瘀，通脉止痛。

代表方：血府逐瘀汤加减。

常用药物：桃仁、红花、赤芍、川芎、牛膝、当归、生地、柴胡、枳壳、桔梗、甘草。

2. 气滞心胸证

主要临床表现：心胸，满闷，隐痛阵发，痛无定处，时欲太息，遇情志不遂时易诱发或加重，或见有脘腹胀闷，得嗳气或矢气则舒，苔薄或薄腻，脉弦细。

证机概要：肝失疏泄，气机郁滞，心脉不和。

治法：疏肝理气，活血通络。

代表方：柴胡疏肝散加减。

常用药物：柴胡、白芍、枳壳、炙甘草、川芎、香附、陈皮等。

3. 痰浊痹阻证

主要临床表现：胸闷重而心痛微，痰多气短，肢体沉重，形体肥胖，遇阴雨天易发作或加重，伴有倦怠乏力，纳呆便溏，咯吐痰涎，舌体胖大且边有齿痕，苔浊腻或白滑，脉滑。

证机概要：痰浊盘踞，胸阳失展，气机痹阻，脉络阻滞。

治法：通阳泄浊，豁痰宣痹。

代表方：瓜蒌薤白半夏汤合涤痰汤。

常用药物：瓜蒌、薤白、白酒、制半夏、陈皮、甘草、生姜、制南星、枳实、茯苓、人参、石菖蒲、竹茹等。

4. 寒凝心脉证

主要临床表现：猝然心痛如绞，胸痛彻背，喘不得卧，多因气候骤冷或骤感风寒而发作或加重，伴形寒，甚则手足不温，冷汗自出，胸闷、气短、心悸、面色苍白，苔薄白，脉沉紧或沉细。

证机概要：素体阳虚，阴寒凝滞，气血痹阻，心阳不振。

治法：辛温散寒，宣通心阳。

代表方：枳实薤白桂枝汤合当归四逆汤加减。

常用药物：瓜蒌实、薤白、枳实、厚朴、桂枝、当归、桂枝、白芍、细辛、通草、大枣、炙甘草等。

5.气阴两虚证

主要临床表现：心胸隐痛，时作时休，心悸气短，动则益甚，伴倦怠乏力，声息低微，面色㿠白，易汗出，舌淡红，舌体胖边有齿痕，苔薄白，脉虚细缓或结代。

证机概要：心气不足，阴血亏耗，血行瘀滞。

治法：益气养阴，活血通脉。

代表方：生脉散合人参养荣汤加减。

常用药物：人参、麦冬、五味子、熟地、当归、白芍、白术、茯苓、炙甘草、黄芪、陈皮、五味子、桂心、炒远志等。

6.心肾阴虚证

主要临床表现：心痛憋闷，心悸盗汗，虚烦不寐，腰膝酸软，头晕耳鸣，口干便秘，舌红少津，苔薄或剥，脉细数或促代。

证机概要：水不济火，虚热内灼，心失所养，血脉不畅。

治法：滋阴清火，养心和络。

代表方：天王补心丹合炙甘草汤加减。

常用药物：生地、天冬、麦冬、当归、酸枣仁、柏子仁、人参、五味子、茯苓、远志、玄参、丹参、朱砂、桔梗、炙甘草、大枣、阿胶、火麻仁、桂枝、生姜、清酒。

7.心肾阳虚证

主要临床表现：心悸而痛，胸闷气短，自汗，动则更甚，面色㿠白，神倦怯寒，四肢欠温或肿胀，舌质淡胖，边有齿痕，苔白或腻，脉沉细迟。

证机概要：阳气虚衰，胸阳不振，气机痹阻，血行瘀滞。

治法：温补阳气，振奋心阳。

代表方：参附汤合右归饮加减。

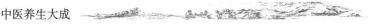

常用药物：人参、熟附子、生姜、大枣、肉桂、熟地、山萸肉、山药、枸杞子、姜杜仲、炙甘草。

【养生方法】

1. 一般的饮食起居调理

本病起病隐匿，在出现症状之前，大多患者已经患有血脂代谢异常，因此，控制血脂异常是缺血性心脏病治未病的关键，被称为是缺血性心脏病的一级预防。已经出现缺血性心脏病症状的患者，则主要预防其发展，减少心脏缺血症状发作的频率，称为二级预防。平素的生活应有规律，适当运动，合理膳食，避免体重超重、主动或被动吸烟，避免情绪紧张或激动，积极治疗高血脂、高血压病、糖尿病等基础疾病。曾经出现过缺血性心脏病症状的患者，要避免各种诱发本病加重的各种因素的发生。如避免进食过饱、大量饮酒、过度劳累、精神紧张、情绪激动、突然寒冷的刺激等。

2. 常见的养生治疗方案

（1）合理膳食：缺血性心脏病患者饮食时应注意控制进食总量，膳食结构也需要合理搭配，减少动物性脂肪、高胆固醇食物及糖分的摄入，多食富含 Ω-3 的食物，如坚果、深海鱼等。多食蔬菜、菌类食物、高纤维食物、保证足量的蛋白质，适当限制钠盐的摄入。

（2）药膳：降脂通痹的药膳品种多样，介绍几种代表性药膳如下：

①加味桃仁粥：桃仁 10g，生地黄 30g，粳米 100g，桂心 10g，生姜 2 片。桃仁去皮尖，桂心研末，粳米研细。用适量白酒将生地黄、生姜和桃仁绞取汁。先以适量清水煮米作粥，沸后下药汁，煮至粥熟，调入桂心末。空腹食用。功效活血化瘀，通阳宣痹。

②昆布海藻汤：昆布 30g，海藻 30g，黄豆 150～200g。煮汤，加少量调味品，可以做佐食，或早晚加餐食用。功效化痰降脂。

③决明子粥：决明子 10～15g，菊花 10g。现将决明子炒至微有香气，取出，待冷后煎汁，或与白菊花同煎取汁，去渣，放入大米煮粥，加少量调味品。功效平肝明目，润肠通便。适宜冠心病伴有高血压、大便干燥者。

④薏苡仁薤白粥：薏苡仁 30g，薤白 10g，粳米 100g，同煮做粥。功效通阳祛湿。

（3）药茶

①山楂荷叶茶：生山楂 10g，荷叶 10g，每日 1 剂，泡水代茶频饮。功效化痰活血降脂。

②玉米须茶：茶树老根 50g，山楂树根 50g，荠菜花 50g，玉米须 50g。四味入锅，加清水共煎。每日 1 剂，分 3 次温服。功效利尿活血，适宜冠心病伴有心功能不全者。

③银杏三七花茶：银杏叶 5g，绿茶 5g，三七花 5g，开水泡茶。每日 1 剂，代茶频饮。功效舒冠降压，活血解痉。适宜冠心病各型。

（4）穴位养生

①无症状时养生：痰浊闭阻型取膻中、丰隆、郄门、巨阙等穴，患者自己可用手指或按摩棒按揉上述穴位，每天 3 次，每次每穴 3 分钟；医生可在上述穴位行针刺泻法。气滞心胸型取膻中、气海、内关期门等穴，或患者自行按揉；或医生取上述穴位以平补平泻法针刺，可宽胸理气除痹。心血瘀阻型取内关、阴郄、膈俞、膻中、心俞等穴，或患者自行按揉，或医生针刺泻法以活血化瘀。

②症状发作时，可针刺内关、至阳、心俞、神藏、俞府等腧穴，可起到缓解病情，争取治疗时间。发作时如患者没有针刺治疗条件，可由身边的人在上述穴位进行用力掐按，也能起到一定的缓解作用。

（5）刮痧养生：缺血性心脏病平时刮治部位主要有下列区域：额中线、额旁一线（按照头部《标准头穴线》的定位）、大椎至至阳、厥阴俞至心俞、天突至膻中、郄门至间使、太溪至三阴交等。发作时重点刮试至阳、心俞、膻中、双侧内关等部位。

（6）气功养生：许多冠心病患者均会表现出不同程度的血流动力学异常，如心输出量降低、外周阻力增加、左心功能不佳等。研究表明气功治疗后可使冠心病患者心脏指数增加，在不增加心肌耗氧量的情况下增加心脏功能。通过气功锻炼，能使动脉顺应性改善，弹性增强，左心收缩间期各项指标在气功锻炼或治疗后，也有所改善。气功治疗后，动、静脉氧差明显增加，提示周围组织对氧摄取增加，这对增进机体康复颇有帮助。同时，气功锻炼可使患者异常的血液流变学状态趋向于改善，对预防缺血性心肌损害和中风有积极意义。因此，气功锻炼对患有冠心病的老年人甚为适宜。

缺血性心脏病重在预防，只有合理膳食，有效控制血脂、血压、血糖，适当运动，并定期体检，监控基础疾病的发展，方能有效防治缺血性心脏病。

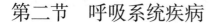

第二节　呼吸系统疾病

慢性支气管炎

【概述】

慢性支气管炎是一种常见的呼吸系统疾病，简称慢支。在 50 岁以上的中老年阶段发病率较高。慢性支气管炎不但本身对患者造成较大的痛苦，而且还会因为不及时治疗并发更为严重的其他疾病，如阻塞性肺气肿、肺源性心脏病等。慢支的发生在病理上是由于感染或非感染因素引起气管、支气管黏膜及其周围组织的慢性非特异性炎症，支气管腺体增生、黏液分泌增多。本病因为症状和发作程度的不同而有不同的分型和分期，中西医治疗也有不同的方案。

中医有"喘证""咳嗽""鼻息""肩息""上气""逆气""喘促"等记载。《灵枢·五阅五使》说："故肺病者，喘息鼻张。"《灵枢·本脏》曰："肺高则上气肩息咳。"提示喘病以肺为主病之脏，并以呼吸急促、鼻扇、抬肩为特征。《灵枢·五邪》指出："邪在肺，则病皮肤痛，寒热，上气喘，汗出，喘动肩背。"《素问·举痛论》又说："劳则喘息汗出。"指出喘病病因既有外感，也有内伤，病机亦有虚实之别。此外，《素问·痹论》云："心痹者，脉不通，烦则心下鼓，暴上气而喘。"《素问·经脉别论》云："有所坠恐，喘出于肝。"提示喘虽以肺为主，亦涉及他脏。《伤寒论》《金匮要略》已经认识到许多疾病，如伤寒、肺痿、肺痈、水气、黄疸、虚劳都可导致喘病，并开始了具体的方药治疗。金元以后，诸多医家充实了内伤诸因致喘的证治。如《丹溪心法·喘》说："六淫七情之所感伤，饱食动作，脏气不和，呼吸之息，不得宣畅而为喘急。亦有脾肾俱虚体弱之人，皆能发喘。"认识到六淫、七情、饮食所伤，体质虚弱皆为喘病的病因。明代张景岳把喘病归纳为虚实两证。《景岳全书·喘促》说："实喘者有邪，邪气实也；虚喘者无邪，元气虚也。"指出了喘病的辨证纲领。《临证指南医案·喘》说："在肺为实，在肾为虚。"《类证治裁·喘证》则明确指出"喘由外感者治肺，由内伤者治肾"的治疗原则。

【诊断标准】

慢性支气管炎的诊断依据：临床表现为有连续两年以上、每年持续三个月以上的咳嗽、咳痰或气喘等症状，咳嗽、咳痰一般晨间明显，咳白色泡沫痰或黏液痰，加重期亦有夜间咳嗽。每年发病持续不足三个月的患者，如有明确的客观检查依据（X线、肺功能等）亦可诊断。但须排除具有咳、痰、喘症状的其他心肺疾患（如肺结核、尘肺、肺脓肿、心脏病、心功能不全、支气管扩张、支气管哮喘、肺癌、慢性鼻咽疾病等）。

慢性支气管炎分为两型：①单纯型慢性支气管炎：诊断符合慢性支气管炎诊断标准，具有咳嗽、咳痰两项症状。②喘息型慢性支气管炎：诊断符合慢性支气管炎诊断标准。除咳嗽、咳痰症状外，具有喘息症状和肺部哮鸣音。

从疾病的发作程度看，本病又可分为三期：①急性发作期：指一周内出现脓性或黏液脓性痰，痰量明显增多，伴有发热等炎症表现；或一周内咳、痰、喘症状中有一项加剧至重度，或重度患者明显加重者。②慢性迁延期：指患者有不同程度的咳、痰、喘症状迁延不愈，或急性发作期症状在 1 个月后仍未恢复到发作前水平。③临床缓解期：经治疗或自然缓解，症状基本消失，或有轻微咳嗽及少量痰液，保持 2 个月以上者。

【病因病机】

1. 病因

中医认为"喘病"的病因很复杂，外邪侵袭、饮食不当、情志失调、劳欲久病等均可成为喘病的病因，引起肺失宣降，肺气上逆或气无所主，肾失摄纳便成为喘病。

（1）外邪侵袭：外感风寒或风热之邪，未能及时表散，邪蕴于肺，壅阻肺气，肺气不得宣降，因而上逆作喘。

（2）饮食不当：恣食生冷、肥甘，或嗜酒伤中，脾失健运，痰浊内生；或急慢性疾患影响至肺，致肺气受阻，气津失布，津凝痰生，痰浊内蕴，上阻肺气，肃降失常，发为喘促。

（3）情志失调：心情不遂，忧思气结，肝失调达，气失疏泄，肺气痹阻；或郁怒伤肝，肝气上逆于肺，肺气不得肃降，升多降少，气逆而喘。

（4）肺系久病，咳伤肺气；或久病脾气虚弱，肺失充养，肺之气阴不足，以致气失所主而喘促。若久病迁延，由肺及肾，或劳欲伤肾，精气内夺，肺之气阴

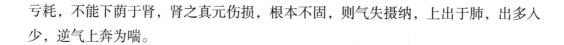

亏耗，不能下荫于肾，肾之真元伤损，根本不固，则气失摄纳，上出于肺，出多入少，逆气上奔为喘。

2.病机

本病的病位，主脏在肺和肾，与肝、脾、心有关。因肺为气之主，司呼吸，外合皮毛，内为五脏之华盖，若外邪袭肺或他脏病气上犯，皆可使肺气壅塞，肺失宣降，呼吸不利而致喘促；或使肺气虚衰，气失所主而喘促。肾为气之根，与肺同司气之出纳，故肾元不固，摄纳失常则气不归原，阴阳不相接续，亦可气逆于肺而为喘。若脾虚痰浊饮邪上扰，或肝气逆乘亦能致喘，则为肝脾之病影响于肺。心气喘满，则发生于喘脱之时。

喘病的病理性质有虚实两类。实喘在肺，为外邪、痰浊、肝郁气逆，肺壅邪气而宣降不利；虚喘当责之肺、肾两脏，因精气不足，气阴亏耗而致肺不主气，肾不纳气。故本病的基本病机是气机的升降出纳失常，"在肺为实，在肾为虚"。病情错杂者，每可下虚上实，虚实夹杂并见。但在病情发展的不同阶段，虚实之间有所侧重，或互相转化。若肺病及脾，子盗母气，则脾气亦虚，脾虚失运，聚湿生痰，上渍于肺，肺气壅塞，气津失布，血行不利，可形成痰浊血瘀。此时病机以邪实为主，或邪实正虚互见。若迁延不愈累及于肾，其病机则呈现肾失摄纳，痰瘀伏肺之肾虚肺实之候。若阳气虚衰，水无所主，水邪泛溢，又可上凌心肺，病机则为因虚致实，虚实互见。

西医对慢性支气管炎的发病原因至今尚未完全弄清，其病因很复杂，往往是综合性的。不同地区、不同职业及不同年龄患者的原因并不完全相同。一般来说，它是机体抵抗力降低，气管、支气管存在不同程度敏感性的基础上，有一种或多种外因长期反复刺激而引起的。本病主要的外因有：吸烟，病毒和细菌对呼吸道的反复感染，刺激性烟雾、粉尘、大气污染等的慢性刺激，以及低温、昼夜温差大等因素均会致本病发病率升高。慢性支气管炎的内因主要有：呼吸道防御功能低下，呼吸道神经反应敏感，呼吸道免疫球蛋白缺损等原因导致本病的发生。此外，某些消化道疾病引起的小量胃酸反流，长期反复吸入反流的胃酸，也易发生慢性支气管炎。

【分型论治】

1.外寒内饮证

主要临床表现：咳嗽，痰多，白色泡沫痰，喘息，胸闷；兼有恶寒，或伴发热，无汗。舌质淡，苔薄白而滑，脉浮紧。

证机概要：风寒外袭，内有痰饮。

治法：解表散寒，温化痰饮。

代表方：小青龙汤加减。

常用药物：桂枝、白芍、麻黄、干姜、细辛、半夏、甘草、五味子。

加减：若咳而上气，喉中如有水鸡声，表寒不著者，可用射干麻黄汤。若饮郁化热，烦躁而喘，脉浮者，用小青龙加石膏汤兼清郁热。

2. 痰湿蕴肺证

主要临床表现：咳嗽，咳声重浊，痰多色白，甚至喘息，胸闷，舌质淡，苔白腻，脉沉滑。

证机概要：中阳不运，积湿生痰，痰浊壅肺，肺失肃降。

治法：祛痰降逆，宣肺平喘。

代表方：二陈汤合三子养亲汤加减。

常用药物：半夏、陈皮、茯苓、甘草、苏子、莱菔子、白芥子、生姜、乌梅等。

加减：临床应用时，尚可加桔梗、杏仁、枳壳以宣降肺气；胸闷脘痞者，可加苍术、厚朴健脾燥湿化痰；若寒痰较重、痰黏白如泡沫、怯寒背冷者，加干姜、细辛以温肺化痰；脾虚明显者，加党参、白术以健脾益气；兼有表寒者，加紫苏、荆芥、防风解表散寒。症情平稳后，可服六君子汤加减以资调理。

3. 痰热郁肺证

主要临床表现：咳嗽气息粗促，甚或喘息，痰多色黄，黏稠难咯，或痰中带血，胸痛，胸闷，口干口苦，舌质红，苔黄腻，脉滑数。

证机概要：邪热蕴肺，蒸液成痰，痰热壅滞，肺失清肃。

治法：清热化痰，宣肺平喘。

代表方：桑白皮汤加减。

常用药物：桑白皮、黄芩、黄连、栀子、杏仁、贝母、半夏、苏子等。

加减：若痰热郁蒸、痰黄如脓或有热腥味者，加鱼腥草、金荞麦根、象贝母、冬瓜仁等清化痰热；胸满咳逆、痰涌、便秘者，加葶苈子、风化硝泻肺通腑化痰；痰热伤津、咳痰不爽者，加北沙参、麦冬、天花粉养阴生津。

4. 肺脾气虚证

主要临床表现：平素体弱，畏寒，易感冒，汗出，精神不振，食欲欠佳，时感乏力，舌质淡，苔薄白，脉沉弱。

证机概要：肺虚不能主气，脾虚健运无权，气不化津，痰饮蕴肺，肺气上逆。

治法：健脾益气，培土生金。

代表方：六君子汤加减。

常用药物：人参、白术、茯苓、炙甘草、制半夏、陈皮、生姜、大枣、山药、薏苡仁、五味子等。

加减：若伴咳呛痰少质黏、烦热口干、面色潮红、舌红苔剥、脉细数，为气阴两虚者，可用生脉散加沙参、玉竹、百合等益气养阴。痰黏难出，加贝母、瓜蒌润肺化痰。

5. 肺肾阴虚证

主要临床表现：咳嗽痰少，色白或黄，或咯血，胸闷气短，动则加重，口干，低热，乏力，舌红，苔少，脉沉细而数。

证机概要：久病精气亏乏，肺肾摄纳失常，气不归原，津凝为痰。

治法：养阴润肺，补肾纳气。

代表方：生脉地黄汤合金水六君煎加减。

常用药物：人参、麦冬、五味子、地黄、山萸肉、山药、茯苓、丹皮、泽泻、当归、半夏、陈皮、炙甘草等。

加减：如大便不实而多湿者，去当归，加山药；如痰盛气滞，胸胁不快者，加白芥子；如阴寒盛而嗽不愈者，加细辛；如兼表邪寒热者，加柴胡。

6. 气阴两虚证

主要临床表现：咳嗽日久，痰少，口干，咽干，乏力，汗出，手足心热，舌质淡，脉沉弱。

证机概要：肺气亏虚，气失所主；或肺阴亦虚，虚火上炎，肺失清肃。

治法：补肺益气养阴。

代表方：生脉散合补肺汤加减。

常用药物：人参、麦冬、五味子、人参、黄芪，熟地、五味子、紫菀、桑白皮等。

加减：如面、唇、爪甲、舌质黯黑，舌下青筋显露等，可酌加桃仁、红花、川芎等活血化瘀药。

【养生方法】

1. 一般的饮食起居调理

（1）饮食调理：慢性支气管炎患者应适时补充必要的蛋白质和维生素 A 的食物，如鸡蛋、鸡肉、瘦肉、动物肝、鱼类、豆制品等，具有保护呼吸道黏膜的作用。寒冷季节更应补充一些含热量高的肉类及温性食品以增强御寒能力，如羊肉、狗肉等对素体虚寒者有好处。除荤食外，应经常进食新鲜蔬菜瓜果，确保维生素 C 的供应。但不要食用过于寒凉的食物，慢性支气管炎患者病程较长，大多脾、肺、肾的阳气不足，对寒凉食品反应较大。过于寒凉的食品可使气管痉挛，不利于分泌物的排泄，从而加重咳喘，使痰不易咳出。不吃油炸及辛辣刺激食物，因油炸等油腻食品不易消化，会导致咳嗽、气喘加重。而辛辣食物如辣椒、洋葱、生蒜、胡椒粉等，吃后刺激支气管黏膜，使局部水肿而加重咳喘。因此，慢性支气管炎患者应忌食油炸及辛辣刺激食物。此外，变态反应是慢性支气管炎的发病原因之一，而鱼、虾、蟹、禽蛋类、鲜奶及奶制品是常见的过敏原，如果慢性支气管炎是因为上述过敏因素导致，那么患者亦应忌食这类食品。适宜吃的食物包括核桃、黑芝麻、花生、大枣、梨、甘蔗、橘子、白萝卜、芹菜、生姜、银耳、百合、紫菜、豆腐、蜂蜜、罗汉果、南瓜、鸡鸭、动物肺脏等。

（2）起居调适：患者在日常生活中要注意避风寒，尽量控制上呼吸道感染，否则会诱发或加重本病的症状。

（3）锻炼调息：慢性支气管炎患者应注意进行腹式呼吸锻炼，有助于改善肺的功能，延长缓解期的时间，减少急性期发作的频率。腹式呼吸方式通过横膈活动以增强肺通气量。患者将一手放在腹部，呼气时手随腹部下陷，并稍压力，吸气时上腹部抗此压力，将腹部徐徐隆起。每日 3～5 次，每次 3 分钟。患者在进行腹式呼吸时，还要注意放松全身肌肉。呼气时要使腹部下陷，并应避免用力。吸气时要鼓腹，时间要稍比呼气长。每次吸气后不要立即呼气，要稍停片刻。

2. 常见的养生治疗方案

（1）中药验方

①白芥子 10g，橘皮 12g，莱菔子 15g，甘草 5g，每日 1 剂，水煎分 2 次服。适用于咳喘痰多的患者。

②蛤蚧一对，人参 15g，杏仁 30g，川贝母 30g，紫河车 30g。上药共研细末，装入空心胶囊，每次服 1 粒，每日 2～3 次。适用于慢性支气管炎咳喘属肺肾两虚之型。

（2）穴位贴敷：白芥子、细辛、甘遂、玄参、香附、肉桂等按照2:2:1:2:2:1的比例研磨成粉，用生姜汁调匀后做成直径约1cm的药饼，用胶膏固定于穴位上。贴敷时间：农历头伏、二伏、三伏的第一天各1次，贴敷3次为一疗程。选取肺俞、天突、中府、云门、膻中、大椎、膏肓为主穴，根据不同的兼证选用局部穴位。如肺虚明显者加气海；脾虚明显者加脾俞；肾虚明显者加肾俞；痰多者加丰隆；气喘明显者加定喘等。操作方法：75%酒精行局部皮肤消毒，用三棱针在上述穴位针刺放血，血止后行穴位贴敷。每次敷贴时长2～4小时，反应不敏感者可适当延长，但不宜超过12小时。过于敏感者，则当在明显不适时提前停止敷贴。

（3）针灸疗法：穴位选取肺俞、合谷、风门、大椎、膻中、太渊为主穴，配心俞、膈俞、气海、关元等为配穴，并随症加减：咳嗽痰多加天突、列缺、丰隆；胸闷气急加内关、膻中；久病体虚加膏肓、肾俞、足三里；咯血加尺泽等。用毫针刺入选定的穴位，用接上输出电源的导线夹在针柄上，持续通电20分钟。对于高龄或耐受较差的患者，可用较弱的刺激量，通电的时间应稍延长后方不降低疗效。针刺后取生姜1片（切成1分厚），用干净针头刺7个小孔后置于穴位上，用艾条距离穴位1寸左右，施间接灸3～5分钟，以局部皮肤潮红、有温热感为度。

上述相应穴位的刺激还可以适当选择数个，用羊肠线进行穴位埋线刺激，也可以达到较好的预防效果。

（4）食疗药膳

①猪肺川贝蛋：猪肺（带气管）一副，川贝母10g，白胡椒0.3g，鸡蛋清2个。川贝母、白胡椒均研为细末，撒入鸡蛋清中调成糊状，然后全部灌入洗净的猪肺气管中，再用细线拴住管口，置入铝锅或砂锅内，掺入适量的清水（不放其他调料），以文火煮熟即成。吃时可加少许酱油，但不可大量放盐。在每年初冬季节食用此菜10～15天。

②虫草炖甲鱼：活甲鱼（约500g）1只，冬虫夏草5g，大枣20g，鸡汤、食盐、葱、姜、蒜、料酒各适量。将宰杀好的甲鱼切成块，放入锅中煮沸后捞出，洗净。甲鱼放入碗中，上放冬虫夏草、大枣，加料酒、食盐、葱、姜、蒜和鸡汤，上笼蒸2小时后取出即成。汤色澄清，肉酥烂，裙边透明，食之黏口，四季皆宜，适合各类各型慢性支气管炎患者。

③核桃仁粥：核桃仁20g，粳米60g。先将粳米煮成稀粥，核桃去皮捣烂，加入粥中，文火煮成，以表面有油为度。补肾纳气，益肺定喘。每日早、晚服食。适用于老年人肺肾气虚，纳气不固，呼多吸少，气逆喘型慢性支气管炎。

④天冬百合山药粥：天冬 30g，百合 30g，怀山药 30g，枸杞子 10g，粳米 100g。煮粥食，每日 3 次。适用于阴虚型的慢性支气管炎患者。

⑤党参麦冬五味子粥：党参 20g，麦冬 20g，五味子 6g，三七末（冲服）3g，粳米 100g。前三味水煎取汁，再入粳米煮成粥，冲三七末，每次 1 次服食。适用于气虚血瘀型慢性支气管炎患者。

（5）药酒疗法

①紫苏子酒：紫苏子 60g，黄酒 2500mL。先将紫苏子放锅内用文火微炒，装入布袋，置坛内倒黄酒浸泡，加盖密封 7 日后，弃药袋即成。每次 10mL，每日 2 次。止咳平喘，降气消痰。适用于慢性支气管炎痰涎壅盛，肺气上逆作喘等症。凡热性咳喘忌服。

②人参蛤蚧酒：人参 9g，蛤蚧 1 对，低度白酒 1000mL。前 2 味焙干打碎，入布袋，置容器中，加入白酒密封，7 日后去渣即成。每次空腹服 20mL，每日 2 次。补肺肾，定喘咳。适用于慢性支气管炎久咳、肺肾两虚，咳嗽气短者。风热、风寒、痰实咳嗽者忌服。

③百部根酒：百部根 1000g，白酒 1000mL。将百部切薄片，略炒后与白酒同置于容器中，密封浸泡 7 日后即成。频频饮用，勿醉为度。润肺下气，止咳杀虫。适用于慢性支气管炎久咳者。忌食辛辣食物和鱼虾等刺激性食物。

（6）散剂疗法

①桑白皮散：鲜桑白皮 500g，糯米 120g。鲜桑白皮用水洗净后，再用淘米水浸泡 1 ～ 2 日，取出后刮去黄皮，晒干，切碎；糯米洗净、晒干。以上原料分别用粉碎机制成细末，过筛后混匀，装瓶备用。每次 3 ～ 6g，米汤送服，每日早晚各 1 次。清肺止咳。适用于急、慢性支气管咳嗽气急、痰黄质黏者。

②双玉散：石膏、寒水石各等份，打碎后共同研为细末，装瓶备用。人参 6g，加水 150mL，大火煮沸后，小火煎，取液备用。每次取药末 9g，人参汤 30mL，每日早、中、晚冲服。清热泻火，益气生津。适用于急、慢性支气管炎咳嗽气喘，痰黄质黏者。

（7）音乐疗法

古人认为音乐可以"通神明"，音乐之声与"人气相接"，能"动荡血脉，流通精神"，音乐旋律的阴阳升降可以协调人体阴阳的平衡。对慢性支气管炎患者，应尽量选择节奏每分钟 60 拍左右的音乐，与人体正常脉搏形成"共振"，能使人保持身心平衡。

音调拉长的"歌咏"疗法，有康复咽喉、气管、口、唇、舌的作用。患者唱歌时有意拉长 15～25 秒，称为音调拉长疗法，它具有通气排痰的功用，有利于气喘、慢性气管炎、支气管炎，以及其他呼吸系统疾病的康复。

此外，吹管乐疗法不仅能增强神经系统的灵活性，加大五脏六腑及一部分肌肉的活动量，而且对改善机体呼吸、消化、血液循环、肌肉及神经系统的功能都有很大帮助。吹管乐疗法能够增加肺活量和膈肌的活动量，有利于支气管炎及其他一些呼吸系统疾病康复。

本病患者应合理休息，加强体育锻炼，增强机体抵抗力，适当的氧疗可以改善症状，纠正缺氧。家庭氧疗可选用氧气筒、氧气袋、小型便携式化学制氧机等，原则为低流量、持续性、长疗程。慎风寒，戒烟酒，饮食宜清淡，忌食辛辣刺激及甜黏肥腻之品。平素宜调畅情志，因情志致喘者，尤须怡情悦志，避免不良刺激。加强体育锻炼，提高机体的抗病能力，有助于预防喘病的发生。有意识进行腹式呼吸及缩唇呼吸锻炼（详见慢性肺源性心脏病一节）有助于本病的康复。

慢性肺源性心脏病

【概述】

慢性肺源性心脏病简称慢性肺心病（chronic pulmonary heart disease，CPHD），是由慢性肺、胸廓疾病或肺血管病变引起的肺循环阻力增加，肺动脉压力增高，进而导致右心室扩大或（和）肥厚，甚至发生右心衰竭的心脏病，本病临床呈现为缓解期与急性加重期交替出现的规律。急性期发作期症情严重，若不及时抢救，就可能危及生命。此期主要症状表现为：咳嗽、咳痰色白质黏或黄脓痰、喘促呼吸困难、发热等。常见的检查体征包括肢端及口唇紫绀，双下肢水肿，肺部湿性或干性啰音，有时可闻及哮鸣音，心房纤颤等。现代医学对于本病的治疗优势在于急性加重期的控制感染、纠正呼吸衰竭及心力衰竭、处理并发症等，而对于缓解期的治疗缺乏有效方案。

中医对本病早有认识，多属于"肺胀""咳喘""痰饮""水肿""心悸"等病的范畴，尤其对"肺胀"的症状描述及病因病机的阐述和本病极为相似。中医重视整体调节，辨证论治，在本病的缓解期治疗主要针对病机治疗，在改善患者的自觉症状、减少急性发作的频次和发作程度上均有良好的疗效，同时治疗方法安全。本节所述的中医养生，均是针对慢性肺源性心脏病的缓解期而言。

【诊断标准】

本病的诊断标准包括以下几项：

1. 慢性肺胸疾病或肺血管病变。包括病史、体征、X 线、心电图、超声心动图、肺功能、放射同位素及其他检查结果等。

2. 右心功能不全表现。包括颈静脉怒张、肝肿大压痛、肝颈回流征阳性、下肢水肿、经脉压升高等。

3. 肺动脉高压、右心室增大。包括体征、X 线、心电图、超声心动图、心电向量图、放射性同位素检查等。

（1）体征

肺动脉高压右心室增大，可见剑突下收缩期搏动、肺动脉瓣区第二心音亢进、三尖瓣区心音较心尖部明显增强，或出现收缩期杂音。

（2）X 线检查

①右肺下动脉扩张，横径≥ 15mm，或右肺下动脉与气管横径比值≥ 1.07，或动态观察较原右下肺动脉干增宽 2mm 以上；②肺动脉中段凸出，或其高度≥ 3mm；③中心肺动脉扩张和外周分支纤细形成鲜明对比；④圆锥部显著凸出（右前斜位 45°）或"锥高"≥ 7mm；⑤右心室增大（结合不同体位判断）。具有①～⑤中的任何一项可提示，两者或以上者可诊断，具有⑤者可诊断。

（3）心电图诊断标准（1977 年修订）

主要条件：①额面平均电轴≥ 90°；② V1R/S ≥ 1；③重度顺钟向转位；④ RV1+SV5>1.05mV；⑤ aVR、R/S 或 R/Q ≥ 1；⑥ V1~V3 呈 Qs、Qr、qr（需除外心肌梗死）；⑦肺型 P 波：P 电压 >0.22V 或电压≥ 0.2mV，呈尖峰型，结合 P 电轴 >+80°，或当低电压 >1/2R，呈尖峰型。结合电轴 >80°。

次要条件：①肢体导联低电压；②右束支传导阻滞（不完全或完全性）。

上述具有一条主要条件者，即可诊断；符合两条次要条件者，为可疑肺心病心电图表现。

（4）超声心动图诊断标准（1980 年修订）

①右心室流出道内径≥ 30mm；②右心室内径≥ 20mm；③右心室前壁的厚度≥ 5.0mm，或有前壁搏动幅度增强；④左 / 右心室内径比值 <2；⑤右肺动脉内径≥ 18mm，或肺动脉干≥ 20mm；⑥右心室流出道 / 左心房内径比值 >1.4；⑦肺动脉瓣曲线出现肺动脉高压征象者（α 波低平或 <2mm，有收缩中气关闭征等）。凡有肺胸疾病患者，具有上述一项条件者，均可诊断为肺心病。

（5）心电向量图诊断标准（略）。

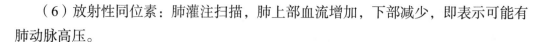

（6）放射性同位素：肺灌注扫描，肺上部血流增加，下部减少，即表示可能有肺动脉高压。

临床上应与风湿性心脏病、冠状动脉硬化性心脏病、慢性缩窄行心包炎、先天性心脏病等疾病相鉴别。

【病因病机】

《灵枢·胀论》中有"肺胀者，虚满而喘咳"及《灵枢·经脉》中有"肺手太阴之脉……是动则病肺满膨膨而喘咳"的认识。《金匮要略·肺痿肺痈咳嗽上气病脉证并治》中则把本病描述为"上气喘而躁者，属肺胀，欲作风水""咳而上气，此为肺胀，其人喘，目如脱状"以及"肺胀咳而上气，烦躁而喘，脉浮者，心下有水"。《诸病源候论》认为："肺主于气，邪乘于肺则肺胀，胀则肺管不利，不利则气道涩，故气上喘逆，鸣息不通，诊其肺脉甚滑，为息奔上气……肺虚为微寒所伤则咳嗽，嗽则气还于肺间则肺胀。肺胀则气逆，而肺本虚，气为不足，复为邪所乘，壅痞不能宣畅，故咳逆短气也。"《圣济总录》"其证气满胀，膨膨而喘咳"。《丹溪心法·咳嗽》又进一步指出"肺胀而嗽，或左或右，不得眠，此痰夹瘀血碍气而病，宜养血而流动乎气，降火疏肝以清痰""有咳而肺胀不得眠者，难治""肺胀者，动则喘满，气急息重"。《明医杂著》言："肺受邪而上喘，则失下降之令，故小便渐短，以致水溢皮肤而生胀满焉，此则喘为本而胀为标。"

本病的病位在肺，涉及脾、肾、心、肝等诸个脏器。其发病的诱因有内外两方面，内因乃脏气虚损，功能失调，重则功能减退；外因则因感受邪气，或从口鼻而入，或从肌肤而入，易形成邪盛正衰的表现。常因患者素体肺脾两虚，肺虚则卫外不固，脾虚则痰湿内生。加之外邪侵袭，导致肺气升降失宣，痰阻气道；气虚气滞则血瘀渐成，痰瘀阻滞则肺气益虚。久病及肾、心，导致肺肾两虚或脾肾阳虚。病机总属本虚标实，虚实夹杂。

现代医学对本病病因的认识有以下几类：

（1）影响肺气道和肺泡为主的疾病，包括慢性支气管炎有广泛气道阻塞，伴有或不伴有肺气肿；支气管哮喘；各种原因引起的肺组织纤维性病变和广泛的纤维化等。

（2）以胸廓运动受限为主的疾病，如胸廓成形术后胸膜纤维化、类风湿性脊柱炎等情况下的反复呼吸道或肺部感染，加之胸廓呼吸受阻引起肺不张等使肺血管阻力增加，引起肺动脉高压，导致右心室肥厚。

（3）以肺血管疾病为主的疾病，如广泛或反复发生的结节性肺动脉炎。

（4）血清 α-抗胰蛋白酶明显缺乏者，容易发生肺气肿和肺心病。

【分型论治】

1. 气虚血瘀证

主要临床表现：气喘明显，动则益甚，咳嗽，心悸，胸闷，唇紫，多痰，舌暗红，苔白，脉细或（和）结代。

证机概要：气虚瘀阻，心肺失养。

治法：补肺益气，养血活血。

代表方：生脉散合血府逐瘀汤、当归补血汤加减。

常用药物：当归、熟地黄、川芎、红花、枳壳、牛膝、瓜蒌、丹参、黄芪、太子参、麦冬、五味子等。

加减：若兼咳吐泡沫痰，则加白芥子、葶苈子、莱菔子等。

2. 痰湿阻肺证

主要临床表现：气喘、咳嗽，多痰、痰白质稀，短气不能平卧，倦怠乏力，舌淡苔白腻或水滑，脉沉滑。

证机概要：痰浊阻肺，气道不畅。

治法：化痰降气，健脾益肺。

代表方：三子养亲汤合葶苈大枣汤加减。

常用药物：苏子、莱菔子、白芥子、葶苈子、大枣、桔梗、半夏等。

加减：若痰浊夹瘀，见喘促气逆、喉间痰鸣、面唇青紫、舌质紫暗、苔腻浊者，可用涤痰汤，加桃仁、红花、赤芍、水蛭等涤痰祛瘀。

3. 肺肾气虚证

主要临床表现：咳嗽痰白，气喘，短气、动则气短、不能平卧，或见发热、畏寒，舌淡苔白，脉沉缓。

证机概要：肺肾两虚，肾不纳气。

治法：补肺纳肾，降气平喘。

代表方：平喘固本汤合补肺汤。

常用药物：党参、冬虫夏草、胡桃肉、五味子、沉香、苏子、灵磁石、款冬花、法半夏、橘红、脐带、黄芪、熟地、桑白皮、紫菀等。

加减：若见喘咳、口咽干燥、颧红唇赤、舌红少津、脉细或细数，此为肾阴虚者，可用七味都气丸合生脉散以滋阴纳气。如兼标实，痰浊壅肺，见喘咳痰多、气

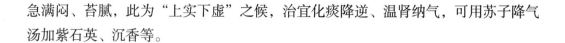

急满闷、苔腻，此为"上实下虚"之候，治宜化痰降逆、温肾纳气，可用苏子降气汤加紫石英、沉香等。

4. 脾肾阳虚证

主要临床表现：心悸，水肿，咳嗽，气喘气短、不能平卧，小便量少，肢冷，腹胀，舌胖，苔白或腻，脉沉细。

证机概要：阳虚水泛，上凌心肺。

治法：温肾健脾，化饮利水。

代表方：真武汤合五苓散。

常用药物：桂枝、附子、茯苓、生姜、泽泻、猪苓、白芍、白术等。

加减：喘促甚者，可加桑白皮、五加皮行水去壅平喘。心悸者，加枣仁养心安神。怯寒肢冷者，加桂枝温阳散寒。面唇青紫甚者，加泽兰、益母草活血祛瘀。

【养生方法】

1. 一般的饮食起居调理

（1）饮食方面：慢性肺心病患者应多食瘦肉、鱼虾、蛋类、牛奶、鸡、鸭、豆制品，以及新鲜的蔬菜和瓜果等富含蛋白质和维生素的食物。出现下肢水肿时，在服用利尿药期间，需多食蜂蜜、土豆、新鲜豌豆、鲜蘑菇、牛肉、脱脂奶粉、菠萝、香蕉等含钾丰富的食物，忌食葱、姜、胡椒、咖喱粉等辛辣或刺激性的食物，少吃甜食，不吸烟，不饮烈性酒，不喝浓茶和咖啡。出现浮肿时，应限制食盐的摄入量。

（2）生活习性方面

首先戒烟防尘：本病的流行病学研究显示，吸烟及职业性粉尘吸入等是慢性肺源性心脏病的重要危险因素，戒烟防尘是防止本病的首要环节。

其次，起居有度，减少外感：天气变化时，应随时增减衣服。冬季更要注意防寒保暖，外出时应戴口罩和帽子。

第三调整呼吸：研究表明，缩唇呼吸能改善肺功能。患者取坐位、立位或仰卧位，将一只手放于前胸，另一只手放于腹部，做腹式呼吸。吸气时尽量挺腹，保持胸部不动；呼气时腹部内陷，尽量将气呼出。呼吸需有节律地进行，吸气与呼气的时间之比为1:2或1:3。用鼻吸气，用口呼气，要求深吸缓呼，呼气时口唇收拢，作吹口哨状，胸部向前倾，每分钟呼吸的次数在7~8次之间。此呼吸操每天可做

2次，每次做10～20分钟。慢性肺心病患者若经常做此呼吸操，可使肺部通气和换气的功能得到改善。

最后，家庭氧疗有助于缓解慢性肺心病的病情发展：坚持长期低流量吸氧、每天＞15小时，可以有效改善因缺氧造成的脏器损害，提高运动耐力，延缓肺功能恶化。

2. 常见的养生治疗方案

（1）穴位贴敷：本病因脾肾阳气虚弱、不能运化水湿、痰饮久伏所致，具有秋冬重、春夏轻的特点，根据《内经》"春夏养阳，秋冬养阴"的理论指导，施行冬病夏治，在夏季补肺健脾温肾以扶助正气、祛痰化饮以清除伏邪，可以收到事半功倍的效果。可取肺俞、脾俞、肾俞、定喘等穴，以半夏、细辛、干姜、白芥子、生姜等药制成药饼，于三伏气候炎热之时，分别在初伏、中伏和末伏在上述穴位进行贴敷。同时配合三伏天服苓桂术甘汤、金匮肾气丸类补肺健脾益肾之剂，获效更佳。

（2）药茶：黄芪15g，丹参9g，人参3g，桃仁6g，桔梗9g，甘草3g。煎煮后，开水反复冲泡，每日1剂。在缓解期，可以补气活血、降气化痰，有助于控制本病的发作。

（3）针灸、推拿治法：取穴肺俞、定喘、脾俞、肾俞、膈俞、曲池、丰隆、足三里、天突、膻中等，可行针刺、艾灸、穴位注射、推拿点穴等方法，疏通经络，调理脏腑，补虚泻实。尤其在缓解期取膏肓俞、膻中、肺俞、肾俞、足三里穴，采用艾炷灸，每穴每次灸3～5壮，隔日1次，5次为一疗程；或采用艾条灸，每穴每次灸3～5分钟，隔日1次，7次为一疗程，效果颇佳。

（4）气功锻炼：慢性肺心病患者通过练气功，可增加肺部通气和换气的功能，从而改善缺氧的状态。在练气功时，要注意调身、调心、调息三方面，即调整练功姿势、调整精神意识状态、调整呼吸节律，做到在意念作用下身体动作和呼吸节律的整体有机结合。

（5）精神心理疗法：本病患者常因久病不愈，反复发作，加之体力下降等因素，产生悲观、恐惧、无用感；又因反复住院治疗，对经济困难的患者更增添了焦虑心理。这些不良心理反应，严重影响了慢性肺心病患者的治疗和康复。因此，患者应注意精神、心理的健康，保持良好的心态，树立战胜疾病的信心。除了患者需要自我安慰外，还需要医护人员和家属多与患者交谈，缓解消积情绪。多做使患者快乐的事，消除或改变不良的环境影响，将注意力主动或被动地转移到新事物、新

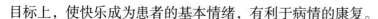

目标上，使快乐成为患者的基本情绪，有利于病情的康复。

肺心病急性发作的诱因为感冒、受凉，尤其在冬春气候寒冷、感冒流行季节更易发作。每次急性发作都会加重肺心功能损害，最后导致呼吸衰竭、循环衰竭。因此，积极防治感冒、慢性支气管炎和肺气肿，是预防肺心病发生的重要环节。

由于本病虚实夹杂，证情复杂，对病情的预防和控制需要多形式的措施，包括慢走、踏车等全身运动和腹式呼吸、缩唇呼吸等呼吸训练，同时注意循序渐进，避免过度劳累。

肺 结 核

【概述】

肺结核（pulmonary tuberculosis），是患者感染结核分枝杆菌后引起以呼吸系统为主要表现的全身性传染病。是严重危害人类健康的传染病，是全球关注的公共卫生和社会问题，也是我国重点控制的主要疾病之一。目前肺结核的治疗以化学药物治疗为主，但这些化学药物均有不同程度的副作用，在一定程度上限制了其在某些人群中的使用。如何提高结核患者的身体素质，减少化学药物的毒副作用，有效控制肺结核发展，是医学领域密切关注的命题。

本病属于中医学"肺痨"的范畴。传统医学认为，肺痨是由于机体正气不足，感染痨虫，侵蚀肺脏所引起的具有传染性的慢性虚弱性疾患。以咳嗽、咯血、潮热、盗汗及身体的渐进性消瘦为主要临床表现。历代医家对本病均有不同程度的认识，并积累了丰富的治疗经验，可以弥补现代医学在治疗本病时的不足。

【诊断标准】

2008年卫生部颁布的诊断标准（见附件）。

1. 疑似病例

凡符合下列项目之一者：5岁以下儿童：具备2.1加2.2者；或具备2.2加2.4.2.4者、具备2.3中任一条者。

2. 临床诊断病例

凡符合下列项目之一者：具备2.3中任一条及2.2者；具备2.3中任一条及

2.4.2.4；具备 2.3 中任一条及 2.4.3 者；具备 2.3 中任一条及肺外组织病理检查证实为结核病变者；疑似肺结核病例经诊断性治疗或随访观察可排除其他肺部疾病者。

3. 确诊病例

（1）痰涂片阳性肺结核诊断：凡符合下列项目之一者：2 份标本涂片抗酸杆菌检查符合 2.4.1.1 阳性结果中任一条；1 份痰标本涂片抗酸杆菌检查符合 2.4.1.1 阳性结果中任一条，同时具备 2.3 中任一条者；1 份痰标本涂片抗酸杆菌检查符合 2.4.1.1 阳性结果中任一条，并且 1 分痰标本结核分枝杆菌培养符合 2.4.1.2 阳性结果中任一条者。

（2）仅分枝杆菌分离培养阳性肺结核诊断：符合 2.3 中任一条，涂片阴性并且结核分枝杆菌培养符合 2.4.1.2 阳性结果中任一条者。

（3）肺部病变标本病理学诊断为结核病变者。

【病因病机】

肺痨的致病因素，分为内外两端。外因为感染痨虫，内因为正气虚损，二者相互为因，痨虫传染是不可或缺的外在因素，正气亏虚是发病的内在基础。痨虫侵肺后，耗伤肺阴，进一步演变发展，可导致气阴两虚，甚至阴损及阳。

（1）感染"痨虫"：是引起本病的主要病因，传染途径主要是经呼吸道至肺脏，本病具有传染性。痨虫侵入肺脏，腐蚀肺叶，肺体损伤，耗损肺阴，肺失滋润，清肃失调而发为肺痨咳嗽；若损伤肺中络脉，则血溢脉外而咯血；阴虚火旺，迫津外泄，则产生潮热、盗汗。

（2）正气虚弱：禀赋不足；或后天酒色不节，嗜欲无度，忧思过度，损伤脏腑；或久病之后失于调理，耗伤气血津液；或营养不良等均可致正气亏虚，痨虫乘虚而入，侵蚀肺脏而发病。

【分型论治】

1. 肺阴亏损证

主要临床表现：干咳，咳声短促，咯少量黏痰，或者痰中有时带血丝或血点，色泽鲜红；午后自觉手足烘热，皮肤干灼，口干咽燥，胸闷乏力。舌质红，苔薄白少津，脉细数。

证机概要：肺阴亏损，痨虫侵肺。

治法：滋阴润肺，清热杀虫。

代表方：月华丸加减。

加减：可酌加百合、玉竹滋补肺阴，白茅根、白及和络止血，加地骨皮、胡黄连、银柴胡清虚热。

2. 阴虚火旺证

主要临床表现：呛咳气急，痰少而黏，反复咯血，量多，色泽鲜红；五心烦热，双颧红赤，心烦口渴，潮热，盗汗；甚至形体消瘦，急躁易怒，失眠梦多。舌质暗红，苔薄黄，脉细数。

证机概要：阴虚火旺，煎灼肺肾。

治法：补益肺肾，滋阴降火。

代表方：秦艽鳖甲散合百合固金汤加减。

常用药物：秦艽、鳖甲、地骨皮、当归、知母、生地、熟地、百合、玄参、贝母、桔梗、麦冬、芍药、当归等。

加减：若热象较重，加入黄芩、胡黄连清热泻火；咳黄稠痰，加桑白皮、鱼腥草等清热化痰；咯血严重者，可配合十灰散凉血止血；盗汗较重者，加浮小麦、煅龙骨、煅牡蛎。

3. 气阴耗伤证

主要临床表现：咳嗽无力，痰中偶尔夹杂血丝，血色淡红，气短声低；倦怠乏力，纳呆食少，午后潮热，颧红盗汗，身体瘦削。舌质嫩红，边有齿痕，苔薄或剥，脉细数而弱。

证机概要：气阴耗伤，肺脾失运。

治法：养阴润肺，益气健脾。

代表方：保真汤加减。

常用药物：当归、人参、生地、熟地、白术、黄芪、赤茯苓、白茯苓、天门冬、麦门冬、赤芍药、白芍药、知母、黄柏、五味子、柴胡、地骨皮、甘草、陈皮、厚朴等。

加减：咳嗽痰稀量多者，加紫菀、款冬、白前等温润止咳；咯血色红量多者，加地榆、仙鹤草等凉血止血；咯血色淡红者，加三七、阿胶、款冬花等，并配合黄芪等补气药以益气摄血。

4. 阴阳两虚证

主要临床表现：咳嗽喘息短气，痰中夹血丝，血色较淡，骨蒸劳热，形体羸瘦，恶寒，盗汗，或见五更泄泻；男子阳痿滑精，女子月经不调。舌红少津，脉微细数。

证机概要：阴阳两虚，肾不纳气。

治法：温补脾肾，滋阴养血。

代表方：补天大造丸加减。

常用药物：紫河车、鹿茸、板胶、生地、山药、丹皮、泽泻、白茯苓、山萸肉、天冬、麦冬、五味子、枸杞子、当归、菟丝子、破故纸、牛膝、杜仲、肉苁蓉。

加减：若肾不纳气喘息者，加诃子、蛤蚧摄纳肾气；五更泻者，加补骨脂、肉豆蔻补火暖土。

【养生方法】

1. 一般的饮食起居调理

（1）饮食调理：肺结核会消耗患者大量的蛋白质，故应摄入富含蛋白质食物。同时，应摄入含维生素丰富的食物，以提高机体免疫力。此外，还应多摄入富含钙、铁和锌的食物，如杏、红枣、紫菜、黑木耳、金针菇等），帮助结核病灶钙化。由于肺结核会增加患者日常的能量消耗，故应摄入较高热量的食物补给能量（桂圆、核桃、花生等）。结核患者饮食也有一定的禁忌：戒烟戒酒；不摄入辛辣刺激性或上火生痰的食物，如辣椒、胡椒、桂皮、花椒等；不摄入可引发或加重炎症的"发物"，如鲤鱼、牛羊肉、狗肉、海鲜、醪糟等。此外，茄子容易出现药物过敏反应，应少吃。

（2）起居调理：预防感冒，增强身体抵抗力。不能高负荷劳作，特别是咯血患者，应静养，以免引起咯血和旧病复发。避免情绪激动，保持平和心态。

2. 常见的养生治疗方案

（1）针灸：选取膏肓、膻中、肺俞、太溪、足三里为主穴，根据辨证分型适当加入复溜、尺泽、孔最、气海、三阴交、内关、神门、太冲、阴陵泉等穴，起到补肺滋阴、养阴润肺、温补脾肾、理气宽胸等作用。

（2）耳针疗法：取双侧耳穴肺区敏感点、内分泌、神门、脾、肾等，每次

2 ~ 3 穴，以毫针针刺，留针 15 ~ 20 分钟，隔日 1 次，10 次为一疗程。

（3）穴位敷贴法：取颈椎至腰椎膀胱经第一侧线；以白芥子、五灵脂、甘草、大蒜等捣碎拌匀，加入少量食醋，摊于纱布上，敷于以上部位。每次 1 ~ 2 小时，皮肤有灼热感后移去药膏，7 日 1 次。

肺痨是患者经呼吸道感染"痨虫"，加之正气内亏所引起的慢性虚损性传染病。临床表现以咳嗽、咯血、盗汗、潮热、身体瘦削为主要表现。其病位主要在肺，并与脾肾二脏关系密切。病机以阴虚为主，逐步发展为阴虚火旺，或气阴两虚，甚至阴损及阳。治疗以滋阴养肺去虫为主要原则，兼以补气、降火、温阳等。

附件：2008 年卫生部颁布的诊断标准（部分）

2.2. 临床表现

2.2.1. 症状

咳嗽、咳痰 ≥ 2 周，或咯血为肺结核可疑症状。

多数起病缓慢，部分患者早期可无明显症状，随着病变进展，患者可表现咳嗽、咳痰、咳血痰或咯血、盗汗、疲乏、间断或持续午后低热、背部酸痛、食欲不振、体重减轻，女性患者可伴有月经失调或闭经，部分患者可有反复发作的上呼吸道症状，儿童还可表现为发育迟缓等。

少数患者起病急剧，特别是在患有急性血行播散性肺结核、干酪性肺炎，以及结核性胸膜炎时，多伴有中、高度发热及胸痛和不同程度的呼吸困难等。

当患有支气管结核时，咳嗽较剧，持续时间较长；当支气管淋巴瘘形成并破入支气管，阻塞气道，或支气管结核导致气管或支气管狭窄时，可伴有气喘和呼吸困难。当肺结核合并肺外结核时，还可表现肺外器官的相应症状。当肺结核合并其他病原菌感染时，多有中、高度发热，咳痰性状则会有相应变化，如咳黄、绿色痰等。少数患者还可伴有结核变态反应性表现，包括结节性红斑、疱疹性结膜炎和结核风湿症等。

患者可以以一个或多个症状为主要表现，有少部分患者即使肺内已形成空洞也无自觉症状，仅靠胸部影像学检查时发现。

2.2.2. 体征

早期肺部体征不明显。当病变为大叶性干酪性肺炎时，局部叩诊呈浊音，听诊可闻及管状呼吸音；有空洞合并感染或合并支气管扩张时，可闻及干性或湿性啰音。少部分患者延误诊治时间较长或合并一侧肺不张时，可表现气管向患侧移位，患侧胸廓塌陷、肋间隙变窄、叩诊为浊音或实音、听诊呼吸音减弱或消失；健侧胸廓饱满、肋间隙增宽、叩诊为过清音等。

当病情严重时，患者除呼吸系统体征外，还可表现为面色萎黄及结膜、甲床和皮肤苍白，以及消瘦等相应体征。

当肺结核合并结核性胸膜炎时，早期于患侧可闻及胸膜摩擦音。随着胸腔积液的增加，患侧胸廓饱满，肋间隙增宽，气管向健侧移位，患侧叩诊呈浊音至实音，听诊呼吸音减弱至消失。当积液吸收后，若有胸膜增厚、粘连，则气管向患侧移位，患侧胸廓可塌陷，肋间隙变窄、呼吸运动受限，叩诊为浊音，听诊呼吸音减弱。

2.3 胸部影像学检查

不同类型肺结核的典型胸部影像学表现如下：

2.3.1. 原发性肺结核

表现为原发病灶及胸内淋巴结肿大或单纯胸内淋巴结肿大。

2.3.2. 急性血行播散性肺结核

表现为两肺广泛均匀分布的，大小、密度一致的粟粒状阴影；亚急性或慢性者病变，以上、中肺野为主，病灶可相互融合。

2.3.3. 继发性肺结核

胸片表现多样。轻者可仅在肺尖部呈现斑点状、索条状阴影或锁骨下浸润、或边缘清晰的结核瘤，重者可呈大叶性浸润、空洞形成、支气管播散、大叶或小叶性干酪性肺炎。反复进展至晚期病变时，胸片常显示单发或多发纤维厚壁空洞及病龄不同的新旧支气管播散灶，多伴胸膜增厚、心脏及气管移位、肺门上提、肺纹理呈垂柳状、代偿性肺气肿等改变。

2.3.4. 结核性胸膜炎

结核性胸膜炎分为干性胸膜炎及渗出性胸膜炎。干性胸膜炎 X 线无明显阳性征象。渗出性胸膜炎可有小量胸腔积液，影像学表现为横膈阴影增厚、肋膈角变浅。若出现中等量或大量胸腔积液时，可表现为外高内低、分布均匀的大片致密阴影。

2.4 实验室检测

2.4.1. 结核分枝杆菌细菌学实验室检查

痰涂片检查及分枝杆菌分离培养是常用的两种检查方法。初诊患者应至少涂片检查 3 份痰标本，有条件的单位还应进行结核分枝杆菌培养检查。

2.4.1.1. 痰涂片镜检结果

2.4.1.1.1. 抗酸杆菌阴性：连续观察 300 个不同视野，未发现抗酸杆菌。

2.4.1.1.2. 抗酸杆菌阳性

——报告抗酸杆菌菌数：1～8 条 /300 视野。

——抗酸杆菌（+）：3～9 条 /100 视野。

——抗酸杆菌（++）：1～9 条 /10 视野。

——抗酸杆菌（+++）：1～9 条 / 每视野。

——抗酸杆菌（++++）：≥ 10 条 / 每视野。

2.4.1.2. 培养结果

2.4.1.2.1. 分枝杆菌培养阴性：培养 8 周未见菌落生长者。

2.4.1.2.2. 分枝杆菌培养阳性

——分枝杆菌培养（+）：培养基斜面菌落分散生长，占据斜面面积的 1/4 以下者。

——分枝杆菌培养（++）：培养基斜面菌落分散生长，占据斜面面积的 1/2 以下者。

——分枝杆菌培养（+++）：培养基斜面菌落密集生长或部分融合，占据斜面面积的 3/4 以下者

——分枝杆菌培养（++++）：培养基斜面菌落密集生长呈苔样分布，占据全斜面者。

2.4.2. 结核菌素试验：主要采用结核菌纯蛋白衍生物（PPD）。

结核菌素试验 72 小时（48～96 小时）检查反应，以局部皮下硬结为准。

2.4.2.1. 阴性：硬结平均直径 <5mm 或无反应者。

2.4.2.2. 硬结平均直径 5～9mm 者，为一般阳性。

2.4.2.3. 硬结平均直径 10～19mm 者，为中度阳性。

2.4.2.4. 硬结平均直径≥ 20mm（儿童≥ 15mm）或局部出现水疱、坏死及淋巴管炎者，为强阳性。

2.4.3. 抗结核抗体检查等其他辅助诊断方法可供参考。

2.4.4. 组织病理学检查。

支气管哮喘

【概述】

支气管哮喘（bronchial asthma）是由多种细胞和细胞组分参与的慢性炎症性气

道疾病。目前现代医学对本病已有较好的控制效果。但若控制不理想，哮喘反复发作，将会给患者本人和社会造成严重的经济负担。

中医学对支气管哮喘的症状、病因病机及治疗早就有详尽的记载。在中医的理论与实践中，现代医学中的支气管哮喘被分为哮证和喘证，二者的症状、病因病机及治疗既存在一定的相似性，又有一定的差异。

哮证是指发作时闻及患者喉中哮鸣有音，呼吸困难、急促，甚至喘息难以平卧为主要临床表现的一种发作性痰鸣气喘的肺系疾病。关于哮证的症状、病因病机的记载最早见于《内经》。张仲景在前人的经验基础上，对哮证的治疗有了进一步发展，在其著作《金匮要略》中记载了射干麻黄汤治疗哮证的使用原则及方法。历代中医学者对哮证的临床症状、病因病机及治疗也有不断发展，从而使中医药在治疗哮证方面取得了稳定的疗效。

喘证是指以呼吸困难、张口抬肩、鼻翼扇动，甚至不能平卧为主要临床表现的一种病症。最早关于喘证的记载也见于《内经》，如"肺病者，喘息鼻张""邪在肺，则病皮肤痛，寒热，上气喘，汗出，喘动肩背""不得卧，卧则喘者，是水气之客也"等。可见中医学对喘证的发作、病因早有认识。以后各个时期的医家也不断补充完备，推进了中医学对喘证的认识提高了治疗喘证的疗效。

【诊断标准】

1. 反复发作的喘息，呼吸困难，胸闷或咳嗽，多与接触变应原、冷空气、理化因素刺激、病毒性上呼吸道感染及运动有关。

2. 发作时，在双肺可闻及散在或弥漫性，以呼气相为主的哮鸣音，呼气延长。

3. 上述症状经治疗或可自行缓解。

4. 除外其他疾病引起的喘息，气急，胸闷或咳嗽外。

5. 临床症状不明显者，至少具备以下一项实验阳性。

（1）支气管激发实验或运动实验阳性。

（2）支气管舒张实验阳性，即 FEV1 增加百分之 50 以上，且 FEV1 增加绝对值 >200mL。

（3）最大呼气流量（PEF）的日内变异路 ≥ 20%。

符合 1~4 或 4、5 条者，可以诊断为支气管哮喘。

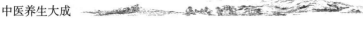

【病因病机】

1. 哮证

哮证的发生，主要归因于痰伏于肺。当受到外邪侵袭、情志不调、饮食不节、体虚劳倦等诱因触发时，可导致痰壅于气道，肺失宣降。

外邪侵袭：外感风热或风寒之邪，未能及时解除表邪，邪气蕴于肺，肺气壅阻，气不布津，液聚而生痰；或吸入异物，影响了肺气的宣发肃降，导致津液疏布失常，凝而化痰，痰浊内阻而发为哮证。

饮食不当：过食生冷、肥甘厚味或发物等导致寒饮内停，或积痰生热，脾失健运，津液不化，痰浊内生，上扰于肺而发为哮证。

体虚病后：先天不足或病后失于调养，导致肺气耗损，气不布津，痰饮内生；或阴为热伤，阴虚火旺，灼津为痰，痰热胶固，导致哮证。

2. 喘证

虽然喘证病因复杂，病机多样，但主要分为外感、内伤两端。外感以六淫侵犯肺脏为主，内伤以情志不调、饮食不当及体虚劳倦为主。

外邪侵犯：外感风热或风寒之邪未能及时解除表邪，邪气蕴于肺，肺气壅阻，上逆而发为喘证。

情志所伤：情绪抑郁，忧思气结，肝气失于调达，气机失于疏泄，气机不利而致肺气痹阻。或者郁怒伤肝，肝气上犯于肺，肺气失于肃降，气逆而喘。

饮食失节：过食生冷、肥甘厚味等导致寒饮内停，或积痰生热，脾失健运，津液不化，痰浊内生，阻遏肺气，致使气机升降不利，上逆而喘。

【分型论治】

1. 哮证

（1）发作期

①冷哮

主要临床表现：呼吸急促，喉中有哮鸣音，胸部满闷，咳声轻微，痰较少，不易咯吐，面色晦暗，口不渴；或渴欲热饮，遇寒易发，恶寒肢冷。舌苔白或白滑，脉弦紧或浮紧。

证机概要：寒痰阻肺，肺失宣降。

治法：温肺散寒，化痰止哮。

代表方：射干麻黄汤加减。

常用药物：射干、麻黄、桂枝、白芍、生姜等。

加减：若痰黏难咯，可加白芥子豁痰；若痰涌喘逆、难以平卧，可酌加葶苈子泻肺涤痰。

②热哮

主要临床表现：气粗息涌，喉中有哮鸣音，胸闷，胁肋部胀痛不适，阵发性呛咳，痰黄或白而黏，咯吐困难，心烦面赤，汗出，口渴喜冷饮，舌质红，苔黄腻，脉滑数或弦滑。

证机概要：痰热壅肺，肺失宣肃。

治法：清热宣肺，化痰止哮。

代表方：定喘汤加减。

常用药物：白果、麻黄、款冬花、半夏、桑白皮、苏子、黄芩。

加减：若患者有口燥咽干、面部潮红、舌红少苔等阴虚症状时，可加用麦冬、天冬等滋阴。

③寒包热哮

主要临床表现：喉中哮鸣有声，胸中烦闷，呼吸气促，咳逆上气，咳痰不爽，痰液色黄、黏稠，发热恶寒，身痛无汗，口干欲饮，大便干，舌苔白腻或略黄，舌边尖红，脉弦紧。

证机概要：风寒袭表，郁而化热。

治法：解表散寒，清化痰热。

代表方：小青龙汤合麻杏石甘汤加减。

常用药物：麻黄、桂枝、生姜、细辛、半夏、白芍、五味子、杏仁、石膏等。

加减：若表寒重，加桂枝、细辛温阳散寒；哮喘、痰鸣，加葶苈子、苏子、射干祛痰平喘；痰液黏稠难咯，加黄芩、瓜蒌皮清热化痰。

④风痰哮

主要临床表现：喉中痰盛，喘满胸闷，不能平卧，痰中带泡，寒热特性不显著，起病急，发病前感觉鼻、咽、眼、耳发痒，鼻塞流清涕，喷嚏，舌苔厚浊，脉滑实。

证机概要：风痰阻肺，肺气上逆。

治法：祛风豁痰，降气止哮。

代表方：三子养亲汤加减。

常用药物：白芥子、莱菔子、苏子。

加减：若风邪盛者，加苏叶、蝉衣、苍耳子等祛风化痰；若痰壅喘急，难以平卧，加猪牙皂、葶苈子化痰。

⑤虚哮

主要临床表现：喉中哮鸣音，气息短促，声低，发作频繁，甚至持续喘息，体倦，咳痰无力，痰液清稀，咽干口渴或口不渴，恶寒肢冷或五心烦热，舌质淡或偏红，脉沉细或细数。

证机概要：肺肾亏虚，气不摄纳。

治法：补肺纳肾，降气化痰。

代表方：固本汤加减。

常用药物：党参、五味子、胡桃肉、沉香、坎炁、苏子、款冬花、法半夏、橘红等。

加减：若气逆于上，动则喘甚，加灵磁石镇摄肾气；肺阴虚，加沙参、麦冬、生地等滋阴；肾阳虚，加附子、补骨脂温阳。

（2）缓解期

①肺脾气虚证

主要临床表现：气短声低，偶有轻度哮鸣音，痰质清稀、量多，自汗，恶风，倦怠乏力，食少便溏，舌质淡，苔薄白，脉细弱。

证机概要：肺脾气虚，痰浊瘀阻。

治法：健脾益气，培土生金。

代表方：六君子汤加减。

常用药物：党参、白术、茯苓、陈皮、半夏等。

加减：若恶风明显，加桂枝、白芍、防风等；痰量多，可见前胡、杏仁等；表虚自汗，加黄芪、浮小麦等。

②肺肾两虚证

主要临床表现：短气，喘息急促，动则加剧，吸气不利，痰黏起沫，腰酸腿软，心慌，易疲倦，或五心烦热，面部潮红，口干，舌红少苔，脉细数；或怕冷，面色苍白，舌淡胖，脉沉细。

证机概要：肺肾两虚，水饮阻滞。

治法：补肺益肾。

代表方：金水六君煎合生脉地黄汤加减。

常用药物：当归、熟地、陈皮、甘草、半夏、茯苓、人参、麦冬等。

加减：若肾阴虚为主，可加生地滋肾阴；若肾阳虚为主，可加仙灵脾、制附片、肉桂温肾阳；若气阴两虚，可加沙参、麦冬、百合、黄芪气阴双补。

2. 喘证

（1）实喘

①风寒壅肺证

主要临床表现：喘息气逆，呼吸急促，胸部胀满，痰稀薄、带泡沫、量多，色白质黏，恶寒肢冷，无汗，苔薄白，脉浮紧。

证机概要：风寒壅肺，气机升降失司。

治法：宣肺散寒平喘。

代表方：麻黄汤加减。

常用药物：麻黄、桂枝、杏仁等。

加减：若恶寒显著，痰液清稀色白、量多，加细辛、生姜温肺化痰。

②表寒肺热证

主要临床表现：喘逆上气，鼻翼扇动，声粗息涌，胸胀或痛，痰液黏稠，咯吐不爽；伴见怕冷，身热，烦躁，身痛，有汗或无汗，口渴。苔薄白或薄黄，舌边红，脉浮数或滑。

证机概要：风寒袭肺，郁而化热。

治法：解表清里，化痰平喘。

代表方：麻杏石甘汤加减。

常用药物：麻黄、杏仁、石膏、甘草。

加减：表寒重，可加桂枝解表散寒；痰热重，加浙贝母、瓜蒌皮清热化痰；痰液多者，加葶苈子、射干化痰。

③痰热郁肺证

主要临床表现：喘咳气逆，胸部胀满而痛，痰黏稠色黄、量多；或伴有胸中烦热，渴喜冷饮，咽干面赤，便秘，小便黄。苔黄腻，脉滑数。

证机概要：痰热郁肺，肺失清肃。

治法：清热化痰，宣肺平喘。

代表方：桑白皮汤加减。

常用药物：桑白皮、半夏、苏子、杏仁、贝母、山栀、黄芩、黄连等。

加减：若痰液黏稠量多，加黄芩、瓜蒌皮、葶苈子邪热化痰；若痰有腥臭味，加鱼腥草、冬瓜子清热解毒化痰；身热者，可酌加知母、生石膏。

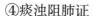

④痰浊阻肺证

主要临床表现：喘息咳嗽，痰液黏腻色白、量多，咯吐不利，胸满不适，纳呆欲呕，口黏不渴，苔厚腻而白，脉滑。

证机概要：痰浊阻肺，肺气上逆。

治法：祛痰降逆，宣肺平喘。

代表方：三子养亲汤合二陈汤加减。

常用药物：白芥子、莱菔子、苏子、半夏、陈皮等。

加减：若痰多难咯，可加皂角刺、葶苈子、黄芩化痰平喘。

⑤肺气郁闭证

主要临床表现：喘咳气急，声高息粗，胸闷憋气，病情可因情绪刺激而诱发或加剧，平日多忧思抑郁，苔薄白，脉弦。

证机概要：肺气郁闭，气失肃降。

治法：疏肝解郁，降气平喘。

代表方：五磨饮子加减。

常用药物：木香、沉香、槟榔、枳实、台药、乌药等。

加减：若情志抑郁显著，可见柴胡、青皮、郁金等疏肝理气；伴有心悸失眠，加百合、酸枣仁、合欢花、远志宁心安神。

（2）虚喘

①肺气耗损证

主要临床表现：喘促，气短，声低气怯，咳声低弱，痰液清稀、色白，自汗，恶风，舌质淡红，苔薄白，脉软弱。

证机概要：肺气耗损，气不摄纳。

治法：补益肺气，固表定喘。

代表方：玉屏风散合补肺汤加减。

常用药物：黄芪、白术、防风、人参、桂心、干地黄、茯苓、白石英、厚朴、桑白皮、干姜、紫菀、橘皮、当归、五味子、远志、麦门冬等。

加减：若痰黏难咯，酌加浙贝母、瓜蒌皮润肺化痰；若咽干口燥，面色潮红，舌红少苔，脉细数，加玉竹、沙参、百合益气养阴。

②肾虚不纳证

主要临床表现：喘促病程较久，动则加剧，呼多吸少，气难接续，腰膝酸软，汗出肢冷，舌质淡，苔薄白或黑而润滑，脉沉弱或细。

证机概要：肾气亏虚，肾不纳气。

治法：补肾纳气，理肺平喘。

代表方：金匮肾气丸加减。

常用药物：地黄、山药、山茱萸（酒炙）、茯苓、牡丹皮、泽泻、桂枝、附子（制）、牛膝（去头）、车前子等。

加减：若肾阴虚症状显著，可用七味都气丸和生脉散以滋阴纳气；若兼见瘀血征象者，加红花、桃仁、川芎等活血化瘀。

【养生方法】

1.一般的饮食起居调理

（1）饮食调理：宜清淡饮食，忌辛辣荤腥。戒烟酒，戒浓茶。少食肥甘厚味，避免滋腻生痰。多食富含维生素的食物；多食优质蛋白质，如瘦肉、肝、家禽、豆制品。

（2）起居调节：注意适当保暖，避免寒冷空气刺激气管，诱发哮喘发作。避免室内铺设地毯、摆放花草等，以免为患者提供刺激源。

2.常见的养生治疗方案

（1）运动疗法：常做有氧运动（慢跑、登山、游泳、骑自行车、中医功法等）及腹式呼吸，可有效提高患者体质，减少疾病发作的频次；同时能增加肺活量，改善肺部通气效率。

（2）心理疗法：患者心理放松，保持良好的心态，有利于改善症状或促进病情缓解。

（3）针灸治疗：无论在急性期，还是缓解期，都可选取以肺俞、膻中、定喘、鱼际、天突等为主穴，根据不同证候类型适当配穴治疗。

（4）穴位敷贴疗法：取大椎、肺俞、膏肓、膻中等穴位，以白芥子、延胡索、细辛、甘遂等药打成粉末，在三伏天用姜汁调敷患处，可有效提高哮喘患者体质，缓解其病情。

（5）穴位注射：取胸1～6夹脊穴，每次取1对，每穴注射胎盘组织液0.5～1mL，适用于缓解期。

支气管哮喘的临床中西医治疗方案已趋于成熟。目前中医药预防支气管哮喘，或者说在支气管哮喘缓解期的干预还较为薄弱。在疾病缓解期，若能通过中医药的积极干预，可有效减少本病的发生、发展，为患者减轻痛苦。

第三节　消化系统疾病

慢性萎缩性胃炎

【概述】

慢性萎缩性胃炎是以胃黏膜局部性或广泛性的固有腺体萎缩，数量减少，黏膜层变薄，黏膜肌层增厚及伴有肠上皮化生，不典型增生为特征的常见慢性消化系统疾病。临床上以胃脘胀满、疼痛、嘈杂纳少、大便或干或稀为主要表现。如伴有中重度肠上皮化生及不典型增生者称为癌前病变，与胃癌发生有明显的关系。本病属于中医学的"胃脘痛""痞满"等范畴。

【诊断标准】

参照"中国慢性胃炎共识意见"（中华医学会消化病学分会全国第二届慢性胃炎共识会议，2006，上海）。

1. 临床表现

慢性胃炎缺乏特异性的临床表现，多数表现为上胃肠道的消化不良症状，如上腹部饱胀、无规律的隐痛、嗳气、胃灼热感、食欲减退、或伴有烧心泛酸，进食后上腹部不适加重等，少数患者可伴有乏力及体重减轻等全身症状。伴有胃黏膜糜烂时，大便潜血可呈阳性，呕血和黑便较为少见。部分患者可无症状或症状缺乏特异性，确诊依赖于胃镜及内镜下病理。

2. 体征

大多无明显体征，有时可有上腹部轻度压痛或按之不适感。少数患者伴有消瘦、贫血。

3. 内镜诊断

萎缩性胃炎胃镜所见：①黏膜颜色改变：多呈灰、灰白或灰黄色，同一部位深浅可不一致，境界常不清，范围或大或小，萎缩范围内也可能残留红色小斑；②黏膜下血管显露：轻者为暗红色的细小血管网，重者可见蓝色的树枝状大血管；③黏膜皱襞细小或消失；④增生或肠腺化生：黏膜粗糙或呈颗粒状或结节状改变，黏膜下血管显露特征可被掩盖。

4. 病理组织学诊断（参照全国慢性胃炎研讨会共识意见）

（1）活检取材：建议取 2～5 块活体组织。内镜医师应向病理科提供取材部位、内镜所见结果和简要病史等资料，病理医师应报告每一块活检标本的组织学变化，对 Hp、慢性炎症、活动性炎症、萎缩、肠上皮化生和异型增生应予以分级。

（2）病理诊断报告：活检显示有固有腺体的萎缩时，即可诊断为萎缩性胃炎，不必考虑活检标本的萎缩块数与程度，临床医师可结合病理结果和内镜所见，做出病变范围与程度的判断。

5. 其他相关实验室检查

（1）胃酸。

（2）胃泌素测定。

（3）胃蛋白酶原。

（4）内因子（IF）。

（5）壁细胞抗体（PCA）。

（6）胃泌素分泌细胞抗体（GCA）。

（7）血清胃蛋白酶 A、C。

（8）14C BBT 呼气试验。

（9）胃黏膜前列腺素 E 含量测定。

（10）胃黏膜 MDA 含量。

（11）考马斯亮蓝 G-250 法检测胃液蛋白质含量。

（12）胃黏膜组织中 SOD 含量。

（13）胃黏膜中微量元素。

（14）胃液胆红素。

6. 幽门螺杆菌（HP）检测

HP 的感染与慢性萎缩性胃炎的发生、发展及转归、预后关系密切，清除 HP 对慢性萎缩性胃炎的疗效及发展、预后有重要的意义。检测 HP，可用于诊断有无 HP 现症感染及治疗后的疗效评价。

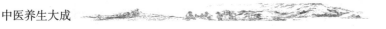

【病因病机】

慢性萎缩性胃炎是在慢性胃炎的基础上发展而来的，因此，二者的病因可以是同源的。中医认为，饮食伤胃、情志不畅、脾胃素虚、外邪犯胃等致胃气阻滞，胃失和降是发病的关键。

1. 病因

（1）情志失调：情志不遂，抑郁恼怒，肝气郁滞，疏泄失调，横逆乘脾犯胃，胃气壅滞，升降失常，气血违和，不通则痛；或忧思伤脾，脾气受损，运化不力，胃腑失和，气机不畅，发为痞满。气为血之帅，如气郁日久，血行不畅，停而为瘀，可形成瘀血阻胃之候；气有余则化火，如肝气久郁，化而为火，则形成肝胃郁热之证。

（2）饮食伤胃：饮食不节，饥饱无常；或嗜食肥甘油腻之品，酿生湿热；或恣食醇酒、辛辣刺激之品，戕伤胃阴；或过食生冷寒凉，损伤胃阳，凝滞气机。均可致脾胃受损，纳运失职，中焦气机不利，升降失司而发病。

（3）脾胃虚弱：脾胃为仓廪之官，主受纳和运化水谷。素体脾胃虚弱，或内伤久病，劳倦伤脾；或药食不当，损伤脾胃致脾胃虚弱，运化失职，升降失司，中气郁滞；或中阳不足，中焦虚寒，失其温养；或中土不荣，络脉失养，亦可形成本病。

（4）感受外邪：外感寒、热、湿诸邪，内客于胃；或误下伤正，邪气乘虚内侵，结于胃脘；或感受幽门螺杆菌病邪，侵蚀胃膜。均致胃膜受损，久则入络成瘀，气机阻滞，胃失和降，罹发本病。

2. 病机

脾胃同居中焦。脾主运化，胃主受纳，共司饮食水谷的消化、吸收与输布。脾主升清，胃主降浊，清升浊降则气机调畅；胃为阳土，喜润恶燥，为五脏六腑之源，主受纳、腐熟水谷，其气以和降为顺，不宜郁滞；肝主疏泄，调节脾胃气机。肝气条达，则脾升胃降气机顺畅。慢性萎缩性胃炎的病位在胃，涉及肝脾等脏腑。慢性萎缩性胃炎大多患病日久，脾胃虚损是最主要的本虚病机。而脾胃功能的正常发挥，有赖于脾胃之气的旺盛充足。脾胃的损伤，首先表现为脾胃功能受到影响，临床可见食少纳呆、短气乏力等气虚之症，可见其脾胃虚弱，又当以气虚为主。脾胃气虚，久则因气虚及阳，而致脾胃虚寒；或因气虚运化不力，生化乏源，胃阴受损，胃体失养，表现为胃阴不足之候；或因肝气来乘，气机升降失常，运化失职，表现为肝胃不和之症。脾胃气滞日久，郁而化热而致郁热内生；脾胃气虚，运化失司，水谷不能运化而为痰湿；由于脾虚推动无力，或气滞血瘀，而致病久胃腑气滞血郁，胃络血瘀等。所以常兼有气郁、湿热、血瘀等病理因素，由本虚而致标实。

总之，慢性萎缩性胃炎是虚实夹杂的病理特点，虚者重在脾胃虚弱和胃阴不足；实者主要有肝郁、湿热、瘀血阻滞。瘀血若滞留不去，气机更加不畅而涩滞。血瘀、郁热反过来又会损伤脾胃，加重脾胃虚弱，从而形成恶性循环。滞与瘀互为因果，互相影响。甚或气虚及阳，阴寒内生，血脉不温，都可使血渐变坏证而致肠化、上皮内瘤变、癌变等。

现代医学认为，慢性萎缩性胃炎是由多种因素造成的，一般认为与周围环境的有害因素及易感体质有关。物理性、化学性及生物性有害物长期反复作用于易感人体时，即可引起本病。病因持续存在或反复时，即可形成慢性病变，并致胃黏膜萎缩。

【分型论治】

慢性萎缩胃炎多呈病程日久，以虚为本，虚实夹杂。本虚则是脾胃虚弱和胃阴不足；标实体现有肝郁、湿热、瘀血。

1. 肝胃气滞证

主要临床表现：胃脘胀满或胀痛，或胁肋胀痛，因情绪因素诱发或加重，嗳气频作，胸闷不舒，喜叹息，嘈杂泛酸，舌苔薄白，脉弦。

证机概要：肝气郁结，横逆犯胃，胃气阻滞。

治法：疏肝理气，和胃解郁。

代表方：柴胡疏肝散加减。

常用药物：柴胡、芍药、川芎、郁金、香附，陈皮、枳壳、佛手、甘草等。

加减：嗳气较频者，可加沉香、旋覆花以顺气降逆；胃痛较甚者，可加川楝子、延胡索以加强理气止痛；泛酸者加乌贼内、煅瓦楞子中和胃酸；气滞血瘀，舌有瘀斑瘀点，加莪术、五灵脂、九香虫活血化瘀；急躁易怒，口苦口干，舌红苔黄，脉弦或数，乃肝胃郁热，气郁化火之征，改用化肝煎或丹栀逍遥散加黄连以疏肝泄热和胃。

2. 脾胃虚弱证

主要临床表现：胃脘隐痛，喜温喜按，食后胀闷痞满，纳呆少食，小便清，大

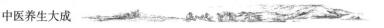

便溏薄，神疲乏力，四肢酸软，舌质淡红，苔薄白，有齿痕，脉沉细或虚弱。

证机概要：脾胃虚弱，健运失职，升降失司。

治法：益气健脾和胃。

代表方：六君子汤加减。

常用药物：党参、茯苓、白术、炙甘草、陈皮、木香、砂仁等。

加减：若脾胃虚寒，畏寒肢冷，加黄芪、桂枝、白芍、干姜；脾虚不运，食后饱胀，加炒谷芽、炒麦芽、神曲；气虚下陷，腹部坠胀，加升麻、柴胡；久痛入络，气虚血瘀，加丹参、红花。

3. 脾胃湿热证

主要临床表现：胃脘灼热胀痛，脘腹痞闷，食少纳呆，身重困倦，恶心欲呕，口苦口臭，渴不欲饮，大便溏薄不畅，尿黄，舌质红，苔黄厚或腻，脉滑或滑数。

证机概要：湿热蕴结，胃气阻滞。

治法：清热化湿，理气和胃。

代表方：黄连温胆汤加减。

常用药物：黄连、半夏、陈皮、茯苓、枳实、竹茹、黄芩、滑石、大腹皮、白蔻仁等。

加减：如湿偏重者，脘腹痞满，舌苔垢腻，加苍术、藿香、石菖蒲燥湿醒脾；热偏重者，加蒲公英、黄芩清胃泄热；大便秘结不通者，可加大黄（后下）通下导滞；气滞腹胀者，加厚朴、枳实以理气消胀；兼有脾胃虚弱，神疲乏力，加炒白术、党参。恶心呕吐明显者，加竹茹、橘皮、生姜、旋覆花以清胃降逆止呕；纳呆不食者，加鸡内金、谷芽、麦芽以开胃导滞；嘈杂不舒者，可合用左金丸；便溏者，去大黄，加扁豆、陈皮以化湿和胃。

4. 胃阴不足证

主要临床表现：胃脘灼热疼痛或隐痛，胃中嘈杂，似饥而不欲食，口燥咽干，大便干结，舌红少津或有裂纹，苔少或无，脉细或数。

证机概要：胃阴不足，胃失濡养。

治法：养阴益胃和中。

代表方：沙参麦冬汤或益胃汤加减。

常用药物：北沙参、麦冬、生地、玉竹、百合、乌药、佛手、生甘草等。

加减：若津伤较重者，可加石斛、花粉等加强生津；气阴两虚，疲劳乏力，加太子参、山药；肝阴不足，不思纳谷，食后脘胀，加炙内金、炒谷芽、乌梅；腹胀较著者，加枳壳、厚朴花理气消胀；食滞者，加谷芽、麦芽等消食导滞；大便干结者，加火麻仁、郁李仁、玄参润肠通便；阴虚络滞，加桃仁、当归；嘈杂，加川连、吴茱萸；胃纳欠佳，加鸡金、焦楂曲。

5. 胃络瘀血证

主要临床表现：胃脘痛有定处、拒按，或痛有针刺感，食后或夜间痛甚，胃痛日久不愈，面色暗滞，或见吐血、黑便，舌质紫暗，或有瘀斑，脉弦涩。

证机概要：瘀停胃络，脉络壅滞。

治法：化瘀通络，理气止痛。

代表方：偏实、偏热者，可选失笑散合丹参饮加大黄、生甘草。

常用药物：五灵脂、生蒲黄、丹参、檀香、砂仁、大黄、生甘草等。

加减：如偏血虚之瘀血，则方选调营敛肝饮，加白及、三七。如中虚偏寒，脾不统血，可选黄土汤加减，药如灶心黄土、白术、炮附子、炙甘草、阿胶、干地黄、黄芩、三七、花蕊石、白及等。嘈杂反酸，加川连、吴茱萸清中制酸；胃纳欠佳，加鸡金、焦楂曲、谷麦芽等消食开胃；大便干结，加制军、火麻仁、郁李仁润肠通便；若伴有 H.pylori 感染、重度萎缩、肠化、异型增生等，可结合辨病，适当选加一些清热解毒（如白花蛇舌草、半枝莲、半边莲、石见穿、藤梨根、龙葵等）及活血化瘀消癥（如丹参、三棱、莪术等）之品，以提高疗效。

【养生方法】

1. 一般的起居饮食调理

（1）培养良好生活规律：慢性萎缩性胃炎病程较长，常伴正虚体弱，患者生活要有规律，注意劳逸结合，避免过度疲劳；改变不良的生活习惯，按时作息，不劳累、熬夜，戒烟戒酒；平时要注意保暖，避免感冒；保持天天通便的良好习惯。平时可以参加力所能及的工作、劳动。加强对本病的学习和认识，建立有科学的、有规律的医疗养生方案，定期检查，持之以恒。

（2）重视饮食养生：慢性萎缩性胃炎的形成和发展与饮食关系密切，因此，科学健康的饮食十分重要。要养成良好的饮食习惯，要定时定量进餐，不暴饮暴食，不吃过冷、过热及生硬的食物，避免过饥过饱过快，做到少吃多餐，细嚼慢咽。食品要新鲜并富于营养，要有适量的热量并保证，有足够的蛋白质、维生素及铁质摄入，保证机体对各种营养成分的需要，防止贫血和营养不良。如高蛋白质食物：蛋类、乳类、瘦肉、动物肝脏、鸡、鱼等；高维生素食物：带有深色的新鲜蔬菜及水果，绿叶蔬菜、西红柿、茄子、红枣等。少用含纤维多不易消化的食物，如粗粮、芹菜、韭菜、藕、黄豆芽、菜梗、笋等；少食或不食咸菜等亚硝酸盐含量较高的食物，以防止诱发胃癌。慢性萎缩性胃炎常与胃酸有关，要注意食物的酸碱平衡。当胃酸分泌过多时，可喝牛奶、豆浆，吃碱性馒头或面包以中和胃酸；当胃酸分泌减少时，可食用浓缩的肉汤、鸡汤及带酸味的水果如乌梅、山楂等，以刺激胃液的分泌，帮助消化；要避免引起腹部胀气和含纤维较多的食物，如豆类、豆制品、蔗糖、芹菜、韭菜等。饮食宜清淡、易消化，忌煎炸、烤熏、腌制、肥甘油腻、辛辣刺激之品，忌用有刺激性的饮料，如浓茶、咖啡、汽水、酒类等。

2. 常见的养生治疗方案

（1）针灸、推拿

体针：主穴上脘、中脘、内关、足三里、公孙、膈俞、肝俞、脾俞。脾胃虚弱者，加章门、足三里、内关；肝气犯胃者，加期门、太冲；寒邪客胃者，加神阙、梁丘；饮食伤胃者，加梁门、建里；湿热阻胃者，加内庭、厉兑；瘀血停胃者，加膈俞、血海；脾胃虚寒者，加神阙、气海、脾俞、胃俞；胃阴亏虚者，加胃俞、太溪、三阴交。实证针用泻法，虚证针用补法。寒邪客胃和脾胃虚寒者，加灸。

耳针或耳压：取穴神门、胃、交感、十二指肠、肝、脾、皮质下、交感等。亦可用梅花针叩打第6～12胸椎两侧足太阳经背俞穴，上腹部任脉及足阳明胃经。灸法可用温灸条、隔姜灸、药饼灸等。

推拿：用拇指在患者中脘、内关、足三里和至阳等穴重压揉按，用力轻重交替。针灸、推拿在本病预防、治疗中也有着良好的疗效。

（2）药膳食疗：慢性萎缩性胃炎患者除了应注意和遵守上述饮食宜忌外，还应根据辨证进行药膳食疗，有助于疾病的康复。药膳食疗的方法很多，现列举一二，以供参考。

①山楂黄连食醋饮：慢性萎缩性胃炎的病理表现为黏膜病变、胃壁细胞损伤、胃腺分泌功能低下及 G 细胞明显减少或消失，导致胃酸低下或缺乏。本方适合胃酸偏低的患者。具体配制方法：取山楂片1000g，黄连50g，食醋500mL，白糖500g，加开水至口感能适应的淡酸味，混合浸泡七日后即可服用，每日3次，每次服30～50mL。

②芡实山药粥：取芡实、山药、莲子肉、大枣等适量，入糯米或粳米一起煮粥。《本草释要》谓其有摄精安脏和补脾止泻之功，尤其适用于慢性萎缩性胃窦炎

的脾虚腹泻型。

③五七薏米羹：取薏米、莲子浓煎，加五味子粉、三七粉适量，藕粉少许，调制成羹服食。本方适合于慢性萎缩性胃炎的胃膜损伤，瘀热结滞证。

④益胃百合饮：取百合、山药各 50g，黄芪 20g，陈皮 6g，黄连 3g，白芍 10g，甘草 5g，水煎汤代茶饮。有益气养阴，行气活血，清热消肿之功。对慢性萎缩性胃炎属气阴虚者有效。

⑤白及三七蜜枣粥：取糯米 100g，大枣 5 枚，蜂蜜 25g，加水煮粥。将熟时投入白及粉 15g，三七粉 5g，待粥汤稠黏时即可食用，此方甘缓和中，收敛止血，消肿生肌之功，有保护胃黏膜的作用，适用于对慢性萎缩性胃炎伴有黏膜糜烂及少量出血者。

此外，还有将枸杞子洗净，烘干研粉服用，有修复胃黏膜的作用；胃酸多者，用海螵蛸、浙贝母等分研细末口服；吃新鲜山楂或泡山楂片饮，可刺激胃液的分泌。因酸奶中的磷脂类物质能吸附在胃壁上，对胃黏膜起保护作用；酸奶中特有的乳糖能分解产生乳酸和葡萄糖醛酸，增加胃内的酸度，抑制有害菌分解蛋白质而产生毒素，有利于胃炎的治疗和恢复。因此，慢性萎缩性胃炎除脾胃虚寒证外，均宜饮用酸奶。中药"獐宝"能影响胃癌细胞凋亡机制，可治疗慢性萎缩性胃炎的癌前病变，阻止或延缓向胃癌的发展。

（3）心理疗法：情志失调是慢性萎缩性胃炎的重要致病因素。对患者要注意情志调摄及健康教育等。正确认识疾病，了解本病的诱发因素、病理变化及预后转归；重视精神调摄，愉悦情志，勿抑郁恼怒、忧思悲观，特别要克服恐癌心理；树立信心，注意身心调摄、养生以配合医疗，保持良好的精神状态有益于本病的康复。

（4）外治法

①刮痧：在患者上脘、中脘、下脘部和胸骨柄及脊椎两侧，经酒精消毒后，用刮痧板由上往下刮动，用力适度，反复至皮肤出现紫红色皮下出血点为度。适用于胃胀、胃痛偏气滞胃热的实证。

②熨敷：食盐适量炒热，乘热敷熨胃痛部位，可治偏胃寒的疼痛。

此外，根据病情需要，可选用穴位注射、背俞穴拔罐、中药穴位贴敷、中药足浴疗法、中药 TDP 离子导入、经络治疗仪等疗法。

慢性萎缩性胃炎皆是慢性浅表性胃炎发展而来。本病发病，多与情志不遂、饮食不节、脾胃虚弱、禀赋特异、感受外邪有关。病理机制是本虚标实，以虚为本，虚实夹杂。脾胃虚弱和胃阴不足是本，肝郁、湿热、瘀血是标，标本之间多兼杂为患。预防上，要重视精神与饮食的调摄：注意有规律的生活与饮食习惯，宜少食多餐，宜清淡饮食及易消化食物，忌暴饮暴食、饥饱不一，忌粗糙、多纤维饮食，尽量避免食用浓茶、咖啡、烟酒和辛辣等，进食宜细嚼慢咽，慎用水杨酸、肾上腺皮质激素等西药。同时保持乐观的情绪，避免过度劳累与紧张也是预防本病复发的关键。

中医药治疗慢性萎缩性胃炎的方法多而疗效显，具有增强胃黏膜屏障、改善黏膜下微循环、阻止胆汁反流、抗 Hp 感染等综合作用，促使萎缩腺体及肠化、非典型增生的逆转，并且毒副作用小，疗效持久，值得进一步研究和发展。

消化性溃疡

【概述】

消化性溃疡是指好发于胃、幽门或十二指肠球部的黏膜缺损穿透黏膜肌层以下的病变，也可发生于食管及十二指肠球后部。本病发病率较高，5%～10%的人患过消化性溃疡，内镜检出率16%～33%，美国每年约有35万的新增患者。流行病学研究提出，消化性溃疡的发生与以下因素存在明确联系：①吸烟；②遗传因素，如 O 型血人；③个性方面；④幽门螺杆菌感染。

根据其临床表现及症状，消化性溃疡属中医学"胃脘痛"范畴。中医认为，胃脘痛是由于六淫伤中、饮食不洁、肝气犯胃、脾胃虚弱导致胃络瘀滞，胃失和降而发病。本病病位在胃，与肝脾关系密切。病机变化可由气到血，由实转虚，虚实夹杂，寒热互化。其疗效显著，较少出现副作用。

【诊断标准】

1. 症状

（1）消化不良：消化性溃疡通常出现消化不良表现，而消化不良含义并不十分明确，一般认为除上腹疼痛不适外，同时包括恶心、呕吐、食欲减退、上腹胀气饱满等症状。

（2）疼痛：通常表现为上腹部疼痛，典型的溃疡痛是上腹部灼痛，但部分"非溃疡性消化不良"患者也有类似的上腹部疼痛，故对于消化性溃疡的诊断缺乏特异性。也有一些溃疡病患者诉说疼痛为压榨样饥饿感。临床应根据疼痛部位、性质及其加重、减轻因素等特点作出初步判断。

2. 体征

由于上腹部压痛的体征不敏感，同时又缺乏特异性，所以体格检查对无并发症消化性溃疡诊断的临床意义不大。

3. 并发症

（1）出血：溃疡合并出血是上消化道出血的常见原因之一，是血管受到溃疡的侵蚀、破裂等所致。毛细血管受损时，仅在大便检查时发现隐血；大血管受损时，则会出现黑便、呕血。一般出血前症状加重，出血后症状减轻或消失。

（2）穿孔：溃疡深达浆膜层时，可发生急性穿孔，从而胃肠道内容物溢入腹腔导致急性腹膜感染。其诱因有外界机械压力、饱餐和引起腹压瞬间增大的动作，如剧烈咳嗽。临床表现为上腹部突发剧痛，恶心，呕吐，腹部呈板样，有明显压痛及反跳痛，肠鸣音消失，腹透可见膈下游离气体，重症患者呈休克状态。

（3）幽门梗阻：十二指肠球部或幽门溃疡导致幽门括约肌痉挛，溃疡周围组织充血、水肿，使幽门通道变窄，造成幽门梗阻。

其诊断标准则根据《中药新药临床研究指导原则》制定。：①长期反复发生的周期性、节律性、慢性上腹部疼痛，应用碱性药物可缓解。②上腹部有局限性深压痛。③X线钡餐造影可见溃疡龛影。④内窥镜检查可见活动期溃疡。

【病因病机】

1. 病因

（1）六淫伤中：或贪凉而致寒邪内犯；或冒雨涉水，或坐卧湿地而致湿邪内侵；或外感暑热而伤脾胃，导致脾胃失和，气机阻滞。

（2）饮食伤胃：或饮食不节，或过饥过饱，损伤脾胃；或嗜食生冷瓜果，寒湿内生；或过食肥甘厚腻，湿热蕴结中焦，损伤脾胃，气机失和。

（3）肝气犯胃：忧思恼怒，肝气郁滞，肝失疏泄，横逆犯胃，致胃气不畅，不通则痛。

（4）脾胃虚弱：或饥饱失常，或劳倦过度，或久病脾胃受伤，均能引起脾阳不振；或胃阴受损，失其濡养，不荣则痛。

2. 病机

胃为五脏六腑之大源，主受纳腐熟水谷，以上诸因皆可使胃受纳腐熟水谷功能受损，胃失和降，不通而痛。由于脾胃互为表里，共主升降；与肝是木土乘克关系，肝主疏泄有调畅脾胃气机功能。所以，胃病与脾、肝两脏相互影响，进而出现脾胃、肝胃、脾胃肝同病。在病机转化方面可以出现气血转化、虚实转化、寒热转化的病机演变。初病多在气分，可因脾胃气虚推动乏力或气滞血瘀，导致胃络瘀滞，并可因胃络受伤而出现呕血、黑便；实证日久，若气郁化火，或素体胃热偏盛往往伤及胃阴，出现胃阴不足证；若过服苦寒之物损伤脾阳，而成脾胃虚寒之证，虚证外感或因虚致实，则又致虚中夹实、本虚标实；寒证日久可以郁而化热；热证过用苦寒药，中阳受损，可以转为寒证。综上所述，部分患者可出现较为复杂的病情变化。

【分型论治】

胃脘痛的发病机理大致有气滞、郁热、血瘀、阴虚、阳虚等证。其疼痛性质多样。如胃脘胀痛、嗳气频繁属气滞，乃因肝气郁结不得疏泄，气逆犯胃所致；胃脘刺痛、痛有定处而拒按、食后痛甚则为瘀血，乃因瘀血停滞，阻塞脉络所致；胃脘灼痛、痛势急迫则属郁热，是由于肝郁化火，火邪上扰于胃，胃气逆乱所致；胃脘隐痛、喜温喜按、空腹痛甚、得食痛减属虚寒证，乃因脾胃虚寒，中气不足，中阳不振，胃失温养所致；胃脘隐痛、口燥咽干、舌红少津属阴虚证，因郁热伤阴，胃失濡养所致。

中医治疗原则主要为扶正祛邪，视其标本虚实分而治之。标实为主者，治标为先，本虚为主者，治本为主；血瘀证者，活血通络；气滞证者，疏肝理气；郁热证者，清热和胃；脾胃虚寒者，宜温中止痛；胃阴不足者，宜用养阴益胃。

1. 气滞证

主要临床表现：胃脘胀满，攻撑作痛，脘痛连胁，胸闷嗳气，喜长叹息，大便不畅，得嗳气、矢气则舒，遇烦恼郁怒则痛作或痛甚，苔薄白，脉弦。

证机概要：肝郁气滞，横逆犯胃。

治法：疏肝理气，和胃止痛。

代表方：柴胡疏肝散加减。

常用药物：柴胡、白芍、香附、广木香、陈皮、川芎、枳壳、炙甘草。

加减：若疼痛较甚者，可加延胡索理气止痛；胃脘发凉，喜热饮者，加干姜温中散寒；胃中灼热，苔黄者，加黄连、黄芩以降胃火；反酸者，加乌贼骨、浙贝母制酸和胃；嗳气频作者，加沉香、旋覆花、代赭石顺气降逆；苔厚者，加麦芽、半夏、茯苓以消食和胃；舌质偏红者，加麦冬、百合以滋阴。

2. 郁热证

主要临床表现：胃脘灼痛，痛势急迫，喜冷恶热，得凉则舒，心烦易怒，泛酸嘈杂，口干口苦，舌红少苔，脉弦数。

证机概要：肝失疏泄，热邪伤胃。

治法：疏肝泄热，和胃理气。

代表方：化肝煎加减。

常用药物：陈皮、青皮、芍药、栀子、黄连、吴茱萸、香橼皮、佛手、贝母、泽泻。

加减：吐血者，是为火热内盛，灼伤胃络而致，加泻心汤苦寒泄热，使火气顺则血自止；口干、舌红少苔者，加麦冬、北沙参滋养阴液。

3. 阴虚证

主要临床表现：胃脘隐隐灼痛，似饥而不欲食，口燥咽干，口渴思饮，消瘦乏力，大便干结，舌红少津或光剥无苔，脉细数。

证机概要：胃阴亏耗，胃失濡养。

治法：养阴益胃。

代表方：一贯煎加减。

常用药物：沙参、麦冬、生地、当归、川楝子、枸杞、白芍、百合、玉竹、甘草。

加减：胃脘灼痛，泛酸嘈杂者，加左金丸、乌贼骨；兼具瘀血者，加丹参、川芎、赤芍、延胡索以活血化瘀；气阴两虚而致，兼具乏力、神疲者，加黄芪、太子参、山药益气健脾；大便内结者，加莱菔子、瓜蒌、火麻仁、紫菀以润燥通便。

4. 虚寒证

主要临床表现：胃痛隐隐，绵绵不休，冷痛不适，喜温喜按，空腹痛甚，得食则缓，劳累或食冷或受凉后疼痛发作或加重，泛吐清水，食少，神疲乏力，手足不温，大便溏薄，舌淡苔白，脉虚弱。

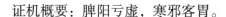

证机概要：脾阳亏虚，寒邪客胃。

治法：温中健脾，和胃止痛。

代表方：黄芪建中汤加减。

常用药物：黄芪、桂枝、白芍、高良姜、香附、党参、白术、茯苓、陈皮、乌贼骨、白及、甘草。

加减：泛酸者，加吴茱萸；泛吐清水者，加干姜、半夏以温中化饮。

5. 瘀血证

主要临床表现：胃脘疼痛，痛如针刺刀割，痛有定处，按之痛甚，食后加剧，入夜尤甚，或见吐血、黑便，舌质紫暗或有瘀斑，脉涩。

证机概要：气滞血瘀，脉络瘀阻。

治法：活血化瘀，通络止痛。

代表方：失笑散合丹参饮加减。

常用药物：蒲黄、五灵脂、丹参、檀香、当归、赤芍、白芍、川芎、香附、党参、延胡索、乌贼骨、甘草。

加减：疼痛较重者，加莪术以化瘀止痛；耗伤正气者，加黄芪、白术益气健脾；呕血者，加大黄、白及、藕节止血。

【养生方法】

消化性溃疡经积极治疗后，大多症状消失或痊愈，但复发率较高，当脾胃受损，气血亏虚时，往往会因一时疏忽而复发，诱发因素主要包括劳累、感受寒凉、饮食不当、精神紧张等。因此，患者在症状消失后，仍要坚持服药才可达到康复的效果。

1. 一般的起居饮食调理

本病属于身心疾病范畴，社会–心理因素在本病的转归过程中起到很大的作用，因此，在日常生活中，患者要注意保持积极、乐观的心态，适当锻炼，合理膳食，避免不良生活习惯，慎用如阿司匹林等非甾体抗炎药。溃疡病活动期应少剧烈活动，以安静休息为主。

2. 常见的养生治疗方案

（1）针灸、推拿

体针：取穴第9、10、11夹脊穴及肝俞、脾俞、中脘、内关、足三里等，每次取 3～4 穴，中等刺激，一日 1 次。另在肝俞、胃俞、脾俞、大肠俞、中脘、梁门、足三里等腧穴施以温针灸或隔姜温灸法。

耳针：取穴胃及十二指肠、皮质下、口、三焦、神门、脾、肝等。

推拿：以中脘、天枢、气海、脾俞、胃俞、肾俞、足三里为主穴，根据症状配用膻中、建里、膏肓俞、三阴交、公孙、太溪、内关等穴。以腹部掌指按摩结合点压穴位，每日 1 次，每次 20～30 分钟。

（2）食疗药膳：在本病的日常饮食中，可适当应用枸杞、生地、白及、饴糖等做成药膳加以食用，日常饮食要规律，忌食酸性食物，多食偏碱性食物，以清淡、易消化食物为主，少食熏爆、盐渍、辛辣、酸甜、粗糙多渣食物，应控制食盐的摄入量，每日不宜超过 8g 为宜，适当补充优质蛋白、维生素等必需物质，加速溃疡面愈合。唾液可以稀释胃酸，宜细嚼慢咽，各种食物应合理搭配。酒精与消化性溃疡的发生关系十分密切，所以应禁止饮酒。在人体需要的基本营养物质中，脂肪可强烈刺激胆囊收缩素的分泌，延长胃排空时间，食物刺激胃酸分泌的作用加大，增加胃酸对黏膜的刺激；胆囊收缩素的分泌增加，易造成胆汁反流，加重对胃黏膜的腐蚀作用，不利于黏膜修复。蛋白质虽是弱碱性食物，但摄入过多，仍会增加胃酸分泌。碳水化合物对胃酸的分泌无明显影响，但单糖、双糖可刺激胃酸的分泌。有研究者在临床工作中将中医药传统经验方与各种食材搭配制作药膳，如柴胡疏肝散和鸡肉同煮，在品尝美食的同时，利用中药材的药用价值对消化性溃疡起到养生作用。

（3）外治法：有消化性溃疡的患者，在恢复期可选择穴位贴敷或埋线等中医外治法进行养生。可在中脘、下脘、脾俞（双侧）、胃俞（双侧）、肝俞（双侧）等腧穴处埋线，利用蛋白线的吸收周期，长时间刺激腧穴，达到有病治病，无病预防的目的。此外，可将茯苓、苍术、白术、山药、乳香、没药各 20g，丁香 10g，研成细末，填入肚脐，于皮肤相平，然后用胶布封闭，每三天换药 1 次，五次为一疗程。脐居中焦，药物外敷治疗胃肠道疾病，可直达病所，其吸收好、疗效快。

（4）体育锻炼：适度、适量、适时的体育锻炼可以保持身体良好的功能状态，剧烈的、超量的运动可导致胃肠道损伤并出现消化道症状。体育锻炼的强度相对较低，对胃肠道功能有保护作用。虽其相应机制尚不完全明确，但体育锻炼可提高食欲，保持良好的心态，有益于疾病治疗。无论对于健康人或消化系统疾病患者，选择适当、适度的体育锻炼，都是十分必要的。Katschinski 报道体育锻炼可改善溃疡部位的微循环，促进消化性溃疡的愈合。

（5）心理疗法：消化性溃疡是典型的心身疾病之一，心理－社会因素与本病的发生、发展有密切的关系，特别是老年患者，易失去治疗信心而变得沮丧，但同时又害怕死亡，渴望康复。因此，常常心理不安，易产生焦虑急躁情绪，严重影响了患者的转归及康复。有研究者报道，应用心理疗法，可使消化性溃疡患者的出血情况得到明显缓解。具体操作：①让患者舒适地平卧于床上，闭起双眼，指导其做腹式深呼吸数次，使其身心迅速宁静；②随后要求患者将注意力集中在输液挂钩上，用平和的语言引导或暗示患者的感受和体验，如"放松""你现在感觉非常舒适"等，使其慢慢进入催眠状态；③当患者完全进入催眠状态后，用事先编好的暗示语句进行治疗；④治疗结束时，用轻松、愉快的暗示语逐渐解除催眠状态，以避免患者的不适反应。该法每日1次，每次30分钟，10次为一疗程，开始可指导患者做2次，患者学会方法后，可自我暗示催眠。

消化性溃疡是发生在胃和十二指肠球部的溃疡病变，可分为胃溃疡和十二指肠球部溃疡，是消化道的常见病。一般认为是由于大脑皮质接受外界的不良刺激后，导致胃和十二指肠壁血管和肌肉发生痉挛，使胃壁细胞营养发生障碍，胃肠黏膜的抵抗力降低，致使胃肠黏膜易受胃液消化而成溃疡。目前有人认为是幽门螺杆菌感染所致，溃疡常为1个，但也有多个溃疡。胃和十二指肠球部溃疡同时存在，称复合溃疡。由于本病发病因素复杂，治疗周期较长，影响因素多，所以治疗的同时应注意中医养生工作便显得尤为重要。

肝 硬 化

【概述】

肝硬化是由一种或多种原因引起的慢性、进行性、弥漫性肝病。其病理为广泛的肝细胞变性、坏死，纤维组织弥漫性增生，有再生小结节形成，正常肝小叶结构和血管的破坏，导致肝脏逐渐变形、纤维化变硬而成为肝硬化。肝硬化是世界性疾病，无种族、国籍、年龄或性别的特异性。全世界每年死于肝硬化者达数十万，在欧美、日本、中国，肝硬化均为主要死亡原因之一，列于脑血管疾病、心血管疾病、肿瘤、阻塞性肺病等病之后。

肝硬化的治疗是综合性的，早期应对因治疗。肝硬化的预后取决于其病因、肝实质储备功能和有无并发症及其轻重程度。乙醇性肝硬化在戒酒后，病情可趋于好转。肝炎肝硬化伴有慢性活动性肝炎者，可转变为失代偿性，出现一系列并发症而死亡。

本病多属于中医"胁痛""腹胀""癥积""鼓胀"等范畴。中医认为，肝硬化病程迁延，久病必虚，又有湿热或气滞血瘀等实证可见。治疗多以扶正祛邪，攻补兼施为法。中医药对消除腹水、恢复肝功能、消除症状等有一定的疗效。

【诊断标准】

1. 临床诊断依据

（1）肝脏质地与肝病面容。肝脏质地变硬是诊断肝硬化的重要依据之一，如难以触及时，肝病面容亦具重要意义。此外，蜘蛛痣、肝掌及毛细血管扩张等均具有参考意义。

（2）侧支循环开放。门静脉高压，脾大，腹水是侧支循环开放的三大表现。

（3）肝功能损害。主要是蛋白代谢异常，白蛋白浓度降低。

（4）病因。如肝损害药物服用史、长期酗酒史、病毒感染史、血吸虫病史、接触毒物或化学物史等。

2. 确诊条件

上述 4 项诊断依据中，最重要的是（2）、（3），具备这两项，再加上（1）或（4）时，即可诊断本病。单纯出现（2）时，只提示门脉高压症；单纯出现（3）时，提示慢性活动性肝炎。

【病因病机】

本病的病因，中医认为与情志不畅、饮酒过多、感染虫毒，以及黄疸、胁痛迁延不愈，等有关。其病在肝、脾、肾。病机特点是肝脾肾功能受损，气、血、水代谢失常。

西医认为引起肝硬化的病因有：病毒感染、血吸虫病、酒精中毒、药物损伤、代谢与遗传性疾病、胆汁淤积、营养不良等。在我国肝硬化的发病因素中，以病毒性肝炎为主，其中又以乙型和丙型病毒性肝炎引起的肝硬化最为多见。此外，还有一部分不明原因者被称为隐源性肝硬化。

【分型论治】

1. 积聚型

（1）肝郁脾虚证（此型多见于肝硬化早期）

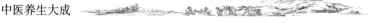

主要临床表现：胁肋胀痛，走窜不定，甚则连及胸肩背，且情志不舒则痛增，胸闷，善太息，得嗳气则舒，饮食减少，脘腹胀满，舌苔薄白，脉弦。

证机概要：肝气郁滞，脾运失司。

治法：疏肝健脾活血。

代表方：柴胡疏肝散合四君子汤加减。

常用药物：柴胡、枳壳、香附、川芎、白术、白芍、茯苓、太子参、炙甘草。

加减：若湿滞重者，加苍术、厚朴、山楂；气短神疲者，加党参，并重用黄芪（45～60g）。

（2）气滞血瘀证

主要临床表现：胁肋刺痛，痛处固定而拒按，疼痛持续不已，入夜尤甚，或胁下有积块，或面色晦暗，舌质紫暗，脉沉弦。

证机概要：气滞血瘀，瘀血阻络。

治法：疏肝理气，活血化瘀。

代表方：化瘀汤加减。

常用药物：丹参、牡蛎、当归、穿山甲、郁金、桃仁、红花、青皮、白术、赤芍、白芍。

加减：如伴有目黄、小便黄者，加茵陈蒿以祛热；兼伤阴者，加生地、石斛以滋阴；

兼脾功能不正常者，加阿胶、熟地、大枣。

2. 鼓胀型

（1）水湿内阻证（此属肝功能失代偿期之腹水轻症）

主要临床表现：腹部胀大，按之不坚，胁下胀满或疼痛，饮食减少，食后腹胀，嗳气后稍减，尿量减少，舌白腻，脉弦细。

证机概要：脾运失司，水湿内停。

治法：运脾利湿，理气行水。

代表方：胃苓汤加减。

常用药物：苍术、厚朴、泽泻、陈皮、木香、柴胡、茯苓、白术、车前子、陈葫芦瓢。

加减：若体实而腹水多者，可配黑白丑粉、禹功散、甘遂末以逐水；腹胀以气为主者，加莱菔子、沉香末；气虚较重者，重用黄芪、白术各40～60g；兼黄疸者，加金钱草；夹瘀血者，加泽兰、桃仁、丹参、当归。

（2）瘀血阻络证

临床表现：腹部胀大，按之不坚，胁下胀满或疼痛，饮食减少，食后腹胀，嗳气后稍减，尿量减少，舌白腻，脉弦细。

证机概要：脾运失司，水湿内停。

治法：活血祛瘀，利水通络。

代表方：膈下逐瘀汤加减。

常用药物：白茅根、地鳖虫、丹参、当归、五灵脂、炙山甲、柴胡、大腹皮、桃仁、茯苓、白术。

加减：腹胀重者，加沉香、萝卜子；便秘者，加枳实、大黄；有出血倾向者，加服三七粉、白及粉。

（3）肝肾阴虚证

主要临床表现：胁肋隐痛，绵绵不已，遇劳加重，口干咽燥，两目干涩，心中烦热，头晕目眩，舌红少苔，脉弦细数。

证机概要：肝肾亏损，阴不敛阳。

治法：滋补肝肾。

代表方：一贯煎加减。

常用药物：沙参、麦冬、白茅根、生地、阿胶、枸杞子、泽泻、茯苓、猪苓、车前子。

加减：若神志异常者，可加郁金；潮热起伏者，加银柴胡、地骨皮；津伤者，加知母、天花粉、阿胶（烊化）；神昏者，急用安宫牛黄丸以凉营清热开窍；气随血脱者，急用独参汤益气固脱。

（4）脾肾阳虚证

主要临床表现：腹大胀满，形如蛙腹，撑胀不甚，朝宽暮急，面色苍黄，胸脘满闷，食少便溏，畏寒肢冷，尿少腿肿，舌淡胖边有齿痕，苔厚腻水滑，脉沉弱。

证机概要：脾肾运化失司，水饮内停。

治法：健脾温肾，化气行水。

代表方：附子理中汤合五苓散加减。

常用药物：附子（先煎）、党参、车前子、白术、干姜、泽泻、茯苓、大腹皮。

加减：腰背酸痛者，加杜仲、续断、狗脊；夜寐多梦者，加夜交藤、合欢皮；神志异常者，加胆南星、郁金。

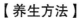

【养生方法】

1. 一般的饮食起居调理

肝功能代偿期患者，可以参加轻体力劳动；失代偿期或有较重并发症的患者，应卧床休息。日常饮食以高热量、高蛋白、富含维生素、低脂低盐的食物为主，禁止饮酒，应密切注意病情发展。

2. 常见的养生治疗方案

（1）心理疗法：中医认为，肝气郁滞可导致肝硬化，肝功能受损对儿茶酚胺类物质的灭活作用减弱，而此类物质是调节情绪变化的激素之一，所以肝硬化可造成患者行为、性格反常。患者长期患病，使其工作、劳动能力下降，严重影响了社会角色的形象和质量，因此对患者造成巨大的心理压力。同时，大多数人卫生知识匮乏，对肝硬化缺乏了解，对患者存有恐惧感，甚至歧视，更使患者产生自卑心理。所以日常生活中，家人应尽可能消除患者的消极情绪，主动与患者交谈加强沟通，建立良好的信任关系，使其重新树立自信心，以乐观、积极的态度面对自己的疾病。

（2）食疗：肝硬化患者大多康复缓慢，病期较长。倘若在服药期间辅以食疗，则更能提高治疗效果，缩短病期，增强患者体质，改善患者生存质量。在日常饮食中，可适当选用补益气血，调节脏腑，调和营卫，助食通便，清热除湿，增强免疫能力，能够起到保肝，维持肝代谢、解毒、排毒等作用的食疗。如虎杖可以减轻肝损伤；黄芪能够诱生干扰素，增强体液细胞和非特异性免疫功能，抑制乙肝病毒复制；丹参可减轻肝细胞的炎性反应，降低丙氨酸基转移酶，促进肝细胞和蛋白质的合成，使肝细胞再生；牛膝则能增强肝糖原和肝蛋白合成，增强细胞和体液的免疫；柴胡护肝利胆，增强肝细胞的免疫力；白术能够减少肝细胞突变坏死，促进已死肝细胞再生，降低丙氨酸氨基转移酶，防止肝糖原减少，恢复抗氧核糖核酸正常，增强肝免疫；香菇多糖有抗肝炎，增强免疫的作用；黄豆皂苷可以保肝；鸡蛋卵磷脂能够促进肝细胞修复和再生，维持正常肝功能；猪肝可增加肝糖原，助葡萄糖醛酸解毒等。所以在日常饮食中，可适当加入上述诸种药食同源类食材，从而起到改善病情的作用。

（3）针灸、推拿：有报道，在足背第3、4趾间取穴消毒后，用毫针刺入5分，轻度刺激，留针10分钟，可明显逆转肝硬化前期病变。另有研究者应用针刺足三里、阳陵泉、天枢，配合中药内服治疗肝硬化。结论显示，其有减低肝硬化门静脉高压的作用。

（4）气功疗法：有研究认为，气功疗法可以使患者大脑入静，产生保护性作用，促使脏腑机体各系统功能的自我调整和恢复。对肝病患者开展气功疗法，其目的在于疏理气机，调适情志。具体方法：患者仰卧位，入静后意守丹田，自然呼吸，利用意念把气海、膻中之气引入丹田，达到调理气血的效果，每天30分钟。

（5）体育锻炼：肝硬化患者是否适合参加体育锻炼，长期以来众说纷纭，各抒己见。从临床实践结果来看，肝硬化患者普遍存在体质低下，对外界环境变化敏感，导致肝硬化患者病情容易反复。因此，增强肝硬化患者的体质，提高其免疫机能就显得尤为重要。①步行或慢跑：这种锻炼较为简单，活动量较为适宜。肝硬化患者通常以为只有休息，才能减轻肝脏及全身脏器的负担，其实不然。首先应使患者树立战胜疾病的信心，然后通过长期适度、适时、适量的步行或慢跑，通过加强肺的通气量以增强心肺功能，加强体内脂肪的代谢，增强患者体质。锻炼时，一定要根据自己的体质情况，掌握好活动量，不可出现心慌、气短、乏力等表现，教育患者贵在坚持。②体操或太极拳。③气功。

（6）外治法：中医药治疗肝硬化，长期以传统的中药水煎口服为主，但由于肝硬化病程长，病情复杂、易反复，中药汤剂又有使用不便、口感不好等诸多问题，往往难以使患者坚持服药。又因肝硬化门静脉高压时，胃肠道瘀血、口服药物吸收差等因素而大大影响疗效，所以根据中医学"内病外治"理论，还可选用中医外治法。选用辛香走窜、引经活络散结之品制成药膏贴敷神阙、足三里等腧穴，以及肝、脾体表投影区。利用TDP照射贴药部位，使药物温度恒定，皮肤血管扩张，提高透皮吸收作用。将药物持续、有效地渗入皮下，通过经络传导影响脏腑功能，达到改善肝硬化病情的目的。

肝硬化是一种比较复杂的疾病，相应治疗也比较复杂。早发现、早治疗、早预防应是治疗肝硬化相对有效的办法。

慢性细菌性痢疾

【概述】

细菌性痢疾是由痢疾杆菌引起的常见肠道传染病。主要病变为结肠化脓性炎症，可有全身中毒症状、腹痛、腹泻、里急后重、脓血便等临床表现，细菌性痢疾病程超过2个月即称慢性细菌性痢疾。下列因素易使细菌性痢疾转为慢性：①急性期治疗不及时或耐药菌感染；②营养不良；③合并慢性疾患如胃酸低、胆囊炎、肠道寄生虫病，以及机体免疫机能障碍、SIgA 缺乏者；④福氏菌感染。

本病在中医学中属"痢疾"范畴，古称"肠澼""滞下"。主要因疫毒壅滞，阻遏气机，损伤肠络所致的疫毒类疾病。按病情与病程又可分为暴痢、疫毒痢、休息痢、噤口痢等。病位在肠，与脾胃及肾密切相关。病机变化由气及血，寒热夹杂并见，久而虚实并见，而生变证。中医对细菌性痢疾的治疗积累了丰富的经验，疗效较好，副作用少，具有较大优势。

【诊断标准】

1. 在流行季节，有典型发病特征和临床表现，和（或）起病急骤而可排外其他疾病。

2. 荧光抗体染色检查阳性。

3. 大便涂片检查和细菌培养有助诊断确立。

【病因病机】

中医认为，痢疾的病因主要是感受湿热疫毒之邪、饮食内伤所致，与七情所伤、脾肾不足有关。

感受湿热疫毒之邪：湿热疫毒之邪经口而入，壅滞肠间，阻遏气机，损伤肠络，气血搏结，化为脓血，而致发热、腹痛腹泻、里急后重、下利脓血，是为暴痢。一般而言，伤及气为白痢，伤及血为赤痢，气血俱伤为赤白痢。湿热疫毒邪内侵，损伤肠络，内陷心包，引动肝风，而见高热、腹痛、大便脓血、神昏抽搐、肢厥面青，为疫毒痢。邪毒亢盛，内攻于胃，损伤气阴，胃虚气逆而不降，而见呕恶不食、下痢频繁、肌肉瘦削，是为噤口痢。

饮食内伤：饮食不洁，邪毒内侵，加之平素嗜食肥甘厚腻，湿热内蕴，湿热邪毒郁蒸，气机传导失司，气血凝滞，化为脓血，易为湿热痢；或平素恣食生冷，伤及脾胃，阳虚不振，水湿内停，湿从寒化，壅滞肠中，气机不畅，气滞而血瘀，气血与肠中秽浊之气相搏结，化为脓血，易发寒湿痢。

七情内伤：郁怒伤肝，肝气犯脾，气滞血涩；或忧思伤脾，脾失运化，饮食难化，易感受疫毒之邪而发痢疾。

脾肾不足：细菌性痢疾转为慢性与脾肾不足密切相关。痢疾日久，邪毒蕴结，脾胃之气受损，继而累及伤肾而致腹部隐痛频作、里急后重、血便，为休息痢；湿热之邪，伤津耗血，脾肾阴虚发为阴虚痢；痢疾反复发作，脾阳不振，命门火衰，发为虚寒痢。

【分型论治】

辨寒热：菌痢之因不外寒热二邪。寒可为寒湿与虚寒，皆与湿相关。寒湿最易损伤脾胃，而致运化失常，大肠传导失司，气机阻遏，气滞而发痢疾，多见痢下白冻或白多赤少。热可分湿热与燥热，菌痢以湿热致病最为多见，湿热疫毒壅滞肠中，气血凝滞，症见发热、腹痛、痢下脓血、赤多白少、里急后重、肛门灼热、小便短赤；热盛伤阴，燥热内生，下痢赤白，枯涩难下。

辨虚实：慢性菌痢多属正虚邪恋，多虚多寒，腹痛绵绵，喜按喜暖，泻后痛减，里急后重不明显，亦有下痢脓血，多为便中夹白色黏冻。

辨轻重：暴痢初见邪正相争而发热恶寒，病轻而浅；疫毒炽盛，内陷心包，引动肝风，热深厥深；或邪毒亢盛，损伤气阴，邪毒攻胃而噤口不食，病重而深。下痢脓血亦气血之分，轻重之别。

寒热虚实、深浅轻重、兼夹交错之症，须经细辨，方可遣方用药。

1. 暴痢

主要临床表现：腹痛阵阵，痛而拒按，便后腹痛暂缓，痢下赤白脓血，黏稠如胶冻，腥臭，肛门灼热，小便短赤，舌苔黄腻，脉滑数。

证机概要：疫毒时邪，蕴于肠腑。

治法：清热利湿，行气导滞。

代表方：芍药汤加减。

常用药物：黄连、黄柏、秦皮、赤芍、黄芩、槟榔、木香、当归、甘草。

加减：兼表证者，合荆防败毒散；表未解，里热已盛，宜解肌清热，用葛根芩连汤；热毒甚者，用白头翁汤清热解毒为主，酌加金银花、地榆、赤芍、丹皮；湿重于热，合胃苓汤；兼夹食滞者，苔腻，痢下不畅，可加枳实导滞丸导滞攻积；证不重者，可用藿香正气散治疗。

2. 疫毒痢

主要临床表现：发病急骤，腹痛剧烈，里急后重频繁，痢下鲜紫脓血，呕吐频繁，寒战壮热，头痛烦躁，精神极其萎靡，甚至四肢厥冷，神志昏蒙，或神昏不清，惊厥抽搐，瞳仁大小不，舌质红绛，苔黄腻或燥，脉滑数或微细欲绝。临床亦可下痢不重而全身症状重者，突然出现高热，神昏谵语，呕吐，喘逆，四肢厥冷，舌红苔干，脉弦数或微细欲绝。

证机概要：疫毒时邪，蕴于肠腑。

治法：清热凉血，息风止痉。

代表方：白头翁汤合芍药汤加减。

常用药物：白头翁、黄连、黄柏、秦皮、赤芍、当归、生地、金银花、丹参、玄参、连翘、败酱草、蒲公英、槟榔、木香。

加减：高热神昏者，可加水牛角 30～60g，另服紫雪、至宝丹以清热解毒开窍；若热极动风，痉厥抽搐者，加羚羊角、钩藤、石决明息风止痉。

3. 寒湿痢

主要临床表现：腹痛拘急，痢下赤白黏冻，白多赤少，或纯为白冻，里急后重，脘胀腹满，头身困重，舌苔白腻，脉濡缓。

证机概要：疫毒时邪，蕴于肠腑。

治法：温化寒湿，调和气血。

代表方：胃苓汤加减。

常用药物：苍术、厚朴、陈皮、猪苓、泽泻、桂枝、当归、木香、枳实、甘草。

加减：若兼表证，可合荆防败毒散；暑天感寒湿而痢者，可用藿香正气散以祛暑散寒，化湿止痢。

4. 休息痢

主要临床表现：下痢时发时止，日久难愈，常因饮食不当、感受外邪或劳累而诱发。发作时，大便次数增多，便中带有赤白黏冻，腹痛，里急后重，症状一般不及初痢、暴痢程度重。休止时，常有腹胀食少，倦怠怯冷，舌质淡苔腻，脉濡软或虚数。

证机概要：素体虚弱，正虚邪恋。

治法：健脾益气，清热化湿。

代表方：发作时，酌选芍药汤或白头翁汤加减；休止时，可用香砂六君子汤合香连或用资生丸加减。

5. 噤口痢

（1）实证（此为急性菌痢重症）

主要临床表现：下痢，胸闷，呕恶不食，口气秽臭，舌苔黄腻，脉滑数。

证机概要：湿热或疫毒上犯于胃，胃失和降。

治法：泄热和胃，苦辛通降。

代表方：开噤散加减。

常用药物：人参、黄连、石菖蒲、茯苓、陈皮、半夏、荷叶蒂、大黄。

加减：呕吐频繁，胃阴耗伤，舌红绛，去半夏、陈皮，酌加西洋参、麦冬、石斛、芦根，以扶阴养胃。

（2）虚证（此为慢性菌痢重症）

主要临床表现：下痢频频，呕恶不食，或食入即吐，神疲乏力，舌淡苔白，脉弱无力。

证机概要：脾胃素虚，或久痢伤胃，胃虚气弱，失于和降。

治法：健脾和胃，降逆止呕。

代表方：香砂六君子汤，或参苓白术散加生姜汁。

常用药物：木香、砂仁、陈皮、半夏、党参、白术、茯苓、甘草、石菖蒲、生姜汁。

加减：若下痢无度，饮食不进，四肢不温，须防脱阳，急用独参汤或四逆加人参汤，浓煎频服，以益气救阳。

【养生方法】

本病因痢疾杆菌感染所致，所以切断传染源为第一要务，同时注意保护易感人群，注意环境卫生、饮食卫生及个人卫生，养成饭前便后洗手的习惯，不吃变质食物、被污染食物，少吃生冷食物；增强抗病能力，口服活疫苗有一定保护作用。日常防护要注意顺应季节，节情志，勿过劳，正气存内，邪不可干。

1. 一般的起居饮食调理

隔离消毒，防止交叉感染，对患者的排泄物、餐具等进行严格消毒或焚毁。急性期患者宜卧床休息，注意观察发热、腹痛等症状，如高热不下、惊厥、昏迷时，应及时告知医生，进行干预处理。清淡饮食，以流质或半流质为主，忌生冷、油腻、煎炸及辛辣刺激性食物，多饮水或淡盐水。

2. 常见的养生治疗方案

（1）针灸、推拿：腹痛可针刺或热敷。针刺一般取穴天枢、气海、水分、足三里、上巨虚等穴，针用泻法，留针20分钟；耳针取穴小肠、大肠、直肠下段、神门等；另可施用手法进行养生，揉天枢穴2~3分钟，按揉大肠俞15~20次。

（2）食疗：菌痢患者由于腹泻导致身体严重缺水和电解质紊乱，必须补充大量的水分及电解质。含有氯化钠、氯化钾和葡萄糖、枸橼酸钠的食物是理想的选择，因为它们能补充体内流失的葡萄糖、矿物质，并且调节钾、钠电解质、水分酸碱平衡；而胡萝卜汁、苹果汁、西瓜汁等不仅能补充水分，而且还可以补充必需维生素，是很好的补充品。它们都是防止机体因腹泻而脱水和虚脱的良方。另可取独头大蒜、黄连各等份，共为细末，米糊为丸。每服 3～6g，一日 3 次。防治机体虚弱，可用冬虫夏草羹、人参羹、黄芪当归鸡汤；在药膳方面，如人参、西洋参、黄芪、海参、香菇、枸杞子、蜂蜜等药食同源之品都可用来烹饪成精美的药膳食用。

（3）外治法

处方一：大黄 30g，川黄连、广木香各 10g。诸药研细末，用醋调匀成膏状，取药膏 5～10g 敷于脐上，外用纱布盖上，胶布固定，每日换药 1 次。主治湿热痢。

处方二：吴茱萸、艾叶各 10g，白胡椒 6g。，诸药共研细末，与米饭（适量）拌匀捣烂，制成圆饼两块，交替贴敷脐上，再以艾条灸之，每日 1～2 次。主治寒湿痢及虚寒痢。

处方三：吴茱萸 30g，附子 6g。两药研细末，用醋调匀成膏，敷于两足涌泉穴上，外用纱布包扎固定，每日换药 1 次。主治噤口痢。

如平素体虚，则易感受外邪，亦可选择穴位贴敷，以提高机体免疫能力，达到预防效果。

（4）足浴法：地锦草 20g，黄芩、葛根、黄连各 15g，诃子、肉豆蔻各 12g，水煎 30 分钟，取汁 500mL，药液温度 38℃～40℃，患儿可坐位或立位，每次约 40 分钟。

慢性细菌性痢疾病程较长、病情复杂，患者已有正虚邪存。寒热错杂之证。治疗应以扶正为主，祛邪为辅。治疗时不可一派温补或一派寒凉之品，更不可补涩闭邪留寇，亦不可攻邪再损其正，即所谓祛邪而不伤正，扶正而不敛邪。

功能性消化不良

【概述】

功能性消化不良（functional dyspepsia，FD）是指具有上腹痛、上腹胀、早饱、嗳气、食欲不振、恶心、呕吐等上中腹不适症状，经内镜、影像学及生化等各项检查后，排除引起这些症状的器质性疾病的临床症候群。功能性消化不良症状可持续或反复发作，病程超过一个月或在过去的十二个月中累计超过十二周，临床上最常见的一种功能性胃肠病。

中医学没有"功能性消化不良"这一病名，但根据其临床症状，多将其归属于"痞满""胃脘痛"等范畴，其中痞满与功能性消化不良症状最为相似。早在《内经》有"否""否塞""否膈"等记载。《素问·五常政大论》谓："备化之纪……其病否""卑监之……其病留满痞塞。"张仲景《伤寒杂病论》明确指出："满而不痛者，此为痞。"历代医家，论述颇丰。2001 年中华中医药学会脾胃病专业委员会制定了功能性消化不良（FD）中医诊治规范，对功能性消化不良的中医病名进行了规范，指出：以上腹部痞满不适、餐后早饱为主症者，应属于中医"痞满"的范围，可命名为"痞满"；以上腹部疼痛为主症者，应属于中医"胃脘痛"范畴，可命名为"胃脘痛"。

【诊断标准】

参照"中华医学会消化病学分会胃肠动力学组制定的《中国消化不良的诊治指南（2007）》"，功能性消化不良必须包括以下 1 条或多条：①餐后饱胀不适；②早饱感；③上腹痛；④上腹烧灼感；并且在排除器质性疾病基础上没有可以解释上述症状的功能性疾病。诊断前症状出现至少 6 个月，近 3 个月症状活动，满足以上标准即可诊断。

功能性消化不良根据罗马标准委员会制定的罗马 III 标准分为两种亚型。①餐后不适综合征；②上腹疼痛综合征。

【病因病机】

1. 病因

（1）情志失调：肝主疏泄，脾主运化，胃主受纳，肝脾胃三脏在生理上相互协调、相互为用，在病理上又相互影响。脾胃的升降功能有赖于肝气的疏泄，若情志失调，精神紧张，抑郁焦虑、忧思恼怒，导致肝气郁结，疏泄不及，致"木郁土壅"；或肝气疏泄太过，横逆乘犯脾胃而致"木旺乘土"。思虑劳神过度，可致气机郁结，脾失健运，胃失受纳；郁怒伤肝，肝气横逆，侵犯脾胃，则出现肝脾不调、肝胃不和等证，正如《景岳全书·痞满》所谓"怒气暴伤，肝气未平而痞"。焦虑、忧郁、恐惧和悲观失望等精神因素，情志不和，肝郁气滞，疏泄失常，升降失调，可对消化系统产生不良影响。

（2）饮食失常：《素问·痹论》指出"饮食自倍，肠胃乃伤"。胃为水谷之海，主受纳与腐熟水谷。饮食不节，暴饮暴食，或饥饱失常，脾胃损伤；长期嗜食辛辣、烫热、肥甘厚腻之品，蕴积湿热，耗伤胃阴；恣食生冷，损伤中阳。均致胃失和降，食滞气阻，则为痞满。

（3）脾胃虚弱：禀赋不足，素体脾胃虚弱，中气亏虚，胃呆纳钝，气滞不畅，食少虚痞；或贪逸、劳倦过度，耗伤脾胃之气，脾失健运或久病脾胃受伤，均能引起脾阳不足，中焦虚寒；或胃阴受损，失其濡养。均可致脾失健运，胃失通降，而致发本病。

（4）外邪入侵：外感六淫之邪，尤其是寒湿之邪的侵袭，寒邪客胃则阳气被遏而气机阻滞，胃失通降；湿性黏滞而缠绵，常直趋中焦而致脾胃气机不利，使脾失健运，胃失和降导致中焦气机阻滞、脾胃升降失常、胃肠运动功能紊乱而致发病或加重。

2. 病机

功能性消化不良的中医病机主要归纳为：情志失调，肝气郁滞，乘犯脾胃；脾胃虚弱，运化失常，升降失职；饮食失调，损伤脾胃，脾失健运；寒湿侵袭，气机阻滞，中焦不利；病程日久，阴阳失调，寒热错杂。病位在脾胃，涉及于肝。患者一般病程较长，正气逐渐消耗，脾胃虚弱，中焦阴阳失调，日久化湿、生痰、成瘀，而出现虚实夹杂、寒热错杂。本病以脾虚为本，气滞、血瘀、食滞、痰湿等邪实为标。而脾虚气滞为基本病机，且贯穿于疾病的始终。

现代医学认为，功能性消化不良的发病机制十分复杂，已知的一些因素包括胃肠动力障碍、内脏感觉异常、胃酸分泌异常、精神心理因素异常、自主神经功能紊乱、胃肠激素分泌异常等。而随着功能性消化不良与精神心理因素，自主神经功能紊乱、如焦虑、抑郁、紧张、失眠等；饮食因素（如高脂饮食、喝茶、喝咖啡、吸烟、饮酒等）；或饮食不规律，过饥或过饱，或长期卧床等，造成胃肠蠕动减弱，动力障碍，导致胃肠功能下降；久病、高龄体弱体内激素水平变化而导致胃肠功能紊乱，各组织器官功能下降，活动耐力降低致消化功能下降；医源性因素，长期应用抗生素导致肠道菌群失调；其他疾病，如甲状腺功能低下或甲状腺功能亢进等代谢和其他内分泌疾患，可致胃肠蠕动减弱，发为本病。此外，幽门螺旋杆菌感染、胃肠激素、一氧化氮、和胃酸等因素均被认为与功能性消化不良的发病与加重有关。

近年来国内外学者对功能性消化不良发病过程中"生理－心理－社会综合模

式"的重视，基于胃肠道症状与心理因素问关系的研究越来越多。有专家认为功能性消化不良多存在情绪障碍，情绪上的应激变化可通过大脑边缘系统和下丘脑使植物神经功能发生改变，并通过内分泌、免疫系统、酶系统和神经递质的中介作用引起胃肠功能失调，即所谓的脑–胃–肠轴。因而在治疗上，西医主要是以去除诱发因素和以经验为基础的对症治疗为主，除了选用胃肠道促动力、抑酸药、根除幽门螺杆菌药物外，还有抗焦虑抑郁药及心理治疗等，但都仍缺乏特效的治疗方案。

【分型论治】

根据中华中医药学会脾胃病分会委员和国家中医药管理局"十一五"脾胃病重点专科范围内进行的多次讨论和专家问卷调查所达成的共识，认为功能性消化不良应该可以分类辨证为脾虚气滞证、脾胃湿热证、寒热错杂证、脾胃虚寒证及肝胃不和证。

1. 肝胃不和证

主要临床表现：胃脘胀满或疼痛，两胁作胀，每因情志不畅而发作或加重，痞塞不舒，善太息，嗳气泛恶，口苦纳少，心烦易怒，舌苔薄白，脉弦。

证机概要：肝气犯胃，肝胃不和，气机逆乱。

治法：疏肝解郁，理气和胃。

代表方：柴胡疏肝散加减。

常用药物：柴胡、法半夏、白芍、枳壳、香附、川芎、陈皮、佛手、甘草等。加减：苔腻湿甚，加茯苓、薏苡仁以化湿；胸脘满闷甚，加厚朴、槟榔以行气；气郁化火，口苦心烦轻，加栀子、黄芩；重者加龙胆草、川楝子以清火；痰多者，加苍术、陈皮、茯苓以化痰。

2. 脾虚气滞证

主要临床表现：胸脘痞闷或胀痛，餐后明显，纳少泛恶，反复发作，时轻时重，嗳气，呃逆，神疲乏力，或大便稀溏，舌淡胖，苔白，脉细弦。

证机概要：脾虚气滞，胃失和降。

治法：健脾益气，理气消胀。

代表方：四君子汤合枳术丸加减。

常用药物：党参、白术、茯苓、陈皮、青皮、厚朴、木香、砂仁、法半夏、枳壳、炒莱菔子、炙甘草等。

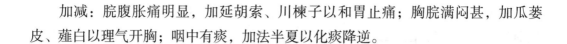

加减：脘腹胀痛明显，加延胡索、川楝子以和胃止痛；胸脘满闷甚，加瓜蒌皮、薤白以理气开胸；咽中有痰，加法半夏以化痰降逆。

3. 脾胃湿热证

主要临床表现：胃脘痞满或疼痛，或嘈杂不舒，口干不欲饮，口苦心烦，身重困倦，食少纳呆，大便不爽，小便赤黄，舌红，苔黄腻，脉滑数。

证机概要：湿热内蕴，困阻脾胃，气机不利。

治法：健脾和胃，清化湿热。

代表方：连朴饮加减。

常用药物：黄连、姜厚朴、法半夏、石菖蒲、陈皮、芦根、黄芩、栀子、豆豉、豆蔻、大黄等。

加减：胃胀明显者，加槟榔、莱菔子以消胀；嗳气呃逆明显者，加紫苏梗、丁香、柿蒂以降逆；恶心呕吐明显者，加竹茹、生姜、旋覆花以止呕；心烦易怒者，加香附、栀子以清心；舌苔厚腻者，加藿香、佩兰以芳香化湿；嘈杂不舒者，可合用左金丸；便溏者，去大黄，加扁豆、陈皮以化湿和胃；胸脘满闷甚，加瓜蒌、枳壳以行气化痰；纳呆不食者，加鸡内金、谷芽、麦芽以开胃导滞。

4. 寒热错杂证

主要临床表现：胃脘痞满或疼痛，灼热不舒，嘈杂反酸，喜进冷饮，口干口苦，心烦燥热，畏寒肢冷，肠鸣便溏，舌淡苔黄，脉弦细滑。

证机概要：寒热错杂，痞结中焦，胃失和降。

治法：辛开苦降，和中消痞。

代表方：半夏泻心汤加减。

常用药物：法半夏、黄连、黄芩、干姜、吴茱萸、党参、煅瓦楞子、海螵蛸、制大黄、陈皮等。

加减：胃中灼热明显者，加知母、黄柏以清热；嘈杂泛酸明显者，加海螵蛸、煅龙骨、煅牡蛎、煅石膏以和胃制酸；脘痞腹胀较甚者，加枳壳、厚朴以理气消胀；呕吐明显者，加旋覆花、代赭石以降逆止呕；畏寒腹痛者，加附子以温中；脘闷纳差者，加鸡内金、神曲、焦山楂以消食和胃助运。

5. 脾胃虚寒证

主要临床表现：胃脘痞满或隐痛，喜温喜按，食后加重，泛吐清水，食少纳呆，畏寒肢冷，神疲乏力，肠鸣便溏，舌淡胖，苔白，脉沉迟。

证机概要：脾胃虚寒，温运乏权。

治法：健脾益气，温中散寒。

代表方：黄芪建中汤合理中丸加减。

常用药物：黄芪、桂枝、炒白芍、党参、炒白术、炙甘草、苏梗、姜厚朴、生姜、大枣等。

加减：胃中寒冷明显者，加附子、干姜以温中散寒；泛吐清水者，去生姜加干姜、半夏以化痰；腰膝酸软、形寒肢冷、五更泄泻者，加附子、肉桂、巴戟天以温肾助阳；胃痛明显者，加荜茇、甘松等温胃止痛。

【养生方法】

1. 一般的起居饮食调理

建立良好的生活习惯，注意健康体检：患者应建立良好的生活习惯，有规律地起居，居室要通风保暖，衣着要宽松柔和，不要穿着束紧腰部的衣裤就餐，注意腹部保暖。患者要了解、学习功能性消化不良的病因和相关知识，明白胃镜及其他检查以排除器质性病变的意义，注意健康体检，消除对疾病的顾虑，对伴有抑郁、焦虑患者勿讳疾忌医，应及时就诊、用药。谨慎服用非甾体抗炎药。不要滥用滋补药、开胃药，以防滋补不当而致壅滞，或产生依赖和肠道其他疾病的发生。

饮食调理：患者应节制饮食而有规律，以利于胃肠道的吸收和排空，勿暴饮暴食或饥饱失度，忌辛辣醇酒、肥甘厚味及生冷之品，不宜多吃易致胀气的食物，如干豆类、洋葱、土豆、红薯，以及甜食、高脂食品。避免偏食、挑食，进餐时应保持轻松的心情，不要过冷、过烫、过快，也不要一边进食，一边活动、工作、激烈讨论问题或争吵，餐前或餐后不要马上大量饮用液体。宜少吃、多餐，清淡易消化的食物；可摄入含蛋白质或钙质较多的食物，如乳类、乳制品、瘦肉类、鱼虾、豆类等；可少量饮淡茶以帮助消化。

2. 常见的养生治疗方案

（1）心理疗法：功能性消化不良的发生和发展与精神心理因素密切相关，情绪因素与胃肠道生理间存在联系，往往导致异常的胃液分泌、胃肠运动，从而出现功能性消化不良相关的临床症状。因此，绝大部分患者都存在不同程度的焦虑、抑郁、失眠等精神方面的症状，应让患者注意精神调摄，保持乐观开朗，心情舒畅，

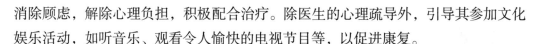

消除顾虑，解除心理负担，积极配合治疗。除医生的心理疏导外，引导其参加文化娱乐活动，如听音乐、观看令人愉快的电视节目等，以促进康复。

（2）针灸、推拿

针灸：常分虚实进行辨证取穴。实证常取足厥阴肝经、足阳明胃经穴位为主，如足三里、天枢、中脘、内关、公孙、期门、阳陵泉等，针用泻法；虚证常取背俞穴、任脉、足太阴脾经、足阳明胃经穴为主，脾俞、胃俞、中脘、内关、足三里、气海等，针用补法。灸法有温经散寒、活血通络、防病保健等作用。通过艾灸神阙、中脘、足三里及腹部能促进胃肠蠕动，消胀除满，降逆和胃，能很好地改善症状。其他还有热敏灸、多功能艾灸仪、"万应点灸笔"疗法等，亦是传统艾灸的补充和发展。

推拿按摩：可刺激中枢神经系统，使迷走神经兴奋性提高，神经系统的功能恢复平衡，促使胃肠激素分泌及胃动节律恢复正常，从而有效改善上腹胀满、疼痛、早饱等症状。临床上采用中医辨证循经施术或穴位按压法，手法多采用揉、震、按、摩、滚、擦等，常用穴位为上脘、中脘、下脘、膻中、神阙、气海、天枢、膈俞、肝俞、脾俞、胃俞、大肠俞、关元俞、三焦俞、足三里、章门、期门、梁丘、太冲、内关、公孙、三阴交、丰隆穴等。按摩腹部也可促进胃肠蠕动，消胀导滞。

耳穴与经络脏腑关系密切，手足三阳经都联系耳部。阴经则通过经别合于阳经而与耳郭相通，故《灵枢·口问》："耳者，宗脉之所聚也。"在相应耳穴上如肝、脾、胃等耳穴上进行针刺或穴位贴压，可起到疏通经络、疏肝健脾、调和胃肠等功能。常取神门、脾、胃、肝等耳穴，两耳交替进行。

（3）食疗药膳：功能性消化不良以脾胃虚弱为本，疾病表现方式主要与饮食关系密切，故食疗药膳也是防治的重要方法。大体上来说，凡是具有健脾开胃的"药食同源"的食物，都可用来作为烹饪药膳的原料或佐料。如：獐宝、山药、茯苓、山楂、陈皮、薏米、扁豆、砂仁、萝卜、香菇、苹果、西红柿、焦米、蜂蜜、谷芽、麦芽等等。常见的药膳有：山药莲子薏米粥、扁豆薏米粥、山药大枣粥、白萝卜汤、焦米汤、山楂饼、谷麦芽汤、山楂姜枣茶、陈皮蜜饯、八珍糕等，这些药膳健脾益气、和中开胃的效果。中药材"獐宝"含有多种天然氨基酸和消化酶，是健脾开胃、强身健体的良药，可单独服用或添加在食品之中。

（4）运动锻炼：适当参加体育锻炼，以增强体质，帮助消化。如加强腹式呼吸和腹肌锻炼，使膈肌和腹肌活动增加，促进胃肠蠕动和消化腺的分泌，改善腹胀、嗳气症状。运动后也可使身心得到放松，心情愉悦，有利于疾病的康复。但活动量以不感到劳累为宜，如散步、慢跑、太极拳、健身操、游泳等。

（5）气功：是一种内修运气的锻炼方法，主张摒弃杂念、精神内守、气沉丹田，有利于放松心情，缓解抑郁、焦虑等症状。

（6）外治法

①中药外用：穴位敷贴或熏洗、足浴等，可辨证选择，有温阳散寒、理气和胃、健脾益气的功效，有利于本病的预防保健和治疗。

②热熨：可用理疗仪局部照射胃脘部，或用盐炒热布包后热熨中脘、神阙、气海穴，可温脾暖胃，促进胃肠蠕动，帮助消化。

③穴位埋线：是集多种效应于一体的复合性治疗方法，肠线植入后，在体内软化、分解、液化、吸收的过程，对穴位产生的时间长，有"长效针感效应"，长时间发挥疏通经络的作用，从而提高疗效。临床上常用的穴位有足三里、中脘、下脘、胃俞、肝俞、脾俞等。

④脐疗：即用神阙穴外敷药物而易于直达病所，临床多选用温中散寒、理气止痛的中药如丁香、肉桂、木香等研粉调膏状外敷神阙穴，能很好地改善肠胃功能。

近年来，结合现代科技制造的设备仪器，用于治疗功能性消化不良，也取得了很好的疗效。如胃肠起搏器、音乐声波按摩、胃动力诊断治疗仪、智能通络治疗仪、毫米波治疗仪、中药离子导入仪等，新设备、新疗法在不断地创新和发展之中。

本病不仅发病率高、影响患者的生活质量，而且因为对功能性消化不良的发病机制尚未完全明确，病史久、疗程长，故在治疗上也没有特效、速效的治疗措施。而中医药的预防保健及治疗的综合性措施，具有独特的优势，不仅能改善症状，还明显降低复发率。

第四节　泌尿系统疾病

慢性肾小球肾炎

【概述】

慢性肾小球肾炎（chronic glomerulonephritis）简称慢性肾炎，是由多种原因引起，病理表现不同的原发于肾小球的一组疾病。其病程长，临床以蛋白尿、血尿、水肿和高血压为主要特征，并常伴有肾功能损害。多发于成年人，病情缓慢进展，

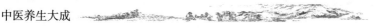

可进入终末期肾衰。

目前多数慢性肾炎的病因尚不清楚，尽管急性链球菌感染后肾炎迁延不愈可转为慢性肾炎，但大部分慢性肾炎并非由急性肾炎演变而来。其病理变化通常认为与免疫介导有关，体液免疫（循环免疫复合物和原位免疫复合物）在肾炎发病机制中作用已得到公认，细胞免疫在某些类型肾炎中重要作用也得到肯定。遗传和免疫遗传因素在人体对肾小球肾炎的易患性、疾病的严重性和治疗反应上的重要性，近年来已受到普遍关注。

中医学中并无慢性肾小球肾炎的病名记载，对慢性肾炎证候的论述最早可追溯于《内经》，临床症状以水肿为主要表现。除水肿外，还可见腰脊疼痛，并对水肿的体征也进行了描述。此外，《金匮要略》中也提到了"五脏水"的说法。根据其临床表现，归于中医"水肿""虚劳""腰痛""尿血"等范畴。

【诊断标准】

参照《中华内科杂志》编委会的肾脏病专业组 1992 年 6 月安徽太平会议拟定标准：

1. 起病缓慢，病情迁延，临床表现可轻可重，或时轻时重。随着病情发展，可有肾功能减退、贫血、电解质紊乱等情况出现。

2. 可有水肿、高血压、蛋白尿、血尿及管型尿等表现中的一种（如血尿或蛋白尿）或数种。临床表现多种多样，有时可伴有肾病综合征或重度高血压。

3. 病程中可有肾炎急性发作，常因感染（如呼吸道感染）诱发。发作时，有时类似急性肾炎之表现。有些病例可自动缓解，有些病例则病情加重。

临床上须与原发性高血压继发肾损害、慢性肾盂肾炎、继发性肾病狼疮性肾炎、紫癜性肾炎、糖尿病肾病等疾病鉴别。

【病因病机】

《素问·评热病论》曰："邪之所凑，其气必虚。"慢性肾炎的发生多由内因之肾虚，外因之风湿寒热等邪气侵袭所致。

慢性肾炎是风邪合寒、热或夹湿邪等，在各种原因导致肾元亏虚的基础上，乘虚侵入所致；或因急性肾炎调治失当，迁延伤肾发展而来。本病病位在肾，病变为肾体受损，肾用失司，主水、封藏等功能减退，出现腰痛、水肿、眩晕、尿浊、尿血等诸症，并按虚损劳衰的进程发展。病理表现以正虚以肾元亏虚为主，但有偏阳虚和偏阴虚之不同，且涉及脏腑广泛。病程中有易感外邪和兼夹证较多，并因此加重病情等特点。证候复杂，变化多端。本病前期为虚劳期，后期为衰绝期，两者治法方药有较大区别。本节只述及前期辨治，衰绝期则放入慢性肾衰篇章进行叙述。

【分型论治】

慢性肾炎前期（虚劳期）病性为本虚标实，故多数学者都是从本证和标证两方面进行辨治。

1. 本证辨治

（1）脾肾（气）阳虚证

主要临床表现：神疲乏力，四肢沉重，腰膝酸软，怕冷，喜按喜温，易患感冒，多有水肿，甚则眩晕，纳少便溏，尿浊，舌胖偏暗，苔薄白，两尺脉弱。尿检有蛋白及管型。

证机概要：脾肾亏虚，阳虚水泛。

治法：益气健脾，补肾利水。

代表方：济生肾气丸和水陆二仙丹加减。

常用药物：牛膝、车前子（包）、生地、熟地、肉桂、猪苓、丹皮、金樱子、芡实、炒白术、川芎、石韦、黄芪。

加减：便溏尿少、浮肿明显者，加泽泻、炒山药、仙茅；若胸脘满闷、纳呆、舌苔白厚腻、浮肿明显者，可先以胃苓汤合五皮饮加减治疗，待水湿内停等症消除后再用上方调治。

（2）肝肾（气）阴虚证

主要临床表现：眩晕耳鸣，神疲乏力，急躁易怒，五心烦热，口咽干燥，尿浊尿血，或有大便秘结、肌肉𥆧动，舌质红或有裂纹，苔黄，脉弦细或弦滑。尿检有蛋白及红细胞，血压常较高。

证机概要：肝肾阴虚，失于濡润。

治法：益气养肝，滋阴补肾。

代表方：杞菊地黄丸合二至丸等加减。

常用药物：生地、女贞子、旱莲草、枸杞子、菊花、山药、山萸肉、白术、丹皮、黄芪、丹参、石韦。

加减：若大便干结成球者，加元参、首乌；眩晕、腰痛明显者，加羚羊角粉（分冲），钩藤、杜仲。

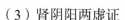

（3）肾阴阳两虚证

主要临床表现：腰膝酸软，不耐寒热，时有水肿，尿浊，有时尿血，饮食时好时差，大便时溏，舌质暗红，脉细弱。尿检异常。

治法：调补阴阳。

代表方：杞菊地黄丸合二仙汤加减。

常用药物：枸杞子、菊花、生地、山药、丹皮、杜仲、川断、猪苓、石韦、丹参、仙灵脾、仙茅。

2. 兼夹证辨治

慢性肾炎病程中，可出现气郁等兼夹证，如不及时治疗，则会加剧病情，加快肾功能损害速度，故应予重视。

（1）肝郁气滞证

主要临床表现：因情志不舒出现胸胁苦满，口苦咽干，胸闷太息，纳谷不香，舌暗，脉弦等。

证机概要：肝郁气滞，肝脾不和。

治法：疏调肝脾，理气解郁。

代表方：丹栀逍遥散加减。

常用药物：柴胡、当归、白芍、白术、茯苓、丹皮、山栀、薄荷、炙甘草。

（2）血脉瘀阻证

主要临床表现：腰背酸痛或有刺痛，夜间加重，口唇舌暗或有瘀斑，脉沉紧甚则涩滞等。

证机概要：气滞血瘀，血脉不和。

治法：活血通脉。

代表方：桂枝茯苓丸加减。

常用药物：桂枝、茯苓、桃仁、赤芍、丹参、三七粉（分冲）。

（3）湿热阻滞证

主要临床表现：胸脘痞闷或腹部胀满，纳食不香，大便溏，面足浮肿，舌胖嫩红，苔黄厚腻，脉滑数。

证机概要：湿热阻滞，脾胃不和。

治法：清热利湿，健脾和胃。

代表方：平胃散合茵陈五苓散加减。

常用方药：苍术、厚朴、陈皮、茯苓、猪苓、白术、泽泻、茵陈、炙甘草。

加减：若胸脘痞闷不重、腰腿沉重明显、舌苔黄腻者，将平胃散改为四妙散（苍术、黄柏、牛膝、薏苡仁）治疗。

（4）痰湿不化证

主要临床表现：胃脘停饮，背部发冷，时有咳痰，纳食不香，疲乏无力，形体消瘦，舌胖苔白，脉沉细。

证机概要：脾胃虚弱，痰湿不化。

治法：健脾化湿，补中益气。

代表方：苓桂术甘汤合补中益气汤加减。

常用药物：茯苓、桂枝、白术、黄芪、党参、陈皮、当归、柴胡、升麻。

加减：若主症中见有头晕失眠、时有恶心等，则先以温胆汤（陈皮、半夏、茯苓、竹茹、枳实、炙甘草加减治疗，用以燥湿化痰、清热除烦、和胃降逆，然后再用前方调治。

（5）外感热毒证

主要临床表现：发热，汗出，口渴，咽喉肿痛，便干尿黄，舌红苔黄，脉浮数。

证机概要：风热犯肺，热毒不清。

治法：疏风宣肺，清热解毒。

代表方：银翘散加减。

常用药物：银花、连翘、黄芩、荆芥、牛蒡子、竹叶、淡豆豉、薄荷（后下）、玄参。

加减：若咽喉肿痛甚者，可加板蓝根、锦灯笼；若因疮疖脓疡不愈引起发热者，改用麻黄连轺赤小豆汤合五味消毒饮加减（麻黄、桑白皮、黄芩、金银花、连翘、紫花地丁、蒲公英、菊花、赤小豆）以宣肺利水，清热解毒。

【养生方法】

1. 一般的饮食起居调理

首先要正确认识疾病，在病情稳定阶段，应进行适当的锻炼，加强营养，提高机体防御功能。日常生活中要注意保暖防潮，避免受凉受湿和过劳等诱因，避免使用和服用具有肾毒性的药物和食物。

应经常了解病情，分清寒热虚实而进行调摄。怕冷者，应增加衣被，保证药、饭、菜、水等热食，冷了应给予加热。怕热者应适当增加冷饮、冷食。脾虚者，应

注意供给易消化吸收的食物，有些药片需研碎再服，以便消化吸收。肝阳上亢者，应防止患者动怒生气，血压突然升高而出现脑病、心衰等。

2. 常见的养生治疗方案

（1）针灸、推拿

①针灸

处方一：取穴分为两组：甲组取肝俞、脾俞、志室、飞扬、太溪；乙组取膻中、鸠尾、中脘、肾俞、气海、三阴交、复溜。两组轮流使用，偏阳虚者加大椎、命门、关元（麦粒灸）；偏阴虚者加京门、膈俞；面肢浮肿者，加人中、阴陵泉、三焦俞、膀胱俞；血压偏高者加太冲、足三里；失眠加风池、涌泉；外感加大椎、身柱、列缺；咽痛加合谷、天鼎；胸有压痛加俞府、步廊；肾功能不全者加胸椎5～7、背俞。手法以轻捻、浅刺、卧针为主，留针20～30分钟，每周2次。

处方二：取肺、脾、肾、三焦、膀胱、皮质下、腹等穴，每次取3～4穴，用中等刺激，每日1次，两耳交替进针。

②推拿：用两手掌根紧按腰部，用力上下推动或按摩，直至发热，每日早晚各进行1次，可起到补肾通络、行气活血的作用。

（2）食疗药膳

①三红粥粳米、红枣、赤小豆、花生米，熬粥服食。

②八宝粥三红粥原料加红糖、莲子、栗子、桂圆肉，熬粥服食。

③黑芝麻、红糖、核桃仁，各适量研末，沸水冲粥服。

（3）心理疗法：慢性肾炎由于病程较为漫长，病情容易反复，致使许多患者的心态方面变得悲观、消极、急躁、易怒。心理疗法对慢性肾炎治疗是很有必要的。

首先，让患者对治疗要有信心。慢性肾炎只要坚持长期服药，可以达到长期缓解的效果。

因此，只要能保持良好的心态，调整好规律的生活，持续有效的治疗，及时复诊检查，就可以收到好的疗效。

其次，让患者对治疗要有耐心。慢性肾炎的治疗时间较长，选择有效的治疗方法并长期坚持是很重要的。

再次，让患者要有恒心。慢性肾炎的病程是比较长的，而且一旦发病，患者就会遭受病情反复的折磨；或者对治疗的长期性缺乏认识，加之慢性肾炎早期无明显症状，患者因此放松警惕性，不能坚持长期治疗，导致病情恶化，后果不堪设想。只有良好的心态，精心的治疗和调理，才能更有利于疾病的康复。

（4）气功：习练内养功，功法简单易学，易掌握，不会出偏差，卧、坐、走、站结合，以卧练为主，有利于改善肾脏血流量，保护肾脏。

（5）体育锻炼：慢性肾炎患者进行适当的体育锻炼可有效提高自身抗病能力，减少感染；并可改善内脏的血液循环，促使体内损伤修复及代谢废物的排出。运动疗法多种多样，如散步、骑车、游泳、慢跑、太极拳、体操、武术等。患者要根据自己的体质选择适当的运动，并在医生的指导下进行，尤其要注意运动与休息的关系，以免过动而加重病情。

（6）音乐疗法：只能作为一种辅助调养手段，宜在药物治疗、饮食调养、起居调摄等基础上进行。在音乐调治时，音量不宜太大，以舒适为度，一般控制在 60 分贝以下；环境要舒适雅静，不受外界干扰；听曲前要静坐休息 3～5 分钟，听音乐后还应进行适当的散步，与人交谈一些趣事。一般每次治疗 20～30 分钟，每日 1～3 次。

（7）足浴：桂枝 50g，川芎 100g，毛冬青 100g。加水煎沸后，纳于盆中，至合适温度后泡双足。适用于慢性肾炎反复下肢浮肿的患者。

（8）物理疗法

①蜡疗：用蜡饼敷于两侧肾区，每次 30 分钟，每日 1 次，15 次为一疗程。

②泥疗：用治疗泥敷于两侧肾区或相应压痛部位。每次 30～40 分钟，每日 1 次，10～15 次为一疗程。

③中波电疗法：将电极置于肾区及上腹部，前后对置，电流强度 1～1.5A，每日 20～30 分钟，15～20 次为一疗程，适用于慢性肾炎水肿。

临床一旦确诊慢性肾炎，病情多已进入肾元虚损乃至虚劳阶段，故必须重视。但患者不必紧张害怕，应适当活动，避免劳累，饮食合理，情绪稳定，坚持治疗，不乱用损肾药物。尽量防止感冒，或一旦感冒及时治疗，使正气不断恢复，临床症状可缓解，身体可恢复健康。若不积极治疗，肾元继续受损，由虚劳转为虚衰，临床症状日渐增重，则机体难以恢复健康。

慢性肾盂肾炎

【概述】

慢性肾盂肾炎是指肾脏及肾盂受细菌感染所致的炎症损害和由此而产生的病症。临床表现复杂，症状多端，主要为真性细菌尿（持续性或间歇性）。慢性肾盂

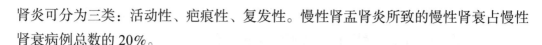

肾炎可分为三类：活动性、疤痕性、复发性。慢性肾盂肾炎所致的慢性肾衰占慢性肾衰病例总数的 20％。

据本病遇劳即发的特点，属中医"劳淋"范畴，以小便频急涩痛，尿有余沥，时作时止，遇劳加重或诱发为主要临床表现。淋证之名，首见于《内经》，有"淋""淋溲""淋满"等名称。《中藏经》谓"状候各异，名亦不同，则有冷、热、气、劳、膏、砂、虚、实八种耳"，明确提出淋证是属于一种全身性疾病。

【诊断标准】

关于慢性肾盂肾炎的诊断，不能以尿路感染病史的长短而定。近年研究表明：慢性肾盂肾炎本身具有比较独特的病理改变，若尿路感染持续反复发作超过半年以上，同时伴有肾小管间质持续性功能和结构的改变，即可诊断为慢性肾盂肾炎。有人提出慢性肾盂肾炎早期诊断依据如下：①尿路感染史在 1 年以上，抗生素治疗效果不佳；②膀胱穿刺尿细菌培养灭菌前、后均阳性，且为同一菌株生长者；③症状经治疗消失后，仍有肾小管功能减退，排除其他原因所致者；④肾脏指数≤45％（一侧或双侧），集合系统显著分离除外梗阻者。以上 4 项全部阳性，即可诊断为慢性肾盂肾炎。

临床上应与肾小球肾炎、肾结核、尿频 – 排尿困难综合征等疾病相鉴别。

【病因病机】

巢元方对本病发病机制做出了精辟的概括。他在《诸病源候论》中指出："诸淋者，由肾虚而膀胱热故也。"这一"肾虚"为本，"膀胱热"为标的病机特点，为后世医家奠定了理论基础，具有重大意义。又谓："劳淋者，谓劳伤肾气而生热成淋也，肾气通于阴，其状尿留茎内，数起不出，引小腹痛，小便不利，劳倦即发也。"明确指出"劳伤肾气"为劳淋病机，"劳倦即发"是病机特点。此外，书中还有"宿病淋，今得热而发者"的记载，已认识到淋证有复发情况的存在。刘河间首先提出感受湿热邪毒是本病的主要致病因素。他在《素问玄机原病式》中指出，本病是"热甚客于肾部，干于足厥阴之经庭孔，郁结极甚，而气血不能宣通"的结果。朱丹溪在《丹溪心法》中提出本病与脏腑的心和小肠的病变关系密切，多为"心火下移小肠"而发病。戴思恭《证治要诀》谓"五淋者，血、石、气、膏、劳是也……劳淋者，病在多色，下元虚惫，清浊不分，肾气不行，郁结而为淋；或劳心过度，火不得其养，小肠为心之腑，脏病而腑与俱病；或心肾不交，肾气不温，津道闭塞，或汗出太过，或失血太多，津道枯竭，皆成劳淋"，论述了劳淋的三种病机。

【分型论治】

1. 下焦湿热证

主要临床表现：尿频尿急，尿道灼热刺痛，尿色黄赤，少腹胀痛，或伴寒热腰痛，恶心呕吐，舌质红，苔黄腻或白腻，脉弦数或滑数。

治法：清热利湿，利水解毒通淋。

代表方：八正散加减。

常用药物：瞿麦、萹蓄、通草、车前子、滑石、山栀、大黄、蒲公英、白花蛇舌草、甘草。

加减：腹胀便秘甚者，加用枳实，并加重大黄用量以通腑；腹满便溏者，去大黄以减泻下之力；小腹坠胀者，加川楝子、乌药以疏肝气；伴有肉眼血尿或镜下血尿者，加白茅根、小蓟、生地以凉血止血；伴有腰痛者，加熟地、枸杞子、苡仁、杜仲以补肾利湿。

2. 阴虚湿热证

主要临床表现：尿频而短，小便涩痛，欲出不尽，尿色黄，腰酸痛，午后低热，手足心热，口干舌燥，舌质红，苔薄黄，脉细数或滑数。

治法：滋阴清热。

代表方：知柏地黄汤加减。

常用药物：知母、黄柏、熟地黄、枸杞子、山药、丹皮、茯苓、泽泻、车前子、石韦、白花蛇舌草、蒲公英。

加减：尿频、尿急、尿痛重者，酌加瞿麦、萹蓄以利湿通淋；腰痛者，加菟丝子、杜仲、牛膝以补肾强腰；小腹胀者，加茴香、乌药以理气消肿；发热恶寒者，宜先解表，辨证用麻黄汤、桂枝汤；伴有肉眼血尿或镜下血尿者，加白茅根、小蓟、仙鹤草以凉血止血；阴虚甚者，加女贞子、生地以养阴清热。

3. 脾肾两虚，余邪未清证

主要临床表现：小便频数，溺后余沥，小腹坠胀，腰部隐痛，头昏乏力，面足轻度浮肿，大便溏薄，舌质淡，苔薄白，脉细弱或沉细。

证机概要：脾肾两虚，余邪未清。

治法：补脾益肾，清热解毒，利湿通淋。

代表方：无比山药丸加减。

常用药物：熟地黄、山药、茯苓、泽泻、白术、巴戟天、菟丝子、杜仲、牛膝、肉苁蓉、蒲公英、车前子、白花蛇舌草、知母、甘草。

加减：少腹坠胀、小便点滴而出者，配合补中益气汤以益气升陷；面色潮红、五心烦热、舌质红、脉细数者，加黄柏、牡丹皮以养阴清热；面色㿠白、畏寒肢冷者，加仙茅、仙灵脾以温补肾阳。

【养生方法】

1. 一般的饮食起居调理

可适当活动，避免劳累，保证充足的休息和睡眠。注意性生活卫生及个人卫生，勤换洗内裤；加强全身性体育锻炼，养成多饮水习惯以增加排尿；重视经期卫生，及时治愈身体其他部位的感染病变。

2. 常见的养生治疗方案

（1）针灸、推拿

①取肾俞、膀胱俞、中极、三阴交为主穴，关元、三焦俞为配穴，阳虚加灸；小便不利配阴陵泉；尿频配照海。方法：每次选 3～5 穴，采用补法，留针 15～30 分钟，中间行针 2～3 次，间日 1 次，10 次为一疗程，治疗 2～3 个疗程。

②取肾俞、膀胱俞、脾俞、足三里，毫针刺，用补法，留针 20 分钟，可加灸，每日 1 次，10 次为一疗程。适用于脾肾两虚证。如偏于脾虚者，加灸中脘，刺公孙、隐白；偏肾虚者，加灸命门、关元，刺三阴交、章门。

③摩腹 6～8 分钟，以气海、关元为重点，横擦背部督脉；按脾俞，横擦腰部肾俞、命门及腰骶部；按足三里，直擦足底涌泉穴。均以透热为度。

（2）食疗药膳

①滑石粥：滑石 30g，瞿麦 10g，粳米 30～60g。先将滑石用布包，再与瞿麦同入水煎，取汁去渣，加入粳米煮成稀粥，空腹食用。

②葵根饮：冬葵根 30g，车前子 15g，煎汤取汁，代茶饮。

（3）心理疗法：因本病易复发，疗程较长，患者应克服焦虑不安、急躁等心理。急性肾盂肾炎如能及时治疗，追踪检查，防止复发，90% 以上可以痊愈。如延误治疗，用药不当，可致病情反复发作，迁延不愈。故不能有急躁情绪，应保持良好心态，树立信心，愉快接受各种检查和治疗，更利于疾病康复。

（4）气功：以静功习练为主，如放松功。

练放松功时，先注意身体的一个部位，默念"松"字；再注意另一个部位，默念"松"字，依次完成；然后，把意念放在脐部。这一过程作为一个循环，每天清晨练1次，每次1~3个循环，练完后安静、收功。

（5）体育锻炼：对于慢性肾盂肾炎患者，其身体锻炼应以小运动量为主，如慢跑、散步、太极拳等，使气血宣通，筋骨强实，抗病祛邪，但切不可过劳。

（6）文娱活动：对于慢性肾盂肾炎患者，应多听韵律较缓、速度较慢、音调较低、优雅古典的音乐，营造安闲、平静的氛围，使患者畅志抒怀，情绪安定。

（7）物理疗法

①石蜡疗法：在肾区用蜡袋法，或者先用刷蜡疗法再加蜡饼法，每次20~30分钟，每天1次，15~20次为一疗程。适用于慢性肾盂肾炎腰部疼痛明显者。

②紫外线疗法：肾区红斑量照射，每周3次，6~8次为一疗程。可用于治疗反复发作的慢性肾盂肾炎，但无肾功能不全者。

慢性肾盂肾炎是由于肾脏及肾盂受细菌感染所致的炎症损害，临床表现复杂，症状多端，主要为真性细菌尿（持续性或间歇性）。据本病遇劳即发的特点，属中医"劳淋"范畴，以小便频急涩痛，尿有余沥，时作时止，遇劳加重或诱发为主要临床表现。因本病易复发，疗程较长，故应给患者树立信心，愉快接受和配合各种检查和治疗更利于疾病康复。

慢性肾功能衰竭

【概述】

慢性肾功能衰竭（chronic renal failure，CRF）简称慢性肾衰，是由多种慢性疾病造成的肾单位严重毁损，肾小球滤过率持久性减低，使机体在排泄代谢废物和调节水、电解质、酸碱平衡紊乱的临床综合征，一般是不可逆的。中医及中西医结合对慢性肾功能衰竭的治疗有着丰富的经验，随着研究的深入，取得了一定进展，对延缓病情及延长患者生命起有益作用。

本病在古代文献中，根据其具有少尿、无尿、水肿、恶心、呕吐等临床表现，及其病情演变过程和预后，常将其归属于"癃闭""关格""肾风""肾劳"等范畴。《伤寒论·平脉法》中描述"关则不得小便，格则吐逆"；《张氏医通》"癃者，久病，为溺癃淋沥，点滴而出，一日数十次"。

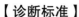

【诊断标准】

根据慢性肾脏病史，有关临床表现及尿、血生化检查，可确诊。

肾功能异常程度可根据肾小球滤过率（GFR）、血尿素氮（BUN）及血肌酐（Cr）水平分为三期：

1. 肾功能不全代偿期

GFR介于50~70mL/min之间，血BUN在7.14~8.93mmol/L之间，血Cr维持在133~177μmol/L，临床上除有原发疾病表现外，尚无其他症状。

2. 肾功能失代偿期或氮质血症期

GFR < 50mL/min，血BUN > 8.93mmol/L，血Cr > 177μmol/L，有轻度乏力、食欲减退和不同程度贫血等症状。

3. 尿毒症期

有GFR < 25mL/min，血BUN > 21.42mmol/L，血Cr > 442μmol/L，已有明显尿毒症临床症状。如GFR < 10mL/min，为尿毒症晚期；GFR < 5mL/min，则为尿毒症终末期。慢性肾功能衰竭一旦确诊，应明确原发病因及恶化的诱因，以便采取有效的治疗措施。

本病应与急性肾功能衰竭相鉴别。还应除外有无肾盂肾炎或慢性肾脏的某些诱因（如脱水、感染、尿路梗阻、某些肾毒性药物的应用）而致的暂时性肾功能减退。

【病因病机】

慢性肾功能衰竭是由于多种肾脏疾患转化而来，因其原发病的不同，病因病机也有差异，但肾元虚衰，湿浊内蕴是其根本病机。感受外邪、饮食不当、劳倦过度、药毒伤肾常常是其诱发及加重因素。

1. 久患肾病

久患肾脏疾患，肾元亏虚，脾运失健，气化功能不足，开阖升降失司，则当升不升，当降不降，当藏不藏，当泄不泄，形成本虚标实之证。水液内停，泛溢肌肤而为肿，行于胸腹之间，而成胸水、腹水。肾失固摄，精微下泄，而成蛋白尿、血尿；湿蕴成浊，升降失司，浊阴不降，则见少尿、恶心、呕吐。其病之本为脾肾虚衰，水湿、湿浊是其主要病理因素。但久病入络，可从虚致瘀或从湿致瘀，而见水瘀互结，或络脉瘀阻。

2. 感受外邪

感受外邪，特别是风寒、风热之邪是该病的主要诱发及加重因素。感受外邪，肺卫失和，肺失通调，水道不利，水湿、湿浊蕴结，更易伤败脾肾之气，使正愈虚，邪愈实。

3. 饮食不当

饮食不洁（或不节），脾胃更损，运化失健，聚湿成浊，水湿壅盛，或可湿蕴化热而成湿热。

4. 劳倦过度

烦劳过度可损伤心脾，而生育不节、房劳过度可致肾精亏虚，肾气内伐。脾肾虚衰，则不能化气行水，升清降浊，水液内停，湿浊中阻，而成肾劳、关格之证。而肾精亏虚，肝木失养，阳亢风动，遂致肝风内扰。

总之，本病病位主要在肾，涉及肺、脾（胃）、肝等脏腑。其基本病机是本虚标实，本虚以肾元亏虚为主，标实为水气、湿浊、湿热、血瘀、肝风之证。

【分型论治】

1. 脾肾气虚证

主要临床表现：倦怠乏力，气短懒言，食少纳呆，腰酸膝软，脘腹胀满，大便不实，口淡不渴，舌淡有齿痕，脉沉细。

治法：补气健脾益肾。

代表方：六君子汤加减。

常用药物：党参、生黄芪、生白术、茯苓、陈皮、生苡仁、川续断、菟丝子、六月雪。

加减：若属脾虚湿困者，可加制苍术、藿香、佩兰、厚朴化湿健脾；脾虚便溏者，加炒扁豆、炒芡实健脾助运；便干者，加制大黄通腑泄浊；水肿明显者，加车前子、泽泻利水消肿。

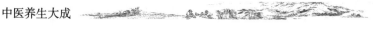

2. 脾肾阳虚证

主要临床表现：畏寒肢冷，倦怠乏力，气短懒言，食少纳呆，腰酸膝软，腰部冷痛，脘腹胀满，大便不实，夜尿清长，口淡不渴，舌淡有齿痕，脉沉弱。

治法：温补脾肾。

代表方：济生肾气丸加减。

常用药物：熟附子、肉桂、干地黄、山萸肉、山药、泽泻、丹皮、茯苓、车前子（包煎）、怀牛膝。

加减：若中阳不振，脾胃虚寒，脘腹冷痛或便溏者，加干姜、补骨脂温运中阳；若阳虚水泛，水肿较甚者，加猪苓、黑白丑利水消肿。

3. 脾肾气阴两虚证

主要临床表现：倦怠乏力腰酸膝软，口干咽燥，五心烦热，夜尿清长，舌淡有齿痕，脉沉细。

证机概要：脾肾不足，气阴两虚。

治法：益气养阴，健脾补肾。

代表方：参芪地黄汤加减。

常用药物：太子参、生黄芪、生地黄、山萸肉、山药、枸杞子、制首乌、茯苓、泽泻。

加减：若心气阴不足，心慌气短者，可加麦门冬、五味子、丹参、炙甘草以益气养心；大便干结者，可加麻仁或制大黄以通腑泄浊。

4. 肝肾阴虚证

主要临床表现：头晕，头痛，腰酸膝软，口干咽燥，五心烦热，大便干结，尿少色黄，舌淡红少苔，脉沉细或弦细。

证机概要：肝肾阴虚，虚热内扰。

治法：滋肾平肝。

代表方：杞菊地黄汤加减。

常用药物：熟地、山萸肉、山药、茯苓、泽泻、丹皮、枸杞子、菊花、潼蒺藜、怀牛膝。

加减：若头晕头痛明显、耳鸣眩晕、血压升高者，可加钩藤、夏枯草、石决明以清泻肝火。

5. 阴阳两虚证

主要临床表现：畏寒肢冷，五心烦热，口干咽燥，腰酸膝软，夜尿清长，大便干结，舌淡有齿痕，脉沉细。

证机概要：元阳不足，真阴亏虚。

治法：温扶元阳，补益真阴。

代表方：全鹿丸加减。

常用药物：鹿角片、巴戟天、菟丝子、肉苁蓉、人参、白术、茯苓、黄芪、炒熟地、当归、怀牛膝等。

加减：若虚不受补，恶心呕吐，纳少腹胀者，则先予调补脾胃，健脾助运，可选炒山药、云茯苓、生薏仁、谷芽、麦芽、法半夏、陈皮、焦六曲。

6. 湿浊证

主要临床表现：恶心呕吐，肢体困重，食少纳呆，脘腹胀满，口中黏腻，舌苔厚腻。

证机概要：湿浊困脾，中气不和。

治法：和中降逆，化湿泄浊。

代表方：小半夏加茯苓汤加味。

常用药物：姜半夏、茯苓、生姜、陈皮、苏叶、姜竹茹、制大黄。

加减：湿浊较重，舌苔白腻者，加制苍术、白术、生薏仁以运脾燥湿；厚朴以行气化湿；小便量少者，加泽泻、车前子、玉米须以利水泄浊。

7. 湿热证

主要临床表现：恶心呕吐，身重困倦，食少纳呆，口干，口苦，脘腹胀满，口中黏腻，舌苔黄腻。

证机概要：湿困中焦，湿热不清。

治法：中焦湿热，宜清化和中；下焦湿热，宜清利湿热。

代表方：①中焦湿热，以藿香左金汤或黄连温胆汤加减；②下焦湿热，以知柏地黄丸或二妙丸加减。

常用药物：①中焦湿热：藿香、吴茱萸、炒川连、苏叶、苍术、半夏；②下焦湿热：黄柏、知母、苍术、生薏仁、泽泻、车前草、蒲公英。

加减：若大便秘结者，加大黄通腑泄浊，以保持每日大便 2～3 次为宜，不宜过分泻下。

8. 水气证

主要临床表现：水肿，胸水，腹水。

证机概要：水湿内停。

治法：利水消肿。

代表方：五皮饮或五苓散加减。若气虚水湿内停者，用防己黄芪汤补气健脾利水；肾阳不足者，用济生肾气丸、真武汤加减；肝肾阴虚，气阴两虚证，加淡渗利水不伤阴液之品。

常用药物：连皮苓、白术、生苡仁、猪苓、泽泻、陈皮、车前子。

加减：若水气证日久或伴血瘀者，常在辨证的基础上加用活血化瘀利水之品，如益母草、泽兰等。

9. 血瘀证

主要临床表现：面色晦暗，腰痛，肌肤甲错，肢体麻木，舌质紫暗或有瘀点瘀斑，脉涩或细涩。

证机概要：气滞血瘀，失于濡养。

治法：活血化瘀。

代表方：桃红四物汤加减。

常用药物：桃仁、红花、当归、川芎、赤芍、丹参、参三七粉（冲服）等。通常在本虚证治疗的基础上选加活血化瘀之品。

加减：若气虚血瘀者，加用生黄芪益气活血，久病瘀滞，难以取效者，可加用祛风通络或虫类活血药，如全蝎、蜈蚣、蟅虫、水蛭等。

10. 风动证

主要临床表现：手足搐搦，抽搐痉厥。

证机概要：阴虚风动，筋脉失濡。

治法：镇肝息风。

代表方：天麻钩藤饮加减。

常用药物：天麻、钩藤（后下）、石决明、牡蛎、怀牛膝、杜仲、夏枯草。

加减：若肝肾阴虚者，加用枸杞子、山茱萸、首乌、白芍、鳖甲等滋补肝肾，养阴息风。

【养生方法】

1. 一般的饮食起居调理

饮食对保护慢性肾衰患者肾功能有重要的作用。一般选择淀粉多、易消化的食品，如粉丝、粉条、粉皮、藕粉、山药、白薯等淀粉类食品；二要保证适量的优质蛋白，如鲜奶、蛋、鱼及各种瘦肉，忌食豆类等植物蛋白含量多的食品；三要保证足够的维生素、矿物质，经常食用新鲜的蔬菜水果；四要有一个多样化食谱，在限制饮食的条件下，尽可能多地根据条件和爱好选择多样化的食谱，促进食欲，改善营养状况，提高机体抵抗力。

对 CRF 患者来说，保证充足的睡眠、保持稳定乐观的情绪及良好的环境居处和适时增减衣被，防止外邪侵袭等都很重要。切不可过劳、悲观和急躁，以免加重病情。不适宜的锻炼方法如站桩功、动功、跑步等。

2. 常见的养生治疗方案

（1）针灸、推拿养生

①针刺中脘、气海、膻中、孔最、足三里、三阴交、肾俞、三焦俞、心俞、风池。促进排尿：主要选关元、中极、肾俞、三焦俞、阴廉；增加肾血流量：主要选中脘、肾俞、三焦俞、心俞；调整血压：主要选中脘、百会、正营、玉枕、肩井。

②灸法取气海、天枢、脾俞、肾俞等穴位。脘痞加足三里，呕吐加内关，便溏加关元。每日灸 1 次，每穴灸 3～7 壮，10 次为一疗程。

（2）食疗药膳

①海鲜豆腐汤：鱼片 50g，虾仁 30g，豆腐 150g，菜心 50g，胡椒粉适量。先将豆腐爆炒后备用。再将鱼片、虾仁放入碗中，加生油、盐、糖、味精、胡椒粉拌匀。锅中加适量清水，水沸时下鱼片、虾仁、豆腐，几沸后下菜心。汤成加盐调味。此汤富含蛋白质，有补肾益精的功效。尤其适用于慢性肾功能衰竭多尿期的患者。

②琼花虾仁汤：馄饨皮 40g，猪肉、虾仁各 40g，鸡蛋 1 个，豆腐 100g，青菜 50g，胡萝卜少许，上汤 500mL，淀粉、猪油、味精各适量。将虾仁和猪肉剁碎，加入半个鸡蛋，放入少许葱、盐、味精、生粉后，边拌匀，边用馄饨皮包成一个个馄饨。将剩下的半个鸡蛋打散，放在豆腐中，加味精、盐、猪油、生粉拌匀，倒入菜盘中，上面放胡萝卜、青菜叶，隔水蒸熟。用锅煮一大碗水，加味精、盐，水沸，倒入馄饨，煮 10 分钟即成。此汤有补肾壮阳、补充蛋白质的功效。亦适用于

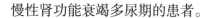

慢性肾功能衰竭多尿期的患者。

（3）心理疗法：大多数初次被诊断为慢性肾衰的患者，都要经历"震惊—伤感—退缩"等几个时期。患者往往不接受现实，情绪波动比较大，易出现暴跳如雷或悲痛欲绝，或自怜自艾等心理问题。对于长期住院的患者，由于疾病反复性强，迁延不愈，容易使患者出现焦虑、抑郁、恐惧、悲伤、沮丧等心理。心理干预可以调动慢性肾衰患者的主观能动性，提高自护能力，改变医患间的相互关系，即由"主动－被动"型改为"指导－合作"或"共同参与"型。由于大多数医疗活动是医患双方的共同事务，患者理应成为医疗活动的积极合作者、参与者，同医护工作者共同为战胜疾病而努力。然而大多数患者并不确切知道自己应当做什么和如何去做，通过心理干预，使患者懂得如何去配合医护人员的医疗活动，以便更好地完成治疗。

（4）气功：以静气功和养气功为主，如八段锦等。

（5）体育锻炼及文娱活动：锻炼应以运动量较小的方式为主，如慢跑、散步、打太极拳等，使气血宣通，筋骨强实，抗病祛邪，切不可过劳。可听韵律较缓、速度较慢、音调较低、优秀典雅的古典音乐，营造安闲、平静的氛围，使患者畅志舒怀，情绪安定。

（6）足浴与外治法

①灌肠疗法：生大黄 30g，六月雪 30g，蒲公英 30g，丹参 20g，桂枝 10g，附片 10g，益母草 30g。上药浓煎成 50～100mL，保留灌肠，一日 1 次或分两次，连用 7 天为一疗程。

②肾衰外敷方：有生附片、仙灵脾、桃仁、红花、川芎、沉香、冰片组成。将药物研成细末，用 95% 的酒精将桂氮酮稀释成 1.9% 的溶液，然后调和肾衰外敷方药末，并用纱布包裹，外敷于双侧肾俞及关元穴位。以后每日用 1.9% 的桂氮酮溶液湿润药末，隔 3 日换药 1 次，4 次为一疗程，一般使用 2～4 个疗程。

第五节 生殖系统疾病

慢性宫颈炎

【概述】

慢性宫颈炎是女性生殖器官炎症中最常见的一种发病率高，约占已婚妇女半数以上的疾病。主要表现为：宫颈有不同程度糜烂、肥大、充血、水肿，有时质较硬，有时可见息肉、裂伤及宫颈腺囊肿；阴道分泌物增多，分泌物呈乳白色黏液状，有时呈淡黄色脓性，伴有血样白带或性交后出血。当炎症涉及膀胱下结缔组织时，可出现尿急、尿痛、尿频。若炎症沿子宫骶韧带扩散到盆腔，可有腰骶部疼痛、下腹坠痛等。

本病属中医学的"带下"范畴。其病因病机多因湿毒、热毒下侵，气血郁滞，血瘀肉腐而成。中医治疗以清热利湿止带、祛腐生肌敛疮为主，并以局部治疗为主。

【诊断标准】

依据《实用妇产科学》的诊断标准：宫颈有充血、水肿，触之易出血，黄色黏液脓性分泌物增多以及下腹部不适等症状；涂片镜检宫颈分泌物，在油镜（1000倍）下平均每视野多形核白细胞 >10 个。

【病因病机】

《傅青主女科》中提出"夫带下俱是湿症"，病因主要与湿邪有关，故有"诸带不离乎湿"的说法。湿邪的产生或因脾虚失运，水湿不化；或因肾虚失固，封藏失司；或因摄生不慎，感受外来湿邪。《医学心语·妇人门·带下》指出："大抵此症不外脾虚有湿"，脾气壮旺，则饮食之精华生气血而不生带；脾气虚弱则五味之实秀，生带而不生气血。有观点认为，本病因湿热下注，蕴久成毒而生。或主要是女子因房事不洁，或忽视卫生，或因手术损伤等感染湿浊淫毒之邪，流注下焦，伤及任、带二脉而成，日久肝郁脾虚，脾失健运，或肝郁乘脾，水谷不化，湿浊下注，

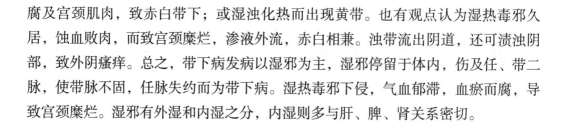

腐及宫颈肌肉，致赤白带下；或湿浊化热而出现黄带。也有观点认为湿热毒邪久居，蚀血败肉，而致宫颈糜烂，渗液外流，赤白相兼。浊带流出阴道，还可渍浊阴部，致外阴瘙痒。总之，带下病发病以湿邪为主，湿邪停留于体内，伤及任、带二脉，使带脉不固，任脉失约而为带下病。湿热毒邪下侵，气血郁滞，血瘀而腐，导致宫颈糜烂。湿邪有外湿和内湿之分，内湿则多与肝、脾、肾关系密切。

【分型论治】

1. 脾虚证

主要临床表现：带下量多，色白或淡黄，质稀薄或如涕或唾，绵绵不断，无臭；面色㿠白或萎黄，四肢倦怠，脘胁不舒，纳少便溏，或四肢浮肿；舌淡胖，苔白或腻，脉细缓。

证机概要：脾气虚弱，运化失司，湿邪下注，损伤任带。

治法：健脾益气，升阳除湿。

代表方：完带汤（《傅青主女科》）。

常用药物：人参、白术、白芍、山药、苍术、陈皮、柴胡、荆芥、车前子、甘草。

加减：气虚重者，加黄芪；兼肾虚腰酸者，加杜仲、续断、菟丝子；寒凝腹痛者，加香附、艾叶；纳呆，加砂仁、厚朴；带多日久，滑脱不止者，加固涩止带药，如金樱子、芡实、乌贼骨、白果等。

2. 肾阳虚证

主要临床表现：带下量多，绵绵不断，质清稀如水；腰酸如折，畏寒肢冷，小腹冷感，面色晦暗，小便清长，或夜尿多，大便溏薄；舌质淡，苔白润，脉沉迟。

证机概要：肾阳不足，命门火衰，封藏失职，精液滑脱而下。

治法：温肾培元，固涩止带。

代表方：内补丸（《女科切要》）。

常用药物：鹿茸、肉苁蓉、菟丝子、潼蒺藜、肉桂、制附子、黄芪、桑螵蛸、白蒺藜、紫菀茸。

加减：若便溏，去肉苁蓉，加补骨脂、肉豆蔻；小便清长或夜尿多，加益智仁、覆盆子；若带下如崩，加鹿角霜、莲子、白芷、金樱子。

3. 阴虚夹湿证

主要临床表现：带下量多，色黄或赤白相煎，质稠，有气味，阴部灼热感，或阴部瘙痒；腰酸腿软，头昏耳鸣，五心烦热，咽干口燥，或烘热汗出，失眠多梦；舌质红，苔少或黄腻，脉细数。

证机概要：肾阴不足，相火偏旺，损伤血络，或复感湿邪，损伤任带。

治法：滋肾益阴，清热利湿。

代表方：知柏地黄汤。

常用药物：熟地黄、山茱萸、山药、泽泻、丹皮、茯苓、知母、黄柏。

加减：失眠多梦者，加柏子仁、酸枣仁；咽干口燥者，加沙参、麦冬；五心烦热者，加地骨皮、银柴胡；头昏目眩者，加女贞子、旱莲草、白菊花、钩藤；舌苔厚腻者，加薏苡仁、扁豆、车前草。

4. 湿热下注证

主要临床表现：带下量多，色黄或呈脓性，质黏稠，有臭气，或带下色白质稠，呈豆腐渣样，阴部瘙痒；小腹作痛，口苦口腻，胸闷纳呆，小便短赤；舌红，苔黄腻，脉滑数。

证机概要：湿热蕴结于下，损伤任带。

治法：清热利湿，佐以解毒杀虫。

代表方：止带方（《世补斋·不谢方》）。

常用药物：猪苓、茯苓、车前子、泽泻、茵陈、赤芍、丹皮、黄柏、栀子、牛膝。

加减：腹痛加川楝子、延胡索；若带下有臭味者，加土茯苓、苦参。

5. 热毒蕴结证

主要临床表现：带下量多，黄绿如脓，或赤白相煎，或五色杂下，质黏稠，臭秽难闻；小腹作痛，腰骶酸痛，口苦咽干，小便短赤，大便干结；舌红，苔黄或黄腻，脉滑数。

证机概要：热毒蕴蒸，损伤任带。

治法：清热解毒。

代表方：五味消毒饮。

常用药物：蒲公英、金银花、野菊花、紫花地丁、青天葵、败酱草、土茯苓、鱼腥草、薏苡仁。

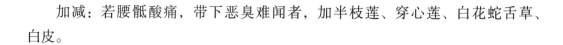

加减：若腰骶酸痛，带下恶臭难闻者，加半枝莲、穿心莲、白花蛇舌草、白皮。

【养生方法】

1. 一般的饮食起居调理

（1）科学膳食，营养均衡

①忌甜腻厚味食物：过于甜腻的食物如糖果、奶油蛋糕、八宝饭、糯米糕团、猪油及肥猪肉、羊脂、蛋黄等食物有助湿的作用，会降低疗效，使病情迁延难治。

②忌饮酒：酒属温热刺激食物，饮酒后会加重湿热，使病情加重。

③忌食辛辣煎炸及温热性食物：辛辣、煎炸食物如辣椒、茴香、花椒、洋葱、芥末、烤鸡、炸猪排等；温热食物如牛肉、羊肉、狗肉等均可助热上火，加重病情。

④忌海腥河鲜发物：海鱼、螃蟹、虾、蛤蜊、毛蚶、牡蛎、鲍鱼等水产品均为发物，不利于炎症消退。

（2）平时应注意个人卫生：弱酸配方的女性护理液能保持外阴清洁，防止病原菌侵入。房事需有度，避免房劳过度。注意性卫生，配偶也要注意清除阴茎的包皮垢，防止感染。采取避孕措施，尽量避免人流对宫颈的机械性损伤。注意经期、流产期及产褥期卫生，经期、产后应严禁性交、盆浴，避免致病菌乘虚而入。

2. 常见的养生治疗方案

（1）自我按摩：先把手掌搓热，然后用手掌向下推摩小腹部数次，再用手掌按摩大腿内侧数次，痛点部位多施手法，以有热感为度。最后用手掌揉腰骶部数次后，改用搓法2～3分钟，使热感传至小腹部。

（2）敷贴

①娇妍凝胶消毒剂，每粒重2.5g，每晚1次，塞入阴道深处。

②枯矾3g，蛇床子6g，共研细末，用蜡调和成丸，如弹子大小，以消毒纱布包裹塞入阴道，每天1次，至愈。用于白带量多清稀，久治不愈者。

（3）熏洗：蛇床子30g，苦参30g，枯矾15g，黄柏10g，水煎。先熏洗后坐浴阴部，适用于白带黏稠，色黄者。

（4）食疗药膳

①扁豆花9g，椿白皮12g，均用纱布包好后，加水200mL，煎取150mL，分次饮用，一般1周取效。

②新蚕沙 30g（布包），苡仁 30g，放瓦锅内加水适量煎服，每天 1 次，连服 5～7 天。

③鹿茸 6g，白果仁 30，怀山药 30g，猪膀胱 1 具。先将猪膀胱洗净，将诸药捣碎，装入猪膀胱内，扎紧膀胱口，文火（小火）炖至烂熟，入食盐少许调味，药、肉、汤同服食。

④杜仲 30g（布包），粳米 30～60g，同煮为粥，去药渣，食粥。每天 1 剂，连食 7～8 剂。

⑤雄乌骨鸡 1 只，莲肉、白果、粳米各 15g，胡椒 30g。将乌骨鸡洗净，再将上药放入鸡腹内，放砂锅内煮烂熟后空腹食用。本方具健脾利湿止带的功效，适用于脾虚证。

⑥刺苋根 30～60g，冰糖适量。将刺苋根洗净切碎，放砂锅内煎取汁液，去渣，调入冰糖饮用。本方具有清热解毒、利湿止带的功效，适用于湿热证。

⑦韭菜根 50g，鸡蛋 2 个，白糖 50g。同煮汤食，连服数天。具有温补肾阳、固涩止带的功效，适用于肾阳虚证。

宫颈炎症是妇女常见病和多发病、也是宫颈癌的危险因素，宫颈癌的发病率较无宫颈糜烂者高 5～10 倍。有调查结果显示，在 223 例宫颈中、重度糜烂患者中，95% 没有依从医嘱积极配合治疗，有的甚至逾年不治或治疗方法不正确而致使宫颈糜烂不断加重。而 77.1% 的妇女对宫颈糜烂的危害和防治知识的认知不足，以及本身的文化素质偏低、缺乏自我养生意识，是导致中、重度宫颈糜烂患病率不断上升的主要原因。为此，要降低本病发病率就必须正视对慢性宫颈炎防治知识的健康教育问题，做好计划生育工作，避免早婚多产，避免多次人工流产，定期进行妇科普查，发现病变及时治疗。

子宫内膜增生症

【概述】

子宫内膜增生症（endometrial hyperplasia）是临床常见妇科病变，主要症状为月经不规则、经期延长和月经量过多，大部分患者发生于围绝经期。其发病原因与卵巢雌激素分泌过多而孕酮缺乏有关。绝大多数子宫内膜增生是一种可逆性病变，或保持一种持续性良性状态。仅有少数病例在较长时间后可能发展为癌。子宫内膜增生有单纯增生、复杂增生及不典型增生三种类型。

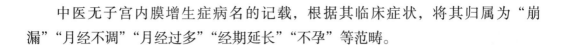

中医无子宫内膜增生症病名的记载，根据其临床症状，将其归属为"崩漏""月经不调""月经过多""经期延长""不孕"等范畴。

【诊断标准】

肉眼观：一般可见子宫内膜普遍增厚，可达 0.5～1cm，表面光滑，柔软，也可呈不规则形或息肉状。典型病例中，可见在增厚的内膜中有散在小孔形成，因此称之为"瑞士干酪样增生"。镜下可分4种类型：①单纯型：子宫内膜腺体及间质均增生，腺体明显增多、大小不一、分布不均。偶见腺体扩大成囊，腺上皮细胞呈柱状，缺乏分泌，往往排列成假复层。核分裂象常见，间质细胞排列紧密。②囊腺型：以增生腺体呈明显囊性扩张为特征。内膜腺体形状多样，大小极不一致，小者如增生早期的腺体，大者直径可为小的数倍至数十倍，大小腺体皆衬以假复层高柱状或立方上皮，并缺乏分泌现象。间质细胞丰富，胞浆少，核浓染。③腺瘤样型：以腺体增生而密集排列和间质稀少为特征，腺体数量远比前两型为多，结构也更加复杂，腺上皮向腺腔内呈乳头状或向间质呈出芽样增生。间质稀少。腺上皮细胞为高柱状假复层，核空泡状，核分裂象常见，但无明显异型性。④不典型增生：组织结构与腺瘤样增生相似，腺体拥挤并呈不规则形、分枝状或出芽样增生，间质明显减少，同时出现腺上皮细胞的异型性。细胞核大，染色质粗，核仁明显，上皮复层失去极性，常见核分裂象。

此外，通过病理组织学、宫腔镜、超声、阴道超声、宫腔镜超声造影、分子生物学等方法可以进一步鉴别诊断。

【病因病机】

《妇科玉尺·崩漏》中全面概括了本病的病因，曰："崩漏，究其源，则有六大端：一由火热，二由虚寒，三由劳伤，四由气陷，五由血瘀，六由虚弱。"本病出血期以阴虚火旺和血瘀为主，而阴虚火旺、血热、血瘀三者常结合在一处，在发病中有所偏胜，且久则阴虚及阳，导致阳虚瘀浊，这也是崩漏病程长，病情复杂的原因。《临证指南医案·卷九》认为："崩漏，有因冲任不能摄血者，有因肝不藏血者，有因脾不统血者，有因热在下焦迫血妄行者，有因元气大虚不能收敛其血者，又有瘀血内阻……"冲为血海，任主胞胎，共司女子的月经和生育。肾主生殖，脾主统血，肝藏血，主疏漏；冲脉属肝，任脉属肾，胞脉系于肾。故肝、脾、肾三脏与月经的形成、调节密切相关。当冲任受损，肝失疏泄，脾失统血，肾失封藏不固及血热、血瘀等形成后均能引起崩漏下血。肾为先天之本，元气之根，主藏精气。

精能生血，血能化精，精血同源而相互资生，成为月经的物质基础。若先天不足，肾气稚弱，天癸初至，冲任未盛；或因年老肾气渐衰，肾气虚则封藏失司，冲任不固，不能制约经血，乃成崩漏。另一方面，离经之血便是瘀血，瘀阻冲任，新血不得归经则漏下不止，日久阴血暗耗，则虚火更炽，迫血妄行，甚则为崩。本病本源在于肾虚，肾阴偏虚，不能涵养心肝，心肝气火偏旺，子宫冲任亦因阴虚及阳，阳不足而致瘀结；肾阳偏虚，不能暖土运脾，子宫冲任亦因阳虚而藏纳失职，心肝脾胃及子宫冲任失调，从而引起热、瘀、虚三者兼见之出血。

【分型论治】

1. 出血期

（1）脾虚证

主要临床表现：经血非时暴下不止，或淋漓日久不尽，血色淡，质清稀；面色㿠白，神疲气短，小腹空坠，四肢不温，纳呆便溏；舌质淡胖，苔白，脉沉弱。

证机概要：脾虚中气虚弱，甚或下陷，则冲任不固，血失统摄。

治法：补气摄血，固冲止崩。

代表方：固本止崩汤（《傅青主女科》）或固冲汤（《医学衷中参西录》）。

常用药物：人参、黄芪、白术、熟地、当归、黑姜。

加减：气虚运血无力，易于停留成瘀，常加田七、益母草或失笑散化瘀止血。若暴崩如注、肢冷汗出、昏厥不省人事、脉微欲绝者，为气随血脱之危急证候，按急症方法补气回阳固脱。

（2）肾虚证

①肾气虚证

主要临床表现：多见青春期少女或经断前后妇女出现经乱无期，出血量多，或淋漓日久不尽，或由崩而淋，或由淋而崩，反复发作，色淡红或淡暗，质清稀，面色晦暗，眼眶暗，小腹空坠，腰脊酸软，舌淡暗，苔白润，脉沉弱。

证机概要：肾气虚衰，封藏失司，冲任不固，不能制约经血。

治法：补肾益气，固冲止血。

代表方：加减苁蓉菟丝子丸。

常用药物：熟地、肉苁蓉、覆盆子、当归、枸杞子、桑寄生、菟丝子、艾叶、党参、黄芪、阿胶。

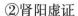

②肾阳虚证

主要临床表现：经乱无期，出血量多或淋漓不尽，或停经数月后又暴下不止，血色淡红或淡暗质稀，面色晦暗，肢冷畏寒，腰膝酸软，小便清长，夜尿多；眼眶暗，舌淡暗，苔白润，脉沉细无力。

证机概要：肾阳虚衰，阳不摄阴，封藏失司，冲任不固，故经乱无期。

治法：温肾益气，固冲止血。

代表方：右归丸加党参、黄芪、田七。

常用药物：制附子、肉桂、熟地、山药、山萸肉、枸杞、菟丝子、鹿角胶、当归、杜仲、党参、黄芪、田七。

③肾阴虚证

主要临床表现：经乱无期，出血量多或淋漓不尽，或停经数月后又暴下不止，经色鲜红，质稍稠；头晕耳鸣，腰膝酸软，五心烦热，夜寐不宁；舌红，少苔或有裂纹，脉细数。

证机概要：肾水虚弱，冲任失守。

治法：滋肾益阴，固冲止血。

代表方：左归丸合二至丸或滋阴固气汤。

常用药物：熟地、山药、枸杞、山萸肉、菟丝子、鹿角胶、龟板胶、川牛膝。

加减：如肾阴虚不能上济心火，或阴虚火旺、烦躁失眠、心悸怔忡者，可加生脉散，加强益气养阴、宁心止血之功。

（3）血热证

①虚热证

主要临床表现：经来无期，量少淋漓不尽或量多势急，血色鲜红；面颊潮红，烦热少寐，咽干口燥，便结；舌红，少苔，脉细数。

证机概要：阴虚内热，热扰冲任血海。

治法：养阴清热，固冲止血。

代表方：上下相资汤。

常用药物：人参、沙参、玄参、麦冬、玉竹、五味子、熟地、山茱萸、车前子、牛膝。

加减：出血淋漓不止，久漏必有瘀，选加失笑散、田七、益母草化瘀止血；若阴虚阳亢，烘热汗出，加白芍、板胶、珍珠母、田七。

②实热证

主要临床表现：经来无期，量少淋漓不尽或量多势急，血色深红，质稠；口渴烦热，便秘溺黄；舌红，苔黄，脉滑数。

证机概要：实热内蕴，损伤冲任，血海沸溢，迫血妄行。

治法：清热凉血，固冲止血。

代表方：清热固冲汤。

常用药物：黄芩、焦栀子、生地、地骨皮、地榆、生藕节、阿胶、陈棕炭、板胶、牡蛎、生甘草。

加减：若兼见心烦易怒、胸胁胀痛、口干苦，治宜清肝泄热止血，加柴胡、夏枯草、龙胆草；若兼见少腹或下腹疼痛、或灼热不适、苔黄腻者，加黄柏、银花藤、连翘、茵陈。

（4）血瘀证

主要临床表现：经血非时而下，量时多时少，时出时止，或淋漓不断，或停闭数月后又突然崩中，继之漏下，经色暗有血块；小腹疼痛或胀痛，舌质紫暗或尖边有瘀点，脉弦细或涩。

证机概要：冲任、子宫瘀血阻滞，新血不安。

治法：活血化瘀，固冲止血。

代表方：逐瘀止血汤或将军斩关汤。

常用药物：生地、大黄、赤芍、丹皮、当归尾、枳壳、板胶、桃仁、田七、益母草。

2. 止血后治疗

以复旧为主，结合澄源。

【养生方法】

1. 一般的饮食起居调理

（1）科学膳食，营养均衡。宜吃蓟菜、甜瓜、薏米、乌梅、牛蒡菜、甲鱼、牡蛎、海马等。忌烟酒、辛辣等物，忌食羊肉、韭菜、姜等温热性食物及公鸡等发物。

（2）保持规律的生活节奏，做到有张有弛，避免过度劳累。处于青春期的少女要学会自我节制，不要通宵达旦地上网、娱乐，防止因生活无规律、过度劳累而致内分泌紊乱。劳逸适度，心情愉快，精神过度紧张、劳累、营养不良可诱发此病。出血时子宫腔与外界相通，细菌易侵入而致病，出血时应特别注意外阴清洁，勤换内裤及月经垫等月经用品。

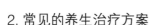

2.常见的养生治疗方案

（1）针灸

①体针法

实证：具有行气散寒，通经止痛功能。以足太阴经及任脉穴为主。

主穴：三阴交、中极、次髎。配穴：寒凝者，加归来、地机；气滞者，加太冲；腹胀者，加天枢、气穴；胁痛者，加阳陵泉、光明；胸闷者，加内关。

操作：毫针泻法，寒邪甚者可用艾灸。

虚证：具有调补气血，温养冲任功能。以足太阴及足阳明经穴为主。

主穴：三阴交、足三里、气海。配穴：气血亏虚者，加脾俞、胃俞；肝肾不足者，加太溪、肝俞、肾俞；头晕耳鸣者，加悬钟。

操作：毫刺补法，可加用灸法。

②耳针法：选内生殖器、交感、皮质下、内分泌、神门、肝、肾、腹。每次选2～4穴，在所选的穴位处寻找敏感点，快速捻转数分钟，每日或隔日1次，每次留针20～30分钟。也可用埋针或埋丸法。

③皮肤针法：选下腹部、任脉、肾经、胃经、脾经、腰骶部督脉、膀胱经、夹脊穴。消毒后，腹部从脐向下叩刺到耻骨联合，腰骶部从腰椎到骶椎，先上后下，先中央后两旁，以所叩部位出现潮红为度，每次叩刺10～15分钟，以痛止、腹部舒适为度。

（2）食疗药膳：出血期间，应禁食辣椒、胡椒、大蒜、葱、姜、油炸辣蚕豆、炸油条等辛辣燥热刺激的食物；禁食冻汽水、冻西瓜、冻果汁等生冷寒凉的食物；严禁喝烈酒和浓茶。

（3）体育锻炼与文娱活动：劳逸结合，弛张有度，在运动中推动气血运行，在休息中恢复气血的充盈。患者应积极参加轻松、愉悦的音乐及文娱活动，如听轻松的音乐、歌咏、棋琴书画等。音乐与文娱活动，能愉悦心情，缓解生活、工作压力，调整负性情绪，减少病态体验，促进疾病康复，显著改善患者症状。

近几年，本病有逐步年轻化的趋势，除了与全身内分泌紊乱、卵巢机能紊乱、医源性等因素有关外，发病年龄有所提前的原因可能与近年女性生活节奏加快、精神紧张有关。特别是36～45岁年龄组发病比例最高，此年龄组除了正处于围更年期外，精神因素不可忽视。子宫内膜增生症是可以预防的，重视经期卫生，尽量避免或减少宫腔手术；早期治疗月经过多、经期延长、月经先期等出血倾向的月经病，以防发展成为崩漏。总之，子宫内膜增生症的调摄首重个人卫生防感染，次调饮食增营养，再适劳逸畅情怀。

乳腺增生症

【概述】

乳腺增生症是指乳腺上皮和纤维组织增生，乳腺组织导管和乳小叶在结构上的退行性病变及进行性结缔组织的生长。其发病原因主要是由于内分泌激素失调。乳腺增生症是正常乳腺小叶生理性增生与复旧不全，乳腺正常结构出现紊乱，属于病理性增生，它是既非炎症又非肿瘤的一类病。乳腺增生症是一种妇科常见的疾病。好发于 25 ~ 39 岁的中年妇女，因为这段时间是女性性机能最旺盛的时期，表现为乳房的不同部位单发或多发地生长肿块、质地柔软、边界不清、可活动，常伴有不同程度的疼痛。尤其在月经前、劳累后或是生气等情绪波动时，肿块增大、疼痛加重，而在月经后肿块明显缩小、疼痛减轻。疼痛一般是胀痛，很少有刺痛感。

一般来说，妇女多愁善感，一不顺心则心肝之火勃然而起，而肝经又通乳循行两胁，导致气郁痰凝于乳。中医一般采用疏肝解郁、行气化痰方法治疗。此外，还可以配合应用一些鹿角胶之类的"补气药"，可行血中之气，因而治乳疾效果最好。

【诊断标准】

根据 2002 年中华中医药学会外科学会乳腺病专业委员会的诊断标准制定。

症状与体征：乳房有不同程度的胀痛、刺痛和隐痛，可放射至腋下、肩背部，与月经、情绪变化有相关性，连续 3 个月或间断疼痛 3 ~ 6 个月不缓解；乳房发生单个或多个肿块，肿块可分散于整个乳房，与周围组织界限不清，推之可动，可能触痛，可随情绪及月经周期的变化而消长。

辅助检查：所有病例均经乳腺钼靶摄片，确诊为乳腺囊性增生症。

【病因病机】

乳腺增生病属于中医"乳癖"范围，在《疡科心得集》中是这样描述的："有乳中结核，形如丸卵，不疼痛，不发寒热，皮色不变，其核随喜怒而消长，此名乳癖。"《外科正宗》曰："忧郁伤肝，思虑伤脾，积想在心，所愿不得志者，致经脉痞涩，聚积成核，初如豆大，渐如棋子。"乳腺增生病多见于青中年女性，病因病机复杂，多由情志不遂、肝郁气滞而发。而从经络论治，乳房属足阳明胃经，乳头属足厥阴肝经，因而乳腺疾病治宜疏肝经之郁滞，泻阳明之痰结，由肝胃着手。

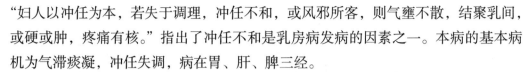

"妇人以冲任为本，若失于调理，冲任不和，或风邪所客，则气壅不散，结聚乳间，或硬或肿，疼痛有核。"指出了冲任不和是乳房病发病的因素之一。本病的基本病机为气滞痰凝，冲任失调，病在胃、肝、脾三经。

现代医学认为，内分泌激素失调是乳腺增生病的主要原因，乳房是女性激素的靶器官，性激素对乳腺的正常生长、发育及变化起主导作用。雌激素促进乳腺小叶腺泡组织的发展，雌激素过高或黄体过少，或者两种激素之间不协调，均可引起乳腺导管上皮和纤维组织不同程度的增生。

【分型论治】

1. 肝郁痰凝证

主要临床表现：多见于青壮年女性，乳房结块胀痛并随喜怒消长，伴有胸闷胀痛，善郁易怒，失眠多梦，口苦烦躁，舌淡苔薄黄，脉弦滑。

证机概要：情志不遂，肝气郁久化热，热灼津液为痰，气滞痰凝血瘀而成。

治法：疏肝解郁，化痰散结。

代表方：逍遥蒌贝散加减。

常用药物：柴胡、当归、白芍、茯苓、白术、瓜蒌、贝母、半夏、南星、生牡蛎、山慈菇。

2. 冲任失调证

主要临床表现：多见于中年妇女，乳房肿块经前明显增大，经后减小变软，或伴腰酸乏力，月经不调、痛经、不孕等症。舌淡红苔白，脉沉细。

证机概要：冲任失调，气血瘀滞，或阳虚痰湿内结，经脉阻塞而致乳房结块、疼痛、月经不调。

治法：调摄冲任。

代表方：二仙汤合四物汤加减。

常用药物：仙茅、仙灵脾、巴戟天、当归、黄柏、知母、当归、川芎、芍药、熟地。

【养生方法】

1. 一般的饮食起居调理

饮食方面，乳腺增生症患者只有多食碱性食物，同时补充人体必需的营养物质，才能提高个人的机体抵抗能力。宜多食葡萄、茶叶、海带、柠檬、大豆、红萝卜、番茄、香蕉、橘子、番瓜、草莓、鸡蛋白、菠菜等食物，少吃蛋黄、奶酪、白糖做的西点或柿子、乌鱼籽等酸性食物。忌食生冷和辛辣刺激性的食物，禁止滥用避孕药及含雌激素美容用品，不吃用雌激素喂养的鸡、牛肉。

生活习性方面，要按时作息，合理安排生活，保持心情舒畅。可适当进行体育锻炼，避免过度疲劳。其次要保持乳房清洁，经常用温水清洗，自我检查和定期复查，注意乳房肿块的变化。

2. 常见的养生治疗方案

（1）穴位贴敷：阳和解凝膏掺阴毒内消散外敷。

（2）艾条灸法：以肿块四周及中央 5 个部位为主要灸点，配合灸足三里、阳陵泉、肝俞、太冲等穴，艾条温和灸 40 分钟以上。

（3）针刺法：取穴乳根、人迎、膻中、期门、足三里。配穴：气滞痰凝者，加内关、太冲；冲任失调者，加血海、三阴交。

操作：诸穴均针用泻法，乳根、膻中均可向乳房肿块方向斜刺或平刺，针人迎时应避开颈动脉，不宜针刺过深。具有疏通经络，调理脏腑，补虚泻实功能。

（4）耳针法：选取内分泌、胸、乳腺、肝、胃等穴，中度刺激，或用王不留行子贴压。

（5）刮痧法：刮拭背部 T1–T6 夹脊（为乳房背部投影区）、膻中、乳根。刮拭手法均为泻法。

（6）体育锻炼与文娱活动：乳腺增生症与情志活动有密切的关系，患者坚持适当体育锻炼，培养文娱活动的兴趣爱好。体育锻炼可增强体质，放松心情，有益身体康复。但运动以活动后不感到明显疲劳或稍休息即可恢复为度，如散步、太极拳、气功、瑜伽、垂钓等，不宜过度、超量运动。劳逸结合，弛张有度，在运动中推动气血运行，调畅情志。亦应积极参加轻松、愉悦的文娱活动，如听轻松的音乐、歌咏、棋琴书画等。音乐与文娱活动，能愉悦心情，缓解生活、工作压力，调整负性情绪，促进疾病康复，显著改善患者症状。

本病虚实夹杂，适度的运动和调节情志有利于病情康复。注意循序渐进，避免过度劳累。此外，适时婚育、哺乳，以及规律的房事都对乳腺是有利的。

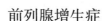

前列腺增生症

【概述】

前列腺增生症是由于前列腺增生压迫尿道，形成尿道梗阻，以致引起排尿困难、尿线变细、排尿时间延长及尿频、尿急、尿潴留、尿失禁等一系列的下尿路梗阻症状。医学统计表明，本病的发病率随年龄增长而递增，且有发病年龄前移的倾向。我国男性前列腺增生按年龄段划分发病率：50～59岁的发病率为59.8%；60～69岁的发病率为61.8%；70～79岁的发病率为73.95%；80～89岁者发病率为84.2%。可见本病是老年男性常见病、多发病，严重降低患者的生活质量。

中医学中没有前列腺增生症这一病名，但关于本病的认识多记载于中医"癃闭""淋证"等病中。癃闭之名，首见于《内经》，该书对癃闭的病位、病机作了概要的论述，如《素问·宣明五气》谓："膀胱不利为癃，不约为遗溺。"《素问·标本病传论》谓："膀胱病，小便闭。"《灵枢·本输》云："三焦者……实则闭癃，虚则遗溺，遗溺则补之，闭癃则泻之。"《伤寒论》和《金匮要略》都没有癃闭的名称，只有淋病和小便不利的记载。为避东汉殇帝刘癃之讳，而将癃改为"淋"，或改为"闭"。直至宋元，仍是淋、癃不分。如《三因极一病证方论·淋闭叙论》仍说："淋，古谓之癃，名称不同也。"《丹溪心法》也只有小便不利和淋的记载，而没有癃闭的名称。明代以后，始将淋、癃分开，而各成独立的疾病。

【诊断标准】

诊断前列腺增生主要有自觉症状及专业检查两方面。

1. 自觉症状

（1）尿频：正常的排尿次数（非大量喝啤酒，吃西瓜时），白天一般4～5次，夜间0～2次（高龄不超过3次），如超过正常排尿次数，说明有尿路刺激或不畅情况存在。

（2）排尿不尽感：排尿结束后，仍觉有尿但排不出来，表明膀胱有残余尿存在。

（3）排尿时间延长：正常的总排尿时间，排出100mL的最长需要时间为10秒钟，排出尿液400mL，最长需要23秒钟时间，患有前列腺增生症患者的排尿时间超过正常时间上限。

（4）间歇尿：尿流中断是前列腺中叶增生的一个重要症状。

（5）尿滴沥：排尿结束，尿仍然滴沥。排尿滴沥是老年前列腺增生并发尿路梗阻的警示性表现。

2. 专业检查

（1）指诊检查：了解患者前列腺表面的光滑度，有无结节、肿块、压痛、弹性及中央沟改变等情况。前列腺增生分为四度增大：Ⅰ度增大：前列腺腺体正常增大1.5～2倍，中央沟变浅，突入直肠距离为1～2cm，估计重量为20～25g；Ⅱ度增大：前列腺腺体较正常增大2～3倍，中央沟略凸出，突入直肠距离2～3cm，估计重量为25～50g；Ⅲ度增大：前列腺腺体增大严重，超过正常3～4倍，大小如柠檬，突入直肠超过3cm。估计重量为50～75g；Ⅳ度增大：前列腺腺体超过正常4倍，检查者手指已不能触及前列腺底部，一侧或两侧沟因腺体增大而消失，估计重量在75g以上。

（2）尿流率测定：尿量在200～500mL之间时，正常男性最大尿流率≥20mL/秒，最大尿流率≤15mL/秒提示排尿功能异常，最大尿流率≤10mL/秒提示排尿功能明显异常，提示下尿路存在不同程度的梗阻。

（3）尿常规检查：了解尿液的尿色、透明度、酸碱度、细胞、蛋白、比重、尿糖等情况，判断是否有泌尿系炎症或其他疾病。

（4）前列腺B超检查：可以测定前列腺形态、大小及位置。成年男性的前列腺横径约4cm，纵径约3cm，厚约2cm。横切面呈对称而圆钝的三角形，上大下小，前列腺包膜光滑连续且较薄，实质呈低回声，内有均匀、细小的散在光点。前列腺增生时，B超图像显示前列腺增大，以前后径增大为主，失去正常形态，呈半球形或接近球形，腺体外形规则，左右对称，边缘整齐，包膜增厚；但连续完整，内部回声增多，分布基本均匀。以前列腺中叶增大为主者，排尿时出现尿路中断、尿潴留和膀胱残余尿。

（5）膀胱残余尿测定：B超可检测出膀胱残余尿的多少，正常人的膀胱容量为350～500mL，排尿后残余尿量少于10mL，如残余尿量多于30mL，即提示病理状态。残余尿>50mL时，提示膀胱逼尿肌功能失代偿，是手术治疗前列腺增生的指征。

（6）前列腺特异性抗原（PSA）测定：PSA是前列腺分泌的特异性标志物，对前列腺癌的诊断率达到90%～97%。前列腺增大时，PSA轻度升高；前列腺癌时，

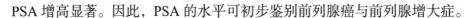

PSA 增高显著。因此，PSA 的水平可初步鉴别前列腺癌与前列腺增大症。

（7）前列腺活体组织检查：活体组织检查可鉴别增大的前列腺是良性增生，还是前列腺癌。

【病因病机】

1. 病因

（1）湿热蕴结：过食辛辣肥腻，酿湿生热，湿热不解，下注膀胱，或湿热素盛，肾热下移膀胱，或下阴不洁，湿热侵袭，膀胱湿热阻滞，气化不利，小便不通，或尿量极少，而为癃闭。

（2）肺热气壅：肺为水之上源。热邪袭肺，肺热气壅，肺气不能肃降，津液输布失常，水道通调不利，不能下输膀胱；又因热气过盛，下移膀胱，以致上下焦均为热气闭阻，气化不利，而成癃闭。

（3）脾气不升：劳倦伤脾，饮食不节，或久病体弱，致脾虚清气不能上升，则浊气难以下降，小便因而不通，而成癃闭。故《灵枢·口问》曰："中气不足，溲便为之变。"

（4）肾元亏虚：年老体弱或久病体虚，肾阳不足，命门火衰，气不化水，是以"无阳则阴无以化"，而致尿不得出；或因下焦炽热，日久不愈，耗损津液，以致肾阴亏虚，水府枯竭，而成癃闭。

（5）肝郁气滞：七情所伤，引起肝气郁结，疏泄不及，从而影响三焦水液的运行和气化功能，致使水道通调受阻，形成癃闭。且肝经经脉绕阴器，抵少腹，这也是肝经有病，可导致癃闭的原因。《灵枢·经脉》提出："肝足厥阴之脉……是主肝所生病者……遗溺、闭癃。"

（6）尿路阻塞：瘀血败精，或肿块结石，阻塞尿道，小便难以排出，因而形成癃闭。即《景岳全书·癃闭》所说："或以败精，或以槁血，阻塞水道而不通也。"

2. 病机

《素问·灵兰秘典论》曰："膀胱者，州都之官，津液藏焉，气化则能出矣。"小便的通畅，有赖于膀胱的气化，故本病的病位在膀胱。《素问·经脉别论》又曰："饮入于胃，游溢精气，上输于脾，脾气散精，上归于肺，通调水道，下输膀胱，水精四布，五经并行。"水液的吸收、运行、排泄，还有赖于三焦的气化和肺脾肾的通调、转输、蒸化，故癃闭的病位还与三焦、肺脾肾密切相关。上焦之气不化，当责之于肺，肺失其职，则不能通调水道，下输膀胱；中焦之气不化，当责之于脾，脾气虚弱，则不能升清降浊；下焦之气不化，当责之于肾，肾阳亏虚，气不化水，肾阴不足，水府枯竭，均可导致癃闭。肝郁气滞，使三焦气化不利，也会发生癃闭。此外，各种原因引起的尿路阻塞，均可引起癃闭。基本病机可归纳为三焦气化不利，或尿路阻塞，导致肾和膀胱气化失司。

【分型论治】

1. 膀胱湿热证

主要临床表现：小便点滴不通，或量少而短赤灼热，小腹胀满，口苦口黏，或口渴不欲饮，或大便不畅，苔根黄腻，舌质红，脉数。

证机概要：湿热壅结下焦，膀胱气化不利。

治法：清热利湿，通利小便。

代表方：八正散加减。

常用药物：木通、车前子、萹蓄、瞿麦、山栀、滑石、甘草、大黄。

加减：若舌苔厚腻者，可加苍术、黄柏，以加强清化湿热的作用；若兼心烦、口舌生疮糜烂者，可合导赤散，以清心火，利湿热；若湿热久恋下焦，又可导致肾阴灼伤而出现口干咽燥、潮热盗汗、手足心热、舌光红，可改用滋肾通关丸加生地、车前子、川牛膝等，以滋肾阴，清湿热而助气化；若因湿热蕴结日久，三焦气化不利，症现小便量极少或无尿、面色晦滞、舌质暗红有瘀点或瘀斑、胸闷烦躁、小腹胀满、恶心泛呕、口中尿臭，甚则神昏等。系尿毒入血，上攻心脑。治宜降浊和胃，清热化湿，通闭开窍，佐以活血化瘀。方用黄连温胆汤加大黄、丹参、生蒲黄、泽兰、白茅根、木通，以及清开灵注射液等。

2. 肺热壅盛证

主要临床表现：全日总尿量极少或点滴不通，咽干，烦渴欲饮，呼吸急促或咳嗽，苔薄黄，脉数。

证机概要：肺热壅盛，失于肃降，不能通调水道，无以下输膀胱。

治法：清肺热，利水道。

代表方：清肺饮加减。

常用药物：黄芩、桑白皮、麦冬、车前子、木通、山栀、茯苓。

加减：可加金银花、连翘、虎杖、鱼腥草等以增清肺解毒之力。若症见心烦、

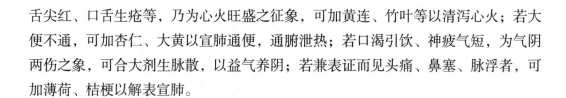

舌尖红、口舌生疮等，乃为心火旺盛之征象，可加黄连、竹叶等以清泻心火；若大便不通，可加杏仁、大黄以宣肺通便，通腑泄热；若口渴引饮、神疲气短，为气阴两伤之象，可合大剂生脉散，以益气养阴；若兼表证而见头痛、鼻塞、脉浮者，可加薄荷、桔梗以解表宣肺。

3. 肝郁气滞证

主要临床表现：小便不通，或通而不爽，胁腹胀满，情志抑郁，或多烦易怒，舌红，苔薄黄，脉弦。

证机概要：肝气失于疏泄，三焦气机失宣，膀胱气化不利。

治法：疏利气机，通利小便。

代表方：沉香散加减。

常用药物：沉香、橘皮、当归、王不留行、石韦、冬葵子、滑石、白芍、甘草等。

加减：若肝郁气滞症状重，可合六磨汤加减，以增强其疏肝理气的作用；若气郁化火而见舌红、苔薄黄者，可加丹皮、山栀等以清肝泻火。

4. 尿道阻塞证

主要临床表现：小便点滴而下，或尿细如线，甚则阻塞不通，小腹胀满疼痛，舌质紫暗或有瘀点，脉细涩。

证机概要：瘀血败精阻塞尿路，水道不通。

治法：行瘀散结，通利水道。

代表方：代抵当丸加减。

常用药物：归尾、穿山甲、桃仁、大黄、芒硝、生地、肉桂等。

加减：若瘀血现象较重，可加红花、川牛膝、三棱、莪术以增强其活血化瘀的作用；若病久血虚，面色不华，治宜养血行瘀，可加黄芪、丹参、赤芍；若一时性小便不通，胀闭难忍，可加麝香0.09～0.15g置胶囊内吞服，以急通小便，此药芳香走窜，能通行十二经，传遍三焦，药力较猛，切不可多用，以免伤人正气。若由于尿路结石而致尿道阻塞，小便不通，可加用金钱草、鸡内金、冬葵子、萹蓄、瞿麦以通淋利尿排石。

5. 脾气不升证

主要临床表现：时欲小便而不得出，或量少而不爽利，气短，语声低微，小腹坠胀，精神疲乏，食欲不振，舌质淡，脉弱。

证机概要：脾虚运化无力，升清降浊失职。

治法：益气健脾，升清降浊，化气利尿。

代表方：补中益气汤合春泽汤。

常用药物：人参、黄芪、白术、桂枝、升麻、柴胡、猪苓、泽泻、茯苓等。

加减：若气虚及阴，脾阴不足，清气不升，气阴两虚，症见舌质红，可改用补阴益气煎；若脾虚及肾，而见肾虚证候者，可加用济生肾气丸，以温补脾肾，化气利尿。小便涩滞者，可合滋肾通关丸。

6. 肾阳衰惫证

主要临床表现：小便不通或点滴不爽，排出无力，面色㿠白，神气怯弱，畏寒怕冷，腰膝冷而酸软无力，舌淡，苔薄白，脉沉细而弱。

证机概要：肾中阳气虚衰，气化不及州都。

治法：温补肾阳，化气利尿。

代表方：济生肾气丸加减。

常用药物：肉桂、附子、地黄、山茱萸、山药、丹皮、茯苓、泽泻、牛膝、车前子等。加减：若兼有脾虚证候者，可合补中益气汤或春泽汤，以补中益气化气行水；若老人精血俱亏，病及督脉，而见形神萎顿、腰脊酸痛，治宜香茸丸补养精血、助阳通窍；若因肾阳衰惫，命火式微，致三焦气化无权，浊阴不化，症见小便量少，甚至无尿、头晕头痛、恶心呕吐、烦躁、神昏者，治宜千金温脾汤合吴茱萸汤温补脾肾、和胃降逆。

【养生方法】

1. 一般的饮食起居调理

前列腺增生的养生重点在于增强体质，延缓衰老，吃平衡膳食，多食一些富含蛋白质的鱼类、蛋类、豆制品，少吃红色肉类，多食新鲜蔬菜水果，尤其是深绿色红黄色和深紫色的蔬菜，如西红柿、洋葱、胡萝卜等；多食一些菌藻类的食物，增强免疫功能。此外，也可适当地补充一些抗氧化的维生素 A、E、C、B_6 及叶酸和微量元素锌、铁、铜、铬等抗衰老的微量营养素；尽量摄入含锌丰富的食物，如南瓜子、杏仁、花生等，尤其是南瓜子对前列腺增生的预防效果良好。少吃一些刺激性强的食物和调味品或饮料，尤其是酒精可影响排尿，因此要限酒。劳逸结合，避

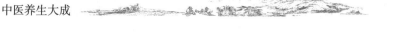

免过劳，养成定时排尿的习惯，不可憋尿。不宜久坐，适度控制性生活频度，避免会阴部受凉。忌食辛辣刺激食物，饮食清淡，减少高脂肪之物的摄入。平素适当多饮温水。研究表明，花粉类药（食）物可以明显缓解前列腺的良性增大，适当选用各类花粉保健品对良性前列腺增生患者有益。

2. 常见的养生治疗方案

（1）丸药养生：平素以桂枝茯苓丸自服，可预防或缓解小便不畅的症状。适用于血瘀明显的证型。

（2）药袋贴敷：用公丁香、韭菜子、蛇床子、当归、细辛、露蜂房等药等分为末，混匀过筛后，装入布袋中，在下腹部神阙、关元、气海、中极等穴贴敷，15天为更换一个药袋，一个月为一疗程。

（3）针灸：取穴关元、三阴交、肾俞、中极、次髎、秩边等，可在脊柱同侧穴位上接上电针，以中低频连续波刺激，每次30分钟，每日1次，10次为一疗程，可以显著改善小便不畅或小便频数现象。适用于多种证型。

（4）坐浴疗法

①中药坐浴：大皂角60g，泽泻50g，生大黄50g，带根大葱2根，加水2000mL，煎煮20分钟，趁热熏蒸会阴部，待药液温度降至40°左右时坐浴，每次20～30分钟，每日2次。

②温水坐浴：凉水烧开后，趁热先熏蒸会阴部，待水温降至40°左右时坐浴，坐浴后自我按摩会阴部20～30分钟，每日2次，可明显减少排尿困难及其他相关症状。

（5）药茶预防：浮小麦50g，用砂锅慢火炒成半焦半黄，放入杯中，沸水冲泡，当茶饮用，次数不限。可以预防、辅助治疗前列腺增生，经常当茶饮，作用显著。

（6）中药外用：对于尿潴留严重的前列腺增生患者，除内服治疗外，尚可用外治法治疗。

①取嚏或探吐法：打喷嚏或呕吐，前者能开肺气，后者能举中气而通下焦之气，是一种简单有效的通利小便方法。其方法是用消毒棉签，向鼻中取嚏或喉中探吐；也有的用皂角粉末0.3～0.6g，鼻吸取嚏。

②可用葱白500g，捣碎，入麝香少许拌匀，分2包，先置脐上1包，热熨约15分钟，再换1包，以冰水熨15分钟，交替使用，以通为度。

③生艾叶100g，小茴香（盐水炒）200g，置锅内炒热，用布包好，置脐部热

熨（如太烫可加垫毛巾），每日 2～3 次，配合按摩。

④取食盐（大盐）1000g，炒热，用多层布包好，置小腹部热敷，烫时加垫毛巾，每日 2～3 次。

⑥独蒜头 1 个，山栀 3 枚，葱白少许，共捣烂呈糊状，摊于牛皮纸上，贴脐部，通利小便。

前列腺增生是中老年男性的常见疾病，人到中年需要定期检查，尤其是出现排尿异常现象时更需要及时就诊。平时适当进行慢跑快走、太极、站桩等运动，避免过长时间从事长期骑马、骑摩托车和一些压迫局部血液循环的活动，导致男性会阴局部血液循环不畅。养成及时排尿的习惯，不要憋尿，养成局部提肛运动的习惯。出现身体其他部位的感染时，应及时治疗控制，避免病原微生物通过血液、淋巴系统入侵前列腺。前列腺增生严重者，要去专科门诊就诊，及时用药，必要时可手术治疗。

慢性盆腔炎

【概述】

慢性盆腔炎是妇科常见病，多为急性盆腔炎未能彻底治疗，或患者体质较差，病情迁延所致，但也可无急性炎症病史，如感染沙眼衣原体所致输卵管炎。慢性盆腔炎病情较顽固，当机体抵抗力较差时，可有急性发作。它是女性上生殖道的一组感染性疾病，主要有子宫内膜炎、输卵管炎、输卵管卵巢脓肿、盆腔腹膜炎等，最常见的是输卵管炎。前人在著述中虽然没有盆腔炎的记载，但其临床表现散见于"带下过多""热入血室""癥瘕"等相关病症中，甚至某些不孕、痛经亦与此有关。

【诊断标准】

有急性盆腔炎史、症状和体征者，诊断多无困难，但有时症状较多，而无明显盆腔炎病史及阳性体征，此时对慢性盆腔炎的诊断须慎重，以免轻率作出诊断而给患者造成思想负担。有时盆腔充血或子宫阔韧带内静脉曲张也可产生类似慢性炎症的症状。

（1）临床表现

①慢性盆腔痛：由于慢性炎症形成的瘢痕粘连以及盆腔充血，可引起下腹部坠胀、疼痛及腰骶部酸痛。常在劳累、性交后及月经前后加剧。

②月经不调：由于盆腔充血，常有月经提前、经期延长、经量增多、痛经等。

③带下增多：带下量增多，多为黄白色黏液状，有时为脓性，或水样血性。

④不孕及异位妊娠：输卵管粘连阻塞时，可致不孕或异位妊娠。

⑤全身主要临床表现：多不明显，有时可有低热，易感疲乏。病程较长时，部分患者可有神经衰弱症状，如精神不振、周身不适、失眠等。当患者抵抗力差时，易有急性或亚急性发作。

（2）检查

①全身检查：差异较大，轻者无异常发现，严重者呈急性病容，体温升高，心率加快，下腹部有压痛、反跳痛及肌紧张，甚至出现腹胀、肠鸣音减弱或消失。

②妇科检查：阴道可见脓性臭味分泌物；宫充血、水肿；将宫颈表面分泌物拭净后，若见脓性分泌物从宫颈口流出，说明宫颈管黏膜或官腔有急性炎症；穹隆触痛明显时，需注意是否饱满；宫颈举痛；宫体稍大，有压痛，活动受限；子宫两侧压痛明显。若为单纯输卵管炎，可触及增粗的输卵管，压痛明显；若为输卵管积脓或输卵管卵巢脓肿，可触及包块，且压痛明显，不活动；宫旁结缔组织炎时，可扪及宫旁一侧或两侧片状增厚，或两侧宫骶韧带高度水肿、增粗，压痛明显；若有盆腔脓肿形成且位置较低时，可扪及后穹隆或侧穹隆有肿块，且有波动感，三合诊常能协助进一步了解盆腔情况。

【病因病机】

本病是由于妇女月经期、流产期、产褥期调护不当，或经期性交，或宫腔手术操作消毒不严，邪入子宫及附件等器官，影响冲任督带气血而发作的。初发时，湿热之邪与气血相搏，蕴蒸不解，多呈急性炎症反应，偏向于实证。若日久不愈，身体虚弱，邪盛正虚，或湿邪遏伏，正气不能达邪而结聚不化，多表现为盆腔炎后遗症、以气虚血实为主，或虚实错杂、以虚为主。

【分型论治】

1.发热（初期）

主要临床表现：恶寒发热，少腹胀痛剧烈、拒按，甚则全腹剧痛，带下增多，色黄如脓样，臭秽，口干，恶心，胃纳甚差，尿黄便艰或便溏，舌苔黄腻或黄燥，脉洪滑或滑数。

证机概要：湿热蕴结，热与血搏。

治法：清热解毒，利湿化瘀止痛。

代表方：红藤煎加减。

常用药物：金银花、蒲公英、红藤、败酱草、赤芍、丹皮、延胡索、黄柏、生苡仁、车前草、广木香、五灵脂等。

加减：热重便艰者，加大青叶、山豆根、大黄（后下）；大便溏而秽臭者，加葛根、黄连、六曲；疼痛剧烈者，加制乳没、皂角刺、山甲片；神昏谵语者，加服安宫牛黄丸。

2. 癥瘕（中、后期）

主要临床表现：低热起伏，少腹胀痛拒按，妇科检查有包块，带下量多，色黄稠或稀薄如水，腰骶酸痛，胸闷纳差，神疲乏力，尿黄便艰或溏，舌质偏红，苔黄腻或黄燥，脉洪数或滑数。

证机概要：瘀热内结。

治法：活血化瘀，败脓消癥。

代表方：红藤煎化裁。

常用药物：丹参、赤白芍、桃仁、红藤、败酱草、生苡仁、三棱、莪术、穿山甲、陈皮、山楂、延胡索、炒枳实、桔梗、皂角刺等。

加减：低热较明显，苔黄腻，大便艰者，加蒲公英、银花藤、大黄（后下）；纳欠便溏者，去桃仁、枳实，加煨木香、六曲、茯苓；腰酸尿频者，加川续断、桑寄生、怀山药。

3. 邪陷正衰

主要临床表现：面色㿠白或晦暗，喘咳气弱，汗出不暖，手足逆冷，形体畏寒，腰酸腹胀，下腹隐痛，带下量多、色黄白、质黏稠，神志模糊，舌红少苔，脉微弱或细数。

证机概要：正气虚损，湿热瘀结。

治法：回阳救逆，扶正托毒。

代表方：参附汤合薏苡附子败酱散加减。

常用药物：红参、西洋参、制附片、黄芪、败酱草、薏苡仁、龙骨、牡蛎、山萸肉、甘草等。

加减：大便溏泄者，加炮姜、炒白术；舌苔黄、根腻浊，脉数者，加服安宫牛黄丸以安心神，清热托毒。

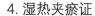

4. 湿热夹瘀证

主要临床表现：多属盆腔炎性疾病后遗症。见低热起伏，或发热不著，腰骶酸楚，少腹隐痛、刺痛或胀痛，带下较多、色黄或白、质稀黏，有臭气，神疲乏力，胸闷不舒，纳食较差，大便秘结或溏泄，舌质偏红，苔黄腻，脉细弦数。

证机概要：湿热夹瘀。

治法：清热利湿，化瘀和络。

代表方：复方红藤煎加减。

常用药物：炒当归、赤白芍、红藤、败酱草、广木香、延胡索、炒柴胡、陈皮、桑寄生、山楂、薏苡仁等。

加减：大便溏泄者，去当归，加炒白术、砂仁（后下）；小腹冷痛者，加肉桂、艾叶；有癥瘕者，加地鳖虫、三棱、鸡内金；兼肝肾不足，腰骶酸楚剧烈小便频数，头晕耳鸣者，宜在清化中合用补养肝肾之品，加川续断、怀山药、枸杞子，经前黄体期再加菟丝子、鹿角片（先煎）。

【养生方法】

1. 一般的饮食起居调理

科学膳食，营养均衡。要有科学合理的膳食结构，保证人体营养物质的均衡，饮食多样化，注重粗细杂粮搭配，常吃新鲜蔬菜、水果、坚果、豆类，常喝牛奶、酸乳、豆浆，适量进食鱼、肉、蛋类，少食甘甜、肥腻、腌烤、油炸食品；饮食要规律，克服不良的饮食习惯，忌暴饮暴食，戒烟、限酒。宜清淡饮食，控制食盐的摄入。

保证足够的睡眠，培养生活起居的规律。一般情况下，正常成年人每天睡眠时间应不少于 7 小时。睡眠时，人体处于相对静止状态，各种生理功能普遍降低，合成代谢大于分解代谢，有利于营养供给，弥补损耗，储存能量，解除疲劳，恢复体力。同时有利于将体内蓄积的代谢产物，如二氧化碳、尿素有害物质分解排泄出去。培养生活起居的规律，起居、工作、生活等定时，减负减压，不过劳、熬夜，居住环境应安静、舒适，避免喧嚣之处；勤洗澡放松，有助于恢复体力。

2. 常见的养生治疗方案

（1）针灸：取穴气海、带脉、中极、阴陵泉、行间。热毒盛者加大椎、曲池、合谷，湿热下注者加次髎、白环俞、肝俞、血海、太冲；热毒伤阴加太溪、复溜、三阴交、肾俞；气血不足加足三里、大赫、三阴交、气穴。

方法：实证用泻法，注意下腹部穴位针刺的深度，同时不可刺入发炎组织，可以加用电针，急性者每日治疗 2 次，慢性者每日 1 次或隔日 1 次。

（2）食疗药膳：关于慢性盆腔炎的饮食，患者宜食用高蛋白、高维生素的营养饮食，包括瘦肉、猪肝、豆腐、鸡肉、水果、蔬菜等。慢性盆腔炎的饮食禁忌包括：首先，油腻食物，诸如肥肉、油炸食品等。慢性盆腔炎的发病与体质因素甚为密切。油腻之物，往往会引起食欲下降，影响脾胃功能，阻碍营养物质的吸收，导致体质下降，故慢性盆腔炎的饮食应忌油腻食物。其次，生凉食物，如冷饮、冰冷瓜果、凉拌菜等。慢性盆腔炎不仅与热有关，而且也与血液淤滞有密切关联，患者常常伴有少许腹痛等症状。如多食就会加重淤滞，导致病痛不止的后果。第三，辛辣刺激物，如酒、浓茶、咖啡、辣椒这类食物能刺激炎症病灶，促使局部充血，加重病情，故慢性盆腔炎患者应忌食辛辣刺激性食物。最后，温补食物，如狗肉、羊肉、鹅肉、桂圆、红参、鹿角胶等。

（3）心理疗法：慢性盆腔炎病程迁延、反复难愈，不仅是躯体疾病，而且也是一种身心疾病，其反复发作与患者精神抑郁、不良情绪刺激或过度劳累等有较强的相关性。在传统治疗方案中，一般偏重于药物治疗，而忽略了对患者行为和心理方面的干预。加强对患者心理的疏导，帮助建立正确的人生观和价值观，调整心态，保持心态平衡，有利于脏腑的气机流畅，疾病康复。

（4）气功：通过集中意志，调整呼吸，调整肢体运动，能有效地调整和加强机体的生理功能，进一步提高防御作用、稳定作用和监督作用，以达到"精神内守""肌肉若一"，从而加强机体有序化，最终达到内脏生理功能的自我控制；调整精神状态，释放心理压力，日常生活中适当地学一些强身体操，如太极拳、太极剑等，以促进康复。同时还要注意避孕，节制性生活，以减少人流手术及其他对宫腔的创伤机会，防止细菌再次侵入而加重病情。

（5）体育锻炼与文娱活动：慢性盆腔炎与身体素质、精神状态、心理活动有密切的关系，患者坚持适当活动锻炼，培养文娱活动的兴趣爱好。体育锻炼可增强体质，放松心情，有益身体康复。亦应积极参加轻松、愉悦的文娱活动，如听轻松的音乐、歌咏、棋琴书画等。音乐与文娱活动，能愉悦心情，缓解生活、工作压力，调整负性情绪，促进疾病康复，显著改善患者症状。

（6）足浴与外治法

①外用热敷方：千年健、地骨风、羌活、独活、川椒、白芷、乳香、没药、红

花、血竭、川续断、桑寄生、五加皮、赤芍、当归、防风、透骨草、艾叶等。上药研为粗末，放入布袋内，蒸热后局部外熨，每日 2～3 次，连用 3～5 天后再换新药，10 天为一疗程。适应证：盆腔炎以湿为主夹血瘀者。

②中药灌肠方：紫花地丁、蒲公英、制乳没、香附、赤芍、黄柏、红藤等。将上药煎煮 2 次后浓缩成 100mL 备用。取药液 80mL，加热开水 20mL，用清洁导尿管插入肛门内 14cm 左右，慢慢将药液注入。注药毕，嘱患者垫高臀部，休息 30 分钟方可起床。每疗程 7 次，若症状减轻，可继续第二疗程。初灌肠时，个别患者有肠鸣腹痛，可于灌肠前内服颠茄合剂 10mL 以减少肠蠕动。适应证：盆腔炎湿热夹血瘀证。

（7）休息与旅游：慢性盆腔炎是以疼痛及全身性不适的症候群，身、心受损是主要病因之一，所以尽量休息，或结合悠闲轻松旅游度假，有利于愉悦心志，减少压力，恢复精力，可有效地防治慢性盆腔炎。

慢性盆腔炎妇女的生活质量随着慢性疼痛的加剧而下降，因此在慢性盆腔炎的诊治中，对于患者的心理社会状态、生活、婚姻及性生活情况应予以关注，采取全面、有针对性的治疗方法，对解除患者疼痛，改善生活质量、婚姻质量及性功能都有重要意义。同时在慢性盆腔炎的疗效评价标准中引进了生活质量，可更全面、更完整地评价其疗效，是对目前以症状为主的疗效评价标准进行合理的、必要的补充。

第六节　内分泌系统疾病

糖　尿　病

【概述】

糖尿病是一组以高血糖为特征的代谢性疾病。发病机制尚不十分明了，一般认为是由遗传因素、免疫功能紊乱、微生物感染及其毒素、自由基毒素、精神因素等各种致病因子作用于机体导致胰岛功能减退、胰岛素抵抗等引发的糖、蛋白质、脂肪、水和电解质等一系列代谢紊乱综合征。糖尿病的危害极大，长期存在的高血糖，可导致各种组织，特别是肾、心脏、血管、眼、神经的慢性损害和功能障碍。

其临床表现，多数为"多饮、多食、多尿、体重下降"的"三多一少"症状。糖尿病可归纳于中医的"消渴"范畴。

【诊断标准】

糖尿病的诊断标准可归纳为：有典型糖尿病症状（多尿、多饮、多食和不能解释的体重下降）者，任意血糖 ≥ 11.1mmol/L 或空腹血糖（FPG）≥ 7.0mmol/L，或血糖化红蛋白（A1c）≥ 6.5%，可诊为糖尿病；餐后 2 小时血糖（2hPG）> 7.77mmol/L，但 < 11.1mmol/L 时，为糖耐量损伤（IGT）；空腹血糖（FPG）≥ 6.11mmol/L，但 < 6.99mmol/L 时，为空腹血糖损伤（IFG）；空腹血糖（FPG）< 6.11mmol/L，且餐后 2 小时血糖（2hPG）< 7.77mmol/L，为正常。以上数据在各家医院的实际操作中，可有相应的标准值误差，以医院的校准值执行。

诊断糖尿病后，要进行分型：

1 型糖尿病：发病年龄轻，大多 <30 岁，起病突然，多饮、多尿、多食、消瘦症状明显，血糖水平高，不少患者以酮症酸中毒为首发症状，血清胰岛素和 C 肽水平低下，ICA、IAA 或 GAD 抗体可呈阳性。单用口服药无效，需用胰岛素治疗。

2 型糖尿病：常见于中老年人，肥胖者发病率高，常可伴有高血压、血脂异常、动脉硬化等疾病。起病隐袭，早期无任何症状，或仅有轻度乏力、口渴。血糖增高不明显者，需做糖耐量试验后才能确诊。血清胰岛素水平，早期正常或增高，晚期低下。

【病因病机】

早在《素问·奇病论》中就有"消渴"之名，认为消渴的病因是五脏虚弱、过食肥甘、情志失调等。根据病机及症状的不同，有消瘅、肺消、膈消、消中等不同的分类。《金匮要略》立专篇讨论，并最早提出治疗方药。

1. 病因

（1）禀赋不足：《灵枢·五变》说："五脏皆柔弱者，善病消瘅。"先天禀赋不足，是引起消渴病的重要内在因素，尤以阴虚体质最易罹患。

（2）饮食失节：《素问·奇病论》即说："此肥美之所发也，此人必数食甘美而多肥也，肥者令人内热，甘者令人中满，故其气上溢，转为消渴。"长期过食肥甘、醇酒厚味、辛辣香燥等，可损伤脾胃，致脾胃运化失职，蕴积内热，化燥伤津，消谷耗液，发为消渴。

（3）情志失调：《临证指南医案·三消》说："心境愁郁，内火自燃，乃消瘅大病。"长期精神刺激，如郁怒、紧张，使肝气郁结；或劳心竭虑、思虑过度等致郁久化火，火热内燔，消灼肺胃阴津，发为消渴。

（4）劳欲过度：《外台秘要·消渴消中》说："房劳过度，致令肾气虚耗，下焦生热，热则肾燥，肾燥则渴。"房事不节，劳欲过度，肾精亏损，虚火内生，则更耗竭阴精，终致肾虚肺燥胃热俱现，发为消渴。

2.病机

《临证指南医案·三消》："三消一证，虽有上、中、下之分，其实不越阴亏阳亢，津涸热淫而已。"消渴的病机主要在于阴津亏损，燥热偏胜，而以阴虚为本，燥热为标，两者互为因果，阴愈虚则燥热愈盛，燥热愈盛则阴愈虚。消渴病变的脏腑主要在肺、胃、肾，尤以肾为关键，但又互相影响。如肺燥津伤，津液失于敷布，则脾胃不得濡养，肾精不得滋助；脾胃燥热偏盛，上可灼伤肺津，下可耗伤肾阴；肾阴不足则阴虚火旺，亦可上灼肺胃，终至肺燥胃热肾虚，故"三多一少"之症相互并现。

现代医学认为：1 型糖尿病是胰腺中的胰岛受损后胰岛素分泌功能产生缺陷，使血中胰岛素水平降低或缺失，造成体内糖代谢障碍导致血糖升高。其中大部分是由于胰岛自身免疫反应（自身免疫胰岛炎），是细胞和体液机制或其他不明原因导致 β 细胞破坏和功能缺陷。2 型糖尿病病因目前尚未明确，是由胰岛素分泌缺陷和体内胰岛素受体缺陷导致的胰岛素抵抗造成的原发性糖尿病。

【分型论治】

本病的主要症状为口渴多饮、多食善饥、尿频尿多及消瘦乏力等，但初起而病轻者，这些症状可不明显，或各有侧重。中医对本病的辨证，当辨上、中、下三消的主次，区别阴虚与燥热的标本轻重，有针对地进行处理。

1.上消：肺热津伤证

主要临床表现：烦渴多饮，尿频量多，口干舌燥，舌边尖红，苔薄黄，脉洪数。

证机概要：肺热脏燥，失于治节。

治法：清热润肺，生津止渴。

代表方：消渴方。

常用药物：天花粉、葛根、麦冬、生地、藕汁、黄连、黄芩、知母。

加减：若烦渴不止、小便频数、脉数乏力者，为肺热津亏，气阴两伤，可选用玉泉丸或二冬汤。玉泉丸方由人参、黄芪、茯苓、天花粉、葛根、麦冬、乌梅、甘草等组成。二冬汤方由人参、天冬、麦冬、天花粉、黄芩、知母等组成。

2. 中消

（1）胃热炽盛证

主要临床表现：多食易饥，口渴，尿多，形体消瘦，大便干燥，苔黄，脉滑实有力。

证机概要：胃火内炽，胃热消谷，伤耗津液。

治法：清胃泻火，养阴增液。

代表方：玉女煎或白虎加人参汤。

常用药物：生石膏、知母、黄连、栀子、玄参、生地黄、麦冬、人参、川牛膝、甘草、粳米等。

加减：若大便秘结不行，可加用增液承气汤润燥通腑，"增水行舟"，以通大便、除燥结。

（2）中气亏虚证

主要临床表现：精神不振，四肢乏力，口渴引饮，能食与便溏并见，或饮食减少，舌质淡，苔白而干，脉弱。

证机概要：中气不足，脾失健运。

治法：益气健脾，生津止渴。

代表方：七味白术散。

常用药物：黄芪、党参、白术、茯苓、怀山药、甘草、木香、藿香、葛根、天冬、麦冬等。

3. 下消

（1）肾阴亏虚证

主要临床表现：尿频量多，混浊如脂膏，或尿甜，头晕耳鸣，口干唇燥，腰膝酸软，乏力，皮肤干燥，瘙痒，舌红苔少，脉细数。

证机概要：肾阴亏虚，肾失固摄。

治法：滋阴固肾。

代表方物：六味地黄丸加减。

常用药物：熟地黄、山萸肉、枸杞子、五味子、怀山药、茯苓、泽泻、丹皮等。

加减：若阴虚火旺而烦躁、五心烦热、盗汗、失眠者，加知母、黄柏滋阴泻火；尿量多而混浊者，加益智仁、桑螵蛸等益肾缩泉；气阴两虚而伴困倦、气短乏力、舌质淡红者，加党参、黄芪、黄精补益正气。

（2）阴阳两虚证

主要临床表现：小便频数，混浊如膏，甚至饮一溲一，面容憔悴，耳轮干枯，神疲乏力，腰膝酸软，四肢欠温，畏寒肢冷，脘腹胀满，纳食不香，阳痿或月经不调，舌苔淡白而干，脉沉细无力。

证机概要：阴损及阳，肾阳衰微，肾失固摄。

治法：滋阴温阳，补肾固涩。

代表方：金匮肾气丸加减。

常用药物：熟地黄、山萸肉、枸杞子、茯苓、怀山药、附子、肉桂、金樱子等。

加减：尿量多而混浊者，加益智仁、五味子、桑螵蛸、覆盆子、金樱子等益肾收摄；身体困倦、气短乏力者，加党参、黄芪、黄精补益正气；阳虚畏寒者，可酌加鹿茸启动元阳，以助气化。

【养生方法】

1. 一般的饮食起居调理

（1）重视健康教育，制订并实施有规律的生活起居制度：糖尿病患者的长期配合是取得良好疗效的基础，故应对患者及其家属给予充分的宣传教育，使患者了解糖尿病的基础知识和治疗控制要求，学会血糖、尿糖的自我测定等基本技术，定时在医疗机构或自我检测血糖，并作为治疗和养生达标的依据。做到起居有节、饮食定时定量、睡眠充足，避免过度劳累；注意保暖、防治外感、节制房事。不任意停药服药，戒除不良生活嗜好，戒烟酒、浓茶及咖啡等，多饮水；居住环境宜绿色静谧，不宜吵闹喧嚣。糖尿病患者由于体内代谢紊乱，体质弱、抵抗力差，容易合并各种急性和慢性感染，一旦感染，不仅难治，而且还促使糖尿病的病情恶化。因此，糖尿病患者应尽量避免出入公共场所；做好家庭护理，注意个人卫生，勤洗澡、勤换衣，注意口腔卫生，女性患者尤其要保持外阴清洁，减少感染机会。

（2）控制饮食，合理安排饮食结构：《儒门事亲·三消之说当从火断》："不减滋味，不戒嗜欲，不节喜怒，病已而复作。能从此三者，消渴亦不足忧矣。"控制饮食，合理安排饮食结构，是基础治疗的重要措施。无论糖尿病的类型、病情轻重或有无并发症，或是否应用药物治疗，都应严格和长期执行。在保证机体需要的情况下，按医护人员及营养师的要求合理安排饮食结构，应控制粮食（碳水化合物）、油脂、胆固醇的摄入，忌食糖类，戒烟限酒，补充充足的食物纤维、蛋白质、维生素、无机盐及微量元素如硒等，饮食宜粗不宜细，以适量米、麦、杂粮，配以蔬菜、豆类、瘦肉、鸡蛋等。饮食总热量和营养成分须适应生理的需要，定时定量进餐，有利于减缓葡萄糖的吸收和控制血糖水平。

2. 常见的养生治疗方案

（1）适当运动：运动是糖尿病养生和治疗的基本措施之一，是所谓"五驾马车"（饮食治疗、运动治疗、药物治疗、血糖监测和健康教育）中重要的一驾，按年龄、性别、体力、有无并发症等不同条件，循序渐进和长期坚持。运动可以促进肌肉组织对糖的利用，提高肌肉组织对胰岛素的敏感性，改善胰岛素抵抗，有助于降低血糖、减少尿糖，并减少降糖药物的用量。运动有助于减肥、降脂、降压，预防糖尿病慢性并发症，预防糖尿病患者的心脑血管并发症及骨质疏松，增强体质，提高机体免疫力，减少感染机会。糖尿病的运动方式应以有氧运动为主，如购物、散步、做操、太极拳、快走、慢跑、骑车、爬楼梯、健身操、跳绳、爬山、游泳、球类、跳舞等。1型糖尿病患者，体育锻炼宜在餐后进行，运动量不宜过大、时间不宜过长，以免出现低血糖反应。2型糖尿病患者，宜长期锻炼，对降糖、减肥都有利。

（2）针灸：针灸治疗糖尿病，早在2000多年前就有记载，并被现代科学研究证实是行之有效的中医养生和治疗方法。进针得气后，行提插捻转补泻法，留针20分钟；艾灸疗法可直接灸或隔姜灸等。针灸以三消分型论治。

上消：主穴胰俞、肺俞、太渊、心俞、少府。配穴少商、鱼际、膈俞、金津、玉液。

中消：主穴胰俞、脾俞、胃俞、三阴交、内庭。配穴足三里、中脘、内关。

下消：主穴胰俞、肾俞、太溪、太中。配穴复溜、水泉、命门、气海。

（3）药膳食疗：药膳是中医学食疗方法中的奇葩，有些食物具有降血糖的功效，合理烹饪可起到"药食同源"的作用，例如：苦瓜、洋葱、黑木耳、麦麸、猪胰、南瓜、紫菜、魔芋、大蒜、胡萝卜、山药、玉米须、蚌肉等，或有些中药材和食物巧妙烹饪后，也可起到药膳防治的作用，如三七煲鸡汤或肉汤、玉米须煲瘦肉、枸杞子炖兔肉、蚌肉苦瓜汤、山药薏米羹、麦麸饼、魔芋糕、洋葱大蒜泥等。有些还可加工成药酒、饮料、药茶，如红酒泡洋葱、黄芪山药煎水代茶饮、胡萝卜汁饮料、玉米须茶、三七花茶、葛根山楂饮等。药膳食疗可长期服食，使用方便，口感好，患者容易接受，对糖尿病患者的预防改善、养生和治疗都有一定的效果。但药膳食疗须根据病情、辨证，在医生或营养师的指导下进行。

（4）心理调节：情绪因素与消渴病的发生发展有着密切关系，各种心理不平衡会进一步加强胰岛素抵抗，促使糖尿病的发生；患病后，也不能积极就医或很好地配合医生要求的药物治疗、身体锻炼、饮食控制等，吃得多、锻炼少容易引起血糖升高，心情不好还会引起血糖的波动，故应避免恼怒、忧思、郁闷等，做好心理调节，保持良好心态，消除紧张顾虑，建立健康的生活方式，树立战胜疾病的信心，对糖尿病的预防、治疗也是有其积极作用的。

（5）足部养生与足疗：糖尿病要特别讲究脚的卫生与养生。足部病变是糖尿病常见的并发症，是一种损及神经、血管（大血管和微血管）、皮肤、肌腱，甚至骨骼坏死的慢性进行性病变。继可激发感染甚至导致截肢，危害极大。因此，糖尿病患者的足部养生十分重要。每天要检查足部，足部触诊有助于判断血管搏动和温度改变，如难触及动脉搏动时，须进一步行超声多普勒检查。由于糖尿病患者常伴有周围神经病变，对冷、热、疼、痛等感觉不灵敏，检查内容应包括痛觉、温度觉、触觉、振动觉，以及对压力的感受程度，观察足的外形如足趾外翻、鹰爪足等，有无受力点的变化。发现有水疱、皮裂、磨伤、鸡眼、胼胝、甲沟炎、甲癣等，应及时处理。不可用锐利刀剪自行修剪，指甲也不要剪得太短；鞋要宽松舒适，袜子要松软，透气性好，所以穿鞋前必须检查有无异物。每天用温水泡脚或用中药足疗，水温不可过热；足疗的中药材主要选择温经通络、活血化瘀药，如桂枝、降香、苏木、松节、艾叶、莪术、乳香、没药等，有利于改善足部的血液循环，预防糖尿病足的发生。

（6）气功、按摩：气功讲究静息内修，有利于精神放松，调节心理，并增强体质，提高抗病能力，对治疗糖尿病，自古至今积累了丰富经验，对降低血糖、血脂和防治糖尿病并发症均有良好作用。按摩是通过对穴位的点压刺激等，以激发经气、调节气血、舒通经络，对糖尿病的中医养生和治疗是一种安全、有效的方法。

随着社会的发展，生活水平的提高，糖尿病的发病率逐年上升，已成为危害人们健康的常见病。其并发的多脏器损害、神经病变、感染等是导致影响劳动力或死亡的重要因素，临床应早期预防、养生、发现并控制糖尿病，积极治疗各种并发症。

干燥综合征

【概述】

干燥综合征（sjogren's syndrome，SS）是一种累及全身外分泌腺功能的慢性炎症性自身免疫性结缔组织疾病，又可称为自身免疫性外分泌腺病、舍格伦综合征。它可侵犯以唾液腺和泪腺为主的全身各个外分泌腺，同时又可累及肝、肾、胃肠道、淋巴等其他器官和组织而产生多种多样的临床表现，故属于弥漫性结缔组织病是自身免疫性结缔组织病中的一种。原因不明的免疫功能异常为其发病和病变延续的主要基础。本病发病率较高，可发生于任何年龄，但 40 岁以后发病者多，女性患者多见，且由于无特效的治疗方法。

干燥综合征在中医文献中无相似的病名记载，现大多医家认为可归属为"燥证"范畴。全国中医痹病专业委员会所著《痹病论治学》中把合并关节疼痛者归属为"燥痹"，有脏腑损害者可称之为"脏腑痹"。

【诊断标准】

1.临床表现

（1）流行病学特点：患者为女性，年龄大于 40 岁。

（2）体质（禀赋）缺陷：多数患者具有特异性体质，多为阴虚质或燥红质，少数病例为典型的阳虚质。

（3）典型的津亏液燥、失荣失敷的表现：口干、眼干、鼻干、咽干、皮肤干燥、外阴干涩。

（4）有其他相关疾病（如尪痹、狐惑、阳毒发斑、肌痹、皮痹等）的表现。

（5）反复不明原因的不规则发热，异常倦怠（不劳而累）

（6）舌苔干红或红绛，少苔或无苔，或如镜面，舌体薄瘦；脉细无力，或细数，或涩。

2.次要表现

（1）起病隐袭，病程绵长，典型症状（如口干、眼干、关节肿痛等）出现半年以上。

（2）有反复招感外邪，药毒伤害，不良饮食史。

（3）多发性龋齿，皮肤结节红斑，肢端阵发性苍白青紫，反复出现腮腺肿痛、瘰核等。

（4）有内舍脏腑的特殊表现，如黄疸、癥积、反复咳嗽咳痰、纳少、消瘦便溏、尿多烦渴、肢体瘫软无力等。

（5）治疗史：按一般燥证，使用单纯滋阴润燥治疗而效果不佳。

有三条主要表现、三条次要表现者，可以诊断；有两条主要表现、三条次要表现者也可能诊断。若与西医干燥综合征的诊断标准相参照，符合率较高。

干燥综合征的诊断并不困难，但对以非特异性症状（如关节痛、皮肤疼、头晕、疲弱）为初发表现者，医师的检查与重视就显得更为重要。

【病因病机】

干燥综合征是一种自身免疫性结缔组织病，发病原因尚不清楚，推测与以下因素有关：

遗传因素：原发性干燥综合征有家族发病的报告，故推测本病与遗传因素有关。

病毒感染：检测本病患者血液中的血清抗巨细胞病毒的 IgM 型抗体滴度增高，故认为本病发病与病毒感染有关。有证据说明，EB 病毒在本病合并类风湿关节炎的发病中起作用。

本病属于中医的"燥证"范畴，外感燥热毒邪，由表入里，损伤肺津，耗损胃液，终致肝肾阴亏；或情志不遂，郁而化火，火热伤津；或素体肝肾阴虚，复加汗、吐、下后津液伤亡，终致津伤血亏，燥证乃成。

【分型论治】

1. 燥毒证

主要临床表现：口干舌燥，目涩泪少，唇燥起皱，肌肤甲错，肌肉消瘦，舌体光瘦，脉形细涩等一派燥涩之象；同时可见牙龈溃痛，齿衄鼻血，目赤，唇色殷红，脘腹嘈杂、灼热喜冷，大便干结等。

证机概要：燥邪壅盛，热极生火。

治法：清燥解毒，泄热降火。

代表方：犀角地黄汤、三紫汤加减。

常用药物：水牛角（代替犀角）、生地黄、玄参、牡丹皮、紫丹参、紫竹根、土茯苓、大黑豆、绿豆衣、紫草、白花蛇舌草、黄芩、连翘、贯众、夏枯草等。

加减：兼有风热者，加疏风散热之桑叶、菊花、荆芥、防风、炙僵蚕；兼有湿热者，加清热化湿之苍术、川朴、藿香、佩兰、黄柏、茯苓、薏苡仁等；气分热盛而发热者，加清气分热之石膏、知母、连翘、升麻、白花蛇舌草等；目疾重者，加谷精草、石决明、草决明；低热缠绵者，加用地骨皮、白薇、秦艽、板胶、鳖甲等；血络失宁者，加墨旱莲、白茅根、阿胶。其中，阿胶重在润燥滋液，宁络护肤，"以肤养肤"，处方特意注明"新阿胶"，即猪肤胶。仿《伤寒论》"猪肤汤"润燥滋液之意。

2. 阴虚证

主要临床表现：口干咽燥，夜间尤甚，唇干燥裂，甚或起揭，目涩视昏，形体消瘦，头晕耳鸣，腰膝酸软，倦怠无力，午后潮热，干咳音嘶，纳少便结，五心烦热，齿松易脆，男子遗精，女子经少经闭，舌体瘦红苔少或光如镜面，脉形细数。

证机概要：肝肾亏虚，阴亏液燥。

治法：宗"燥者濡之"之旨，补养肝肾、滋阴润燥。

代表方：增液汤、六味地黄丸、二至丸等。

常用药物：玄参、生熟地黄、天麦冬、生山药、石斛、玉竹、花粉、黄精、墨旱莲、女贞子、板胶、白芍、乌梅等。

加减：偏于肺肾阴虚见口干咽燥、声音嘶哑者，可选百合固金汤加减；偏于肝肾阴虚见口干目涩、视物模糊者，可选一贯煎合左归饮加减；偏于脾胃阴虚见口舌干燥、饥不欲食者，可选益胃汤合玉女煎化裁；兼有燥火内热消灼者，可酌加知母、黄柏、丹皮以清热；低热缠绵骨蒸者，加地骨皮、白薇、银柴胡、功劳叶、青蒿等以除蒸；口干咽燥裂痛者，常用甜柿霜、芦根、淡秋石等以生津；眼涩甚者，可加木贼草、谷精草、决明子等，并可外用珍珠明目液点眼；虚火损络者，配用藕节、白茅根、景天三七、仙桃草以宁络；血滞络阻而出现骨节肌肉疼痛者，可加用金刚刺、阿胶、桃仁、红花、土茯苓以滋燥通络；腰膝酸软乏力者，增投枸杞子、女贞子、黄精、黑大豆以填补肝肾。

3. 气（阳）虚证

主要临床表现：除见一派口眼肌肤干燥外；同时见气短心悸，懈怠无力，纳少便溏，面色浮晄，口干少饮，肢体欠温，甚至畏寒凛冷，指胀胫肿，肢节困重酸

995

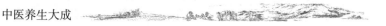

楚，舌质淡胖有齿痕，苔薄滑，脉濡而细。

证机概要：气虚阳弱，津凝血滞。

治法：补脾生气，养气益津。

代表方：七味白术散、四君子汤、参芪膏等。

常用药物：党参、黄芪、太子参、白术、茯苓、黄精、山药、葛根、薏苡仁、炙甘草、红枣等。

加减：肢端肤色苍白或紫暗而见雷诺现象者，加桂枝、细辛、鸡血藤等；关节肌肉冷痛者，加鹿衔草、桑寄生、杜仲等；浮肿者，加苍术、葫芦瓢、连皮苓、车前子等；大便泄泻者，加炮姜炭、补骨脂、芡实、煨肉果。对于此型辨证必须准确，对燥证而无脾虚气馁阳弱者，温（热）药不可乱投。此外，即使辨证不悖，选方用药亦应全面斟酌，注意补脾以免壅滞，益气需避温燥，壮阳宜乎温润，滋燥犹防阴腻。

4.涩滞证

主要临床表现：口干燥渴，但欲漱水而不欲咽，渴而不饮，或饮不解燥，部分患者尚有肌肤甲错、皮肤紫斑、腮腺漫肿、肝脾肿大、假性淋巴瘤等。实验室检查可有高血黏度或血清大量自身免疫抗体。

证机概要：燥毒入络，气津不畅，聚为痰瘀。

治法：活血祛瘀，化痰通络。

代表方：血府逐瘀汤、大黄䗪虫丸、桃红四物汤、消瘰丸、指迷茯苓丸化裁。

常用药物：䗪虫、大黄、丹皮、赤芍、桃仁、红花、当归、川芎、地鳖虫、水蛭、茺蔚子、丹参、贝母、煅牡蛎、茯苓、枳壳、竹沥夏、竹茹、煅蛤壳、昆布、海藻、山慈菇等。

加减：痰甚凝结成块成核者，可用消瘰丸、指迷茯苓丸等加减，药用玄参、牡蛎、贝母、茯苓、法半夏、风化硝炒枳壳、瓜蒌、蒲公英、黄药子、煅蛤壳、瓜子金、夏枯草等；兼有肝郁气滞者加柴胡、香附、青皮、陈皮、白芍等。

5.气阴两虚证

主要临床表现：口眼干燥，视物模糊，面色无华，少气乏力，午后低热或手足心热，舌淡红少苔，脉濡或细数。

证机概要：邪微正虚。

治法：益气养阴。

代表方：两仪膏、生脉散加减。

常用药物：太子参、熟地黄、麦冬、五味子、山药、山茱萸、黄精等。

加减：气虚乏力者，可以洋参泡茶代饮；口干明显者，可用枫斗、玉竹泡茶饮以润燥。

【养生方法】

1. 一般的饮食起居调理

本病属中医"燥证"慎起居，适寒温。老年人平素宜慎起居，适寒温，注意季节气候的变化，及时添减衣被，以防"燥热毒邪"外感。

饮食营养丰富。饮食宜清淡而富有营养，忌食辛辣油炙食物，多食水果，保持体内的各种营养平衡，养阴润燥，可防"内燥"产生。

2. 常见的养生治疗方案

（1）针灸、推拿

①主治取穴

肝肾阴虚者：取穴肾俞、肝俞、百会、三阴交、太溪。

脾肾气虚者：取穴脾俞、肾俞、志室；足三里、三阴交、公孙；神阙（隔盐灸）。

气血亏损者：取穴气海、关元、脾俞、足三里。

②干燥症状

口干舌燥者：取穴廉泉、金津、玉液；膈俞、照海、合谷。

眼睛干涩者：取穴攒竹、瞳子髎、四白；风池、三阴交、照海、合谷。

鼻干涕少者：取穴迎香、印堂、合谷；列缺、三阴交。

咽喉燥痛者：取穴廉泉、天突、照海；尺泽、三阴交、内庭、太溪。

外阴涩痛者：取穴曲骨、归来、关元、会阳；次髎、三阴交。

③腮腺肿胀疼痛：取穴中渚、太冲、颊车、翳风；内庭、合谷、阳陵泉、曲池。

④痹证通用

上肢：手三里、外关、合谷、肩髃。

下肢：足三里、阳陵泉、三阴交、环跳、委中、昆仑。

⑤雷诺征取穴：合谷、曲池、外关；三阴交、中渚。

⑥经少、经闭取穴：气海、关元、三阴交、血海、中极，针灸并用。

治疗方法：一般采用补泻手法，每次30分钟，隔日1次，连续15次为一疗程，一般连续1~3个疗程，活动期症状重者可每日1次。

（2）食疗药膳：本病以津亏液燥为主要病理特点，饮食一般应遵循甘凉濡润、养阴生津的原则，宜进滋阴生津之物：银耳、小麦、梨、葡萄、西瓜、荸荠、甘蔗、桑葚、藕、大白菜、马兰头、枸杞、燕窝、蜂乳、蜂蜜、鸭肉、乌龟、甲鱼、鸡蛋黄、海参、淡菜等。辛味之食物如葱、蒜、韭菜、芥，可助燥生火。干燥综合征患者当忌食。羊肉、狗肉、麻雀肉、鳝鱼等温阳之品以及酒、烟、咖啡，各类油炸食品也有助燥之弊，应少食。燥毒型及阴伤型仿《伤寒论》猪肤汤润燥滋液之意，患者可常食淡菜、木耳等，此外，当嘱患者常食鸭、鳖、火腿、梨、柿等甘寒清淡柔养之品佐助。气虚型患者不可以其燥而恣食寒凉腻滞之品，宜常食山药、薏苡仁、芡实、莲子、糯米、红枣、栗，冀以甘守益气，以助津还。瘀滞型宜常服山楂、桃仁、白萝卜、海蜇、荸荠等活血通脉、消积化痰、下气宽中之品。总宜"辨证施食"，方能收到与药物治疗相得益彰的效果。

（3）心理疗法：心理治疗对干燥综合征患者能起哪些作用干燥综合征是一种长期的慢病，缠绵的病程不仅给患者带来躯体的痛苦，并进而对患者精神上产生较大的压力，从而使患者形成诸多心理上的障碍，其临床表现就相当于中医学中的"郁证"。郁证既得，肝首受犯，木气郁而不伸，气机阻滞，不仅凝津成痰，抑或化火伤血，甚则侵腑损脏，遂使诸症蜂起，更加重干燥综合征患者的免疫功能紊乱。因此，在对干燥综合征患者进行诊治的过程中，医者需要具备良好的医学心理学知识，针对患者的具体病情和不同的心理特征给予适当的心理疏导。有的患者一知半解地把干燥综合征与系统性红斑狼疮等自身免疫疾病等同起来，甚至误解为"治不好的绝症"，终日惶惶，食不知味，夜不成眠，产生悲观绝望的错误认识。因此，在治疗中应反复向患者强调干燥综合征虽然是难治病，但却是一种慢性良性疾患，是可治的。通过正确的治疗，不但可以改善临床症状，而且能够控制病情的发展，延长缓解期，提高生活质量。不仅要有理论上的说明，还必须要举出其他患者的实例以加深患者的印象。此外，还要在精神上给患者以鼓励和支持，增强他们战胜疾病的信心。同时，对患者的各种躯体症状的病理机制和转归预后加以耐心合理的说明和解释，使患者对自己的病情能有科学的理解，从而积极地配合医生治疗，常常能够收到良好的效果。这就是所谓的"心理免疫"作用，可与药物或其他治疗方法并行不悖。

心理治疗要有针对性本病患者以中年以上女性为多，但也涉及不同年龄段的妇女，这就决定了干燥综合征患者心理障碍的特殊性。首先，干燥综合征患者所经历长期的病痛折磨和部分患者应用西药免疫抑制剂和激素，给她们的容貌和身材带来了一些消极的变化，如面容憔悴，皮肤干燥老化，面部暗疮，满月脸，向心性肥胖，给她们的"爱美心理"产生了极大的损伤，甚而促使她们形成自卑、失望等一系列消极心理。还有青年女性的婚恋孕育、月经失常等，中老年妇女因其外阴干涩疼痛导致夫妻性生活障碍而又羞于启齿，从而导致家庭情感危机等等，都能在一定程度上困扰着干燥综合征患者的心灵。为此，医者必须以其真诚同情的态度、温和耐心的语言，从医学的角度进行科学而准确地阐释，使她们能够了解产生上述问题的根源，消除其误解，减轻其心理负担，从而帮助她们勇于直面人生现实，增强其战胜疾病的信心，树立乐观的态度，从而彻底从不良的心理状态中摆脱出来。此外，还可以组织社会力量对她们进行心理的康复疏导。

（4）气功：气功是通过集中意志，调整呼吸，节制运动，能有效地调整和加强机体的生理功能，进一步提高防御作用、稳定作用和监督作用，以达到"精神内守""肌肉若一"。从而加强机体有序化，最终达到内脏生理功能的自我控制，调整精神状态，释放心理压力，帮助恢复生理机能。

（5）体育锻炼与文娱活动：经常运动能使气血调和，百脉通畅，脏腑机能优良，体魄健壮，关节灵活，精神愉悦，思维敏捷，增强抵抗力，减少疾病的发生，延缓衰老的进程，促进健康长寿。平素宜积极参加体育锻炼，增强体质，提高自身的抗病、防病能力。

（6）足浴与外治法：足部是气血汇聚之处，涌泉穴所在，人体的各个脏腑器官在足部也有投射反应区，足浴并足部按摩，可疏通气血，调节脏腑机能。穴位外治法包括穴位中药敷贴、穴位磁珠敷贴、穴位理疗照射、拔罐、刮痧等，都是中医特色治疗方法之一，通过刺激特定穴位，如足三里、涌泉、神阙、三阴交、肾俞、脾俞、心俞、关元、百会等，有疏通经脉、调节机能、健脾益气、补虚安神、强身健体等功效，有利于该病的康复。

（7）休息与旅游：旅游之动，是手、脚、脑并用的全身心的和谐运动，是最好的康体养生活动。特别对老年人，通过旅游活动呼吸到大自然的清新空气，加大了运动量，消耗过多的营养，从而可以大大改进睡眠质量，增加食欲，使身体进入良性循环。

干燥综合征是一种主要累及全身外分泌腺的慢性自身免疫性疾病，以口干、眼干、关节痛、反复腮腺肿大、乏力为主要临床表现，严重者可累及内脏。在我国的患病率为0.3%～0.7%，在老年人群中患病率为3%～4%，女性多见。本病病因不清，目前尚无理想的治疗方法。除了治疗之外，预防措施也是必要的：①提高身体抗病能力。平素宜积极参加体育锻炼，增强体质，提高自身的抗病防病能力，对体虚易感冒者，可常服玉屏风颗粒剂，每次 6g，每日 2 次；或金水宝，每次 2～3 粒，每日 3 次。常服有健身益寿，抗病防病之功。②慎起居，适寒温。老年人注意季节气候的变化，及时添减衣被，以防"燥热毒邪"外感。③避郁免怒。平素宜保持心情舒畅，这样可防郁怒化火伤津，气机调畅，有利于预防本病。④饮食营养丰富。饮食宜清淡而富有营养，忌食辛辣油炙食物，多食新鲜水果，保持体内的各种营养平衡，养阴润燥，可防"内燥"产生。⑤药物预防，据临床观察，本病多发于平素"阴虚内热"之人（俗谓"火体"），故属"火体"之人，应常服滋阴润燥、滋阴清热之品，以调整体内的"阴阳平衡"，有助于预防本病。

慢性疲劳综合征

【概述】

慢性疲劳综合征（chronic fatigue syndrome，CFS）是一种以长期持续疲劳为突出表现，同时伴有低热、头痛、肌肉关节疼痛、失眠和多种精神症状的一组综合征。这种疾病在病理上无阳性改变，目前仅能临床诊断，尚不能作出实验诊断，虽未见有直接危及生命者，但不及时治疗，将有继发相应有关实质性病变的可能，对健康影响极大。

中医学无慢性疲劳综合征的病名记载，但对本病的认识，可追溯到张仲景在《金匮要略》中的百合病、脏躁病等病篇中，后世医家如李东垣在《脾胃论》中所论的脾胃内伤病，《景岳全书》中所述的眩晕、郁证等，其病因病机、症状，乃至治疗都与慢性疲劳综合征有很大的相似之处。慢性疲劳综合征可纳入中医"虚劳""郁病"等范畴。

【诊断标准】

慢性疲劳综合征的概念最早是由美国的全国疾病控制中心于 1987 年正式命名的。1994 年，在国际慢性疲劳综合征小组会议上对慢性疲劳综合征的诊断解释是：

排除其他疾病的情况下，疲劳持续 6 个月或者以上，并且至少具备以下症状中的四项者，即可诊断：

（1）短期记忆力减退或者注意力不能集中。

（2）咽痛。

（3）淋巴结痛。

（4）肌肉酸痛。

（5）不伴有红肿的关节疼痛。

（6）新发头痛。

（7）睡眠后精力不能恢复。

（8）体力或脑力劳动后连续 24 小时身体不适。

临床上须与神经衰弱、更年期综合征、内分泌失调、神经官能症、病毒性肝炎、肺结核、糖尿病、心肌梗死、贫血、血液病、癌症等辨别，以免延误治疗。

【病因病机】

慢性疲劳综合征是现代临床的新病种，也是常见病、多发病，属于亚健康范畴。其病因不详，但与现代高效快节奏生活方式、生活压力增大、社会竞争日趋激烈等状态下的长期极度疲劳（包括体力疲劳和脑力疲劳）有关。

传统中医理论中虽无此病名，但对本病的认识，早在张仲景《金匮要略》中的"百合病""脏躁病"、李东垣《脾胃论》中所说的"脾胃内伤病"、《景岳全书》中所言的"眩晕""郁证"等篇中均有相关描述。其病因病机、症状，乃至治疗都与慢性疲劳综合征有某些相似之处。病因分析与中医所说的过喜、过怒、过忧、过思、过劳有关：积劳内伤或病后久虚不复，脏腑机能失调；或脾胃功能虚弱，湿热内生，或感受外邪侵袭，内外相引损伤脾胃，使湿热内蕴，阻遏气机，内扰心脑；或肝气郁结，肝失条达，神不守舍等所致。本病主症为疲倦，病因为劳倦和情志所伤为主，病机要点是"虚"与"郁"，病位涉及五脏，重点为脾、肝。因此，慢性疲劳状态有属于"虚"的范畴，也有属于"气滞""血瘀""痰阻""精气不能布散流行"等实证的范畴。在治疗上，应以气血阴阳为纲，以五脏虚候为目，亦补亦疏，疏补结合。除补益扶正外，还可采取"疏肝解郁""行气活血""化痰祛瘀""宣发正气"等治疗方法，通过中医辨证而调治，以达到预防、治疗、控制的目的。

现代医学对本病的认识仍然很少，尚不明白其病理学成因。绝大部分患者都与不良生活方式，如长期睡眠不足、吸烟、酗酒、饮食不合理、运动或体力劳动不足等；激烈的社会竞争所带来的工作紧张、心理压力过大，精神忧郁，内心孤独，情感无法正常沟通、宣泄等均可造成身心疲惫，罹发本病。

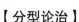

【分型论治】

目前，对本病的辨证分型方法众多，结合病因病机，归纳起来，大致分型如下：

1. 气血两虚证

主要临床表现：精神萎靡，眩晕乏力，劳累加重，倦怠懒言，面色㿠白，心悸少寐，健忘恍惚，纳呆食少，大便稀溏，或自汗肢冷，手足麻木，或崩漏便血，舌淡，脉细弱。

证机概要：气血亏虚，清阳不展，脑失所养。

治法：补益气血，调养心脾。

代表方：归脾汤加减。

常用药物：人参、白术、黄芪、当归、熟地、茯神、远志、龙眼肉、酸枣仁、炙甘草等。

加减：精神萎靡、眩晕乏力、少气懒言等体质虚损者，加用冬虫夏草、人参、獐宝等大补元气；面色苍白、心悸失眠等血虚明显者，加阿胶、制何首乌、桑葚、杞子等补血之品；大便稀溏等脾虚湿蕴者，加薏苡仁、山药、扁豆等健脾化湿；崩漏便血者，加三七、仙鹤草、茜草炭等。

2. 脾肾阳虚证

主要临床表现：面色苍白，畏寒肢冷，腰膝酸软，乏力倦怠，腹中冷痛，下利清谷，或泄泻滑脱，五更泄泻，小便频数，余沥不尽，或夜尿频繁，或面目肢体浮肿，舌质淡胖而有齿痕，苔白滑，脉沉迟细弱。

证机概要：脾肾阳虚，失于温煦。

治法：温补脾肾。

代表方：金匮肾气丸合附子理中汤加减。

常用药物：制附子、干姜、熟地、山药、山茱萸、茯苓、丹皮、泽泻、人参、白术、补骨脂等。

加减：畏寒怕冷、腰膝酸软、阳痿不举等肾阳不足者，加仙茅、仙灵脾、巴戟天、锁阳、菟丝子、肉桂等；腹冷、泄泻等脾阳不足者，可重用附子、干姜等温补脾阳；五更泄泻，可加四神丸方如补骨脂、吴萸、肉豆蔻、五味子等温肾止泻。

3. 肝胃不和证

主要临床表现：胁肋胀痛，走窜不定，或脘部满闷隐痛，嗳气吞酸，纳少呕恶，嘈杂口苦，精神抑郁，神疲乏力，急躁易怒，善太息，头晕目眩，月经不调，纳呆腹胀，便溏不爽，肠鸣矢气，或腹痛欲泻，泻后痛减，舌淡红，苔白或腻，脉弦。

证机概要：肝郁气滞，横逆犯胃。

治法：疏肝理气，健脾和胃。

代表方：四逆散或柴胡疏肝散合左金丸、痛泻要方加减。

常用药物：柴胡、枳壳、香附、当归、白芍、陈皮、厚朴、党参、白术、茯苓、薄荷、甘草、郁金、川楝子等。

加减：如嗳气吞酸等胃热明显者，加左金丸如黄连、吴萸清胃制酸；腹痛欲泻，泻后痛减等肝郁脾虚者，加痛泻要方如陈皮、白术、白芍、防风等抑肝健脾；胸胁满闷隐痛等肝郁化热明显者，可加郁金、川楝子等疏泄肝经郁热。

4. 脾虚湿困证

主要临床表现：身体困重，四肢怠惰，面色萎黄不华，疲倦嗜卧，脘腹胀满，纳谷欠香，多食则胀，大便溏软，甚或濡泄，舌淡胖，或边有齿痕，苔白润或腻，脉濡缓。

证机概要：脾虚不运，湿邪内停。

治法：健脾化湿。

代表方：香砂六君子丸合平胃散加减。

常用药物：木香、砂仁、人参、白术、茯苓、苡仁、扁豆、苍术、厚朴、陈皮、法半夏、泽泻、石菖蒲、炙甘草等。

加减：身困纳呆，舌苔厚腻等湿困中焦者，加平胃散方义如苍术、厚朴等燥湿健脾；脘痞纳呆者，加砂仁、佩兰等芳香化湿醒脾开胃。

5. 湿热内蕴证

主要临床表现：脘腹痞闷、胀满，肢体沉重，呕恶厌食，口苦口黏，口渴而不欲饮水，大便溏泻，或胁肋胀痛，身目发黄，午后发热，汗出而热不减；或见小便短赤、频急、涩少而痛；或腹痛腹泻、泻下脓血便，肛门灼热，甚至里急后重；或皮肤湿疹，关节酸胀肿痛。舌苔黄腻，脉濡数。

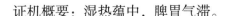

证机概要：湿热蕴中，脾胃气滞。

治法：清热化湿。

代表方：甘露消毒丹、半夏泻心汤或黄连温胆汤加减。

常用药物：茵陈、滑石、木通、连翘、黄芩、黄连、茯苓、法半夏、陈皮、枳实、竹茹、藿香、薄荷、菖蒲、蔻仁等。

加减：如湿热郁结肝胆，肌肤巩膜发黄，宜清热利湿退黄，用茵陈蒿汤；湿热郁滞大肠，泄泻、痢疾，用葛根芩连汤或芍药汤加减；湿热下注膀胱，病发淋浊、尿血，用八正散加减。

6. 肝肾阴虚证

主要临床表现：精神萎靡，眩晕耳鸣，双目干涩，颧红咽干，五心烦热，潮热盗汗，健忘失眠，腰膝酸软，性欲减退，男子阳痿早泄、遗精滑精，女子月经不调，舌质红，少苔，脉细数。

证机概要：肝肾阴虚，失于滋养。

治法：滋补肝肾。

代表方：六味地黄丸加减。

常用药物：熟地黄、山茱萸、山药、茯苓、丹皮、泽泻。

加减：肝阳亢盛者，配石决明、牡蛎平肝潜阳；阴虚者，加首乌、板胶滋养肝肾。

7. 肾精不足证

主要临床表现：精神萎靡，腰酸膝软，眩晕日久不愈，少寐多梦，健忘，两目干涩，视力减退。或遗精、滑泄、耳鸣、齿摇；或颧红咽干，五心烦热，舌红少苔，脉细数；或面色㿠白，形寒肢冷，舌淡嫩，苔白，脉弱尺甚。

证机概要：肾精不足，髓海空虚，脑失所养。

治法：滋养肝肾，益精填髓。

代表方：左归丸加减。

常用药物：熟地、山萸肉、山药、板胶、鹿角胶、紫河车、杜仲、枸杞子、菟丝子、牛膝等。

加减：若阴虚火旺，症见五心烦热、潮热颧红、舌红少苔、脉细数者，可加鳖甲、知母、黄柏、丹皮、地骨皮等；若肾失封藏固摄，遗精滑泄者，可酌加芡实、莲须、桑螵蛸等；若兼见失眠多梦、心烦不寐、烦热健忘等证属肾水亏虚不能上济于心，心火炽盛不能下交于肾的心肾不交者，治当交通心肾、养心安神，方选六味地黄丸合交泰丸加减，药如黄连、肉桂、熟地黄、山萸肉、山药、泽泻、茯苓、丹皮、阿胶、酸枣仁、柏子仁、夜交藤等。

【养生方法】

1. 一般的饮食起居调理

（1）科学膳食，营养均衡。合理的营养搭配，对于防治CFS具有重要意义。要有科学合理的膳食结构，保证人体营养物质的均衡，饮食多样化，注重粗细杂粮搭配，常吃新鲜蔬菜、水果，常吃坚果、豆类，常喝牛奶、酸乳、豆浆，适量进食鱼、肉、蛋类，少食甘甜、肥腻、腌烤、油炸食品；饮食规律，克服不良的饮食习惯，忌暴饮暴食。戒烟、限酒，清淡饮食，控制食盐的摄入。

（2）保证足够的睡眠，培养生活起居的规律。一般情况下，正常成年人每天睡眠时间应不少于7小时。睡眠时，人体处于相对静止状态，各种生理功能普遍降低，合成代谢大于分解代谢，有利于营养供给，弥补损耗，储存能量，解除疲劳，恢复体力。同时有利于将体内蓄积的代谢产物，如二氧化碳、尿素等有害物质分解排泄出去。起居、工作等定时，减负减压，不过劳、熬夜，居住环境应安静、舒适，避免喧嚣；勤洗澡，有助于恢复体力。

2. 常见的养生治疗方案

（1）针灸、推拿：刺激经络腧穴，疏通经络气血，调整脏腑气机，调节气血和神经体液，提高机体免疫机能，激发、调动和增强机体抗病能力。针刺的穴位可选足三里、三阴交、关元、百会、印堂、内关、神门、气海、太溪等。耳针可选神门、交感、内分泌、皮质下、心、肝、脾、肾等穴。针灸、推拿能有效改善慢性疲劳综合征患者症状，是十分有效的中医养生及康复的措施。

（2）食疗药膳：食疗药膳对治疗慢性疲劳综合征患者也是重要的方法，适当进补，可以帮助恢复体力，缓解压力，有利于疾病的康复。如防治机体虚弱、疲劳，可用冬虫夏草羹、人参羹、黄芪当归鸡汤；防治精神疲劳偏抑郁者，可食甘麦大枣粥（甘草、浮小麦、大枣等），抑肝散（柴胡、钩藤、当归、川芎、白术、茯苓等研细末米汤或藕粉调服）；防治虚烦、失眠者，酸枣仁、刺五加煎水加蜂蜜少许代茶饮。此外，人参、西洋参、黄芪、海参、香菇、枸杞子、蜂蜜等药食同源之品可用来烹饪成精美的药膳食用。中药材"獐宝"，含有多种天然的消化酶、氨基

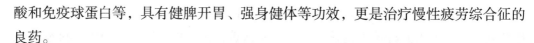

酸和免疫球蛋白等，具有健脾开胃、强身健体等功效，更是治疗慢性疲劳综合征的良药。

（3）心理疗法：慢性疲劳综合征可纳入中医"虚劳""郁病"等范畴，《三因极一病证方论》："七情人之常性，动之则先自脏腑郁发，外形于肢体"，强调"七情所伤"是重要的致病因素，所以，要针对病因，因势利导，做好患者的心理咨询和疏导，帮助患者建立正确的人生观和价值观，调整心态，保持心态平衡。热爱生活，尊重他人，科学合理地安排工作和生活，减少社会、工作、生活、环境等因素对患者不良情绪的影响。恢复患者自信和勇气，面对各种压力、挫折和挑战，要以积极的态度面对，宽容大度，超脱自我，化解压力；要敞开心扉，学会人际沟通，宣泄压力，养成良好的行为习惯。这样能有利于脏腑的气机流畅，使疾病得以康复。

（4）气功：气功是通过集中意志，调整呼吸，节制运动，能有效地调整和加强机体的生理功能，进一步提高防御作用、稳定作用和监督作用，以达到"精神内守""肌肉若一"。从而加强机体有序化，最终达到内脏生理功能的自我控制，调整精神状态，释放心理压力，对于慢性疲劳综合征的预防、康复非常有利。

（5）体育锻炼与文娱活动：慢性疲劳综合征与身体素质、精神状态、心理活动有密切的关系，患者应坚持适当锻炼，培养对文娱活动的兴趣和爱好。体育锻炼如散步、太极拳、气功、瑜伽、垂钓等，不宜过度、超量的疲劳运动。劳逸结合，弛张有度，在运动中推动气血运行，在休息中恢复气血的充盈。文娱活动，如轻松的音乐、歌咏、棋琴书画等，能愉悦心情，缓解生活、工作压力，调整负性情绪，减少病态体验，促进疾病康复，显著改善患者症状。

（6）足浴与外治法：足部是气血汇聚之处，涌泉穴之所在，人体的各个脏腑器官在足部也有投射反应区，足浴并足部按摩，可疏通气血，调节脏腑机能，对解乏消困很有疗效。穴位外治法包括穴位中药敷贴、穴位磁珠敷贴、穴位理疗照射、拔罐、刮痧等，都是中医特色治疗的方法之一，通过刺激特定穴位，如足三里、涌泉、神阙、三阴交、肾俞、脾俞、心俞、关元、百会等，有疏通经脉、调节机能、健脾益气、补虚安神、强身健体等功效，有利于慢性疲劳综合征的康复。

（7）休息与旅游：慢性疲劳综合征是以疲倦为主的症候群，劳倦和情志所伤是主要病因之一，尽量休息或结合悠闲轻松的旅游度假，有利于愉悦情志，减少压力，恢复体力，消除疲劳，有利于慢性疲劳综合征的康复。

慢性疲劳综合征是上世纪80年代以后逐渐被人们所认识的一个新病种，以中年劳动者，尤其是30～40岁女性多见。随着社会发展和生活节奏的加快，其发病率逐年上升，典型症状有疲倦、头昏头痛、记忆力衰退、肌肉关节酸楚、食欲不振、神志恍惚、发热恶寒等。但病因至今尚缺乏统一的认识，普遍认为与环境压力、心理因素、长期过度疲劳有关。慢性疲劳综合征对人体危害极大，可引起多脏器、系统的损害：对免疫系统，引起免疫功能低下；心血管系统发生如心悸、气喘、血压不稳、心律不齐等病变；中枢神经系统出现"脑疲劳"症状，如记忆力下降、注意力不集中、反应迟钝、头晕头痛、失眠，甚至出现忧郁、焦虑、烦躁等精神症状；消化系统可表现为食欲不振、胃纳不佳、胀满少饥、偏食、厌油、恶心等；生殖系统功能异常，如女性月经不调、性冷淡，男性遗精、阳痿、早泄、性欲减退；视觉器官表现为眼睛胀痛、干涩不适、视物模糊、对光敏感、视觉疲劳，听觉器官表现为耳鸣、听力下降；人体体能、体态受累可致患者面色无华、脱发断发、皱纹早现、面肌松弛、色斑，呈现出未老先衰征象。目前西医尚缺乏特殊的治疗手段，而中医强调"治未病"，未病先防，通过辨证论治及综合性的中医养生方法则可取得明显的疗效。

原发性骨质疏松症

【概述】

原发性骨质疏松症是随着年龄的增长而发生的一种生理性退行性病变，出现单位体积内骨量减少、骨组织的微细结构发生改变，并伴随骨质脆性增加和骨折危险性升高的一类全身性骨骼疾病。其主要临床表现为腰背部疼痛，肢体缩短，驼背及易发骨折等。目前，全世界大约有 2 亿人患有骨质疏松症，其发病率已跃居世界各种常见疾病的第 7 位。据统计，美国、欧洲和日本约有 7500 万骨质疏松症患者，其中大多数是中、老年人，并且以绝经后的妇女占绝大多数。骨质疏松症在我国同样是一个很严峻的问题，目前 40 岁以上人群中的骨质疏松症发生率为 16.1％、60 岁以上人群为 22.6％、80 岁以上人群为 50％，但在我国不同地区骨质疏松症的患病率存在较大差异。骨质疏松症的严重后果即是骨折，骨折不仅使国家和个人承担的医疗费用大大增加，而且会导致残疾、终身丧失独立生活能力甚至死亡，给家庭和社会带来严重的危害。

中医学没有骨质疏松症的病名，但中医对骨质疏松症的认识多记载于"痹证""腰痛""痿症"等病中。

【诊断标准】

1. 症状表现

（1）疼痛：疼痛是骨质疏松症的最常见、最主要的症状。其原因主要是由于骨转换过快，骨吸收增加。在吸收过程中，骨小梁的破坏、消失，骨膜下皮质骨的破坏等均会引起全身骨痛，以腰背痛最为多见。另一个引起疼痛的重要原因是骨折，即在受外力压迫或非外伤性脊椎椎体压缩性骨折、楔形和鱼椎样变形而引起的腰背痛。此外，根据负重能力调查表明，健康人负重力达 76kg，而骨质疏松症患者仅能负重 26kg，明显低于正常人。因此，患者在躯干活动时，腰背肌必须进行超常的活动，经常处于紧张状态，逐渐导致肌肉疲劳，出现肌痉挛，从而产生肌肉及肌膜性腰背疼痛。

（2）身长缩短、驼背：由松质骨和密质骨组成的骨骼中，松质骨更易发生骨质疏松改变，特别是脊椎椎体前部，几乎全部由松质骨组成，而且是支持身体的支柱，负重量大，因此更易发生压缩性骨折，造成身长的缩短和脊柱的形变。

（3）骨折：在骨质疏松症中，脆而弱的骨强度低于骨折阈值 $100mg/cm^2$，从而只要受轻微的外力就易发生骨折。

（4）呼吸系统改变：骨质疏松症、腰椎压缩性骨折导致脊柱后弯、胸廓畸形，可引起多个脏器的功能变化，其中呼吸系统的表现尤为突出。

2. 骨质疏松症的理化检查

（1）骨密度的定量测定是反映骨质疏松程度、预测骨折危险性的重要依据。但目前国人的骨质疏松症诊断标准尚未确立。

（2）单光子吸收测量法（SAP）有较理想的重复精度，因照射剂量低而成为骨质疏松症有价值的诊断手段之一。

3. 化学检查

血清骨矿物质成分的测定，包括血清总钙和游离钙、无机磷、血清镁等指标的测定，可以诊断原发性骨质疏松症。

【病因病机】

中医认为，本病的病因多责之饮食失当、起居失调、年老体衰等因素。本病病位在骨，与肾、脾、肝三脏功能失调有关。肾藏精，主骨生髓，主水，主生长发育和生殖。肾所藏之精包括先天之精和后天之精。先天之精受之于父母、主生殖繁衍，后天之精来源于脾胃化生的水谷精微，脾与肾在生理上相互资助、相互促进，在病理上则相互影响、互为因果。若脾不运化，脾精不足，肾精乏源；或肾精本虚，脾肾俱虚，骨骼失养，则骨骼脆弱无力，终致骨质疏松症，故骨质疏松症多发于老年人。又由于老年人肾气虚，机体功能衰退，易受外邪侵袭，使经络不通、气血不畅，故老年人脾肾俱虚的同时，往往伴随气滞血瘀的存在。此外，肝藏血，肾藏精，精血同源，肝主筋，肾主骨，筋附着于骨，筋病常能及骨。肝肾阴虚，则筋骨失却濡润，骨失所养，则骨脆弱不健。因此，中医理论认为，骨质疏松症的发生主要因肾、脾、肝三脏的功能失调所致。病理因素可涉及阳虚、阴虚、气虚、湿浊、血瘀等因素，肾虚是本病的主要病因。

【分型论治】

1. 平人骨痿证

主要临床表现：患者可以无明显临床症状，往往在老龄体验或普查时通过 X 线、光子骨密度法、激光密度计及有关骨形成、骨吸收和骨矿成分的生化指标等检出。

证机概要：脾胃不健，生化不足，骨痿初起。

治法：补骨填精，调补脾胃。

代表方：强痿壮骨方。

常用药物：生熟地、补骨脂、黑芝麻、胡桃肉、紫河车、茯苓、砂仁、枸杞子、山药、牛膝等。

2. 肾阳虚证

主要临床表现：腰膝酸软，畏寒肢冷，夜尿频多，精神不振，大便溏薄，健忘，性欲减退，面目虚浮，舌淡胖而润，苔白厚，脉沉迟、两尺脉弱。

证机概要：肾阳不足，不能温煦筋脉、腰府。

治法：温补肾阳。

代表方：金匮肾气丸加减。

常用药物：附子、肉桂、地黄、山药、山茱萸、丹皮、茯苓、泽泻等。

加减：若见五更泄泻，加吴茱萸、肉豆蔻、补骨脂、五味子等；兼见肢肿面浮，加黄芪、益母草、泽兰、冬瓜仁、猪苓等。

3. 肾精不足证

主要临床表现：腰背酸痛，足痿无力，发脱齿摇，早衰，耳鸣耳聋，骨骼痿软，动作迟缓，健忘恍惚，精神萎靡，性机能低下，舌淡苔白，脉细弱。

证机概要：肾精不足，髓海失养。

治法：补益肾精。

代表方：左归丸加减。

常用药物：熟地、山药、山茱萸、枸杞子、龟板胶、鹿角胶、菟丝子、川牛膝等。

加减：若阴虚生内热，表现咽干口燥、五心烦热、潮热盗汗、舌红、脉弦细数者，可加炙鳖甲、知母、青蒿等滋阴清热。

4. 肾阴虚证

主要临床表现：腰膝酸软，五心烦热，头晕耳鸣，盗汗，口干咽燥，便秘，健忘，性欲减退，两颧潮红，舌红少苔，脉细数。

证机概要：肾阴不足，阴虚火旺，髓海失养。

治法：滋阴降火。

代表方：知柏地黄丸加减。

常用药物：知母、黄柏、地黄、山茱萸、山药、丹皮、泽泻、茯苓等。

加减：若心肾不交，见失眠、多梦、健忘者，加阿胶、鸡子黄、酸枣仁、柏子仁等交通心肾，养心安神；若水不涵木，肝阳上亢者，可加清肝、平肝、镇肝之品，如龙胆草、柴胡、天麻等。

5. 肝肾阴虚证

主要临床表现：腰背隐痛酸软，足跟作痛，喜按喜揉，遇劳则甚；可伴眩晕耳鸣，口干舌燥，心烦失眠，潮热，盗汗，便干溲赤。舌红少苔，脉细数。

证机概要：肝肾阴虚，筋髓失养。

治法：滋补肝肾。

代表方：虎潜丸加减。

常用药物：板胶、干姜、知母、白芍、黄柏、虎骨、陈皮、锁阳等。

加减：热甚者，去锁阳、干姜，或用六味地黄丸加牛骨髓、猪骨髓、鹿角胶、枸杞子、砂仁治之。若兼见面色萎黄不华、心悸、舌淡红、脉细弱者，加黄芪、党参、当归、鸡血藤以补养气血。若久病阴损及阳，症见怕冷、阳痿、小便清长、舌淡、脉沉细无力者，不可用凉药以伐生气，改用虎潜丸去黄柏、知母，酌加鹿角片、补骨脂、肉桂、附子等补肾壮阳。此外，也可加紫河车粉，或用牛骨髓、猪骨髓煮熟，捣烂和入米粉，再用白糖或红糖调服。

6. 脾肾阳虚证

主要临床表现：腰背酸痛，或疼痛遇寒加重，劳累后尤甚，时轻时重，腰背沉重感，畏寒喜暖，面色苍白，精神不振，小便清长或夜尿频，舌质淡，苔白，脉沉细无力、两尺尤甚。

证机概要：脾阳虚弱，运化不足，肾阳亏虚，无以温煦。

治法：温补脾肾。

代表方：济生肾气丸加减。

常用药物：熟地、山药、山茱萸、丹皮、茯苓、泽泻、肉桂、附子、牛膝、车前子等。

加减：若阳损及阴，兼见肾阴不足之证，酌减肉桂、附子，加龟板、生地等。

7. 肾虚瘀滞证

主要临床表现：常发生于骨松质丰富的部位，如脊柱压缩性骨折、股骨近端骨折、桡骨远端骨折、肱骨外髁颈骨折等；表现为局部疼痛，腰膝酸软，伴有便秘等症状。

证机概要：肾虚骨痿，兼有瘀滞。

治法：补肾益气，养血活血。

代表方：桃红四物汤合八珍汤。

常用药物：桃仁、红花、骨碎补、当归、白芍、地黄、川芎、党参、白术、茯苓、甘草等。

加减：兼有便秘腹胀，加火麻仁、枳实、厚朴、大黄等。

【养生方法】

1. 一般的饮食起居调理

（1）合理饮食，适当补钙：注意合理膳食营养，坚持长期预防性补钙，多食用钙、磷高的食品，如鱼、虾、虾皮、海带、牛奶、乳制品、骨头汤、鸡蛋、豆类、芝麻、绿叶蔬菜等。

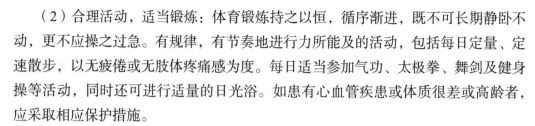

（2）合理活动，适当锻炼：体育锻炼持之以恒，循序渐进，既不可长期静卧不动，更不应操之过急。有规律，有节奏地进行力所能及的活动，包括每日定量、定速散步，以无疲倦或无肢体疼痛感为度。每日适当参加气功、太极拳、舞剑及健身操等活动，同时还可进行适量的日光浴。如患有心血管疾患或体质很差或高龄者，应采取相应保护措施。

①规范的运动：原则上选择全身性运动（全身骨骼、脏器系统）和骨质疏松易发骨折部位，如前臂、腰椎、股骨、胫腓骨等专项练习相结合的运动方式。在运动初期以全身有氧运动为主，同时辅以轻微力量练习，以提高心、肺功能和身体各部位对运动的适应性，并初步使全身骨骼感受轻微力量的刺激。按此方式运动 2 ~ 3 个月后，可在有氧健身的基础上，逐步增加力量练习的比重。在机体能适应一定力量刺激的基础上，再逐渐达到全身有氧练习和局部中、轻力量练习并重。健骨运动处方中的有氧运动一般选择对骨主要产生一定纵向压应力的站姿运动方式，这些方式还需是中老年人自己喜欢且方便、简易、随时随地可以从事的，如快走、慢跑、登山、上下楼梯、跳健身操或健身舞蹈等。而力量练习则以推举实心球、哑铃、负重上下台阶、负重蹲起等为主。

运动强度：健骨运动中的运动心率应控制在每分钟 130 次左右，运动强度控制在 60% ~ 70% 最大摄氧量范围内。一般认为，60% ~ 70% 最大摄氧量范围内的有氧运动强度所获得的健骨效果优于 50% ~ 60% 最大摄氧量范围内的有氧运动强度。

运动时间：健骨运动时间的确定应根据每个人的体能健康及对运动适应程度的不同进行适宜的调节，一般建议每周运动 3 ~ 5 次才能获得较好的训练效果。体质较差者，在开始锻炼时，可酌情减少到每周 2 ~ 3 次，训练频率最好能够依据较长时间运动和较短时间运动、较激烈运动和较轻松运动、运动和休息交替实施原则，不管训练频率多少，每周至少要休息一天。每次运动时间为 1 小时左右，最好选择在下午，因为时间生物学者认为人体运动的能力近似昼夜节律的峰相位，绝大多数是在 15：00 ~ 18：00 之间，因此选择下午运动高峰期进行健骨运动，对中老年人来说是比较安全，且健骨效应较明显。

②传统养生运动：长期坚持参加传统养生运动如五禽戏、八段锦、简化二十四式太极拳等，有助于减少骨量丢失。每周 2 ~ 3 次，每次 30 ~ 45 分钟。

（3）坚持科学生活方式：保持正常体型，避免肥胖、超重。不吸烟，不饮酒，少喝咖啡、浓茶等。人到中年，尤其妇女绝经后，骨量丢失加速进行，应每年进行一次骨密度检查，对老年骨质疏松患者加强自我保护意识，防摔、防碰、防颠，多做户外活动。

2. 常见的养生治疗方案

（1）药膳

①怀杞甲鱼汤：怀山药、枸杞、骨碎补、甲鱼。具有滋阴补肾，益气健脾功效。适用于腰膝酸软，五心烦热，潮热盗汗，头晕、耳鸣，口燥舌干等症。

②生地黄鸡：地黄、乌骨鸡、饴糖。具有补肾填精，生髓壮骨功效。适用于腰膝酸软，时或隐痛，足跟作痛，喜按喜揉，遇劳则甚，休息时减轻，神疲乏力，耳鸣，头昏，齿摇等症。

③羊脊骨粥：羊脊骨、肉苁蓉、菟丝子。具有温肾壮阳，填精补髓功效。适用于腰膝酸软，头晕耳鸣，神疲乏力，小腹冷痛，肢冷畏寒等症。

（2）中药预防：补肾健骨中药能预防骨质疏松及其骨折，合理运用补肝肾类中药，可以预防骨质疏松及其骨折的发生。偏肾阳虚者，可选用淫羊藿、骨碎补等单味配方颗粒剂；偏肾阴虚者，可选用山茱萸、枸杞子等单味配方颗粒剂。

（3）针灸疗法：悬钟、肾俞、命门等穴可补肾填髓，临床上在中医辨证的基础上加用这些穴位，可有效缓解原发性骨质疏松的症状。

目前对骨质疏松症尚无根本的治疗方法，但可以通过改善生活习惯和生活方式，并通过适当的锻炼，来延缓骨质疏松症的发生、发展，减缓或避免其严重并发症的发生。因此，对骨质疏松症的处理应重在预防，并把预防骨质疏松骨折作为预防重点。儿童青少年期是峰值骨量形成的关键时刻，应当从儿童青少年期开始提倡健康的生活方式，包括定期运动，摄入足够的钙，保持健康体重，避免吸烟及大量饮酒等。对于年龄大于 70 岁的男性及绝经后骨质疏松症等高危人群要重点健康管理，早期监测，定期监测骨密度。对于出现骨量减少，并且临床出现骨痛、腰膝酸软、行动能力下降、足跟痛、下肢抽搐等症者要及时检查骨密度，并采取相应的中医预防措施。发现骨质疏松的患者尤其要注意预防跌倒，避免出现骨折的严重后果。

围绝经期综合征

【概述】

围绝经期综合征（perimenopausal syndrome，PMS）在早期被称为更年期综合征（climacterical syndrome）。由于更年期的定义用来表达绝经过程的特征不够确切，因此世界卫生组织人类生殖特别规划委员会于 1994 年在日内瓦召开的有关绝经研究进展工作会议上，建议废除"更年期"这一术语，并推荐使用"绝经期"和"围绝经期"等与绝经有关的名词。围绝经期是指妇女从生育旺盛的性成熟期进入老年期的过渡期。妇女进入围绝经期后，由于卵巢功能逐渐衰退，雌激素分泌减少，垂体促性腺激素代偿性增高，导致下丘脑及自主神经系统中枢的功能失调，故而出现以自主神经系统功能紊乱为主的一系列症状，称为围绝经期综合征。从中医角度来看，围绝经期综合征与天癸的虚衰、气血阴阳失调、胞宫失养等均有密切的关系，中医学称之为"经断前后诸症"。古医籍中对经断前后诸症的论述散见于"年老血崩""脏躁""百合病"等病症中，如《素问·上古天真论》云"七七任脉虚，太冲脉衰少，天癸竭，地道不通"、《金匮要略·妇人杂病脉证并治》指出"妇人脏躁，喜悲伤欲哭，象如神灵所作，数欠伸……"等，故 1964 年修订的高等中医药院校教材才以"经断前后诸症"命名本病。

【诊断标准】

1.西医诊断标准：参照《临床诊疗指南·妇产科分册》（中华医学会.人民卫生出版社，2009）。

（1）在 40 岁以上妇女，月经紊乱或绝经，并伴随出现以下三组症状中的任一项：①典型的血管舒缩功能不稳定症状，如潮热、汗出、胸闷心悸等；②精神神经症状，如抑郁、焦虑、烦躁、易激动等；③泌尿生殖道畏缩症状，如阴道干烧灼感、性交痛、尿频尿急、反复泌尿道感染等。

（2）促卵泡生成素（血 FSH）、促黄体生成素升高或正常（LH）、雌二醇（E2）水平降低。

2.中医诊断标准：参照 2007 年国家食品药品监督管理局《中药天然药物治疗女性更年期综合征临床试验技术指导原则》和《中医妇科学》（张玉珍主编）。

（1）病史 45～60 周岁的妇女，出现月经紊乱或停经或 40 岁前卵巢功能早衰；或有手术切除双侧卵巢及其他因素损伤双侧卵巢功能病史。

（2）主要症状：月经紊乱或绝经期间出现烘热汗出，或情绪改变。

（3）次要症状：①腰背酸痛、头晕耳鸣；②或胁肋疼痛、乳房胀痛、头痛；③或心悸怔忡、心烦不宁、失眠多梦；④或手足心热、阴道干烧灼热、性交痛、口干便秘；⑤或腰背冷痛、形寒肢冷、精神萎靡、面浮肢肿、性欲淡漠、小便清长夜尿多等。

（4）舌淡红或偏红，苔薄白或薄黄，脉细数或沉细。

具备疾病诊断中（1）、（2）和 / 或兼见次要症状的 1 ～ 2 项以上，再结合舌脉即可诊断。

【病因病机】

中医学认为，肾主水，主藏五脏六腑之精气而不泄，肾为先天之本，六气之根，肾中精气是机体生命活动之本，对机体各方面的生理活动均起着极其重要的作用。肾中精气又分为肾阴肾阳，二者相互制约，相互依存，相互为用，维护各脏腑阴阳的相对平衡，故又为机体各脏腑阴阳之本。肾精又具有主生长发育、主生殖的功能，又为"生殖发育之源"。"胞络者，系于肾""冲任之本在于肾"，这就说明了肾在体内的重要性。故肾气的盛衰主宰着各脏腑阴阳的平衡，主宰着天癸的至与竭。《素问·上古天真论》曰："女子七岁肾气盛，齿更发长；二七而天癸至，任脉通，太冲脉盛，月事以时下，故有子……七七任脉虚，太冲脉衰少，天癸竭，地道不通，故形坏而无子也。"妇女在绝经前后，生理上随着肾气的衰减，天癸衰少，精血日趋不足，肾的阴阳失调，故此年龄阶段或早或迟地出现某些与肾生理变化有关的现象，如月经紊乱至绝止、颜面憔悴、头发开始斑白、牙齿易碎裂、易倦怠乏力、健忘少寐、情绪易波动等。禀赋强健者，可自身调节逐渐适应，但部分妇女易受到内外因素的影响，以致肾的阴阳失衡，或偏于肾阴虚，或偏于肾阳虚，甚则阴阳俱虚。肾气既乏，无以济心、养肝、资脾、益肺、聪耳、壮骨、健髓、营脑，并可引起心肾不交、肝阳上亢、脾肾两虚、清窍失养，出现一系列相关的围绝经期诸症。

【分型论治】

1. 肾阴虚证

主要临床表现：绝经前后，月经紊乱，月经提前量少或量多，或崩或漏，经色鲜红；头目昏眩，耳鸣，头部面颊阵发性烘热，汗出，五心烦热，腰膝酸疼，足跟疼痛；或皮肤干燥、瘙痒，口干便结，尿少色黄。舌红少苔，脉细数。

证机概要：绝经前后，肾阴虚冲任失调。

治法：滋养肾阴，佐以潜阳。

代表方：左归丸合二至丸加制首乌、板胶。

常用药物：熟地黄、菟丝子、牛膝、龟板胶、鹿角胶、山药、山茱萸、枸杞子、女贞子、墨旱莲、制首乌、板胶。

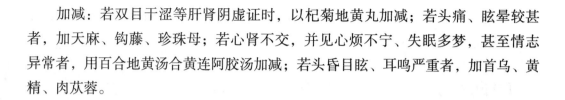

加减：若双目干涩等肝肾阴虚证时，以杞菊地黄丸加减；若头痛、眩晕较甚者，加天麻、钩藤、珍珠母；若心肾不交，并见心烦不宁、失眠多梦，甚至情志异常者，用百合地黄汤合黄连阿胶汤加减；若头昏目眩、耳鸣严重者，加首乌、黄精、肉苁蓉。

2. 肾阳虚证

主要临床表现：绝经前后，月经量多，经色淡暗，或崩中漏下；精神萎靡，面色晦暗，腰背冷痛，小便清长，夜尿频数，或面浮肢肿。舌淡或胖嫩、边有齿印，苔薄白，脉沉细数。

证机概要：肾阳虚冲任失调。

治法：温肾扶阳。

代表方：右归丸加减。

常用药物：熟地黄、附子、肉桂、山药、山茱萸、菟丝子、鹿角胶、枸杞子、当归、杜仲。

加减：若月经量多或崩中漏下者，加补骨脂、赤石脂；若腰背冷痛者，加川椒、鹿角片；若胸闷痰多者，加瓜蒌、丹参、法半夏；肌肤面目浮肿者，加茯苓、泽泻、冬瓜皮。

3. 肾阴阳俱虚证

主要临床表现：绝经前后，月经紊乱，量少或多；乍寒乍热，烘热汗出，头晕耳鸣，健忘，腰背冷痛。舌淡，苔薄，脉沉弱。

证机概要：肾阴阳俱虚，冲任失调。

治法：阴阳双补。

代表方：二仙汤合二至丸加菟丝子、何首乌、龙骨、牡蛎。

常用药物：仙茅、仙灵脾、女贞子、墨旱莲、菟丝子、何首乌、龙骨、牡蛎。

加减：若便溏者，去当归，加茯苓、炒白术。

【养生方法】

1. 一般的饮食起居调理

生活应有规律，注意劳逸结合，保证充足的睡眠，但不宜过多卧床休息。身体尚好时，应主动从事力所能及的工作和家务，或参加一些有益的文体活动和社会活动，如练气功和太极拳等，以丰富精神生活，增强身体素质。注意保持和谐的性生活。

2. 常见的养生治疗方案

（1）针灸、推拿：取肾俞、三阴交、神门、足三里。烦躁易怒者加太冲穴；精神疲乏者加关元穴；心悸失眠者加内关穴；头晕耳鸣者加风池、听会穴；五心烦热者加太溪穴；汗出者加合谷、复溜穴。通过刺激经络腧穴有疏通经络、益气活血，调整脏腑气机，调节气血和神经体液，提高机体免疫机能，激发调动和增强机体抗病能力。或用耳针，穴取卵巢、肾上腺、交感、子宫、神门等穴，用王不留行子按压。

（2）食疗药膳：饮食方面应适当限制高脂肪食物及糖类食物，少吃盐，不吸烟，不喝酒，多食富含蛋白质的食物及瓜果蔬菜等。

（3）心理疗法：围绝经期综合征是一个正常的生理变化过程，可持续几个月甚至几年，因此出现一些症状是不可避免的，不必过分焦虑，要解除思想负担，保持豁达、乐观的情绪。多参加一些娱乐活动，以丰富生活乐趣。注意改进人际关系，及时疏导新发生的心理障碍，以保持精神愉快，稳定情绪。

（4）气功：通过集中意志，调整呼吸，节制运动，能有效地调整和加强机体的生理功能，进一步提高防御作用、稳定作用和监督作用，以达到"精神内守"，加强机体有序化，最终达到内脏生理功能的自我控制，调整精神状态，释放心理压力，对于本病的预防康复非常有利。

（5）药浴：用当归、川芎、柴胡、栀子、夏枯草等药材煮沸后药浴，以达到补血祛烦、平肝潜阳的作用。

近几十年来，妇女平均寿命延长，到 2000 年我国已有 1.2 亿人口步入 60 岁以上的人群行列。流行病学显示，约有 75% 的妇女会出现程度不一的围绝经期综合征，其中又有 5%～20% 患者的症状明显，影响工作及生活，需药物治疗。该综合征对妇女的身心健康、工作和生活危害极大。围绝经期是妇女走向衰老的关键启动期，表现为各系统尤其是生殖内分泌系统协调性明显下降，机体出现整体的紊乱。现代医学认为，围绝经期综合征患者出现的症状和自主神经功能紊乱有关。围绝经期妇女卵巢功能衰退，内分泌平衡状况发生变化，导致下丘脑自主神经中枢的功能失调，因而产生不同程度的自主神经系统功能变化的临床症状。西医对本病的治疗仅是雌激素替代疗法及对症治疗，并且有一定的副作用。而中药治疗本病的疗效已取得了较大进展，并且逐渐被人们所接受。

第七节　免疫系统疾病

风湿性关节炎

【概述】

风湿性关节炎是风湿热的关节表现形式。风湿热是 A 型溶血性链球菌引起上呼吸道感染后所产生的一种反复发作的急性或慢性全身变态反应性结缔组织病。临床以心脏瓣膜病变和关节炎为主，可伴有发热、皮疹、毒血症、皮下结节等。

中医学中并无风湿病病名，但历代医学著作中有关本病的理论认识及临床治疗经验都极为丰富，以关节炎症状为主者，可归属于"风湿热痹""湿热痹""热痹"范畴。

【诊断标准】

病史：病前多有溶血性链球菌感染史。

主要临床表现：四肢大关节（肩、肘、腕、髋、膝、踝）游走性窜痛或肿痛。

体征：受累关节出现红、肿、热、痛或肿痛，活动受限，部分病例可见低热、环状红斑或结节性红斑，以及心脏病变。

实验室检查：活动期 ESR 一般多增快，非活动期多正常。ASO 阳性，可见白细胞增多，ASO 阴性者，必须有环形红斑或结节性红斑的症状，否则不能诊断为风湿性关节炎。

X 线检查：受累关节仅见软组织肿胀，无骨质改变。

【病因病机】

本病多因先天不足或素体气血虚弱，风寒湿热之邪侵袭而发病。

1. 风热侵袭

冬春或秋冬交接之季，风盛气燥，风热侵袭，易犯阳位，可导致咽痛、发热、关节热痛、红肿或游走不定。

2. 湿热蕴结

患者素体湿热内伏，外感暑湿，或湿邪郁而化热，湿热蕴结，流注关节，可见身热不扬、午后为甚、关节红肿热痛。

3. 风湿化热

外感风寒湿邪未能及时治疗，留着脏腑关节，日久化热，可见身热、皮肤红斑、关节肿痛。

4. 痰瘀热结

邪热久留，灼伤津液，炼津为痰，或素有痰瘀之疾，复感热邪，痰瘀互结，痹阻经络，致使关节红肿热痛。

5. 阴虚热盛

素有阴虚内热，或久病耗伤津液，加之风热之邪侵袭，客于经络，流注关节，致使关节热痛。

【分型论治】

1. 风湿热痹

主要临床表现：发热、咽干、口渴，关节、肌肉呈游走性疼痛，肢体困着，关节红肿热痛，皮肤有红斑，皮下可见结节，大便黏滞，小便黄赤，苔黄或黄腻，脉滑数或浮数。

证机概要：风湿侵袭，痹阻化热。

治法：清热解毒，化湿通络。

代表方：白虎加桂枝汤和三仁汤加减。

常用药物：石膏、知母、桂枝、白芍、杏仁、蔻仁、薏苡仁等。

加减：咽痛者，加射干；发热重者，加黄芩、生石膏、柴胡；有结节者，加连翘、赤芍、丹皮。

2. 寒湿热痹

主要临床表现：关节红、肿、热、痛，伴恶风怕冷，关节僵硬，得暖则舒，舌

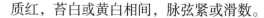

质红，苔白或黄白相间，脉弦紧或滑数。

证机概要：寒湿痹阻，郁而化热。

治法：祛风散寒，化湿清热。

代表方：桂枝芍药知母汤加减。

常用药物及加减：桂枝、白芍、知母、麻黄、生姜、白术、防风、附子等。

加减：寒重者，加川乌、草乌、麻黄、细辛；热重者，加生石膏、丹皮；湿重者，加苡仁、茯苓。

3. 痰瘀热痹

主要临床表现：关节肿胀疼痛，肌肤发热，关节僵硬、畸形、活动不利，或见皮下结节，红斑色紫暗，舌质有瘀斑或暗，苔白厚或黄白相间，脉弦滑数。

证机概要：痰热瘀阻，经络失荣。

治法：清热化痰，祛瘀通络。

代表方：化瘀通痹汤加减。

常用药物：当归、川芎、赤芍、桂枝、降香、丹参、党参、炮附子、五味子、生苡仁、麦冬、三七等。

加减：痰湿重者，可加胆南星、薏苡仁；热重者，可加知母、石膏、丹皮；痛剧者，可加制乳香、制没药等。

4. 阴虚热痹

主要临床表现：低热，午后潮热，倦怠乏力，口干口渴，心中烦躁，关节肿胀、发热、疼痛，舌红少苔，脉细数。

证机概要：阴虚火旺，筋骨失濡。

治法：养阴清热，通经活络。

代表方：一贯煎加减。

常用药物：当归、生地、沙参、枸杞、麦冬、金铃子等。

加减：可适当加入板胶、黄精、地骨皮、知母等滋阴清热。

【养生方法】

1. 一般的饮食起居调理

（1）饮食调理：总体来说，本病患者应尽量保持均衡饮食，不偏食，以保证营养的正常摄入和能量的供给。但急性期或发作期，不宜进食辛辣刺激食物。久病患者，少食生冷瓜果及海产品。饮食中应注意多摄取优质蛋白质，少油腻，不吃生冷饮食，不暴饮暴食。

（2）起居调节：适当保暖，避免受寒受潮，特别是关节部位的保暖。不可贪凉受露，不要卧居湿地等。适当锻炼身体，避免过度劳累。多晒太阳，保持皮肤干燥。

2.常见的养生治疗方案

（1）针刺治疗：适用于整个病程。缓解期，可选取大杼、肾俞、脾俞、足三里、阳陵泉、悬钟等穴位，施以补法，固护正气；发作期，应根据证型的不同，选取太冲、内庭、丰隆、下巨虚、阴陵泉、血海等腧穴，清热化痰，祛瘀通络。

（2）中药外治：急性期可配合中药外治，如以白芷、苍术、南星、甘草、大黄、黄柏等煎水在局部浸泡或熏蒸。也可局部敷贴清热、消肿、镇痛之类的消肿止痛膏、如意金黄膏。

（3）情志调节：正确认识疾病，保持平和心态，树立战胜疾病的信心，积极配合治疗。此外，积极做好相应的自我养生及护理工作，减少病情发作频次，提高生活质量。

（4）适当运动：缓解期患者应适当运动，一方面可以防治发作期制动及平时药物治疗导致的骨质疏松；另一方面可以改善患者的情绪，帮助调整心态。

风湿性关节炎有较为明确的病因，现代医学的治疗方法也收到较好的疗效，但也存在部分患者不能耐受西药的长期治疗，产生诸多副作用，阻碍了治疗的进行。而中医药治疗及养生的毒副作用较小，绝大部分患者都可接受，为临床治疗方案的选择提供了更多余地。

类风湿关节炎

【概述】

类风湿关节炎（rheurnatoid arthritis，RA）是以对称性多关节炎为主要临床表现的异质性、系统性、自身免疫性疾病。本病是慢性、进行性、侵蚀性疾病，如未适当治疗，病情会逐渐加重发展。因此，早期诊断、早期治疗至关重要。然而迄今为止，本病的病因研究尚无定论。现代医学对其治疗主要集中在非甾体类抗炎药、

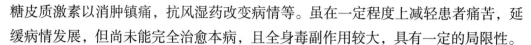

糖皮质激素以消肿镇痛，抗风湿药改变病情等。虽在一定程度上减轻患者痛苦，延缓病情发展，但尚未能完全治愈本病，且全身毒副作用较大，具有一定的局限性。

本病属中医学"痹证"范畴。《素问·痹论》对其病因、病机、分类进行了经典的论述，认为"风寒湿三气杂至，合而为痹也"，后代医家所论"历节风""骨痹"等与之极为相符。对本病的治疗有着较为丰富的经验，可有效弥补现代药物治疗的某些不足之处。

【诊断标准】

类风湿关节炎满足以下 7 项中的 4 项时，即可诊断：

（1）晨僵至少 1 小时以上（≥ 6 周）。

（2）3 个或 3 个以上区域关节炎（≥ 6 周）。

（3）腕关节、掌指关节或近端指间关节肿胀（≥ 6 周）。

（4）对称性关节肿胀。

（5）皮下类风湿结节。

（6）类风湿因子阳性。

（7）放射学改变：骨质侵蚀，骨质脱钙。

【病因病机】

中医学认为，本病的发生是由于人体气血不足，肝肾亏损，加之风寒湿热之邪侵袭，拥塞经络，流注关节、痹阻气血而发病。真气亏虚于内，不能固护于外是本病发生的内因；寒冷、湿热、疲劳、营养不良等均可为本病诱因。

1. 正气不足

先天禀赋不足或病后、产后营卫不足，脏腑亏损，气血运行无力，易受外邪侵袭。如素体阴血不足，内有郁热，外感风湿热邪，湿热相搏，耗损肝肾之阴，筋脉失于濡养；或素体阳虚，卫阳不固，风寒湿邪入侵，闭阻经络，凝滞关节，则形成风寒湿痹；或风寒湿邪郁久化热，灼伤津液，聚而为痰，壅滞经络关节，形成风湿热痹。

2. 劳逸失度

过度劳累致使营卫气血受损，阳气不足，腠理空虚，卫外不固，邪气入侵，流注于经络、关节、肌肉而发生本病。房劳过度则肾气内消，或情志不畅，肝血耗损，或过度安逸，筋骨脆弱，致使肝肾亏损，气血不足，外邪乘虚而入，与血相搏，则阳气痹阻，经络不畅，痰瘀内生，流注于关节而发病。

本病总体上为本虚标实，肝肾脾虚为本，寒凝、湿滞、瘀阻为标。主要病机是正虚邪侵，经络痹阻。

【分型论治】

1. 风寒湿痹

主要临床表现：关节疼痛，屈伸不利。若疼痛游走不定，伴恶寒发热等症，为风痹；若疼痛剧烈，痛处固定，遇寒加剧为痛痹；若肢体酸胀沉困，痛有定处，肌肤麻木为着痹。本型关节不红不肿，或感发凉，遇寒加剧，得热则舒，易受天气变化影响，舌质淡，苔白或腻，脉沉紧或弦濡。

证机概要：风寒阻滞，气血痹阻。

治法：祛风散寒除湿，活血通络。

代表方：通痹汤加减。

常用药物：羌活、秦艽、细辛、川芎、当归、杜仲、赤芍、萆薢、木瓜、茯苓、牛膝、乳香。

加减：风胜，加防风、威灵仙、羌活；寒胜，加制川乌、草乌、桂枝，或用乌头汤加减；湿胜，加萆薢、苡仁、木瓜，或用薏苡仁汤加减。

2. 风湿热痹

主要临床表现：骨节疼痛、重着或肿胀，屈伸不利，局部皮温升高，皮色发红，口渴身热，舌红苔黄，脉数。

证机概要：湿热阻滞，络阻血瘀。

治法：清热祛风除湿，活血通络。

代表方：白虎汤合桂枝汤加减。

常用药物：石膏、知母、粳米、桂枝、白芍等。

加减：可加忍冬藤、黄柏、连翘；发热口渴者，加芦根、黄芩等；下肢肿胀者，加防己、土茯苓；寒热错杂者，用桂枝芍药知母汤加减。

3. 气血亏虚证

主要临床表现：病程长久，反复发作，或产后、年老体虚者，关节酸痛，屈伸不利，遇劳加重，恶风畏寒。伴见面黄心悸，自汗乏力，食欲不振，失眠多梦，肢

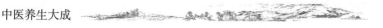

体麻木，肌肉瘦削。舌质淡，苔白，脉细弱。

证机概要：气血亏虚，经络痹阻。

治法：益气养血，祛痹通络。

代表方：黄芪桂枝五物汤加减。

常用药物：黄芪、桂枝、白芍、生姜、大枣、独活、秦艽、细辛等。

加减：气虚者，可重用黄芪、人参；血虚者，可加当归补血；肝肾亏虚者，加仙灵脾、杜仲补益肝肾。

4.脾肾阳虚证

主要临床表现：病程日久，骨节疼痛，关节畸形、僵硬，肢重筋痿，四肢不温，遇冷痛甚，得暖则舒，腰膝酸软，面白无华，纳少便溏，五更泻或夜尿多，舌质淡白，苔薄白，脉沉弱。

证机概要：脾肾阳虚，筋脉失荣。

治法：温阳健脾，益肾通脉。

代表方：真武汤加减。

常用药物：附子、茯苓、白术、白芍、生姜等。

加减：脾虚者，加仙灵脾、党参；肾阳虚者，加干姜、桂枝。

5.肝肾阴虚证

主要临床表现：病程日久，骨节疼痛，筋脉拘急，屈伸不利，疲劳倦怠，关节畸形，五心烦热，盗汗低热，关节热痛，头昏耳鸣，腰膝酸软，舌红少苔，脉细数。

证机概要：肝肾阴虚，筋脉失濡。

治法：滋养肝肾。

代表方：六味地黄汤加桑寄生、当归、白芍、何首乌、牛膝等。

加减：骨节畸形疼痛者，加穿山甲、蜈蚣；潮热盗汗者，加板胶、白薇、煅牡蛎等。

6.痰瘀凝结证

主要临床表现：病程日久，骨节刺痛，痛处固定不移，关节强直畸形，肌肉萎缩，骨节肿大，肤色紫暗，有痰核、硬结或瘀斑；面色黧黑，眼睑浮肿，胸闷痰多。舌质有瘀斑或晦暗，苔白腻，脉弦涩。

证机概要：痰湿阻滞，瘀血凝滞。

治法：活血化瘀，祛痰通络。

代表方：化瘀通痹汤加全蝎、白芥子、胆南星等。

常用药物：当归、川芎、赤芍、桂枝、降香、丹参、党参、炮附子、五味子。

加减：湿重加生苡仁，痰重加白芥子、胆南星阴虚加麦冬，瘀血阻滞加三七。

【养生方法】

1. 一般的饮食起居调理

（1）饮食调理：首先，应选择高蛋白、高维生素及易消化的食物，满足患者的能量需求。其次，不宜食用刺激性强的食品及不利于病情的食品，如辣椒、咖啡、浓茶、肥肉、海产品、过酸、过咸类食物。再次，根据患者不同时期的病情，可适当选取有利于缓解病情的食物。如风湿热痹者，可适当多食用苦瓜、马齿苋、丝瓜、薏苡仁、豆腐、芹菜、山药等缓解局部发热、疼痛。风寒湿痹者，可以蕲蛇泡酒后饮用，缓解局部疼痛症状。

（2）起居调理：应劳逸结合，切忌过度劳累。适当保暖，特别是风寒湿痹者，避免风寒刺激。急性期应卧床休息；缓解期则适度运动，提高自身免疫能力。

2. 常见的养生治疗方案

（1）针灸、推拿：无论是急性期还是缓解期，针灸均可用于本病的养生及治疗，可根据患者证型，适当选取关节局部腧穴，配合大杼、悬钟、足三里、丰隆、血海、太冲、内庭等穴以舒经通络。对于关节僵硬者，还可配合推拿滑利关节，激发气血运行。

（2）中药外治法

①药浴：辨证选用药浴熏蒸，通过透皮吸收，起到祛风散寒、舒经通络，或清利湿热、活血化瘀作用。

②药包熨敷：辨证选用中药制成药包，加热后熨敷局部关节，通过外在刺激及透皮吸收，起到祛风散寒、舒经通络，或清利湿热、活血化瘀作用。

③适当运动：适当参与有氧运动，如游泳、健身操、太极拳、五禽戏、八段锦、易筋经、慢跑、登山、骑自行车等），改善挛缩关节周围软组织的延展性及顺应性，维持关节活动度，减少关节粘连、畸形，提高自体免疫力。

④泡温泉：为患者提供温热刺激。在温泉中运动，可有效解除关节周围粘连，增加患者的关节活动范围。同时，温泉中含有多种矿物质，具有缓解病情作用。

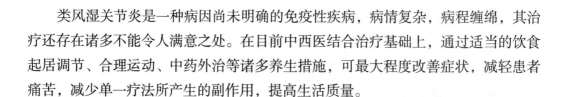

类风湿关节炎是一种病因尚未明确的免疫性疾病，病情复杂，病程缠绵，其治疗还存在诸多不能令人满意之处。在目前中西医结合治疗基础上，通过适当的饮食起居调节、合理运动、中药外治等诸多养生措施，可最大程度改善症状，减轻患者痛苦，减少单一疗法所产生的副作用，提高生活质量。

强直性脊柱炎

【概述】

强直性脊柱炎（ankylosing spondylitis，AS）多发于青少年，是以中轴关节慢性炎症为主，也可累及内脏及其他组织的慢性、进展性、风湿性疾病。本病常侵犯骶髂关节、髋关节、腰、胸、颈椎，最终导致脊柱的椎间关节和韧带骨化融合，脊柱强直、驼背，甚至失去活动及劳动能力。

在中医学中，本病属于"痹证"范畴。古代虽无强直性脊柱炎的名称，但早已对其症状体征有详尽描述。如《内经》"骨痹不已，复感于邪，内舍于肾""肾痹者，善胀，尻以代踵，脊以代头"，形象地描述了强直性脊柱炎的晚期症状。

【诊断标准】

根据 1968 年的纽约标准：

（1）腰椎前屈、侧弯、后伸均受限。

（2）胸腰段或腰椎疼痛。

（3）在第四肋间测量，胸廓扩张活动度等于或小于 2.5cm。

肯定强直性脊柱炎：Ⅲ～Ⅳ度双侧性骶髂关节炎，加上至少一条临床指标；Ⅲ～Ⅳ度单侧或Ⅱ度双侧骶髂关节炎，加上第一或第二、第三条临床指标。

【病因病机】

本病可因先天禀赋不足或后天调摄失宜，房事无度，嗜欲无节，郁怒、惊恐、病后失调等，致使气血不足，肝肾亏损，督脉失荣，风寒湿邪乘虚而入，痹阻经络，致使营卫气血壅滞不行，筋骨无以充养。督脉痹阻，气血不行，使脊柱受损、疏松、变形，表现为弯腰、驼背等。

现代医学对本病的病因尚不完全清楚，可能是人体基因和外界环境因素相互作用的结果。

【分型论治】

1. 寒湿痹阻证

主要临床表现：关节疼痛剧烈，痛处固定，躯体酸胀沉困，肌肤麻木，遇寒湿加剧。舌质淡，苔白或腻，脉沉紧或弦濡。

证机概要：寒湿阻滞，气血不畅。

治法：温阳散寒除湿，活血通络。

代表方：活血通痹汤加减。

常用药物：羌活、秦艽、细辛、川芎、当归、杜仲、赤芍、徐长卿、威灵仙、鹿衔草、茯苓、牛膝、乳香。

加减：风胜，加防风；寒胜，加制川乌、草乌、桂枝，或用乌头汤加减；湿胜，加苡仁、萆薢、木瓜。

2. 湿热痹阻证

主要临床表现：骨节疼痛、重着或肿胀，屈伸不利，局部皮温升高，皮色发红，口渴身热，舌红苔黄，脉数。

证机概要：湿热互结，瘀血阻络。

治法：清热除湿，活血通络。

代表方：白虎汤合桂枝汤加减。

常用药物：石膏、知母、粳米、桂枝、白芍等。

加减：可加忍冬藤、黄柏、连翘；发热口渴，加芦根、黄芩等；下肢肿胀，加防己、土茯苓；寒热错杂者，用桂枝芍药知母汤加减。

3. 肝肾不足证

主要临床表现：病程日久，骨节疼痛，筋脉拘急，屈伸不利，疲劳倦怠，关节畸形，五心烦热，盗汗低热，关节热痛，头昏耳鸣，腰膝酸软，舌红少苔，脉细数；或畏寒怕冷，关节冷痛，舌淡苔白，脉紧涩。

证机概要：肝肾阴虚，筋脉失濡；或肾阳虚衰，机体失去温煦。

治法：滋养肝肾，或温补肾阳。

代表方：六味地黄汤加减或真武汤加减。

常用药物：生地、山药、吴茱萸、泽泻、茯苓、丹皮、桑寄生、当归、白芍、何首乌、牛膝、附子、白术等。

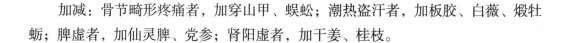

加减：骨节畸形疼痛者，加穿山甲、蜈蚣；潮热盗汗者，加板胶、白薇、煅牡蛎；脾虚者，加仙灵脾、党参；肾阳虚者，加干姜、桂枝。

4. 瘀血痹阻证

主要临床表现：病程日久，骨节刺痛，痛处固定不移，关节强直畸形，肌肉萎缩，肤色紫暗，有痰核、硬结或瘀斑，面色黧黑，眼睑浮肿，胸闷痰多，舌质有瘀斑或晦暗，苔白腻，脉弦涩。

证机概要：痰湿阻滞，瘀血凝滞。

治法：活血化瘀，祛痰通络。

代表方：化瘀通痹汤加减。

常用药物：桂枝、当归、川芎、赤芍、丹参、党参、降香、炮附子、五味子。

加减：湿重加生苡仁，痰重加胆南星、白芥子，阴虚加麦冬，瘀血阻滞加三七。

【养生方法】

1. 一般的饮食起居调理

（1）饮食调理：应多食用富含蛋白质和维生素的饮食，少吃动物脂肪，骨质疏松者应加服钙片和鱼肝油。

（2）起居调理：避免多度劳累，保证充分的休息。适当保暖，避免寒冷潮湿刺激。注意保持生理姿势，坐立时挺胸收腹，避免引起驼背。书写及阅读时，桌子要高，椅子要低。睡眠时卧硬板床，忌用软床、高枕。睡眠时，尽量仰卧或俯卧，不要侧卧、弓腰、屈膝。行走时注意挺胸抬头，避免弯腰、探头等不良姿势。

2. 常用的养生治疗方案

（1）运动治疗：若过度强调休息，则骨关节易于丧失活动能力，造成残废；若过度劳累，会促使骨关节破坏。在患者疼痛能够忍受的情况下，坚持有针对性地做矫形体操，预防和矫正脊柱畸形。如太极拳的某些动作可增加脊柱的旋转活动；八段锦可增加某些背伸肌的锻炼，有助于预防驼背。游泳可以减轻肢体重量，易于增加活动受累关节，同时也可增强扩胸和加强背伸肌力作用。

（2）针刺治疗：多选择脊柱两侧的有关穴位，如大椎、脊中、身柱、腰俞、肾俞等穴，每日针刺。

（3）灸法：可选择脊柱两侧腧穴进行灸法，如盘龙灸能激发人体阳气，有助于疾病治疗。

（4）牵引：在关节畸形尚未发展到骨性强直时，给予适当的牵引治疗，有助于防止脊柱和关节畸形。

（5）按摩：可疏通经络，增加关节活动范围，改善肌肉营养状态。

（6）中药外敷：祛风散寒、活血通络药物热敷腰骶部，可以改善症状。

强直性脊柱炎是一种病因尚未完全明确的血清阴性脊柱关节病。目前无论是现代医学还是中医学，都难以治愈该病。但通过正确的患者教育，促使其积极正确地参与自身疾病的治疗和养生，可以有效缓解病情，延缓病程发展，提高患者生活质量。中医学在本病的养生中发挥着重要作用，应引起重视。

第八节　骨关节系统疾病

颈　椎　病

【概述】

颈椎病是椎间盘退变，颈椎骨质增生，以刺激或压迫颈椎关节周围的脊髓、神经、血管等组织，并引起相应症状的综合征，是中老年人的常见病。颈椎病相应的临床表现为肩颈痛，头部或上肢的放射性疼痛，或者一侧的面部出现发热、出汗，甚至晕厥；症状严重的，还会出现双侧下肢痉挛、行走困难，从而导致瘫痪等。本病可分为脊髓型、神经根型、椎动脉型、交感神经型和混合型。颈椎病的致病因素很多，退变和劳损是两大常规因素。除此之外，生活习惯、环境、工作方式等都可引起颈椎病，同时疾病、畸形、外伤、体质因素都是重要的致病因素。颈椎病属中医"痹证""眩晕""痿证"等范畴。

【诊断标准】

1. 神经根型

患者颈项僵硬，活动受到限制，且病患部位夹脊穴有压痛点，当头部位于某一

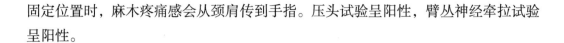

固定位置时，麻木疼痛感会从颈肩传到手指。压头试验呈阳性，臂丛神经牵拉试验呈阳性。

2. 脊髓型

步态不稳，走路如踩棉花，行走困难，出现痛温觉与触觉的分离性障碍。

3. 椎动脉型

突发头痛、眩晕，恶心呕吐，有摔倒病史；脑缺血，动脉造影显示椎动脉挤压、扭曲。

4. 交感型

头痛、耳鸣；眼窝胀痛、视力模糊；周围血管扩张或收缩；心前区痛，心跳过速或过缓；四肢潮热或怕冷，有时恶心呕吐。

5. 混合型

有上述两型或以上症状者，均认为是混合型颈椎病。

【病因病机】

颈椎病是一种常见多发病，发病率为 3.8% ～ 17.6%。

中医无"颈椎病"之名，其症状描述见于"头痛""痹证""眩晕""颈筋急""肩颈痛"等病证中。中医认为，颈椎病与六淫、痰湿、劳伤、七情、外伤有关。《素问·痹论》："风寒湿三气杂至，合而为痹也。其风气盛者为行痹，寒气盛者为痛痹，湿气盛者为著痹。"指出"风寒湿"是痹证的主要原因。风邪首先侵犯太阳经，营卫失和，从而颈项僵硬。寒为阴邪，损伤阳气，气血凝滞，气脉不通，不通则痛。痰湿内停组织经络，影响气血运行，故见肌肉痉挛作痛。劳伤导致筋骨损伤，气血瘀滞，肝肾亏虚，引发颈椎病。中医认为，肝阳上扰亦可引发颈椎病。长期恼怒忧郁，肝阴亏虚，肝失所养，可导致肝阳不足；或气郁化火，肝阴耗损会导致肝阳上亢。脾胃虚弱，不能健运生化气血，导致气血两虚，血虚脑失所养，可引发颈椎病。

现代医学认为，椎间盘退变、后关节与钩椎关节退变、韧带退变、颈椎移位、颈部急性损伤，脊髓、脊神经充血、水肿、变性，椎动脉供血不足，炎症反应，颈椎小关节紊乱等均可引起本病。当颈椎受到损伤时，椎间盘发生退行性改变，通常发生在钩椎关节，然后累及椎间盘中央。脊椎受到压迫后，纤维环向四周膨出，使附着在椎体上的韧带及骨膜掀起，慢慢形成椎体缘唇样增生。颈椎前韧带较松弛地附着于椎体，颈椎做屈伸时，C4~5、C5~6 部受到的应力较大，因而下颈椎部位、每个椎间盘之间易骨质增生。颈椎间盘退变后的厚度减少，相应的关节软骨、关节突受到压力增加，容易引起关节软骨、关节滑膜增厚，颈椎关节面向后下移动，引起椎间孔孔径缩小，从而椎管中的脊髓易受压。

【分型论治】

1. 肝肾不足证

主要临床表现：头痛晕眩、耳鸣，口干咽干，失眠易怒，四肢麻木，舌红少津，脉弦细。

证机概要：肝肾不足，筋脉失于濡养、温煦。

治法：补肾活血。

代表方：复元活血汤合圣愈汤。

常用药物：柴胡、天花粉、党参、当归、红花、生甘草、炮山甲、制大黄、桃仁、熟地黄、白芍、川芎、黄芪。

加减：可加麝香、人参、牛黄、肉桂、苏合香、蟾蜍、冰片以芳香温通，益气强心。

2. 气血亏虚证

主要临床表现：本型少见。临床症状表现为头晕目眩，脸色苍白，四肢无力，心悸气短，舌淡苔少，脉细弱。

治法：补气活血。

代表方：补阳还五汤。

常用药物：黄芪、当归尾、赤芍、地龙、川芎、红花、桃仁。

加减：气虚可重黄芪，血虚可加当归，肝肾亏虚加仙灵脾、杜仲。

3. 风寒湿热证

主要临床表现：晕眩，四肢麻痛，颈背痛，畏寒，舌苔腻。

证机概要：风寒湿热壅滞经络，气血闭阻。

治法：祛风散寒，除湿止痛。

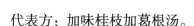

代表方：加味桂枝加葛根汤。

常用药物：桂枝、葛根、麻黄、桂枝、芍药、甘草、生姜、大枣。

加减：年迈体弱者，加当归、骨碎补；久病夹瘀者，加炮附子、细辛；偏热者，加黄芩、玉竹；眩晕重者，加天麻、白术。

4.气滞血瘀证

主要临床表现：颈肩背麻木、疼痛。

证机概要：气滞血瘀，肌肉筋骨失其濡养。

治法：行气活血，散瘀止痛。

代表方：活络效灵丹加味。

常用药物：当归、丹参、生明乳香、生明没药。

加减：行气理脾者，加香附；舒筋活络者，加桂枝、木瓜；祛风除湿者，加威灵仙；肝热者，加钩藤、菊花。

5.痰湿阻络证

主要临床表现：呕吐、晕眩、四肢麻木。

证机概要：痰湿阻滞，瘀血凝滞。

治法：祛湿化痰。

代表方：半夏白术天麻汤加减。

常用药物：黄柏、干姜、天麻、苍术、白茯苓、黄芪、泽泻、人参、白术、炒曲、半夏。

加减：眩晕、呕吐者，加代赭石、竹茹、生姜、旋覆花；脘闷纳呆者，加白蔻仁、砂仁；若有耳鸣，加菖蒲、郁金、葱白；痰瘀化火，见心烦口苦、头晕头痛、舌红苔腻、脉弦滑者，加温胆汤。

【养生方法】

1.一般的饮食起居调理

在工作和生活中，要时刻纠正不良的颈部姿势，如在打字、读书学习时，要让颈部和上身保持直立，避免长时间处于同种体位，注意休息，避免颈部的肌肉疲劳。同时颈部常暴露在外，容易受寒邪、湿邪侵袭，故要注意颈部的防寒保暖。

在平时生活工作中，要注意防止头、颈部的损伤。驾驶汽车时，要系好安全带；进行体育运动时，要做好充分的预备运动。

睡觉时选择合适的枕头对治疗和预防颈椎病有重大意义，仰睡者枕头一拳高，最好在颈部下垫一个小枕头，用来保持颈部的生理弯曲；侧睡者枕头一拳半高，枕头应充分放到面部与肩部的空隙中，用来减轻颈部的负担。

饮食应以清淡、易消化为主，忌食油腻厚味。肝肾不足者，可食桂圆、枸杞、核桃、芝麻；伴有高血压者，宜多食水果和蔬菜，如苹果、梨子、芹菜等；视力不清、模糊流泪者，可食含钙、锌、硒等食物，如胡萝卜、蘑菇、蛋黄等。

2. 常见的养生治疗方案

（1）推拿：患者坐立位，医者位于患者身后，用五指沿颈项和肩背部足少阳胆经、足太阳膀胱经的循行路线做按揉法，再沿手太阳小肠经、手少阳三焦经的循行路线做拿捏法。手法要轻柔和缓，往返来回操作5遍。然后用拇指沿上述路线做弹拨法，对于结节条索状物要重点施术，来回操作3遍。而后推桥弓，按揉风池、百会各一分钟。最后用一指禅推法推肺俞、心俞，揉膻中、神门、双内关各一分钟，可以舒经活络、养心安神。

（2）针灸：取夹脊穴，加上双侧的风府、风池为主穴。椎动脉型颈椎病，出现头昏、头晕时，配百会；神经根型颈椎病，上肢痛时，配外关、曲池；肩胛痛，配肩髃。两种类型均可以配合温灸颈椎局部。

（3）中草药热敷法：用白酒将红花、独活、防风、乳香、川椒、没药、羌活、当归、透骨草、伸筋草、木瓜、骨碎补、川断、厚朴、桂枝、白芷浸湿，均匀搅拌，放入布袋里，然后放在蒸锅里加热至适宜温度时，放在颈部热敷。早晚各1次，持续1小时左右。

（4）颈椎养生操：坚持颈部的功能锻炼，是颈椎病治疗过程中进行自我锻炼的有效方法，有利于调动患者治疗的积极性，锻炼颈部肌肉、韧带，使其坚韧有力，可减少慢性损伤。只要有合适的方法和运动量，才能保证锻炼效果。锻炼的时间要由短到长，运动量要由小到大，不能急于求成。在进行颈部锻炼时及锻炼后，要避免颈部、肩背部受风寒侵袭，否则热量释放减少，局部肌肉收缩而致颈椎损坏。下面介绍几种适宜的颈椎养生操。

米字操：用颈部带动头部写"米"字，按笔画书写"横、竖、点、点、撇、捺"，要缓慢进行，并要做到位，反复操作3~5次。提肩缩颈，头部尽量后仰，双肩用力向上耸，就像把头部缩进脖子一般，而后尽量将头部向上拉，将肩向下拉，反复操作10次。

颈椎左右旋转：头部顺时针缓慢旋转 10 次，而后再逆时针旋转 10 次，频率要缓慢。颈椎左右侧摆：头部向左右两肩做侧摆，速度要慢，幅度要大，要有明显的牵拉感。回头望月：头颈尽力转向左上方，眼睛也往左上看，就像在回头望月一般，头再回到中立位。然后头再转向右上方，眼睛向右上方看，反复操作 10～15 次。

（5）心理治疗：颈椎病的临床表现有疼痛、胸闷、心慌、眩晕、恶心、麻木等，易使患者产生悲观、焦躁、悲观等消极的心理状态，影响人们的生活与工作。而且颈椎病在治疗上需要一个长时间的过程，患者心情不好，往往难以接受治疗，故要缓解急躁情绪，医者要认真听取患者主诉，让其宣泄情绪，并且要树立治疗的自信心。护理人员在护理过程中要注意使用关怀性的语言，为患者营造一个人性关怀的环境，同时要注意与患者的沟通，消除其对治疗的恐惧与神秘感，以加强患者对治疗的信心。

（6）气功治疗：疾病可以理解为损伤与修复相互作用的机理，医生治病的过程即是尽可能减少损伤的同时，使得修复顺利进行，真正的痊愈是依靠患者自身的修复能力。故治病的重心应放在"养"上，而最好的养莫过于气功。一个人只要掌握了气功对生生之气的运营和调养方法，就为损伤的修复创造了最佳条件，也为颈椎病的恢复创造了条件。

近些年来，由于现代科学技术的高速发展，传媒、咨询、金融、服务领域中的计算机的大量应用，使工作效率不断提高，也使颈椎的发病率不断增加。在西方，颈椎病被称为肌肉骨骼失调综合征，认为是椎间盘的退变及其引发的各种继发性改变而引起的颈椎病。中医认为，慢性劳损、气血不足、外感风寒湿邪、肝肾亏虚、畸形、外伤是其致病因素，"骨出缝，筋出槽"是其理论依据。不能将颈椎病看成单纯的运动损伤性疾病，其发病是多重因素共同作用的结果，中西医在这点上观点一致。

预防颈椎病，就要从其发病和诱发因素来采取相应的预防措施。颈部是整个脊柱活动最大的部位，但在现实生活中，少有机会需要它活动到最大范围，故适当、合理的颈部活动是一种极为重要的、巩固疗效的治疗措施。

腰椎间盘突出症

【概述】

腰椎间盘突出症是指腰椎间盘各部分有不同程度的退行性改变，在外力因素作用下，髓核从损伤的纤维环处脱出，导致相邻脊髓、马尾、腰神经根遭受刺激或压迫，从而引起腰部、一侧下肢或双侧下肢的疼痛与麻木。本病好发于青壮年，男性多于女性。本病的临床症状可见腰及下肢的疼痛、麻木；腰椎活动受限，下肢放射性疼痛，腰椎生理曲度变浅、消失，甚至后凸；患侧下肢怕冷，乏力。本病可分为神经根型和中央型。

腰椎间盘突出症属中医"痹证""腰腿病"范畴。如《普济方·耳体门》指出："夫足少阴肾之经也，属于腰腿而主于骨，足厥阴肝经也，内藏血而主于筋，若二脏俱虚为风邪所束，搏于经络，流于筋骨，故令腰腿疼痛、筋脉挛急不得屈伸也。"《诸病源候论·腰腿疼痛候》指出："肾气不足，受风邪之所为也。劳伤则肾虚，虚则易于风冷，风冷与正气交争，故腰腿痛。"《内经》指出："风寒湿三气杂至，合而为痹。"痰湿夹瘀碍气而痛是腰椎间盘突出症发生的一个重要原因，治疗上多采用补肝益肾、行气活血、祛寒除湿、舒经通络。

【诊断标准】

椎管狭窄和腰椎间盘突出无关紧要，但椎管内外是否存在脊柱力学平衡、慢性软组织损伤和出现临床症状更为重要。

1. 临床表现

腰骶疼痛、坐骨神经痛、间歇性跛行、下肢放射痛及麻木。

2. 体征方面

腰部功能受限和腰肌紧张、脊柱侧弯、病变椎间盘相应的脊间、脊旁和臀上皮神经有压痛点、肌萎缩和肌力减弱、患侧小腿及足底等处皮肤出现感觉迟钝或消失、腱反射减弱或消失、直腿抬高和直腿抬高加强试验阳性、仰卧挺腹试验阳性。

3. 影像学检查方面

X线片检查：可见腰椎退变、椎间隙变窄、相邻椎间隙椎体的骨质硬化、腰椎失稳等现象，显示椎弓崩裂、椎移行。

CT检查：神经根和硬膜囊受压、移动、变形，突出的椎间盘超出椎体边缘，小关节突增生，黄韧带肥厚，中央椎管及侧隐窝狭窄，椎体后缘骨赘等。可显示椎间盘退变，椎间管狭窄，突出方向及其程度。

核磁共振：显示椎体、神经根、脊髓与脊髓间的关系，可多方位显示椎间盘的病理变化。

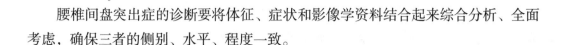

腰椎间盘突出症的诊断要将体征、症状和影像学资料结合起来综合分析、全面考虑，确保三者的侧别、水平、程度一致。

【病因病机】

中医认为，人体由五脏六腑及诸窍百骸构成，通过经络相联系，之间充斥气、血、津、液。脏腑功能、经络与气血与腰痛的发生有密切联系。《素问·刺腰痛》中提到："衡络之脉令人腰痛，不可以俯仰，仰则恐仆，得之举重伤腰。"又云："肉里之脉令人腰痛，不可以咳，咳则筋缩急。"《医学心悟》曰："腰痛拘急，牵引腿足。"《素问·六元正纪大论》曰："感于寒，则患者关节禁锢，腰脽痛，寒湿持于气交而为疾也。"《医林绳墨》曰："故大抵腰痛之证，因于劳损而肾虚者甚多。"《素问·痹论》"风寒湿三气杂至，合而为痹也。其风气胜者为行痹，寒气胜者为痛痹，湿气胜者为着痹也。"《杂病源流犀烛·腰脐病源流》曰："腰痛，精气虚而邪客病也……肾虚其本也，风、寒、湿、热、痰饮、气滞血瘀闪挫其标也，或从标，或从本，贵无失其宜而已。"指出腰椎间盘突出症的关键是肾虚，是本；风、寒、热、湿、气滞血瘀、痰饮是标。急则治标，缓则治本。

西医认为腰椎间盘突出症有内因，有外因。内因主要是腰椎退行性改变，外因是受寒湿、外伤、过劳或过损。详细原因如下：

（1）退行性改变：腰椎呈生理性前凸，椎间盘后薄前厚，是人体负重活动的枢纽。随着年龄增长，椎间盘含水量逐渐减少，髓核失去弹性及膨胀功能。在受外力时，椎间盘易发生萎缩等退变，髓核可能从纤维环的薄弱处突出。

（2）生物力学：椎间盘在缓冲外力、支撑体重起重要作用。椎间盘受压时，向四周膨出；脊柱向不同方向运动时，都会承受一定张力。故随着年龄增长，椎间盘发生退行性改变，髓核受力后易突出纤维环。

（3）自身免疫：椎间盘是人体最大的无血管封闭系统，出生以来与血管隔离，具备自身抗原性，机体免疫系统接触髓核中的隔绝抗原引起自身免疫反应而引起椎管内的组织炎症反应。

腰椎间盘突出症的主要组织学改变，包括纤维环断裂、髓核经纤维化破裂处突出、椎间盘退变。髓核是由胶原黏多糖、碳水化合物、蛋白质组成。髓核早期能保持原有的弹性，但随着水分不断降低，腰椎间盘突出症会失去原有的弹性，被椎间盘挤压致扁。在脱出早期，髓核还有还纳的可能，但若和周围组织有粘连时，随着时间的延长，粘连范围会逐渐扩大。

【分型论治】

腰椎间盘突出症多发生于男性青壮年。其病机分为虚实两类：寒湿、风湿、湿热、气滞血瘀引起实证，虚证则是肝肾亏虚。

1. 气滞血瘀证

主要临床表现：面容痛苦，行走困难，两手叉腰，挺胸，舌苔光滑，舌质紫暗，边有瘀斑，脉涩或数。

证机概要：气滞血瘀，筋脉失其濡养。

治法：行气活血，散瘀止痛。

代表方：活络效灵丹加味。

常用药物：当归、丹参、生乳香、生没药。

加减：舌红、灼痛者，加知母、玉竹、黄柏；麻木者，加鸡血藤；四肢凉者，加附子、肉桂；酸沉重者，加薏苡仁、防己；痛甚者，加制川乌；久病不愈者，加白芥子、胆南星。

2. 风寒湿滞证

主要临床表现：腰腿麻木，不能俯仰转侧，行动困难，面容无痛苦，苔白腻，舌质淡红，脉沉缓而弦。

证机概要：风寒阻滞，气血痹阻。

治法：祛风散寒，除湿止痛。

代表方：加味桂枝加葛根汤。

常用药物：桂枝、葛根、麻黄、桂枝、芍药、甘草、生姜、大枣。

加减：年迈体弱者，加当归、骨碎补；久病夹瘀者，加炮附子、细辛；偏热者，加黄芩、玉竹；眩晕重者，加天麻、白术。

3. 湿热痰滞证

主要临床表现：腰腿疼痛、沉重乏力，或一侧腰腿痛、肌肉麻木，面容无痛苦，舌苔黄腻，质红，脉细数。

证机概要：湿热阻滞，痰瘀凝滞。

治法：祛湿化痰。

代表方：半夏白术天麻汤加减。

常用药物：黄柏、干姜、天麻、苍术、白茯苓、黄芪、泽泻、人参、白术、炒曲、半夏。

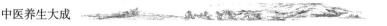

加减：有眩晕、呕吐者，加代赭石、竹茹、生姜、旋覆花；脘闷纳呆者，加白蔻仁、砂仁；有耳鸣者，加菖蒲、郁金、葱白；痰瘀化火，见心烦口苦、头晕头痛、舌红苔腻、脉弦滑者，加温胆汤。

4. 肝肾亏虚证

主要临床表现：腰腿疼痛、酸重无力，畏寒肢冷，面色浮白；伴有头晕目眩，口干咽燥，耳鸣耳聋。舌质淡，苔薄少，脉细数。

证机概要：肝肾亏虚，筋脉失养。

治法：补益肝肾，通经活络。

代表方：加味补肾止痛散。

常用药物：黄芪、杜仲、续断、当归、骨碎补、小茴香。

加减：阴虚者，加白芍、熟地黄、女贞子、枸杞子、山萸肉、菟丝子；阳虚者，加肉桂、干姜、黑附片、枸杞子、山药。

【养生方法】

1. 一般的饮食起居调理

（1）起居安排：卧床休息是腰椎间盘突出症最基本的疗养方法。卧床休息时，应卧硬板床，睡姿可以仰卧、侧卧，疼痛时应注意休息。季节交替时，应注意防寒保暖，尤其是颈部和腰部，防止感冒。在平常生活中，尽量避免弯腰；搬东西时，应蹲下拿取，少拿重物。长期坐位，注意在腰后放置软垫，保持正确坐姿。

（2）饮食调养：腰椎间盘突出症患者的活动量减少，故饮食摄入量宜少，多食蔬菜、豆类及水果；维生素 E 能扩张血管、促进血流、消除肌肉紧张，故饮食宜多食大豆、粗米、花生等食品；钙是骨的主要成分，故宜多食牛奶、海带、鱼等食物；少食肉及高脂类食物，避免引起大便干燥而致排便用力。

2. 常见的养生治疗方案

（1）针灸：取穴以后溪、昆仑、环跳、足三里、太溪和病变部位的夹脊穴为主穴，以承山、阴陵泉、承扶、风市、三阴交、委中为辅穴。功能通经活络，宣痹止痛，调理气血为主。

（2）推拿

①牵抖法：患者俯卧，固定患者肩膀，握紧患者双踝，上下抖动 3～4 次。

②按揉点穴法：患者俯卧，双腿放直，从第一腰椎沿督脉按到腰骶部，同时用 擦法放松臀部和腰部软组织，点揉命门、肾俞、腰阳关、昆仑、秩边等穴位。

③侧位斜板法：患者侧卧，下面腿伸直，上面腿屈髋屈膝。医者一手抵住臀 部，一手抵住患者肩部，将腰部旋转到最大限度，两手同时向相反方向施力。

④压膝屈腰法：患者仰卧，双腿屈髋屈膝至最大限度，医者一手按住膝关节前 部向下压，一手抵住尾骶使腰骶屈曲至最大限度，反复操作 10 次。

（3）中药内服：活血益气通经汤，一天 2 次。药方：黄芪 10g，当归 10g，党 参 15g，苍术 10g，川断 12g，红花 5g，桃仁 6g，僵蚕 10g，全蝎 10g，独活 12g， 秦艽 10g，香附 15g，桑寄生 12g，威灵仙 10g，柴胡 10g，甘草 3g。

（4）功能锻炼：锻炼强度应循序渐进，逐步增加，不可过量。卧床休息时，要 注意四肢肌肉的锻炼，防止关节僵硬。

①踢腿锻炼：患者仰卧，患侧腿伸直向上逐渐抬高，直到 90°。

②腰背肌锻炼

支撑法：先进行五点式支撑法，即患者仰卧，背部及双肘顶住床、臀部及腹部 向上抬起，持续 3～5 秒，而后放松腰背部，放下臀部，放松 3～5 秒；然后改为三 点式支撑法，患者取仰卧位，头足着床，屈膝，双足分开同肩宽，尽量向上抬高臀 部，然后还原。

飞燕点水法：患者取俯卧位，头颈尽量抬起，双手后伸，使胸部离开床面，此 时双腿后伸，双下肢离开床面。

行走练习：上下床要注意腰椎的稳定挺直，避免蹲坐和弯腰。行走时，感觉腰 肌酸胀则要休息后再行走，量力而行，循序渐进，不要操之过急。站立和行走时， 要昂头挺胸。

（5）牵引：患者仰卧于牵引床上，去掉皮带等硬物，固定胸廓和骨盆，使用双 向对抗牵引。牵引重量一般为患者体重的 40%～80%，每日 1 次，每次 20 分钟， 10 天为一疗程。禁止在过饥或过饱时进行。

腰椎间盘突出症的发病年龄在 25～60 岁之间，男性多于女性，男女比例约为 2∶1。其诱发因素很多。中医认为风寒湿困阻经络，外伤劳损，肾气不足是其发病 原因。目前，对腰椎间盘突出症的诊治已经取得较好的效果，但患者良好的起居安 排、饮食习惯、生活方式的改变是保证疗效的关键。临床上应继续制定高效、科 学、实用的临床途径，促进对该病的深入研究，进一步提高诊治效果。

肩 周 炎

【概述】

肩周炎（scapulohumeral periarthritis）是肩关节周围炎的简称，为肩关节周围软组织的无菌性炎症。肩周炎多发于中老年人，并于冬春两季多发。临床主要表现为肩关节疼痛和关节僵直、活动受限。疼痛有阵发性与持续性两种，夜间疼痛加重，病情重者一触即痛，甚至半夜痛醒。晚期肩部肌肉可出现费用性萎缩。X线检查诊断，早期阴性，疾病发展可见骨质疏松，或出现肩袖钙化现象，有时可于骨质疏松、肱骨大结节或冈上肌腱钙化处见密度增高的阴影。肩周炎起病缓，病程长，临床可根据病变过程分为粘连前期（急性期）、冻结期（粘连期）、恢复期（缓解期）三个时期。目前除小针刀、大推拿等方法外，一般治疗时间较长。

肩周炎在中医俗称"五十肩""凝肩""冻结肩""漏肩风"等，属于"痹证"范畴。中医学对肩周炎的认识可追溯到《内经》，提出了痹之病名。《灵枢·五变》及《济生方·痹》中也对其病因病机有所描述。

【诊断标准】

按照国家中医药管理局颁布的《中医病证诊断疗效标准》：

（1）好发年龄在50岁左右，女性多于男性，右肩多于左肩，多为慢性发病。

（2）肩周疼痛，以夜间为甚，常被痛醒，但较少肿胀；肩关节活动明显受限，甚则肩臂肌肉萎缩。查体：肩峰下广泛压痛，肩关节外展、上举、外旋、后伸、后背上抬等动作受限，不能做脱衣、梳头、洗脸等动作。

（3）有慢性劳损、感受风寒或外伤史。

（4）X线摄片：早期阴性，疾病发展可见骨质疏松，或出现肩袖钙化现象，有时可于骨质疏松、肱骨大结节或冈上肌腱钙化处见密度增高的阴影。

临床注意胸锁关节的检查，以及颈椎、臂丛、胸部疾病的检查，并排除肿瘤转移的可能。

【病因病机】

现代医学对肩周炎的病因病机没有明确定论，认为肩周炎早期病位在关节囊，随疾病发展波及关节囊以外的软组织。主要是急慢性的劳损引起的纤维性关节囊收缩变小，关节囊下部皱襞闭塞，导致肩关节腔隙容积变小，进一步发展可波及周围软组织，胶原纤维退行性变，弹性变小，软组织硬化、缩短，出现肩关节疼痛及功能障碍。

中医认为，肩周炎与患者身体羸弱、腠理空疏、饮食劳倦、年老肝肾不足所致的精气、气血不足等有关，《灵枢·五变》中说："粗理而肉不坚者，善病痹。"《济生方·痹》说："皆因体虚，腠理空疏，受本虚标实之虚实夹杂证。"指出其内因为气血虚衰、肝肾亏损、血不荣筋，外因为劳损或外伤、风寒湿邪侵袭、瘀血阻络。主要病机为经脉痹阻，"不通则痛"。中老年人阳气虚衰，肝肾亏损，气血不足，难以濡养肌肉筋脉，外加风寒湿邪侵袭，导致气滞血瘀阻滞经络而发病。

【分型论治】

1. 风寒湿邪阻络证

主要临床表现：肩部疼痛，痛引肩胛、颈项、背部及上臂；伴有拘急感，得热痛减，受凉加重，肩部压痛明显，活动受限；舌质淡，苔薄白或白腻，脉紧浮或沉细。

证机概要：外邪入侵，经脉阻滞。

治法：祛风除湿，散寒通络，活血止痛。

代表方：小活络丹。

常用药物：川乌、草乌、地龙、天南星、秦艽、羌活、防风、川芎、乳香、没药等。

加减：根据症状，可加黄芪、丹参、鸡血藤益气养血活血；或加天仙藤、桂枝走上温阳通络；或加石楠藤引药上行。

2. 肝肾亏损证

主要临床表现：肩部隐痛、酸痛，抬肩无力，头晕目眩，腰膝酸软，面色㿠白或五心烦热，手足不温，舌质淡，苔薄白，脉象沉细无力。

证机概要：肝肾亏损，筋脉失养。

治法：补益肝肾，养血柔筋。

代表方：独活寄生汤。

常用药物：独活、桑寄生、杜仲、牛膝、细辛、秦艽、防风、羌活、川芎、干地黄等。

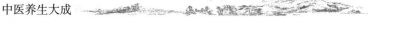

加减：疼痛者，可加制草乌、白花蛇舌草；寒邪偏胜者，酌加干姜、附子；湿邪偏盛者，去地黄，加防己、苍术、薏苡仁；正虚不甚者，减地黄、人参。

3. 气滞血瘀证

主要临床表现：肩部剧烈胀痛或刺痛，夜间加剧，痛处不移、拒按，活动受限，痛引颈背、上肢部，或肩部肿胀，可因情志因素加剧，舌质紫暗，或见瘀斑，脉象细涩。

证机概要：气滞血瘀，经络阻滞。

治法：理气活血，通络止痛。

代表方：身痛逐瘀汤加减。

常用药物：赤芍、当归、川芎、苏木、乳香、没药、姜黄、桃仁、枳壳、陈皮、山楂、桔梗。

加减：气虚加黄芪、党参，寒甚加细辛、川乌，风甚加威灵仙、防风。

5. 气血虚弱证

主要临床表现：肩部隐隐作痛，身倦力乏，心慌气短，头晕面白，四肢麻木，手足发冷，舌质淡，苔薄白，脉象细而无力。

证机概要：气血虚衰，筋脉失养。

治法：益气养血，舒筋活络。

代表方：补阳还五汤加减。

常用药物：人参、炙黄芪、茯苓、炙甘草、当归、芍药、川芎、龙眼肉、枣仁、海桐皮、姜黄、白附子、全蝎、僵蚕等。

【养生方法】

1. 一般的饮食起居调理

肩周炎的发生与静、老、伤、寒有关。生活中我们要注意以下几点：

（1）科学膳食，注意钙的补充。在饮食方面，注意合理膳食，老年人要加强钙的补充，多摄入如牛奶、豆制品、骨头汤、鸡蛋、黑木耳等食品或口服钙剂。补充钙的同时，可以适量补充维生素 D 或者经常晒太阳，以促进钙的吸收。

（2）选择适宜环境，培养良好生活习惯。适宜居住在干爽、温和之处，注意纠正日常生活中的不良姿势，劳逸结合；注意肩部保暖，睡觉时肩部不宜裸露在外，汗出后及时擦汗、换衣；在炎热的夏季，防止持续过久地吹风，以免肩部遭受风寒。

（3）注重养生，适度锻炼。从青年时期做起，积极主动参与锻炼，持之以恒，防止退行性病变的发生。同时，注意锻炼的方式与强度，防止劳损。

2. 常见的养生治疗方案

（1）针灸、推拿：针刺治疗肩周炎效果较好，也是目前临床常用的方法之一。针刺通过穴位刺激可以祛风散寒、活血通络、化瘀止痛，从而使肩部气血调和、经脉通利，"通则不痛"。同时可以伸展挛缩的组织，进一步消除关节粘连，使肩关节的正常功能得以恢复。

辨证取穴：主穴气海、膻中，施以补法。

循经取穴：病位在手太阴经取少商、中府，病位在手阳明经取商阳、迎香，手太阳经配听宫、少泽。

分期取穴：早期局部取穴，主穴肩三针（肩髎、肩前、肩贞）配天宗、臂臑，远端取外关、合谷等穴；中期选穴主要在肢体远端，如肩井、外关、合谷等穴；后期则以远端和局部穴位配合，以曲池、足三里、合谷、条口配肩三针、天宗等穴。

采用针刺、电针、温针、火针、蜂针、皮内针等方法进行治疗养生。

配合推拿治疗，轻症采用穴位局部推拿，重症还可在麻醉下行手法松解，效果更好。

此外，还可以采用浮针或针刀治疗。浮针通过牵拉皮下组织，引起电信号的传导和基因的表达，从而缓解组织及肌肉痉挛、肩关节的疼痛，增大肩关节活动度。针刀直接通过切、摆等手法，松解局部粘连组织，疏通经络，达到改善肩关节活动度及止痛的效果。

（2）中药敷贴：羌活、姜黄、桂枝、独活、秦艽、桑枝、海风藤、当归各15g，木香、乳香、川芎各10g。加水煎煮药液2次，用毛巾浸满药液，稍稍拧干，热敷疼痛点。毛巾冷则替换，每次不少于30分钟，每日1次。功可通络止痛、祛风散寒。

（3）食疗药膳

①白芍桃仁粥：白芍20g，桃仁15g，大米60g。将白芍煎取水液500mL，桃仁去皮尖，捣成烂泥状，用水研成汁，去渣，加大米煮为稀粥。功效：化瘀养血，通络止痛。适应证：肩周炎晚期瘀血阻滞者。

②黄芪薏苡仁粥：黄芪60g，薏苡仁粉120g，忍冬藤30g。忍冬藤、黄芪加水

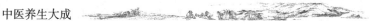

煎取汁 500mL 趁热加入薏苡仁粉，煮为粥。功效：通络胜湿，健脾益气。适应证：肩周炎气虚湿热者。

③川乌粥：制川乌 5g，姜汁 10 滴，大米 50g，适量蜂蜜。先煮大米，粥快成时加入制川乌末，小火慢煮，熟后加入蜂蜜及姜汁，搅匀，稍稍加热。功效：通利关节，散寒祛湿，温经止痛。适应证：风寒湿所致肩周炎者。

④王不留行炖蛇肉：蛇肉 1000g，老母鸡肉 300g，王不留行 300g，桑寄生 30g，桂枝 10g，生姜片 15g，葱段及盐各 0.6g，料酒 10mL。油锅烧沸，加入蛇肉与鸡肉翻炒，加料酒 10mL 后倒入砂锅内，将清水浸泡的王不留行、桂枝、桑寄生、生姜片、葱及盐加入砂锅内，用小火炖 1 小时至肉熟烂。功效：益气养血，补益肝肾，通络活血。适应证：肩周炎属肝肾阴虚、气血阻滞者。

（4）药茶

①桑枝茶：鲜嫩桑枝 1 米，研为粗末放入茶壶，开水冲泡，每日 1 剂。功可祛风除湿，通利关节。

②红花木瓜茶：木瓜 30g，红花 15g，桑寄生 30g，放入保温瓶内浸泡 20 分钟，每日 1 剂。功可散瘀止痛，活血通络。

（5）刮痧：具有祛风散寒、活血通络的作用。肩部取患侧肩胛部及肩关节周围，在疼痛部位沿着肌肉的走向，用刮痧板或边缘光滑的器具，蘸药酒、刮痧油等介质，在肩部疼痛部位从上向下进行刮痧，力度适中，以皮下红紫或瘀斑、不破皮为宜。

（6）拔罐：具有活血止痛，通络散寒，散寒消肿的作用。取压痛点或肩周部，或加取曲池、尺泽、曲泽、肩贞、肩髃、肩髎等穴，每次 3～4 穴，采用留罐、闪罐或点刺留罐的方法。

（7）功能锻炼：患者要加强自我锻炼。如果没有合理的功能锻炼，即使前期的保守治疗已使症状减轻，但肩关节仍处于固定状态，疗效得不到巩固，影响疾病的康复。日常生活中，患者可以在疼痛忍受范围内进行诸如用手爬墙、患臂内收后伸绕头练习等以活动肩关节，做好自我养生。

①爬墙运动：两腿与肩同宽，站立面对墙壁，使腹部贴墙，肘微微弯曲，五指张开贴于墙面，缓慢沿墙壁向上爬动，以微痛为度，然后慢慢向下回到原处，反复多次。

②背手牵拉法：两腿与肩同宽，分开站立，双手背在腰部，健侧手拉着患侧手腕向健侧肩部运动，微痛后缓慢放下，反复多次。

③内收托肩法：取坐位或站位，患侧肘内收屈曲，紧贴腹壁，健侧手托住患侧

肘关节，缓慢向健肩方向牵拉，微痛后缓慢放回，反复多次。

④摆动上臂法：两腿与肩同宽，分开站立，患侧上肢伸直做前屈后伸摆动或内收外展摆动运动，幅度逐渐增大，频率由慢到快，逐渐加力。

⑤两手托天法：两腿与肩同宽，分开站立，十指交叉，掌心向下，放于胸腹前，缓慢上抬至颈或头前，然后两手外翻为掌心向上，用力上托，然后原路返回，反复多次。

肩关节是人体最大的关节，也是最易损伤的关节。起病多因肩关节周围组织受凉、外伤、感染所致，不少患者是由风湿病引起的。其主要症状为颈肩持续疼痛、活动受限，如不及时治疗，拖延日久可使关节粘连，患侧上肢变细、无力，甚至形成废用性萎缩。该病多见于50岁左右的中年人，青年与老年人也有发生。疼痛特点是胳膊一动就痛，不动不痛或稍痛，梳头、穿衣、提物、举高都有困难，发作严重时，可疼痛难忍、彻夜不眠，严重影响生活。

中老年人应注重身体锻炼，根据体质、习惯选择合适的体育项目，如太极拳、八段锦、体操等中国传统健身功法都能很好地锻炼肩部，预防肩周炎。

膝关节炎

【概述】

膝关节炎（knee arthritis）是膝关节的常见疾病，是发生在膝关节及其周围组织的炎性疾病。分为原因不明的原发性膝关节炎与原因已明的继发性膝关节炎（变形、外伤、血运障碍、关节炎等）两种。主要变化为软骨退化变性、关节边缘形成骨刺、滑膜肥厚。临床主要表现为膝关节的疼痛、活动障碍及畸形。活动时膝关节疼痛加重，初起为阵发性疼痛，后为持续性疼痛，劳累或夜间疼痛加重，上下楼梯疼痛明显，尤以下楼为甚；关节弹响；膝关节活动受限，甚则跛行。发病缓慢，多见于中老年肥胖女性，往往有劳累史。疾病发展可出现关节肿大（多因骨性肥大造成），也可出现关节腔积液。严重者出现膝内翻畸形。

膝关节炎是一种常见病，多发生在40岁以上的中老年人，女性患病率高于男性，据资料显示，我国65岁以上人群中有15%患本病。临床上膝关节炎主要分为骨关节炎、创伤后关节炎、类风湿关节炎三类。

骨关节炎：临床最常见，即一般所说的退行性膝关节炎。中老年人群好发，以慢性的软骨磨损为特点。疾病的初期，症状不明显或症状轻微，早期可表现为关节

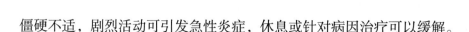

僵硬不适，剧烈活动可引发急性炎症，休息或针对病因治疗可以缓解。

创伤后关节炎：是膝关节创伤引发的关节炎。有明确的外伤史，临床表现与骨关节炎相似。

类风湿关节炎：属于炎症类型，可发生于任何年龄群，但青年人好发，常累及双膝。早期关节的滑膜炎侵蚀关节软骨，导致严重丧失关节功能，晚期残留严重畸形。

膝关节炎在中医学中属于"痹证"范畴。中医学对本病的认识，可以追溯到《内经》："病在骨，骨重不可举，骨髓酸痛，寒气至，名曰骨痹。"《中藏经》《金匮要略》《医林改错》等也有类似症状的描述，以及对其病因病机的解释。

【诊断标准】

1.采用美国风湿病学会（ACR）膝 OA 的诊断标准

（1）1 个月内大多数日子膝痛。

（2）关节活动时有响声。

（3）晨僵 <30 分钟。

（4）年龄 >38 岁。

（5）膝关节骨性肿胀伴弹响。

（6）膝关节骨性肿胀不伴弹响。

最少存在（1）~（4）或（1）（2）（3）（5）或（1）和（6）时，即可诊断为膝 OA。

2.MR 或关节镜

局限性软骨缺损，退变按 outerbridge 分级不重于 II 期。

【病因病机】

原发性膝关节炎的发病原因尚不明确，是关节退变的延续，与年龄、肥胖、遗传及关节活动过度关系密切。继发性膝关节炎是由变形、外伤、血运障碍、关节炎等原因引起。

中医认为，膝关节炎属于"痹证""骨痹"范畴，将膝关节骨关节炎具体地称为"膝痹"。由于年老体虚，加之外邪侵袭而致。肝主筋、肾主骨，与筋骨的关系非常密切，当人近 50 岁时，肝肾气血衰少以至肝血不能养筋、肾精不能充骨，筋不得濡润则易出现关节疼痛、活动不利；骨枯而髓减，出现骨质疏松；长期超负荷负重，易使骨骼进而变形。加之正气虚弱，风寒湿三气夹杂乘虚而入，导致疾病的发生。

【分型论治】

1. 风寒湿痹证

主要临床表现：膝关节酸痛、屈伸不利，局部皮色不红，触之不热，得热痛减，遇寒增剧，活动时疼痛加重，舌苔薄白或白滑，脉弦紧或涩。

证机概要：风寒湿邪内侵，筋脉不通，气血瘀滞。

治法：祛风散寒，胜湿止痛，活血通络，补益肝肾。

代表方：三痹汤加减。

常用药物：独活、秦艽、川芎、防风、细辛、茯苓、熟地、白芍、当归、杜仲、牛膝、人参、黄芪、续断、生姜、甘草等。

加减：偏寒者，加肉桂、人参；膝关节痛者，加桑寄生、鸡血藤、透骨草、刘寄奴。

2. 湿热蕴结证

主要临床表现：膝关节肿胀、积液，伴疼痛、灼热，得热痛增，遇寒痛减，舌体胖、边有齿印，舌质红，苔黄腻，脉滑数。

证机概要：湿热内蕴，浸淫肌肉，痹阻筋骨，脉络不通。

治法：祛风除湿，清热通络。

代表方：白虎加四妙丸、桂枝汤加减。

常用药物：汉防己、土茯苓、黄柏、苍术、透骨草、生苡仁、海桐皮、络石藤、木瓜、牛膝、穿山甲、土鳖虫、忍冬藤、秦艽等。

加减：关节疼痛者，加全蝎、延胡索；腰膝酸软者，加川断、杜仲、桑寄生；关节畸形者，加白芥子、炮山甲、地龙；局部红肿明显者，加蒲公英、忍冬藤。

3. 肝肾亏损证

主要临床表现：膝关节疼痛日久不愈，时轻时重，或筋脉拘急牵引，屈伸运动而加剧，或关节变形，筋肉萎缩，腰膝酸软，形寒肢冷，尿多便溏，心悸气短，食少乏力，面色萎黄，或头晕耳鸣，烦热盗汗，舌淡白，或舌红少津，脉沉细，或沉细而数。

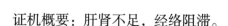

证机概要：肝肾不足，经络阻滞。

治法：补益肝肾，强筋健骨。

代表方：荣肾丸。

常用药物：续断、杜仲、桑寄生、菟丝子、淫羊藿、黄芪、熟地黄、人参、白术、苍术、茯苓、甘草、当归、白芍、川芎、三七、乳香、没药、全蝎、僵蚕、牛膝、细辛、独活、秦艽、防风、威灵仙等。

加减：疼痛者，可加制草乌、白花蛇；寒邪偏胜者，酌加干姜、附子；正虚不甚者，减地黄、人参；湿邪偏盛者，去地黄，加防己、苍术、薏苡仁；正虚不甚者，减地黄、人参。

4. 气滞血瘀证

主要临床表现：痹痛日久，患处刺痛、掣痛，疼痛较剧，痛有定处或兼麻木，不可屈伸，反复发作，骨关节僵硬变形，关节及周围呈暗瘀色，舌体暗紫或有瘀点、瘀斑，脉细涩。

证机概要：气滞血瘀，筋骨失养。

治法：活血化瘀，通痹止痛。

代表方：身痛逐瘀汤加减。

常用药物：秦艽、川芎、桃仁、红花、羌活、没药、当归、灵芝、香附、牛膝、地龙、甘草等。

加减：气虚加黄芪、党参，寒甚加细辛、川乌，风甚加威灵仙、防风。

5. 脾肾阳虚证

主要临床表现：膝关节隐隐作痛、肿胀或形寒肢冷、腰膝冷痛，晨僵，面色㿠白，头晕，小便清长，大便溏泻，舌淡胖，苔白滑，脉象沉迟无力。

证机概要：脾肾阳虚，筋脉失养。

治法：温补脾肾，散寒通滞。

代表方：阳和汤合附子理中丸加减。

常用药物：熟地、鹿角胶、麻黄、白芥子、肉桂、附子、人参、干姜、炮姜、甘草、白术等。

加减：肾阳不足加肉苁蓉、仙灵脾，脾阳不足加益智仁、半夏、苍术、吴茱萸、砂仁、肉豆蔻、白豆蔻。

6. 痰瘀互结证

主要临床表现：膝关节大范围肿痛日久，痛处固定不移如锥刺，昼轻夜重，关节僵硬变形，屈伸受限，口干而漱水不欲咽，舌紫暗，苔白腻或黄腻，脉象细涩或细滑。

证机概要：痰瘀互结，阻滞经络。

治法：祛痰逐瘀，通络止痛。

代表方：白芥子散。

常用药物：白芥子、土鳖虫、红花。白芥子利气散结、温中散寒、通络止痛，能祛除四肢关节的顽痰瘀血，达到缓解关节疼痛、肢体麻木的目的；土鳖虫功可破血逐瘀，续筋接骨；红花活血通经、祛瘀止痛的功效，又能祛瘀消癥、化顽痰积液。

加减：湿重加薏苡仁，痰重加白芥子、胆南星，阴虚加麦冬，瘀血阻滞加三七。

此外，还有三棱、莪术、香附、木香、乳香、没药等常用药物。

【养生方法】

1. 一般的饮食起居调理

（1）科学膳食，保证钙的摄取。在饮食方面，注意合理膳食，老年人要加强钙的补充，多摄入如牛奶、豆制品、骨头汤、鸡蛋、黑木耳等食物或口服钙剂。补充钙的同时，可以适量补充维生素 D 或者经常晒太阳，以促进钙的吸收，防止退行性病变。

（2）养成良好的饮食习惯，控制体重。有资料显示，几乎所有 40 岁以上的人承受重量的关节都会发生变化。肥胖使身体关节受累，加速关节间软组织的磨损而致骨关节炎。

（3）养成良好的生活习惯。戒烟少酒，注意保暖。在秋冬季节，老人应注意颈椎、脚踝、膝盖的保暖，随着气温的变化及时添加衣服，避免着凉。

（4）注意防止膝关节外伤。建议女性少穿高跟鞋，不得不穿时，应避免蹲跪或爬楼梯动作，否则因膝关节压力过重，将出现退化性膝关节炎。要进行适量的运动锻炼，这样可以促进骨骼更好吸收营养物质，延缓骨骼的老化，避免关节受损。老人最好不要进行爬楼梯、登山等活动，以免造成关节软组织损伤膝关节炎。患者注

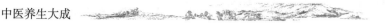

意避免手提或背负重物，可用拐杖辅助行走，如厕时使用坐厕。睡觉时适当垫高患肢，有利于血液循环，减少肢体肿胀。

2. 常见的养生治疗方案

（1）针灸：对痹证有较好的疗效。通过穴位刺激，可以祛风散寒、活血通络、化瘀止痛，从而使肩部气血调和、经脉通利。可以选取膝关节周围经穴，如内外膝眼、阳陵泉、阴陵泉、血海、犊鼻、委中、伏兔、足三里等，以及阿是穴。采用穴位按压、温针灸、艾灸、刺络拔罐等方法以疏经通络，调和气血，缓解疼痛。

（2）中药养生：多根据病症类型，以补肝益肾、强筋壮骨、祛湿通络、祛风散寒为主。既可煎汤内服，或药渣用布包裹，趁热敷患处；又可将药材放入布袋后，加热外敷于患处；也可采用中药熏洗的方式。常用方剂有独活寄生汤、二妙散、当归拈痛汤、大防风汤、麻桂温经汤、三气饮等，常用中药有独活、羌活、白芍、当归、黄芪、杜仲、细辛、川芎、桂枝、鸡血藤、苍术、牛膝、海桐皮、苡仁、甘草等。

（3）药膳

①枸杞羊肾粥：羊肾 1 对，羊肉 100g，枸杞子 10g，粳米 50 ~ 100g。将羊肾去臊腺筋膜后切块，和羊肉、枸杞子、粳米一起加水煮粥。功效：温里散寒，补益肝肾。适应证：膝关节炎属肝肾亏损者。

②黄芪蛇肉汤：黄芪 50g，蛇肉 200g，生姜 3 片，植物油、食盐各适量。将黄芪、蛇肉、生姜加水适量煲汤，蛇肉熟后加入植物油、食盐调味，食蛇肉饮汤。功效：补益气血，散寒通络。适应证：膝关节炎属风寒痹阻、气滞血瘀者。

（4）推拿：通过手法的温热刺激和机械刺激，不仅可以行气活血，还可以滑利关节、疏通经络，可以有效缓解膝关节炎的症状。推拿多在患病局部采用揉法、摩法、拿法、穴位指压阿是穴、犊鼻等膝周围穴位等方法以温经通络、行气活血，松解粘连的软组织。但在急性炎症期最好不用推拿法，或谨慎使用轻手法推拿，以免炎证加剧。

（5）足浴：足浴疗法属足疗诸法中的一种，也同属中医外治法。通过水的温热作用、机械作用、化学作用及借助药物蒸汽和药液熏洗的治疗作用，起到疏通腠理、散风降温、透达筋骨、理气和血的作用。根据不同证型，加入具有祛风散寒、补益肝肾、强筋壮骨、祛湿通络等功效的中药泡脚，并配合按摩足底肾、肝、脾等的反射区。

目前中西医均没有有效的方法可以阻止本病的发生或逆转，仅能缓解症状、减轻痛苦。因此，对膝关节的预防就尤为重要。应养成良好的生活习惯，控制体重，注意避免膝关节过度负重，适度运动，做好膝关节的保护工作。

第九节 其他疾病

肿瘤术后

【概述】

肿瘤是严重影响现代人生存质量和寿命的常见疾病。是人体组织细胞在内外有害因素的长期作用下，产生的细胞形态功能改变，成为过度增殖的新的细胞群体，在多数情况下，形成肿块状的新生物。即便是有害因素消除，仍能不断增长、扩展和转移。肿瘤的发生与环境（化学、物理、生物）、遗传、饮食等因素有关。根据肿瘤自身生长方式和对人体危害的大小，分为良性肿瘤和恶性肿瘤两大类。本节所讨论的肿瘤多为恶性肿瘤的范畴。目前，西医对恶性肿瘤的常见治疗手段多为外科手术、化学药物治疗、放射治疗、免疫治疗、热疗等，因肿瘤的发生部位及发展阶段而选择不同的综合治疗方案。各类肿瘤治疗方案常伴有各种的副作用，加上或因癌细胞的异常增殖及患者免疫系统的薄弱，肿瘤术后患者的症状可见多种多样，常见的症状有恶心呕吐、食欲不振、脱发、白细胞甚至全血细胞下降、发烧等，严重阻碍了患者的继续治疗及康复进程。中医药在肿瘤的治疗方面有非常重要的作用。首先，中医药可以提高肿瘤手术治疗效果，减少手术并发症；其次，中医药可以减少放疗所致的毒副作用；第三，中医药与化疗药物合用可以减少化疗引起的副作用，增强患者免疫力；第四，中医药可以预防肿瘤复发转移，阻断癌前病变。

【诊断标准】

西医肿瘤术的采用多因肿瘤发生的部位、病理、病变分期等多因素综合多种治疗方案。术后出现的症状和机体反应也是复杂多样。本病的诊断以症状表现为主。

一般来说肿瘤放疗术是通过放射线对组织细胞的生物学效应和破坏达到控制异常增殖的癌细胞的作用，同时也会产生放射毒性和正常细胞损伤。常见的放疗反应有：局部皮肤轻则红斑、灼热疼痛，毛发脱落，严重者局部干燥脱屑或焦黑干性坏死或湿性坏死。对口腔黏膜的影响可见初起黏膜水肿充血，被覆白色伪膜或见局部溃疡出血、刺激性疼痛，牙齿松动脱落，唾液分泌减少，口干咽燥，严重时进食吞咽困难。腹部放疗时常见放射性胃肠炎反应，表现为纳食减少、食欲减退、脘腹胀痛、呃逆嗳气、恶心呕吐、腹痛腹泻、下痢脓血、里急后重、消瘦等症状。下腹部放疗时，易出现腹胀、腹痛、尿频、尿急、血尿、小便涩痛不畅等症状，也可见发热口渴。在女性还可能出现放射性阴道炎症状，如少腹隐痛、腰骶酸痛、阴痒阴痛、白带增多、色黄或带血腥臭。胸部放疗一般会出现放射性肺炎与肺纤维化症状，主要表现为发热、咳嗽、气短、胸痛、痰少而黏或血痰，稍数可见高热、呼吸困难、紫绀、肺部有啰音，X线下可见片状或条索状影。在脑部的放疗会出现脑脊髓反应：表现为脑水肿和脊神经损伤，可见头痛、呕吐及视觉改变，严重者可致昏迷、瘫痪。脊髓损伤可造成感觉过敏或麻痹，肢体活动障碍等。

　　肿瘤化学药物治疗虽然有一定的选择性，近年来出现的新型化疗药也一定程度上对肿瘤细胞更有针对性，但是化疗术中及术后的副作用仍是非常普遍和严重。常见一般全身性反应、消化道反应、骨髓造血系统反应和肝功能损伤几个方面。一般性全身反应表现为精神不振、面色萎黄、疲乏懒言、纳食减少、头晕失眠、心悸心烦、口干不欲饮等。消化道反应时化疗中最常见的反应，主要与药物刺激和损伤消化道黏膜有关，轻度的表现为食欲减退、厌食油腻、脘闷腹胀、恶心嗳气、呕吐腹泻等，严重的频频呕吐、腹泻稀便、或吐血便血，造成脱水性酸中毒。造血系统的反应是因为化疗药物抑制骨髓所致，一般2周后出现，主要是外周血中白细胞和血小板的减少，有些红细胞亦下降造成贫血。容易招致感染和出现出血倾向。多数化疗药物对均有肝功能的损害，大多表现为单项转氨酶增高，症状有肝区不适、胀痛、少数肝脏肿大，个别出现明显黄疸。疲乏、食少、恶心厌油腻、消化不良、腹胀腹泻等一般症状多见。

【病因病机】

　　中医古籍中早就有肿瘤的病名和症状记载，如"乳岩""噎膈""癥积""失荣"等。中医认为，肿瘤的病机总体责之于正虚邪毒，机体局部气滞、血瘀、痰凝等病理产物，进一步加重还会使正气的耗伤，使邪毒走注。

　　近年来，恶性肿瘤的病因学是医学工作者研究颇为深入的领域。环境污染（化学）、电离辐射、不良饮食习惯、吸烟、反复病毒感染、遗传、免疫缺陷等均可导致肿瘤的发生。肿瘤术后的反应则是因为放射线、化学药物等对机体各组织的正常细胞产生毒性作用而出现的。

【分型论治】

肿瘤患者术后的症状多样，中医证型也复杂多样。

1. 气血两亏证

主要临床表现：常见于手术治疗后。面色㿠白，神疲乏力，食欲不振，腹胀便溏，失眠心悸，舌质淡暗，苔薄，脉细而弱。

证机概要：术后气血两亏。

治法：补益气血，兼以清毒。

代表方：八珍汤或十全大补汤加减。

常用药物：人参、茯苓、白术、甘草、黄芪、陈皮、半枝莲、白花蛇舌草、龙葵、漏芦、泽漆、山慈菇、蚤休、菝葜、虎杖、夏枯草等。

2. 脾胃失运证

主要临床表现：常见于化疗术后，腹胀腹泻，腹痛恶心，呕吐频作，神疲乏力，脱发；实验室检查常见白细胞或（和）红细胞、血小板等指标的异常下降，甚至全血细胞水平下降。舌质暗瘀，苔薄或腻，脉弦细。

证机概要：化疗术后正气大伤，脾胃失调，肝肾亏虚，脏腑紊乱，阴阳失衡。

治法：健脾和胃助运，补益肝肾。

代表方：橘皮竹茹汤或合二至丸加减。

常用药物：橘皮、竹茹、半夏、人参、白术、茯苓、木香、砂仁、甘草、女贞子、黄精、制首乌等。

加减：食欲不振者，可加炒谷麦芽、焦山楂；腹泻者，可加怀山药、炒苡仁等。

3. 气阴两伤证

主要临床表现：常见于放疗术后。出现口干咽燥，五心烦热，食欲不振，失眠多梦，舌红瘦而干，苔少或剥，脉细数无力。

证机概要：放射线伤气耗阴，热毒内蕴，继而影响脏腑功能。

治法：益气养阴，清毒养正。

代表方：沙参麦冬汤加减。

常用药物：沙参、麦冬、天冬、玉竹、天花粉、扁豆、桑叶、甘草、白花蛇舌草、半枝莲、山慈菇、龙葵、浙贝、夏枯草等。

此外，因为肿瘤的发生部位多样，放化疗尤其是放疗后的局部症状多样，局部常见症状的中药预防如下：

放射性口腔炎及涎腺反应：急性期可用凉膈散、导赤丹。后遗口干咽燥症者，服用养阴清肺膏、知柏地黄丸等放射性食管炎进食少渣软质无刺激性食物，如牛奶、果汁、米粥等。白及粉调糊含咽可收敛止痛。中药清热解毒、养阴降逆方药，如黄连解毒汤、沙参麦冬汤、五汁饮等。

放射性胃肠炎：中药养阴清热、健脾和胃、缓急止痛，可选三黄泻心汤、沙参麦冬汤合芍药甘草汤。

放射性直肠炎：急性期清热利湿、和血止泻，用加味香连丸、白头翁汤、芍药汤、葛根芩连汤、地榆丸等。久泄体虚，宜健脾固涩，可用香砂六君子汤合真人养脏汤加味。

放射性膀胱炎：注意休息，多饮水，补充维生素。中药使用清热利水通淋方药，如八正散、小蓟饮子等。急性期效果甚好，慢性炎症期给予知柏地黄丸、济生肾气丸。

放射性阴道炎：中药蛇床子、苦参、土茯苓、五倍子煎汤冲洗，内服止带方加清热养阴凉血药。

放射性肺炎与肺纤维化：中药予以清热解毒、养阴润肺、化痰活血法。急性期以清燥救肺汤，恢复期用养阴清肺汤、百合固金汤。

放射性脑脊髓反应：中药治疗按中风急证对待，使用安宫牛黄丸、至宝丹或苏合香丸，汤药用涤痰汤加菖蒲、远志、郁金等。脊髓损伤疗效较差，中药以补肾填精、益气养血、活血通络法，如健步虎潜丸、补阳还五汤、左归丸、右归丸等。

化疗全身反应：中医辨证属气血双亏、肝肾不足，给予补益扶正中药，如人参养荣丸、十全大补汤等。

消化道反应：中药选用旋覆代赭汤、橘皮竹茹汤、藿香正气散等。

血象下降：中药防治血象下降的效果较好，常需根据辨证使用益气养血、健脾补肾方药。如遇有瘀血征象者，适当使用活血药。

肝功能损伤：中医辨证与辨病结合对化疗后的肝功能损害效果较好，多采用疏肝健脾、利胆解毒等法。方如逍遥丸、柴胡疏肝散、一贯煎、茵陈蒿汤等。药如茵陈、金钱草、虎杖、五味子、姜黄、丹参、郁金等多配合使用。

附：常见的抗癌中药

（1）清热解毒药：七叶一枝花、白花蛇舌草、半枝莲、山豆根、龙葵、石上柏、苦参。

（2）软坚散结药：夏枯草、生牡蛎、海藻、昆布、穿山甲、猫爪草、蛤壳等。

（3）化痰理气药：温化寒痰：半夏、南星、皂角刺、独角莲等。清热化痰：瓜蒌、马兜铃、百部、海浮石、黄芩、天竺黄、山慈菇、竹沥水、牛黄等。

（4）活血化瘀药：莪术、泽兰、水蛭、丹皮、八角莲、石见穿、斑蝥等。

（5）祛湿利水药：猪苓、茯苓、冬瓜皮、白术、生苡仁、茵陈、萹蓄、龙葵、甘遂、大戟、芫花、二丑、草豆蔻、黄连、黄柏等。

（6）消肿止痛药：蟾酥、麝香、全蝎、蜈蚣、白屈菜、千金子、马钱子、降香、郁金、石见穿、乳香、没药、延胡索、乌头等。

（7）补虚扶正药：补气药：人参、党参、太子参、黄芪。补阳药：附子、肉桂、巴戟天、仙茅、仙灵脾、补骨脂、鹿角、鹿茸等。补血药：当归、熟地、白芍、阿胶、首乌藤、鸡血藤、龙眼肉等。补阴药：生地、玄参、女贞子、旱莲草、板胶、山萸肉、石斛、花粉、玉竹等。

【养生方法】

1. 一般的饮食起居调理

肿瘤患者首先要树立积极的抗癌信念，养成良好的生活习惯，远离吸烟、酗酒、熬夜、饮食失衡等不良习惯。要劳逸结合，营养均衡，心态平和。

2. 常见的养生治疗方案

（1）药茶

①砂仁5g，焦三仙各5g，旋覆花5g三味做成茶包，开水冲泡；鸡内金3g（焙干后磨粉），加入上述茶水中。每日1剂，代茶频饮。适用于化疗术后恶心呕吐，食欲不振。

②玉竹、麦冬、天冬、石斛、生地、西洋参、沙参各5～10g，煎煮后，再用开水反复冲泡，每日1剂。适用于放疗后气阴两亏证。

③黄芪15g，生晒参5g开水冲泡，每日频饮，用于肿瘤术后疲乏无力等气虚证。

（2）食疗药膳：对肿瘤术后患者非常有益。一方面可以补充因外科手术、放化疗引起的正气损伤，另一方面通过药物和食物结合以改善患者放化疗引起的各种副作用。

①补骨脂6g，女贞子10g，黄精10g，枸杞子10g，鸡血藤10g，山茱萸10g，

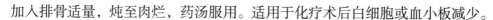

加入排骨适量，炖至肉烂，药汤服用。适用于化疗术后白细胞或血小板减少。

②薏苡仁 30g，粳米 30g，煮粥，每日食用，有助于防止癌症的复发。

③人参鸡肉鱼肚羹：人参 10g，鸡肉 150g，鱼肚 50g。三药同煎做羹汤，可以健脾益气、补肾生血。适用于癌症术后消瘦纳呆、目眩短气者。

④杞子海参羹：枸杞子 30g，海参发透湿品 150g，乌骨鸡一只，鸡蛋一枚。将全乌骨鸡去毛及肠脏洗净（勿斩块），海参洗净切细，杞子拣选干净，将鸡、海参、杞子一起放入锅内，炖至海参熟烂，捞起全鸡（可另食用），趁热放入生鸡蛋后迅速搅匀成羹状，和盐调味服食。功效补肾益精，滋肾养血。适用于肿瘤术后羸瘦眩晕，纳呆乏力者。

⑤梨汁蔗浆葡萄露：雪梨汁 1 份，甘蔗汁 2 份，葡萄汁 1 份。将三物和匀冷服，或适当加热后温服。功效滋阴清肺，增液养胃。适用于各种癌症放射治疗期间出现烦躁口干、恶心纳呆、便结溺黄者。

⑥百合田七炖兔肉：百合 50g，田七 6g，兔肉 250g。百合洗净，田七切片，兔肉斩成小块，将三物一起加水适量，文火炖熟烂，调味后饮汤或佐膳。功效清热解毒，滋阴养胃。适用于各种癌症放射治疗期间的肿块焮热、烦躁眠差者。

（3）穴位贴敷及温灸

①脐疗。升白散（干姜、肉桂、血竭、冰片等，河南洛阳老君山中药厂生产），每次 0.6g 敷脐，每 6 天更换 1 次。有助于放化疗后白细胞水平的提升。

②神阙、关元、足三里、气海、地机温灸，每日 1 次，每次每穴 15 分钟，可以提高放化疗患者的白细胞、血小板水平。

③半夏 20g，黄连 15g，藿香 25g，木香 15g，肉桂 5g。各药研成细末，在化疗前半小时取 3g 细末以生姜汁调成糊状备用，外敷神阙穴。每 24 小时更换 1 次，至化疗结束。功效降逆止呕。

④半夏、砂仁按 2:1 比例研成粉，生姜榨汁后加入药粉，调成糊状备用。从化疗前 1 天开始外敷神阙穴，每 24 小时更换 1 次，至化疗结束后 5 天。功效止呕消滞。

（4）针灸疗法

①放射性腹泻：选穴足三里、三阴交、天枢、大肠俞、八髎穴等，针刺平补平泻，或选取 2～3 对穴位连接电针，每次 20 分钟，每天 1 次。

②化疗后呕吐反应：穴取足三里、内关、梁门、中脘、天枢，针刺平补平泻，或选取 2～3 对穴位连接电针，每次 20 分钟，每天 1 次。止吐效佳。

（5）药浴：桑枝、桂枝各 15g，鸡血藤 30g，威灵仙 15g，生首乌 15g，白蒺藜

15g，木瓜 15g，红花 10g，生黄芪 30g。水煎外用，温水浸泡手足，每日 2～3 次，每次 15 分钟。适用于化疗后手足麻木等症状。

肿瘤患者树立积极的治疗心态、养成良好的生活习惯，是战胜疾病的重要因素。

不 孕 不 育

【概述】

不孕不育分为不孕症和不育症。有正常性生活，未经避孕而一年未妊娠者，称为不孕症。未避孕而从未妊娠者，称为原发性不孕症；曾经有过妊娠，而后未避孕连续一年不孕者，称为继发性不孕症。男性不育症是指夫妻同居 1 年以上，未采用任何避孕措施，有规律性生活，由于男方因素造成女方不孕者。男性不育症不是一种独立的疾病，而是某一种或多种疾病与因素造成的结果。

前人将原发性不孕称为"全不产""绝产""绝嗣""绝子"等，将继发性不孕称为"断绪"。也有分为绝对性不孕症和相对性不孕症者。女方因素主要有以下几点：

①卵巢功能障碍性不孕症主要由于性腺功能异常和卵巢局部病变，肾上腺和甲状腺功能异常也可影响卵巢功能，造成排卵障碍或黄体功能不全。

②盆腔炎性不孕症主要由于盆腔炎造成盆腔和输卵管的阻塞或通而不畅。

③免疫性不孕症乃因同种免疫和自身免疫因素使精子、卵子不能结合或受精卵不能着床。

④经临床系统检查不能明确原因的不孕归属原因不明性不孕症。

【诊断标准】

1. 不育

（1）病史：全面了解家族史、生育史、性生活史和其他对生育可能造成的影响因素。

（2）体格检查

①全身检查：重点注意体形及第二性征。

②生殖器检查：重点注意有无生殖器官畸形。

③直肠指检：重点注意有无前列腺疾病。

（3）实验室检查

①精液分析，是评价男性生育能力的重要依据。

②选择性检查抗精子抗体、精液生化指标、男性生殖系统细菌学和脱落细胞学、免疫学指标和染色体及输精管精囊造影、尿道造影等影像学检查。

③特殊检查，包括阴囊探查术、睾丸活检术、精子功能试验、房事后试验及性功能检查等。必要时可进行内分泌功能测定及免疫学和细胞遗传学检查。

2. 不孕

（1）病史：包括结婚或同居年龄、健康状况、性生活情况、月经史、分娩史及流产史等。同时注意有无生殖器感染，是否采取避孕措施，有无结核病史、内分泌病史及腹部手术史。

（2）临床表现：结婚 1 年以上，夫妇同居，性生活正常，男方生殖功能正常，未避孕而不受孕；或曾有孕产史，间隔 1 年以上不避孕而未孕，常伴有月经失调、带下异常等。

（3）通过全面检查找出原因，是治疗不孕症的关键。

①排卵障碍的诊断：基础体温测定、宫颈黏液测定、子宫内膜组织学检查、B超监测、激素测定。

②盆腔因素的诊断：子宫输卵管造影、超声下宫腔声学造影、磁共振成像。

③免疫性不孕的诊断：自身免疫抗体测定、胚胎保护性抗体测定。

④不明原因性不孕的诊断：精液分析、排卵监测、输卵管造影、盆腔和（或）腹腔镜检查均未发现异常者。

常用的诊断程序为：对不孕夫妇的病史、一般情况作出评估后，首先进行精液常规检查，其次进行排卵监测、子宫输卵管碘油造影，再次进行盆腔检查和（或）腹腔镜检查。其他检查不作为不孕症诊断的一线检查项目。

【病因病机】

公元前 11 世纪，《周易集解·卷十一》中就有"妇三岁不孕"之记载。皇甫谧《针灸甲乙经·妇人杂病篇》云："女子绝子，血在内不下，关元主之。"提出瘀血不孕的病因及其针灸治疗。此后，历代论述众多。究其原因，不外乎先天生理缺陷和后天罹病。前者非药物所能治疗，后者若为先天肾气不足或诸因伤及脏腑、气血失调所致，宜辨脏腑虚实、气血盛衰、冲任通盛与否，但用药必须照顾精血，大苦大寒、大辛大热之品尤当慎用。

受孕是一个复杂的过程。《妇科玉尺·求嗣》引万全曰："男子以精为主，女子以血为主，阳精溢泻而不竭，阴血时下而不愆，阴阳交畅，精血合凝，胚胎结而生育滋矣。"《辨证录》载："凡男子不能生育有六病，六病何谓？一精寒、二气衰、三痰多、四相火盛、五精稀少、六气郁。"中医认为，先天禀赋不足、房事过度、情志失调、饮食失节、久病劳倦、毒邪侵袭、外伤等均可导致脏腑（尤其是肾）、气血及经络的功能异常，进而影响男性生育功能，导致不育。

生殖的根本是肾气、天癸、男精女血。女子在一定的年龄阶段，肾气旺盛，天癸成熟，任通冲盛，若男女生殖之精相合，种植于胞宫即成胎孕。女子不孕，除先天病理因素影响外，主要是后天脏腑功能失常，气血失调而致冲任病变。本病常见的证候有肾虚、肝郁、痰湿、血瘀、湿热、血虚等。

【分型论治】

1. 不育

（1）肾精亏虚证

主要临床表现：射精无力或早泄，腰膝酸软；伴见头昏耳鸣，神疲乏力，健忘多梦，舌淡苔薄白，脉沉细。

证机概要：肾精亏虚，温养不足。

治法：补肾益精。

代表方：五子衍宗丸合二仙汤加减。

常用药物：枸杞子、覆盆子、菟丝子、五味子、车前子、仙茅、淫羊藿、巴戟天、黄柏、知母、当归、黄精等。

（2）肾阳虚衰证

主要临床表现：阳痿早泄，精液清冷，畏寒肢冷，腰膝酸软，小便清长，夜尿频多，舌淡胖苔白滑，脉沉细。

证机概要：肾阳不足，温养不足。

治法：温补肾阳。

代表方：右归丸加减。

常用药物：熟地黄、山药、山茱萸、枸杞、杜仲、菟丝子、附子、肉桂、当归、鹿角胶、韭菜子。

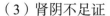

（3）肾阴不足证

主要临床表现：形体消瘦，腰膝酸软，午后潮热，五心烦热，口渴喜饮，尿黄便干，头昏耳鸣，失眠盗汗，舌红少苔，脉细数。

证机概要：肾阴不足，失于滋养。

治法：滋阴补肾，益精养血。

代表方：左归丸加减。

常用药物：枸杞、熟地黄、山茱萸、山药、菟丝子、鹿角胶、龟板胶、知母、黄柏、桑葚子。

（4）气血两虚证

主要临床表现：神疲乏力，面色萎黄，心悸气短，食少便溏，形体瘦弱，舌质淡胖，边有齿痕，脉沉细弱。

证机概要：气血亏虚，精室失养。

治法：补气养血生精。

代表方：十全大补汤加减。

常用药物：熟地黄、白芍、当归、川芎、人参、白术、茯苓、炙甘草、黄芪、肉桂。

（5）气滞血瘀证

主要临床表现：少腹不适，胸胁胀痛，或射精时茎中作痛或睾丸胀痛，情志抑郁，舌暗红或有瘀点，脉弦或涩。

证机概要：肝失疏泄，气滞血瘀。

治法：疏肝理气，活血化瘀。

代表方：血府逐瘀汤加减。

常用药物：当归、生地黄、桃仁、红花、枳壳、赤芍、柴胡、甘草、桔梗、川芎、牛膝、延胡索、川楝子。

（6）湿热下注证

主要临床表现：精子活力低下，精液黏稠色黄或不液化，胸胁胀痛，少腹隐痛或不适，睾丸肿胀热痛，小便短赤，大便干结，舌红，苔黄腻，脉弦数。

证机概要：湿热下注。

治法：清利湿热。

代表方：萆薢分清饮加减。

常用药物：萆薢、黄柏、石菖蒲、茯苓、猪苓、苍术、白术、知母、泽泻、车前子。

2. 不孕

（1）肾气虚弱证

主要临床表现：婚久不孕，月经不调或停闭，经量或多或少，色暗，头晕耳鸣，腰膝酸软，精神疲倦，小便清长，舌淡，苔薄，脉沉细，尺弱。

证机概要：肾气不足，冲任失养。

治法：补肾益气，温养冲任。

代表方：毓麟珠加减。

常用药物：党参、白术、茯苓、炙甘草、当归、川芎、白芍、熟地、菟丝子、杜仲、鹿角霜、川椒等。

加减：若子宫发育不良，应积极早治，加入血肉有情之品，如紫河车、鹿角片（或鹿茸）、桃仁、丹参、茺蔚子；若性欲淡漠者，加淫羊藿、仙茅、肉苁蓉。

（2）肾阴虚证

主要临床表现：婚久不孕，月经先期量少或量多，色红无块，形体消瘦，腰酸，头目眩晕，耳鸣，五心烦热，舌红少苔，脉细数。

证机概要：肾阴不足，冲任失养。

治法：滋阴养血，调冲益精。

代表方：养精种玉汤合清骨滋肾汤加减。

常用药物：当归、白芍、熟地、山萸肉、丹皮、沙参、五味子、黄柏、白术、石斛、板胶、知母、紫河车、首乌、肉苁蓉、菟丝子等。

（3）肾阳虚证

主要临床表现：婚久不孕，月经后期量少，色淡或月经稀发，甚则闭经，面色晦暗，腰酸腿软，性欲淡漠，大便不实，小便清长，舌淡苔白，脉沉细。

证机概要：肾阳不足，血海不充。

治法：温肾养血益气，调补冲任。

代表方：温肾丸（《妇科玉尺》）。

常用药物：熟地、山萸肉、巴戟天、当归、菟丝子、鹿茸、益智仁、生地、杜仲、茯神、山药、远志、续断、蛇床子等。

加减：若子宫发育不良，应积极早治，加入血肉有情之品，如紫河车、鹿角片（或鹿茸）、桃仁、丹参、茺蔚子；性欲淡漠者，加淫羊藿、仙茅、石楠藤、肉苁蓉；也可选用韩百灵经验方"益阳渗湿汤"（《百灵妇科》），药用熟地、山药、白术、茯苓、泽泻、枸杞、巴戟天、菟丝子、肉桂、附子、补骨脂、鹿角胶、甘草等。

（4）肝郁证

主要临床表现：婚久不孕，经前双乳、小腹胀痛，月经周期先后不定，经血夹块，情志抑郁不畅，或急躁易怒，胸胁胀满，舌质暗红，脉弦。

证机概要：肝气郁滞，疏泄不畅。

治法：疏肝解郁，养血理脾。

代表方：开郁种玉汤加减。

常用药物：当归、白芍、白术、茯苓、丹皮、香附、花粉、香附、青皮、柴胡、红花、郁金、川楝子、丹参、川芎、泽兰、延胡索等。

加减：乳胀有结块者，加王不留行、路路通、橘核；乳房胀痛灼热者，加炒川楝、蒲公英；梦多寐差者，加炒枣仁、夜交藤。

（5）痰湿证

主要临床表现：婚久不孕，经行后期，月经量少或闭经，带下量多质稠，形体肥胖，头晕心悸，胸闷呕恶，苔白腻，脉滑。

证机概要：痰湿阻滞，冲任不调。

治法：燥湿化痰，调理冲任。

代表方：启宫丸合补中益气丸加减。

常用药物：制半夏、苍术、香附、神曲、茯苓、陈皮、党参、黄芪、当归、白术、川芎、升麻、柴胡、甘草等。

加减：呕恶胸满甚者，加厚朴、枳壳、竹茹；心悸甚者，加远志；痰湿内盛，胸闷气短者，加瓜蒌、南星、石菖蒲；经量过多者，黄芪加量，加续断；心悸者，加远志；月经后期或经闭者，加鹿角胶、仙灵脾、巴戟天；痰瘀互结成癥者，加昆布、海藻、菖蒲、三棱、莪术。

（6）血瘀证

主要临床表现：婚久不孕，月经后期，经量多少不一，色紫夹块，经行腹痛，小腹作痛不舒或腰骶骨疼痛拒按，舌暗或紫，脉涩。

证机概要：血行瘀滞，冲任不调。

治法：活血化瘀，调理冲任。

代表方：少腹逐瘀汤加减。

常用药物：当归、赤芍、红花、桃仁、五灵脂、茴香、制香附、枳壳、丹参、牛膝、桂枝、薏苡仁等。

加减：血瘀较为严重，但身体壮健者，可以朴硝荡胞汤治之，药用朴硝、丹皮、当归、桃仁、厚朴、桔梗、人参、赤芍、茯苓、桂心、牛膝、虻虫、桂皮、附片等；下焦久瘀，湿热交阻者，加二妙散、败酱草、红藤等。

（7）湿热证

主要临床表现：继发不孕，月经先期，或经期延长，淋漓不断，赤白带下，腰骶酸痛，少腹坠痛，或低热起伏，舌红，苔黄腻，脉弦数。

证机概要：湿热互结，冲任阻滞。

治法：清热燥湿，活血调经。

代表方：四妙丸加味。

常用药物：苍术、牛膝、黄柏、苡仁、泽泻、红藤、败酱草、茯苓、艾叶、制香附、车前草等。

加减：湿热而兼有瘀血者，加当归、赤芍、延胡索、苏木等；瘀血较为明显者，合桂枝茯苓丸治之；湿热偏于热者，用龙胆泻肝汤；经行腹痛者，加香附、泽兰、地鳖虫；带下腥臭者，加败酱草、蒲公英、椿根皮、土茯苓。

（8）血虚证

主要临床表现：婚后无子，月经后期、量少色淡，面色萎黄，皮肤不润，形体瘦弱，头晕目眩，大便干结，舌淡苔薄，脉细弱。

证机概要：营血不足，冲任空虚。

治法：养血滋肾调经。

代表方：加味四物汤加减。

常用药物：当归、川芎、白芍、生地、阿胶、白术、茯苓、橘红、甘草、续断、香附等。

加减：气血两虚者，加党参、山药；血虚未复，营阴不足者，合两地汤（《傅青主女科》），药用玄参、麦冬、阿胶、地骨皮、板胶、枸杞子。

【养生方法】

1. 一般的饮食起居调理

（1）不育：改变不良的饮食习惯和生活方式，如戒烟、戒酒、控制体重等。消除不必要的精神负担，保持情志调畅、心情放松。同时，应对患者进行基本的生育常识性宣教，指导其在女性排卵期进行性交。

（2）不孕

①积极治疗月经失调，预防和治疗癥瘕。

②月经期避免性生活和不必要的生殖道检查。

③避免婚前和计划外妊娠，防止多次人工流产。

④注意外生殖器卫生，积极治疗阴道炎、盆腔炎等原发病。

⑤加强营养，合理饮食，避免不适当的节食减肥。

⑥适当体育锻炼，注意劳逸结合。

⑥调畅情志，减轻工作压力，避免精神刺激。

⑧避免滥用抗生素，防止体内菌群失调和肝肾功能受损。

2. 常见的养生治疗方案

（1）毫针

①肝肾不足证：补益肝肾，调理冲任。取关元、肾俞、肝俞、三阴交、太溪、照海，用补法。

②脾肾阳虚证：补肾阳，益督脉。取中极、命门、肾俞、太溪、三阴交、大赫，用补法，中极可加灸。

③肝郁气滞证：疏肝解郁，调理冲任。取关元、三阴交、肝俞、太冲、期门、内关，关元、三阴交用补法，余穴用泻法。

④宫寒证：暖宫散寒，调理冲任。取中极、气海、命门、归来、足三里、三阴交平补法，中极、气海可针灸并用。

⑤寒湿证：健脾化湿，调理冲任。取中极、脾俞、气海、足三里、丰隆、阴陵泉，中极、脾俞、气海、足三里用补法，丰隆、阴陵泉用泻法。

（2）耳针：取内分泌、肾、子宫、皮质下、卵巢等穴。

①毫针刺法：每次2～3穴，中等刺激，隔日1次。

②埋针：每次2～3次，三日1次，双耳交替。

③耳穴贴压：用王不留行贴压穴位，每日按压2～3次，双耳交替。

（3）灸法：温经暖宫，调补冲任。取关元、神阙、命门、肾俞等穴。

①艾条灸：每穴灸5～10分钟，隔日1次。

②隔姜灸：中等艾炷，每穴3～5壮，隔日1次。

（3）推拿

小腹部操作：取仰卧位，按顺时针方向行摩法，手法要求深沉缓慢，同时配合按摩气海、关元，约10分钟。

背部操作：用攘法在腰脊柱两旁治疗后，按揉肾俞、肝俞各2～3分钟，以酸胀为度。

下肢操作：按揉三阴交2～3分钟。

（4）食疗药膳：不孕不育患者在经常食用温补肾阳、温经散寒食物的同时，要注意营养的全面摄取。例如补充微量元素锌、锰，可以促进垂体促性腺激素和促生长激素的分泌，以提高受孕几率等。宜食：温补肾阳、滋阴养血、增强性功能的食物。忌食：辛辣动火助阳、生冷及高脂肪的食物。

（5）心理疗法：不孕不育对患者的心理可造成极大的影响。不论男女，沉重的精神负担或打击可引起生理功能异常而导致不孕不育，不孕不育又会加重他（她）们的心理压力。不孕不育患者承受着巨大的压力，引起了系列的情绪改变，如焦虑、沮丧、抑郁、孤独、自责等。为不孕不育患者创造一种和谐、温暖、耐心的心理支持环境，并发挥支持系统的作用，加强夫妻双方的沟通，与朋友交流，从而为患者调整心态，消除心理障碍，使其心理、生理需求得到满足，身心得以充分休养，可增加受孕的机会。

不孕不育的阴影会使患者焦虑不安，如果能为他们提供适当的发泄机会，则可使他们的不良情绪发生转换，对其心理健康具有重要的意义。一般可采用与患者直接面谈，并应用心理疏导的方法，让他们谈论对不孕的想法、感受及悲哀，使他们有机会发泄，并能理顺自己的情绪。对于不孕不育患者，应指导他们改变生活态度，通过转移生活重心来减轻对妊娠的过度注意力，建议采取外出旅游、培养业余爱好等手段以放松紧张的情绪，部分患者在紧张情绪缓解后可以自然受孕。

（6）气功：通过集中意志，调整呼吸，调整肢体运动，能有效地调整和加强机体的生理功能，进一步提高防御作用、稳定作用和监督作用，以达到"精神内守""肌肉若一"，从而加强机体有序化，最终达到内脏生理功能的自我控制，调整精神状态，释放心理压力，日常生活中适当学一些强身体操，如回春功、铁裆功等，以促进生育。

（7）体育锻炼与文娱活动：不孕不育与身体素质、精神状态、心理活动有密切的关系，患者可坚持适当锻炼，培养文娱活动的兴趣爱好。体育锻炼可增强体质，放松心情，有益身体康复。劳逸结合，弛张有度，在运动中推动气血运行，在休息中恢复气血的充盈。亦应积极参加轻松、愉悦的文娱活动，如听轻松的音乐、歌咏、棋琴书画等。文娱活动能愉悦心情，缓解生活、工作压力，调整负性情绪，促进疾病康复。

（8）外治法

①中药灌肠法：丹参、赤芍、三棱、莪术、枳实、皂刺、当归、乳香、没药、透骨草。上药加水浓煎成100mL，保留灌肠，每晚1次。每灌肠10次，休息3～4日。功效行气活血，散结祛滞，通经活络，开窍透骨。用于气滞血瘀型不孕。

②敷脐法：杜仲、小茴香、川附子、牛膝、续断、甘草、大茴香、天麻子、紫梢花、补骨脂、肉苁蓉、熟地黄、锁阳、龙骨、海马、沉香、乳香、母丁香、没药、木香、鹿茸。上药为膏，温热化开，贴于脐部，3～5天换药1次。功效滋补肝肾，养血温经。适用于肝肾亏虚型不孕。

③纳药法：白矾、蛇床子各等分为末，醋糊为丸，如弹子大，用绸布包裹，线扎紧，留线头尺许，送入阴道内3～4寸，留线在外，定坐半日，候热极带线取出，小便后再换1丸，如前送入。功效温肾助阳燥湿，用于肾虚型不孕。

④输卵管注药法：复方当归注射液，或当归注射液，或丹参注射液，每2mL加生理盐水稀释至12mL，在卵泡前期行输卵管通液1～3次，每次间隔1～2天，3个月为一疗程。

（9）休息与旅游：不孕不育是以妊娠和（或）生育困难为特征的一组临床综合征。随着社会的发展，妇女婚育年龄的延迟，受孕时间、体重、感染、心理因素、男方原因等导致的不孕症成为常见疾患，尽量休息，或结合悠闲轻松旅游度假，有利于愉悦心志，减少压力，恢复精力，有助于该病的治疗。

不孕不育病程较长，病变错综复杂，在辨证过程中常需结合辨病。每个证型均有其特点，如功能性不孕症需用补肾调周法，盆腔炎后遗症、输卵管梗阻性不孕症需用补肾通络法，免疫性不孕需用滋阴清热才能达到抑制抗体的效果。特别是矛盾兼夹的证型，更要分析处理恰当。如肾虚兼肝郁在不孕症中颇为多见，肾虚夹肝郁血瘀亦为多见，甚则既夹肝郁血瘀又夹湿热者亦有之。临床不仅要分析主次标本的关系，而且还要注意各证型之间的用药协调性。

《广嗣纪要》说："求子之道，男子贵清心寡欲，所以养其精。女子贵平心定意，所以养其血……女子之性偏急而难容，女子之情媚悦而易感，难容则多怒而气逆，易感则多交而涩枯。气逆不行，血少不荣，则月事不以时也。此女子所以贵乎心定，气养其血也。"我们在临床上常遇到一些不孕妇女，心情急躁，到处求医，反而很难受孕。一旦领养子女之后，自身也能很快受孕，这说明心理上的稳定平和对生殖健康具有相当重要的作用。因此，要创造良好的家庭氛围，营造友爱的互助环境，树立治疗信心，克服心理障碍，避免精神刺激，戒烟酒，忌食辛辣等刺激性食物。调整生活节律对不孕症治疗至关重要，也应引起重视。

参考文献

期　刊

1.《杏林中医药》

2.《辽宁中医药大学学报》

3.《江西中医学院学报》

4.《上海中医药大学学报》

5.《成都中医药大学学报》

6.《上海针灸杂志》

7.《长春中医药大学学报》

8.《甘肃中医学院学报》

9.《兰台世界》

10.《体育文化导刊》

11.《山东中医杂志》

12.《闽西职业技术学院学报》

13.《山东中医药大学学报》

14.《图书馆理论与实践》

15.《养生旨趣》

16.《家庭中医药》

17.《第十次全国中医心病学术年会（2008·长春）论文集》

18.《现代康复》

19.《湖南中医学院学报》

20.《湖南中医杂志》

21.《GUT》

22.《护士进修杂志》

23.《河北中医》

24.《甘肃中医》

25.《河南中医》

26.《广州医药》

27.《现代中西医结合杂志》

28.《中南林业科技大学学报》

29.《中国老年学杂志》

30.《中医文献杂志》

31.《中医药文化》

32.《中华神经精神科杂志》

33.《中国中西医结合杂志》

34.《中医药临床杂志》

35.《中国气功科学》

36.《中国医学创新》

37.《中医五运六气理论与应用学术研讨会论文集》

38.《中华中西医学杂志》

39.《中医药导报》

40.《中国妇幼杂志》

41.《中华医史杂志》

42.《中医药学刊》

43.《针刺研究》

44.《中国针灸》

45.《针灸临床杂志》

46.《学理论》

47.《许昌师专学报》

48.《中国民间疗法》

49.《宗教学研究》

50.《浙江中医学院学报》

51.《新中医》

52.《中国妇幼保健》

53.《中国实用护理杂志》

54.《中国心理卫生杂志》

55.《中华护理杂志》

56.《中国临床康复》

57.《中国学校卫生》

58.《中国康复医学杂志》

59.《重庆医学》

60.《湖南中医药导报》

61.《光明中医》

62.《技术经济与管理研究》

63.《商讯商业经济文荟》

64.《地理与地理信息科学》

65.《中华中医药杂志》

66.《Prog Neuropsy-chopharmacol Biol Psychiatry》

67.《Pharmazie》

68.《Fitoterapia》

69.《质谱学报》

70.《包头医学院学报》

71.《北京中医药大学学报》

72.《中国老年学杂志》

73.《中医药通报》

74.《锦州医学院学报》

75.《微量元素与健康研究》

76.《中国医药导刊》

77.《中国中医药科技》

78.《时珍国医国药》

79.《中国药理学与毒理学杂志》

80.《上海中医药杂志》

81.《河北医科大学学报》

82.《浙江中西医结合杂志》

83.《中国中医基础医学杂志》

84.《中医杂志》

85.《中医外治杂志》

86.《黑龙江中医药》

87.《天津护理杂志》

88.《陕西师范大学学报》

89.《中国中医药信息杂志》

90.《中外医疗》

91.《全科护理》

92.《华南国防医学杂志》

93.《生物学通报》

94.《新疆中医药》

95.《华夏长寿》

96.《中国新药与临床杂志》

97.《世界科学技术·中医药现代化》

98.《中医药研究》

99.《江苏中医药》

100.《现代医院》

101.《中国中医骨伤科杂志》

102.《内蒙古中医药》

103.《首届国际针刀医学学术交流会论文集》

104.《中医学报》

105.《中成药》

106.《颈腰痛杂志》

107.《吉林医药学院学报》

108.《中外医学研究》

109.《Acta Chinese Medicine and Pharmacology》

110.《检验医学与临床》

111.《中国临床医生》

112.《中国中西医结合影像学杂志》

113.《实用中医药杂志》

114.《广东医学》

115.《Clinical Rational Drug Use》

116.《中医中药》

117.《当代医学》

118.《中医药信息》

119.《现代临床护理》

120.《中国中医药现代远程教育》

121.《安徽中医学院学报》

122.《中药新药与临床药理》

论　著

1. 李成文. 中医发展史 [M]. 北京：人民军医出版社，2004.

2. 方春阳. 中医养生大成 [M]. 吉林：吉林科学技术出版社，1992.

3. 曹洪欣. 中医养生大成 [M]. 福州：福建科学技术出版社，2012.

4. 王玉川. 中医养生学 [M]. 上海：上海科学技术出版社，2008.

5. 赵京生. 针灸学基础 [M]. 上海：上海中医药大学出版社，2001.

6. 赵京生. 中国针灸 [M]. 上海：上海中医药大学出版社，2011.

7. 徐恒泽. 针灸学 [M]. 北京：人民卫生出版社，2002.

8. 石学敏. 针灸学 [M]. 北京：中国中医药出版社，2004.

9. 国家质量监督检验检疫总局，国家标准化管理委员会. 腧穴名称与定位 [M]. 北京：中国
   标准出版社，2006.

10. 任修瑾. 佛教养生之道 [M]. 兰州：甘肃文化出版社，2006.

11. 方笑一. 清净自在：佛教养生观 [M]. 北京：宗教文化出版社，2008.

12. 马道宗. 中国佛教养生秘诀 [M]. 北京：宗教文化出版社，2002.

13. 张雪松. 佛教养生 [M]. 北京：北京图书馆出版社，2006.

14. 曹洪欣. 中医基础理论 [M]. 北京：中国中医药出版社，2004.

15. 王新华. 中医基础理论 [M]. 北京：人民卫生出版社，2001.

16. 郭霞珍. 中医基础理论 [M]. 上海：上海科学技术出版社，2006.

17. 张兴亚. 社会医学概论 [M]. 兰州：甘肃文化出版社，1998.

18. 金锋. 中华食疗大观 [M]. 北京：中国青年出版社，1999.

19. 史玉泉. 实用神经病学 [M]. 上海：上海科学技术出版社，1994.

20. 王净净. 眩晕防治经验 [M]. 北京：人民军医出版社，2011.

21. 路新国. 中医饮食保健学 [M]. 北京：中国纺织出版社，2008.

22. 孟景春. 中医养生康复学概论 [M]. 上海：上海科学技术出版社，1992.

23. 刘平，张晓明. 慢性支气管炎临床检查与最佳治疗方案 [M]. 天津：天津科学技术出
    版社，2005.

24. 刘平. 慢性支气管炎用药与食疗 [M]. 北京：金盾出版社，2012.

25. 陈长青. 慢性支气管炎自我防治 [M]. 第 2 版. 北京：金盾出版社，2009.

26. 孟永利，沈帼男，崔云. 肺心病及并发症的中西医防治 [M]. 北京：学苑出版社，2003.

27. 顾保群，石历闻. 冠心病自然疗法 [M]. 南京：江苏科学技术出版社，1999.

28. 邵念方，骆丰，许荣廷. 冠心病中西医综合治疗 [M]. 北京：人民卫生出版社，2004.

29. 张涛. 冠心病中西医治疗与调养 [M]. 北京：中国人口出版社，2011.

30. 杜文东，陈力.医学心理学[M].重庆：重庆大学出版社，1998.

31. 王华.刺法灸法学[M].北京：中国中医药出版社，2012.

32. 甄志亚，傅维康.中国医学史[M].上海：上海科学技术出版社，1984.

33. 方剑乔，王富春.刺法灸法学[M].北京：人民卫生出版社，2012.

34. 王富春.刺法灸法学[M].上海：上海科学技术出版社，2009.

35. 孟景春.祝您健康长寿[M].北京：人民卫生出版社，1999.

36. 陈涤平.情志养生[M].北京：人民卫生出版社，1999.

37. 王旭东.中医养生康复学[M].北京：中国中医药出版社，2004.

38. 郭海英.中医养生康复学[M].北京：人民卫生出版社，2012.

39. 郭海英.中医养生学[M].北京：中国中医药出版社，2009.

40. 张湖德.四季养生要诀[M].北京：中国轻工业出版社，2000.

41. 刘占文.中医养生学[M].北京：人民卫生出版社，2007.

42. 方佳.养生祛病妙法浴疗[M].石家庄：河北科学技术出版社，2010.

43. 周春祥.药浴养生[M].上海：上海科学技术文献出版社，2010.

44. 王均宁，田思胜.家庭养生浴[M].上海：上海科学技术出版社，2004.

45. 田思胜.休闲保健浴[M].上海：上海科学技术出版社，2004.

46. 王平.中医绝活浴疗[M].天津：天津科学技术出版社，1996.

47. 路新国.中医饮食保健学[M].北京：中国纺织出版社，2008.

48. 金宏柱.推拿学基础[M].上海：上海中医药大学出版社，2000.

49. 金宏柱.推拿学临床[M].上海：上海中医药大学出版社，2001.

50. 王之虹.推拿手法学[M].北京：人民卫生出版社，2012.

51. 赵毅.推拿手法学[M].上海：上海科学技术出版社，2009.

52. 王之虹，于天源.推拿学[M].北京：中国中医药出版社，2012.

53. 王云凯.中华推拿大成[M].石家庄：河北科学技术出版社，1995.

54. 丁季峰.推拿大成[M].郑州：河南科学技术出版社，1997.

55. 李春颖.保健刮痧师培训教程[M].乌鲁木齐：新疆人民卫生出版社，2005.

56. 杨金生，王敬.保健刮痧师（中级）[M].北京：中国劳动社会保障出版社，2007.

57. 赵毅，季远.推拿手法学.全国中医药行业高等教育"十二五"规划教材（第九版）[M].北京：中国中医药出版社，2013.

58. 国家中医药管理局.中医病证诊断疗效标准[M].北京：南京大学出版社，1994.

59. 李治.前列腺增生防治要诀[M].北京：人民卫生出版社.2013.

60. 来佩利.妇科疾病诊断标准[M].北京：科学出版社，2001.

61. 李平华.肩周炎[M].第2版.北京：人民军医出版社，2004.

62. 李忠 . 中医防癌最新使用手册 [M]. 北京：中国中医出版社，2012.

63. 郁仁存 . 老年肿瘤防治知识 [M]. 北京：科学技术出版社，1990.

64. 杭雄文 . 反射疗法师（四、五级）[M]. 北京：人民军医出版社，2008.

65. 谢英彪，朱永华 . 足部药浴与按摩 [M]. 南京：江苏科学技术出版社，2006.

66. 谭兴贵 . 中医药膳学 [M]. 北京：中国中医药出版社，2003.

67. 彭铭泉 . 中国药膳学 [M]. 北京：人民卫生出版社，1985.

68. 李经纬 . 中国医学百科全书 – 医学史分册 [M]. 上海：上海科学技术出版社，1987.

学位论文

1. 钱卫斌 . 非药物疗法对慢性支气管炎的临床干预研究 [D]. 山东中医药大学，2012.

2. 时红磊 . 论晋唐时期中医美容的成就与特点 [D]. 沈阳：辽宁中医药大学，2007.

3. 张卫 . 明清道教医学研究 [D]. 北京：中国中医科学院，2006.

4. 林文雄 . 明代中医养生思想与方法研究 [D]. 南京：南京中医药大学，2010.

5. 张莉 . 拔罐疗法对皮肤局部温度和血红蛋白影响的研究 [D]. 北京：北京中医药大学针灸推拿系，2000.

6. 崔向清 . 刮痧疗法对大鼠和人体抗氧化及免疫功能影响的初步研究 [D]. 北京：中国中医科学院，2009.

7. 吴平乐 .157 例子宫内膜增生症患者临床特征分析 [D]. 吉林大学硕士学位论文 .2009

8. 张文婷 . 凋膜止崩方对子宫内膜增生症大鼠子宫组织中 survivin 和 caspase-3 表达的影响 [D] 陕西中医学院硕士学位论文 .2012.

9. 孙玉明 . 葛根对原发性骨质疏松患者临床症状及骨代谢生化指标影响的研究 [D]. 南京中医药大学博士论文，2006.

10. 张莘 . 基于数据挖掘技术的穴位贴敷疗法效应特异性规律与特点研究 [D]. 河北医科大学，2013.